航 海 医 学

（第二版）

姜正林　李　霞　主编

科学出版社

北　京

内 容 简 介

本书内容包括航海卫生学、航海心理学、航海临床医学和潜水医学等部分。航海卫生学部分主要介绍航海过程中涉及的各种环境因素、作业活动和生活过程对船员机体健康的影响，提出有效应对方法和措施，维护和促进船员身心健康，防止疾病的发生。航海心理学部分主要介绍航海尤其是远洋航行条件下船员的心理特点和常见心理问题，以及如何维护船员的心理健康。航海临床医学部分覆盖航海急救医学、航海疾病及远程医疗等内容，其中，航海疾病主要介绍航海时船员的常见疾病及其防治方法。潜水医学部分主要介绍潜水作业时水下高气压环境暴露对作业人员机体的影响和潜水疾病的防治方法。

本书可作为航海医学相关专业教材使用，也可作为船员或渔民等海上作业人员、医务工作者或航海医学研究人员的参考书。

图书在版编目(CIP)数据

航海医学 / 姜正林，李霞主编. —2 版. —北京：科学出版社，2023.4
ISBN 978-7-03-073570-6

Ⅰ.①航… Ⅱ.①姜… ②李… Ⅲ.①航海医学
Ⅳ.①R83

中国版本图书馆 CIP 数据核字(2022)第 197322 号

责任编辑：朱 灵 马晓琳 / 责任校对：谭宏宇
责任印制：黄晓鸣 / 封面设计：殷 靓

科学出版社 出版
北京东黄城根北街 16 号
邮政编码：100717
http://www.sciencep.com

南京展望文化发展有限公司排版
广东虎彩云印刷有限公司印刷
科学出版社发行 各地新华书店经销

*

2012 年 7 月第 一 版 开本：889×1194 1/16
2023 年 4 月第 二 版 印张：25
2024 年 8 月第三次印刷 字数：740 000
定价：120.00 元
(如有印装质量问题，我社负责调换)

《航海医学》(第二版)编委会

主　编　姜正林　李　霞

副主编　高永静　吴志军　江俊康　王华容　王国华
　　　　吴小波

编　委　(按姓氏笔画排序)

于志俊　马灵杰　王　丹　王华容　王国华

王雪婷　邢　刚　朱　俐　刘　通　江俊康

孙小兵　李　炜　李　霞　李建成　杨　欢

吴小波　吴志军　羌　韧　陆亚鹏　陈丽华

周　鑫　赵新元　段义农　姜正林　姜保春

贺天珍　贺丽春　袁　圆　顾雪芹　高永静

韩忠源　缪绿青　戴家隽

第 二 版 前 言

航海医学是一门边缘学科,是医学科学在航海条件下的具体实践和应用。航海医学主要研究各种航海环境对海上作业人员生理、心理等的影响,提出防护方法,减少航海疾病的发生;同时,针对常见航海疾病的特点,采取对应的治疗方法,以保障航海作业人员的身体健康,保证航海作业活动的安全高效进行。但是,随着航海事业的发展、船舶现代化程度的提高,船舶作业人员减少和劳动强度减弱,船舶已不配备专业医疗卫生人员,船员的医疗卫生与保健工作自然受到一定的影响,这对远程医疗提出了较高要求。并且,随着科技进步,各种新技术在船舶上的应用,对船员的技术要求也明显提高,航海作业在对船员身体健康要求提高的基础上,对其心理健康要求也明显提高。面对日常的医疗需求,船舶仍需要配备常规的医疗药品与器材,同时还需要对个别人员进行适当的培训,让他们具有处理一般医疗问题的能力。此外,由于对船员心理素质与心理健康要求的提高,对航海作业适应能力不足的船员还需要在心理上进行适当的调节与疏导,这也对我们提出新的要求,应该考虑对船舶上的某些高级船员进行适当培训,使其掌握相关心理学知识,具备进行这种心理辅导的能力,以便在航海作业过程中发现相关船员的心理问题,对有心理健康问题的船员及时进行心理调适,以减少不良事件的发生,保证船舶安全、正常、有序地完成各种航运或海上作业任务。

我国是海洋大国、海运大国,也是船员大国。依据《2020 年中国船员发展报告》,截止到 2020 年底,我国共有注册海船船员 808 183 人。为了促进海洋强国、海运强国建设和"一带一路"倡议实施,2015～2016 年,中国科学技术协会会同南通大学课题组,联合中国航海学会、南通市科学技术协会、中国海员建设工会、江苏省航海学会、中国心理卫生协会交通分会、广东省船员服务协会、中国远洋运输(集团)总公司、中国海运集团总公司等 20 多家社会团体、高校、航运企业,在中华人民共和国海事局(中国海事局)相关部门的支持和指导下,首次在全国范围内,对我国海运业船舶技术人员状况开展了调查。调研对象涵盖在中国海事局和全国 12 个省(直辖市、自治区)的海事局注册的所有在职、在航、在岗的船舶技术人员,除发放 10 000 份调查问卷外,还组织专家到 8 个省(直辖市、自治区)的 19 家航运企业、航海类高校、工会组织、社会团体对船舶技术人员和相关管理人员进行了访谈。除了基本情况、工作状况、生活状况、观念态度、社会参与情况外,还对其生理、心理健康状况进行了调研。根据"我国海运业船舶技术人员状况调查"(中国科协 2015 年创新战略研究课题,项目编号:2015DCYJ04)结果,67.7% 的船舶技术人员在身体健康方面存在一定的问题,自评比例相对较高的健康问题是视力下降(25.4%)、听力下降(22.6%)、身体疲劳(20.4%)、腰背酸痛(13.5%)等,且比例随年龄增长而提高。年龄在 40 岁及以上的船舶技术人员中,高血压、糖尿病、高血脂、肾结石、视力和听力下降、关节炎、颈腰椎病的发病率高于年龄较低组,且患脂肪肝的比例(17.2% 和 20.7%)明显高于我国城市居民的脂肪肝患病率(15%)。此外,47.5% 的船舶技术人员对船上健身设施感到不满意,在船每周锻炼 2 次及以上的仅占 44.1%,很少或不参加锻炼的占 55.9%,

除上船换证体检外从不参加体检的占 33.0％。心理健康状况调查显示,船舶技术人员心理症状阳性检出率明显高于其他人群,心理健康水平也明显偏低,需要重点关注和一般关注的比例达 15％。上述调研结果表明,目前航海作业人员的健康状况并不乐观,疾病谱也在发生变化,心理健康问题也日渐突出,这就需要提高航海作业人员的生理心理健康保障水平与医疗服务条件和服务水平,同时提示我们,应在航海作业人员与航海类院校的学生中大力宣传与普及航海医学知识,提高他们的健康意识与保健水平,努力减少疾病的发生。但是,目前这方面的专业书籍较缺乏,针对船员或学生培训更是缺少比较系统的教材。

为深入贯彻落实二十大报告"实施科教兴国战略,强化现代化建设人才支撑"精神,加强航海医学专业人才培养,并为其他航海专业人才普及航海医学相关知识,本书在第一版的基础上进行修订,调整了部分结构与内容,也参考了龚锦涵主编的《航海医学》、李敏主编的《海军卫生学》、柯文棋主编的《现代舰船卫生学》、徐伟刚主编的《潜水医学》、钱义明主编的《实用急救医学》以及国家卫生健康委员会"十三五"规划教材:葛均波、徐永健、王辰主编的《内科学》,陈孝平、汪建平、赵继宗主编的《外科学》和李兰娟、任红主编的《传染病学》等。参阅了许多新的文献,也总结了我们原有航海医学教学和科研工作的经验,并且考虑了教学的实际需要,力求内容全面,又通俗易懂,并在突出可读性和实用性的基础上,兼顾一定的学术价值。本书的编写得到了南通大学及其附属医院和航海医学、潜水医学领域专家的指导与帮助,获得了南通大学"2022 年校级研究生精品教材建设项目"的资助,在此表示衷心的感谢!

由于本书涉及领域广泛,医学与相关科学的发展又异常迅猛,再加上作者编写时间有限,书中难免存在不足,恳请广大读者给予批评指正,以便再版时做相应的修改和补充。

姜正林

南通大学特种医学研究院

2022 年 8 月

目　　录

第1章 绪 论

航海是在特殊环境条件下的作业。航海医学中所指的"航海作业"一词含义广泛,涉及海上的各种作业,包括海洋运输(货运与客运)、海洋渔业、海上石油与矿产等资源开采、海难救助与打捞(潜水等作业)、海上钻探、海上考古、海上科学考察、军事航海与其他各种海上军事活动及其他海上作业等。航海环境特殊,各种物理、化学、生物与社会环境因素并存,并相互影响,使航海职业产生许多独有的特点,但同时这带来许多特殊的医学问题。因此,航海医学涉及人员众多,学科内容范围广泛。

1.1 航海医学定义与研究任务

1.1.1 航海医学定义

航海医学(nautical medicine)是研究航海环境条件下,航海作业人员的生理、心理反应和病理变化,以及相关疾病的发生、发展、流行规律、诊断和防治措施,为航海人员提供医学上的技术保障,使其适应航海环境,保持健康,提高工作效能,顺利完成各种航海任务。因此,航海医学是医学科学与航海科学技术相互交叉融合的一门独立而完整的医学边缘学科,是医学科学在航海条件下的具体实践和应用,已经成为现代医学科学的一个重要分支。

1.1.2 研究任务

人类在从事航海或海上作业过程中,会在海洋、船舶和船员小群体三个方面,受到水上及水下各种环境因素(包括各种物理、化学、生物、社会、心理及水文气象)的单一因素或复合因素的影响。航海医学的研究任务就是探讨在这些环境条件影响下,在水面、水下、船舶、港口、码头甚至在海岛等各类与航海作业有关的从业人员机体中出现的生理反应、生化改变、心理反应和病理变化,疾病的发生、发展、流行与消灭的规律;研究适用于航海条件下的伤病防护、疾病诊断与救治措施;研究必要的药品和医疗器材的配置;制订各种相关的卫生管理保障措施;建立船舶航行中的无线电及卫星通信医疗救护网络与远程医疗体系;调查研究航海医学地理信息,介绍并传播世界各海域和港口一系列与航海有关的卫生、检疫等法律法规、规章制度和法医学等专业知识;从生物学、心理学、社会学等方面对航海作业中的船员提供医疗保健;制定相应的专用卫生学标准;使一切航海人员在航海过程中更好地适应环境,保持健康,最终得以安全而高效地完成各种航海作业任务。航海医学是航海事业不可分割的重要组成部分,故受到航海界的广泛重视。

1.2 航海医学的发展与展望

1.2.1 航海医学发展历程

回顾航海医学的发展历程,它是随着航海技术的发展,尤其是随着各国海军发展的需要,而逐渐演进而来。

(1) 公元前桨船时期,航海仅限于短距离沿海岸航行,海军已编有医务人员,军医的职能主要是在海战中救治伤员。

(2) 帆船时期,舰船已能远洋航行,船员常受传染病和维生素缺乏症的严重威胁。欧洲一些国家的远征舰队常因伤寒、霍乱、痢疾、疟疾的流行以及坏血病的肆虐而屡告失败。在 16 世纪,英国海军舰员的阵亡率与病死率之比为 1∶50。17 世纪,全球每年死于坏血病者可达 5 000 人。这个时期航海医学开始注重疾病预防、饮食营养补充及海水淡化等措施研究,一些海洋强国如英国海军制定了一些在舰船上预防疾病及有关航海卫生的规章制度,使舰员的发病率、病死率明显下降。俄国舰队开始在舰船上设立医疗室,远征时还编配担任运载伤员和隔离传染患者的医用船,在一些港口设立了海军医院。

我国有明确记载的大规模航海活动是明代郑和于 1405 年开始的七次出使西洋,其船队共配有医官、医士 180 余名,平均每 150 名乘员有 1 名医官或医士,配备比例是当时陆军的 40 余倍。他们负责治疗伤病,沿途采集药物,并对物产、风俗习惯、气候及瘴气等情况进行调查,航行中还采用药水沐浴以预防疾病,未见记载因伤病大规模减员的情况。

(3) 19 世纪末,蒸汽机航海时代开始后,各海军强国先后建立卫生管理机构,兴办了培养海军医学专业人员的院校和航海医学研究机构,利用自然科学和医学科学的成就,结合海军的实际情况,开展一系列研究工作,加强了航海条件下的卫生建设,提高了和平及战时航海医学保障的水平,为航海医学这一学科的建立和发展奠定了良好的基础。

我国近代海军始建于 1865 年,清政府于 1889 年在旅顺、威海建有水师疗养院,1892 年在天津设储药施医总医院,内有西医学堂(后改称海军军医学校),为海军培养医官,并效仿西方海军卫生工作,制定预防传染病、维护海军人员健康的规章制度,传授外国海军舰艇常见病、多发病的预防知识。民国时期,南京政府的海军也按舰级编配卫生人员,在沿海主要港口建有海军医院。

(4) 20 世纪中后期开始,海军进入了以电子化、自动化为主要标志的现代化时期,保障海军人员健康、维护其作战能力的医学保障任务更加繁重复杂,海军航海医学亦进入了全面发展的新阶段。以维护人员健康、提高作业效率为目的的医学保障工作不但更为重要,而且发展得更为迅速。它包含的内容较多,且各个专业又具有相对独立性,因此海军航海医学又进一步发展建立了包含航海卫生学、航海流行病学、航海心理学、舰艇医学、航海三防医学等较为完善的学科体系。相应地,民用航海医学的发展也大体上与海军航海医学同步。自 1948 年成立的世界卫生组织(World Health Organization, WHO)在国际劳工组织(International Labor Organization, ILO)中设立海员卫生委员会,航海医学才逐步走向独立和与国际合作的轨道。20 世纪 60 年代,全世界掀起了海洋开发的浪潮,欧洲沿海国家均设立了海洋卫生中心和航海医学研究机构,出版了《国际船舶医疗指南》,为船舶医学保障的国际规范指明了方向。1984 年,由德国歌德(Goethe)教授与英国的沃森(Watson)和琼斯(Jones)博士合作主编的《航海医学手册》,汇集了众多海运国家的经验和丰富资料,为航海医学的发展提供了基本的理论与实践指导。

我国现代航海医学的建立是从人民解放军海军创建后开始,按照军事航海的要求,于 20 世纪 50 年代,在海军医学的基础上迅速发展起来的。20 世纪 50 年代初期,各级舰艇即配备了专职医务人员。1954 年,海军在上海组建了海军医学研究所;20 世纪 60 年代,上海第二军医大学设立海军医学系;1960 年,在连云港建立海军卫生学校,并先后移址青岛、广州,于 1975 年再迁到南京,并更名为海军军医学校,1999 年其并入上海第二军医大学,更名为南京军医学院,设有海军医学相关专业,2006 年被裁撤。这些单位培养和造就了许多航海医学专业人才;20 世纪 70 年代末,南通医学院划归交通部,设立了航海医学系,并建立了航海医学研究所,加强了地方航海医学专业人才的培养与航海医学研究。1988 年,第二军医大学海医系与上海海军医学研究所联合建立航空、航天与航海医学专业硕士点,后又建立博士学位点。1993 年,南通医学院亦建立航空、航天与航海医学专业硕士点,开始了航海医学高级专门人才的培养。2021 年,南通大学获批特种医学一级学科博士学位授权点,航海医学人才培养与科学研究将更上一个台阶。近年来,大连海事大学等航海类院校也开始在航海专业学生中进行航海医学与心理学知识教育,这对提高海员的自我医疗与自我保健意识,增进健康水平具有重要的促进作用。1988 年,我国成立了中华航海医学会,通过学会的各项活动及航海医学相关学术刊物的出版发行,促进了航海医学教育、研究的发展。此外,在我国地方及海军部队,还设立有大量的医院、疗养院等医疗单位,从事航海作业人员包括海军士兵的医疗保健及一些科学研究工作。目前,我国从事航海医学教育、医疗及科研的人员至少已达数万之多,这是我国航海医学学科的重要支撑和发展的动力所在。

随着经济的快速发展和海军队伍的不断壮大,航海医学为海上运输、海上救捞、海洋渔业、海洋油气开发、军事航海、极地考察、远洋调查和勘探等航海作业提供了有力的医学保障,使港航的卫生防疫工作也纳入了卫生法制管理的轨道,另外还涌现了一批具有国内外先进水平科研成果的人才。20 世纪 90 年代,我国从事航海医学的数十位军队与地方的专家教授参与编撰的 157 万多字巨著《航海医学》问世,标志着航海医学在中国已经建立。此外,我国还陆续出版了《中国海洋医学地理》《国际船舶医疗指南》的中译本以及《航海医学知识问答》《现代舰船卫生学》《海军卫生学》《中国医学百科全书——航海、潜水医学》《潜水医学》《安全潜水作业手册》等专业书籍,也编辑出版了《海军医学杂志》《中华航海医学与高气压医学杂志》和《交通医学》等,对航海医学学科的发展起到了极大的推动作用。

目前,全国开设航海与潜水医学专业的单位主要有海军军医大学、南通大学、河北大学、青岛大学等。其中,海军军医大学和南通大学学科设置相对较齐全,海军军医大学包括航海心理学、海军卫生勤务学、海军三防医学、海军卫生学、军事航海医学、海洋生物伤防治、潜水医学等;南通大学包括航海生理学、航海心理学、航海卫生学、潜水医学等学科。国外如美国、俄罗斯、英国、德国、日本、印度、韩国、以色列和新加坡等几十个国家均有航海医学。研究方向以美国最为全面,包括潜水医学、潜艇医学、航海卫生及环境医学、海军作业能力、海军航空医学、海军卫生勤务学、核辐射防护学、海军核辐射剂量检测学、海军心理保障、海军战伤救治与装备学、海军医学情报学、海军流行病学、海军核生化武器与伤害防治等;其他上述海洋大国常见研究方向包括潜水医学、潜艇医学、航海卫生及环境医学、海军作业能力、海军心理学、海军核辐射剂量检测及海军航空医学等。

各国对于航海医学的研究均非常重视,既有较长的历史积淀,又根据军用和民用航海作业不断拓展,积极发展和完善,总体来看,目前已经从传统的常见多发伤病研究外延到对多种作业环境和平台人员的健康维护和损伤防护研究,日益重视海上作业能力提升。各个国家均有专业的航海医学研究机构。例如,美国有 5 个本土研究所和 3 个海外研究单位,形成了最为全面的航海医学体系,研究人员就有 1 700多名;其他国家如英国、日本、德国、印度等也都有航海医学研究所。我们国家既有军队又有地方的航海医学研究机构,也有专门的航海临床医学专业;有航海医学国家重点学科和数个省部级(军队)航海医学重点实验室。

1.2.2　航海职业特点

航海作业明显会受到航海环境的影响与制约。航海环境因素造成航海职业或海上作业与生活有许多独特的特点,特别需要航海医学工作者格外关心航海作业人员尤其是海员的身心健康,并开展多方面的研究与协作,共同提高航海作业人员的健康保障水平,保证海运或海上其他作业正常进行。

目前,航海职业的主要特点概括起来有以下 9 个方面。

1. 远离陆岸

船员一踏上海船,出发航行,远离家乡,与陆岸分离的感情便油然而生。在水天一色的大海上飘曳,少则几天,多则几个月甚至一两年,由于自然环境变化多端,往往危机四伏,并且作业任务重、技术要求高、心理负荷重。

2. 工作单调、生活枯燥

航海作业时,船员整天在船上工作、生活,工作地点、社交场所和个人区域不能分开,并一成不变,角色得不到转换,工作中的上下级关系固定,作息时间表刻板,生活环境和舱位不变,大家天天见面且伙伴关系不变等,从而带来工作单调、生活枯燥的问题。同时,船上的娱乐设施有限,人员少、群体小,相互交流有限,导致生活枯燥乏味。另外,船舶工作岗位几乎没有女性,单一性别的工作与生活环境也更加使得船员感觉海上工作单调且生活枯燥无味。

3. 活动范围小、运动不足

船员出海航行时的全部时间均在船舶这一狭小的天地里度过,较小的空间往往使人感觉压抑。因船舶空间小、活动受限且现代化船舶作业时的体力活动强度明显降低,若船舶上不配备体能锻炼设施,或即使配备体能锻炼设施,若不注意锻炼,则运动不足,长此以往,船员的体能会下降。此外,营养失衡、能量摄入超量,容易产生肥胖、糖尿病及高血压等疾病。

4. 生物节律经常变化

虽然船员的值班制度规定可轮流休息,但离不开船舶这一环境,并且值班交替循环,致使作息时间不一,生活节律无常。有时每航行两天,便产生1个多小时的时差,昼夜节律不断变化,有时再加上季节迁移,致使生物节律频繁变更,容易导致船员睡眠异常,引起厌倦、烦躁、焦虑甚至诱发多种身心疾病。

5. 淡水与新鲜蔬菜供应有限

船舶航行时间较长时,因储存与保鲜限制,淡水与新鲜蔬菜的供应成为问题,可能影响船员的健康。

6. 各种物理因素影响明显

船舶航行,发动机整天运转,产生船舶振动与噪声;受海况影响,风浪使船舶颠簸和摇晃;船舶由于空间小,船舶特殊的结构与功能需要,空气易受污染;航行于不同的季节区,船员将暴露于酷热或寒冷的极端环境;长期在船上工作,主要在室内,光照不足。置身于这样的环境,工作与生活条件均不佳,会影响船员的情绪和健康。

7. 事故等突发情况时有发生,应激影响突出

船舶在海上航行,目前仍频有事故发生。在全球,影响船舶航行安全、发生航海事故的主要原因中,人为因素所占比重最多。除技术因素外,船员心理、工作状态等因素影响较大,而这反过来又形成对船员的心理压力,导致船员出现明显的应激,进一步威胁航海安全。实际上,船舶出海航行后,受多种因素影响,船员已经处于应激状态。经常及强烈的应激刺激明显影响船员的身心健康,进而危及航海安全。据有关研究,约有3/4的航海事故是人为失误造成的,种种原因形成的心理障碍是肇事之源。

8. 吸烟、酗酒较普遍

吸烟、酗酒均是不良嗜好,对健康影响较大。船员吸烟、酗酒的比例较高,目前航海期间对饮酒有明确的限制,对吸烟也有一定限制。

9. 疾病医治问题仍然突出

目前,航海船舶除客船外,均无船医配备,船员生病后,疾病医治往往不及时、不到位,远程医疗也不一定能解决问题,有时会延误病情,成为影响健康的严重隐患。

1.2.3　航海医学展望

进入 21 世纪后,随着海洋经济高速发展时期的到来,航海医学的发展,海上生活与医疗等条件的改善,船员的疾病谱以及危害健康的主要因素发生了明显的变化。海洋开发的前景壮观,意味着海洋活动的类型、广度、深度和频率显著增加,海洋产业的队伍进一步扩大,无线电通信技术手段进一步提高,海上活动的机动性加强,现代化海洋工程技术、深海潜水作业等迅速发展,特别是海军发展战略转型,从近海防御到远海护卫,突破第一岛链,全面走向深蓝,不仅要守好蓝色国土,保护海外人员与财产安全,还要统一祖国,保障人民幸福安康,实现中国梦。上述航海职业特点及我国的发展需要,都对航海医学的基础研究以及航海作业人员的健康保障与疾病的防治、海上救援等提出了新的更高的要求。此外,船舶的现代化,导致单位船舶船员数量下降,船舶医生裁撤,对船员疾病的及时救治带来新的问题。同时,随着人类对海洋的过度开发,特别是我国,近海海域物种数量与种群大小急剧下降,并且对近海海域造成严重污染,海洋环境问题十分突出,这对从事海洋捕捞、海产养殖的渔民甚至航海或其他航海作业人员的健康带来新的威胁,成为航海医学着手研究的新课题。

21 世纪是海洋世纪,为了保障我国成为一个海洋强国、海运强国,维护我国海军战略转型发展,航海医学是其中的重要支撑,对高水平航海医学人才数量和针对性的航海医学研究成果的需求也越来越迫切。航海医学会越来越重视远海医疗保障能力,重视实施综合性的医学保障措施,提升作业安全和健康保障能力,提高航海作业人员损伤和疾病的防治水平。因此,航海医学值得持续关注并大力发展的方向包括:① 航海卫生学相关问题研究,涉及航海环境卫生、营养卫生及劳动卫生;② 航海作业人员健康维护、作业能力提高与远程医疗;③ 重要港口停泊地区的流行病学研究、疫情防控;④ 航海作业人员心理健康维护与作业效率和作业安全保障;⑤ 航海伤病防治,包括常见病、多发病如晕船、胃肠道疾病,也包括特种伤病研究,如海上核化损伤、海战伤、海洋生物伤、职业伤病等方面。

第 2 章　航 海 卫 生 学

人类漫长和曲折的进化发展过程依赖于环境变化,同时又不断地适应和改造环境。船舶作为一个特殊环境,对船员的生活、工作、身心健康有巨大的影响。航海卫生学(nautical hygienics)是研究航海过程中的各种环境因素、作业活动和生活过程对船员机体健康的影响;制定有效措施,维护和促进船员身心健康、防止疾病发生的一门综合性学科。它是航海医学的重要组成部分,属于预防医学的范畴。本章主要从以下几个方面进行介绍:环境卫生、劳动卫生、营养卫生、食品与供水卫生、船员的安全与健康教育、船舶消毒与杀虫、海港检疫、船舶人-机-环境系统。

2.1　环 境 卫 生

航海环境(nautical environment)是一种特殊环境,包括船舶所处的海洋外环境与船舶内环境,并且船舶内环境在很大程度上受海洋外环境的影响。总体来说,航海环境因素主要包括各种物理、化学、生物学因素及微小的船舶特殊社会因素。航海环境卫生(nautical environmental hygiene)就是探讨船舶在海上航行时,船员机体所受到的船舶内外环境因素的影响,提供适应各种环境变化的方法和预防各种危害发生的保障措施,它随着人类探索海洋活动的实践而产生、发展,不断使人们适应海洋环境,减少疾病,促进健康,提高工作效率。本节就主要的航海环境因素,分别叙述其对船员机体健康的影响及防护对策。

2.1.1　海况

1. 海况概述

影响船舶航行的最主要和最常见的海洋水文气象因素是海面风与浪的状况,即海况(sea condition)。海况分为若干等级,海况的等级与浪高的等级一致。各级海况下风力的大小依船舶活动区域的不同而有所不同。风的大小按风速分为 12 个等级,浪高分为 9 个等级。海浪可分为风浪、涌和近岸波 3 种。风速等级与浪高等级有一定的对应关系。海况可影响船舶航行的速度和平稳性,使船舶产生特殊的运动,进而对船员机体状况造成影响。

船舶在航行中受到风和浪的干扰,主要产生各种形式的船舶摇荡(ship oscillation):横摇、纵摇、首摇、横荡、纵荡和垂荡。至于船舶在风与浪的干扰下发生何种形式的摇荡,取决于船舶航行的方向与风或浪方向之间的夹角,并可产生摇荡的偶合。摇荡的幅度与风或浪的大小、船舶的形状、吨位、长度、宽度、吃水深度、上层建筑、货物堆放高度、负载重量及其对称性等均有关。摇荡周期取决于船舶长度与波浪长度比和航行速度。对于大型船舶,因长度、宽度均较大,在涌浪中航行时,一般发生频率较低和幅度较小的摇荡。

2. 恶劣海况对船员的影响

在恶劣海况条件下航行,船舶会产生频率较高和幅度较大的摇荡,除影响船舶的航行性能和使用性能外,对船员的影响主要有以下几方面。

（1）使船舶的工作和居住条件变差，同时使大多数人疲劳、智力和体力下降，导致船员的工作能力下降。

（2）船舶摇荡诱发的晕船，于航行中十分常见。舰艇航行中，波浪起伏和冲击引起舰体综合摇动，呈现纵横摇、垂荡和旋转运动等，从不同方向产生不同加速度。不断地颠簸摇晃，使人的前庭感受器、内脏感受器和运动器官的本体感受器受到直线加速度和角加速度连续或间断的作用，多种摇荡的耦合会导致更高的晕船发生率。晕船会使船员的工作能力显著下降。

（3）剧烈的横摇可使船舶横倾过大，使船舶丧失平稳性，以致倾覆，甚至危及船员生命。

3. 防护措施

应多采用现代化大型船舶从事海洋运输，尽量减少或避免在恶劣海况条件下的航行，增加减摇装置，以减少风和浪使船舶的摇荡，避免各种不良后果，保证航行的安全；恶劣海况条件下的航行，晕船船员可事先服用抗晕船药及采取有关抗晕措施。船员平时还应加强适应性训练。晕船等运动病的防治方法详见本书 5.15.2。

2.1.2　气候与微小气候

1. 气候

气候（climate）指某一地区长年天气特征的综合状况。关于地球气候，通常采用柯本气候分类法，主要根据平均气温和降水量，将地球气候带分为五类：① 热带多雨气候，最冷月平均气温在 18℃ 以上，雨量丰沛，年降雨量在 750 mm 以上，可细分为热带雨林气候、热带草原气候。② 热带干燥气候，最冷月平均气温在 10℃ 以上，年蒸发量超过年降雨量，可细分为沙漠气候、草原气候。③ 温带气候，最冷月平均气温在 −3～18℃，可细分为夏季缺雨的温暖气候（如地中海岸）、冬季缺雨的温暖气候（如中国南部）、温润气候（如法国、英国等地）。④ 寒冷气候，最热月平均气温在 10℃ 以上，最冷月平均气温低于 −3℃，可细分为冬季缺雨气候（如东部西伯利亚）、冬季湿润气候（如东欧的大部）。⑤ 冰雪气候，最热月平均气温低于 10℃，可细分为苔原气候（最热月气温高于 0℃）、冰原气候（最热月气温低于 0℃），如格陵兰、极地。

纬度一般分为高、中、低三个纬度。在低纬度（南北纬 0°～30°）航行，相当于在热带航行，这里是大部分国际贸易的主要航线，许多港口分布在这些地区。在中纬度（南北纬 30°～60°）航行，大多在温带地区。高纬度（南北纬 60°～90°）地区是寒冷与冰雪气候，贸易船舶较少。世界最北的航线紧靠欧亚大陆北缘，从挪威北部到白令海峡均在北极圈内，有时要破冰航行。高纬度地区海上气候特点是冬季长期严寒，多雾、多雨，夏季日照少；温带是夏凉，冬季中度寒冷，降水频繁；热带则酷热而潮湿，阳光强烈，海上气温一般可升到 36℃，最高温度可达 38℃，相对湿度 80%～90%。

2. 微小气候

局部地区小范围内的特定气候称为微小气候（microclimate），包括气温、湿度、风速等空气物理状况。船舶微小气候（microclimate of ship）则指船舶范围内的空气物理状况，它既受船舶本身许多因素的制约，又受外界气候的影响，形成船舶特有的局部气候环境。

根据现代船舶结构和设备情况，船舶的微小气候按不同部位一般可分为以下 4 种状况。

（1）外露区：露天甲板是船舶的外露区，它的微小气候直接受外界气候变化的影响，但仍有些局部特性。夏季在阳光的强烈照射下，露天甲板和上层建筑的温度升高，并将热量释放到邻近环境的空气中，其温度可高出平均气温 2℃ 左右。因此，在甲板上作业的船员，常受到较高气温和较强太阳热辐射的作用。同样，外露区在冬季又直接受寒风袭击。

（2）空调区：住舱、操纵和控制中心、驾驶室、主机控制室或集控室、会议室、活动室、餐厅、医疗室、通信室及舰艇上的作战情报指挥中心等区域安装有空调，部分船舶的厨房也安装了空调。这些舱室属于船舶的空调区,它们的微小气候可受人工控制。

(3) 高温区:因受动力设备产热的影响,主机舱、辅机舱、炉舱、厨房的微小气候基本是处于高温状态,属于船舶的高温区。

(4) 非控制区:货舱和储藏室等无人区域属于船舶的非控制区,这些舱室易受外界气温、海水温度和相邻舱室条件等因素的影响。

船舶微小气候因船舶自身结构、动力设备、长距离游动性等条件影响,往往表现出下列一些特点:① 总体条件差、易变性大;② 自然通风不良、空气污浊;③ 各舱室之间温度不平衡,夏季高温高湿,外甲板上还有高强度太阳热辐射;冬季寒冷潮湿,外甲板上更是寒风刺骨。

上述海洋气候和船舶微小气候共同作用,有时会形成高温、低温环境,并影响船舶舱室内的空气离子构成,使人体工作能力和抵抗力降低。应针对上述因素对船员机体状况的影响,采取相应的防护对策。

3. 温差变化和气候带变化对船员的影响及防护

温差变化在船舶上尤为突出,不仅存在于舱室内外,也存在于不同舱室之间。由于船舶流动的特性,船员可在较短的时间内经受由热至冷或者由冷至热的温差变动,因而他们在陆地上对四季气候变化的适应规律被扰乱,从而对机体造成一定的不良影响。

人在冷热环境频繁交替的影响下,不仅在主观上感觉忽冷忽热,还会产生一系列不适反应。有研究发现,成年男性在冷室与热室交替停留4~5次,每次15~20 min,在气温反复变换的作用下,当两室温度均在18℃以上且相差10℃甚至以上时(如18~28℃与30~40℃),可出现腹泻等表现;而当两室温度在23℃以下且相差10℃甚至以上时(如13~23℃与0~10℃等),常出现流鼻涕、头痛、恶寒等症状。

在热带海域作业的渔船,冷库外气温约为30℃,冷库达-30℃时,进出冷库约有60℃的温差,作业人员多主诉全身倦怠、腰痛,如在库内停留时间延长,常有头晕、呕吐等表现。此外,在夏季空调舱室内外和冬季机舱内外的温差都可能大于10℃,甚至达20℃,进出的船员会感到极不舒适。

现代船舶普遍装有空调,夏季人们着装薄而少,长时间待在空调舱内容易使船员感冒,并出现腹泻及腰部和下肢关节疼痛等症状,这种反应称为空调病。

此外,现代船舶能在较短的时间内航行较长的距离,可迅速而频繁地从一个气候带转移到另一个气候带,其结果是人体要对不断变化的气候环境反复进行调节,原来的适应还未形成,新的调节又要开始,这极易损害船员的健康。

因此,增强船员的气候适应能力对保障健康、提高工作效率具有重要意义。人体对气候的适应,需要一个过程。在新的气候条件下,人员至少每天活动2 h,持续2周左右才能完成气候适应。如果暴露间断,进入另一个气候区,则已形成的气候适应可能会消失。由于现代船舶通常从一个气候区很快进入另一个气候区,按上述方法不可能完成适应。当今,船员往往被空运至船上工作,要特别关注气候适应问题,可能高空飞行引起的生理不适尚未恢复,且在没有形成气候适应之前就被要求投入工作。因此,船舶在航行中船员紧张的工作负荷与气候适应的速度很不相适应。

不同气候带的气候变化,不仅对人体直接产生影响,而且常伴有航行本身特别是长期航行对人体的影响。航行中的恶劣天气更易导致人员精神上和体力上的紧张和过度消耗。除不同的气候带和不同季节的影响外,其航行状态还因大气状态和海况有所不同,如抗风暴、在浮冰区防冰山碰撞、在雾天航行及进入异常磁区等,多因素的共同作用使船员可能因持久的超负荷紧张而引起过度疲劳。

总体来说,防护措施可借鉴低温防护和高温防护。启用空调系统,控制好温度、湿度;制定合理的作息制度,注意劳逸结合;提供合理的膳食,保持营养平衡;加强个人防护,减少在高温和低温环境间的往返次数;加强体育锻炼,增强体质,提高冷、热耐力;加强卫生知识的宣传教育,让船员增强个人卫生意识,摒弃各种不良的卫生习惯;船员患有疾病时,尽量不让其出航,以免因不适应而加重病情或发生其他意外。船员可适当服用一些具有增强体质和体力、抗疲劳、提高机体适应能力的保健药物,如人参、刺五加、绞股蓝、红景天、复合维生素与微量元素等。

4. 船舶空气离子构成

（1）空气离子及其构成：空气离子（air ion）指空气中带正电荷或负电荷的微粒。物理学家、生物学家及医学家等的研究表明，空气离子具有广泛的生物和医学效应。用人工方法产生空气离子已在许多国家得到较广应用。

使空气中中性气体或原子形成阳离子、阴离子的过程称为空气电离或空气离子化。空气离子浓度受自然地理、气候、人类活动等多方面影响，自然界低层大气中的离子，主要由土壤、空气和水中放射性物质（如镭和钍等）及其蜕变产生的放射性气体（如氡和钍等），以及来自太空的宇宙射线使空气电离产生。此外，短波紫外线，闪电放电，海浪拍击海岸，雨、瀑布、喷泉液滴摩擦、分裂、喷溅所产生的电效应，以及火焰、多种化学反应与金属盐类的烧灼、电路设备等也能产生空气离子。形成的空气阴离子、阳离子和电子，在运动碰撞中，异性电荷相吸，重新结合；一部分吸附在中性分子上，形成质量较轻的阴离子和阳离子，而阴阳轻离子一部分再互相结合，另一部分则与灰尘、烟、雾等结合成为阴阳重离子。空气受污染后，重离子的形成明显增加。重离子质量较大，会逐渐下沉。

空气离子的活动能力用迁移率表示，它指空气离子在单位电场强度下的运动速度，其单位为平方厘米/（伏·秒）[$cm^2/(V·s)$]。空气离子按其分子大小和迁移率大致分为3类（表2-1）。空气离子化所形成的离子不会无限增多，电离后还会复合，这两个过程在动态中保持平衡。轻、重离子的寿命不同，轻离子在清洁空气中停留4～5 min，而在污染空气中仅数秒或稍长；重离子在清洁空气中停留15～20 min，在污浊空气中可达1 h左右。

表2-1 空气离子的分类

空气离子种类	直径（μm）	平均迁移率[$cm^2/(V·s)$]
小（轻）离子	0.001～0.003	1.0
中离子	0.003～0.03	0.05
大（重）离子	0.03～0.1	0.005

迄今，空气离子的精确电子结构还不清楚，它们主要以分子聚合物的形式存在。例如，阳离子有$H^+(H_2O)_n$、$(H_3O^+)(H_2O)_n$、$O^+(H_2O)_n$等；阴离子有$O_2^-(H_2O)_n$、$OH^-(H_2O)_n$、$CO_3^-(H_2O)_n$、$SO_4^-(H_2O)_n$、$NO_3^-(H_2O)_n$等（$n=2～8$）。

在各种生活与工作环境，空气离子受许多复杂因素的影响而有很大差异。在人员密集、通风不良、居住拥挤的场所，空气污染程度相对严重，空气离子构成发生改变，空气轻离子明显减少，重离子增多。大型船舶、潜艇、宇宙飞船、地铁、地下工事、坑道等特殊环境，往往通风不良，空气清洁度低，阳离子、重离子较多，阴离子较少。核潜艇长期潜航后，舱内空气阳离子浓度可比常规潜艇高10倍。据苏联报道，核潜艇潜航时重离子数可从500～600个/cm^3增加到3 000～11 000个/cm^3。美国海军在某核潜艇上测出空气阳离子浓度为20 000个/cm^3。我国学者对常规潜艇航行时舱室空气离子构成进行了检测，发现潜艇潜航时，轻阴离子减少。另外，空调系统可使负离子浓度明显降低，可能因空调系统各个部件对负离子的衰减作用，空气经过风道，通过布朗运动使一些离子与管壁碰撞，离子被吸附或复合的概率增加，从而造成离子浓度下降；空气流经过滤器时，很快使滤料带有静电，形成静电屏蔽层，阻止空气中的负离子穿过，使舱内负离子浓度降低。

（2）空气离子化状况的卫生学评价：空气离子化状况是评价外环境卫生状况，衡量空气清新程度的指标之一。空气离子化的卫生学评价有下列几个指标：

1) 空气离子浓度(个/cm³)：表示空气的离子化程度。轻阳离子和轻阴离子分别用 n^+ 和 n^- 表示，重阳离子和重阴离子分别用 N^+ 和 N^- 表示。自然环境大气中轻离子浓度约为 $1\,000$ 个/cm³，而重离子则每立方厘米有数千个。制定空气离子浓度的标准较为困难，目前各国尚无统一的空气离子化的卫生标准，我国提出清洁空气中负离子数目要求在 $1\,000$ 个/cm³ 以上。WHO 规定，清新空气中负离子标准浓度应大于 $1\,500$ 个/cm³。阴离子在自然界空气中广泛存在，但不同环境中的阴离子浓度差别很大。根据国内外调查结果显示，不同环境中空气阴离子浓度大致如表 2-2 所示。

表 2-2　不同环境中的轻阴离子浓度(引自龚锦涵等,1996)

空 气 环 境	空气轻阴离子浓度(个/cm³)	空 气 环 境	空气轻阴离子浓度(个/cm³)
海滨、瀑布、森林	10 000~20 000	街道绿化带	200~400
疗养胜地	5 000~10 000	城市办公室	100
乡村	1 000~5 000	城市房间	40~50
清洁空气	1 000	工业净化室	≈0
公园	400~1 000		

2) 单极性系数(q)：指阳离子数和阴离子数的比值，即 $q=n_+/n_-$ 或 $q=N_+/N_-$。在低层清洁空气中 $q=1.2$，阳离子稍多于阴离子，因空气阴离子具有较大的扩散能力(迁移率比阳离子高 40%)，且地球表面带负电荷吸引阳离子。高山上单极性系数很高，$q=5.3$。

3) 重离子总数和轻离子总数之比($N_\pm/n_\pm$)：空气受污染时，轻离子吸附在空气中悬浮颗粒的表面而变为重离子，使重离子数大大增加。卫生学上认为，空气中重离子数与轻离子数之比<50 时，空气较为洁净，这也是我国提出的清洁空气的要求。

4) 空气离子评议指数(CI)

$$评议指数(CI) = \frac{n_-}{1\,000} \times \frac{1}{q}$$

式中，n_- 表示轻阴离子，$1\,000$ 为阴离子浓度卫生推荐值，q 为单极性系数。

轻阴离子多，轻阳离子少，则 CI 就大。可根据 CI 的大小来评价空气的清洁程度。日本的空气清洁度评价标准参见表 2-3。环境中的空气清洁度在 B 级以上为清洁地区，而室内环境则以 C 级中等清洁度为目标。

表 2-3　空气清洁度评价标准(日本)

空气清洁度等级		空气离子评议指数(CI)
A 级	最佳	>1.00
B 级	一般	1.00~0.70
C 级	中等	0.69~0.50
D 级	容许	0.49~0.30
E 级	临界	<0.29

5) 其他指标：可用轻离子相对密度来评价和区分不同区域空气污染的程度。

(3) 空气离子构成对船员的影响：空气离子的生物效应广泛。一般认为，空气阴离子对机体具有镇静、催眠、镇痛、降压等作用，而阳离子作用则相反，可引起失眠、头痛、烦躁、血压升高等。长期停留在空气轻阴离子少于 50 个/cm³ 的环境中,或在拥挤的室内停留一定时间后,会感到头昏、恶心、不适,甚至易怒、忧郁,而患有风湿热、支气管哮喘、枯草热的患者则病情会加重。船舱内的空气离子水平最差,因而有学者认为长期航海作业船员的困倦、失眠、多梦、急躁和注意力不集中,与空气阴离子浓度降低有关。

暴露在高浓度的空气阳离子中,可使血液、脑组织中的 5-羟色胺(5-hydroxytryptamine, 5-HT)含量增高,出现鼻和口唇干燥且有烧灼感、鼻塞、头痛、喉痒、吞咽困难、眩晕、眼痒、呼吸困难等症状,称作5-HT 综合征;而空气阴离子可降低血液、脑组织中 5-HT 的含量。近年来的研究表明,肺组织参与对5-HT 的代谢。肺毛细血管内皮细胞摄取 5-HT,使之转变为 5-羟吲哚乙酸(5-HIAA)。肺是空气阴离子的主要作用部位,能促进肺部单胺氧化酶活性,加速 5-HT 的氧化灭活,对降低血液中 5-HT 具有很大作用。阴离子能改善人的肺通气与换气功能。

空气阴离子可降低体力负荷时的心血管紧张度,加速心率恢复,减少疲劳,同时情绪、睡眠和食欲等有明显改善。许多学者让高血压患者吸入阴离子,显示吸入阴离子有降压效果,尤其对原发性和更年期患者的收缩压和舒张压均有效,同时可改善或消除主观症状。空气阴离子可使人的精力充沛、心情舒畅和友好行为增加,而阳离子则使人情绪暴躁且盲目行为增加。

空气阴离子对于烧伤患者来说,能镇静、致干燥和除臭,并可减少创面分泌物的分泌量,降低感染概率,这可能与空气阴离子抑制烧伤病房空气中细菌的繁殖及对人体的某些直接作用有关。空气阴离子可抑制肿瘤细胞的生长和增殖。有研究发现,吸入空气阴离子能降低噪声性听力损失,促进听力恢复。空气阴离子可增强超氧化物歧化酶(superoxide dismutuse, SOD)活性,降低丙二醛(malondialdehyde, MDA)含量,对自由基损伤有抑制作用。空气阴离子还具有增强应激后肝线粒体琥珀酸脱氢酶、细胞色素氧化酶的活性,提高人体免疫功能和离体的淋巴细胞存活率等作用。

临床实践发现,空气阴离子对空调病、高血压、冠心病、神经衰弱、慢性支气管炎、哮喘、神经性皮炎、湿疹、烧伤、烫伤、鼻咽炎、溃疡病等都具有一定疗效。

但是,空气离子除具有上述生物效应的报道外,不乏与之矛盾或无效应的报道。这可能因为人工空气离子发生器、空气离子测量仪尚未统一和标准化,而种属、个体反应、空气质量等实验条件各不相同。关于空气离子的作用机制,目前仍不十分清楚。有多种假说,如 5-HT 假说、脑啡肽/内啡肽假说、生物氧化假说、电学理论等,都不能完美解释空气离子的各种作用。因此,关于空气离子的作用及作用机制,还需要结合现代医学的发展,采用新的研究手段与方法,进行更深入和更广泛的研究。

(4) 船舶空气离子化状况的改善及船员保健:由于船舶舱室密闭,特别是在低或高纬度地区航行,采用空调系统时,应注意通风。为提供有益的空气阴离子,可采用人工空气阴离子发生器,以离子空调或离子淋浴等方式,使空气中离子数及单极性系数调整到一个最佳的水平,使 $q < 1.2$。如在密闭的舱室中使用阴离子发生器,可使轻阴离子浓度升高到自然环境水平以上。

此外,船员结束航海作业返回陆地后,可充分利用天然空气离子化的有利条件,让船员在良好的自然环境中休养保健,使其身体各项功能尽快得到恢复。人工的绿化地区、人工喷泉以及自然界中的山溪、瀑布和滨海附近空气离子尤其是空气轻阴离子较多。因此,船员疗养地、休息驻地或居住区,应尽量设置在绿化带的下风向及山溪、瀑布或滨海附近,可让船员进行空气浴、海水浴及日光浴。

2.1.3　舱室照明与颜色

1. 舱室照明

舱室照明(cabin lighting)指船员在舱室内作业和生活时所处的光环境,即照明系统(天然采光与人工照明)和环境中所有表面的光度特性的综合结果。照明的首要目的是创造良好的可见度和舒适愉快的环境。照明不仅直接影响人-机-环境之间的视觉信息交流和视觉功效,同时对人体生理功能和心理状态也有作用。另外,舱室照明主要是创造良好的光环境,提高船舶航行的安全性,改善船舶的居住性和作业条件,增加船员的作业能力、续航耐受能力和健康水平。总之,良好的照明是保障航行安全和劳动卫生,提高作业效率、产品质量、工作和生活条件等的必备要求。

(1) 照明光源:舱室照明的光源有自然光和人工光。利用太阳和天空光的称天然采光;利用人工光源的称人工照明。船舶上除少数上层建筑外,大多数舱室缺少自然光线。现代化船舶舱室照明主要依靠人工电光源。电光源一般分为热辐射光源、气体放电光源、电致发光光源。热辐射光源主要有白炽灯和卤钨灯;气体放电光源包括荧光灯、高压汞灯、汞氙灯、金属卤化物灯、高压钠灯等;电致发光光源包括场致发光光源和发光二极管。分配布置合理的光源,可避免对眼睛的直接眩光,防止光源受环境的污染和侵害,保护光源不受机械损伤等。有些舱室的照明器材还有装饰和美化环境的作用。

(2) 照明分类:舱室照明设备按其部位或使用功能可分为一般照明(全面照明)、局部照明、混合照明(一般照明与局部照明结合)和临时辅助照明。按照明的用途或使用时间可分为正常照明、应急照明、值班照明、警卫照明、事故工作照明、事故疏散照明。

(3) 基本物理量

1) 光通量:指光源在单位时间内向周围空间辐射并引起视觉的能量,用符号 Φ 表示,单位为流明(lm)。每消耗 1 W 功率所发出的光通量称为发光效率,简称光效,光效是评价各种光源的一个重要参数。

2) 照度:即在单位面积上接收到的光通量,用符号 E 表示,单位为勒克斯(lx)。

3) 发光强度:单位立体角内的光通量称为发光强度,用符号 I 表示,单位为坎德拉(cd)。发光强度是表示光源发光强弱程度的物理量。

4) 亮度:发光体在给定方向的单位投影面积上发射的发光强度称为亮度,用符号 L 表示,单位为坎/米^2(cd/m^2)。

2. 舱室颜色

舱室颜色指船的内部(包括工作舱、生活舱、通道等)舱顶、内部舱壁、地板和仪器设备、管路器材、家具等的涂料颜色以及装饰材料、甲板覆盖材料表面颜色和船用纺织品等的颜色。现代船舶由于内部装潢材料的发展和多种涂料的使用,舱室形成了多色的环境。

颜色是外界光刺激作用于人的视觉器官而产生的主观感觉。物体的颜色取决于光线在物体上被反射、透射和吸收的情况。不透明物体的颜色是该物体表面漫反射光的颜色,透明物体的颜色依其能透过何种波长的光线而定,灯泡、灯管和阴极射线管等光源发射的光的颜色主要由光源的光谱能量分布所决定。

要准确决定某种颜色的作用必须考虑到颜色的色调、饱和度和明度 3 种基本属性对视觉所形成的总效果。色调指在物体反射或透过的光线中,何种波长占优势。不同波长使人产生不同颜色感觉。饱和度指一种颜色的浓淡程度,彩色饱和度高为深色、低为浅色,它取决于表面反射光波长范围的狭窄性(即纯度)。明度指颜色的相对明暗特性,其大小依物体表面反射系数而定,反射系数越大该物体明度越大,反之则小。

一般来说,颜色混合或调配中,凡两种颜色以适当的比例混合产生白色或灰色,两者即互为补色,如红与青、绿与紫、黄与蓝等。任何两个非互补色相混合,产生介于它们之间的第三种颜色,为中间色,如红与黄为橙、红与蓝为紫、黄与蓝为绿。两种中间色调配产生的颜色称为复色,如橙与绿为黄灰色、橙与紫为红灰色、绿与紫为蓝灰色。

人对颜色的感觉不仅由光的物理性质所决定,还受到周围颜色的影响。一种颜色也并不是在任何条件下都一成不变,它受光源条件、色对比、色融合等视知觉特性的影响。物体表面颜色由于照射光的光谱成分不同,其颜色也不一样。例如,一块布放在阳光下看是绿色,但放在暗红光下看则变成黑色。当视野中同时存在两种颜色时,它们互相作用,可使每一种颜色都向另一种颜色的补色方向变化,即产生色调同时对比现象。例如,黄色背景上放上一个绿色物体,这绿色物体便带有蓝色。相继观看两种颜色时,先看到的颜色对后看见的颜色产生影响称继时色对比,如看红色之后看白色,显出绿色等。由两种色调数量相等的许多小色块紧密交织在一起,在一定距离看上去,会形成色融合现象,从而产生混色的感觉(第三色调)。例如,黄遇蓝变绿,而这种绿色比单色调绿色显得更为活泼。将色彩上比较接近的两种颜色放在一起,称这两种颜色为调和色,如橙与黄、蓝与绿、红与紫等。

3. 舱室照明与舱室颜色对船员的影响

(1)舱室照明对船员的影响:包括照明对视觉作业效率的影响、照明对视觉识别的影响和照明对生理心理功能的影响。

1)照明对视觉作业效率的影响:船用仪表辨认效率与照度之间关系研究显示,为达到相同的95%认读效率,当照度增加时,仪表刻度线宽与观察距离所形成视角可以减小。例如,5 lx 时能辨认的阈限视角为 2′,30 lx 时能辨认的阈限视角为 1′,200 lx 时辨认的阈限视角可减小到 0.5′。模拟船用仪表工作面与邻近环境照度不同比例的研究表明,仪表和邻近环境照度相等,即照度比为 1∶1 时,仪表认读效率最高,随着照度比例的增大,认读效率下降,而且眼睛无论是从暗环境突然看亮仪表或是从亮环境突然看暗仪表,认读效率均可受到影响。例如,以 1∶1 照度比的认读效率作为相对效率 100%,照度比为 3∶1 时的相对认读效率为 92.9%～94.5%,照度比为 5∶1 时的相对认读效率为 86.4%～87.2%,照度比为10∶1时的相对认读效率为 77.9%～83.6%,而照度比为 20∶1 时的相对认读效率下降至 73.4%～79.5%。

2)照明对视觉识别的影响:人的视觉是人类认识和改造世界最重要的信息来源,它是由屈光介质和视觉感受器及神经系统组成光信号传播,光电转换和信号处理,最后经皮层的视觉中枢结合人们的生活经验进行感知的完整过程,其中最基本的要素是需要光的参与。人眼分辨物体细节大小和识别对比度的功能与照明是一种函数关系,即视力和对比敏感度随着照度或亮度发生变化。通常,在亮度为 3 000 cd/m² 时,视力和对比敏感度随亮度的增加而提高,尤其亮度范围为 1～1 000 cd/m² 时,视力和对比敏感度与亮度的对数呈线性关系。如果亮度增加到 3 000 cd/m² 以上时,视力和对比敏感度达到饱和而不再提高。

3)照明对生理心理功能的影响:光通过对大脑皮层的作用,对人的心理活动、情绪等有直接影响。例如,紫外线、光色、色温及光的闪烁等均会对人的心理产生作用,从而对人们的身心健康产生影响。长时间照明不足会造成视觉紧张,使机体易于疲劳,注意力分散,记忆力衰退,抽象思维和逻辑思维能力降低。而过度的日光照射,不但使人心理上感到不适,而且还可使人致病。例如,长久经过强烈日光的暴晒后,眼角膜会受到损伤,并可引发白内障,也会产生心烦意乱、情绪低落等症状,可使皮肤变红,产生刺痛感,经常刺激皮肤可变黑。如环境光源选择得当,设置合理,就能给人营造一个舒适、温馨的生活和工作环境,可使人的中枢神经和自主神经系统功能得到平衡,心血管和呼吸功能平稳,使紧张的神经得以松弛,让人心旷神怡。光是一种刺激,合理的照明对保持适中的情绪紧张和警觉性有良好的影响,这对较复杂的操纵作业或监视作业获得最佳效率非常重要。有研究探讨照明因素与生理、心理负荷的关系时指出,在 100～1 800 lx 条件下,生理负荷最小的照度范围为 500～600 lx,高于或低于此范围,生理负荷均增加。船员心理上的希望舱室照度值为 600～1 000 lx,不希望的是低于 450 lx 或高于 1 400 lx 的照度。

以往船舶舱室照明设计中常忽视人员之间视觉信息交流的重要性。人的颜面表情和肤色对情绪、意志等的信息交流非常重要。要清晰辨别人的表情所需照度应达到 170～2 400 lx,如应用低于 3 000 K 色温的光线或含有一定玫瑰红的色光照明,可以使颜面显示健康的肤色。

(2)舱室颜色对船员的影响:包括颜色对视觉可见度的影响、颜色对人体生理功能和工作能力的影响、颜色对人心理的影响。

1)颜色对视觉可见度的影响:颜色是很丰富的信息源,它对人们发现与识别目标的能力有明显的影响。对于有色物体的观察,一般对象与背景的颜色差别(对比)大时,其可见度就高。例如,白底黑字容易识别,而红底黑字或棕底红字则会使字迹不清、辨认困难。有研究表明,对用各种颜色组成的图案、文字和背景的可见度起主要作用的是明度和饱和度,凡是明度与饱和度对比较大的目标则可见度高。

2)颜色对人体生理功能和工作能力的影响:颜色不仅与人的视觉有关,并且影响人的情绪和行为,同时还会影响人的工作效率。红橙色能使人的中枢神经系统兴奋和不稳定,而青蓝色则使其抑制和稳定。例如,红色有促进血压升高和加快心率的效果,而青色则有降低血压和减慢心率的作用。在不同色光照射下测量人的握力发现,红光和橙光下的握力比其他色光下增加。不同色光对听觉功能也有影响,绿光可提高听觉感受性,而红光则使听觉感受性下降。在工作环境中利用颜色即时对比效应,可以减少视觉疲劳和提高工作效率。若作业对象呈现某种颜色,则其背景或环境的颜色应为其补色,以便眼睛能在背景或环境条件下获得平衡和休息。

3) 颜色对人心理的影响:不同颜色的影响有别,从而产生冷色与暖色、积极色和消极色以及颜色的远近、胀缩、轻重感觉等。

A. 冷色与暖色:一般将颜色分为冷色与暖色两类。冷色以青为主色调,包括青色占优势的蓝、绿的各种单色或混合色。暖色以红与黄为主色调,包括红、橙、黄等波长占优势的各种单色或混合色。介于这两类颜色之间的绿色与紫色为中性色。颜色的冷暖感觉是当人眼看到某种颜色时常会引起冷或热的联想,因此在心理上产生了冷暖的主观感觉。

B. 积极色和消极色:视觉器官受到颜色刺激后对神经系统和人的情绪或情感会起一定的作用,这大致可分为振奋和宁静两个方面。可振奋情绪或情感的各种颜色称积极色,反之,起宁静作用的颜色称为消极色。振奋作用明显的积极色是红色区的红橙色,镇静作用明显的消极色是青色、紫青、绿青色。

C. 颜色的远近、胀缩、轻重感觉:颜色远近效果是暖色显得近一些,冷色显得远一些。颜色胀缩效果是暖色物体显得大一些,冷色物体显得小一些。颜色轻重效果是暖色物体显得重一些,冷色物体显得轻一些。颜色显示空间效果是暖色或深色显得缩小一些,而冷色或淡色显得扩大一些。

4. 舱室照明与舱室颜色对船员不良影响的防护对策

为了尽可能消除舱室照明与舱室颜色给船员的工作、生活和健康带来的消极影响,在船舶设计、建造时应充分考虑舱室照明的工效学要求和舱室颜色的工效学要求,这是防止舱室照明与舱室颜色对人体不良影响的主要对策。

(1) 舱室照明的工效学要求:根据工效学原则,在舱室照明上创造良好的光环境,能促进人-机-环境之间的信息交流,使人维持警觉,集中注意力,同时减少疲劳,保持舒适和安全,从而有利于提高工作效率,增进船员的健康。舱室照明评价的主要参数包括照度与照明质量(包括眩光、视野中的亮度均匀度、光源的光色与显色性)等。

1) 照度:对于各种作业舱室或工作面(离地面 0.75 m 高),应按视觉识别对象的形状、大小、细节精细程度、距离、对比度及表面反射率等规定不同等级的照度。居住和休息舱室的照明要无明显刺激性,以利于精神放松与休息;俱乐部、会议室、餐厅等船员集中活动的场所,一般要求无方向性的空间照度,还要充分利用照明显示空间的界面和其中活动着的人和物,以利于信息交流。各舱室的一般照明和工作面的照度,不应低于表 2-4 和表 2-5 的数据。

船上夜间作业时的驾驶舱照明、居住舱夜间的角隅照明、夜间执勤人员的足下照明、有些荧光屏作业岗位及应急照明等情况,都需要中间视觉状态的低照度条件,其照度水平一般应为 2~5 lx。

表 2-4　舱室一般照明的照度(引自龚锦涵等,1996)

照度(lx)	舱　　　室
200	电子设备舱室、动力集中控制室、办公室、会议室、休息室、俱乐部、餐厅、医疗室、海图室、厨房、配膳室
150	主机舱、辅机舱、报务房、居住舱
100	机械设备舱、卧室铺位区、通道
50	储藏室、冷库、升降梯口

表 2-5　工作面的照度(引自龚锦涵等,1996)

照度(lx)	部　　　位
300	电子设备操纵台、数据输入类作业的视觉显示终端、海图桌、主机操纵台、写字台、医疗室工作面、修理船工作面、收发报机工作面
200	仪表板、控制盘、配电板、食品加工桌面、通信类作业的视觉显示终端
100	其他工作面、寻址类作业视觉显示终端

2) 照明质量：照明所提供的视觉信息应能满足船员的作业、活动和生活需要,即照明必须满足船员认知环境、识别作业对象及人与人之间视觉信息交流的需要。

A. 眩光：指视野中由于不适宜亮度分布,或在空间或时间上存在极端的亮度对比,以致引起视觉不舒适和降低物体可见度的视觉条件。舱室眩光主要有对比眩光和反射眩光。视野内同时存在两个或几个亮度差别很大的物体,当眼睛已适应了一种亮度较低的物体背景或环境,突然观察亮度较高的目标时,会发生对比眩光。防止对比眩光的方法是使舱内的亮度分布均匀、合理。光源的光线在光泽面上被反射后进入眼睛,则产生反射眩光。为避免产生反射眩光,要考虑光线照射方向和视线方向。照射方向与观察方向相同的场合,可减轻表面反射。另外,应除去可能产生反射眩光的反光物体,如不能移除时,宜在其表面涂上反射系数较低的涂料。

B. 视野中的亮度均匀度：舱内的亮度分布取决于舱内照明光线的分布和各表面反射光的明亮程度。舱内作业或注意中心应是视野中最亮的部分,其背景或邻近环境可略暗些,较远环境可再暗些。但是,这三部分的亮度及工作面内最高与最低亮度间不宜相差过大。为了形成良好、舒适的视觉环境,需要有适当的亮度分布均匀度。工作面或注意中心范围内的最高与最低亮度比要小于 3:1,工作面或注意中心与背景或邻近环境的亮度比应为 3:1~5:1,而工作面或注意中心与较远环境的亮度比要小于 10:1。

C. 光源色和显色性：由各种光源发出的光,其光波的长短、强弱、比例性质不同,从而形成不同的色光,称为光源色,光源色主要由光源的光谱能量分布来决定。光谱的能量分布与色温有关。色温(color temperature)即光源的颜色温度,指某一光源发出的光的光谱成分与黑体在某一温度下的光谱成分相同时的黑体的温度,单位为 K(开尔文)。照度和色温被认为是光源的两个最重要的参数,照度体现照明的数量,而色温反映照明的质量。色温高则能量分布偏于短波一端,光色为蓝色,色温低则能量分布偏于长波一端,光色是红色。光色与人的冷暖感觉也有一定关系。一般将光源色按色温的高低分成冷色(6 000 K)、中间色(4 000 K)和暖色(3 000 K)。在很低的照度下,舒适的光色接近火焰的低色温光色(约 2 000 K);在偏低或中等照度下(50~300 lx),舒适的光色是接近黎明和黄昏时的略高色温的光色(2 000~3 000 K);而在较高的照度下,舒适的光色是接近中午阳光或偏蓝的高色温天空光色(5 000~6 000 K)。有研究发现,照明光源的色温对人体中枢神经系统的功能可产生明显影响,主要表现为高色温光源能提高大脑的兴奋性,使注意力集中,保持警觉和觉醒水平,提高大脑活动能力,有利于应对脑力负荷,但是高色温对脑力负荷后的疲劳恢复不利,晚上长时间暴露于高色温光源会影响人在夜间的睡眠质量,使睡眠慢波 4 期的时间缩短。光色的色温高低使人产生不同的舒适感,而光色舒适感又与照度水平有关。光源色温和照度对人的情绪和愉悦感有着相互的作用,在选择照明时应考虑这两个因素互相搭配。因此,舱室低照度照明,应采用偏低色温的白炽灯(2 760~2 860 K);中等照度(50~300 lx)照明,最好采用白炽灯(3 000 K)和暖白色荧光灯(3 500 K);对于高照度照明或高温舱室的照明,最好采用白色或偏蓝色的高色温光源,如日光色荧光灯(6 500 K)。

光源对物体颜色呈现的程度称为显色性,即颜色的逼真程度,显色性高的光源对颜色的再现程度较高,所看到的颜色较接近自然原色,显色性低的光源对颜色的再现程度较低,看到的颜色偏差也较大。显色性用一般显色指数(Ra)来衡量。Ra 值为 100 的光源表示物体在其灯光下显示出来的颜色与在标准光源下一致。一般 Ra 值超过 85 的光源,适用于辨色要求较高的视觉工作;Ra 值为 70～80 的光源,适用于一般的辨色工作;Ra 值低于 50 的光源,不能用于辨别颜色的视觉工作。为了反映船员的自然肤色,光源的色温应为 3 000 K±150 K,Ra 值应在 85 以上。

对舱室照明的设计、评价及管理应注意如下特点:① 为保障船员视觉的高效率,有些舱室的照明水平必须适应海上条件的变化。例如,上甲板驾驶舱的工作面照度应能合理地进行调节,当舱外能见度低时,舱内照度应提高;当夜间航行时,舱内应是低照度照明,这样既能保证工作面的足够可见度,又不破坏船员的暗适应,有利于观察舱外。② 现代化船舶人-机界面上的显示与控制部分的布局、姿态及其表面的光度特性及照明条件是否合理,直接影响人-机系统的整体工效。故舱室照明应满足人-机-环境系统总体性能的需要。③ 船上各舱室用途不同,各作业岗位对视觉的要求不一,应依其不同的性质与用途,选择适当的照明条件,在满足其主要目的要求的基础上,同时兼顾其他使用要求,以满足舱室的综合功能需要。④ 船舶海上航行时间较长,各种不良因素都会造成船员的视觉功能和工作能力的下降。因此,舱室照明的质量条件,应高于一般同种职业。

(2) 舱室颜色的工效学要求:舱室颜色是构成船员生活和工作环境的一个重要部分,对船员视觉、心理、健康等都有较大影响。因此,设计船舶时,在舱室内装工程中应重视颜色整体布局,即颜色设计。依据颜色的物理与视知觉的特性,以及其对生理心理的影响,充分发挥颜色的效果,使舱室的环境色、物体色和光源色的匹配达到最理想的配色效果,为船员创造舒适的生活和工作环境,以减轻船员疲劳、提高工作效率。

舱室颜色调节的作用有:① 增强照明效果,提高视觉功效,减少船员在生活和工作中视觉疲劳和紧张等。舱室光环境的优劣,不仅直接取决于照明的质与量,同时又与被照对象对光的吸收和反射有关。如果舱壁和物体使用反射系数较高的颜色,对光的利用就更有效,可以提高照明水平和改善亮度分布,从而提高视觉功效和舒适性。② 充分利用颜色对人体生理心理的积极影响,对舱室环境施以合理协调的色彩配色,正确形成舱室的颜色环境,从而提高舱室环境的舒适度和安全性,改善工作条件和气氛,活跃船员的情绪,增强舒适感。③ 利用颜色的视觉规律,调节心理空间。例如,明亮的颜色可使小空间显得大些,舱顶与舱壁上部使用淡色可使舱顶显得高些,即利用颜色的透视效果可以扩展空间。此外,利用颜色的冷暖效果,可以改善舱室的冷暖舒适感;利用积极色与消极色的不同作用,可以满足不同功能舱室的使用要求等。④ 以颜色为信息载体,加强人-机-环境系统的信息交流,对提高操纵工效可发挥重要作用。利用工作面颜色可突出关键的感知与控制对象,以提高工作效率。此外,人们还经常用颜色作为危险信号,以增强对意外情况的警觉。

为达到最佳配色效果,必须遵循配色的一般原则和各功能舱室的配色要求。最终使舱室舒适合理、朴实庄重、方便实用,同时也应将色彩对船员心理和生理的影响及舱室功能使用要求作为重点来考虑。此外,还应考虑与各国当前人们生活水平和生活习惯相适应。

1) 舱室配色的一般原则

A. 舱室的色环境是由舱壁、设备、物品等构成的界面、线型与形体的物体色和光源色中各种成分共同作用的结果。舱室颜色调节的设计与评价,必须按舱室空间和各部位之间的颜色成分进行综合分析和总体评价。舱室中环境色、光源色、设备与物品色三者同时存在,而又相互影响,它们之间的颜色必须相互协调才会使视觉心理平衡与和谐,而不能仅看某种成分或某局部颜色本身的特性。因此,总体上除了要考虑各舱室的色彩相互协调外,对于各舱室内部也应考虑主要部位或部件(如舱壁、舱顶、地板、家具等)的色彩协调搭配。例如,家具的颜色美感主要取决于它能否在舱室空间中与其他颜色成分或部位颜色相关联和相互衬托,以形成和谐与美观的装饰效果。此外,还有其他一些室内装饰件、帷幕类及其他纺织品等的色彩搭配和点缀效果。

B. 船舱内的整体、较大的区域和较大界面的颜色要有统一的主色调,同时统一基调下又有适当的颜色变化,但不能显得杂乱无章。为使整体的颜色协调统一,可在相同主色调下改变明度和饱和度,或者采用类似同色调或邻近色调,使之形成调和效果。由于船员长时间在船上生活与工作,为了获得感觉上的平衡,统一的主色调宜采用中性色调或中性偏冷、中性偏暖色调,如湖蓝色、苹果绿色、奶油色、珍珠色、蓝灰色、绿灰色、黄灰色等。为避免颜色单调死板,对不同功能、不同空间的舱室,宜在色调上作适当变化以便有所区别。

C. 应重视舱室不同面积界面的颜色配置,舱室空间中的颜色印象和舒适感主要取决于视野中所占比例较大的大界面的颜色特性,故大面积表面的颜色对舱室颜色的调节起着控制作用。由于舱室大小的不同,对舱内颜色气氛起主要影响的界面也不同。小舱室中舱壁在视野中占的比例较大,故小舱室中的颜色气氛主要受舱壁颜色的影响。而在大舱室中,舱顶在视野中占有较大的比例,并且地板也是视野的一个主要组成部分,因此其颜色气氛受到舱顶与地板颜色的影响较大。有些舱内设备很多,大部分舱壁被遮盖,因此舱室的颜色气氛将由设备表面颜色的特性所决定。大面积的颜色要根据全船统一的主色调进行适当调节,一般选用统一主色调的邻近色或调和色,饱和度要低些,明度要适中。小面积颜色应与大面积颜色相协调,起调节和装饰作用,选色可灵活些。一般选用与大面积颜色可形成色调、饱和度和明度对比的颜色。例如,大面积颜色采用中性偏冷的基调时,局部小面积可选饱和度高的暖色调,或用温暖明快、丰富多彩的图案以发挥其装饰作用。

D. 舰船在海上航行时摇摆,会给船员一种不稳定感,舱室的舱顶、舱壁和地板垂直方向的颜色配置,其色调和饱和度应上浅下深,明度应上高下低。这样的由浅到深、由明到暗的垂直配色,一方面给人以稳定而踏实的感觉,另一方面又能使地板耐脏。此外,现代化船舶舱室照明主要依靠人工光源,因此其色彩的设计和选配,还应充分考虑照明灯光作用下的色彩效果。舱顶选配明度较高的浅淡色,可使人觉得舱顶高而舒畅。对地板也有主张选用淡色和适当的明度,浅淡色地板不仅能提高照明光线的利用系数,还能改善舱室亮度的垂直分布,使人们产生明快感觉。

E. 舱室内不同颜色的配置要获得最佳效果,最主要的是满足视觉生理心理平衡的要求。当两种以上颜色进行选配时,如果它们是互补色,相互调和会产生中性灰色,那么它们的配色在视觉上体现出平衡与和谐,从而使它们的颜色协调。此外,两种以上颜色配置时,如果它们含有共同因素,在色彩上比较接近,它们之间没有突然变化,会给人在视觉产生一种柔和与和谐的感觉。因此,利用邻近色或同色调中有饱和度和明度变化的配色容易取得统一协调的效果。一般不选用作用强度大或产生极端影响的纯色,而多选用中间色和复色。冷色与暖色或积极色与消极色中,多选用中性或中性稍偏两侧的颜色。另外,也要善于利用颜色的对比和融合效应来创造活泼、轻松、丰富多彩的颜色气氛。

2) 各种功能舱室的配色

A. 工作舱室的颜色,主要取决于作业的特点与要求。对于长时间注视一种颜色的作业对象,其作业背景或附近环境表面的颜色应选用作业对象颜色的补色,以利于作业间歇或作业后眼睛的休息。作业人员须特别注意的部位或容易发生事故与险情的部位,应涂用高饱和度标志色使其鲜明醒目。为了很好地区分纵横交错的管路,必须在管路上涂以易于识别的颜色,并标示有流向的箭头。对形成舱室色调气氛中起主要作用或希望提高工作效率的颜色,一般多选用中性偏冷或偏暖的颜色。工作舱四壁一般也多采用中性偏冷或偏暖的颜色。此外,也可根据船舶航行的不同海域,针对性地选择色调,如长年在我国北方或其他天气严寒海域行驶的船舶,宜选用暖色调或中性偏暖色调,而主要在天气炎热海域航行的船舶,则宜选用冷色调或中性偏冷色调。工作舱室的颜色调节要注意设备与舱壁之间、物体色与光源色之间的协调统一,以及整个舱室中各表面之间的颜色明度的分配,使作业中心、作业背景、环境之间的亮度分布达到照明质量的要求。

B. 娱乐舱、餐厅、阅览室、会议室等船员集中活动舱室颜色的选用,应使整个舱室的气氛高雅、明快与舒适,促进人与人之间、人与视觉对象或环境之间的信息交流。根据各舱室的功能不同,舱室配色特点也应不同,娱乐室和餐厅的选色应以轻快明朗的暖色调为主,局部装饰对比色宜强一些,舱室气氛要活泼新鲜。阅览室的配色要使人易于集中思想,有利于阅读与思考,色调应中性偏冷或偏暖,桌面与地板的明度要适中;会议室往往是海员休息的场所,色调应以中性偏冷或偏暖为主,色彩宜尽量调和与幽雅。另外,这些舱室的地板或地毯,宜选用土黄色、烟灰色、暗红色等耐脏色调。

C. 居住舱室是船员睡眠与休息的场所,应少用热烈的色调,避免使用刺目的颜色和凌乱的色彩,这会使船员感到烦躁和视觉疲劳。色调应以明度低而浅淡的中性偏冷色为主。这样的颜色基调使人宁静,可以缓解人的紧张情绪,以利缓解疲劳。此外,选用较明亮的浅淡中性偏暖颜色能获得安静、温暖和幽雅的气氛。

D. 其他舱室颜色的选配,如医疗室、卫生间,应以白色为基调;手术室舱壁宜用绿色调;厨房和配膳场所的舱顶、舱壁宜用浅色调;洗衣房的舱顶与舱壁宜用洁净明快的色调;病房宜用中性偏暖色调,舱顶可用与舱壁同色系而较明亮低饱和度的颜色;储藏室的舱顶、舱壁及搁架等也宜用浅色调;盥洗室、淋浴室宜选用柔光白色或柔光浅色,以避免给人以刺目寒冷的感觉。

E. 对于安全标志、仪器设备、管路线路等色彩要求,应严格按照国家或相关部门的规定执行。在危险和有危险的区域,要用安全色彩和规定标志表示。例如,安全色,红色——防火、停止、禁止、高度危险等标记;绿色——安全、通行等标记。仪器设备和管路线路等的颜色也应从安全使用、正确操作等角度出发,合理涂色。

2.1.4　船舶污物

航海过程中,船舶污物不仅影响环境卫生,还危及健康。因此,为了保证船员和乘客的健康,对其产生的排泄物以及厨房、舱室废弃物等进行收集、运出和无害化处理。

1. 船舶污物及其危害

(1) 船舶污物:主要指船舶日常航行及船舶上人员生活产生的废弃物。污物可分为两类,一是固体废物,如食物残渣、食品包装袋等;二是液体废物,如人员的粪便污水、机器运转产生的油污水等。通常将来自船舶卫生间、医疗室、装载活动物处所的废水和废物称为"黑水";而将来自厨房、洗衣房及盥洗室等处的废水和废物称为"灰水"。

(2) 船舶污物的危害:船舶污物不仅污染船舶环境,对水环境造成影响,还危害人体健康。

1) 污染船舶环境,恶化船员生活条件:有机废弃物腐败分解放出的臭气(氨、硫化氢等)以及船员粪便的恶臭可污染舱室的空气,而废弃物中的微粒和因通风扬起的粉尘也可污染舱室环境的空气。因此,船舶上废弃物收集、存放不当会造成舱室卫生条件恶化,甚至使船舶环境污秽不洁。

2) 对水环境造成影响:船舶生活污水未经处理任意排入水环境,会产生一系列生化作用。水环境的自然净化过程是细菌及其他微生物利用水中的溶解氧,将有机物分解为无机物和 CO_2 的过程。水藻吸收 CO_2,通过光合作用使自身生长,同时放出氧气。这种自然净化过程进行得非常缓慢,处于一种平衡过程,而维持该平衡的决定因素是溶解氧的含量。如果大量的生活污水排入水环境,会造成水中溶解氧的含量降低,破坏水环境的自然净化过程和生态平衡,改变水环境的生态特征,造成水环境中鱼类等动物的死亡或迁移。船舶生活污水中的营养盐进入水环境,当其含量达到 0.01 mg/L 时,可使藻类过度生长和繁殖,出现富营养化,使水中溶解氧的含量降低,产生厌氧条件,使海洋动、植物群中的好氧群体(如鱼类)被低级的厌氧群体(软虫类)取代。

3) 危害人体健康:船员的生活污物中,特别是含有机物多的污物通常含有大量微生物,1 mL 未经处理的粪便污水中含有几百万个细菌,其中可能存在致病细菌,传染多种肠道传染病,也可能含有大量的病毒和寄生虫等。因此,如果不经过充分处理,病原微生物会污染水源并传播疾病,对人类健康产生威胁。

船舶污染物中的有毒物质被海洋生物摄取后,富集在食物链中。人食用了这些海洋生物后,其中的有毒物质就可能损害人的身体健康。此外,船舶在内河发生污染事故会对当地和下游的水质产生污染,造成人民群众生活饮用水的短缺或水质不达标,影响身体健康,严重时会影响社会稳定。

2. 船舶污物处理方法

船舶污物不能随意排放入海,必须经过处理,符合排放标准后,才可按规定要求处置。

(1) 油污水的处理:《73/78 防污公约》规定,凡 150 t 以上的油船及 400 t 以上的其他船舶,船上均应配备符合处理要求的排油监控系统、原油洗舱系统、油水分离设备和过滤系统,并确保这些系统始终保持正常运转。并要求油污水处理设备经单级处理出水含油量＜100 mg/L,多级处理出水含油量＜15 mg/L。船舶用油水分离方法主要有以下几类。

1) 重力分离:根据油水的密度差异,利用重力从油污水中分离出浮油。目前,通常采用重力分离和过滤吸附等组合形式,要求出水含油量＜15 mg/L。

2) 过滤凝聚分离:将油污水通过各种亲油憎水材料,使小油滴在滤料中凝聚而被截留,达到分离目的。

3) 重力-凝聚分离:将上述两种分离作用联合,并通过精心设计布置,使体积尽量缩小,如采用斜板沉淀,并使聚集的油滴沿专设的孔道上浮,沉淀水经过精密过滤,出水可达"＜15 mg/L 级"。

4) 加压浮选分离:利用分散极细微的小气泡与污水中的油滴在分子力的作用下黏附聚集并上浮,达到除油的目的。

5) 离心分离:利用离心力使油水分离,处理装置的体积可大大缩小。

6) 电解分离:电解过程中微油滴在电流的作用下加速凝聚,高压电场也促进油滴聚集,电解水产生的气泡可浮选凝聚油滴而除油。

此外,还可采用微生物生化法、微波热解法及超滤等膜分离法等。

(2) 生活污水的处理:为了防止船舶生活污水污染,国际海事组织(International Maritime Organization, IMO)在《73/78 防污公约》的附则 IV "防止船舶生活污水污染规则"第 11 条对生活污水排放做出了明确的规定,船舶在距最近陆地 3 海里以外,使用主管机关所认可的设备,排放业经粉碎和消毒的生活污水,或在距最近陆地 12 海里以外排放未经粉碎和消毒的生活污水。但不论哪种情况,不得将集污舱中储存的生活污水即刻排光,而应于船舶不低于 4 节的航速航行时,以适当的速率排放,排放速率应经主管机关认可。

此外,我国 2018 年颁布的《船舶水污染物排放控制标准》(GB 3552—2018)中关于距离最近海里以外海域,船舶生活污水污染物排放控制要求如表 2-6 所示。

表 2-6 距最近陆地 3 海里以外海域船舶生活污水排放控制要求(GB3552—2018)

水 域	排放控制要求
3 海里＜与最近陆地间距离≤12 海里的海域	同时满足下列条件:① 使用设备打碎固形物和消毒后排放;② 船速不低于 4 节,且生活污水排放速率不超过相应船速下的最大允许排放速率
与最近陆地间距离＞12 海里的海域	船速不低于 4 节,且生活污水排放速率不超过相应船速下的最大允许排放速率

在内河和距最近陆地 3 海里以内(含)的海域,根据船舶类别和安装(含更换)生活污水处理装置的时间,利用船载生活污水处理装置处理的船舶生活污水,分别执行相应的污染物排放限值。

船舶生活污水处理方法按排放方法可分为无排放型和排放型生活污水处理方法两大类。

1) 无排放型生活污水处理方法

A. 简单储存:最能满足《73/78 防污公约》及上述卫生标准要求的常用方式是在船上安装生活污水收集储存柜。该储存柜系统可以将船舶日常产生的生活污水收集储存起来,在必要时将储存的污水排入岸上污水接收设备,然后加以处理。

B. 真空收集储存：系统组成中,便器与保持一定真空的污水柜连通,便器的冲洗水靠真空污水柜的真空抽吸作用流入污水柜。该储存方式每次的冲洗水量少,污水柜的设计容积较小。

C. 再循环处理：可将排泄污水中的液体作为冲洗介质循环使用,而污水中的固体污物可用焚烧炉进行焚烧处理。IMO 要求冲洗介质中的粪便大肠杆菌不得超过 240 个/100 mL,因此,该冲洗介质在循环前一般需要经过过滤净化和杀菌消毒处理。

2) 排放型生活污水处理方法

A. 生物学处理法：通过建立和保持微生物(细菌)生长的适宜条件,利用该微生物群体来消化分解污水中的有机物,使之生成对环境无害的无机物 CO_2 和水,以净化污水,而微生物在此过程中也得以繁殖。生物学处理方法有好氧生物法和厌氧生物法两大类。好氧生物法又分为活性污泥法和生物膜法两种。

B. 物理-化学处理法：通过凝聚、沉淀、过滤等过程消除水中的固体物质,使之与可溶性有机物质相脱离来降低生活污水的五日生化需氧量(5 - day biochemical oxygen demand, BOD_5)值,然后让液体通过活性炭消毒,最后将符合排放标准的处理后的污水排出。

C. 电化学处理法：通过凝聚、沉淀、过滤等手段消除水中的固体物质,降低 BOD_5 值,通过消毒处理后再行排放的一种处理法。使固体凝聚的方法与上述物理-化学处理方法不同,该方法依靠外部电场产生的凝结作用来完成凝结过程。因此,它能有效地减少化学试剂的消耗,且不易受压力、生态负荷变化及污水中表面活性物质存在的影响。

(3) 洗涤污水的处理：对普通洗涤污水("灰水")尚无明确处理要求,但排出的水质也必须符合生活污水的排放标准。

1) 物理化学处理法：常采用筛网粗滤—混凝沉淀—过滤吸附—消毒等程序。

2) 生物化学处理法：常采用生物膜接触氧化法,污水中的微生物可在多种柔软微细的纤维材料上生长繁殖,形成生物膜。其间消耗污水中的有机物使污水得以净化,然后再沉淀分离。

3) 膜处理法：用于水处理的有电渗析法、反渗析法、超滤等。

船舶污水处理受到可用性、空间和载重量的限制,而且污水处理装置如果能耗过大,将降低营运的经济性。装置占用的空间过大,将使有效载重减小。装置的重量和位置,在一定程度上将影响船舶的重心高度及平稳性。因此,船舶污水处理装置,应根据船舶的类型、船舶用途、航行区域等因素合理选择。

(4) 船舶固体废物处理：自《73/78 防污公约》制定后,船舶垃圾在港口的排放受限,即使在近海也不可随意排放垃圾,主要处理方式有以下几种。

1) 垃圾收集桶：船舶垃圾收集桶、箱都应有盖,且不能渗漏。垃圾都要分类处理,在公共场所设置分类垃圾桶,用明显的颜色标记。例如,红色标记的容器用于收集塑料和混有塑料制品的垃圾,绿色标记的容器用于收集食品废弃物,蓝色标记的容器用于收集能够在海上处理的垃圾。

2) 垃圾粉碎机：厨房的食物残渣可经粉碎机处理后于 3 海里以外排放入海；玻璃、瓷器都可用粉碎机粉碎后压实、打包,待船舶靠岸时处置。

3) 焚烧处理：垃圾焚烧处理能彻底消除有机物,使灰渣体积减到最少,500 t 以上的船舶都配置了各种焚烧炉。

2.2　劳 动 卫 生

劳动卫生(labor hygiene)是与劳动和劳动条件有关的卫生学科。航海劳动卫生是与航海作业和作业条件有关的卫生学,其研究内容主要是航海作业条件对船员健康的影响,以及如何创造适合船员身心健康要求的劳动条件,使工作适合人,又使每个人适合自己的工作,从而使船员在身体、精神心理和社会福利诸方面处于最佳状态。因此,航海劳动卫生的首要任务是识别、评价和控制不良作业条件,保护和促进船员的身心健康。

2.2.1　高温环境

1. 高温环境概述

高温(high temperature)通常指空气温度大于等于 35℃的气象现象。当夏季航海船舶到达气候炎热的热带地区,因外界大气环境的影响,舱内气温会明显升高。例如,船舶航行到地球上最热的红海和波斯湾海区时,受到来自周围沙漠地带热浪的袭击,海面上气温可升高到 40℃左右。在船上,甲板大面积受到太阳光强烈辐射,热浪袭人,同时也会使舱内气温明显升高。此外,船上很多的热源也可使舱室气温升高,如各种动力设备持续运转,不断产生大量的热量,而金属结构的船体又是热量的吸收和传播载体,使高温更持久,并向四周扩散。密闭的舱室和(或)狭小的舱门、舷窗和通道,以及多层建筑结构,导致通风不畅、散热受阻,水蒸气不易消散,造成舱室内高温高湿的闷热环境。舱内的水分主要来源于人体的呼出气和汗液蒸发,还有烹调与生活洗漱用水,以及舱底积水的蒸发。船舶上阳光直射下的甲板、机舱、炉舱及厨房都属于高温区,这些区域的作业人员最易受到高温的影响。然而,现代化船舶上普遍实现了内燃机推进动力自动化控制,机舱内无人值守,人员都在机舱集控室监控操作,并且船上也普遍安装了空调设备和通风系统,作业机械化,因此船员受高温和强体力负荷工作的影响已得到了极大改善。但是,这些改善船舶微小气候的措施,并未能使船员完全避免在热环境下的作业,如晴朗的午间时段在高温气候海区航船的甲板上作业,或夏季实施机舱紧急抢修作业等,若缺乏有效防护,仍可能存在发生中暑的风险。

2. 高温环境对船员健康的影响

人体对热负荷的反应,既与环境热负荷(如气温、湿度、气流、热辐射)有关,又与劳动强度以及船员的热防护、年龄、体型、健康状态和热习服程度等有关,可表现出从适应性代偿发展到失代偿的疾病状态。

在高温环境下作业,受热负荷的影响,机体的体温调节功能和心血管、消化、神经、内分泌、泌尿系统等都会发生一系列变化。日常生理条件下,机体通过下丘脑体温调节中枢的神经-体液途径,反射性地调节肝脏、肌肉等产热器官和皮肤血管、汗腺等散热器官协调工作,维持产热与散热的生理性热平衡,使核心温度(core temperature,又称深部体温,指下丘脑灌流血液的温度,实用上通常以直肠温度表示)相对稳定地维持在 37℃±0.2℃很窄的一个范围内。在高温环境中作业时,外界气温升高,机体受热增加,作业活动导致产热增强,这些热负荷增加的信号可通过人体的外周温度感受器(分布于皮肤、黏膜及内脏)和中枢温度感受器(分布在下丘脑、脑干网状结构和脊髓等部位的温度敏感神经元)上传,并作用于体温调节中枢,经整合后,下行信号调控机体的散热过程,使皮肤血管扩张,血流加速,血流量增加,同时汗腺分泌增加,汗液蒸发加快,呼吸频率加快,使体内深部的热量快速输送到体表,通过空气对流、接触传导、汗液蒸发及机体向外辐射热量等散热方式,初期可以在新的平衡点上重新建立起产热、受热与散热的应激性热平衡,深部体温的调定点最高可达 38℃。当高温环境热负荷进一步增大和(或)人体暴露时间持续延长,如当环境气温接近或超过人体体表温度时(如气温超过 35℃),机体通过对流与传导途径的散热过程受阻,或在高湿度(相对湿度超过 80%)且通风不良的环境中劳动时,机体最重要和最有效的汗液蒸发散热方式不能发挥积极作用,抑或当作业现场存在强烈红外热辐射时,机体不但不能有效向外辐射热量,还会从外界接收热量,所有上述这些情形都会造成机体热平衡的破坏,热量在体内大量蓄积,体温调节中枢功能紊乱,最终导致中暑。

高温环境下,机体大量出汗,汗液中绝大部分是水,还含有钠、钾、氯等盐分和尿素等。因此,大量出汗可致水盐代谢障碍。若钠、钾、氯等电解质成分排出过多而补充不及时,则体内含量减少,可致神经肌肉兴奋性发生改变,使人感到倦怠乏力,体力、精力下降,严重时可出现酸碱平衡紊乱、心律失常及肢体肌肉痛性痉挛。因此,出汗量可作为高温作业工人受热程度和劳动强度的综合评价指标,一个工作日出汗量的生理最高限度应不大于 6 000 mL,失水量不应超过体重的 1.5%。

高温作业时血流重新分配,皮肤散热增强而使其血管扩张,末梢血量增加,同时作业活动又使工作肌群血供增加,并且大量出汗丢失水分,这些都使机体有效循环血量减少。另外,大量出汗失水,使血液浓缩,血液黏稠度加大,而水盐代谢障碍还可削弱或扰乱心肌活动。而且为满足作业活动,机体必须维持适当的血压,血压随作业状态会有所变化,高温使血管扩张,血压降低,但作业时劳动做功则可使血压升高。此时,心血管系统将处于高度应激状态,虽然出现心跳加快,却因每搏输出量减少而难以增加每分心输出量,心脏负荷加重,久而久之可导致心肌代偿性肥大。

高温使血流重新分配,内脏血管收缩,消化液(唾液、胃液、胰液、胆汁、肠液等)分泌减少,消化过程所必需的游离盐酸、胆汁酸以及蛋白酶、脂酶、淀粉酶等消化酶活性降低。出汗使盐分大量丧失,血液中氯离子储备减少,从而导致胃液酸度降低。如果大量饮水,则使胃液被稀释,消化能力减弱,从而会导致食欲减退、消化不良,使消化道疾病的患病率上升。

高温作用下,下丘脑体温调节中枢高度兴奋,通过负向诱导,大脑皮层运动区受到抑制,因而出现注意力不集中、工作效率下降、视觉运动反应时间延长、肌肉工作能力减弱,以及动作的灵活性、准确性、协调性、反应速度均会下降,容易引发工伤事故。

高温使内脏血管收缩,肾血流量减少,肾小球滤过率下降,原尿生成减少。因循环血量减少,刺激下丘脑-垂体后叶,使抗利尿激素分泌增加,尿液减少、浓缩。若不及时补充水分,则肾脏负荷加重,尿中出现蛋白、红细胞管型,甚至导致肾功能不全。

高温对内分泌系统也有影响,可抑制甲状腺功能,降低能量代谢;也可使肾上腺皮质激素醛固酮分泌增加,促进肾脏对钠的重吸收,从而调节钠的代谢;还可抑制促性腺激素和性激素的分泌。高温也可降低机体的免疫力,使抗体形成受到抑制。

高温可致急性热致疾病(如刺热、痱子、中暑等)和慢性热致疾病(如慢性热衰竭、高血压、心肌损害、消化道疾病、皮肤疾病、热带性嗜睡、肾结石、缺水性热衰竭等)。下文主要讨论中暑。

中暑(heat stroke)指在高温环境下机体因热平衡被破坏和(或)水盐代谢紊乱、有效循环血量减少而引起的一种以体温升高和(或)中枢神经系统功能障碍和(或)心血管系统功能障碍等为主要表现的急性全身性疾病。中暑作为突发公共卫生事件,按照2007年卫生部、中国气象局印发的《高温中暑事件卫生应急预案》(卫应急发〔2007〕229号),要求各级各类医疗卫生机构接诊人员每年6月1日至9月30日监测上报发现的高温中暑病例。

中暑的主要致病因素包括气温高、湿度大、气流小、热辐射强、劳动强度大、时间过长、热防护差等,诱发因素包括过度劳累、睡眠不足、未建立热适应、年老体弱、肥胖等。

高温环境下劳动作业导致中暑往往要经历一定的临床发展过程,在高温环境下工作一定时间后,出现头晕、头痛、乏力、口渴、多汗、心悸、注意力不集中、动作不协调等症状,体温正常或略有升高,但低于38.0℃,可伴有面色潮红、皮肤灼热等,这些是中暑发生前的前驱表现,称为中暑先兆。此时,一般经短时间休息后,症状即可消失。中暑先兆不属于中暑诊断范畴。

中暑可以分为3种类型,发病机制有所不同。

(1) 热痉挛(heat cramp):因大量出汗失水失盐,水电解质平衡紊乱,神经肌肉自发兴奋性增高。临床上可见患者在高温环境下从事体力劳动或体力活动,大量出汗后出现短暂、间歇发作的肌痉挛,伴有收缩痛,多见于四肢肌肉、咀嚼肌及腹肌等经常活动的肌肉,尤以腓肠肌为著,呈对称性。意识清楚,体温一般正常。

(2) 热衰竭(heat exhaustion):主要由外周血流重新分配,有效循环血量减少,脑部暂时性供血不足引起。表现为在高温环境下从事体力劳动或体力活动,出现以血容量不足为特征的一组临床综合征,如心悸多汗、皮肤湿冷、面色苍白、恶心、头晕、脉搏细弱、血压下降等虚脱症状,且常可出现少尿,体温常升高,但不超过40℃,另外还可伴有眩晕、短暂晕厥,部分患者早期仅出现体温升高。实验室检查可见血细胞比容增高、高钠血症、氮质血症。

（3）热射病（thermoplegia）：是高温及高温作业引起的体温调节中枢功能障碍,由热平衡失调、体内过量热蓄积所引发,病死率高,是最凶险的中暑类型。在高温环境下从事体力劳动或体力活动,出现急骤高热、无汗、意识障碍等典型症状,临床上突然发病,体温升高,常在 40℃ 及以上,早期大量出汗,继之无汗,皮肤干热（散热困难）,出现谵妄、昏迷等；可伴有全身性癫痫样发作、横纹肌溶解、多器官功能障碍,常可遗留神经系统后遗症。日射病（sun stroke）指夏季露天作业,太阳辐射直接作用于头部而引起的中暑,日射病的病理和临床表现与热射病基本相同,因而将日射病归于热射病中。

上述 3 种中暑类型的临床表现常相互伴随存在,很难截然分开。

按照《职业性中暑的诊断》（GBZ 41—2019）,根据高温作业职业史,出现以体温升高、肌痉挛、晕厥、低血压、少尿、意识障碍为主的临床表现,结合辅助检查结果,参考工作场所职业卫生学调查资料,综合分析,排除其他原因引起的类似疾病,即可进行中暑的诊断。

此外,夏季在阳光直射的甲板上作业,热辐射强度大,机体可受到热辐射损伤。太阳光中的部分可见光线（600～1 000 nm）及短波红外线（近红外线）能透过皮肤,被深层组织吸收受热,从而引起灼伤。当太阳光作用于无防护的头部时,可伤及脑组织,引起脑充血和水肿,脑内温度可达 40～42℃,发生日射病。太阳光中的红外线和紫外线,还可引起外露的皮肤损伤,产生日光性皮炎、表皮脱落等,损伤眼睛的角膜、虹膜、晶状体甚至黄斑区,可以出现充血性睑缘炎、白内障等。

3. 高温危害的防护

适宜温度和湿度的环境,有利于促进船员身心健康,提高工作效率和防止事故。在夏季航海作业时,根据炎热环境对船员的影响,为防止机体过热,必须改善船员居住环境与劳动条件,提高船员机体的热适应能力,加强卫生监督和制定合理的作息制度等。中暑的处理,详细内容参见本书 4.3.4。

（1）启用空调系统,创造适于工作和休息的微小气候环境：船舶在低纬度（热带和亚热带）航行时,仅通风很难保证舱室所需的气温。对于现代船舶,应采用有效的空调设备,尽量创造良好的工作和休息环境。在炎热气候条件下,使有人值守、作业的舱室内保持 25～28℃ 的温度,相对湿度保持在 40%～60%,风速一般保持在 0.25～0.3 m/s,高温场所如机舱风速可保持在 2 m/s 以上,舱内舱外温差一般为 5～6℃,最大不能超过 8～10℃。

（2）制定合理的作息制度,限定热暴露临界容许值：在炎热气候条件下或在船舶的高温区,船员的工作能力下降,作业时容易疲劳,因此应制定合理的作息制度,减少高温工作时间,并保证船员有足够的时间充分休息调整。此外,船舶在低纬度地区航行时,热负荷可达 2 092～2 510 kJ/h。为防止机体过度受热负荷的作用,各国都规定了热暴露临界容许值,多以湿球黑球温度（wet-bulb globe temperature,WBGT）指数（单位为℃）来综合评价机体接触环境热负荷水平。表 2-7 是美国政府职业卫生医师协会（American Conference of Governmental Industrial Hygienists,ACGIH）建议的热暴露临界容许值与需要采取防护措施的热防护行动水平。表 2-8 为我国高温作业职业接触限值。WBGT 指数计算公式：室内,WBGT＝0.7 湿球温度＋0.3 黑球温度；室外,WBGT＝0.7 湿球温度＋0.2 黑球温度＋0.1 干球温度。

表 2-7　美国政府职业卫生医师协会建议的热暴露临界容许值与需要采取防护措施的热防护行动水平（WBGT,℃,2020）

工作/班制的时间比	不同工作负荷下热暴露临界容许值				不同工作负荷下需要采取防护措施的热防护行动水平			
	轻工作负荷	中工作负荷	重工作负荷	极重工作负荷	轻工作负荷	中工作负荷	重工作负荷	极重工作负荷
～100%	31.0	28.0	—	—	28.0	25.0	—	—
～75%	31.0	29.0	27.5	—	28.5	26.0	24.0	—
～50%	32.0	30.0	29.0	28.0	29.5	27.0	25.5	24.5
～25%	32.5	31.5	30.5	30.0	30.0	29.0	28.0	27.0

表 2 - 8　我国高温作业职业接触限值(WBGT,℃ ,2007)

接触时间率	不同体力劳动强度接触限值			
	I	II	III	IV
~100%	30	28	26	25
~75%	31	29	28	26
~50%	32	30	29	28
~25%	33	32	31	30

注：夏季室外通风计算温度≥30℃的地区,上述标准相应增加1℃。超过上述规定限值的作业即是高温作业。

有研究表明,船上高温区的热暴露往往高于上表所列的热暴露临界容许值。因而在主机舱、辅机舱、炉舱、厨房内工作,作息制度的工休比应根据实际情况合理制定。要让这些船员得到很好的休息和睡眠,使其较快地消除疲劳,保持好的体力和智力。

(3)适当地补充水分和盐分,提供合理的膳食：高温环境作业时,由于出汗使人体丧失较多的水分和部分盐分,应及时补充水分,同时注意适当补充盐分。不能单纯以口渴感来判断人体是否缺水及缺水的程度。水、盐补充要适宜,以达到补偿损失量为原则,其方式可多样化。高温作业原则上每天供水 4~5 L,盐 10 余克,可提供 0.3%清凉盐水、盐汽水或某些运动饮料等。亦可选用由清热解暑、益气生津中草药制成的清凉饮料、仁丹、藿香正气水等。由于船员食欲下降、消化能力降低,应向船员提供可口的、营养丰富且易于消化的饮食,这是保障船员在高温环境下维持正常生理功能、保持体力和提高耐力的重要措施。饮食调配根据高温对人体的影响,应提供含丰富蛋白质、维生素和无机盐的食物,以促进食欲和提高食物的消化吸收率为原则。

(4)加强个人防护,尽量减少太阳的直接热辐射：船舶在低纬度地区航行时,船员在甲板上作业可直接受到强烈阳光的热辐射,同时还受到灼热的甲板及周围物体(舱壁)的热辐射,另外,高气温加重了人体的热负荷。这时应注意必要的防护,缩短甲板作业时间,尽量减少热辐射,避免人体局部的或全身的热损伤。

人体接受太阳辐射热量的大小,取决于人体被照射的面积和强度,同时也与人体所着衣服的遮热性能、皮肤的颜色(黄种人对太阳辐射的反射率为 20%~30%,介于白种人和黑种人之间)等有关。遮挡是有效防止热辐射的办法。作业场所应提供遮阳棚、遮阳伞等。戴安全头盔或淡色宽边草帽和太阳镜(青色吸收阳光的效果优于茶色)都能防止和减轻太阳辐射对头面部的作用。着长袖作业服,可减少太阳对臂部皮肤的辐射。裸露皮肤可涂抹防晒霜,保护皮肤避免发生日晒红斑/晒伤。在湿热环境下,应穿宽松、透气、浅色的衣服。

(5)进行热习服锻炼,提高热耐力

1)热适应与热习服：热适应(heat adaptation)指机体对于长期的热环境刺激产生的耐热性提高的生理性适应过程,多见于世居热环境的人群,具有可遗传性。热习服(heat acclimatization)指个体耐受热程度渐进性增强的生理适应过程。热习服是后天获得的,一般在高温环境生活工作 1~2 周后即可产生。人体热习服后,机体的各系统的功能都有利于降低产热、增强散热,如从事同等强度的体力劳动,机体产热减少,出汗增加,汗液无机盐成分减少,皮温和中心温度先后降低,心脏每搏输出量增加,心率回落,心血管紧张性下降,醛固酮和抗利尿激素分泌增多,使肾小管和汗腺对氯化钠重吸收功能增强,细胞合成热休克蛋白(heat shock protein, HSP),特别是 HSP27 和 HSP70,可保护机体免受一定范围高温的致死性损伤。

船舶在低纬度地区航行时,船员热适应的形成不仅受气象条件的影响,还与船员的体质、训练程度的差异有关,同时也受其他不良因素的影响。肥胖,缺乏体力和体育锻炼,在空调舱室内长时间停留,睡眠不足,工作紧张、心理状态不稳定,以及过度饮酒、吸烟等均会妨碍和延缓对高温气候的适应。

2) 热适应锻炼:让船员进行热适应锻炼,是提高机体热耐力、预防热损伤的重要措施。热适应锻炼应有目的、有计划地进行。热适应锻炼方法不同,效果也不一样。自然适应,是在热环境里进行一般性的活动,适应效果并不好,有研究证明生理反应改善程度只有人工适应的 30%;还有研究认为不经热暴露也能获得热适应。此种适应性锻炼是在凉爽的自然气候条件下进行的,锻炼使体温升高,如剧烈的跑步运动,约 6 周时间即可。但多数人认为,在凉爽气候里锻炼,虽然可使热耐力有一定程度的改善,但其效果不如在热环境下的锻炼;在人工热环境下锻炼,可在气候调节舱内进行。舱内气温在 35℃ 以上,让锻炼者进行一定强度的运动,保持体温在 38℃ 以上 1~2 h;实际上,船舶在航行中,可利用甲板上的空间或者热的舱室,有计划地进行热适应锻炼,亦可获得较好的热适应。

热适应锻炼原则是循序渐进,反复多次,并在一定的热强度和体力负荷条件下进行。热适应锻炼获得适应所需时间长短与锻炼时的气候条件和活动量有关。热强度较大、体力活动较强时,热适应在第 4 天即趋于形成,1 周内可完全适应。在自然热环境下,一般认为完成适应所需的时间平均约 2 周,而每天锻炼的时间为 70 min 或 2 h 甚至更长。有研究发现,每天 1 次的热适应锻炼最经济,时间约为 100 min,因为每天 2 次这样的热适应锻炼,并不能加速热适应的形成。

获得热适应后,不需要每天热暴露,每周进行 1~2 次热暴露即能保持适应状态,但若离开高温环境则会发生脱适应,一般热适应能保持 1~2 周才逐渐消失。每个人的脱适应速度不完全相同,大多数人通常在 1 个月内完全消退。脱适应后的再适应,若间隔时间较短(<6 周),则下次获得适应的时间有所缩短。

(6) 加强卫生监督:高温航行前应做体检,按照《职业健康监护技术规范》(GBZ 188—2014),将未控制的高血压、慢性肾炎、未控制的甲状腺功能亢进症、未控制的糖尿病、全身瘢痕面积超过 20% 及癫痫病列为高温作业禁忌证。应加强防暑知识的宣传和教育,特别是对在甲板上作业的船员,并对防暑器具的使用进行适当的指导。航行中应加强对热环境条件的监测和作业人员落实防暑措施的监督,在舱室内,特别是高温舱室,应配备测量气温、相对湿度、气流速度、辐射热、水温、表面温度的仪器。现代化的船舶一般均装备有测量上述各种参数的综合仪器,如电子 WBGT 仪,以便适时地对航行中的气象条件进行监测。

2.2.2　低温环境

1. 低温环境概述

低温一般出现在冬春季航海作业时。船舶停靠在寒冷地区港口时,如西伯利亚太平洋岸边的尼古拉耶夫斯克(庙街)或符拉迪沃斯托克(海参崴),会受到酷冷的威胁,它的最低温度分别可达 −29℃ 和 −18℃。正常情况下船员在舱室内受寒冷侵袭的机会并不多。在没有采暖设备、采暖设备故障的舱室或伴有寒冷风雨和露天甲板作业时,或船员意外落水及救援、险情排除等情形下,可受低温寒冷刺激。在一定的低温下,风速增大,寒冷刺激就会增强,湿度大,也会因传导散热增加而使寒冷加剧。船上的低温还见于冷库、冷冻加工作业场所及低温介质(制冷剂、液化天然气等液态物质)接触。

我国《低温作业分级》(GB/T 14440—93)规定,工作地点的平均气温 ≤5℃ 的作业是低温作业,并按照工作地点的气温和低温作业时间率将低温作业分为 Ⅰ ~ Ⅳ 级,级别越高表示冷强度越大;还将凡低温作业地点空气相对湿度均值 ≥80% 的分级级别在本标准基础上提高一级;另有《冷水作业分级》(GB/T 14439—93)规定,接触冷水温度 ≤12℃ 的作业是冷水作业,并按操作人员实际接触的冷水温度和冷水作业时间率将冷水作业分为 Ⅰ ~ Ⅳ 级,级别越高表示冷强度越大;同时还规定,凡遇作业环境平均气温 ≤5℃ 的,其分级级别在本标准的基础上相应提高一级。

2. 低温环境对船员健康的影响

在低温环境中,衣着覆盖的人体体表部位(胸、背、上肢、大腿四点)的正常平均皮肤温度在 33～34℃。如果服装保暖性能差,则平均皮肤温度下降,降至 32℃时,约有 16% 的人出现冷感;温度降至 31℃时,约有 26% 的人出现冷感;温度降至 29℃时,冷感出现率达 77%;温度降至 28℃时,100% 的人感到冷,其中约 50% 的人感到很冷。此时,血管收缩调节已不能弥补寒冷引起的热量丧失,机体需要增加产热以维持体温。寒冷刺激皮肤冷觉感受器产生的神经冲动向上传入下丘脑体温调节中枢,通过神经体液途径调节机体产生一系列反应,主要包括两个方面:① 交感神经系统兴奋性增加,皮肤和上呼吸道黏膜血管收缩,血流量减少,皮肤温度下降,体表散热减少;② 肌肉寒战性产热(以肌肉紧张度增加为特征)和代谢性产热(肝脏等器官糖脂代谢水平增加)增强,从而维持体温的恒定。寒战产热可达基础代谢产热的 2～3 倍,可使机体产热量明显增加,但由于肢体抖动促进空气对流,肌肉血流量增加又使末梢绝热性下降,两者都使散热增加,因此总的产热效果并不佳,远不及剧烈运动的产热量(可达基础代谢量的 20 倍),因此,在低温条件下,人体宜进行适当的运动。

人体对于低温环境产生的适应性可有两种类型:冷适应(cold adaptation)和冷习服(cold acclimatization)。前者指世代居住生活在冷环境的人群的耐寒能力提高,可遗传且不易消退。后者则是在适度时间冷刺激反复接触后,机体产生一系列生理、生化改变,表现为冷应激反应减弱和耐寒能力提高,亦即人体对低温环境存在一定程度的冷习服适应能力。但如果在严寒环境下作业时间过长,或突遇暴风雪,或失事落水较长时间浸没在冰水中,体内热量大量散失,皮肤温度及深部体温迅速下降,全身新陈代谢降低,体温调节功能障碍,甚至出现体温下降到≤35℃的体温过低症(hypothermia)。在刚受冻时,精神兴奋,机体代谢率增高,心跳呼吸加快,寒战,周围血管收缩,血压上升,皮肤苍白冰冷,体内产热增加,以保持正常体温。当继续受冻,肛温降到 35℃时,各种生理功能转为抑制,心跳呼吸减慢,血液浓缩,黏度增加,神经反射迟钝,肌肉关节僵硬,活动困难,嗜睡。肛温下降到 31～32℃时,血压测不到,意识不清,寒战消失,瞳孔散大。肛温降到 30℃时,肌肉僵直,血压下降,脉搏减弱,呼吸减少,患者逐渐昏迷。肛温降至 25℃以下时,周围血管极度收缩,循环阻力不断增加,中枢神经系统缺氧,肺水肿,心房或心室颤动,最后心跳呼吸停止。少数患者可并发胰腺炎、胰腺坏死。

低温环境下,全身血液重新分布,流向内脏尤其重要脏器的血流量增加,致使心率加快、血压上升,心输出量代偿性增加。中心体温进一步降低至 35℃时,心肌收缩力虽未受明显影响,但心率变慢,心输出量下降,代谢率降低,房室结传导障碍,出现心收缩不全。

在寒冷环境中,外周末梢血管可反复出现无规律性的收缩与扩张反应,这种现象称为末梢血管功能紊乱反应,多出现在容易受冷的身体末端部位,如手指、脚趾、耳、鼻和面颊等部位。例如,将手指浸入冰水中,最初由于血管收缩而使皮肤温度下降,但接着可因血管反复扩张和收缩,皮肤温度交替升高和降低。这是一种局部防御性反应,这种反应较强的人不易被冻伤。另外,通过一定程度的多次冷刺激可增强这种防御反应,从而提高局部抗寒能力。

在寒冷条件下,人体暴露部位的皮肤温度降低最为明显,受冷后首先是裸露的皮肤温度下降,随着时间的延长和冷强度的加大,皮肤温度逐渐降低,皮肤开始出现潮红,继之出现冷、胀、麻、痛等症状,皮肤感觉逐渐减弱,当局部感觉消失时,即发生冻伤(frostbite)。手指冷得伸展困难时,皮肤温度为 -2～-1.5℃,降至 -4℃时就有疼痛感,超过此限度则丧失痛觉。当皮肤温度在 -5℃ 以下时,局部皮肤会发白或呈紫红色,冻结而无弹性,呈蜡块状。如能早期及时处理和治疗,可使受冻组织得到恢复。在冻结组织融化后,可表现为发红、肿胀、水疱,严重者可有组织坏死。此外,寒冷暴露部位易生冻疮,即非冻结性的冻(冷)伤,冻疮是由皮肤血管痉挛收缩所致的组织损伤,主要表现为局部水肿、紫斑、痒和烧灼感,严重时发生溃破,常在低温、潮湿条件下发生。

寒冷暴露时,由于血压上升、血流量增加,刺激主动脉弓和颈动脉窦的压力感受器以及胸腔大静脉和心房内的容量感受器,促使左心房分泌心房钠尿肽,还反射性抑制垂体后叶抗利尿激素的分泌,使肾脏对水的重吸收减少,从而使尿量增加,出现寒冷性多尿。

寒冷也常影响脑力活动和动作的灵活性。头部暴露在寒冷环境中,脑部血循环不良、中心体温下降等可导致脑内能量代谢减弱,出现神经兴奋性降低,传导功能下降,容易出现注意力不集中、认知功能减退甚至丧失(如智力迟钝、健忘)等症状,有时还发生发音困难、运动失调等表现。低温作业时,手、脚毛细血管收缩,局部血液循环受阻,从而影响运动协调能力和反应速度,常表现出触觉迟钝、操作不灵活,动作易失误,导致工作效率下降,容易发生伤害事故。

在寒冷条件下,人体对某些疾病的易感性增高,好发气管和肺部的炎症。

在寒冷季节或高纬度地区航行时,机体的热量通过船舶的外舱壁大量向外环境散失,形成特殊的负向热辐射,其对机体的作用极其复杂。寒冷一般指暴露在冷空气中,而负向热辐射则发生于暴露在舱室暖空气和冷舱壁的条件下,这在日常生活中罕见,人体对这种刺激的生理反应也很迟缓。负向热辐射寒冷作用于人体使人的主观感觉极度不良。当体温明显降低且防御性产热过程停滞时,靠近负向热辐射的部位(5℃左右),人体深部组织会受到强烈的冷刺激,常使船员发生肌肉、韧带、关节及周围神经的疾患(如肌炎、腰肌痛、脊神经根炎、关节炎、多发性神经炎和神经痛等)。

低温环境作业造成冷损伤的主要致病因素:环境气温过低、风速大、湿度大、日照少、海况差、纬度高、浸湿严重、作业时间过长、冷防护差等,诱发因素包括机体活动过度或活动不足、疾病与疲劳、未冷适应、年老体弱、饮酒等。

3. 低温危害的防护

低温防护不佳或者意外事故,易引起冻伤甚至冻僵。因此,在寒冷季节和船舶在高纬度地区航行时,必须加强防寒保暖工作。冻僵和冻伤的处理,详见本书 4.3.5。

(1) 启用空调系统,创造适于工作和休息的微小气候环境:船舶在寒冷季节或在高纬度地区航行时,应启用空调系统,使舱室保持舒适的温度。对于船舶上的取暖设备,要经常检修,以保持其功能正常。同时,要让船员警惕负向热辐射的影响,特别是床位靠近绝热不佳的舱壁处,睡眠时更要加强身体接触部位的保护,不要因为舱内暖而忽略冷舱壁的负向热辐射效应。在寒冷季节或寒冷海区取暖容易造成舱室内空气干燥,可采取措施提高舱内湿度,使其维持在较舒适的范围内。

(2) 提供合理的膳食:在寒冷条件下作业时,人体散热增强,能量代谢增加,应给船员提供高热量的膳食,适当增加脂肪和糖含量高的食物。因脂肪热量高、体积小、食品量不大,并且脂肪沉着于皮下组织,可增强隔热效果。此外,因维生素 B_1、维生素 B_2 和维生素 C 等的需要量增加,应供应适量的新鲜蔬菜。冷环境下还要注意供给热饭、热菜和热饮料。

(3) 加强个人防护,尽量减少低温的直接暴露:对于经常在甲板上作业的船员,应提供低透水性、低透风性及隔热性能良好的轻质服装、帽子、手套、鞋袜等。服装保暖性能应保证服装覆盖部位平均皮温不低于 33℃。露天瞭望时,应佩戴防风镜以保护眼睛免受寒风刺激。船员的服装和鞋袜要注意保持干燥,鞋底要进行防滑处理,以防甲板结冰而摔伤。船上还应备有机动的保暖服装,以保证意外落水船员上船后能及时更换。

(4) 加强防寒卫生知识的宣传教育:在甲板上作业时,有时气温不是很低,但易受风冷效应的影响。例如,在-7℃、风速 12 m/s,或者-15℃、风速 6 m/s 时,裸露部位有快速受冻的危险。经常活动手脚或摩擦裸露部位的皮肤可防止指端和趾端受冻。船员应当牢记,机体对寒冷的抵抗力不只取决于寒冷强度及其性质(潮湿、风),更取决于机体的生理状态及保暖措施。因此,船员要学习并掌握防寒知识,增强防寒意识,养成防寒习惯。

(5) 进行冷习服适应锻炼,提高低温耐力:进入低温环境,一般 1～6 个月即形成冷习服,此时遇冷而产生的寒战逐渐减少,代谢率增高,组织隔热能力增强,体温稳定,皮肤感受器的灵敏度增加以及局部组织有足够的血流量等。形成冷习服所需的时间与低温暴露的强度、时间和劳动强度有关。与炎热比较，虽然人体对寒冷的耐受性较强，但冷习服较热习服形成慢，因为对低温环境的适应有赖于代谢功能和血管收缩能力的改变。离开低温环境4～6周后，冷习服会逐渐消退。

为尽早形成冷习服，船员要进行冷习服锻炼。船员在进行冷习服锻炼时，寒冷刺激要有一定强度，皮肤被刺激的面积要大。冷水或冷空气浴的冷习服锻炼较为适宜，开始时每次持续1～5 min，以后逐日增加。在寒带航行时，应鼓励船员到舱外甲板上进行活动，这样也可使机体得到冷习服锻炼。此外，体力锻炼也很重要，尤其是在寒冷环境下。经常性的体力锻炼可增强新陈代谢，促进血液循环和神经血管的反应，从而增强机体对寒冷的耐力。

2.2.3　船舶振动

振动(vibration)指物体在外力作用下沿直线或弧线，围绕平衡位置做来回往复的周期性运动，这是工程结构和机械中广泛存在的一种物理现象。构成机械的元件，如传动件、壳体、管道、机架等都可能在机械运动过程中发生弹性变形，变形力与抗变形的刚度相互作用，并随着机器连续运转，时而产生周期性的交变运动，从而形成振动。船舶在各种干扰力或外力(振源或干扰源)的作用下可产生全船或局部的振动，此种振动通过人体的接触部位作用到全身引起全身振动，其主要频率范围为1～80 Hz。随着航运业的蓬勃发展，造船技术的极大进步，主机功率和转速提高，船舶吨位加大，但船体结构减轻，结构刚度也随之减小，致使船体振动问题日益突出。

船舶振动(ship vibration)的危害主要有以下几个方面：① 船体结构或机械设备在应力过大时产生裂缝或疲劳破坏，缩短船舶寿命；② 影响船员和旅客的居住舒适性，使人体感到不适，影响工作效率及身体健康；③ 干扰船上的各种设备、仪表和控制系统的正常工作，降低使用精度和性能，缩短使用寿命，产生航行安全隐患；④ 振动还会引发噪声。研究振动对船员的影响，减轻或消除振动是现代化船舶设计及建造的一项重要任务。

1. 船舶振动的来源及特征

(1) 船舶振动的来源：船舶振动来源即振源，船舶是一个多振源系统，振源主要有螺旋桨、主机、辅机和海浪效应4种。螺旋桨的干扰作用表现在水动压力的变化，主轴轴承，特别是尾轴支承点反作用力的变化，以及螺旋桨的推力和扭矩的改变。主机、辅机主要引起船体的垂向、横向及纵向的干扰作用。海浪效应包括涌浪引起的船体或船上某些构件的振动及海浪对船体的冲击作用等。

由于船舶结构是一种复杂的组合弹性体，上述干扰源引起的船舶振动复杂，其分类方法有多种。按振动分布的范围，船舶振动可分为总体振动与局部振动；按船体受力情况，船舶振动可分为自由振动与强迫振动；按船体振动形态，船舶振动可分为垂向振动、水平振动、纵向振动及扭转振动。船舶在航行中，振动多为综合性的，其中最主要的是垂向振动，其次是水平振动，而且总体振动和局部振动常同时存在，并相互影响。

(2) 船舶振动的特征：船舶振动可用下列物理量来描述，如频率、振幅、速度及加速度，它们之间的关系式如下：

$$a = 2\pi f V = 4\pi^2 f^2 A$$

式中，频率 f 以 Hz 为单位，加速度 a 以 m/s^2 或 mm/s^2 为单位，速度 V 以 m/s 或 mm/s 为单位，振幅 A 以 m 或 mm 为单位。加速度值可换算成重力加速度，以 g 来表示。$g \approx 9.81\ m/s^2$，为方便计算，目前多按 $10\ m/s^2$ 计算。由上述公式可以看出，振动的加速度与振幅(作用力)呈正相关。

振幅、速度及加速度都是代表振动强度的物理量，它们还有峰值(peak value，即最大值)，峰-峰值(peak-to-peak value，即正峰值与负峰值绝对值之和)，平均值(average value，即振动物理量随时间变化的各点绝对值的平均值)和有效值(即均方根值,root square value,按能量平均的方法,取各点物理量的平方值进行平均,再将此均方值开方)之分。峰值表示振动强度的瞬间值,平均值和有效值都表示振动物理量随时间变化的全过程,有效值与振动能量的关系最大。在测量加速度或速度时,有时采用有效值(均方根值),有时采用峰值,两者的换算关系式为峰值=1.414×有效值。振幅、速度和加速度 3 个振动物理量中,又以加速度反映振动强度对人体作用的关系最密切。因此,加速度是目前评价振动强度大小最常用的物理量。振动的频率也是分析振动的性质和振源的重要依据,而且人体对不同振动频率有不同的敏感性。因此,频率和加速度是表征船舶振动最基本的参数。

船舶振动的频率主要为低频,基本在 100 Hz 以内。根据各种运输船舶的测定,在船上生活舱室和船员连续工作的舱室,如驾驶室、电报房、机舱控制室等,垂向振动的主要频率范围为 8.3~25 Hz,而 1~5 Hz 或 25~58 Hz 的频率成分较少;加速度值(峰值,下同)的范围主要为 0.01~0.4 m/s²,大于 0.5 m/s² 的加速度值较少。水平振动的主要频率范围为 6.6~25 Hz,1~5 Hz 或 25~58 Hz 的频率成分也较少;加速度值的范围主要在 0.01~0.2 m/s²,很少大于 0.5 m/s²。在一般情况下,小型船舶的加速度几乎比大型船舶的加速度增高一倍。目前在海上航行的气垫船,振动加速度普遍较小。

船舶振动加速度与主机转速有关。随主机转速增高,振动加速度也相应增大。海面状态对船舶振动谱有较大影响。在正常航行的平静海面,船的振动加速度普遍较小,在不平静海面或撞击和应急操纵条件下,船舶的振动加速度明显增大,而且频率范围也较大。随着波浪长度及高度的增加,振动加速度也相应增大,而且频率在 2~10 Hz 时,振动加速度均有随频率的增加而增大的趋势,但在高频下相对稳定。

2. 船舶振动对船员健康的影响

振动对人体健康的影响与振动的频率、振幅、加速度、接振时间及人的体位等因素有关。船舶振动通过人体接触部位,如站立位的足、坐位的臀部、卧位的躯体或直接接触的手,由触觉感受器、体内深层结构(肌肉、肌腱、关节及内脏器官等)的机械感受器和内耳的前庭器官感受,感受器将振动刺激信息传到中枢神经系统,进而影响到全身。此外,振动还可直接影响人体各部位组织和器官,当外力激发产生的振动频率与人体某些部位或器官的固有频率相同时,该部位或器官的振动强度达到最大,发生共振现象,从而造成组织器官损害,引起特定的生理、心理反应甚至病理变化,重者产生振动病。

(1) 振动的生物动力学效应:振动引起的生物动力学效应与频率和幅度有关,主要指振动能量在人体组织内的传播过程,以及人体对振动频率响应而激发各器官及系统的共振过程。

按照人体坐标系统的规定,无论坐位、站立位或仰卧位,振动的作用方向有以下 3 种:头脚方向(用 Z 轴表示)、胸背方向(X 轴)及左右方向(Y 轴)。因此,当人体在船舶内处于坐位或站立位时,振动的垂直方向(垂向振动)表现为 Z 轴方向,水平方向(水平振动)表现为 X 轴或 Y 轴,而仰卧位时 X 轴表示垂向振动,Y 轴或 Z 轴表示水平振动。人体处于站立位时对垂直振动比较敏感,而卧位时对水平振动比较敏感。

机体对频率的响应特性常以 50 Hz 为分界点分为低频和高频部分。低频反应的主要现象是身体共振,即某些器官比其相邻的组织结构发生更大的波动位移。由于研究方法或实验条件的不同以及个体间的差异,目前有关人体不同部位全身振动所获得的频率响应的数据也略有出入,但总的趋势一致。站立位时,人体垂向振动(Z 轴)的全身共振频率为 4~7 Hz,水平方向(X 轴)的共振频率:头部为 1~2 Hz,膝和肩部为 1~3 Hz。坐位时,垂向振动(Z 轴)的共振频率:躯干为 3~6 Hz,胸部为 4~6 Hz,肩部为 2~6 Hz,腹部为 4~7 Hz。仰卧位时,垂向振动(X 轴)的全身共振频率为 5~8 Hz,胸部为 6~12 Hz,腹部和膝部为 4~8 Hz,头颅为 50~70 Hz,足部为 16~31 Hz;水平方向(Y 轴)的共振频率:足部为 0.8~3 Hz,腹部为 0.8~4 Hz,头部为 0.6~4 Hz;水平方向(Z 轴)的共振频率:足部为 1~3 Hz,腹部为 1.5~6 Hz,头部为 1~4 Hz。脊柱在坐位时的共振频率:颈椎为 2.5~5.5 Hz,腰椎为 2~6 Hz。有关内脏振动特性的人体实验数据较少,有限的资料表明,胃在坐位时 Z 轴振动的共振频率为 4~5 Hz。用机械阻抗的测定方法证明,人体坐位时对 Z 轴振动有两个共振峰:第一共振峰是 4~5 Hz,第二共振峰是 12~15 Hz。综上所述,人体的共振频率都较低,多在 1~10 Hz。频率为 3~8 Hz 的振动对人体影响和危害最大。人体对频率为 60~90 Hz 范围的振动感到扰动,是由于眼球共振。频率为 100~200 Hz 时,还发现"下颌-头盖骨"系统有共振响应。因此,从人体的生物力学特征可以看出,人体上述各部位的共振频率都在船舶的主要振动频率范围以内。因此,可以预计船舶振动会引起船员一系列的生理及心理反应,且随接振时间延长,影响加重。

(2)生理、心理反应:船舶振动对健康的影响较广泛,涉及机体多个器官、系统。

1)神经系统功能的变化

A. 神经-心理活动的变化:振动会改变人的大脑觉醒状态。中等强度的低频振动(1~2 Hz)可产生催眠作用,使人思睡,而频率高且不稳定的强烈振动,则会提高觉醒水平,使人兴奋。强烈的全身振动可促使中枢神经系统发生非特异性的功能变化,使人的注意力分散,引起疲劳、头痛、头晕和失眠等。长时间暴露在振动条件下,还可使人的记忆力减退。此外,振动还通过直接的机械干扰和对中枢神经系统的作用,引起姿势平衡和空间定向障碍,导致外界物体不能在视网膜上形成稳定的图形,出现视物模糊、视觉分辨力下降、作业准确性与协调性降低等,从而导致作业能力下降。

振动可引起人主观上的烦恼及身体的不适感。人体在接振时的主观感觉随振动参数不同而有差异:低频振动时为摇摆或颠簸感,而高频振动时则为刺痛或灼痛感。虽然这种主观反应缺乏客观指标,但是对于船舶振动的评价却具有实际意义,是建立船舶振动容许限值的基础。在船舶航行中,水平振动常比垂向振动更令人厌烦,因为水平振动妨碍书写、阅读及进食,而且还严重干扰睡眠。有船员反映,没有什么比一直处于水平振动状态的床或床架更使人感到烦恼。表 2-9 列出了《机械振动与冲击 人体暴露于全身振动的评价 第1部分:一般要求》(GB/T 13441.1—2007/ISO 2631—1:1997)中不同振动加速度与人体舒适度水平。

表 2-9 不同振动加速度下人体舒适度水平

振动总加速度值(m/s²)	舒适水平	振动总加速度值(m/s²)	舒适水平
<0.315	没有不舒服	0.8~1.6	不舒服
0.315~0.63	有点不舒服	1.25~2.5	非常不舒服
0.5~1.0	相当不舒服	>2.0	极其不舒服

B. 神经-肌肉活动的变化:受振动刺激,人体许多肌肉群会产生持续收缩,这是对振动的反射性肌紧张,是机体为改变身体的固有频率和减轻共振所做出的一种代偿性反应。据文献报道,振动引起反射性肌紧张的频率范围为 10~200 Hz。为了避免腹腔内脏器官发生较大的位移,腹壁肌肉也会发生收缩。一些研究表明,人体坐位时腰椎部位肌肉的紧张度会随振动强度的增大而增强。但是,仰卧位的研究发现,振动并未引起明显的颈肩区肌肉的肌电活动变化,与坐位结果相反。在 1~100 Hz 强烈局部振动或全身振动条件下,可发现手和手指震颤增强,人体坐位姿势不稳定。虽然振动引起的反射性肌紧张是机体的一种代偿性反应,但持续的肌肉紧张状态会额外消耗大量的能量,易出现全身疲劳。

持续的振动还会抑制神经肌肉反射。有研究表明,20 Hz 的振动会在较短时间内使膝反射消失,并且振动停止后经过一段时间才能恢复。在坐位受试者的研究中发现,18 Hz、2 500 mm/s²(0.25 g)的振动会使机体膝反射减弱。有研究指出,大于 30 Hz 的振动对肌肉反射的影响最明显。在 2~10 Hz 的强烈振动条件下,也有研究并未观察到任何肌肉反射消失现象。

2)心血管系统、呼吸系统及消化系统的功能变化:振动使肌肉活动增强和机体应激,从而会引起心血管活动及呼吸功能增强。中等强度的振动,在初始阶段心率略有增加,但很快人体就趋于适应而使心率恢复正常。只有在强烈振动条件下，一般在低于 20 Hz 的频率范围内，才会出现明显的心率增加。此时，交感神经处于紧张状态，小血管收缩，外周血流阻力增加，血压升高，脉搏加快，每搏输出量减少，脉压增大，可致心肌局部缺血，心电图发生改变。在振动刺激下，有时腹腔内脏器官会出现充血反应。振动引起呼吸频率、肺通气量和氧耗量增加。有研究发现，振动可使血液氧分压稍增高，但 $PaCO_2$ 和血液酸碱度没有明显改变。振动可抑制胃酸分泌和胃肠蠕动，还可使肝脏解毒功能和代谢功能发生障碍。

3）感觉器官及发音器官的功能变化

A. 听觉：有报道，低频振动可通过骨传导引起内耳损伤，出现高频听力和低频听力下降。振动伴随噪声引起的暂时性听阈上移要比单独噪声暴露时大。

B. 前庭功能：船舶低频振动（0.1～0.63 Hz）会刺激前庭器官，诱发运动病（又称晕动病）。在远航海轮中观察到，当振动频率从 0.5 Hz 下降到 0.1 Hz 时，运动病明显增多，当振动频率低至 0.17 Hz 时，如加速度增加，运动病发病率也相应增高。振动早期，前庭功能兴奋性异常，随着工龄增加，兴奋性降低，临床表现出协调障碍、眼球颤动等症状。

C. 视觉：有研究表明，5～8 Hz 的垂向振动，视敏度变化不大，但在 16～31 Hz 峰值及 80 Hz 时，视敏度明显下降。另一些研究发现，1.5～4.5 Hz 的强烈振动（3 500～5 000 mm/s²，即 0.35～0.5 g），视觉分辨力下降约 30%。也有研究报道，5～8 Hz 及 25 Hz 的垂向振动（0.1 g），视觉辨认时间可增加 6～20 倍。还有研究表明，水平方向振动对视敏度的影响，Y 轴方向大于 X 轴方向。振动对视觉功能的影响主要与头部、眼球及眼周组织的共振有关。

D. 发音器官功能：一般来说，低于 20 Hz，特别是 4～10 Hz，大于 0.5 m/s² 的强烈振动引起气管与支气管共振，使声音降低或声音颤抖，严重者使语音畸变，造成通话困难甚至使语言中断。

振动引起人体广泛的生理及心理反应，将会降低船员的工作效率。振动对视敏度及视觉辨别力的影响，会干扰视觉信息的接收，使监视仪表的船员对刻度盘、字符及刻度线难以认读，而且在振动环境下，人体的头部与注视目标很难保持定位，结果使船舶驾驶员瞭望凝视发生困难。在强烈振动影响下，人体正常神经肌肉活动受到干扰，特别是影响手的精确调节功能和眼手配合，因而使手对控制器、工具或其他物体难于进行操作。在语言清晰度受影响的情形下，振动将会明显干扰船员之间的通话联络。

（3）慢性病理损伤：长期振动暴露可致人体组织、器官产生严重的慢性病理损伤。全身振动引起的慢性职业性危害已为众多学者所公认。国际劳工组织职业安全卫生系列丛书第 74 号《职业病的鉴别和认定——将疾病列入国际劳工组织职业病目录的标准》附录 2a 职业病目录（2010 年修订版）之 1.2.2 描述振动所致的疾病（肌肉、肌腱、骨骼、关节、外周血管或周围神经疾病）。振动引起的职业性危害是全身性的。

在长期全身振动暴露造成的慢性损伤中，脊柱方面的主诉和疾病占首位，与脊柱直接承受垂向振动有关。脊柱损伤的主要部位是胸椎与腰椎，主要病理变化是椎间盘、椎关节及椎骨软骨的永久性退变，以及脊柱的严重缺陷，如脊柱侧凸和后移、椎弓断裂、椎体缺损等。

除脊柱损伤外，全身振动还可引起机体其他系统的慢性疾病。有研究发现，长期暴露于全身振动的船员中，高血压和自主神经系统功能紊乱的发病率明显升高。此外，消化性溃疡、痔疮、静脉曲张等发病率也较高。接受全身振动的女工，还可能患有一系列妇科疾病。

3. 船舶振动的控制及危害防护

（1）制定船舶振动容许限值：我国制定了《机械振动与冲击　人体暴露于全身振动的评价》（GB/T 13441）和《人体对振动的响应　测量仪器》（GB/T 23716—2009/ISO 8041：2005），标准中不包括直接作用于肢体的局部振动，主要参考了国际标准组织（International Standard Organization，ISO）发布的全身振动评价标准 ISO2631 系列以及相关测量标准 ISO8041。我国尚未制定全身振动的卫生限值标准，实际工作需要时，可参考执行 ACGIH 制定的全身振动限值标准（表 2-10）。

表 2-10 不同接振时间下总计权加速度阈限值和行动水平(ACGIH,2022)

持续接振时间(h)	阈限值(ISO 上边界)(m/s²)	行动水平(ISO 下边界)(m/s²)
0.17	6.00	3.00
0.50	3.46	1.73
1.00	2.45	1.22
2.00	1.73	0.87
4.00	1.22	0.61
8.00	0.87	0.43
24.00	0.50	0.25

(2)在船舶设计和建造中防止和消除振动:中国船级社制定发布了《船上振动控制指南》(GD15—2021)。

首先,在船舶设计中,对各种振源(干扰源)和船体结构的频率响应进行严格的分析和计算,将所有干扰力限制到最低程度,这是消除振动最有效的措施。为避免振源引起过强的动力放大,应使两个干扰源的频率及各种干扰源与结构的固有频率之间有较大的差别,防止发生共振。

其次,在船舶建造过程中,应尽量减少不均衡周期力、振动水平及防止发生共振。例如,在船尾底部螺旋桨上方船壳板上,开设用以减小螺旋桨脉动压力的孔穴;螺旋桨与船壳保持较大的设计间隙;选择较佳的尾部线型,使船尾伴流分布均匀,避免激振;采用减振器减弱由振源(主、辅机)传至基础(船体结构)的干扰力,以切断或阻止振源向外界传递振动;在居住舱室下的主甲板上设置防震、防火、隔音、隔热的浮动地板等。

还有其他一些激振源激励船舶振动,如轴系、辅机等。对于这些振源,在减振方法上虽有些差异,但基本原理一样,即改变结构的固有频率或激振频率以避免共振;减少激励的幅值与减小激励的传递以降低强迫振动的程度;增加结构刚度和阻尼以降低响应等。

(3)船舶振动的个人防护:为了免遭强烈的振动,立姿或坐姿的船员可使用减振器材或软垫座位,船员应有舒适的座椅以便保持良好的体位。

2.2.4 噪声及其对船员健康的影响和噪声控制及危害防护对策

近年来,随着海运业和部队舰艇的迅速发展,船舶排水吨位和驱动动力不断增大,航速也逐渐提高,大量转动机械应用,使船舶噪声(ship noise)污染日趋严重,并已成为威胁船舶安全和船员健康及影响舰艇作战能力的重要因素之一。船舶噪声对人体和环境的影响受到世界各国和相关组织广泛的关注。目前,世界各国对船舶噪声的控制投入了大量的人力、物力,开展噪声治理研究,制定了噪声容许标准,并积极采取各种降噪措施,以改善船员的生活和工作条件。

1. 噪声概述

船上运转着的各种机器设备和系统装置内流动着的流体物质,都可以因振动、撞击和气流扰动等成为船舶噪声的来源。按噪声来源,船舶噪声可分为机械性噪声、流体动力性噪声、电磁性噪声。按声源的性质,船舶噪声则可分为机械噪声、螺旋桨噪声和水动噪声三大类。这些声源产生的声波沿各种途径传播,形成船舶的 3 种声场,即空气噪声、结构噪声和水下噪声。无论是空气噪声、结构噪声还是水下噪声,都是由各种声源产生的噪声叠加而成。其中,空气噪声对船员的健康、生活、休息和工作都存在很大的影响,甚至会使船员产生心理和生理上的疾病。

(1)噪声的来源

1)机械性噪声:包括主机(柴油机、汽轮机、燃气轮机等)、辅机(各种风机和泵类、齿轮减速箱及轴系等机械设备)运转时产生的噪声,物体摩擦和剧烈撞击时产生噪声。此外,各种机械设备的振动通过机座沿着船体刚性结构向外传播,海洋波浪冲击引起船体振动等,形成二次声源,也可向舱室传播。

2) 流体动力性噪声:高压管道中的气体因压力或体积的突然变化而产生噪声,动力系统燃烧、通风空调系统进气口与排气口液体和气体的流动都会产生噪声。各种声信号,如声警报、无线电信号、声呐信号,通过耳机或扬声系统在舱室中传播形成噪声。大多数舰载武器(导弹、火炮、火箭、深弹等)发射也会产生明显的噪声。

3) 电磁性噪声:指由于电磁设备内部交变力相互作用而产生的噪声,如推进电机和变压器等所发出的音响。

(2) 噪声的特征

1) 船舶舱室内的空气噪声来源众多,性质各异,在综合叠加后呈现不同的时间分布特点,有连续噪声、间断噪声之分;连续噪声又可分为稳态噪声(steady noise,声压波动<3 dB)、非稳态噪声(non-steady noise,声压波动≥3 dB);而在间断噪声中,当噪声持续时间≤0.5 s,间隔时间>1 s,声压有效值波动>40 dB时,则称为脉冲噪声(impulsive noise),如火器发射时所产生的瞬时强噪声或爆炸声。在稳态噪声中,根据其频谱特性,又可将噪声分为高频噪声(主频率高于 800 Hz)、中频噪声(主频率介于 300～800 Hz)、低频噪声(主频率低于 300 Hz)。在带宽上既有宽带噪声,又有窄带噪声或纯音。

2) 船舶是一个整体,机舱等部位的机械振动可沿船体刚性结构传播到全船各舱室,引起其室内空气介质振动和物体等的振动,叠加形成不同强度的空气噪声。

3) 各舱室噪声强度差异很大,但主要声源比较集中,其中主辅机舱的噪声强度较大。有学者曾对我国几种有代表性的运输船舶(包括客货轮、油轮、煤轮、杂货轮、散装货轮、长江客轮)的噪声进行了详细的调查,发现机舱噪声水平多在 90～100 dB(A),局部区域高达 110 dB(A),而驾驶室、会议室、图书室一般在 55～65 dB(A),个别部位可达 78 dB(A)以上,居住舱室在 50～65 dB(A),个别舱室高达 70 dB(A)甚至以上;餐厅多在 60～70 dB(A)。

4) 舰艇舱室噪声水平普遍高于民用运输船舶。以蒸汽轮机和低、中速柴油机为动力的大、中型水面舰艇,机舱噪声一般在 95～115 dB(A),而以高速柴油机为动力的小型水面舰艇机舱噪声可高达 125 dB(A)甚至以上。航母甲板上还有飞机起飞,其噪声强度可高达 140 dB(A)甚至以上;如果是蒸汽弹射或拦阻,则蒸汽释放也可产生很高的气体动力性噪声。因此,航母甲板地勤人员佩戴的头盔,除收发指挥调度信号、防冲击、防风挡雨等作用外,还有抗强噪声的护耳作用。

2. 噪声对船员健康的影响

(1) 听觉系统:噪声对船员健康的影响最为重要的是听觉系统受损。一定强度的噪声暴露后,人的听阈会有所升高,如果暴露的声级不高或时间不长,离开噪声环境后,经过一定时间,听阈可恢复正常,称为暂时性听力损伤(temporary hearing loss),包括听觉适应(auditory adaptation)和听觉疲劳(auditory fatigue),是生理性听力损失。如果暴露的声级过高或时间过长,可形成病理性损伤,从而导致听阈改变不可逆转,造成永久性听力损伤(permanent hearing loss),包括早期的高频听力损失(听力曲线改变在 3 000～6 000 Hz 时呈"V"字形下陷,以 4 000 Hz 处最明显,但正常交谈无影响)和后期同时波及的语言频段(听力曲线改变扩大到 500～2 000 Hz,语言交流困难)的听力损失,当达到《职业性噪声聋的诊断》(GBZ 49—2014)的分级标准时,临床上即诊断为噪声性聋(noise induced hearing loss),这是长期暴露于噪声环境所致的慢性听力损伤发展过程。一般认为,噪声强度在 80 dB(A)以下不致引起听力损伤,80～85 dB(A)的噪声强度可造成轻微的听力损伤,85～90 dB(A)的噪声强度可使少数敏感的人出现噪声性耳聋,90～100 dB(A)的噪声强度可造成一定数量的人出现噪声性耳聋,100 dB(A)以上的噪声强度可导致相当数量的人出现噪声性耳聋。

由于船舶舱室噪声源复杂,航海作业时,船员整天都暴露在噪声环境中,虽然暴露的噪声强度随活动范围不同而有所变化,但是噪声引起的暂时性听力损伤往往得不到充分的恢复,以致耳聋的发病率较高。

稳态噪声与脉冲噪声引起听力损伤的特点有所不同。首先,稳态噪声多损伤内耳,其机制可能是强噪声刺激时交感神经兴奋致使血管收缩,内耳血供不足,使外淋巴氧分压下降;其次,声-电转换过程加速,代谢加快,致内耳需氧量增加,两者共同作用使内耳组织严重缺氧,最终导致酶和代谢产物耗竭而发生代谢紊乱。此外,船舶的颠簸同时刺激前庭系统,使前庭功能及自主神经功能紊乱,加重了耳蜗微循环障碍。因此,稳态噪声引起的听力损伤是感觉神经性的。早期不易发现,低频听力损失轻,高频听力损失明显;噪声强度越大,作用时间越长,听力损伤越严重。许多研究证明,听力损伤与噪声强度和暴露时间呈线性关系;听力损伤与噪声的频谱也密切相关。一般认为,高频噪声比低频噪声对人的损伤大,纯音或窄带噪声比宽带噪声对人的损伤大。由于人耳的解剖结构、生理特点和对声音的响应特性,其对高频声音特别是 3 000~6 000 Hz 的声音敏感,而对低频声音不敏感,因此,低频稳态噪声强度为 100~110 dB(A)时人体才会出现听力损伤,而中频噪声则在 85~96 dB(A)、高频噪声在 75 dB(A)即可引起听力损伤。由于船舶各舱室的噪声水平差异较大,耳聋发病率较高的人群多分布在噪声源集中的机械或动力舱。郑所林等研究发现,由于机舱噪声强度大,机舱组船员听力损伤显著高于甲板组,而且这种长期受噪声刺激导致的慢性听力损伤,多为两耳对称性。

以往多数研究者把注意力集中在对宽带噪声和中心频率在 500 Hz 以上的中、高频噪声危害的研究,并认为 A 声级能较好地衡量人的烦恼和听力损伤的程度。到目前为止,几乎所有噪声标准都用 dB(A)来表示,有的标准增加了倍频带声压级的限定。由于 A 声级是用模仿人耳感音特性的 A 型滤波器从总声级中滤除低频成分后测得的声压值,而船舶噪声具有丰富的低频成分,用 A 声级测量则会漏掉大部分 500 Hz 以下的低频成分,显然会遗漏掉低频噪声的影响。贝克西(Bekesy)研究发现,声音能使耳蜗基底膜发生物理位移,而且每个频率带可改变基底膜的特定区域。高频噪声使基底膜的底部产生最大的位移,而低频噪声使基底膜顶端产生最大位移,强度大的低频噪声使整个基底膜受到强烈的机械刺激,会造成更广泛、更严重的听力损伤。有研究将栗鼠在声级 dB(A)强度相同、中心频率分别为 63 Hz 和 1 000 Hz 两种倍频带噪声下暴露同样时间,结果均可造成高频区听力损失,并且中心频率为 63 Hz 倍频带噪声引起的永久性听力损伤几乎是中心频率为 1 000 Hz 倍频带噪声的 2 倍,人体试验结果类似。这就提醒人们应重新认识低频噪声对听力的影响。

脉冲噪声引起的往往是急性听力损伤,损伤的部位既有中耳又有内耳,常表现为中耳和内耳兼有的急性混合伤,典型的是爆震性耳聋(explosive deafness),其多由火器发射、炸弹爆炸等巨大声响引起,可伴有强烈冲击波。听力损失往往是不对称的,朝向声源侧较重,甚至仅伤及单耳。脉冲噪声对中耳和内耳的损伤并不平行。一般情况下,声压峰值高,容易损伤中耳,另外在强烈冲击波作用下,发生鼓膜破裂、听骨链关节脱位或骨折、鼓室及内耳出血、耳蜗损伤、听毛细胞死亡等,患者出现耳聋、耳鸣、耳痛甚至有脑震荡表现;若声压峰值不大,但持续时间长或重复发声刺激,则容易损伤内耳;当中耳未受损伤或损伤很轻时,脉冲噪声反复作用,可通过中耳传导系统冲击内耳,使内耳损伤产生累积作用。可依据《职业性爆震聋的诊断》(GBZ/T 238—2011)进行分级诊断。

无论是中耳损伤还是内耳损伤,或者两者兼有的混合伤,都将引起听力下降,但单纯的中耳损伤,听力损失一般不会超过 40 dB(A),而内耳损伤引起的听力损失可高达 70 dB(A)甚至以上;脉冲噪声引起听力损伤的程度主要取决于声压峰值、持续时间、脉冲个数、上升时间、频谱、声波入射角等因素。前三者尤为重要,是制定脉冲噪声标准的主要依据。一般认为,脉冲声压峰值越大,持续时间越长,脉冲次数越多,则听力损失越大。克里脱(Kryter)观察了脉冲噪声对人听力的影响,发现临界损伤声压强度峰值为 159~178 dB(A)。

(2)中枢神经系统:噪声作用于船员的中枢神经系统,会影响脑的高级功能,引起认知能力下降等一系列效应,导致心理、行为的改变,不同的噪声类型对脑功能的影响不尽相同。噪声暴露能使大脑皮层的兴奋和抑制平衡失调,条件反射异常,从而出现头痛、头晕、失眠、记忆力减退、多梦、乏力等神经衰弱症状,以及注意力不易集中、情绪不稳定、烦躁易怒、反应迟钝等表现,随着噪声强度的增高,神经衰弱症状的发生率及严重程度会增高。检查可见脑电波改变,主要为 α 节律减少及慢波增加。此外,噪声对中枢神经系统的作用会导致自主神经功能紊乱、皮肤划痕试验阳性等表现。

噪声会影响船员的睡眠。休息和睡眠为船员消除疲劳和保证正常工作所必需,而噪声会使人感到烦恼,甚至无法休息和入睡,其影响程度取决于舱室噪声的强度与性质,还与船员的心理状态有关。噪声对睡眠的影响有两方面:一方面噪声引起觉醒,其阈值约比听阈高 20 dB(A);另一方面,噪声可降低人的睡眠深度,使睡眠由熟睡变为浅睡。在 40 dB(A) 的噪声刺激下,睡眠时的脑电波开始出现觉醒变化,有 40% 的人睡眠受到影响,70 dB(A) 时可影响 50% 的人的睡眠。稳定而有规律的噪声对睡眠的影响小于非稳态噪声。

伴随着对脑功能的影响,噪声可引起机体的精神生理异常反应、学习记忆及工作效能下降、睡眠障碍、厌烦和消极社会行为等多种负向效应,严重影响船员的工作能力和效率、健康水平及生活质量,而且噪声不论对脑力劳动还是对体力劳动都有影响,特别对需要注意力高度集中的复杂作业影响更大。例如,计算、复杂仪器设备操作等,噪声干扰容易出现差错,因此会降低工作质量,甚至会造成事故。

噪声可影响视觉器官功能。在噪声作用下,蓝、绿光视野增大,而红光视野缩小。噪声会使视力清晰度下降,噪声强度越大,视力清晰度越差。此外,噪声可引起视觉运动反应潜伏期延长,闪烁融合频率降低,噪声强度越大,延长越明显。噪声还可加速船员的视觉疲劳,使视觉负荷较重的船员的工效受到影响。视觉运动反应实验发现,短时间暴露于 84~91 dB(A) 噪声下,受试者错误操作率和脱漏率都会增加。噪声对信号的持续监视(如雷达监视)也有影响,尤其是在搜索或监视多个目标时容易发生错误。长期接触强噪声,视觉器官受到损害,可出现眼痛、视力减退、眼花等症状。

(3) 心血管系统:噪声暴露早期血压波动不稳定,但长期噪声暴露可引起血压持续性升高,脑血流图呈现波幅降低、流入时间延长等,提示血管紧张度增加,弹性降低。心电图检查可见 ST 段或 T 波呈现缺血性改变。对动物和人的研究表明,长期噪声暴露后导致心、脑血管调节功能障碍,出现脑血管和冠状血管收缩、脑的血流量减少和心肌缺血。噪声作为一种应激源还会引起各种与应激有关的激素释放增多,从而出现一系列全身反应,特别是心血管系统的反应。流行病学调查表明,长期噪声暴露的人群中,心血管疾病(包括高血压、心律不齐、心肌缺血、病理性心脏变形及眼底血管硬化等)的发病率均明显升高。噪声影响心血管功能,与心血管疾病的发生具有因果关系,与噪声的强度、暴露时间、频谱特征、联合作用因素及个体差异等诸多因素有关。

(4) 消化系统:长期而强烈的噪声刺激可引起胃肠道功能紊乱,消化液分泌减少,酶活力下降,胃液酸度降低,胃肠蠕动减慢,从而导致消化不良,出现腹痛、恶心、食欲缺乏等症状。长此以往,船员逐渐消瘦,体质逐渐下降。慢性胃肠道疾病是船员的常见病,主要有慢性胃炎、胃十二指肠溃疡等。据调查统计,在我国从事航海工作 5~20 年的海员中,有多发性胃病者占 65.4%,其中噪声的影响可能是重要的促成因素之一。

(5) 内分泌、代谢和免疫功能:有研究表明,间断暴露于 80 dB(A) 的噪声,尿中 17-羟皮质醇增加;80 dB(A) 连续等效声级暴露 8 h,尿中肾上腺素和腺苷酸以及尿中、血清中的镁、蛋白质和胆固醇都有明显增加,而红细胞中钠和血浆中血管紧张素转化酶活性却显著降低。有研究发现,噪声还可引起人体脂代谢异常,血胆固醇升高。另据文献报道,暴露于 100 dB(A) 的大鼠 T 淋巴细胞转化和 T 淋巴细胞酸性非特异性酯酶阳性率显著下降,B 淋巴细胞的抗体形成和抗体效价降低,巨噬细胞 Fc 受体阳性百分率和对抗原吞噬能力下降,提示其细胞免疫、体液免疫和非特异性免疫功能均较对照组下降。人群研究发现,接噪工人血清 IgG、IgM、IgA、补体 C3、补体 C4 均低于非接噪人群。此外,噪声可以通过神经-内分泌-免疫系统作用,如通过神经体液调节,影响肾上腺和垂体肾上腺皮质功能,使肾上腺皮质功能增强、促肾上腺皮质激素(adrenocorticotropic hormone,ACTH)的分泌增加,又可使体内阿片肽含量降低,两者作用均可以影响淋巴细胞和巨噬细胞的功能。

(6) 噪声影响语言交谈和通信:语言和其他音响信号是船员交流信息的重要手段,在紧急情况下,如听不清或错误理解语言、无线电和报警信号,将导致严重后果。舱室噪声的掩蔽作用,对语言交谈和有线、无线通信都会带来很大干扰。如在机舱内,人们无法进行正常交谈,常用灯光信号传递信息。噪声的掩蔽作用与噪声的强度、频谱密切相关。一般认为,环境噪声在 50 dB(A)以下,对通话无影响,50～70 dB(A)时基本可通话,70～80 dB(A)时通话困难,90 dB(A)时谈话需要大声叫喊才能互相理解。

3. 噪声控制及危害防护对策

(1) 噪声控制:指采取相应技术措施控制噪声源噪声的产生、输出、传播和接收,以得到人们所要求的声学环境。声源控制是噪声控制中最根本和最有效的手段,而船舶噪声源众多,噪声的传播与声场的分布复杂。因此,对船舶噪声的控制必须采取综合措施。

1) 实施船舶噪声标准:为有效控制船舶噪声,世界各国根据其造船工业水平和实际情况制定了各自的标准,国际海事协会亦拟定了有关船舶噪声限值。船舶噪声标准既是船舶设计、建造、维修时噪声控制的重要指标,也是评价噪声危害、制定听力保护计划和限制人员暴露的依据,它作为环境卫生和劳动保护的一项重要内容,应加以严格实施。

一些造船和航运国家都制定了船舶噪声标准,作为船舶特殊环境下的健康保护规则。目前的噪声标准主要有四类:听力损伤危险标准、听力保护标准、装备设计标准和各种场所的环境噪声容许标准。我国颁布了《海洋船舶噪声级规定》(GB 5979—86)(表 2-11)和《内河船舶噪声级规定》(GB 5980—2009)。

2012 年 11 月 30 日,IMO 海上安全委员会第 91 次会议审议通过了《船上噪声等级规则》,并于 2014 年 7 月 1 日起生效。主要适用于 1 600 总吨及以上的新船,而挖泥船、打桩船、高速船舶、军舰和军用运输船等不受这一限制。表 2-12 给出了船舶不同处所的最大噪声级限值,即各处所噪声级应低于所规定的最大声级。在进入噪声级大于 85 dB(A)处所时,应要求相关人员在这些处所中停留时必须佩戴听力保护器。不同处所测的环境噪声值符合这些限值要求时,船员 24 h 时间段内的等效连续噪声暴露级 ($L_{EX,24h}$)将不致超过 80 dB(A)。

表 2-11　我国海洋船舶各舱室噪声标准(GB 5979—86)

船　舶　部　位	噪声限值 L_{PA}(dB)
机舱区	
有人值班机舱主机操纵处	90①
有控制室的或无人的机舱	110①
机舱控制室	75
工作间	85
驾驶区	
驾驶室	65
桥楼两翼	70
海图室	65
报务室	60
起居区	
卧室②	60
医疗室、病房	60
办公室、休息室、接待室等舱室	65
厨房(机械设备和专用风机不工作)	70
厨房(机械设备和专用风机正常工作)	80

注:L_{PA},A 计权声压级。
① 机舱内任一测点的噪声级不得大于 110 dB。
② 客舱参考执行。

表 2-12 不同处所的最大噪声级限值[dB(A)]

舱室和处所的名称	1 600~10 000 总吨的船舶	≥10 000 总吨的船舶
工作处所		
机器处所①	110	110
机器控制室	75	75
并非机器处所组成部分的工作间	85	85
未规定的工作处所②(其他工作区域)	85	85
驾驶处所		
驾驶室和海图室	65	65
瞭望位置,包括驾驶室两翼③和窗口	70	70
无线电室(无线电设备工作,但不产生声响信号)	60	60
雷达室	65	65
居住处所		
居住舱室和医疗室④	60	55
餐厅	65	60
娱乐室	65	60
露天娱乐区域(外部娱乐区域)	75	75
办公室	65	60
服务处所		
厨房(食物加工设备不工作)	75	75
备膳室和配膳间	75	75
通常无人处所		
其他噪声级特别高且船员可能暴露的地点、货舱内可能有人员作业的区域	90	90

① 如果机器运行时超出最大噪声级(仅在规定准予免除的情况下方可允许),停留应限制在很短时间或完全不得允许。应按照规定对该区域进行标注。
② 例如,非机器处所的露天甲板工作处所以及与通信相关的露天甲板工作处所。
③ 参阅同时适用的守听位置噪声级测量方法的建议案决议。
④ 设有床铺的医疗室。

除了不同处所的噪声限值外,船员还应注意遵守噪声暴露等级和时间限值:① 有保护下的最大暴露,即使佩戴了听力保护器,也不应暴露于超过 120 dB(A)的噪声级或超过 105 dB(A)的 $L_{EX,24h}$;② 对于没有采取听力保护措施的船员,在不超过 85 dB(A)噪声级的环境中的最大暴露时间应少于 8 h;③ 当船员在高噪声处所停留超过 8 h 时,其 $L_{EX,24h}$ 不应超过 80 dB(A);④ 在要求使用听力保护器的处所内,每人的日暴露时间不应超过连续 4 h 或总共 8 h。

2) 船舶设计、制造中的工程降噪技术

A. 研制低噪设备:限制船舶上各种设备的噪声水平是降低船舶噪声的最根本途径,需要进行严格的工程设计,以制造出低噪声设备。

B. 噪声预测:设计船舶时,应根据船舶设备的声源、初步布局及拟采取的降噪工程措施来估算舱室的噪声预计水平,然后与噪声标准进行对照,如超过标准,需要修改或重新设计。

C. 合理地进行总体布局:合理的总体布局有利于减少噪声干扰。在设计中应将高噪声源和低噪声源分开,对噪声很强的设备应采取集中隔舱控制。主、辅机及其他强噪声源应远离住舱和要求安静的工作舱。

D. 减振、隔声、消声和吸声:当船舶设备噪声较高时,应采取隔振、隔声和消声措施。如对机械设备加装防振支座、隔声罩和减振器等。对主机、辅机及风机吸风、排风口,气道和风管应采取消声处理。在舱室周壁和顶板处敷设吸声材料。机舱和房间门窗应采用密闭结构,家具和设备宜放置弹性防震垫。为切断与有噪声源舱室结构体的联系,可采取浮筑结构,在承重楼板与地面之间夹一弹性垫层,并把上下两层完全隔开,不使地面层与任何基层结构(包括墙体)有刚性连接,这对撞击隔声和空气隔声非常有效,适宜于安静要求较高的场所。同时,加强高噪设备润滑保养,避免产生异常噪声。

(2) 个人防护:由于技术和经济的原因,有时无法将船舶舱室噪声控制在容许限值以内,需要合理进行噪声的个人防护,佩戴护耳器是既经济又有效的个人防护措施。

1) 护耳器的种类:护耳器的种类繁多,按结构形态可分为耳塞、耳罩和抗噪声头盔。

A. 耳塞:是一种可插入外耳道的护耳器,主要有预模式耳塞、捏制型泡沫塑料耳塞和耳模型耳塞三大类。耳塞一般可衰减 20～30 dB(A)的中高频噪声。耳塞的优点是价格便宜,体积小,便于保存和携带。缺点是初戴时不舒服,有耳胀感。

B. 耳罩:是一种将整个耳郭封闭起来的护耳器。一副好的耳罩隔声值可达 20 dB(A)以上。耳罩的优点是不分型号,适合多人使用,脱戴方便。缺点是佩戴时有闷热感。

C. 抗噪声头盔:是一种将整个头部罩起来的防噪用具。主要优点是隔声值大,一般对高频声的隔声值为 40～50 dB(A),甚至更高。它不仅能防止气导噪声,还能减轻骨导噪声对内耳的危害。缺点是体积大而笨重,佩戴不方便,价格较贵。

2) 护耳器的评价指标:一副理想的护耳器必须满足具有良好的隔声值,佩戴舒适方便,对皮肤无刺激、无毒性,不影响通话,经济耐用的要求。这些要求往往相互制约,在研制和选用护耳器时,应根据具体使用环境而定,在保证人员安全的基础上,尽量佩戴舒适的护耳器。

除了选择合适的护耳器外,还应做好护耳器正确佩戴和维护保养的培训工作,否则很难取得较为理想的防噪效果。

(3) 职业健康监护:选择适宜的职业人群。由于个体对噪声的易感性差异,航海院校招生及招收新船员体检时,要进行纯音测听检查及个体敏感测试,减少噪声性耳聋的发生。对长期接触噪声者,要定期检查听力,尽早发现听力损伤,及时、妥善处理。

(4) 治疗:噪声性耳聋目前尚无特效疗法。根据发病机制,对急性噪声损伤患者,除避免环境噪声外,应及时给予改善内耳微循环及利于细胞代谢的药物,同时行高压氧治疗,这对促进听力改善非常必要。对于慢性噪声损伤患者,主要以预防为主,防止病情加重。

2.2.5　电磁辐射

随着科学技术的迅猛发展,电磁设备在各种船舶上得到日益广泛的应用,因而船舶上出现了大量的几乎布满所有频率范围的各种电场、磁场及其场源。这些设备的应用对船舶的现代化发展和技术进步无疑十分重要,但与此同时,它又不可避免地对船舶环境造成一定程度的电磁波污染,有可能危及船员的健康。

1. 电磁辐射概述

电磁辐射是电磁波在空间向四周传播形成的,具有波的一切特性,波长(λ)、频率(f)和传播速度(c)之间的关系为 $\lambda = c/f$。即各种电磁波都具有一定的波长和频率,波长越短,频率越高;反之,波长越长,频率越低。根据频率范围,电磁波可分为:① 极低频(ELF,0.1 Hz～0.3 kHz);② 甚低频(VLF,亦称甚长波,0.3～30 kHz);③ 低频(LF,亦称长波,30～300 kHz);④ 中频(MF,亦称中波,0.3～3 MHz);⑤ 高频(HF,亦称短波,3～30 MHz);⑥ 甚高频(VHF,亦称超短波,30～300 MHz);⑦ 特高频(UHF,0.3～3 GHz);⑧ 超高频(SHF,3～30 GHz);⑨ 极高频(EHF,30～300 GHz)。不同频率范围的电磁波具有不同的特性和应用。

电磁波是由光子组成的,在波导中传播时必将有电磁波能量的传播。电磁辐射对机体的生物学作用与其量子能量大小有关。因此,电磁辐射可以分为电离辐射(ionizing radiation)与非电离辐射(non-ionizing radiation)。一般来说,波长短、频率高、辐射能量大的电磁辐射,生物学作用强;反之,则生物学作用弱。不同射线或粒子的电离能不同(4~25 eV),当量子能量达到一定水平(如γ射线能量达10 eV)时,对生物体即具有电离作用,机体暴露后可导致严重损伤,产生不同类型的放射性疾病(radiation-induced disease),这类电磁辐射称为电离辐射,如X射线、γ射线等,以及α射线、β射线、质子、中子等辐射。而量子能量较低的电磁辐射,则不足以引起生物体产生电离作用,称为非电离辐射,如紫外线、可见光、红外线、射频及激光等。紫外线的量子能量介于电离辐射与非电离辐射之间。以下主要介绍非电离辐射。

2. 船舶电磁辐射的来源

(1) 微波辐射:微波的频率为300 MHz~300 GHz,相应波长为1 m~1 mm,又可细分为分米波、厘米波、毫米波。在微波辐射场区内,电磁能量以波的形式向四周空间辐射,作业人员受到的是辐射波作用。微波的强度常用功率密度来表示,其单位为瓦/平方米(W/m^2)或微瓦/平方厘米($\mu W/cm^2$)等。

微波广泛应用于导航、测距、雷达探测、卫星通信、工业检测和交通管理等方面,在工农业生产中主要用微波进行加热干燥粮食、木材及其他轻工产品。医学上也使用微波进行理疗。家用微波炉、个人通信使用的手机,也使一般人群的微波接触机会增多。

现今,随着移动通信技术和微波技术的广泛应用,公众人群和职业人群接触低强度微波的机会逐渐增多,随之而来的微波辐射危害问题也越加明显和突出,已经引起许多国家和众多学者的极大关注。为了减少微波污染、保障作业人员和居民的身体健康、保护生态平衡,联合国人类环境会议已将微波辐射列为造成公害的主要污染物之一。

船舶微波辐射主要来源于船舶中使用的雷达、无线电导航、卫星通信、微波转播等设备,包括引起辐射的天线和设备与天线间的馈线(传输线),具体微波频带及其典型应用见表2-13。

表2-13　微波频带及其典型应用(引自龚锦涵等,1996)

频率	波长	频带名称	典型应用
0.3~3 GHz	10~100 cm	特高频(UHF)	雷达、微波定向传送、业余无线电操作者、民用波段、无线电导航、特高频电视、微波炉、医学透热治疗、工业加热与出租汽车、警察、消防的通信
3~30 GHz	1~10 cm	超高频(SHF)	雷达、空中气象雷达、卫星通信、业余无线电操作者、工业加热与出租汽车、警察、消防的通信
30~300 GHz	0.1~1 cm	极高频(EHF)	雷达、卫星通信、微波转播、无线电导航、业余无线电操作者

船舶上的微波功率密度一般不超过卫生标准。有研究选择对海空警戒雷达、攻击雷达、侦察雷达、瞄准雷达和紧密跟踪雷达等共17种雷达的工作室、舱面作业点进行微波辐射漏能测试。结果发现,所有雷达机房辐射量均在0~35 $\mu W/cm^2$,除个别雷达设备通过壳缝和波导管连接处向外部泄漏微波超过35 $\mu W/cm^2$外,大部分雷达机房测试点均无剂量指示。此外,发射机、接收机和显示器一般分别安装在两个舱室内,发射机、接收机舱室现场通常无人,并且机器本身都设有屏蔽外壳,天线位于室外。只有在维修机器时,才在该舱室内短暂停留。在检修发射机、接收机,尤其是取下机器外壳,打开波导管检修,或在装接波导管法兰、机器外壳屏蔽不严密而产生漏能等情况下,雷达操作员或维修员才会受到微波超容许量的辐射。但是,大功率雷达天线,特别在天线仰角很低时,舱面部分位置辐射量可高达mW级。

(2) 其他波段电磁辐射:工频(极低频磁场中的50 Hz磁场或60 Hz磁场)场源主要有高电压、大电流的电力线场和电气设备如发电机、电动机、电站、变流机及变压器等;恒定磁场场源主要有各种设备中的永久磁铁、地磁场对船体铁磁材料的磁化磁场及直流大电流输电线和设备周围所产生的直流磁场等。

随着工业技术的发展，这些设备在船舶上应用的种类越来越多，功率越来越大，它们都程度不等地向船舶环境发射或散射、泄漏不同频率的电磁波，形成船舶的电磁辐射。

0.3～300 MHz 的电磁波通常统称为射频（radio frequency，RF）辐射，主要指高频电磁场和微波辐射。射频辐射的辐射区域可相对划分为近区场和远区场，以离开辐射源 $2D^2/\lambda$（D 为辐射源口径，λ 为波长）的距离作为两区域的分界。近区场又以 $\lambda/2\pi$ 为界分为感应场（距离小于 $\lambda/2\pi$）和辐射场（距离大于 $\lambda/2\pi$）。在感应场，电场强度和磁场强度不成比例关系，两者需要分别测定，其中电场强度单位用 V/m 表示，磁场强度单位用 A/m 表示。

各种无线电电子设备在船舶通信联络及舰船军事装备领域广泛使用。船舶上的射频波段场源主要用于通信、广播、电视、指挥、控制、导航和军事上的目标侦察、搜索、监视、警戒、跟踪、定标、制导、武备控制、伪装、防空、反舰和反潜等方面的电子设备及各种频率的大电流馈线场。

就海军舰艇上的通信设备而言，当代航空母舰要求有 28～36 路的高频网，2～6 路的甚高频网；巡洋舰和驱逐舰要求有 8～16 路的高频网，1～2 路的甚高频网；护卫舰、轻型护卫舰、潜艇和支援舰要求有 2～8 路的高频网，1～12 路的甚高频网。此外，各种舰艇还装有卫星通信设备等。大量的通信及其他电子设备安装在空间严格受限的舰艇上，使舰艇形成一个电磁辐射源多、频率分布广泛的环境。

据报道，远洋船舶报房内的电磁场强度一般在 100 V/m 左右，最高处超过 1 500 V/m，电磁场强度均在 5 A/m 以下；普通万吨级船舶上，发电机功率为 200～900 kW，其传输电流可达 400～800 A 甚至更高；某些导航设备的发射功率可达 2.2 MW，其天线电流高达 1 100 A 左右，在离天线 125 m 远处的电磁场强度值（均方根值）为 50.8 V/m，某些工作位可达 125 V/m，最高处超过 1 500 V/m。此外，船舶上金属设备较多，会因感应、反射和形成驻波等，使环境电磁场分布发生畸变，有些部位的场值会成倍甚至几十倍增加。电磁场在船舶上的传播途径也有多种，如发射机到天线、天线到天线、电缆到电缆、电线到设备、设备外壳到设备外壳等交叉传播。当电磁设备同时工作时，整个船体将变成一个不断变化的电磁实体。研究发现，这种船舶电磁场与环境本底电磁场相比，对人的生命活动有更大影响。

3. 电磁辐射对船员健康的影响

（1）微波：微波辐射对人体的生物学作用与其辐射强度、频谱特点、波动特性、接触时间和个体条件等因素有关。一般情况下，微波频率越高，辐射强度越大、暴露时间越长，对人体的健康影响越大。与相同辐射强度的连续波相比，脉冲波对机体的影响更严重。微波作用于机体时，部分可被吸收或贯穿组织，也可被反射、折射和散射。当微波从含水分低的组织入射到含水分高的组织界面时，它的反射波与入射波有 180° 的相位差，界面上驻波强度最小。相反，反射波与入射波同相位，此时形成较大的驻波，在组织内构成"热点"。

微波辐射对机体的作用机制尚未明确，目前主要有热效应和非热效应之分。热效应（thermal effect）指生物体组织接受一定量的射频辐射，达到一定时间后，会使受照局部或全身组织的温度升高，从而对生物体产生影响，其机制主要为：① 在高频交变电场作用下，人体组织电解质溶液中的正、负离子发生高频穿梭往复运动，并将振动能量转化为热量，或使机体内电解质及某些体液成分产生局部感应涡流而发热；② 电磁辐射能量传递到人体组织中，使非极性分子发生极化，成为偶极子而重新排列，在偶极子的电场趋向作用下发生频率极高的振荡运动从而发热；同时，在趋向过程中，偶极子与周围分子（粒子）碰撞摩擦也产热。

高频电磁场和微波都具有热效应，但与前者相比，后者穿透的组织较深，并较多转化为热能。目前认为，微波波长越短，在组织内穿透深度越浅，被组织吸收的能量越集中，反之，波长越长则穿透深度越深，被吸收的能量越分散。微波辐射的功率密度越高，粒子运动过程中将场能转化成的热能越多，致热作用就越明显。此外，微波致热作用与机体组织结构特点也有一定关系，含水量较高的组织如肌肉，微波不易穿透，而含水量较低的组织如脂肪，易被微波穿透；血管丰富的组织，血流快，易散热，如表层皮肤因散热较快,很少引起损伤,而血管较少、散热较慢的组织,如晶状体及睾丸易被微波损伤,成为人体对微波辐射最敏感的部位。眼球前部暴露在空气中,虽有眼睑覆盖保护,但眼睑皮肤肌肉较薄,缺乏脂肪组织,眼睑板含水量较低,易被微波穿透,而角膜、房水虽含水较多,但厚度不够,故微波辐射能量大部分可到达眼球内部转变为热能,导致晶状体受热,引起酶代谢障碍,蛋白质变性凝固,出现晶状体混浊。

非热效应(non-thermal effect)指受照后并不会引起组织温度升高,但可出现热效应以外的其他特殊的生理、生化和组织学改变等生物学效应。主要是因为外界低强度电磁场可干扰、破坏机体内原先存在的微弱的电磁场的平衡,一些分子将会产生结构变形和振动,细胞膜内外液体的电位状况发生变化,干扰了生物电(如心电、脑电、肌电、神经传导电位、细胞活动膜电位等)节律,细胞膜功能受到影响,机体内外感受器遭受损伤,并传入大脑皮层或皮层下中枢,从而影响神经和内脏等部位的生理活动,引起自主神经功能紊乱等多种表现。也有研究认为,微波非热效应也可引起晶状体代谢紊乱,加速老化,最终导致其发生混浊。

微波对人体健康的影响要比高频电磁场大,从职业流行病学调查和临床研究的结果看,微波辐射对人体健康的影响和危害,主要有如下几个方面。

1) 视觉系统:受到超过职业接触限值的高强度微波辐射,特别是短时间暴露于强度$\geqslant 5 \text{ mW/cm}^2$的微波辐射可致视力下降,引起白内障。有研究表明,多次重复暴露于大剂量微波数周至数月后,可发生急性微波白内障;反复受到亚临床剂量照射数月至数年后,发生亚急性微波白内障;接触较小剂量微波时,人体可在 5~30 年缓慢发展为迟发性微波白内障。微波所致晶状体损伤改变,主要表现在晶状体后囊及后囊下皮质、晶状体前囊及前皮质的变性混浊,不具有特征性。临床可见混浊开始于晶状体后极部后囊下皮质,早期呈细小点状混浊,后逐步发展为线条状或圆形混浊,线条状交织成网,圆形混浊相互重叠,再进一步发展,于后囊下皮质形成蜂窝状混浊,间有彩色斑点,同时前囊下皮质出现薄片状混浊,最后整个晶状体混浊,与其他原因引起的白内障不易鉴别。亦有报道微波辐射会对视网膜造成损害。

2) 生殖内分泌系统:一定强度的微波辐射可影响男性的性功能及精子的活动度、存活率,进而影响生育能力。部分男性主诉有性功能减退,下腹部及睾丸局部受微波照射后,可发现精子数量减少,表现为暂时性不育。一般脱离照射后 3 个月,多数人都可恢复。微波辐射暴露的女性可出现月经异常。

3) 神经系统:人体对微波辐射最敏感的是中枢神经系统。作业人员报告有神经衰弱综合征表现,主诉常较多,症状较为明显,持续时间较长,脱离后恢复较慢。症状以头痛、头昏、失眠或嗜睡、记忆力减退、注意力不集中等最多见,其次是情绪不稳定、焦虑、易激动、抑郁、妄想、多汗等。脑电图检查,少数人可出现较多的 θ 波和 δ 波,但无特性。

4) 心血管系统:微波辐射对心血管系统的影响,主要是交感与副交感神经调节障碍,迷走神经紧张性增高所致。微波辐射接触者主诉有心悸、心前区疼痛或胸闷感。接触早期可出现血压偏高,长期接触者以低血压多见。心电图检查可见窦性心动过缓、窦性心律不齐,有时也可见 T 波低平或倒置、ST 段压低表现,偶见右束支传导阻滞。

5) 血液和免疫系统:跟踪研究观察发现,部分微波接触者有白细胞缓慢下降的趋势,少数人可同时伴有血小板减少,但无出血体征。脱离接触一段时间后,外周血象会恢复到正常状态。部分调查发现淋巴细胞下降,T 淋巴细胞亚群比值明显降低,免疫球蛋白改变等。

6) 致癌、致畸、致突变作用:国内外文献报道结果不一,多为动物实验和体外试验结果,目前尚无明确结论。

在船舶工作环境中,除微波外,往往还同时或先后存在 X 射线、噪声、振动等有害环境因素。例如,一些微波设备要用高压电子管、整流管、调制管、行波管等,当高压大于 10 kV 时,电子运动加速,高速运动的电子若突然受阻,便可能产生 X 射线。此外,微波发射设备附近其他设备也可同时产生噪声、振动等。因此,在研究职业人员受微波辐射的健康影响时,应同时考虑与其他因素的综合作用。

(2) 工频高压电场:脑电、心电等的传导和器官活动是细胞膜电位的除极和复极过程,外界强电磁场可干扰其中的离子活动。人脑对环境电磁场非常敏感,长期接触工频高压电场者常主诉有头痛、头昏、乏力、多汗、脱发、注意力下降、易激惹、睡眠差、视物模糊等症状。脑电图可出现 α 波减少,慢波增加,这与微波辐射引起的神经衰弱综合征类似。人体在 15～16 kV/m 电场作用下,心电图多属窦性心律,个别人出现期前收缩、PQ 段和 RR 间期延长及 P 波幅值降低等改变。人体在高压电场中暴露,血液白细胞总数、中性粒细胞和网织红细胞会有所增加,但不一定超出正常生理范围。

机体在高压电场作用下,微量元素的代谢和在组织器官内的分布会发生改变。动物实验显示,铁元素随尿和粪便的排出明显增加,但在血液、肝脏和其他脏器内的含量下降;钼的代谢与铁类似;铜的排出量减少,在脏器和血液中的含量则增高;镍的代谢与铜大致相同;锰的排出量有时减少,有时却明显增加;钙和镁的含量在肝和胸腺中明显减少,在脑、睾丸、前列腺、舌肌和大腿肌中有增加趋势,而在心、肺、胃、脾、大肠和肾上腺中无明显改变。

人体在 15～16 kV/m 电场作用下,其全血胆碱酯酶活性明显增高。也有研究发现,在工频高压电场作业环境中,电磁场暴露剂量水平可引起作业人员血清中癌胚抗原水平的增高,虽总体未超出正常范围,但应引起重视。动物实验显示,在高压电场中暴露,心肌细胞乳酸脱氢酶、琥珀酸脱氢酶及 ATP 酶活性下降;血浆环磷酸腺苷、环磷酸鸟苷水平升高。

(3) 磁场:人体内的抗磁性物质在地球磁场作用下产生与地球磁场方向相反的磁场,而顺磁性物质产生与地球磁场方向相同的磁场。人体内这两种磁场长期与地球磁场相适应的生命体状态称为有序状态。人体如果处于磁场环境中,干扰了人体内磁场与地球磁场的有序平衡状态,失去有序平衡,就会产生不适感,并可能导致各种疾病。外界磁场对人体的作用似较广泛,尤其是时变磁场(场值随时间变化的磁场,交变、脉动和脉冲磁场均属时变磁场),人体处于时变磁场时,体内可产生感应电流,对可兴奋细胞和组织,特别是脑组织的电活动可能产生较大的影响。

磁场作用于人的眼睛,尤其是时变磁场可刺激视网膜,使视野边缘出现浅黄色或淡蓝色的微闪光,称作磁性光幻视。这种作用的强弱及特性与磁场场值和频率有关。产生磁性光幻视的敏感频率范围为20～30 Hz,场值为 10～12 mT。人体接触极低频磁场时,听觉系统受到刺激,可产生吹气、压力、震动和刺痒等感觉,还可听到嗡嗡声或口哨声等。

磁场对中枢神经系统功能会产生明显的影响。若船员长期暴露在高强度磁场条件下,部分人员可出现与微波辐射所引起的神经衰弱综合征类似的表现,如头痛、头昏、眩晕、乏力、失眠、多梦、手汗增多、恶心、食欲缺乏、心悸、记忆力减退等。磁场作用于头部,可延长人对光、声及触觉刺激的反应。磁场暴露还会对条件反射的建立产生影响。磁场尤其是强的时变磁场对脑电图活动的影响较大。WHO 把时变磁场在人脑中产生的电流密度 10 mA/m² 作为职业暴露限值。超过这一限值的磁场暴露,大脑抑制过程加强,从而使脑电图的慢波活动增加。

磁场可影响自主神经系统功能,0.1 Hz、0.6～8.5 mT 交变磁场暴露可使心率、血压升高。15 mT 的恒定磁场暴露却可引起心动过缓、血压下降。此外,磁场作用可使人的心电图发生变化。有报道,0.1 Hz、1.2～8.5 mT 磁场连续暴露数周,使心电图的 PR 间期、QRS 时限和 QT 间期延长,心率减慢。磁场暴露后心电图异常的阳性率往往明显增加,其中以窦性心动过缓为主,个别人还出现左心室高电压、窦性心律不齐、结性逸搏和干扰性房室脱节等现象。脱离暴露数日后,会逐渐恢复正常。

细胞在不同类型磁场的作用下,其内部产生的感应电动势、感应电流和磁力,有时会破坏生物分子间的亲和力或破坏细胞结构,导致细胞分裂停止或死亡,有时则可促进细胞带电微粒运动,调整生物分子液晶结构,改变细胞膜的通透性,促进代谢过程,加强组织细胞的生长。实验研究显示,将人外周血液淋巴细胞暴露在 175～600 mT 的恒定磁场中,较低强度对细胞的增殖起刺激作用,而较高的磁场则有抑制作用。

据对舰船磁场(0.1 Hz、1.2～8.5 mT)暴露 3～15 年的职业人群调查显示,其白细胞总数明显升高,血清钙离子浓度明显降低。同样,磁场连续暴露 4 周,船员红细胞数明显高于暴露前,而血清乳酸脱氢酶活性明显低于暴露前。另有报道,恒定磁场或交变磁场还会对离体的人血液凝血活酶时间产生影响。动物实验还显示,磁场暴露会影响糖、蛋白质、核酸代谢,使血液激素含量发生变化。有报道,强磁场暴露可使动物肾上腺重量减轻,肾上腺皮质出现损伤改变。

(4)高频电磁场:文献研究报道,暴露于高频电磁场可引起接触者中枢神经系统功能障碍和以迷走神经活动占优势的自主神经功能紊乱,主要表现为神经衰弱综合征,包括头晕、头痛、疲劳、乏力、记忆力减退、失眠或嗜睡、多梦、易激动、精神抑郁,以及多汗、手足冰凉、脱发、口干舌燥等症状。心血管系统因迷走神经功能紊乱多出现胸闷、心悸、心前区不适等反应,心电图可出现窦性心律不齐、窦性心动过缓、阵发性心动过速、心输出量减少等改变。

高频辐射也会影响人的生殖系统。有调查发现,高频电磁场暴露可导致女性月经紊乱发生率增加,妊娠过程中高频辐射暴露发生早期流产的危险性明显增加,一定频率和强度的高频辐射对女性生殖腺有损伤作用。还有研究指出,长期受到高频辐射,男性会出现精子数量减少、精子畸形表现。

高频辐射的热效应极易引起眼晶状体的损伤、混浊。有研究显示,晶状体混浊发生率随工龄延长而增加。此外,职业暴露人员还可出现血液白细胞与血小板减少、免疫功能降低。

总之,船舶电磁波对人体作用主要受以下诸多方面的因素影响:

(1)场强:场强越大,对机体影响越严重。

(2)频率:长波对人体影响较弱,随着波长的缩短,对人体的影响加重,微波作用最突出。

(3)作用时间与作用周期:作用时间越长,对人体的影响程度一般越严重;作用周期越短,对人体的影响也越严重;连续作业所受的影响比间断作业明显得多。

(4)与辐射源的间距:一般来讲,辐射强度随着与辐射源距离的加大而迅速递减,对人体的影响也迅速减弱。

(5)振荡性质:脉冲波对机体的不良影响比连续波严重。

(6)作业现场环境条件:温度越高,湿度越大,机体所表现出的症状越突出;同时存在的其他有害因素亦可影响作业人员的身体健康。因此,加强通风降温、控制作业场所的温度和湿度、消除或降低伴随的其他有害因素,也是减少射频电磁场对机体影响的一个重要手段。

(7)作业人员个体因素:相同射频辐射暴露下,电磁波对男性和女性的危害效应及其程度不尽相同。

4. 船舶电磁辐射危害的防护对策

(1)加强对电磁辐射强度的监测:电磁辐射强度监测的目的是避免或减少工作人员遭受不必要的电磁辐射,或使辐射总量保持在标准限值以下。确定电磁辐射强度主要靠实际测定。测定电磁辐射强度的方法很多,如测量微波辐射强度的微波天线和功率计组成的测试设备。目前,国内外专门生产的多种功率密度测试仪器可供电磁波测试用。船舶电磁波主要来源于使用中的雷达、各种无线电电子设备、高电压大电流的电力线场和电气设备等。测定电磁辐射强度时,应注意测定设备容易漏能的部位。

(2)制定船舶电磁辐射的卫生标准:为了严格地控制船舶环境的电磁波污染,有效地保护船员等职业人群的身体健康,我国已制定了非船舶环境的工频、高频、超高频、微波、激光、紫外光等非电离辐射的职业接触限值标准《工作场所有害因素职业接触限值　第 2 部分:物理因素》(GBZ 2.2—2007)(表 2-14 ～ 表 2-20)。

表 2-14　8 h 工作场所工频电场职业接触限值

频率(Hz)	电场强度(kV/m)
50	5

表 2-15　8 h 工作场所高频电磁场职业接触限值

频率(MHz)	电场强度(V/m)	磁场强度(A/m)
$0.1 \leqslant f \leqslant 3.0$	50	5
$3.0 < f \leqslant 30$	25	—

表 2-16　工作场所超高频辐射职业接触限值

接触时间	连续波		脉冲波	
	功率密度(mW/cm²)	电场强度(V/m)	功率密度(mW/cm²)	电场强度(V/m)
8 h	0.05	14	0.025	10
4 h	0.1	19	0.05	14

表 2-17　工作场所微波职业接触限值

类　　型		日剂量 ($\mu W \cdot h/cm^2$)	8 h 平均功率密度 ($\mu W/cm^2$)	非 8 h 平均功率密度 ($\mu W/cm^2$)	短时间接触功率密度 (mW/cm²)
全身	连续微波	400	50	$400/t$	5
辐射	脉冲微波	200	25	$200/t$	5
肢体局部辐射	连续微波或脉冲微波	4 000	500	$4\,000/t$	5

注：t 为受辐射时间,单位为 h。

表 2-18　8 h 眼直视激光束职业接触限值

光谱范围	波长(nm)	照射时间(s)	照射量(J/cm²)	辐照度(W/cm²)
紫外线	200～308	$1 \times 10^{-9} \sim 3 \times 10^4$	3×10^{-3}	
	309～314	$1 \times 10^{-9} \sim 3 \times 10^4$	6.3×10^{-2}	
	315～400	$1 \times 10^{-9} \sim 1 \times 10$	$0.56 t^{1/4}$	
	315～400	$1 \times 10 \sim 1 \times 10^3$	1.0	
	315～400	$1 \times 10^3 \sim 3 \times 10^4$		1×10^{-3}
可见光	400～700	$1 \times 10^{-9} \sim 1.2 \times 10^{-5}$	5×10^{-7}	
	400～700	$1.2 \times 10^{-5} \sim 1 \times 10$	$2.5 t^{3/4} \times 10^{-3}$	
	400～700	$1 \times 10 \sim 1 \times 10^4$	$1.4 C_B \times 10^{-2}$	
	400～700	$1 \times 10^4 \sim 3 \times 10^4$		$1.4 C_B \times 10^{-6}$
红外线	700～1 050	$1 \times 10^{-9} \sim 1.2 \times 10^{-5}$	$5 C_A \times 10^{-7}$	
	700～1 050	$1.2 \times 10^{-5} \sim 1 \times 10^3$	$2.5 C_A t^{3/4} \times 10^{-3}$	
	1 050～1 400	$1 \times 10^{-9} \sim 3 \times 10^{-5}$	5×10^{-6}	
	1 050～1 400	$3 \times 10^{-5} \sim 1 \times 10^3$	$12.5 t^{3/4} \times 10^{-3}$	
	700～1 400	$1 \times 10^4 \sim 3 \times 10^4$		$4.44 C_A \times 10^{-6}$
远红外线	1 400～1×10^6	$1 \times 10^{-9} \sim 1 \times 10^{-7}$	0.01	
	1 400～1×10^6	$1 \times 10^{-7} \sim 1 \times 10$	$0.56 t^{1/4}$	
	1 400～1×10^6	$> 1 \times 10$		0.1

表 2 - 19　8 h 激光照射皮肤职业接触限值

光谱范围	波长(nm)	照射时间(s)	照射量(J/cm²)	辐照度(W/cm²)
紫外线	200～400	$1\times10^{-9}\sim3\times10^{4}$ $1\times10^{-9}\sim3\times10^{-7}$	$2C_{A}\times10^{-2}$	同前表
可见光与红外线	400～1 400	$1\times10^{-7}\sim1\times10$ $1\times10\sim3\times10^{4}$	$1.1C_{A}\times t^{1/4}$	$0.2C_{A}$
远红外线	1 400～1×10^{6}	$1\times10^{-9}\sim3\times10^{4}$		同前表

注：t 为照射时间。激光生物学作用是波长的函数，为评判等价效应而引进光谱数学校正因子，红外线波段激光的校正因子是 C_{A}，可见光波段激光的校正因子是 C_{B}。波长(λ)与校正因子的关系：波长 400～700 nm，$C_{A}=1$；波长 700～1 050 nm，$C_{A}=10^{0.002(\lambda-700)}$；波长 1 050～1 400 nm，$C_{A}=5$；波长 400～550 nm，$C_{B}=1$；波长 550～700 nm，$C_{B}=10^{0.015(\lambda-550)}$。

表 2 - 20　8 h 工作场所紫外辐射职业接触限值

紫外光谱分类	8 h 职业接触限值	
	辐照度(μW/cm²)	照射量(mJ/cm²)
中波紫外线(280 nm≤λ<315 nm)	0.26	3.7
短波紫外线(100 nm≤λ<280 nm)	0.13	1.8
电焊弧光	0.24	3.5

（3）采取工程措施，减少电磁波泄漏：工程措施是最根本的防护措施。在船舶设计、监造和交接验收时必须严格把好这一关。

1）根据船舶的实际应用需求，尽量采用低频率和小功率场源。

2）在进行场源设备安装和施工时，应尽可能缩短各类馈线，必要时对馈线采取屏蔽措施。

3）对场源实施必要的屏蔽和接地。屏蔽(shielding)是减少或者避免高频电磁辐射的最有效方法，可将高频电磁场强度降低到一定限度内。一般是将一个薄金属板或金属网插入高频电磁波传播路径中，以反射或吸收高频电磁能，阻止电磁能进一步传播扩散。一般多用高导电率(如铜、镍等)和高磁导率材料(如 Permally 薄板及 Mu - Metal 薄板)的不同组合构成不同要求的电磁屏蔽体，如屏蔽网、屏蔽罩或屏蔽室等。美国贝尔实验室物理学家合成的 Permally 薄板包括 78.23％的镍、21.35％的铁以及少量的碳、硅、磷、硫、钼、钴及铜等成分，Mu - Metal 薄板则是 77％的镍、16％的铁、5％的铜及 2％的铬或钼所构成的合金。这些合金并不像铜、镍金属板那样可以直接屏蔽电场，而是导引磁场所产生的磁力线，让产生磁场的仪器设备与包覆在其外面的合金形成一个内部的回路，避免磁力线发散到外部环境，因此这些合金必须与磁力线发射源尽可能接近，以降低磁场强度。屏蔽体要求结构严密、接触紧密，并良好接地，以防止形成二次辐射源。在调整、试验无线电探测设备时，采用功率吸收器，防止敞开的波导或不必要的天线辐射波能。因为吸波材料的厚度等于波长的 1/4，所以出射波和入射波的相位差将正好是 180°，由波的干涉原理可知，此刻它们会完全相消，从而使得总反射波大大衰减。而多层夹芯结构吸波材料可使各次反射波相位相反，产生相消干涉，从而衰竭反射波的能量。

4）减少工作场所的其他物体，尤其金属物体，以免产生附加场、反射场、驻波场等场突变情况。

5）一般情况下，场强与离开场源距离呈反向衰减趋势，因此作业场所应尽可能远离辐射源。对于功率大而屏蔽较困难的设备，可设计遥控或自动控制装置，减少辐射源的直接辐射，降低人员操作场所的辐射强度。

（4）加强对船员的职业卫生教育：对电磁波职业暴露的作业船员，应经常进行职业技术和安全防护教育，掌握规范的操作规程。正确认识电磁波的影响，既要消除不必要的恐惧心理，又要防止麻痹大意思想。应根据工作实际，合理地制定相应的工作制度。在有较大辐射源的场所工作时，应穿戴好个人防护用品。设备运转时,不要打开锁闭的机壳和机门。船舶上的场值超标区域应有警戒标志,用警告灯、报警器等限制船员进入处于工作状态下的设备辐射危险区域。制定保养制度,对设备应定期检查维护,出现故障时及时处理。除对工作场所定期进行剂量监测和登记外,还必须定期对长期职业暴露的船员进行体检,建立健康档案,了解其健康动态,为制订预防措施提供依据。

(5) 合理的个人防护:减少在高强度辐射场中的停留时间,进入受限区域时,停留时间不得超出容许时限。在一些场值过高的场所,作业船员应采取个人防护措施,如着防护服、戴防护头盔和防护眼镜或防护面罩等。

防护服,即金属屏蔽衣或吸收服。金属丝布有较好的防护效果,金属膜布因牢度和强度不高,最好用在不经常曲折、磨损的胸背等部位。吸收防护服比屏蔽服好,可以避免再反射。目前,国内外的微波防护服主要由 3 种材料做成:金属丝纤维混纺布(采用不锈钢纤维与其他化纤、棉等混纺而成)、多离子纤维屏蔽布(采用多种金属离子涂敷黏附在普通织物上)和金属纤维化导电布(采用化学沉积方法在普通织物表面牢固地镀上一层高导电金属层),其中以金属纤维化导电布屏蔽效能较优。暴露在较强电磁场强度时,应尽可能采取全身屏蔽的整体防护方式。暴露在较低电磁场强度时使用的防护服,也可以采用仅对电磁波敏感的胸部、下腹部和眼睛等部位局部设置电磁屏蔽功能材料进行防护的方法,并兼顾防护服的穿着舒适性。此外,不允许使用孤立的和外露的金属件如金属纽扣、拉链、金属标识等,以防金属件在强电场下感应出高电位差,导致放电而引发事故。微波辐射防护服应采用密闭独立包装并加入抗氧化剂,以防金属化纺织品的金属层氧化。舰船人员穿着防护服后,人体头部、胸部、下腹部的电场强度应低于《电磁辐射暴露限值和测量方法》(GJB 5313A—2017)规定的对应频率下的暴露限值。

微波防护眼镜的基本材料是金属网或镀金属膜。金属网镜是在普通眼镜前方将金属网装配在可上下翻动的框架上,使用时放下,不用时抬起。但其透视性低,影响操作。镀金属膜镜是在光学玻璃的外表面,用真空溅镀法喷镀上一层或多层极薄的金属氧化物膜,其镜架是用对微波有吸收性能的塑料制成的宽脚边形,内镶导电良好的细铜丝网,对侧面的微波可以反射,有较好的防护作用。防护头盔则由网眼极小的铜网制成,类似焊工戴的防护头盔。这种头盔可做成封闭型的,将工作人员的头部整个罩上;也可做成半边形的,只将头的前部罩上。除铜网材料外,对脸面的防护最好用透视度高的金属-非金属复合材料如镀膜玻璃等。微波防护眼镜有玻璃镜面的(表面有半导电的 SnO_2 透光膜)眼镜和黄铜特制的眼镜等。为防止微波的绕射和反射,应将防护眼镜做成风镜式样,将四边也加以屏蔽。防护眼镜透明部分的防护能力至少应达到能将穿透的微波能量衰减不少于 30 dB。衰减 30 dB,即可将辐射至人体的微波功率密度衰减到原来功率密度的 1/4。

激光主要损伤眼睛,防激光护目镜主要作用是对某一波长激光的能量进行衰减,同时尽量减少对其他可见光的影响。防激光护目镜应执行《激光防护眼镜生理卫生防护要求》(GJB 1762—93)的规定。目前,防激光护目镜产品类型有吸收型、反射型、复合型、爆炸型、光化学反应型、光电型和微晶变色玻璃型等十多种,分别利用化学的、光电的、光学的及复合的原理,防护激光对眼睛的损伤,如反射型防激光护目镜是在接触入射光的一面,采用喷镀的方法,交替喷镀高折射率(如硫化锌)和低折射率(如氟化镁)的介质膜,其光学厚度为指定待防护激光波长的 1/4;复合型防激光护目镜前镜片为厚 3 mm 的吸收紫外光的玻璃,后镜片为厚 3 mm 的吸收红外光的玻璃,中间交替喷涂多层高、低折射率介质膜,叠压成型。激光作业人员须根据激光器输出的波长、防激光护目镜所标明的光密度(即防护镜对特定波长激光的防护程度)及可见光透过率及视野等因素进行选择应用。

饮食调整。平时多吃一些水果蔬菜,尤其是富含维生素的食物,如胡萝卜、海带、油菜、卷心菜及动物肝脏等,有利于调节人体电磁场紊乱状态,增加机体抵抗电磁辐射污染的能力。

2.2.6　有害化学物质

随着我国造船工业发展的突飞猛进,大量的化学物质应用于造船材料上,仅造船应用的主要非金属材料,如船舶油漆、橡胶、塑料、石棉制品及石油等就多达千余种,这些化学物质成为影响船员健康的船舶有害化学因素。船舶环境污染到一定程度,不仅会明显影响船舶的居住性,还会引起船员一系列的病理生理反应,并对船员的健康造成损害。

1. 有害化学物质种类及对健康的危害

船舶的有害化学物质主要来源于船舶上使用的油漆、作为动力燃料的燃油,以及船体设备中的塑料制品、橡胶制品、各种黏合剂、制冷剂等。因此,船上燃油卸料、转料、添加及残渣杂质清理,设备故障检修及常规例行维护保养,船舶环境修整等作业过程,以及船上事故应急处置过程,都成为有害化学物质的重要接触环节。

(1) 油漆:油漆在船舶上广泛应用、量大,且品种多,是保护船体和各类机械设备、美化舱室环境所必需的材料。船员长期生活在船舶上,直接接触机会较多,时间持续。涂料释放的有害化学物质主要是溶剂中的脂肪烃和芳香烃,如苯的同系物及挥发性添加剂。为达到防腐和防污的效果,船体外部使用的添加剂大多有毒,这些物质经过皮肤、呼吸道吸收。油漆中的挥发性苯类化合物(如工业品溶剂中可能混有的苯)会严重抑制骨髓造血功能,从而出现白细胞减少、血小板减少及再生障碍性贫血等表现,也可致癌,诱发白血病;长期接触油漆中高浓度有机挥发物,会引起脑部神经元和胶质细胞严重损伤,从而引发慢性溶剂中毒综合征、神经性精神功能紊乱等;油漆中的挥发物还可刺激呼吸道黏膜、眼部,产生刺激性症状,引起咳嗽、流泪等症状;部分挥发物也可导致人体过敏,诱发皮疹等过敏性症状,或可导致生育畸形。

(2) 燃油:船舶的燃料主要有航空汽油、轻质柴油及重柴油等,它们挥发产生烷烃、烯烃、环烷烯及芳香烃等有害化学成分。燃油燃烧可以排出一氧化碳、一氧化氮、二氧化氮及多种碳氢混合物,并且在日光照射下可进一步发生光化学反应,生成毒性很大的光化学烟雾,这些物质经过皮肤、呼吸道吸收,对船员的健康威胁很大,主要有以下几个方面。

1) 燃油的主要成分是脂溶性有机气体,这些气体经呼吸道等途径吸收后,即会随血液进入脑和神经组织中,损害神经细胞,造成神经系统功能障碍。高浓度吸入易造成急性中毒,中枢神经系统受损较重,可出现头痛、头昏、恶心、呕吐、抽搐、谵妄甚至昏迷等表现,但这种情况船舶上比较少见。一般多是低浓度长期吸入,引起神经功能紊乱,可出现头昏、失眠、多梦、记忆力减退、乏力等表现,有时不易与船舶有害物理因素造成的影响相区别。船员皮肤直接接触燃油,可导致刺激性接触性皮炎,出现红斑、丘疹、瘙痒等多种皮肤反应和毛囊炎表现,另外还可引起皮肤干燥、皲裂,多见于两手、手腕和前臂等部位。

2) 燃油若燃烧不完全可排放出一氧化碳,吸入一氧化碳后,一氧化碳与血红素的亲和力比氧气与血红素的亲和力大 300 倍。因此,少量的一氧化碳即可与氧气竞争结合到血红蛋白上;同时,形成的碳氧血红蛋白的解离速度约是正常的氧合血红蛋白的解离速度的 1/3 600;另外,碳氧血红蛋白不仅自身失去了携带氧气的功能,还会影响组织中正常的氧合血红蛋白释放氧,因此具有"双重窒息"作用,一旦有一定量的一氧化碳吸入即可引起较为严重的低氧血症和组织缺氧。当碳氧血红蛋白占到人体内血红蛋白总量的 10% 时,就会对人的学习、工作带来不良影响;当占到 20% 时,人就会感到头痛、头晕,出现中毒现象;占到 60%~65% 时,人就会死亡。大气中过高的一氧化碳含量对于人体的危害很大,当含量达到 0.001% 时,人长期接触就会慢性中毒;当一氧化碳含量达到 1% 时,人只能活 2 min。因此,在船舶发生燃油火灾事故的情况下,现场人员极其危险。

3) 燃油燃烧排放的碳氢化合物,含 200 多种有机物成分,部分有机成分被证明是致癌物质,如苯、醛类、3,4-苯并芘等,在人体内具有长期积累效应。此外,燃烧排放的碳氢化合物与氮氧化物在强烈的日光作用下会进一步发生光化学反应,形成毒性更大的光化学烟雾。光化学污染是排放废气造成的极为严重的大气污染事件,可对船的健康带来严重危害。

(3) 塑料:塑料具有易加工、质轻、绝缘等特性,是船舶上另一类使用非常广泛、用量较多的非金属材料。塑料释放的有害化学物质主要来自其单体、增塑剂、热稳定剂、发泡剂、溶剂、着色剂等添加剂。

1) 单体:苯乙烯单体具有一定的毒性,能抑制大鼠生育,使肝、肾重量减轻,并且苯乙烯单体经肝微粒体混合功能氧化酶代谢活化为氧化苯乙烯,具有突变作用;单体氯乙烯急性暴露具有麻醉作用,长期接触可引起周围神经病、肢端溶骨症、肝大、肝功能异常、血小板减少等。氯乙烯在肝中代谢可形成氯乙醛、氧化氯乙烯,具有强烈的烷化作用,可以引起肝血管肉瘤,并具有致畸、致突变作用,呈现明显的剂量-反应关系;另外,双酚A二环氧甘油醚、己内酰胺、异氰酸酯等单体都具有毒性。

2) 增塑剂:为改善塑料材料性能的添加剂,其中丁基硬脂酸酯、乙酰基三丁基柠檬酸酯、烷基癸二酸酯和己二酸酯是常用的毒性较低的增塑剂。邻苯二甲酸酯具有潜在致癌作用,因为限制其使用。

3) 热稳定剂:是塑料制品中用得最多的添加剂。环氧化的种子油或植物油如大豆油等被大量用作塑料材料的热稳定剂、润滑剂和增塑剂等。聚氯乙烯、聚偏二氯乙烯和聚苯乙烯等材料通常含有 $0.1\%\sim 27\%$ 的环氧化植物油。热稳定剂同样会对人体健康构成威胁。

(4) 橡胶:橡胶及其制品在船舶中应用广泛,可作为密封垫圈、减振缓冲材料、连接或输送导管、垫板及防腐绝缘材料等。不同橡胶制品产生的有害化学成分不同。例如,乙丙橡胶会产生丙酮、异丙醇、苯乙酮、二甲基苯甲醇等成分,丁基橡胶会释放二聚及三聚异丁烯等,氯丁橡胶可产生氯丁烷、二氯乙烷等卤代烷。许多橡胶都产生二硫化碳。橡胶中添加的各类填充剂以无机物为主,尽管填充量大,一般不引发病害。炭黑的主要原料是石油,其中某些稠环芳烃致癌;次磺酰胺、秋兰姆、二硫代氨基甲酸盐是目前使用较多的几类促进剂,它们在硫化过程中都会产生致癌物(亚硝基类化合物),这些物质在空气中缓慢释放,对接触者健康产生危害;常用的邻苯二甲酸酯类增塑剂毒性小,磷酸酯类毒性较大;苯胺类防老化剂是我国用量最大的品种,具有致癌性,目前仍在使用。

(5) 黏合剂:随着合成材料的推陈出新,黏合剂的种类也越来越多。船舶上常用的黏合剂有环氧树脂胶、聚氨酯胶、酚醛树脂胶及尿醛树脂胶等,用量较大。黏合剂多含有溶剂和各种助剂,因而在其释放物中除含有合成树脂单体外,还有溶剂和某些易挥发的助剂。常见的单体有苯酚、甲醛、苯乙烯及氯化烃类,常用的溶剂有卤代烃、芳香烃及脂肪烃等。这些物质都会对机体的健康造成损害。

(6) 制冷剂和灭火剂:国内船舶使用的制冷剂多为氟氯烷,如氟利昂-11、氟利昂-12 及氟利昂-13 等。常用的灭火剂有四氯化碳、氯溴甲烷、二氯溴甲烷、二氟二溴甲烷等。正常情况下,船员与之无接触,不会产生危害。若制冷机或空调机管道渗漏,氟利昂就会挥发到舱室空气中。氟氯烷本身的毒性较低,但在高温催化燃烧时(如在潜艇的消氢燃烧器中),分解成氯化氢、氟化氢或氯、氟等气体,这些气体的毒性较大。灭火剂的渗漏也会造成舱室空气污染。船舶上还有一些用量小但不容忽视的非金属材料,如石棉及石棉制品、玻璃纤维及其制品等,它们是舱室空气粉尘污染的重要来源。此外,杀虫剂、杀菌剂及其他卫生消毒材料等也是舱室空气污染的来源。

(7) 船舶设备相关化学物质:现代化大型船舶都装备有众多附属设备,包括柴油发电机、各类电动机、蓄电池、空调制冷设备、通信导航设备等。这些设备在运转时或多或少都会产生一些有害化学物质。例如,柴油机等的燃烧废气中含有 CO、CO_2、SO_2、氮氧化物、硫化氢及多种烃类气体;各种电机绝缘材料受热分解产生 CO、CO_2 及多种醇、醛、酮、酯等物质;铅蓄电池在使用过程中会放出氢、硫酸雾、砷化氢、锑化氢等物质;船用电气设备放电可产生臭氧;海军舰艇还可因弹药、火箭燃料及其燃烧废气污染舱室;装备了 CO_2 吸收装置的潜艇,吸收液的成分如乙醇胺、肌氨酸钠等,会挥发到空气中。机械设备简单维修可能涉及电焊作业,因此现场会逸散有氮氧化物、臭氧、锰及其化合物、电焊烟尘等,油漆作业存在苯系物、酯类等物质暴露。

(8) 货物中的化学物质:货船舱室中的有害化学物质来源与该船装载的货物有直接联系。例如,装载各类化工原料、化肥、煤炭、木材、石油及石油产品、各种非金属材料等,都可能产生相应的有害化学物质,并通过多种途径进入工作、居住等的舱室,从而造成舱室空气的污染。

（9）食品烹调：食品在烹调过程中受热分解，部分挥发到空气中，其中含有许多有害化学物质，如某些脂肪酸、醇、醛、酮、酯等，其中丙烯醛尤为引人注目。烹调与锅炉所用燃料燃烧后的废气泄漏，也会造成舱室空气的污染。

（10）香烟烟雾：烟草燃烧时释放的烟雾中含有 3 800 多种已知的化学物质，绝大部分对人体有害，其中包括一氧化碳、尼古丁等生物碱、胺类、腈类、酮类、酚类、烷烃、醛类、氮氧化物、多环芳烃、杂环族化合物、羟基化合物、重金属元素、有机农药等，范围很广，它们有多种生物学作用，对人体造成各种危害。

2. 吸收途径与危害机制

（1）有害化学物质的吸收：船舶环境中的有害化学物质挥发逸散到空气中后，主要通过呼吸道吸入体内，液态物质可以通过直接接触被皮肤吸收进入体内，也有少部分物质可通过消化道吸收进入人体，从而对机体造成危害。

1）经呼吸道吸收：呼吸道是有害化学物质侵入人体的最主要、最常见的途径。从鼻腔到肺泡整个呼吸道各部分的结构不同，对有害化学物质的吸收情况也不一致，越接近深部，面积越大，有害化学物质停留时间越长，吸收量越大。成年男子总的肺泡表面积为 $50 \sim 100 \ m^2$，其中毛细血管众多，血液供应丰富，能大量吸收有害化学物质。CO、CO_2 和 SO_2 等气体，挥发性液体如苯、四氯化碳等，以及液态物质逸散形成的气溶胶如硫酸雾等，经肺吸收甚快，仅次于静脉注射。因此，由呼吸道吸收危害性最大。

2）经皮肤吸收：皮肤能够吸收很多种有害化学物质，如四氯化碳等，不少船用杀虫剂也可经皮肤吸收而中毒。经皮肤吸收主要是通过完整的表皮结构和毛囊而吸收，而经皮脂腺、汗腺吸收的量较少。一般分子量大于 300 Da 的物质不易通过完好的皮肤，皮肤角化层能阻止水电解质和其他水溶性物质通过，但脂溶性物质则易通过表皮脂质层。表皮细胞之间具有紧密连接结构及表皮与真皮连接处的基膜都能阻止某些物质透过。大多数物质通过表皮后，可自由地经乳突毛细血管进入血液循环。具有一定脂溶性同时又具有一定水溶性的物质，如苯胺可经皮肤迅速吸收，而只有脂溶性但水溶性极微的苯，经皮肤吸收较少。电解质和某些重金属，特别是汞，可通过毛囊壁进入真皮层而被吸收。此外，皮肤擦伤处有害化学物质可迅速吸收。温热灼伤或酸碱等物质所致的皮肤化学损伤亦能增加皮肤的通透性。潮湿也可以增加皮肤的吸收，特别是经毛囊的吸收。

3）经消化道吸收：船舶上的有害化学物质很少经消化道吸收，只有饮用水和食物被污染，有害化学物质才通过消化道被人摄入吸收。肠道尤其是小肠黏膜表面积很大，是有害化学物质吸收的主要部位。大多数有害化学物质主要以单纯扩散方式被吸收。由于口腔、胃、肠中的 pH 不同，唾液微带酸性，胃液呈酸性，肠液为碱性，许多物质在不同 pH 溶液中的解离度不同，故在消化道各部位的吸收有很大差别。一般来说，毒物在消化道吸收的多少与物质的浓度和性质有关。浓度高、脂溶性及水溶性易解离物质吸收多，难溶于水的物质则不易吸收。

（2）有害化学物质对船员健康影响的作用方式：不同的有害化学物质对机体所造成的损害不同，这取决于各种物质的化学特性及对相关组织、细胞的亲和力。总体来说，不外乎对船员接触部位的直接危害和吸收后对机体各有关组织、细胞功能的损害两个方面。

1）直接作用于接触部位：船舶上常见的刺激性气体，如氯气、氨气、氯化氢、硫化氢、二氧化硫、硫酸雾、氮氧化合物、丙烯醛等，可刺激并腐蚀皮肤、眼睛，尤其是呼吸道黏膜，产生刺激性症状，如流泪、怕光、喷嚏、咳嗽，严重者出现角膜炎、支气管炎及肺炎的症状与体征。这些刺激性气体浓度高时会产生明显的急性毒性作用，且刺激性症状比较明显；而低浓度长期作用于机体时，机体主要产生一些慢性炎症性改变，如慢性结膜炎、鼻炎、咽喉炎、支气管炎，还会产生嗅觉、味觉减退等改变。此外，船用玻璃纤维、石棉纤维、滑石粉及电焊烟尘等粉尘的溶解度极低，由呼吸道吸入后绝大部分仍停留在肺内，引起肺部尘埃沉着症。

2）吸收后对机体各有关组织、细胞功能的影响：吸收进入血液的有害化学物质仅少数呈游离状态，

航海医学(第二版)

大部分与血浆蛋白特别是白蛋白或球蛋白结合。不同的有害化学物质与蛋白质结合的能力不同,一种已被结合的物质,可为结合力更强的物质所竞争取代。有些物质能置换血浆蛋白结合的内源性生理性代谢产物。一般来说,与蛋白质结合力强的物质,其毒性亦大。有害化学物质通过血液运输分布到各脏器组织。由于其透过细胞膜的能力和与各组织的亲和力不同,各种物质的分布情况很不相同,同一种毒物在各组织内的含量也可以相差很多倍。

A. 损害肝脏:肝脏血管内皮细胞间隙较大,肝细胞膜通透性高,血液中的大部分游离及与蛋白质结合的有害化学物质都能进入肝脏。肝脏体积大、含血量多,又是主要的代谢器官,很多有害化学物质在侵入人体的最初一段时间即汇集于肝脏。肝脏内有很多酶系,可将许多有害化学物质进行分解、转化,水溶性增加,毒性降低,但也有少部分物质在经肝脏代谢活化后生成毒性更大的物质。毒物或其肝脏代谢产物可随胆汁排到肠腔,或被排出体外,或被肠道再吸收而形成肠肝循环。若有害化学物质毒性大、吸收量大,超过肝脏解毒能力,即会对肝脏造成损害。

B. 损害神经系统:脂溶性的有害化学物质(如有机汞、有机磷)以及各种有麻醉作用的有害化学物质(如二硫化碳、苯、氯仿、四氯化碳等)经呼吸道等途径吸收后,即会随血液进入脑和神经组织中,损害神经细胞,造成神经系统功能障碍。高浓度吸入易造成急性中毒,中枢神经系统受损较重,但这种情况在船舶上较少见。一般是低浓度长期吸入,引起神经功能紊乱。

C. 造成机体组织、细胞缺氧:CO 与血红蛋白结合生成碳氧血红蛋白,使血红蛋白失去携氧能力,血氧含量大大降低,从而造成机体缺氧;吸入高浓度 CO_2 可抑制呼吸中枢,氧气吸入受阻,亦会造成缺氧。硫化氢与细胞内线粒体中氧化型细胞色素氧化酶的三价铁结合,使该呼吸酶失去活性,细胞氧化过程受阻,造成组织细胞窒息。二氧化氮吸入人体后形成亚硝酸盐,可使血红蛋白氧化为高铁血红蛋白,从而失去携氧能力,造成机体缺氧;甲烷本身几乎没有毒性,但当空气中的浓度过高时,会使氧分压大大降低,间接造成缺氧。缺氧会先影响脑、心这两个重要脏器的功能。

D. 损害肾脏:肾脏血流量大,又是有害化学物质排出的部位,进入肾脏的有害化学物质量很大时易损害肾脏,造成肾功能障碍,进而又影响到这些有害化学物质的排泄。

E. 损害骨骼及骨髓造血功能:苯等一些有机物对骨髓的亲和力高,在骨髓中的含量要比血液高 1~20 倍;进入体内的铅约有 90% 储存在骨骼中,铅取代了骨骼中的钙;另外,氟、镭等物质在骨骼中的含量也较高。这些物质不仅会损害骨骼,还会损害骨髓造血功能,引起再生障碍性贫血,血液中白细胞、血小板及红细胞均减少。

F. 其他方面:如甲醇易损害视网膜,导致视力减退甚至失明;甲醇在体内还可抑制一些氧化酶,抑制葡萄糖的有氧分解,使乳酸等在体内堆积,造成代谢性酸中毒;经常接触苯、甲醛等化学物质,皮肤可变得干燥、皲裂等。吸烟的烟雾中有些化学物质毒性较高,具有致癌、致畸、致突变作用。

3. 防护策略

(1) 制定船舶有害化学物质职业接触限值:为了控制船舶有害化学因素对船舶环境的污染,维护船员身体健康,有必要制定作业人员职业接触限值,对船舶环境中各种有害化学因素的含量加以限制。

在劳动卫生工作实践中,对各种职业性有害因素常规定一个接触限量,简称为职业接触限值(occupational exposure limit, OEL),劳动者在职业活动过程中若长期反复接触该限值水平以下的某种或多种职业性有害因素,绝大多数接触者不会引起急慢性有害健康效应。目前,我国作业环境空气中有害化学物质的职业接触限值最新版是 2019 年发布的《工作场所有害因素职业接触限值 第 1 部分:化学有害因素》(GBZ 2.1—2019),其限值标准体系分为两大类:第一大类是长时间接触限值标准,是时间加权平均容许浓度(permissible concentration — time-weighted average, PC-TWA),即以接触时间为权数,规定的 8 h/d 或 40 h/w 的平均容许接触浓度,是主体性限值标准。第二大类是短时间接触限值标

准,又分为 3 种类型:

1) 短时间接触容许浓度(permissible concentration — short term exposure limit,PC-STEL):在实际测得的 8 h/d 或 40 h/w 平均接触浓度 C_{TWA} 符合 PC-TWA 标准的前提下,规定的劳动者短时间(15 min)平均容许接触浓度,是补充性限值标准,除规定了须遵守 PC-STEL 限值标准外,还规定了其暴露时间模式限制条件:这样(即超过 PC-TWA,但低于 PC-STEL)的暴露单次接触时间不超过 15 min,每天的总数不超过 4 次,且前后两次接触的时间间隔至少在 60 min 以上;该标准类型主要针对那些以慢性毒性作用为主,但同时又具有严重急性毒性作用的化学物质。

2) 短时间峰接触容许浓度(permissible concentration — peak exposure,PC-PE):在实际测得的 8 h/d 或 40 h/w 平均接触浓度 C_{TWA} 符合 PC-TWA 标准的前提下,规定的劳动者短时间(15 min)峰接触平均容许浓度或单次峰接触最大值,也是作为 PC-TWA 的补充性限值标准,峰接触平均容许浓度是一个范围,是对应化学物质 PC-TWA 的 3～5 倍,其暴露时间模式限制条件同 PC-STEL;单次峰接触最大值不得超过 PC-TWA 的 5 倍。主要针对那些已制定 PC-TWA,但尚未制定 PC-STEL 的化学物质,其引起的急性毒性或弱于制定 PC-STEL 的化学物质。

3) 最高容许浓度(maximum allowable concentration,MAC):指在规定的任一个工作日内,任何时刻、任何工作地点,在最短的可分析的时间段内(不超过 15 min,但要超过最小采样体积所需时间),任何有代表性的单次采样所获得的测定结果 C_{ME} 均不得超过的浓度限值,主要针对那些具有明显刺激、窒息或中枢神经系统抑制作用,可导致极为严重的急性健康损害,而多无明确慢性作用的化学物质。因此,一般情况下,规定有 MAC 的化学物质均无 PC-TWA 或 PC-STEL。《工作场所有害因素职业接触限值　第 1 部分:化学有害因素》(GBZ 2.1—2019)对非标准班制(超过 8 h/d、超过 40 h/w)暴露、多种化学物质联合作用,以及部分化学物质的职业接触生物限值及其生物监测要点都做出了规定。《工作场所有害因素职业接触限值　第 1 部分:化学有害因素》(GBZ 2.1—2019)只是控制工作场所空气中化学物质经由作业工人呼吸道暴露接触引发的机体器官系统的不良健康效应的职业接触限值标准,并不包含致敏、致癌和经皮吸收引起的危害控制。

挥发到船舶环境中的任何一种化学污染物质,在达到某一临界浓度以上时,才会对船员健康构成危害。低于这一临界浓度,即使船员长期反复接触也不会产生任何生理功能的损害,那么,这一临界浓度便是制定船舶卫生标准必须依据的该物质的限值浓度。即船舶卫生标准中该物质的浓度不能超过这一接触限值浓度,这是制订船舶卫生标准必须遵循的重要原则。

在制订船舶卫生标准时,必须对船舶环境进行大量的现场调查研究,获得第一手资料,并与国外的调查资料进行比较。这包括长期跟踪检测各舱室空气中相关有害物质浓度,评估相关岗位人员暴露有害物质的接触水平,检查船员身体状况变化,阐述即时机体健康效应结局与既往有害因素接触水平(包括接触浓度和接触时长)两者间的关系,根据不出现临界不良健康效应及其在暴露人群中需要控制的发生率等来确定接触限值标准。对于既有资料尚不足以用来制定卫生标准的或新出现的化学物质,需要进行大量的实验研究,包括整体动物的急性毒性试验,亚急性毒性试验,亚慢性毒性试验,慢性毒性试验,致癌、致畸、致突变的特殊毒性试验等,尤其是慢性毒性试验,可以获得该有害化学物质最大无毒性反应剂量(no-observed-adverse-effect level,NOAEL)或可观察到最小毒性反应剂量(lowest-observed-adverse-effect level,LOAEL),再结合相应试验阶段确立的安全系数,制定出该化学物质职业接触限值的初步建议值,在接触人群中推广应用,并进一步跟踪观察,积累资料,修订完善限值标准。

(2) 加强对舱室有害化学物质的监测:加强对舱室有害化学因素的监测,可及时了解船舶上各相关舱室有害化学物质的浓度及分布情况,一旦发现问题可及时采取措施,减少危害的发生,从而达到及早预防的目的。鉴于不可能做到对船舶上所有的有害化学因素经常进行动态检测,故应根据船舶的特点、所运货物、重点舱室可能产生的主要有害化学物质等情况,有选择、有重点地对某些有害化学物质进行检测。

(3) 船舶建造时限制含有害化学物质材料的使用：在船舶建造时，限制或禁止含有害化学物质材料的使用，可从源头上杜绝许多有害化学物质的来源，这是船舶有害化学因素防护的重要策略，但目前实际上还不能很好地做到这一点。应进一步研究开发并使用无毒或低毒的涂料、塑料、橡胶、黏合剂等船舶使用材料，如建造某些舱室、设备时采用水性油漆代替油性油漆可减少有害溶剂成分的挥发，隔热材料不用含石棉的制品等，并开发使用无毒无污染的能源，如太阳能、风能等，将船舶化学危害因素降至最低。

(4) 加强舱室通风，减少有害化学物质的积聚：船舶舱室通风可有效降低各种来源的有害化学物质在舱室空气中的浓度，使它们达不到危害人体健康的临界浓度，从而达到防护目的。可利用自然通风、机械抽排风设施，或船舶的空调系统，充分补充新风进行通风换气，这是保持舱室良好微小环境的重要措施之一。

(5) 加强职业卫生教育，注意个人防护：应加强对船员的职业卫生教育，让船员了解船舶有害化学物质的危害及相关防护知识，自觉加强对船舶上使用的化学材料、相关设备的管理，制定执行燃油接卸添加、设备检维修、货物装卸等作业的职业卫生操作规程，减少各种油料、制冷剂、灭火剂等物质的洒落和渗漏，操作现场配备并正确使用相关职业卫生防护设施、防护工具和个人防护用品，到熏蒸等重点舱室作业时，应先进行有效通风，降低舱室环境中的有害化学物质浓度，经检测合格，并且氧含量符合要求后方可实施作业，必要时应戴特殊防护面罩和滤毒罐、呼吸防护器等防护设备来开展相关作业，应熟悉船舶事故应对程序和应急处置措施，配备足够数量和种类的应急物资器材和救援物品药品，并经常性点检、维护保养，确保其处于待用状态，并在有效期内，定期做好应急救援演练。船员应戒烟戒酒。

(6) 中毒时的解救措施

1) 根据吸收途径，采取相应措施，减少有害化学物质的吸收：对于主要经呼吸道途径吸入有害化学物质的患者，救护人员应做好自身防护，将患者尽快撤离现场并转移到上风向或其他安全地带，平卧，保持呼吸道畅通，注意密切观察病情变化，并积极对症处理，缺氧者予以吸氧，有条件时可给予支气管解痉剂雾化吸入，必要时请医务人员实施气管切开术。大面积皮肤污染时，需要脱去被污染的衣物，污染部位即刻用大量温和的清水或特殊清洗剂冲洗，出现烧伤者还需要请烧伤科医生进行专业处理；对于经口摄入的患者，可进行催吐、洗胃等处理；对于溅入眼球的患者，应就近立即用温水充分冲洗眼睛，严重时需要请眼科医生专业处置；清除毒物务求彻底。

2) 促进已吸收的有害化学物质的排泄：挥发性物质仍可通过加强呼吸，促进其从血液中逸出，再从呼吸道排出；对有些有害化学物质可采用缓泻剂、利尿剂，促进其随大、小便排出；有些酸、碱性有害化学物质，可分别利用碱化或酸化尿液的方法，促进其从小便排出。

3) 根据主要中毒物质，采取相应解毒措施：一氧化碳中毒，现场应注意防爆，流通空气，同时尽快使患者离开中毒环境。中毒患者如果有自主呼吸，应令其尽早充分吸氧。中毒患者若呼吸、心跳停止，则应立即进行人工呼吸和心脏按压。一氧化碳中毒，情况较为紧急，应立即启动呼叫急救服务，争取尽早给中毒患者进行高压氧治疗，促进碳氧血红蛋白解离，恢复血红蛋白携氧功能，减少后遗症；急性苯中毒应迅速将患者移至空气新鲜处，保暖休息，可使用葡萄糖醛酸、维生素C，其具有一定的解毒作用，此时因心肌对内源性肾上腺素的敏感性增强，应禁用肾上腺素药物，以免引起心室颤动从而导致猝死。

4) 对症治疗：根据船员的中毒表现，采取对症治疗措施，如咳嗽、喘息、呼吸困难者，可使用喷托维林或可待因、麻黄碱或氨茶碱等止咳、解痉，保持呼吸道通畅并吸氧；静脉滴注碳酸氢钠溶液，纠正酸中毒；有肌肉痉挛者，可注射镇静剂(苯巴比妥等)；呼吸抑制者，可用呼吸兴奋剂(尼可刹米等)；低血压者，可使用升压药(多巴胺等)；呼吸、心跳停止者，立即对其施行人工呼吸和胸外心脏按压，有条件的可肌内注射呼吸兴奋剂等，同时给氧。患者自主呼吸、心跳恢复后方可送医院；有肺水肿、脑水肿表现者，可使用甘露醇等脱水剂及肾上腺皮质激素；昏迷者，可针刺人中、十宣、涌泉等穴位。

2.3 营养卫生

船舶航行在茫茫大海,长期离开海岸,海员在这种特殊的环境下工作和生活,他们一方面受噪声、振动、摇荡、有害气体、电磁场、微波等各种环境因素影响;另一方面,由于船舶装载的新鲜食物和淡水有限,船员的食物单调,与陆地生活有较大差别。此外,航行中船员由于昼夜节律、时差、温度变化及晕船等而使食欲下降。因此,在航海时,船员的营养、食品与供水有许多特点,需要了解航海环境对船员营养代谢的影响,航海环境下船员的营养要求,船员常见营养缺乏病的防治,船舶供水特点和卫生监督。

2.3.1 航海环境对船员营养代谢的影响

人体通过摄取和利用食物,将食物中的各种营养成分变为体内的成分。航海时船员受到多种环境因素的综合作用,这些因素可影响蛋白质、脂肪、糖类、维生素、矿物质和微量元素等各种营养素在体内的代谢,如分解代谢增加、营养素消耗增加、营养素平衡失调甚至出现各种营养素缺乏症。此外,航线与远洋船员的膳食营养密切相关。国际航线的航海期分为航海初期(出航 0～15 天)、航海中期(出航 16～30 天)和航海后期(出航＞30 天)。研究航海环境对船员营养代谢的影响,可以为实施船员营养保证提供科学依据,对保障船员健康具有重要意义。

1. 蛋白质代谢

蛋白质是生命的基础,氨基酸是蛋白质的基本组成单位和合成蛋白质的原料,蛋白质代谢就是氨基酸代谢,受多种体内外因素的影响。噪声、振动、高温环境、寒冷刺激、电离辐射、晕船、高气压环境等多种航海环境因素对机体的蛋白质代谢有明显的影响。

(1)噪声、振动:船舶无论在航行还是在锚泊时都有噪声,其主、副机及螺旋桨等某些不均衡周期力所引起的运动,会使人体感觉到振动,在船上噪声与振动多半同时存在。研究发现,机体长期暴露于机械噪声为 88～107 dB 的环境时,血清白蛋白(A)含量增加,γ-球蛋白(G)含量减少,使 A/G 值下降,提示噪声有可能增强蛋白质代谢。全身振动对蛋白质代谢的影响相似。

(2)高温环境:由于船舶的各种动力和电力机器设备是产热源,加上船舱狭小、人员密集等因素,船舶容易形成高温环境。船员在 40～50℃,相对湿度为 45％～51％环境中工作 4 h,其尿与汗液中氮损失可达到 2.68 g,相当于 16.75 g 蛋白质,可见在高温环境中,船员消耗蛋白质较多。

(3)寒冷刺激:寒冷暴露时,蛋白质代谢明显增加,其中蛋白质分解代谢增加,而合成代谢无明显变化。

(4)电离辐射:虽然在舰船设计制造时已考虑到把电离辐射限制在安全范围内,但船员还是受到小剂量电离辐射的影响。长期受小剂量电离辐射照射的人,血清 γ-球蛋白含量增加,有的人白蛋白含量减少。动物实验发现,动物受 ^{60}Co 照射后,血中蛋氨酸、赖氨酸含量均下降,而且体重增长缓慢,说明电离辐射可影响体内氨基酸的代谢。

(5)晕船:晕船时船员摄食减少,因而各种营养素摄入量也减少,而且前庭器官受到刺激时,蛋白质分解代谢增强,尿中尿素和其他非蛋白氮排出量增加,晕船还会导致血中非必需氨基酸含量增加。

(6)高气压环境:各种形式的潜水都可以影响潜水员蛋白质代谢。有研究报道,潜水员空气潜水后血中白蛋白、球蛋白含量增加,尿素含量减少,提示蛋白质分解减少。但也有报道,潜水 1～2 天后尿素氮排出减少,第 9、10 天尿素氮排出又明显增加,提示蛋白质分解增强。饱和潜水期间蛋白质代谢的变化更为明显,血清尿素氮含量、尿素氮排出量明显增加,血清总蛋白量和白蛋白含量从潜水开始起即有下降,至潜水结束仍低于原水平,提示蛋白质分解代谢增强。

2. 脂类代谢

脂类是脂肪和类脂的总称,前者是人体重要的供能营养素和体内主要的储能物质,受营养状况和机体活动影响变动较大,后者是组织细胞的基本成分,在体内相当稳定。航海环境对脂代谢的影响主要表现在船舶噪声和电离辐射等因素对人体进食的影响及膜脂质过氧化的影响。

(1) 噪声:长期在噪声为 88~107 dB 环境中工作的人,血清中游离胆固醇含量明显高于在非噪声环境工作的人。特别是远洋轮上船员较长时间离开陆地生活,新鲜蔬菜水果供应少,维生素 C 摄入量相对不足,而肉类食品较多,更易发生高脂血症。

(2) 电离辐射:当人体受到较大剂量电离辐射作用后,血清中甘油三酯、总胆固醇、磷脂及非酯化脂酸皆增加,而长期小剂量电离辐射可减少血清总胆固醇含量。电离辐射对脂肪代谢的主要影响是使脂质过氧化,尤其是机体出现氧自由基损伤时,脂质过氧化反应明显增强。

3. 糖代谢

糖在生命活动中的主要作用是提供碳源和能源,糖代谢主要指葡萄糖在体内的一系列复杂的化学反应。糖在不同类型细胞中的代谢途径有所不同,其分解代谢很大程度上受供氧状况的影响。船舶环境因素对糖代谢有一定的影响。

(1) 振动:全身振动可使血糖含量下降,葡萄糖耐量下降,糖原合成减少而糖原分解加强。有报道指出,振动可使红细胞的糖酵解过程增强,乳酸生成增多。

(2) 寒冷环境:寒冷刺激会导致糖代谢增强。当船舶在寒冷地区航行时,受寒冷刺激,机体的葡萄糖分解代谢增强,以满足人体能量的需求。

(3) 电离辐射:可导致人体糖原异生作用增强,甚至出现高血糖及肝糖原含量增加。

4. 水盐代谢

人体各种细胞内外都充满体液,体液由水及溶解于水中的无机盐和有机物组成,体液容量、分布和组成的动态平衡是维持正常生命活动的必要条件。外环境的剧烈变化有可能破坏这种动态平衡,从而对机体产生各种不良影响。

(1) 高温环境:航行于炎热海域时船员可因高温而出现水的负平衡。在高温环境中劳动,人体中矿物质与微量元素也可大量丢失。我国学者报告在锅炉舱内劳动的船员平均出汗量为 760.7 g/h,汗液中 Na^+、Cl^- 浓度随 NaCl 摄入量的增加而增加,而汗液中 K^+ 浓度则随摄入 NaCl 量的增加而减少。因此,在高温环境或热带航行时易出现钾的负平衡,要注意及时补充钾。

(2) 噪声和振动:在噪声或振动环境中工作,可影响体内矿物质与微量元素代谢,尤其镁的变化最为明显,噪声环境的工作人员尿中镁排出量增加,红细胞中镁含量减少。动物实验表明,镁摄入量较低的动物,其听力明显较摄入镁多的动物差,随着外淋巴液与细胞中镁浓度下降,听力丧失更为加重。体内缺铁时听阈升高,而且耳蜗静纤毛丧失。因此,对船员供给充足的矿物质与微量元素可减轻噪声对听力的影响。

(3) 电离辐射:电离辐射引起的呕吐和腹泻会使机体丢失较多的水分与矿物质。长期的辐射作用会使血清中钾、钠、钙、铜含量下降,镁、锌、氯含量增加。

(4) 高气压环境:已有的潜水实验表明,高压下潜水时潜水员的尿量增加与外界压力存在正相关,即随着压力的增加,潜水员排出的尿量明显增加。高气压环境对体内矿物质代谢也有一定的影响,如尿钾排出增加,血清钾含量减少。

(5) 晕船:晕船引起的呕吐可使机体在短时间内丢失大量水分和矿物质,晕船本身也影响人体的多种矿物质的代谢,如使唾液钾浓度减少、钠浓度增加。

5. 维生素代谢

（1）噪声：噪声环境的工作人员维生素消耗增加，尿中维生素 B_1、维生素 B_6 及维生素 PP 排出量减少。长期在噪声环境中暴露，可使肾上腺及尿中维生素 C 的含量下降，若补充维生素 C 可减少噪声对听力的损伤。

（2）高温环境：人在高温舱内工作时，维生素 B_1、维生素 B_2 和维生素 C 等水溶性维生素消耗增加，因而高温作业人员应补充维生素。

（3）寒冷刺激：寒冷可引起机体肾上腺功能亢进，腺体代偿性增大，体内维生素 C 含量下降。有研究发现，摄取大剂量维生素 C 可提高机体耐寒性。

（4）电离辐射：不论是大剂量或小剂量的电离辐射作用，均可使体内维生素 C 的消耗增加，因此对船员尤其在远洋航行时更要注意补充维生素 C。

（5）高气压环境：潜水对维生素代谢的影响不尽相同，暴露于高气压可影响尿中多种维生素的排出量，如维生素 B_1、维生素 B_2、N-甲基烟酰胺等。动物实验表明，大鼠较长时间生活在高气压下，必须提高饲料中各种维生素的含量，否则会影响大鼠的正常生长。

（6）晕船：维生素供给不足时会使晕船的敏感性增加，其中维生素 B_6 与晕船的关系尤为密切，当血中维生素 B_6 含量较高时，前庭功能稳定，运动病症状较轻。故有研究提出，给船员补充含维生素 B_6 的复合维生素制剂可预防前庭功能紊乱的发生。

2.3.2　航海环境对船员的营养要求

1. 远洋船员营养状况

船上的环境和作业与陆地上有诸多不同，远洋船员长时间生活和工作在摇晃、振动、噪声的环境下，场地狭小，有的舱室还高温，要使他们保持良好的健康状况和较高的工作效率，必须注意其营养问题。了解我国远洋船员航海期的膳食与营养状况（表 2-21），才能为研究制定船员航海期营养保障措施提供依据。

青岛大学医学院医学营养系 1994 年 6 月～1995 年 8 月对中国远洋运输（集团）总公司所属 6 艘不同航线的远洋运输船共 182 名船员进行了营养调查（表 2-21～表 2-23），结果表明：航海期船员人均热能摄入量为 13.74 MJ/d，蛋白质 108.3 g/d，维生素 A、维生素 B_2、维生素 C 和钙摄入量均不足，白细胞维生素 C 含量和红细胞维生素 B_2 含量分别为 1.41 mg/100 g±0.68 mg/100 g 和 139.1 μg/L±65.3 μg/L，都低于正常值。4 h 尿负荷试验，维生素 B_1、维生素 B_2、维生素 C 和烟酸不足的人数占比分别为 31.3%、42.2%、78.9% 和 5.6%。船员维生素 C 和维生素 B_2 缺乏症发生人数占比为 51.2% 和 37.2%。因此，作者得出结论：远洋船员航海期食物结构不合理，膳食不平衡，身体营养状况不佳。

表 2-21　远洋船员航海期日均主要膳食构成（引自钟进义等，1996）

食物种类	航海初期		航海后期		参考构成	
	质量（m/g）	百分比（%）	质量（m/g）	百分比（%）	质量（m/g）	百分比（%）
粮　谷	439.0	33.2	447.0	39.5	385.4	32.5
薯　类	32.3	2.4	56.1	4.9	74.6	6.3
豆　类	28.4	2.1	39.7	3.5	49.8	4.2
食　糖	20.6	1.6	16.6	1.5	16.6	1.4
植物油	73.8	5.6	70.4	6.2	16.6	1.4

食物种类	航海初期		航海后期		参考构成	
	质量(m/g)	百分比(%)	质量(m/g)	百分比(%)	质量(m/g)	百分比(%)
肉　类	107.2	8.1	115.7	10.2	66.3	5.6
鱼　类	60.5	4.6	44.3	3.9	16.6	1.4
奶　类	1.0	0.1	1.0	0.1	54.5	4.6
蛋　类	31.7	2.4	48.8	4.0	4.5	3.8
果蔬类	526.1	39.9	294.8	26.2	460.1	38.8

表 2-22　远洋船员航期每天人均营养素摄入量(引自钟进义等,1996)

营　养　素	航海初期	航海后期	参考标准
热能(MJ)	13.5	13.8	12.5
蛋白质(g)	105.1	111.6	90.0
脂肪(g)	129.4	132.1	80.0
碳水化合物(g)	412.7	417.5	480.0
粗纤维(g)	7.1	6.8	6.0~8.0
维生素 A(μg)	563.6	582.7	800
维生素 B_1(mg)	1.9	1.8	1.5
维生素 B_2(mg)	1.4	1.3	1.5
维生素 C(mg)	132.4	33.6	60.0
维生素 PP(mg)	16.3	17.1	15
钙(mg)	596	657.0	800.0
铁(mg)	23.7	25.6	12.0
锌(mg)	16.6	17.9	15.0
铜(mg)	2.1	2.2	2.0~3.0

表 2-23　远航船员体内维生素检测结果(引自钟进义等,1996)

维生素	评价指标	n	缺乏率(%)	均数±标准差	参考标准	对照组均数
维生素 A	血清含量(μg/L)	81	14.8	385.9±190.1	300~900	411.8
维生素 B_1	硫胺素焦磷酸效应(%)	49	26.3	14.6±10.4	≤16.0	13.7
	负荷尿含量(μg)	83	31.3	204.3±144.7	≥200.0	225.9
维生素 B_2	红细胞内含量(μg/L)	78	32.1	139.1±65.3	≥200.0	216.4
	负荷尿含量(μg)	90	42.2	337.9±184.5	≥350.0	362.1
维生素 C	白细胞内含量(mol/g)	81	62.9	75.1±36.2	≥106.4	128.4
	负荷尿含量(μg)	90	78.9	1.9±1.4	≥3.0	3.7
维生素 PP	负荷尿 N-甲基烟酰胺(mg)	90	5.6	4.1±1.6	≥3.0	3.9
维生素 B_6	血清谷草转氨酶[mol/(s·L)]	81	—	16.8±6.4	—	15.8
	红细胞谷草转氨酶[mol/(s·L)]	81	—	3 072.0±968.0	—	3 120.0

　　2007 年 5 月,相关研究人员对广州油轮公司 8 艘远航货轮 208 名船员航行期间膳食的调查则表明:远洋船员航海运输期间食物结构不合理,膳食不平衡,糖、脂类和蛋白质三大营养素都在一定程度上有所

超标,钙相差 143 mg,维生素 A、维生素 B_1、维生素 B_2、维生素 C 分别相差 0.22 mg、0.6 mg、0.5 mg 和
26.4 mg,多种营养素的摄入量没有达到膳食平衡要求(表 2 - 24)。

表 2 - 24　远洋船员航海期每天营养(引自张霞,2008)

营养元素	脂类(g)	蛋白质类(g)	糖类(g)	维生素 A(mg)	维生素 B_1(mg)	维生素 B_2(mg)	维生素 C(mg)	维生素 PP(mg)	钙(mg)	锌(mg)	铜(mg)
供量	132.5	111.6	471.3	0.583	0.9	1.0	33.6	16.1	657	14.8	2.2
标准	80	90	432	0.8	1.5	60	60	15	800	15	2

以 2016 年 7～11 月在广东国际旅行卫生保健中心办理国际旅行健康检查证明书、海员健康证的 296
名国际航线船员为调查对象,船员肉类、水产类、蛋及制品类、谷薯类及杂豆摄入量超过中国居民平衡膳
食宝塔推荐摄入量(recommended nutrient intake, RNI),而蔬菜、水果类、奶及奶制品少于推荐摄入量。
将船员营养素摄入量与中国营养学会提出的 18 岁以上中等运动量的男性推荐摄入量和适宜摄入量
(adequate intake,AI)对比,船员仅能量和维生素 B_1、维生素 B_2、维生素 E、镁、锌摄入接近推荐摄入量或
适宜摄入量;蛋白质、钾、钠、铁、铜、磷、硒摄入量较高;维生素 A、维生素 PP、维生素 C 和钙摄入量偏低。
将船员的供能营养素摄入量及供能比与宏量营养素可接受范围(acceptable macronutrient distribution
range,AMDR)对比发现,船员的脂肪和蛋白质超过宏量营养素可接受范围,尤其是脂肪,而碳水化合物
低于宏量营养素可接受范围(表 2 - 25)。调查发现,远洋船员的膳食有两大特点:① 符合高脂肪高蛋白
饮食;② 蔬菜、水果、奶类及奶制品摄入过少,维生素 A、维生素 PP、维生素 C、钙的摄入不足。船员个体
的营养面临双重问题,营养过剩(高脂肪高蛋白)和营养不足(部分维生素和矿物质摄入不足)同时存在。
有调查显示,远洋船员群体中营养过剩(肥胖)和营养不足(体重不足)并存,船员脂肪肝、心脏病和胆囊疾
病患病率高于普通居民。

表 2 - 25　远洋船员供能营养素日平均摄入量及供能比(引自王劲等,2018)

供能营养素	日平均摄入量(g)	能量(kcal)	占总能量摄入量(%)	宏量营养素可接受范围(%)
蛋白质	124.15±22.71	496.60	16.70	8～15
脂肪	150.59±36.93	1 355.31	45.59	20～30
碳水化合物	280.25±102.70	1 121.00	37.70	50～65

2. 船员的营养素供给量

人体的营养需要因不同的年龄、性别和不同的机体生理状况以及所从事的劳动或活动强度不
同而明显不同。龚锦涵主编的《航海医学》指出,船员每人每天平均能量消耗为 12～13 MJ(2 900～
3 100 kcal),属中等劳动强度。船员长期工作、生活于船舶环境,各种因素综合作用,从而影响机体
的物质代谢,他们对营养的要求与陆地人员有所不同。加之船舶上食品仓库容积有限,限制了食物
品种和新鲜食物的数量,特别在长期航行时船员的营养保障尤为重要。因此,制订船员的营养素供
给量标准具有实际意义,表 2 - 26 为南通大学医学院经远洋近航调查研究提出的"海员营养素供给
量"标准。

此外,在常规舰艇、核动力舰船、大深度饱和潜水等特殊航海条件下,船员营养素供给量与普通船舶
不同,还有各自的标准。

表 2 - 26　海员营养素供给量(引自叶雪梅等,1987)

营 养 素	供 给 量	营 养 素	供 给 量
能量	12.6 MJ(3 000 Kal)	铁	15 mg
蛋白质	80 g	维生素 A	1 500 μgRE
脂肪	60 g	维生素 B_1	1.4 mg
碳水化合物	485 g	维生素 B_2	1.4 mg
食物纤维	6~8 g	维生素 PP	14 mg
钙	600 mg	维生素 C	60 mg

注：RE 为视黄醇当量。

2.3.3　船员常见营养缺乏病及其防治

　　船员在航海期间膳食不平衡,多种营养素摄入不足,易导致牙龈肿痛出血、口腔黏膜溃疡、便秘、脱发、湿疹、免疫力降低和心理紊乱等疾病,对他们的生活和工作造成影响。现代航海常见的营养缺乏病主要由维生素 B_1、维生素 B_2 和维生素 C 缺乏引起。

1. 维生素 B_1 缺乏症(脚气病)

　　维生素 B_1 又称硫胺素。硫胺素焦磷酸(thiamine pyrophosphate,TPP)是体内 α-酮酸氧化脱羧酶的辅酶,为维持机体正常糖代谢所必需。缺乏维生素 B_1 时,体内不能产生足够的硫胺素焦磷酸,使 α-酮酸进入三羧酸循环的代谢受阻,影响能量代谢和其他物质的代谢,从而引发本病。临床上通常把本病分为三型：① 干性脚气病：以多发性周围神经炎为主,多表现为肢端麻痹或功能障碍。② 湿性脚气病：因心肌损害而出现心力衰竭、水肿。③ 急性混合型脚气病：神经损害和心肌损害、水肿等表现同时出现。

　　维生素 B_1 在谷类和豆类的胚外层含量较多,而且不易氧化,耐热,但易被碱破坏,常吃精白米、面,或煮粥、煮豆时加碱会使维生素 B_1 大量损失。现代船舶上普遍食用精白米、面,若加上烹调不当,就会减少硫胺素摄入量。此外,航海时受高温、噪声、晕船等因素的影响,机体消耗维生素 B_1 增加,时间一长就可能发生维生素 B_1 缺乏病。因此,应注意多吃谷类、豆类、干果、硬果、动物内脏、肉、蛋等含硫胺素丰富的食品。通常,船员每人每天获得 2 mg 硫胺素就可防止本病的发生。船员有维生素 B_1 缺乏病表现时,除在饮食上调整外,可口服 5~10 mg 维生素 B_1,3 次/天,连续 1~2 周,症状好转后,改为 2.5~5 mg/d,维持数周。在补充维生素 B_1 的同时,还应适当补充其他 B 族维生素。

2. 维生素 B_2 缺乏症

　　维生素 B_2 又称核黄素,是体内黄素单核苷酸(flavin mononucleotide,FMN)和黄素腺嘌呤二核苷酸(flavin adenine dinucleotide,FAD)两种辅酶的组成成分,在细胞呼吸过程中起传递氢的作用。缺乏维生素 B_2 可影响机体内的氧化还原反应,使能量代谢和物质代谢发生紊乱。维生素 B_2 缺乏病的临床表现主要有：① 口角炎；② 唇炎；③ 舌炎；④ 口腔黏膜溃疡；⑤ 阴囊皮炎；⑥ 眼部病变,如睑缘炎、视物模糊等。

　　维生素 B_2 含量较丰富的食品有蛋黄、肝、牛奶等。植物性食物中,维生素 B_2 主要存在于绿叶蔬菜和豆类中。船员在航海中通常每人每天需要 2 mg 维生素 B_2,但我国的饮食习惯多以植物性食物为主,往往难以达到这个水平。人体维生素 B_2 的储量很少,一旦摄入量过少,尤其像船舶这样的集体饮食单位,就有可能同时出现成批维生素 B_2 缺乏症病员。

　　维生素 B_2 缺乏病通常可给予口服维生素 B_2 片 5 mg,3 次/天,1 周左右可见效。同时,适量补充其他 B 族维生素。

3. 维生素 C 缺乏病(坏血病)

维生素 C 即抗坏血酸,在体内的作用极为广泛。研究证明,前胶原 α-肽键上的脯氨酸与赖氨酸经羟化反应变成羟脯氨酸与羟赖氨酸时,须有维生素 C 参与,才能形成正常的胶原,如果维生素 C 缺乏,胶原形成受阻,细胞间连接不正常,毛细血管脆性增加,易出现皮下、黏膜下广泛出血或伤口溃疡愈合不良等坏血病的临床表现。此外,维生素 C 还参与神经递质、类固醇的代谢,因而与人的应激能力有关。维生素 C 还具有抗氧化和抗癌作用。

每天摄入新鲜蔬菜、水果等,一般不易缺乏维生素 C。但海上航行时,蔬菜、水果不能大量携带和长期储存,加上烹饪损失,维生素 C 的实际摄入量就可能不足,从而引发坏血病。因此,在蔬菜、水果等供应不足时,应考虑给船员供应维生素 C 强化的食品,以保证在航海时每人每天摄入 70～100 mg 的维生素 C。

2.4　食品与供水卫生

船舶在海上航行,特别是远航过程中,受食品、供水的储存条件限制,加上可能存在的特殊环境因素的影响,其卫生状况出现不良变化,可能影响航海作业人员的健康,甚至导致疾病的发生。因此,应对航海船舶的食品卫生与供水卫生给予足够的重视。

2.4.1　食品卫生监督

食品卫生监督制度指国家为保证食品卫生,保障人民的身体健康,通过立法确定的整套监督检查措施。《中华人民共和国食品安全法》(简称《食品安全法》)确立了食品卫生监督制度,由法定的食品卫生监督机构及其食品卫生监督员执行食品卫生监督任务,行使监督权。食品卫生监督员在执行任务时,可以向食品卫生经营者了解情况,索取必要的资料,进入生产经营场所检查,按照规定无偿采样,并依法处理发现的问题。生产经营者不得拒绝或隐瞒。发生食物中毒的单位和接收患者进行治疗的单位,除采取抢救措施外,应当按照国家有关规定,及时向所在地食品卫生监督机构报告。

食品卫生监督的目的与任务,主要是根据《食品安全法》和其他相关食品卫生标准,对供应的食品进行卫生监督管理,抽样检查、检验,防止食品污染,排除食品中可能存在的威胁人体健康的有害因素,确保食品安全卫生,预防食源性疾病和其他危害。因此,食品供应卫生监督内容一般包括以下几个方面: ① 食品来源的卫生监督;② 食品运输的卫生监督;③ 食品加工处理的卫生监督;④ 食品运送人员的卫生监督;⑤ 食品的卫生监督;⑥ 食品中放射性物质和食品添加剂限量的卫生监督。

2.4.2　食物中毒

食物中毒(food poisoning)指人摄入了含有生物性、化学性有毒有害物质后,或把有毒有害物质当作食物摄入后,所出现的非传染性的急性或亚急性疾病,属于食源性疾病的范畴。食物中毒既不包括因暴饮暴食而引起的急性胃肠炎、食源性肠道传染病(如伤寒)和寄生虫病(如囊虫病),也不包括因一次大量或者长期少量摄入某些有毒有害物质而引起的以慢性毒性为主要特征(如致畸、致癌、致突变)的疾病。通常都是在不知情的情况下发生食物中毒。

1. 食物中毒分类

(1) 细菌性食物中毒:因摄入含有细菌或细菌毒素的食品而引起的食物中毒,最主要、最常见的原因是食物被细菌污染。细菌性食物中毒占食物中毒的 50% 左右,而动物性食品是引起细菌性食物中毒的主要食品,其中肉类及熟肉制品居首位,其次有变质禽肉、病死畜肉以及鱼、奶、剩饭等。夏季是细菌性食物中毒的高发季节。

食物被细菌污染主要有以下原因：① 禽畜在宰杀前就是病禽、病畜；② 刀具、砧板及用具不洁,生熟交叉污染；③ 加工现场环境卫生状况差,蚊蝇滋生；④ 食品从业人员带菌污染食物；⑤ 食前未充分加热,未充分煮熟。发生食物中毒的另一主要原因就是储存方式不当或在较高温度下存放较长时间,使致病菌大量繁殖。如果食前彻底加热,杀死病原菌,一般可避免发生食物中毒。

（2）真菌性食物中毒：真菌在谷物或其他食品中生长繁殖产生有毒的代谢产物,人和动物食入这种毒性物质发生的中毒,称为真菌性食物中毒。中毒发生主要通过被真菌污染的食品,用一般的烹调方法加热处理并不能破坏食品中的真菌毒素。真菌生长繁殖及产生毒素需要一定的温度和湿度,因而中毒往往有比较明显的季节性和地区性。

（3）动物性食物中毒：指食入动物性中毒食品引起的食物中毒。将天然含有有毒成分的动物或动物的某一部分当作食品,误食后可引起中毒反应；在一定条件下产生了大量的有毒成分的可食的动物性食品,如食用鲐鱼等也可引起中毒。近些年,我国发生的动物性食物中毒主要是河鲀中毒,其次是鱼胆中毒。

（4）植物性食物中毒：一般因误食有毒植物或有毒的植物种子,或烹调加工方法不当,没有把植物中的有毒物质去掉而引起。主要有 3 种情况：① 将天然含有有毒成分的植物或其加工制品当作食品,如桐油、大麻油等引起的中毒；② 在食品的加工过程中,将未能破坏或除去有毒成分的植物当作食品食用,如木薯、苦杏仁等；③ 在一定条件下,不当食用大量有毒成分的植物性食品,食用鲜黄花菜、发芽马铃薯、未腌制好的咸菜或未烧熟的扁豆等造成中毒。最常见的植物性食物中毒为菜豆中毒、毒蘑菇中毒、木薯中毒,有毒蘑菇、马铃薯、曼陀罗、银杏、苦杏仁、桐油等引起的植物性食物中毒可致死。植物性中毒多数无特效疗法,对一些能引起死亡的严重中毒,尽早排出毒物对中毒者的预后非常重要。

（5）化学性食物中毒：为食入化学性中毒食品引起的食物中毒。主要包括：① 误食被有毒有害化学物质污染的食品；② 因添加非食品级的或伪造、禁止使用的食品添加剂、营养强化剂的食品,以及超量使用食品添加剂而导致的食物中毒；③ 储藏等原因造成营养素发生化学变化的食品,如油脂酸败造成中毒。

有可能在船舶上发生的化学性食物中毒为亚硝酸盐食物中毒。亚硝酸盐经常被作为某些鱼、肉加工品的发色剂,加入量多可引起中毒。蔬菜腐烂易产生亚硝酸盐。腌制蔬菜随着时间及温度的升高会产生亚硝酸盐,腌制 7～8 天时亚硝酸盐含量最高。此外,误把亚硝酸盐当作食盐食用,可引起急性中毒。亚硝酸盐的中毒剂量为 0.3～0.5 g,致死剂量为 3 g。亚硝酸盐中毒的主要症状是口唇、指甲及全身皮肤出现发绀等缺氧表现,并有头昏、头痛、恶心、呕吐、腹痛、腹泻等症状。

2. 食物中毒的特点

食物中毒具有下述特点：① 因没有个人与个人之间的传染过程,潜伏期短,突然发病,集体暴发；② 中毒患者多数表现为肠胃炎症状,常常出现恶心、呕吐、腹痛、腹泻等消化道症状；③ 发病与某种食物有明显关系。患者近期内食用过同样食物,发病范围局限在食用该类有毒食物的人群,停止食用该食物后发病很快停止,发病曲线在突然上升之后呈突然下降趋势；④ 食物中毒患者对健康人不具有传染性。

3. 食物中毒的预防

食物中毒以预防为主,主要预防措施如下。急救处理参见第 4 章 4.3.7。

（1）加强对食品从业人员的管理,定期进行健康检查。根据《食品安全法》第四十五条规定,食品生产经营者应当建立并执行从业人员健康管理制度。患有国务院卫生行政部门规定的有碍食品安全疾病的人员,不得从事接触直接入口食品的工作。食品生产经营人员应当每年进行健康检查,取得健康证明后方可上岗工作。凡患有痢疾、伤寒、病毒性肝炎等消化道传染病(包括病原携带者),以及活动性肺结核、化脓性或渗出性皮肤病和其他有碍食品卫生的疾病者,不得参加接触直接入口食品的工作。

(2) 严把质量关,防止购入变质食品,同时进行合理的存放和应用。生、熟食品,成品与半成品分别存放,不能存放于同一冰箱。储存食品须遵守先存先出的原则。冷藏设备也要定期清洁、消毒。

(3) 切实做好生、熟分开,遵守从生到熟的加工程序,杜绝生食与熟食的交叉污染。

(4) 加工销售熟肉、豆制品及凉拌菜时,一定要做到"五专",即专人、专用工作室、专用工具、专用消毒柜及器具、专用冷藏设备。

(5) 食品要烧熟煮透,外购的熟食一定要烧透或蒸透后再食用。

(6) 宣传《食品安全法》等法律知识及食物中毒预防知识,养成良好的卫生习惯。

2.4.3　食品装载与储存

船舶在海上航行,船员的食物虽然有可能在海上获得补给,但是主要由在航的船舶自身携带解决。要保证船员获得合乎生理需要的膳食,做好食品装载和储存的卫生监督也是十分重要的环节。

1. 食品装载

食品装载基本要求是正确合理地充分利用船舶空间存放食品,并且便于航行期间保管。

(1) 食品装载计划:根据船舶类型、航行时间、航行海域的气候和所装载食物等方面,制订具体装载计划,包括装载时间、次序、路线、存放空间分配等。

(2) 装载食品的选择:从食品的营养价值、保鲜时间长短衡量,尽可能少地占用船舶空间。

2. 食品储存

船舶的食品储存应保障船员在航行期间有充足的食品供给,包括食品的种类和新鲜度,这就要求船舶上必须有相配套的存储设备。一般船舶上都配有低温冷冻设施,需要注意的是,冷冻食品并非无菌,有可能含有病原菌,如肉毒杆菌、沙门菌等。一般认为,-18℃以下的温度是冷冻制品最适宜的储藏温度。食品解冻后应立即食用,避免病原菌及腐败菌在解冻后大量繁殖而致病。

2.4.4　船舶供水的卫生学要求

船舶在航行中需要大量的水,除用于船员维持正常的生理活动需要外,在保持个人和船舶卫生上也需要水。在空间有限的船舶上,携带的水资源也有限。如何根据船舶特点,保障船员在航行中特别是远航时对水的需求,成为头等重要的问题。同时,船舶在海上航行,特别是时间较长时,水的合理存放十分重要,必须保证提供的用水符合卫生学标准。因此,应对船舶供水提出卫生学要求,并实施卫生监督。总体来说,船舶供水具有以下特点:① 配水环节多、程序多,水容易污染;② 水柜(舱)容量有限,淡水供应紧张;③ 供水系统管路多;④ 水柜(舱)中淡水储存时间较久,容易变质。

1. 供水的卫生要求

国外有专门针对舰船的水质标准,如美国、英国、加拿大、澳大利亚四国海军,制定了《美英加澳—海军—标准—23B　可饮用水水质标准》。我国没有制定专用于舰船的水质标准,饮用水卫生学的基本要求一般按照国家制定的生活饮用水卫生标准执行。我国已对目前执行的《生活饮用水卫生标准》(GB5749—2006)进行了修订,2022 年 3 月 15 日,国家市场监督管理总局和国家标准化管理委员会发布了《生活饮用水卫生标准》(GB5749—2022),将于 2023 年 4 月 1 日正式实施(表 2-27)。

表 2 - 27　生活饮用水水质常规指标及限值

分　类	指　标	限　值
微生物指标	总大肠菌群(MPN/100 mL 或 CFU/100 mL)[1]	不应检出
	大肠杆菌(MPN/100 mL 或 CFU/100 mL)[1]	不应检出
	菌落总数(MPN/100 mL 或 CFU/mL)[2]	100
毒理指标	砷(mg/L)	0.01
	镉(mg/L)	0.005
	铬(六价,mg/L)	0.05
	铅(mg/L)	0.01
	汞(mg/L)	0.001
	氰化物(mg/L)	0.05
	氟化物(mg/L)[2]	1.0
	硝酸盐(以 N 计,mg/L)[2]	10
	三氯甲烷(mg/L)[3]	0.06
	一氯二溴甲烷(mg/L)[3]	0.1
	二氯一溴甲烷(mg/L)[3]	0.06
	三溴甲烷(mg/L)[3]	0.1
	三卤甲烷(三氯甲烷、一氯二溴甲烷、二氯一溴甲烷、三溴甲烷的总和)[3]	该类化合物中各种化合物的实测浓度与其各自限值的比值之和不超过 1
	二氯乙酸(mg/L)[3]	0.05
	三氯乙酸(mg/L)[3]	0.1
	溴酸盐(mg/L)[3]	0.01
	亚氯酸盐(mg/L)[3]	0.7
	氯酸盐(mg/L)[3]	0.7
感官性状和一般化学指标[4]	色度(铂钴色度单位,度)	15
	混浊度(散射混浊度单位,NTU)[2]	1
	臭和味	无异臭、异味
	肉眼可见物	无
	pH	不小于 6.5 且不大于 8.5
	铝(mg/L)	0.2
	铁(mg/L)	0.3
	锰(mg/L)	0.1
	铜(mg/L)	1.0
	锌(mg/L)	1.0
	氯化物(mg/L)	250
	硫酸盐(mg/L)	250
	溶解性总固体(mg/L)	1 000
	总硬度(以 CaCO₃计,mg/L)	450
	高锰酸钾指数(以 O₂计,mg/L)	3
	氨(以 N 计,mg/L)	0.5
放射性指标[5]	总 α 放射性(Bq/L)	0.5(指导值)
	总 β 放射性(Bq/L)	1(指导值)

　　[1] MPN 表示最可能数,CFU 表示菌落形成单位。当水样检出总大肠菌群时,应进一步检验大肠杆菌;当水样未检出总大肠菌群时,不必检验大肠杆菌。

　　[2] 小型集中式供水和分散式供水因水源与净水技术受限时,菌落总数指标限值按 500 MPN/mL 或 5 000 CFU/mL 执行;氟化物指标限值按 1.2 mg/L 执行;硝酸盐(以 N 计)指标限值按 20 mg/L 执行;混浊度指标限值按 3 NTU 执行。

　　[3] 水处理工艺流程中预氧化或消毒方式:① 采用液氯、次氯酸钙及氯胺时,应测定三氯甲烷、一氯二溴甲烷、二氯一溴甲烷、三溴甲烷、三卤甲烷、二氯乙酸、三氯乙酸;② 采用次氯酸钠时,应测定三氯甲烷、一氯二溴甲烷、二氯一溴甲烷、三溴甲烷、三卤甲烷、二氯乙酸、三氯乙酸、氯酸盐;③ 采用臭氧时,应测定溴酸盐;④ 采用二氧化氯时,应测定亚氯酸盐;⑤ 采用二氧化氯与氯混合消毒剂发生器时,应测定亚氯酸盐、氯酸盐、三氯甲烷、一氯二溴甲烷、二氯一溴甲烷、三溴甲烷、三卤甲烷、二氯乙酸、三氯乙酸;⑥ 当原水中含有上述污染物,可能导致出厂水和末梢水的超标风险时,无论采用何种预氧化或消毒方式,都应对其进行测定。

　　[4] 当发生影响水质的突发公共事件时,经风险评估,感官性状和一般化学指标可暂时适当放宽。

　　[5] 放射性指标超过指导值(总 β 放射性扣除⁴⁰K 后仍然大于 1 Bq/L),应进行核素分析和评价,判定能否饮用。

2. 常见的船舶饮用水问题

2019 年,对太仓港国际航行船舶 56 艘次的调查报告显示,水质微生物学检测合格的船舶共 30 艘次,合格率为 53.57%,其中菌落总数合格率为 60.71%,总大肠菌群合格率为 82.14%,大肠杆菌合格率为 100%。用海水进行淡化的船舶生活饮用水微生物指标不合格率高于采购淡水的船舶。船龄越长,其饮用水不合格率越高。其原因是造船工艺落后、硬件设备可能比较陈旧甚至破损,导致饮用水被微生物污染;饮用水管网及饮用水处理设备,如海水淡化装置、加热装置,在老化、缺乏维护的情况下,也助长了微生物繁殖。预防的措施为:① 定期清洗储水舱,避免二次污染;② 船龄较长的远洋船舶,应在水管网末梢安装小型高效的饮水净化消毒装置;③ 对船员进行健康教育,提倡饮用煮沸的水。

2.4.5　海水淡化

现代远洋船舶由于航程远、航期长,特别是大型舰船,船上人员较多时,对淡水的需求量特别大。船舶所需淡水可用水舱来携带,但对航程较远、连续航行时间较长、人员众多的远洋船舶来说,要携带足量的淡水,就必然会相应地减少载重吨位,且淡水储存过久会因水舱的污染和细菌的繁殖而变质。此外,携带淡水还会影响船舶应付意外情况的能力。因此,海水淡化成为解决这一问题的方法。所谓海水淡化即是利用海水脱盐生产淡水的过程。

1. 海水淡化方法

有多种方法可从海水中取得淡水,包括海水蒸馏法、反渗透法、冷冻法、电渗析法及碳酸铵离子交换法等,应用反渗透膜法及蒸馏法是市场上的主流。

2. 存在问题与缺点

从 20 世纪 50 年代开始,中东地区已经开始大型化海水淡化,以解决该地区淡水资源极度短缺的问题。经过历年的生产实践和科学研究,海水淡化的优点已经很明显,其成本已大幅度降低。但是,海水淡化仍存在不少问题与缺点:① 海水淡化过程复杂,包括海水预处理、淡化(脱盐)、淡化水后处理等;② 海水淡化过程无论采用哪种淡化方法,都存在着能量优化利用与回收、设备防垢和防腐及浓盐水的正确排放等问题;③ 海水淡化能耗高、价格高、存在水质隐患、影响海洋生态等缺点。

2.5　船员的安全与健康教育

航海作业危及安全与健康的因素较多,应对作业人员经常进行安全与健康方面的教育。健康教育是通过信息传播和行为干预,帮助个人和群体掌握卫生保健知识,树立正确的健康观念,自愿采纳有利于健康行为和生活方式的教育过程。其目的是促使人们改变不良的工作、生活与行为方式,消除影响安全与健康的危险因素或减轻其影响,以保障作业安全,提高作业效率,同时预防疾病,促进健康,提高生活质量。

2.5.1　安全教育

在海上紧急情况下,船员的安全问题和逃生方案应给予足够的重视。船员是一个危险的职业,每个船员都应知道其工作所存在的危险性。因此,所有船员接受关于急救措施、运送伤员、人工呼吸等知识和技能的教育和培训十分必要。

国际组织通过大量的调查发现,80% 以上的安全事故是由人为因素造成的,安全管理疏忽和安全意识淡薄是酿成事故的祸根。如果船员平时对安全问题有足够的重视,一切按规程操作,在紧急情况下处理得当,80% 以上的事故完全可以避免。

1. 安全教育的必要性

尽管海上交通安全事故的具体原因错综复杂,但绝大多数与人的操作失误有关,因为人是船舶营运安全的实践主体。消除人为失误的可能,减轻人为失误酿成的损失,应是安全管理的中心工作。

船舶运输安全事故的发生往往是船员、设备、环境、管理四个要素共同作用的结果。这四个要素相互作用、相互依赖,决定了船舶运输复杂多变的特点。船员在这四个要素中起着关键作用,同时其又是四个要素中最活跃、最难以预测和控制的。船员拥有个人安全意识,具备对其工作岗位危险因素的敏锐察觉力,严格遵守规定的操作程序及岗位职责要求,在面对船舶设备故障时,采取妥善的应急措施,从而避免人身伤害或船舶事故的能力,是保障船舶安全的重要条件。因此,每个船员个人安全意识的强弱不仅影响自身的安危,还会影响到其他船员甚至整个船舶的安危。

强化船员安全意识,既是为保障船舶安全运输而对船员教育提出的一个重要任务,也是船舶运输安全管理中的一个重要方面。总体来说,帮助船员树立正确的安全意识是船舶安全工作的关键所在。

2. 安全教育的性质

心理学家马斯洛把人类需求分为 5 个层次,由较低层次到较高层次依次是生理需求、安全需求、社会需求、尊重需求和自我实现需求。人的基本需求就是要不断地求得发展,而在维持生命的最低生理需求得到基本满足后,谋求人身安全、精神安全及社会的安全保障就成为新的最基本需求。

在对船员进行安全教育的过程中,上述心理需求五阶段学说是最基本的理论依据。一切从事船员安全教育的工作者均应以尊重船员生命安全为核心,将自己的工作重心置于提高船员的安全素质水平上。因此,进行船员安全教育,必须深入了解船员安全教育的基本性质。

(1) 船员安全教育的时空未来性:安全教育的宗旨是防止人的不安全行为,并消除物的不安全状态,最终目的是防止在未来的时间和空间内发生海上事故。

(2) 船员安全教育内容的全面性:若不能全面地掌握危险因素的相互作用机制,便不可能有效地防止海上事故的发生。船舶航行和作业不仅需要集中指挥,同时也需要多部门协作,每个岗位、每一种设备都应做到安全达标,因此要求船员安全教育在内容上要全面。

(3) 船员安全教育对象的彻底性:有统计表明,在群体中约有 20% 的人属于优秀,60% 的人属于一般,而余下的 20% 则需要给予更多的指导和教育。而安全教育的结果若不能使 100% 的受教育者达到所要求的标准,就不能妄谈其教育成果的彻底性。因此,安全教育的最终手段是彻底的个人管理。

(4) 船员安全教育方法的多样性:安全教育中既有管理内容又有技术内容;既有普遍性问题又有特殊性问题。为了提高安全教育的效果,需从船员安全教育内容的实际出发,采取适当的方法,这就构成了船员安全教育方法的多样性。

(5) 船员安全教育工作的计划性:安全教育工作几乎渗透在船员所有工作中,同时还应具备专门的船员安全教育内容、时间和程序。为了有组织、有领导、有目标地实施船员安全教育,必须加强工作的计划性。

3. 安全教育的目标

船员安全教育的目标按时间可分为近期目标和远期目标:近期目标往往放在企业及其所属船舶当前安全运输生产对船员提出的具体要求上,而远期目标则放在全面提高全体船员的安全素质上。按内容可分为综合目标和具体目标:综合目标落实在一定期间内降低各类与船员密切相关的海上事故发生率上,而具体目标则应落实在船员的具体作业和实现安全标准作业的达标率上。最终目标则是提高船员素质,防止各类海上事故的发生。

4. 层次化安全教育培训

根据船员个人不同的学习需求和专业特点,在培训内容和方法上因人而异、按需施教,充分体现广大船员在教育培训中的主体地位,促进船员综合素质的全面发展。

(1) 深入调查,掌握船员安全教育培训的需求:掌握船员教育培训的需求,是推行层次化船员教育培训的前提。在制订培训工作计划之前,广泛征求船员在培训内容和方式上的意见,全面掌握船员的学习需求,这是开展安全教育培训必不可少的过程。在此基础上,制订出适应不同文化、不同专业、不同年龄、不同阶段等各层次需求的培训计划,分专业、分类别进行实效性培训。

(2) 按需施教,突出船员安全教育培训的重点:对年轻船员的教育培训要突出"范围广"的特点,要把系统教育作为年轻船员培训的基本内容,注重考察年轻船员基本技能和基本安全知识的掌握情况;对主管业务的高级船员的教育培训要突出"层次专"的特点,要重点培训他们对专业化的国际公约、法规、体系和安全设备操作规程等实用技术的运用,使他们真正掌握实用的专业技术和技能;对管理级船员的培训要突出"程度深"的特点,把学习先进管理者的经验作为重点,帮助他们提高预防安全事故的组织能力和创新能力,及应对安全问题的决策能力和应变能力。

(3) 方法多样,灵活调整船员安全教育培训的方式:根据不同的培训内容,灵活运用多种培训方式。一是开展专题式培训,主要针对一些政策性、公约性、理论性比较强的课题;二是采取实例式培训,对一些操作性比较强的问题,采取实例讲解和模拟演习的方式。

(4) 重视效果,多种安全教育培训手段相结合:利用现代化的管理思想和音像、网络等技术手段,采取丰富多样的形式,提高安全培训效果。在有限时间内,使船员获得较多有效的知识量,把理论教学体系和实践教学体系紧密联系起来,有效地把知识转化为能力。

(5) 注重持续,阶段集中教育与经常性教育相互穿插:安全培训的最终目的是把所学到的知识和技能应用到工作中去,改善行为方式,提高工作效率。因此,培训要通过阶段性的集中教育和常态化的经常性教育相结合,把安全落实到一切工作中。海事主管部门要定期对培训工作进行评估与分析,在遵循培训大纲的前提下,不断探索和改进教学方法,努力提高培训质量,力求教学方式和内容贴近实际。

2.5.2　健康教育

1. 戒烟与禁酒

(1) 宣传吸烟和饮酒的危害:吸烟不仅危及自己,也影响周围的不吸烟者,且严重污染环境,成为社会的一大公害。有关数据表明,船员的吸烟人数占比高于陆地人员。同时,船员饮酒十分普遍,饮酒及酒精依赖占比高于普通人群,渔民饮酒与酒精依赖可能更盛于商船。因此,应对船员进行吸烟和饮酒危害的宣传。吸烟和饮酒的危害详见本书5.16。

(2) 宣传戒烟、禁酒的益处:戒烟能有效地降低发生吸烟相关疾病的危险性,明显降低冠心病急性发作和预防脑卒中的进一步发展。禁酒可防止饮酒成瘾,同时也可控制醉酒后可能出现的极大危险。在禁酒的教育中,不仅要强调醉酒后的危害、介绍相关解酒措施,还要教育海员饮酒对航海作业的严重风险,特别要强调航海作业期间应禁止饮酒。

(3) 科普戒烟、戒酒的办法与措施:给船员科普,了解吸烟、饮酒成瘾均属于药物成瘾的范畴,由于大脑的结构、功能及其生化代谢等多方面发生明显的变化,这些改变即使通过治疗也不可能在短时间内可以纠正,况且许多结构上的改变已不可逆转,要充分认识到烟瘾和酒瘾的顽固性,戒烟戒酒过程充满复杂性与曲折性,要采用综合方法以达到控制烟瘾和酒瘾的目的。相较于烟瘾,酒瘾需要更长时间来戒除。戒除烟瘾和酒瘾的方法实际上就是脱瘾治疗,类似于戒毒,即针对烟草和酒精的身体依赖与心理依赖两大方面进行治疗。

针对身体依赖可采用递减疗法、替代疗法、药物脱瘾等进行治疗,而针对心理依赖则可采取综合的治疗方法,包括认知疗法、厌恶疗法、集体疗法、心理疏导等。除戒烟戒酒者本人的努力之外,还需要家庭、社会包括工作单位同事、朋友们的共同努力。

此外,可通过广告、传单、广播和电视节目来宣传烟酒的危害、戒烟规定和戒烟戒酒方法。船上可用色彩鲜艳附有插图的广告和小册子在船舶醒目部位永久性陈列,向船员宣传吸烟、饮酒的危害。系统的教育包括预防和控制烟瘾、酒瘾两部分组成,教育成败取决于船员对烟酒危害及对酒瘾、烟瘾的认识,注意尽可能提高船员对健康教育的兴趣。此外,尚需要营造一个良好的环境。针对船员吸烟、酗酒的环境、心理因素,制订出改善环境的措施,包括生活条件、娱乐和社交条件、学习和获得信息的条件,提高船员的心理素质,包括个人的认知和意志、集体意识等。

2. 心理健康教育

船员的心理卫生详见第3章。心理健康指心理的各个方面及活动过程处于一种良好或正常的状态。心理健康的理想状态是保持性格完好、智力正常、认知正确、情感适当、意志合理、态度积极、行为恰当、适应良好的状态。这突出表现在社交、生产、生活上能与其他人保持较好的沟通或配合,能良好地处理生活中发生的各种情况。使船员达到心理健康是船员心理卫生工作的最终目标。健康的心理是做好本职工作的前提。然而,长期以来,各级部门在加强对船员思想政治教育、改善船员物质生活条件时,忽视了船员的心理健康教育。在对船员进行训练时,往往只注重操作技能的训练,而忽视对其心智技能的训练,从而导致了许多由心理因素而引发的海上事故。

随着航海事业的发展,许多海运企业开始意识到海员心理健康的重要性,并开始着手于海员心理状况的调研,从而找出提高海员心理健康的方法。因此,在航海类院校开设航海心理学课程十分必要,在心理健康教育课程中进行心理训练和心理辅导,融知识性、趣味性、参与性和操作性为一体,真正提高海员的抗挫折能力和自我心理调节能力。同时,应在海运企业内部设置职业卫生顾问,针对船员提出可行的心理保健措施,定期对船员进行心理保健教育与咨询,保障船员的心理健康。有条件时也可通过建立健康心理档案的方法,跟踪船员的心理健康,以便及时发现和解决问题。

3. 睡眠与休息

教育船员认识到充足的睡眠对机体健康十分重要。神经系统疲劳时,应激性降低,容易导致安全事故。对处于特殊职位的海员,良好的睡眠与休息不仅能帮助他们保持自身健康来面对长时间的海上航行,还可以在应对各种紧急或突发情况时有更好的反应力与应变力。

(1) 制定合理的作息制度:航行期间不稳定的作息制度是船员身心疲劳、工作能力下降的主要原因,这与其影响人体的生物节律密切相关。一般说来,一个新的生物节律定型的建立,需要7～15天,而这段时间内易出现机体功能下降,从而发生疲劳。因此,结合不同航线的地域、气候及船员的工作特点,建立相对固定的作息制度,尽快形成工作生活的生物节律定型。

(2) 创造良好的睡眠条件:现代船舶的船员多以脑力劳动为主,船舶颠簸使船员的有效工作时间缩短,一次值班时间不宜超过4h。作息制度的安排要注意休息质量和时间,为获得良好睡眠,必须做到:① 创造睡眠的适宜环境和条件,睡眠环境应安静、睡具应舒适,同时睡前不宜从事大负荷的脑体劳动。② 要保证一天的睡眠时间有6～8h,一次连续睡眠时间不少于6h。③ 利用值班间隙时间睡觉休息,并逐步形成睡眠动力定型。④ 可以借助于热水浴和适当的安定性药物等方法促进睡眠。

有专家认为,为了防止船员疲劳,应当建立防止疲劳当值的预警机制,在驾驶台等重要部位安装信号警告系统。此类系统能够通过电脑和视频探头等设备,分析驾驶台值班人员的眼部动作,一旦发现值班人员的眼睛开始闭合或眼球出现迟钝等非正常现象,立即发出灯光和声响警告,提醒有关人员及时采取措施,防止意外事故发生。

（3）保证船员休息时间的有关规定：《海员培训、发证和值班标准国际公约》（International Convention on Standards of Training，Certification and Watch keeping for Seafarers，简称 STCW 公约）于 1978 年通过，1984 年 4 月 28 日起生效，1995 年和 2010 年又做了修订。凡在 500 总吨以上的船舶或推进动力在 750 kW 以上船舶的值班船员，均适用该公约规定，如航行中要确保有足够的值班船员，同时船员在值班前必须充分休息。具体规定如下：① 负责值班的船员在 24 h 内至少要保证 10 h 的休息时间。② 休息时间可以分两次以上，但其中一次必须保持至少 6 h。③ 在情况紧急或操作、运行中出现必要的情况下，上述第 1、2 条可以不予考虑。④ 最少 10 h 的休息时间可以减少为不少于 6 h 的连续时间，但这种变通不得超过 2 天，且 7 天内休息时间不得少于 70 h。

4. 体育锻炼

（1）宣传体育锻炼的重要性：由于船员所处环境特殊，工作紧张，生活单调，活动空间狭小，尤其是远航时，海员受地域气候、船舱内微小气候、振动、噪声及生活节律变更的综合作用，对身体健康产生不利影响，极易发生疲劳，心理焦躁，从而导致发病率的增高并造成非工作性减员。适当的体育锻炼是增强体质、促进健康的有效手段。为了保证船员有健壮的体魄、充沛的精力、良好的耐力和健康的心理，降低疾病发生率，延长服务年限，提高工作效率和质量，从而圆满完成作业任务，就必须宣传船员陆上适应性体育锻炼和航海期间经常性体育锻炼的重要性，并创造合适的条件。

适量适时的体育锻炼，对于提高人的神经、运动、心血管、呼吸、消化等诸系统功能均有重要作用：① 有利于消除脑疲劳，调节大脑功能。② 有利于增强机体各系统的功能，坚持体育锻炼，对骨骼、肌肉、关节和韧带都会产生良好的影响，预防骨质疏松。同时，经常锻炼能使关节保持较好的灵活性，韧带保持较佳的弹性，从而增强运动系统的准确性和协调性，可增强心脏功能，使心脏病的危险性降低。③ 有利于增强心理素质，体育锻炼对心理的发展、培养独立果断的能力和提高智力发展等均有很好的推动作用。

（2）船员体育锻炼的基本原则：包括下列几个方面。

1）经常性：根据作息时间，制订锻炼计划，并持之以恒。不间断地重复锻炼可使锻炼效果逐步积累。

2）针对性：如前庭专项体育锻炼可提高船员对晕船的耐受能力。船员应注意锻炼上肢力量，加强耐力训练来适应海上作业及特殊自然环境的需要，如支撑、抛掷、攀登与爬越等。

3）全面性：包括速度、力量、耐力与灵敏度，这对掌握运动技术和劳动技能均有益处。

4）循序渐进：锻炼的运动量应由小到大，运动的持续时间、距离、次数、速度、频度和强度等要循序渐进，而锻炼的内容和方法也要由易到难、从简到繁，逐步提高。如果负荷提高过快，超出机体适应能力，反而会导致运动性损伤和引发疾病。

5）因地制宜：目前，绝大多数船舶都无专用的运动场地，只有少数大型货船、豪华游轮、大型军舰专设健身房。因此，在航行过程中船员可以利用船舶的实际条件，因地制宜地开展体育锻炼。

6）因人而异：根据船员的健康状况、年龄、基础素质、技术水平、心理素质、工作特点、海上水文气象等情况，安排专属的体育锻炼运动项目和运动量。项目难度和运动量应从实际出发，适合个人的适应能力，防止产生运动损伤和相关疾病。

5. 个人卫生

应教育船员养成良好的个人卫生习惯，这不仅是自我保健的基本内容，也是个人素养体现的重要方面。同时，良好的个人卫生也是良好群体卫生的前提。

（1）宣传个人卫生的重要性：人体本身是一个污染源，其代谢产物中有 400 种以上的化学物质，可由呼出气、尿液、粪便、皮肤、汗液等多途径排出，还包括通过肠道气体的排出和人体的细菌污染。在密闭环境中，污染的情况易达到显著甚至有害的程度。健康人每天排出甲烷约 50 mL，多人在密闭舱室内居住 30～40 天后，如不通风，可能达到十分危险的浓度。人体内葡萄糖代谢，产生一氧化碳，每天排出 10～

30 mL,若在1～2 m³的密闭狭小空间内,5天后舱内一氧化碳会达到最大容许浓度。现代船舶多为全封闭型,采用人工调节温湿度及通风的装置,更要重视船员个人卫生,防止有害气体的蓄积和扩散。在潜艇、潜水器等密闭舱室内,人生活其中,不仅皮肤和黏膜上的细菌会成倍增加,而且容易污染周围环境;有害气体不仅有损人体健康,而且会加快铜、不锈钢等金属的锈蚀;易燃气体蓄积甚至会引起爆炸。因此,不能把个人卫生单纯视为个体健康的需要,而应把它作为维护群体健康和保障载体安全的重要组成部分。

个人卫生是人类礼仪文化的构成部分,它建立在物质基础上,和精神文化素质密切相关。在有些机帆船和人力船上,由于卫生设施简陋,仍保留着在舷边大小便、向舷外乱丢垃圾的坏习惯,对船员的身心健康存在负面的影响。相比而言,在现代化船舶上,环境整洁,处处能体现出船员良好的个人卫生素养。

(2) 船员个人卫生的内容:船舶卫生教育的基本内容包括健康保护、卫生标准、船上和港口环境保护等。教育对象是船上所有的工作人员及乘客。教育通常有组织地进行,一般由医生或有关专业人员实施。其方式多种多样,如讲课、模型展览、电视、科普宣传材料等。WHO的国际劳工部、红十字会等都提供了相关的宣传材料。

我国海军《中国人民解放军海军舰艇条令(试行)》(简称《舰艇条令》)对"舰员卫生"做了明确规定,要求全体舰员养成良好的卫生习惯,经常锻炼身体,增强体质,按规定接受预防注射和服药,从而预防各种疾病。《舰艇条令》还规定,每天洗漱、经常洗脚、刮胡须、剪指甲、勤洗勤换服装及卧具;通常每周应洗澡1次,舰艇返航后应洗澡;每3周理发1次,蓄短发,且不得露于帽外;每天按规定整理内务并保持整齐;住舱应按规定清扫,经常通风,以保持整洁和空气清新;饭前便后要洗手,不吃腐败不洁食物,瓜果必须洗净方能食用。同时,规定炊事和帮厨人员应严格遵守个人及饮食卫生制度,工作前要洗手,工作时应着工作服。

船员个人卫生内容多属常识性、习惯性,需要自觉遵守。某些特殊的卫生设施则需要掌握操作规程才能发挥作用,如潜艇上的厕所,在潜艇靠码头时水下厕所都应加锁,水上厕所只能用于小便;在潜艇出航时,每次排便后都要在便器上加盖,再加压吹除,才能使粪便排出艇外。新型全封闭军舰安装了先进的大便处理器,规定必须采用质地柔软且易溶于水的高级卫生纸,避免处理器堵塞,粪便外溢而污染环境。

随着医学模式的转变,个人卫生的内涵也扩展到心理方面,良好的个人心理卫生是构建良好群体心理环境的基础。任何不健康的心理不仅有害于自身,也会将负面情绪传染给他人,因此船员个人心理健康在个人卫生教育中也应得到重视。

2.6　船舶消毒与杀虫

船舶环境特殊,是一个相对密闭的空间,人员之间接触频繁,因而环境卫生和个人卫生相对较差,一旦有传染源或致病因子侵入,容易发生交叉感染,引起流行。而且船舶气温适中,食源丰富,利于各种虫害生长繁殖,尤其鼠、蟑螂、跳蚤、苍蝇等更是船舶上常见虫害种类。这些虫害的存在,不但危及船员、旅客健康及货运质量,而且使船舶成为传染病流动载体而危及社会。船舶结构复杂,给杀虫带来了极大困难,故应根据具体情况,因地制宜,及时开展船舶杀虫工作。

2.6.1　船舶消毒

船舶消毒(disinfection aboard ships)指根据船舶的特殊环境,选用合适的消毒方法,消除、杀灭船舶上的病原微生物,切断传播途径,防止传染病的发生与传播,保障船员身体健康的预防措施。

1. 船舶消毒的种类

(1) 预防性消毒(preventive disinfection):指在没有发现明确传染源时,对可能受到病原微生物或其他有害微生物污染的场所、物品和人体等进行的消毒,属预防性措施,是卫生检疫常用的消毒种类。

在船舶上,其公共场所、公用食具及公用的日常生活用品等经常会受到病原微生物的污染。因此,定期进行预防性消毒,对于切断传播途径,预防传染病的发生和传播有着重要的意义。

(2) 疫源地消毒:指对现有或曾经有传染源存在的场所进行的消毒,属防疫措施,其目的是杀灭传染源排出的病原体。疫源地消毒又分为随时消毒和终末消毒。随时消毒(current disinfection)指当传染源还在疫源地时所进行的消毒,对传染源的排泄物、分泌物或被污染的物品、场所进行的及时消毒。终末消毒(terminal disinfection)指当传染源痊愈、死亡或离开后对疫源地所进行的彻底消毒,目的是完全消除传染源播散在外环境中的病原体。

2. 船舶消毒的特点和要求

(1) 船舶港口联系密切,加强预防性消毒:船舶是最常见的海上交通工具,具有流动性强、活动范围广等特点,航行于我国和其他世界各地。船舶的卫生防疫与港口的疫情密切联系且相互影响。当到达港口发生疫情时,船舶需要针对当地的疫情状况,制订周密的防疫措施,加强预防性消毒,确保船员的身体健康。

(2) 容易交叉感染,切实做好预防性消毒:船舶是一个相对密闭的环境,人员之间接触频繁。同时,生活设施和供水相较于陆地不够充足,因而环境卫生和个人卫生相对较差,一旦遭受传染源或致病因子侵入,容易发生交叉感染而引起流行,必须做好预防性消毒和疫源地消毒。

(3) 物品补给线繁杂,重视检验检疫与消毒:船舶上的食品、饮用水等均来源于陆地,筹备过程经历了采买、储存、运输等诸多环节,容易受到污染。因此,为了保证采购食品的质量、饮用水源的水质,必须重视采购、储存、运输等各个环节的卫生,防止受到污染。进入船舶的各种食品与饮用水,都必须经过检验,如发现受到污染,应根据受污染的程度,及时消毒处理或销毁。

(4) 选择合适的消毒药物,降低对仪器、仪表的损害:船舶上遍布各种精密的仪器、仪表,管道、阀门、扶梯、把手等数量较多,这给消毒工作带来困难,并且也给消毒工作提出更高要求。船舶消毒时,必须充分考虑消毒药物可能对精密仪器、仪表造成的损害,尽量选用腐蚀性比较小的消毒药物。

(5) 利用隔离环境,切断传播途径:相对密闭的船舶特殊环境也有对卫生防疫工作有利的一面。对外部传染源和致病因子来说,船舶是一个相对独立的隔离环境,且钢铁表面不利于微生物的生长繁殖,人员活动范围比较局限。因此,传染源比较容易管理,也容易进行消毒处理,能更有效地切断传播途径,控制疫情的发生和蔓延。

3. 船舶消毒的对象

由于病原携带者排出的病原微生物会对周边环境造成污染,且污染范围可能十分广泛,而预防性消毒无法做到对所有的可能污染对象进行全面消毒,只能在做好一般卫生清扫的基础上,对某些重要的传播媒介进行重点消毒,如食具、手、饮用水,以及医疗室的表面、医疗器械与医疗用品等。同时,应根据停泊港口的疫情,有针对性地增加某些消毒对象。因为当船舶上发生传染病时,各种传染病病原微生物排出途径和传播方式不同,因而消毒对象和消毒方法也有所差异。

肠道传染病的病原微生物主要是从粪便排出,通过被污染的身体部位、水源、食品及日常生活用品等进行传播。因此,肠道传染病的消毒对象是患者排出的粪便及被污染的身体部位、生活用品与周围环境等。

呼吸道传染病的病原微生物主要是通过飞沫与被分泌物污染的空气、日常生活用品等途径进行传播。因此,呼吸道传染病的消毒对象是空气与分泌物,以及被其污染的生活用品和周围环境。

乙型肝炎主要是通过血液和其他体液途径传播。因此,乙型肝炎的消毒对象主要是患者血液或唾液等体液污染的医疗器械、医疗用品和日常用品,如手术器械、注射器、输液器、牙科器械、食具与茶具等。

（1）食具消毒：食具是肠道传染病的重要传播媒介，因为食具是每天用餐的必需品，且与使用者有唾液接触，必须十分重视食具的清洗、消毒与保洁。必须坚持食具消毒，履行保洁制度，加强管理与监督。需要做到凡公用或个人专用集体存放在同一容器的食具，要坚持餐餐消毒，常年不懈；凡个人保管专用的食具，应定期进行消毒，每周至少1次。所有的食具消毒原则上应按照"一刮、二洗、三过清、四消毒、五保洁"的程序进行，即先将食物残渣刮净后再洗涤、过清，然后进行消毒处理。经清洗、消毒的食具，应当做好保洁工作，如存放在装有纱门的橱内，保持干净，防止再污染。就餐人员要做到饭前便后洗手，接触食具之前，用肥皂或液体洗涤剂洗净双手，以防不洁的手污染食具。

船舶食具消毒的方法，首先选用物理消毒法，如煮沸、蒸汽消毒等，如使用物理消毒法有困难时，可选用化学消毒法。

（2）手的消毒：在间接接触传播疾病中，手是经常起作用的因素之一。在船舶上，船员手的接触范围更为广泛，触碰物品更为频繁。除日常生活接触可造成污染外，开闭舱门、操纵仪器及固定缆绳等专业操作都可以造成污染。

船员手部的预防性消毒，主要是采用肥皂或液体洗涤剂流水洗涤的方法。当船舶上出现传染病病例时，传染病患者与医护人员等接触者手部的消毒必须重视，除用肥皂或液体洗涤剂洗净双手等常规处理外，还必须使用消毒剂加强消毒处理。消毒方法有：① 用含有效氯 $500\sim1\,000$ mg/L 的氯消毒剂浸泡 $1\sim3$ min；② 用含有效碘 750 mg/L 的碘伏涂擦双手 2 min；③ 用 0.25％氯己定-乙醇(75％)复合消毒液涂擦双手 3 min 或用该消毒液浸渍的消毒巾擦净双手等。

（3）空气消毒：空气是呼吸道传染病的传播媒介，其机制是室内空气环境中的悬浮颗粒会沾染上病原微生物如细菌、病毒等，随后伴随着呼吸进入人体，从而导致疾病的发生。船舶上人员密集，舱室空间狭小，通风较差，且这些特点在主甲板下的居住空间尤为突出，这些因素加快了呼吸道传染病的传播。从本源上降低或排除这种空气污染的方式称为空气消毒。空气消毒根据所选择的消毒产品对人体是否存在直接或间接的伤害、空气消毒时操作人员是否需要配备防护措施、其他人员是否能留在正在消毒的空间等特点可分为动态消毒与静态消毒。船舶空气预防性消毒主要以通风为主，主要方式有自然通风与机械通风。当船舶或停泊港口发生呼吸道传染病时，除了增加通风次数和延长通风时间外，还应进行空气消毒。主要消毒措施有以下几种。

1）紫外线照射消毒：紫外线照射消毒具有杀菌谱广、经济、安全、使用方便、无残留毒性、不损害物品等优点，被广泛应用于空气消毒。船舶住舱空气消毒时，可在人员离开后直接照射，一日照射 3 次，每次照射 1 h。为了使消毒效果可靠，必须确保住舱内灯管有足够的数量，一般每 10 m² 面积应有 1 支 30 W 紫外线灯管，同时灯管的照射强度不低于 70 μW/cm²，不合格者应及时更换。若想实现动态消毒，即空气消毒时船舶人员无须离开消毒场所，可安装低臭氧紫外线灯，并将反射罩朝上，进行反向上层式照射。

2）化学消毒剂喷雾消毒：当船舶上发生流行性感冒时，因其病原体抵抗力较弱，可选用刺激性与腐蚀性均比较小的 0.2％氯己定-乙醇(60％)溶液进行喷雾消毒，每天进行数次喷雾消毒可达到良好的消毒效果。

3）紫外线照射与喷雾过氧化氢相结合：在船舱内无人的情况下，使用紫外线照射与喷雾过氧化氢相结合的方式进行消毒空气，可明显达到杀菌效果。

（4）表面消毒：指将化学消毒剂应用于物体表面以对其进行消毒。通俗地讲，就是对桌子、墙壁、地板、设备器具、管道等进行消毒。就消毒剂的要求和使用方式而言，其可分为气雾剂消毒、干雾消毒和水（湿法）消毒。这类消毒通常用于易清洁、可清洗和耐化学腐蚀的表面。在船舶环境中，船员对公共部位，如扶梯、把手、仪器操纵杆、公用桌、椅等的接触十分频繁，这些部位如果受到病原微生物污染，极易造成交叉感染，引起传染病的传播与流行，应及时做好表面消毒。

船舶表面预防性消毒主要采用湿性擦抹或具压力水冲洗的方法。为达到较好的消毒效果，应坚持每天用湿擦布擦抹 1 次，擦布用后应采用含有效氯 1 000 mg/L 的氯消毒剂浸泡消毒 30 min，然后过清，晒干备用。此外,每周大扫除时,采用下列消毒剂中的一种擦抹 1 次:① 含有效氯 500 mg/L 的氯消毒剂;② 含有效碘 100 mg/L 的碘伏溶液;③ 2%戊二醛溶液;④ 0.2%氯己定-乙醇(75%)复合消毒液。其中,戊二醛、碘伏、氯己定-乙醇溶液腐蚀性较小,适合用于仪器、仪表表面的消毒。甲板消毒则主要采用具压力水冲洗或用拖把等用具拖擦。使用后拖把等清洁用具应与抹布一样消毒处理。

当船舶上发生传染病时,患者必须隔离治疗。隔离舱室内经常接触的表面与日常用品,必须进行随时消毒。可用含有效氯 1 000 mg/L 的氯消毒剂进行擦抹消毒,若是痢疾患者,可用 3%煤酚皂液替代。对病毒性肝炎患者的血液、唾液、粪便等污染的部位,应及时用含有效氯 5 000 mg/L 氯消毒剂擦抹消毒。对甲板进行的消毒,可喷以含有效氯 5 000 mg/L 的氯消毒剂或用拖布蘸以上消毒剂拖擦,若是痢疾患者,可用 5%甲酚皂溶液代替。经常接触的门把,可用浸有消毒液的纱布包裹,并保持经常湿润,每天更换 1 次纱布。进行终末消毒时,可用上述随时消毒方法消毒处理两遍,关闭舱门 2 h,然后进行通风。工作舱内的精密仪器、仪表,可选用上述腐蚀性小的消毒剂进行消毒处理,所有的金属表面,用消毒剂消毒处理后,须用清水擦去残留的药物,以防锈蚀,降低损耗。

(5) 饮用水消毒(disinfection for drinking water):目的是杀灭水中对人体健康有害的病原微生物,包括细菌、病毒、原生动物等,防止通过饮用水传染疾病。消毒处理并不能完全杀灭水中所有微生物,因而消毒处理是在达到饮用水水质微生物学标准的条件下,将饮用水导致的介水传染病的风险降到最低,达到完全可以接受的水平。

船舶上的饮用水要从码头或用专用淡水船输送并储存于淡水柜内。在输送与储存过程中,如发生污染,船员的健康将会受到疾病的威胁。因此,必须保证水源的水质达到饮用水标准,并做好饮水管道、运送载体及储存水柜的清洗与消毒,同时做好水柜盖的卫生防护并保持其周围环境的清洁卫生,使船舶淡水柜内的饮用水达到国家饮用水卫生标准。

(6) 医疗器材消毒:按照《医疗器械消毒剂通用要求》(GB 27949—2020)的规定,对船舶上的医疗器械进行消毒,提高防治疾病传播的能力,保障船员身体健康和生命安全。

从消毒角度,医疗器材可分为三类:① 穿透皮肤或黏膜表面,进入无菌组织者,必须进行灭菌处理;② 接触黏膜组织,但不进入无菌组织者,应进行灭菌或严格的消毒处理;③ 仅接触健康皮肤者,经消毒或用肥皂、清水洗净即可。但是,接触过病毒性肝炎、菌痢、肺结核等传染病患者的器材,都必须立即进行严格的消毒或灭菌。

(7) 衣服、床单等棉织品的消毒:为了防止在洗涤过程中扩大污染范围及对清洗物品造成污染,被传染病患者污染的衣服、被单、床单、枕巾等,都必须坚持以先消毒、后洗涤的原则进行处理。污染的被服可在加入肥皂或液体洗涤剂的水中煮沸 20 min,也可用高压蒸汽灭菌(121℃,20 min)。如果被服数量较多或是大件物品,在船舶上进行消毒处理有一定困难,可将污染的被服集中放在专用袋中,扎紧后送至岸上卫生防疫机构统一进行消毒。

(8) 厕所消毒:乙型肝炎与肠道传染病患者使用的厕所,必须由船医指定专用。厕所应定期进行消毒。消毒的范围应包括蹲位周围 1 m 的地面、舱壁等,可用 2%漂白粉上清液喷洒;菌痢患者使用的厕所还可用 5%甲酚皂溶液消毒,消毒 2 h 后,再用清水冲刷。

4. 常用消毒方法

(1) 物理消毒法:指将物理因素作用于病原微生物,并将之清除或杀灭的方法。常用的有自然净化(风吹、日晒、雨淋、干燥),机械除菌(洗、刷、擦、抹、扫、铲、通风、过滤),热力灭菌[干热法如焚烧、烧灼、干烤、红外线辐射,湿热法如煮沸、流通蒸汽法、巴氏消毒法、低温(73℃)蒸汽法、高压蒸汽法],辐射灭菌(紫外线、电离辐射),超声波灭菌及微波灭菌等。

(2) 化学消毒法:化学消毒指将化学消毒药物作用于微生物和病原体,使其蛋白质变性,失去正常功能而死亡。目前,常用的有含氯消毒剂、氧化消毒剂等。使用化学消毒剂进行消毒,是卫生检疫最常用的消毒方法。在进行消毒时,需要根据消毒目的和消毒对象的特点,选用合适的消毒剂。

理想的消毒剂应具备下述特点:杀菌谱广,有效浓度低,作用速度快,性质稳定,易溶于水,可在低温下使用,不易受有机物、酸、碱及其他物理、化学因素的影响,对物品无腐蚀性,无色、无味、无臭,在环境中可降解、无残留,不易燃烧爆炸,运输方便,毒性低,使用无危险性,价格低廉。

消毒剂根据杀菌效果分为以下几种。

1) 灭菌剂:可杀灭一切微生物使其达到灭菌要求的制剂,包括甲醛、戊二醛、环氧乙烷、过氧乙酸、过氧化氢和二氧化氯等。

2) 高效消毒剂:可杀灭一切细菌繁殖体(包括分枝杆菌)、病毒、真菌及其孢子等,对细菌芽孢也有一定杀灭作用,达到高水平消毒要求的制剂,包括含氯消毒剂、臭氧、海因类和双链季铵盐类等。

3) 中效消毒剂:仅可杀灭分枝杆菌、真菌、病毒及细菌繁殖体等微生物,达到消毒要求的制剂,包括含碘消毒剂、醇类和酚类消毒剂等。

4) 低效消毒剂:仅可杀灭细菌繁殖体和抵抗力较弱的真菌和病毒,达到消毒要求的制剂,包括苯扎溴铵等季铵盐类消毒剂,氯己定等二胍类消毒剂,汞、银、铜等金属离子类消毒剂和中草药消毒剂等。

消毒剂按化学成分可分为以下几种。

1) 含氯消毒剂:指溶于水中可产生具有杀灭微生物活性的次氯酸的消毒剂,属高效消毒剂,是卫生检疫常用的消毒剂。常用的有漂白粉、次氯酸钙(漂白粉精)、次氯酸钠,属无机氯类,特点是作用快,但性质不稳定,易受光、热和潮湿的影响,丧失其有效成分;二氯异氰尿酸钠(优氯净)、氯胺属有机氯类,特点是性质稳定,但作用较慢。可使用其水溶液进行喷洒、浸泡、擦拭,亦可直接用其干粉进行消毒。

2) 过氧化物类消毒剂:属杀菌剂或高效消毒剂,具有广谱、高效、速效及低温下仍有良效的优点,且消毒后在物品上不留残余毒性,不污染环境。常用的有过氧乙酸、过氧化氢与臭氧3种,以过氧乙酸的杀菌能力最强、用途最广,可用其溶液浸泡、喷洒、擦拭、气溶胶喷雾或加热熏蒸等方式进行消毒。

3) 醛类消毒剂:常用的为甲醛和戊二醛,属杀菌剂。

A. 甲醛:常用剂型为福尔马林(37%～40%甲醛水溶液)和多聚甲醛。一般可用甲醛水溶液浸泡、擦拭消毒,或用甲醛气体进行熏蒸消毒。4%～10%福尔马林,可浸泡或喷洒一般物品;8%甲醛乙醇(70%)溶液,可用于金属器械的浸泡消毒,作用18 h能杀灭一切致病性微生物;福尔马林25～50 mL/m³,或多聚甲醛10～20 g/m³,加热熏蒸密闭空间内的空气和物品,作用12～24 h可杀灭细菌芽孢。

B. 戊二醛:经常用于传染病疫源地的随时消毒和终末消毒,对污染的物体采用2%碱性戊二醛溶液浸泡、擦拭法消毒,或用喷雾、熏蒸法(气体-气溶胶戊二醛,浓度15～20 mg/m³)消毒,作用1～10 min可杀灭细菌繁殖体,3 h可杀灭细菌芽孢。

4) 杂环类气体消毒剂:常用的为环氧乙烷,属灭菌剂,对消毒物品无损害,消毒后物品上不残留余毒。常用剂量为400～700 g/m³,可用于衣服、生熟皮毛、贵重仪器等的消毒。多采用熏蒸法,即将需要消毒的物品放入密封的塑料袋、密闭的容器内或用塑料篷布覆盖密封。塑料袋法用药1.5 mL/L(1 335 mg/L),作用16～24 h;蓬幕法用药400 g/m³,作用40～48 h或700 g/m³,作用20～24 h,均要求温度在15℃以上。环氧乙烷易燃易爆,使用时应注意防火、防爆和通风散毒。环氧乙烷是一种有毒的致癌物质,不宜用于液体和食品消毒。

5) 季铵盐类消毒剂:是一种阳离子表面活性剂,常用的为苯扎溴铵,属低效消毒剂。性质稳定,耐光,耐热,无挥发性,可长期存放。可按照1∶1 000～1∶2 000的比例配制苯扎溴铵溶液,主要用于手、皮肤、茶具、食具、金属器械的消毒。不宜用于粪便、痰液等排泄物和分泌物的消毒。

6) 酚类消毒剂:常用的为煤酚皂液,属中效消毒剂。对污染物体表面消毒处理时,可用浓度为1%～5%的煤酚皂液水溶液浸泡、喷洒或擦拭,作用30～60 min;对结核杆菌的污染,应使用浓度为5%的煤酚皂液水溶液作用1～2 h。

7) 含碘消毒剂:常用碘酊和碘伏,属中效消毒剂。100～200 mg/L有效碘溶液,作用5 min,可用于餐具、茶具、玻璃制品的洗涤消毒及蔬菜、水果的消毒;用 500 mg/L 有效碘的碘伏消毒液浸泡 2 min,可用于皮肤消毒。一般在常温下向水中加入 8 mg/L 有效碘,作用 10 min,可用于饮水的紧急消毒。

8) 醇类消毒剂:最常用的是乙醇和异丙醇,属于中效消毒剂,常用于皮肤消毒及浸泡医疗器械。

9) 酸类消毒剂:常用的为乳酸,属低效消毒剂,适用于室内空气消毒,以蒸汽或喷雾进行空气消毒,6~12 mL/100 m³,稀释为 20% 的浓度,消毒 30~60 min,可杀灭葡萄球菌和流感病毒等。

10) 二胍类消毒剂:常用的为氯己定,属低效消毒剂。0.02% 的水溶液用于皮肤消毒;0.05% 的水溶液用于创面的消毒;0.02%~0.5% 水溶液或乙醇(75%)溶液喷洒、浸泡或擦拭,作用 10~60 min,用于房间、家具及污染物体表面消毒。

影响消毒效果的因素:① 消毒剂,包括种类、配方、浓度;② 环境,包括温度、酸碱度、有机物、表面活性物和金属离子、湿度;③ 微生物,包括类型、数量。

(3) 生物消毒法:指利用一些生物来杀灭或清除病原微生物的方法。卫生检疫不常用此法。

2.6.2　杀虫

杀虫指为杀灭存活于船舶、飞机、火车、公路车辆和其他交通工具及集装箱内的病媒昆虫而采取措施的行动。即使是在现代化船舶,也难免有昆虫侵入,尤其是蟑螂、苍蝇、蚊子等常见但行动轨迹难以察觉的昆虫。船舶靠港时,一些昆虫会通过多种途径进入船舶,船舱内黑暗、潮湿、卫生条件差等特点为它们提供了合适的生存条件和活动场所,这些昆虫得以在船舱内快速繁衍,严重威胁了船员的身体健康。这些昆虫可以通过携带病原体污染食物和水而传播疾病,也可以因体内寄生的病原体,通过对人的叮咬、吸血等方式传播疾病。因此,船舶杀虫是预防和控制疾病的一种重要手段。

1. 灭蟑螂

蟑螂属昆虫纲蜚蠊目,是昆虫中繁衍最成功、适应性最强的一类。它最早起源于热带非洲,由于贸易和航海业的发展,随海船漂洋过海,迁移到了各港口城市,并逐渐扩散到世界各地。蟑螂不仅是城市的主要室内害虫,也是船舶、火车和飞机等交通工具上最常见的害虫。

现已证实,蟑螂能携带痢疾杆菌、沙门菌、铜绿假单胞菌、黄金色葡萄球菌、链球菌、大肠杆菌等 40 多种细菌;携带乙型肝炎、脊髓灰质炎、口蹄疫等多种疾病的病毒;携带蛔虫、蛲虫、钩虫等 7 种致病性寄生虫卵;还携带 10 多种霉菌,从蟑螂体内外已检出黄曲霉菌,并发现产黄曲霉菌毒素的 B_1 菌株,产毒量达 20 万~50 万 ppb(10^{-9})。此外,还证实蟑螂的粪便和尸体的粉末中含有致敏原,可致使过敏患者出现哮喘或其他的过敏反应。

蟑螂不仅会引发和传播疾病,也会造成经济损失。工厂的产品、商店和仓库的货物、家庭中的生活用品、食品工厂的食品等,常因遭其咬啮和污染而造成损失;蟑螂钻进通信和电子设备中,可造成短路致使设备发生故障。因此,为了保障船员的健康,避免因虫害造成经济损失和保障船舶通信设备完好无损,应加强免受蟑螂侵害的防治工作。

(1) 蟑螂的种类:船舶上常见的蟑螂种类主要是德国小蠊(*Blattella germanica*),有时也有美洲大蠊(*Periplaneta americana*)、澳洲大蠊(*Periplaneta australasiae*)、黑胸大蠊(*Periplaneta fuligenosa*)和日本大蠊(*Periplaneta japonica*)等。蟑螂喜欢栖息在比较温暖、潮湿的环境,多见于厨房、餐厅、食品仓库和住舱内的隐蔽场所,如墙壁和橱柜、桌子等家具的缝隙中、角落处及杂货堆中。

(2) 防治措施:蟑螂分布广泛,不同地区种类各异,适应性强,能够快速繁殖。因此,综合应用蟑螂防治措施是当前防治工作者和群众常用的方法。蟑螂综合防制是从蟑螂与其滋生的环境及人类社会经济条件的整体观念出发,根据标本兼治、治本为主的原则,因地制宜地综合采用环境治理、化学防制、物理防制和其他有效方法,形成系统的防治措施,把蟑螂种群控制在不足为害的水平。

1) 加强环境治理:任何害虫都依赖于适宜的环境条件而生存和繁殖,蟑螂喜暗怕光,昼伏夜出,只有在具备温暖、潮湿、丰富食源和隐蔽的栖息场所等条件,它才能滋生繁殖。环境治理就是通过清除害虫生存的环境条件,达到消灭害虫的目的。

2) 物理防治方法

A. 堵缝塞洞:对容易隐蔽蟑螂的厨房、干货间、洗碗间、船员房间、客舱、灶台、橱柜、桌子等进行堵缝塞洞,破坏其繁殖场所。

B. 空瓶诱捕法:在小口瓶内涂抹印油或香油,将蟑螂诱入瓶中捕杀。

C. 开水烫杀:用开水或70～80℃的热水,浇灌容易隐蔽蟑螂的厨房、干货间、船员房间、客舱、灶台、橱柜的缝洞和角落,可以烫杀隐藏其中的蟑螂和卵鞘。

D. 粘捕盒:用零号调墨油涂在牛皮纸上,中央放少许诱饵(面包屑、红糖之类香甜食品),将纸放在蟑螂经常活动或栖息场所,晚放晨收,当蟑螂出来觅食被放置好诱饵引诱时,就会被粘捕盒捕获。

3) 化学防治方法

A. 喷洒:杀虫药剂喷洒是化学防制中最普遍应用的一种方法。WHO推荐的喷洒药有0.5％敌敌畏、0.5％～1.0％地亚农、1.0％杀螟松、3.0％倍硫磷、3.0％马拉硫磷、0.5％～1.0％巴胺磷、2％～3％氯丹、1.0％乙酰甲胺磷、1.0％噁虫威、1.0％残杀威和1.0％氯菊酯等。

拟除虫菊酯类杀虫剂已广泛应用于蟑螂防治,常用的有氯菊酯、溴氰菊酯、氯氰菊酯、苯氰菊酯、戊菊酯和丙烯菊酯等,还有加增效剂氧化胡椒基丁醚或八氯二丙醚等,既能减少杀虫剂的含量,又能提高喷洒制剂的杀虫效果。

B. 毒饵:即拌入毒药制成的食料,是由含有胃毒作用的杀虫剂和引诱物调和而成。使用毒饵灭蟑螂是比较方便、经济的一种方法,应用广泛。毒饵可以单独使用,特别适用于不方便使用药物喷洒的场所,也可以同喷洒方法结合使用,即喷一次药后,再在一些场所投放毒饵。

毒饵的效果取决于所选用的杀虫剂和饵料。常用的杀虫剂有1％乙酰甲胺磷、3％敌百虫、2％敌敌畏、2％残杀威、0.25％碘硫磷、0.125％开蓬(kepone)和硼砂等。常用的饵料有炒面粉、玉米粉、面包屑、红糖、牛奶、蜂蜜、麻油、洋葱汁等香甜的食品。

C. 熏蒸:船舶是相对密闭的特殊环境,采用药物熏蒸的方法可以达到更佳的杀虫效果。这种方法的缺点是必须在严密组织之下才能进行,否则容易发生中毒事故;耗费的药物量大;需花费更多的时间和人力。

D. 杀虫油漆:由杀虫药、树脂、添加剂配制而成,是具有杀灭苍蝇、蚊子、蟑螂、臭虫和螨虫等影响卫生的害虫的功能涂料。其优点是延长杀虫剂的有效期;使有毒杀虫剂得到安全使用;增强对蟑螂的毒杀效果。船舶上经常组织清洁卫生,冲洗甲板,常规喷洒在物体上的杀虫剂很容易被擦除,不能发挥其滞留效果,而杀虫油漆可克服这个问题。

2. 灭跳蚤

跳蚤主要寄生在鼠、狗、猫的体表,它是多种疾病的媒介。跳蚤鼠疫杆菌可以引起鼠疫,它通过鼠身上的跳蚤(鼠蚤)传染给人类。跳蚤的防治措施包括防蚤、灭蚤两方面。

(1) 防蚤

1) 灭鼠:跳蚤通常寄生在哺乳动物身上,特别是鼠、猫、狗等动物身上。在船舶上,开展灭鼠、防鼠活动,可以有效地防止跳蚤的滋生。

2) 保持船员房间、餐厅干燥,注意室内通风:做好船舱室内通风,定期将床铺、地毯、被褥放到太阳下暴晒,地板裂缝用油灰涂补,板缝隙用焊补,不让跳蚤有藏身之地,如发现跳蚤的垃圾应进行焚烧。

(2) 灭蚤:拟除虫菊酯杀虫剂中,氯氟氰菊酯与溴氰菊酯具有极强的触杀和胃毒作用,而且作用快、持效长,能较快地降低地面游离跳蚤指数;且使用方便,直接用水稀释,能充分发挥药效;分散度良好,无刺激性气味,安全性较高,对物体表面无腐蚀破坏作用;溴氰菊酯还兼有一定的杀卵作用。

有机磷杀虫剂中,毒死蜱(乐斯本)是对卫生害虫防治效果较好的药物,使用毒死蜱乳油稀释后喷雾,对跳蚤有较好的触杀效果。敌敌畏对人兽有毒害作用,对铜铁制品表面有腐蚀性,但由于其具有击倒迅速和较强熏蒸作用等特点,加上价格较低,因而在大面积室内灭治跳蚤时也可以适当使用。

在喷洒药剂时,应根据实际情况,选择适当的剂型、浓度和正确的使用方法,同时要注意操作人员的安全,穿好防护服,戴上帽子、防毒口罩和手套。

3. 灭蝇

苍蝇多以腐败有机物为食,食性非常复杂,常见于卫生较差的环境,繁殖能力很强。苍蝇可携带多种病原微生物,从而传播疾病,危害人类健康,可传播霍乱、痢疾、伤寒、病毒性肝炎(甲型)等多种疾病。疾病暴发时,苍蝇可加速流行性疫病的传播。苍蝇的适应力非常强,其滋生物可大致分为人粪类、畜粪类、腐败动物类、腐败植物类、垃圾、污水类。蝇蛆在上述 6 种滋生物中几乎都可滋生,尤其嗜爱在畜粪、发酵植物中生活。防治措施有以下几种。

(1) 环境控制:生活垃圾用塑料袋装好,日产日清,不要长时间放置在一个地方,防止苍蝇接触产卵。减少或消除蝇类的滋生、取食、活动和栖息的场所,加强粪便、垃圾等废物的卫生管理,裸露食品应加网、加盖或箱柜保存。

(2) 物理灭蝇

1) 粘蝇纸:将粘蝇纸放在餐厅、厨房等处的桌面上,纸上放置少量诱饵,如砂糖、甜面酱、鱼腥等。苍蝇觅食时受到食物引诱即被捕获,日放夜收,连续使用 3~5 天。

2) 捕蝇瓶:玻璃制成,瓶底有突入瓶内的喇叭口,顶端开口直径约 2 cm,瓶下放诱饵,苍蝇有倒退上飞的习性,进入瓶内即不能再飞出,最终淹死于瓶内水中。

3) 紫外线诱杀法:苍蝇具有趋光性,尤其对紫外线敏感,利用这种特性,可以在船舶上安装紫外线诱杀灯,紫外灯外面的电网可使苍蝇遭电击而死。

(3) 化学灭蝇:常用的化学灭蝇方法与化学灭蟑螂的方法相似,包括喷洒、毒饵诱杀和熏蒸 3 种方法。

2.6.3　灭鼠

鼠类属啮齿动物,分布非常广,除南极大陆外的各大陆几乎都有它的存在。家栖鼠类主要依赖于人类而生活,凡是有人居住和生活的场所就有它的踪迹。如今贸易繁荣,航运交通发达,鼠类很容易跟随交通工具和运载的货物,进行远距离迁移。

鼠类是传播疾病的重要生物媒介,是人类多种疾病病原体的储存宿主和媒介昆虫的吸血寄主。我国鼠源性自然疫源性疾病主要有鼠疫、地方性斑疹伤寒、钩端螺旋体病、流行性出血热、鼠伤寒、蜱传性回归热等 57 种。

鼠害还会造成严重经济损失。据估计,目前全世界总鼠数约为人口数的 4 倍。每年由鼠直接造成的经济损失约 200 亿美元,如果把鼠造成的各种损失加起来,可达上千亿美元。据联合国粮食及农业组织调查,全球每年因鼠害损失贮粮 3 300 万吨,减产 5 000 万吨,足可供 3 亿人吃 1 年。鼠类咬坏其他物品所造成的损失也相当严重,如咬坏电线、电缆,窜入高压电闸柜造成断电,甚至引起火灾的事故也时有发生;在船舶上,常因咬坏线路、堵塞管道致使电子信息失灵、机械设备发生故障,在航行途中,会造成严重的后果。

因此,加强船舶灭鼠工作,创建无鼠害船队和港口,对控制疾病的发生、减少经济损失和保障船舶安全航行都具有重要的意义。

1. 常见种类

船舶上常见的种类有黄胸鼠(*Rattus flavipectus*)、褐家鼠(*Rattus norvegicus*)和小家鼠(*mus musculus*),都是家栖鼠类,依赖于人类生存。黄胸鼠又名屋顶鼠、长尾鼠,体型细长,头体长 150~

200 mm,体重 100～200 g,背毛棕褐或黄褐色,并杂有黑色,腹毛灰黄色。褐家鼠又名水老鼠、沟鼠、大家鼠,体型粗大,头体长 175～250 mm,体重 150～450 g,背毛棕褐色或灰褐色,腹毛灰白。小家鼠又名米鼠、小鼠,体型小,体重 12～30 g,体长 60～90 mm,背毛灰棕色,腹毛灰色。

2. 船舶鼠患检查常用项目

(1) 鼠的活动表现:包括发现鼠粪、鼠的跑道、鼠的咬痕、鼠的气味、活鼠、死鼠(投药灭鼠或因鼠群发生疾病而死亡时可发现死鼠)。

(2) 鼠的密度测定:根据鼠类夜间活动的特点,选择平整、干燥的地面,靠锚处投放 20×20 cm 的粉迹,客船不少于 100 个点,万吨轮不少于 50 个点,万吨以下 25～30 个点(每 25 m² 洒一点),如鼠经过粉迹便为阳性,记录阳性粉块数和有效粉块数并计算得到鼠迹阳性率,阳性率低于 5% 即为无鼠船舶,阳性率越高,鼠患越严重。

3. 防鼠和灭鼠方法

加强环境治理,采取综合防治措施,因时、因地正确选用各种有效灭鼠方法,高效、安全、经济、持久地把鼠群数量控制在不足为害的水平。

(1) 加强环境治理:提高港口、船舶码头环境卫生质量,制约鼠的生存条件,减少环境对鼠类的容纳量,防止鼠群数量过度增长,是减少船舶鼠害的治本措施。脏、乱、差的环境为鼠类提供了生存、繁殖的有利条件,是家栖鼠类鼠患的重要原因。因此,在港口和码头的建筑物内外,在货物仓库中和在船舶各个舱室内,应保持良好的卫生状况。垃圾废物存放在加盖的废物桶中,日装日清,不留过夜;粮食和食品存放在密闭的容器中或有防鼠设施的仓库中;储存在仓库的食品和货物都应整齐地安放在货架上;橱柜和床铺底部不得乱堆杂物;铲除码头和建筑物周围的杂草,填平沟壕、土坎,排除积水,搞好港区绿化;控制船上水源,夜间关紧水龙头,保持地面干燥。

《中华人民共和国国境卫生检疫法实施细则》(简称《国境卫生检疫法实施细则》)第七章第六十条规定,国际航行船舶的船长,必须每隔 6 个月向卫生检疫机关申请一次鼠患检查,卫生检疫机关根据检查结果实施除鼠或者免予除鼠,并且分别发给除鼠证书或者免予除鼠证书。该证书自签发之日起 6 个月内有效。

第六十四条规定,船舶在港口停靠期间,船长应当负责采取下列措施:① 缆绳上必须使用有效的防鼠板,或者其他防鼠装置;② 夜间放置扶梯、桥板时,应当用强光照射;③ 在船上发现死鼠或者捕获到鼠类时,应当向卫生检疫机关报告。

(2) 器械灭鼠:一种历史悠久、广泛应用的灭鼠方法,具有使用安全、对环境无害、效果确实、不留尸臭等优点,特别适合在不能投放毒饵的场所,如船舶、火车等环境中。不足点是耗费人力,一般只在小面积灭鼠时应用,或大面积用毒饵灭鼠后再捕杀残存鼠。常用的器械灭鼠有如下方法。

1) 鼠夹法:船舶食物丰富,品种繁多,选择诱饵时尽量取用船上少见的食品,可根据季节选择,冬天用花生米、红枣等,夏天用水果等,捕获成功率较高。为了提高灭鼠效果,在灭鼠前,先"请客"1～2 夜,使老鼠对鼠夹无警觉。鼠夹放置离墙壁 4～6 cm 鼠的跑道上,夹板上的诱饵朝向墙。实施灭鼠行动时,晚上应定时巡视,及时处理夹死的老鼠。

2) 鼠笼法:方法参照鼠夹法。使用前应检查网眼是否太大或损坏,门阀是否灵活。

3) 粘鼠法:将粘鼠胶涂于 25 cm×12.5 cm 方板上,中间放一些诱饵,置于鼠类出入处。鼠陷入粘板后,不必取掉死鼠,可引诱其他鼠。

(3) 药物灭鼠:优点是灭鼠效率高,效果好,使用方便,经济,是当前灭鼠应用最普遍的方法,特别适用于大面积灭鼠。缺点是有些药物对人兽不安全,在船上使用药物灭鼠还存在尸臭的问题,但只要做到合理用药和安全用药,可以克服这些问题。船舶上常用的灭鼠药剂有两类:毒饵和熏蒸剂。

1) 毒饵：是应用最广泛的灭鼠剂型,由灭鼠药、诱饵和附加剂配制而成。灭鼠药有下列几种,一般不提倡使用急性灭鼠剂,目前常用第二代抗凝血剂灭鼠药溴敌隆或大隆。

A. 溴敌隆：白色或淡黄色粉末,为高效广谱第二代抗凝血灭鼠剂,毒饵含量为 0.005%。毒饵投放与上述相同。1~2 次投毒即可见效,但需要补足消耗量。

B. 大隆：白灰色结晶粉末,使用方法参照溴敌隆。需要有专人管理,晚放早收,防止人兽误食中毒,死鼠勿乱丢弃以防二次中毒。误食上述药物,急救时可使用维生素 K_1。

C. 敌鼠钠盐：黄色粉末,为第二代抗凝血灭鼠剂。用面粉、大米、玉米或花生仁等配制成毒饵。剂量为 0.05%,放置在鼠类经常活动的鼠洞口周围,每 15 m^2 投放一堆,每堆 20 g,连续投放 3 天,3~4 天可出现死鼠。

D. 灭鼠宁：一种化学结构较复杂的有机化合物,灰白色粉末,无臭无味,不溶于水,是一种急性灭鼠药,常用浓度为 0.5%~1%。

2) 熏蒸剂：该类化学物质利用挥发时所产生的有毒蒸汽,经呼吸道吸入使鼠类中毒,从而达到灭鼠的效果。常用的熏蒸剂如下所列。

A. 铝剂：常用含 56% 磷化铝的片剂或丸剂,为浅黄色或灰绿色松散固体,外观色泽因药而略有不同。磷化铝吸潮后会缓慢释放出磷化氢,磷化氢是其有效的杀虫成分,是具有大蒜气味的无色气体,熔点 −133.78℃,沸点 −87.74℃,室温下微溶于水和乙醇,不溶于热水,可溶于乙醚和氯化亚铜溶液。磷化氢有剧毒,易燃易爆,能和所有金属反应。

B. 酰氟：无色,无味(不纯产品微带硫黄气味),有剧毒,熔点 −120℃,沸点 −55.2℃,不燃烧,对酸稳定,遇热稳定,可常温储存。水中溶解度为 0.075 g/100 mL(25℃),但在水中会缓慢分解,遇 pH=7.5 的碱性溶液会迅速分解。不消耗臭氧层。可防治昆虫、鼠类、蛞蝓和线虫等。

C. 10% 环氧乙烷：常压下为无色气体,有乙醚气味,10.8℃ 以下为无色易流动的液体,熔点 −111.7℃,沸点 10.8℃,有高度化学活性和燃烧性,空气中燃烧限为 3.6%~78%(体积比),与镁、银等化合物接触可形成乙炔,遇明火发生燃烧或爆炸。可与水以任意比互溶,也溶于有机溶剂和油脂。液态下能缓慢发生聚合,聚合物呈黄色油状物或树胶状。轻或无腐蚀性。

D. 溴甲烷：常温常压下为无色气体,压缩或冷凝时为无色或淡黄色透明液体,一般无味,高浓度时略带甜味,略有氯仿或乙醚气味。熔点 −93℃,沸点 3.6℃。水中溶解度 1.758 g/100 mL(25℃),溶于氯仿、乙醚、乙醇、二硫化碳等有机溶剂,在油类、脂肪、树脂、染料和醋等中的溶解度也较高,低温液态时与硫酰氟互溶。溴甲烷是一种强有机溶剂,特别是对天然橡胶。一般不燃烧,可燃极限为 10%~16%,遇火花可燃烧。比较稳定,不易被酸、碱性物质分解,但在碱性乙醇溶液中会分解。纯品溴甲烷不腐蚀金属,液态时可与铝发生反应。消耗臭氧层。

2.7　海港检疫

海港检疫于 600 多年前诞生于欧洲,而中国起步相对较晚,始于 19 世纪末。目前,我国海港检疫主要内容包括检疫发展历程、任务、对象、分类;船舶出入境检疫查验;国内外检疫传染病疫情及其通报;检疫传染病管理、监测;船舶货物的卫生检疫管理;卫生监督。海港检疫最终目的是达到防止传染病的传入、传出;保证进口食品的卫生;保障人体健康。

2.7.1　概述

1. 世界国境卫生检疫发展历程

从欧洲开始国境卫生检疫起,几个世纪以来,国境卫生检疫经历了从稚嫩到成熟,从简单到规范,从单独行动到协调一致联合行动,其过程可以分为 3 个阶段。

(1) 隔离式国境卫生检疫时期:1374 年到 19 世纪,在欧洲开始国境卫生检疫,欧洲各国相互效仿,对外来商旅船舶普遍采用在远离城市的地方实施长时间(30～40 天)隔离的检疫方式,把患者当成唯一传染源,等待发现患者,然后进行隔离。

(2) 滤过式国境卫生检疫时期:随着人们对检疫作用的认识,诞生了滤过式国境卫生检疫方法,在防止鼠疫传播上发挥了极大作用。为了更有效地采取协调一致的检疫方法,欧美亚各国相继召开会议,商讨国境卫生检疫方法。1851 年,在巴黎召开了第一次国际卫生会议,制定了第一个拥有 137 条内容的地区性《国际卫生公约》,要求签约国承担防止本国船舶传播疫病的义务。通过这个公约,协调签约国家实施统一的滤过式检疫方法。这个公约规定,船舶出发港卫生当局对船舶出发实施检疫、颁发船舶健康证书;记录船舶在航行中有关卫生情况的报告;若船舶抵达港口时无疫病发生,便可发给其自由交通许可证,船舶出发港卫生当局允许其自由交通的一系列措施,从根本上改变了隔离式检疫方法的弊端。采取滤过式检疫方法更具科学性,不但方便了商旅,而且对传染病防护起到了极大的推动作用。1926 年,在巴黎召开第 13 次国际卫生会议,包括中国在内的共 37 个国家与会,修订后的《国际卫生公约》共 172 条,规定的检疫传染病又增加了天花、斑疹伤寒,这次大会的《国际卫生公约》和 1933 年 22 国海牙《国际航空卫生公约》使卫生检疫管理逐渐走向成熟。

(3) 监测式国境卫生检疫时期:这是一个科学与法制的时期。滤过式筛选法检疫已为世界各国普遍采用。1951 年世界卫生大会,通过了《国际公共卫生条例》。1969 年,第 22 届世界卫生大会对《国际公共卫生条例》进行了修改、充实,并将其改称为《国际卫生条例》,1973 年和 1981 年又先后对其进行修改补充,将 WHO"国际流行病学和检疫专家委员会"改为"国际传染病监测委员会"。不但将国境卫生检疫的方式由单纯地进行微观查验转变为微观查验与宏观监测相结合的形式,而且查验要有重点,且多以电子信息方式检疫。一方面,这一时期科技迅速发展,国际交通运输现代化,一旦发生传染病,会迅速传播。另一方面,整个世界经济的发展,使卫生设施更完善,传染病一旦发生也易得到控制。针对这种情况,加强对传染病流行动态监测和信息管理,提高国境口岸和交通工具的卫生检疫水平是卫生检疫控制的重要手段。

《国际卫生条例(2005)》是 WHO 关于国际卫生检疫方面权威法规的最新版本。《国际卫生条例(2005)》规定的目的和范围是以针对公共卫生风险同时又避免对国际交通和贸易造成不必要干扰的适当方式,预防、抵御和控制疾病的国际传播,并提供公共卫生应对措施。目前,已有 194 个国家和地区承认《国际卫生条例(2005)》,我国于 1979 年成为《国际卫生条例(2005)》的缔约国,既对《国际卫生条例(2005)》承担相关义务,又享受《国际卫生条例(2005)》规定的权利。《国际卫生条例(2005)》强调了流行病学原则在国际疫病船舶防控中的应用,以及要求发现、减少或扑灭传染源;改善港口及其周围的卫生;积极防止媒介扩散,并且鼓励国家一级的流行病学活动,以减少外来传染病传入的危险。在 1982 版本明确规定的检疫的 3 种传染病基础上,其适用范围从鼠疫、黄热病和霍乱 3 种传染病的国境卫生检疫扩大为全球协调应对构成国际关注的突发公共卫生事件(包括各种起源和来源的,实际指生物、化学和核辐射等各种因素所致的突发公共卫生事件)。2022 年 5 月 27 日,第 75 届世界卫生大会上一些国家提出了《国际卫生条例(2005)》修正提案"加强世卫组织对突发卫生事件的防范和应对",鉴于此,可能将开始对2005 版本进行修改。

2. 我国国境卫生检疫发展历程

我国国境卫生检疫始于 1873 年,可分为中华人民共和国成立前、中华人民共和国成立后至 1979 年、1979 年以后 3 个阶段。

(1) 中华人民共和国成立前的国境卫生检疫管理

1) 外国管理时期:中国的国境卫生检疫方式是从欧洲引进的,1930 年前由外国人管理。当时效仿欧洲卫生检疫,采取针对染疫人、染疫船舶进行滤过式检疫检验。

2) 中国国民党政府管理时期:1930 年以后中国国民党政府设立了海港检疫管理处,统管全国 10 个海港卫生检疫所,参照 1926 年《国际卫生公约》,规定了鼠疫、霍乱、天花、斑疹伤寒、黄热病为检疫传染病,并且制定了《海港检疫章程》。

1946 年,国民党卫生署公布新的一批卫生检疫法规,将检疫传染病规定为鼠疫、霍乱、斑疹伤寒,对旅客实施强制性预防接种,并且将全国各海港检疫管理处隶属于卫生署领导。

(2) 中华人民共和国成立初期的中国国境卫生检疫管理:中华人民共和国成立初期,1949~1957 年,中国卫生检疫实施了若干暂行管理办法。根据我国国情,1950 年由卫生部颁布了《交通检疫暂行办法》,1951 年在《国际公共卫生条例》诞生时,中国政府与世界通行做法接轨,在卫生部制定的《民用航空检疫暂行办法》中只规定鼠疫、霍乱、天花、斑疹伤寒和黄热病为检疫传染病,总体上是滤过式检疫。1957 年,我国颁布了《中华人民共和国国境卫生检疫条例》。

(3) 中国国境卫生检疫方式变革:这一时期中国卫生检疫与世界各国一起,将重点由单纯检疫查验方式向监测、监督方式转变。1979 年,我国宣布承担《国际卫生条例》规定的义务,1980 年制定了《国境口岸传染病监测试行办法》,1982 年经国务院批准,卫生部与交通部、中国民用航空总局、铁道部联合发布了《中华人民共和国国境口岸卫生监督办法》,这是中国国境卫生检疫由过去单纯的检疫查验滤过式检疫向疫病监测、卫生监督的宏观管理方式转移的开始。1986 年,我国颁布了《中华人民共和国国境卫生检疫法》(简称《国境卫生检疫法》),并在 2007 年、2009 年、2018 年分别进行了修订;1989 年颁布了《国境卫生检疫法实施细则》并成立了国家卫生检验检疫局,全国卫生检疫划归卫生部直接领导,启动了中国国境卫生检疫全面改革政策,并在 2010 年、2016 年、2019 年分别进行了修订,开创了卫生检疫新局面。根据我国国情,遵照《国际卫生条例》规定的义务,《国境卫生检疫法》等对我国卫生检疫的对象、任务和方法做了详尽的规定和规范,国境卫生检疫重点转移,并以法律形式确定下来。《国境卫生检疫法实施细则》是《国境卫生检疫法》授权性条款的具体化,具有较强的操作性。它由国务院卫生行政部门颁布,与《国境卫生检疫法》具有同等的法律效力。主要内容包括一般规定、疫情通报、卫生检疫机关、海港检疫、航空检疫、陆地边境检疫、卫生处理、检疫传染病管理、传染病监测、卫生监督、罚则和附则等。新的《国境卫生检疫法》与《国际卫生条例》接轨,国境卫生检疫不再是单纯针对染疫或染疫嫌疑人员及交通工具进行传统方式的查验,而是将检疫工作重点转移到传染病监测和卫生监督上来。

3. 检疫任务

海港检疫执法的任务是以《国境卫生检疫法》《国境卫生检疫法实施细则》《食品安全法》为基础,防止传染病的传入、传出,保证进口食品的卫生,保障人体健康,在我国国境口岸对出入境人员、交通工具、运输设备以及可能传播传染病的行李、货物、邮包、尸体骸骨和其他特殊物品等实施检疫查验、传染病监测、卫生监督、卫生处理、进口食品卫生监督检验及实施监督注册,加强后续管理等一系列过程,具体包括下面几项内容。

(1) 检疫查验:国境卫生检疫机关及其工作人员依法对出入境人员、交通工具、运输设备以及可能传播传染病的行李、货物、邮包、尸体骸骨和其他特殊物品等实施医学检查和卫生检查的活动。

(2) 传染病监测:国境卫生检疫机关对特定环境、人群进行流行病学、血清学、病原学检查,并对临床表现及其他有关影响人体健康因素进行一系列调查研究,监测国际传染病流行动态,预测有关传染病的发生、发展和流行规律,并采取必要的预防控制措施和医学执法活动。

(3) 卫生监督:国境卫生检疫机关为改善国境口岸和出入境交通工具上的卫生状况,控制和消灭传染源,切断传播途径,进而防止传染病传入与传出,保障人体健康,依据相关法规和国家有关卫生标准,在国境口岸范围进行的一系列包括卫生检查监测、卫生鉴定、卫生评价和采样检验的执法活动。

(4) 卫生处理:国境卫生检疫机关对发现的患有检疫传染病、监测传染病、疑似检疫传染病的出入境人员实施隔离、留验和就地诊断等一系列医学措施，以及对需要采取卫生措施的出入境交通工具、运输设备和其他可能传播检疫传染病的行李、货物、邮包、尸体骸骨等进行的消毒、除鼠、除虫等医学执法活动。

（5）进口食品卫生监督检验：国境卫生检疫进口食品卫生监督检验机构，依法对进口食品进行的卫生监督检验工作。

（6）实施监督注册，加强后续管理：国境卫生检疫机关根据有关规定，对从事进出口的单位、企业进行卫生监管注册，进而加强对"三资"（在中国境内设立的中外合资经营企业、中外合作经营企业、外商独资经营企业三类外商投资企业）、"外资"（依照我国有关法律规定，在我国境内设立的由外国投资者独自投资经营的企业）、"三来一补"（来料加工、来样加工、来件装配及补偿贸易）企业的管理。实施监管注册与后续管理，不仅可简化口岸查验环节，加速口岸流通，还可强化对企业、事业单位的有效管理，防止违法事件的发生，更有利于发现并及时解决问题。

4. 检疫对象

海港检疫对象主要是国际航行的各类船舶。根据《国际卫生条例》规定，世界各国实施海港检疫的对象有船舶及其随船舶出入境的人员、货物、集装箱和其他物品。根据《国境卫生检疫法》规定，我国海港检疫对象主要分类如下：① 出入国境的船舶及其所载人员、货物、集装箱、废旧物品；② 可能传播检疫传染病的行李、邮包、物品；③ 来自疫区或被污染的食品、饮料、水产品；④ 与人类健康有直接关系的微生物、人体组织、生物制品、血液及血制品；⑤ 尸体、棺柩、骸骨。

5. 检疫分类

海港检疫可从不同的角度划分类别：按检疫查验功能分为出境检疫和入境检疫；按实施地点分为锚地检疫、随航检疫、泊位检疫；按受检对象分为船舶检疫、人员检疫、货物检疫、集装箱检疫、特殊物品检疫、尸体骸骨检疫；按检疫的方法分为传统检疫、临时检疫、电子信息检疫；按船舶不同种类分为货轮检疫、客班轮检疫、旅游船检疫、渔轮检疫、考察船检疫和军舰检疫。

2.7.2　船舶出入境检疫查验

船舶出入境检疫查验，是通过对船舶及其船员、旅客、行李、货物、集装箱、食品、各种饮用水、邮包等实施医学检查和卫生检查，并收集、整理、分析检查中所获得的材料，据以判明船舶染疫与否，以便针对性地采取不同卫生处理措施，预防、控制、消灭船舶上存在的或可能存在的检疫传染病、监测传染病及其传播媒介、动物宿主，防止这些疾病和传播因素由国外传入或由国内传出，达到保障人体健康、保证海运畅通、促进对外改革开放和经济建设的目的。船舶出入境检疫一般在日出后、日落前于检疫锚地或检疫机关同意的其他地点实施。

1. 船舶入境检疫

来自境外的一切船舶，在抵达我国第一个海港时，必须悬挂检疫信号，在检疫锚地等待检疫。检疫机关在接到船舶抵达检疫锚地的信号后，派出检疫医师，准备好医学检查、卫生检查和紧急卫生处理所需的单证和各种工具、药品、器材等，准时乘坐交通艇登轮检疫。船长和船医必须到场接受检疫查验。检疫查验的顺序和内容如下。

（1）检查有关文件：受入境检疫船舶的船长必须向检疫医师提供以下文件。① 填具齐全、并经本人签名、有船医附签的《航海健康申报书》；② 船员名单；③ 旅客名单；④ 载货舱单；⑤《除鼠/免予除鼠证书》。检疫医师必须认真审阅上述文件。

《航海健康申报书》（*maritime declaration of health*）是检疫部门了解船舶与疫区港口接触情况及其船员健康情况的最原始依据，亦是明确船长责任的法律文书，应当逐项审查，特别应当注意是否有船长签字、船医附签,并且及时纠正错填、误填项目,要求补齐未填内容,如有发病者,必须填入附表。对填报患有艾滋病、性病、麻风病、精神病、开放性肺结核等疾病者,应当宣布禁止其入境或不准上岸。

船员名单(crew list)、旅客名单(passenger list)审核应检查船上实有人数是否与名单相符,查明航行中船员、旅客更换情况及其原因,确认有无疫区上船的人员。

载货舱单(cargo manifest)通过审阅检查货物种类、品名、装载港口,确定货物的卫生监督管理对象和管理方法。

除鼠/免予除鼠证书(deratting/deratting exemption certificate)是记载船舶除鼠或鼠类控制措施的证书。该证书有效期 6 个月,要求船长必须及时申请更换过期证书,这是国际航行船舶必备且每到一个国家的第一入境海港必须接受检查的证书。WHO 认为,除鼠/免予除鼠证书的检查是防止鼠疫在国际传播的最有效手段,证书有效期满后必须及时向卫生检疫机关申请更换新证书。检疫机关在船舶空舱情况下实施鼠患检查,在判断无鼠或鼠患不足为害时,签发除鼠/免予除鼠证书;检查发现鼠患严重时,必须实施除鼠后再签发除鼠/免予除鼠证书。审核该证书时必须注意其应在有效期限内。

国际旅行健康证书(health certificate for international travel)是我国部分出境人员和部分外籍入境人员必须准备的一种证书。接受入境出境检疫的人员,必须出示相关有效的传染病预防接种证书、健康证明或其他有关证明。

另外,黄热病国际预防接种证书(international certificate of vaccination or revaccination against yellow fever)是对来自黄热病疫区或黄热病地方性流行区船舶必须要求检查其船员的证书。检查该证书时必须注意其签发日期(计算有效期)、疫苗编号、接种单位和施种者签名,以防提供假证明。

（2）流行病学调查:根据检查上述各类证书所获得的情况,进一步开展流行病学调查,要求查明船舶与疫区的接触关系、人员与疫区的接触情况,查明来自疫区的货物及其种类和数量、装自疫区的饮水和压舱水、卫生用水、防鼠灭蚊的情况和采取的具体措施、特殊物品种类数量、个人物品品种和数量、船员发病情况。

（3）船员(或旅客)医学检查:船舶来自疫区并且未超过潜伏期时,或者到达时船上有发热、出疹、淋巴结肿大、黄疸、呕吐、腹泻等症状的患者时,或者非因意外伤害而死亡的尸体,或有啮齿动物反常死亡时,必须对船上患者乃至全体人员逐个进行医学检查,通过询问症状、检查体征或采集样品检验等,尽早发现被传染的患者。

（4）船舶卫生检查:应由船方人员陪同实施,以检查船上鼠患、虫患、载水、饮食物品、废水、废物和环境卫生等内容,并做好取证工作。来自霍乱疫区的船舶,以查载水、食品、废弃物为重点,必要时采样做霍乱弧菌检验;来自黄热病疫区的船舶,以检查伊蚊为重点,并且捕蚊后做带毒检验;来自鼠疫疫区的船舶,以检查鼠患为主要内容。

（5）判断查验结果:根据流行病学调查、医学检查和卫生检查的结果进行综合分析。判断结果分类:① 没有染疫的船舶;② 有染鼠疫嫌疑的船舶;③ 有染霍乱嫌疑的船舶;④ 有染黄热病嫌疑的船舶;⑤ 染有鼠疫的船舶;⑥ 染有霍乱的船舶;⑦ 染有黄热病的船舶。没有染疫的船舶是大量的、常见的,对此种船舶应当立即签发入境检疫证,准许其进港靠泊和行装卸作业;有染疫嫌疑的船舶,可能来自检疫传染病的疫区,必须对其进行针对这些传染病的卫生处理后方可签发入境检疫证,准许其进港;对染疫的船舶,必须严格按照《国境卫生检疫法》相关规定,采取相应的卫生处理后,签发入境检疫证,准许其进港靠泊。

2. 船舶出境检疫

凡驶往国外的船舶,必须在本国境内最后离去的海港接受出境检疫。出境检疫的目的是防止传染病传出。出境检疫必须在装卸货物结束及全体船员返船、客船旅客上客完毕和非乘船人员全部离船后实施。实施出境检疫前,必须了解当地港口和邻近地区的疫情,重点明确要防止何种传染病传出。船长应通过代理或港务部门及时将船员信息、国籍、所泊码头、离港日期和具体时间及时报告给检疫机关。检疫机关接到船舶出境检疫申请后,应及时委派检疫人员赴现场执勤。出境检疫的内容和程序与入境检疫基本相同,但也有差异。

　　船舶出境检疫时,应核查:① 船员名单;② 旅客名单;③ 除鼠/免予除鼠证书;④ 预防接种证书;⑤ 国际旅行健康证书。出境检疫在入境检疫的同一个港口实施时,船员和旅客如无变动,可免查前两份名单,如有变动时,可只核查变动的名单。流行病学调查可以从简,因船舶停留港口期间通过卫生监督和传染病监测已全面掌握了该船的情况,只需要注意是否有到过疫区的人员或有无来自疫区的人员上船,并阻止染疫人、染疫嫌疑人出境。但对来自国外并且在入境到达时被就地诊验的人,应本人要求可准予出境,如仍乘该轮出境,须在出境检疫证上签注并通知船长采取必要的预防措施。

　　若有少量旅客随船出境时,如由本国其他港口上船,则应在最后离去的港口实施医学检查;如在本地口岸登轮,应当在上船以前检查,也可在海关检查行李时进行检查。申请出境居住一年以上的中国籍人员乘船出境时,必须检查该人员的健康证,无证书者应进行补检,不愿接受补检者,应当阻止其出境。船员的出境医学检查可视情况酌行。船舶卫生检查如已在卫生监督中掌握基本情况,出境时可免查。出境货物一般不予检查,如遇有检疫传染病大流行时,经国家有关部门指令必须经过消毒、除虫后才能出境的,则必须进行消毒、除虫并发给证书后放行。如有指定禁止出口的物品,则阻止其运出。对来自国内疫区、被传染病污染及可能传播检疫传染病的物品,或者发现啮齿动物和病媒昆虫的集装箱、货物、废旧物品,以及应入境国家的要求必须实施消毒、除鼠、除虫等处理的货物,必须采取相应的卫生处理后,方能予以放行。对出境的微生物、人体组织、生物制品、血液制品等特殊物品,必须查核出境许可证后方能放行。对来自国内疫区或者被传染病污染的各种食品、饮料、水产品,应当查核其卫生处理证明或检验合格报告后放行,没有证明或合格证书的,必须采样送验合格后放行。

　　所有内容检查合格后,签发出境检疫证。因卫生处理不能按时起航的船舶,应及时通知港务监督机关。检疫后的船舶,不容许再出现货物和人员的上下,否则必须重新实施出境检疫。

2.7.3　国内外检疫传染病疫情及其通报

　　疫情指传染病发生、发展、终息的情况。疫情信息是传染病发生、发展、分布规律和变动趋势的动态资料。疫情构成的主要因素有时间、空间和传染病种类。中国卫生检疫所管理的疫情首要是鼠疫、霍乱、黄热病的疫情。

1. 鼠疫疫情

　　(1) 世界鼠疫疫情:鼠疫具有自然疫源性,世界范围的鼠疫自然疫源地分布在北半球的北纬 48°～50°以南的沙漠、半荒漠、草原和高山草原地带及南半球的南纬 35°～40°以北地带。

　　(2) 我国鼠疫疫情:我国存在广泛的鼠疫自然疫源地,近 10 年来出现人患鼠疫的地区有青海、西藏、内蒙古、新疆、甘肃、云南和四川等地。

2. 霍乱疫情

　　(1) 世界霍乱疫情:1961 年,世界开始了第七次霍乱大流行。1961～1964 年,霍乱在西太平洋沿岸国家、南亚次大陆流行,1964 年后扩散到亚洲内陆国家及地中海沿岸诸国。1970 年后侵入非洲和部分欧洲国家,至 1972 年,霍乱已波及亚洲、非洲、欧洲、美洲、大洋洲等全球五大洲。20 世纪 90 年代后,原来只有传入性霍乱病例报告的欧洲和大洋洲地区也出现了本地区霍乱流行。在 1990 年,欧洲的罗马尼亚发生了一次较为严重的流行,苏联南部地区也首次遭到霍乱流行的侵袭。最为震惊世界的是无霍乱流行的南美洲自 1991 年 1 月起首先在秘鲁暴发了史无前例的霍乱大流行,这是自第七次霍乱世界大流行以来罕见的霍乱疫情。

　　(2) 我国霍乱疫情:1962 年,我国的阳江地区首先传入了 ELTOR 生物型霍乱。近 30 年来,

ELTOR 生物型霍乱在我国沿海某些省常散在发生,或偶发局部流行。内陆少数省也曾遭到传入性侵袭。因我国政府调试重视,积极贯彻以预防为主的方针,在广大预防工作者的努力下,发挥了防疫机构健全的优势,尤其发挥了国境卫生检疫的作用,阻止了无数次的霍乱传入和传播,始终未造成大规模的流行。

3. 黄热病疫情

我国至今没有黄热病的发生。黄热病主要在非洲和南美洲流行。历史上黄热病曾通过航海传播到欧洲南部及北美洲。但是,自 20 世纪以来仅局限在中南美洲及非洲。

4. 疫情通报

疫情通报的内容包括检疫传染病的发生、传播、流行和终息等情况。通常包括时间、地区范围、病例数、死亡数、疫病来源、类型、传播途径、影响传播的因素、病原体鉴定及采取的预防措施、疫区的宣布和撤销等情况。

有关部门之间通报疫情可以采取协调防制措施,不但有利于控制疫情,而且避免疫情扩散。① 根据《国境卫生检疫法》的规定,国境卫生检疫机关发现检疫传染病、监测传染病、疑似检疫传染病时,不仅应立即向主管上级机关报告外,还应向当地卫生行政部门和卫生防疫机构通报。② 当地卫生防疫机构发现检疫传染病、监测传染病时,应当向当地国境卫生检疫机关通报。

疫情通报有两种方式:① 每周公布 1 次世界各国的检疫传染病的病例数和发病日期及其采取的措施;② 每月公布 1 次关于疫区的宣布和撤销。病例的报告和疫区的宣布与撤销由两个网络完成。首先,WHO 各成员国必须按《国际卫生条例》规定的条款及时向 WHO 报告其领土内所发生的检疫传染病疫情和终止情况。当 WHO 收到各成员国报告后,通过《流行病学周报》、自动电传应答服务方法向各成员国提供世界各国疫情。

我国对于检疫传染病的疫情通报也有具体规定(《国境卫生检疫法》第五条规定):国境卫生检疫机关发现检疫传染病或疑似检疫传染病时,除采取必要措施外,必须立即通知当地卫生行政部门,同时用最快的方法报告国务院卫生行政部门,最迟不得超过二十四小时。邮电部门对疫情报告应当优先传送。中华人民共和国与外国之间传染病疫情通报,由国务院卫生行政部门会同有关部门办理。

2.7.4　检疫传染病管理、监测

1. 检疫传染病管理

检疫传染病控制对象包括染疫人,染疫嫌疑人,染疫和有染疫嫌疑的交通工具,被检疫传染病污染或者有可能成为检疫传染病传播媒介的集装箱、行李、货物、邮包及食品等。

检疫传染病的管理包括针对人员和船舶两方面的措施。① 人员管理:包括对染疫人的隔离措施和对染疫嫌疑人的留验、就地诊验的一系列措施。隔离是将染疫人收留在指定的场所,限制其活动并进行治疗,直到消除传染病传播的危险的医学活动。留验是将染疫嫌疑人收留在指定的场所进行诊察和检验的医学活动。就地诊验指染疫嫌疑人在卫生检疫机关指定的期间内,接受卫生检疫机关或有关医疗卫生单位的诊察和检验,并且本人活动一般不受限制。② 船舶管理:根据病种不同,其管理措施有所区别。

(1)鼠疫:潜伏期为 6～10 天。因人类对鼠疫没有天然免疫力,人群对鼠疫普遍易感。船舶到达时,有下列情况之一的,为染有鼠疫:① 船上有鼠疫病例的(无论是鼠疫疑似病例还是确诊病例)。② 发现有感染鼠疫的啮齿动物。③ 船舶上曾经有人在上船后 6 天以内患有鼠疫。若船舶到达时,有下列情况之一的,为染有鼠疫嫌疑:① 船舶上没有鼠疫病例,但曾经有人在上船后 6 天以内患鼠疫(包括尚未确诊的疑似病例在内)。② 船舶上啮齿动物有反常死亡,并且死因不明。

对染有鼠疫船舶的措施:① 对染疫人实施隔离。② 对染疫嫌疑人实施除虫,并且从到达时算起实施不超过 6 天的就地诊验或者留验。在此期间,船上船员除因工作需要并且经卫生检疫机关许可外,不准上岸。③ 对染疫人、染疫嫌疑人的行李,使用过的其他物品和卫生检疫机关认为有污染嫌疑的物品,实施除虫和消毒。④ 对染疫人占用过的位置和卫生检疫机关认为有污染嫌疑的位置,实施除虫,必要时实施消毒。⑤ 船舶上有感染鼠疫的啮齿动物,必须除鼠。如果船上发现只有未感染的啮齿动物,也可以实施除鼠。实施除鼠宜在隔离的情况下和卸货以前进行。⑥ 船舶卸货应当在卫生检疫机关的监督下进行,并且需要保护卸货工作人员免遭感染。必要时,可对卸货工作人员从卸货完毕时算起,实施不超过 6 天的就地诊验或者留验。

对有鼠疫嫌疑的船舶,应当实施上述染疫船舶管理措施的②~⑥项内容。

对未染有鼠疫而来自鼠疫疫区的船舶,必要时可采取如下措施:① 对离船的染疫嫌疑人,从船舶离开疫区的时候算起实施不超过 6 天的就地诊验或留验。② 在特殊情况下,对船舶实施除鼠。

(2)霍乱:潜伏期为 5 天。船舶到达时,若载有霍乱病例,或者在到达前 5 天以内船上曾经有霍乱病例发生,则为染有霍乱。若船舶在航行中曾经有霍乱病例的发生,但在到达前 5 天以内没有发现新病例,则为染有霍乱嫌疑。

对染有霍乱的船舶,应当采取的措施包括:① 对染疫人进行隔离。② 对离船的船员、旅客,从卫生处理完毕时算起,实施不超过 5 天的就地诊验或者留验;从船舶到达时算起 5 天内,船上船员除因工作需要且经卫生检疫机关许可外,不准上岸。③ 对染疫人或染疫嫌疑人的行李,使用过的其他物品和有污染嫌疑的物品、食品实施消毒。④ 对染疫人占用过的位置,有污染嫌疑的位置实施消毒。⑤ 对污染或者有污染嫌疑的饮用水,应当实施消毒后排放,并在储水容器消毒后再换装清洁饮用水。⑥ 人的排泄物、垃圾、废水、废物和装自霍乱疫区的压舱水,未经消毒,不准排放和移动。⑦ 卸货必须在卫生检疫机关监督下进行,并且需要保护工作人员免遭感染;必要时,对卸货工作人员从卸货完毕时算起,实施不超过 5 天的就地诊验或者留验。

对有染霍乱嫌疑的船舶,应当实施上述霍乱染疫船舶管理措施的②~⑦项内容,并对离船的船员、旅客从到达时算起实施不超过 5 天的就地诊验或者留验。在此期间,船上的船员除因工作需要并经卫生检疫机关许可外,不准离开口岸区域;或者对离船的船员、旅客从离开疫区时算起,实施不超过 5 天的就地诊验或者留验。

对未染有霍乱而来自霍乱疫区的船舶,必要时可实施霍乱染疫船舶管理措施的⑤~⑥项内容,并对离船的船员、旅客,从离开疫区时算起实施不超过 5 天的就地诊验或留验。

对来自霍乱疫区的或者染有霍乱嫌疑的船舶,必要时可实施除虫、消毒;如果船上载有水产品、水果、蔬菜、饮料及其他食品,除装在密封容器内没有被污染的食品外,未经卫生检疫机关许可,不准卸下,必要时可以实施卫生处理。对来自霍乱疫区的水产品、水果、蔬菜、饮料以及装有这些制品的邮包,在查验时为判明是否被污染,可抽样检验,必要时可实施卫生处理。

(3)黄热病:潜伏期为 6 天。船舶到达时,载有黄热病病例,或者在航行中曾经有黄热病病例发生的船舶为染有黄热病船舶。如果离开黄热病疫区未满 6 天,或者蚊吸血感染至再叮咬人感染发病的时间未满 30 天,但在船上发现埃及伊蚊或其他黄热病媒介,为染有黄热病嫌疑的船舶。

对染有黄热病的船舶,应当采取:① 对染疫人实施隔离。② 对离船又无有效黄热病预防接种证书的船员、旅客,可以从离船时算起实施 6 天的留验,或者实施预防接种并留验到黄热病预防接种证书生效时为止。③ 彻底杀灭船上的埃及伊蚊及其虫卵、幼虫和其他黄热病媒介,在未彻底灭蚊以前,限制该船与陆地及其他船舶的距离不少于 400 m。④ 卸货应当在灭蚊以后进行,如果在灭蚊以前卸货,须在卫生检疫机关监督下进行,并且采取预防措施,使卸货的工作人员免受感染,必要时,对卸货工作人员从卸货完毕时算起实施 6 天的就地诊验或者留验。

对染有黄热病嫌疑的船舶,应当实施上述黄热病染疫船舶管理措施的②～④项内容。

未染疫船舶,如果来自黄热病疫区,必要时可实施染疫船舶管理措施的③项内容。入境检疫中发现来自黄热病疫区的人员,必须检查有效的黄热病预防接种证书,无接种证书者,须对其实施从离开感染环境时算起不超过 6 天的留验,或者实施预防接种并留验到黄热病预防接种证书生效时为止。

2. 检疫传染病监测

根据《国际卫生条例》的规定,流行性感冒、流行性脊髓灰质炎、疟疾、流行性斑疹伤寒和回归热等 5 种传染病为法定的国际监测传染病,我国根据自己的国情,又增加了登革热为监测传染病。

（1）传染病监测定义:指对特定的地区、特定的人群进行流行病学、血清学、病原学、临床及其他有关影响因素的研究。

（2）传染病监测意义:海港口岸传染病监测在海港检疫中具有重要意义。传染病监测是船舶出入境检疫查验的延续和补充。船舶出入境检疫查验由于时间局促,无法完全详细检查。在很短的时间内要查清每一个入出境人员的健康状况比较困难,因此无法对混杂在出入境人员中的传染病患者实施严格的行政管理措施。并且,每一种传染病都有"冰山"现象,因此仅靠检疫查验手段无法达到防止疾病传入传出的要求。因此,只有对某些出境人员在出境前进行严格的健康检查,并且向其提供健康保护（包括技术咨询、预防投药、提供防护用品和给予免疫措施）,对入境人员在入境后开展医学随访、医学观察、实施就地诊验或健康体检的一系列措施,才能在出境者出境前和入境者入境后及时发现传染病患者,达到防止传染病传入和传出的目的。这种传染病监测实际上是船舶锚地检疫的延续,不但弥补了检疫查验的不足,而且增强了检疫的功能,完善了卫生检疫的防御机制。

（3）传染病监测对象:包括出入境船舶、人员、食品、饮用水和其他物品（微生物、人体组织、生物制品、血液及其制品等特殊物品）及其病媒昆虫、医学动物,其中出入境人员是海港传染病监测的重点对象。

（4）传染病监测病种:海港检疫传染病监测病种参照国际条例和我国的具体情况而确定。我国国境卫生检疫规定的是 4 种检疫传染病:鼠疫、霍乱、黄热病、甲型 H1N1 流感;2 种禁止入境的疾病:传染性肺结核病、严重精神病;6 种监测传染病:流行性感冒、疟疾、脊髓灰质炎、流行性斑疹伤寒、登革热、艾滋病。检疫的宗旨是阻止传染病传入,对国外流行但我国没有或基本没有的传染病如拉沙热、埃博拉出血热、马尔堡病毒病、军团热也应当开展监测。此外,为保护我国畜牧业的健康发展,鉴于国外疫情的严重性,应在口岸地区开展对布氏杆菌病、炭疽病、狂犬病的监测。

（5）传染病监测方法:海港传染病监测可以分为对人的监测方法和对物的监测方法。

1）对人的监测方法:有观察、调查、监测诊疗、健康检查、检测和联网监测等。

A. 观察:在海港检疫中尤为常用,常对乘船的出入境人员在检疫查验的同时,借助临床医学,结合流行病学,运用视、闻、听、触诊的方法及时发现健康人员中的传染病患者。

B. 调查:包括填报健康申明卡、发放就诊方便卡、查验预防接种证书、健康证书、个案调查或暴发流行调查等形式。

C. 监测诊疗:有巡诊医疗和监测门诊两种。巡诊医疗专用于海港,即在港口、码头停靠的国际航行船舶上的国际船员的疾病监测宜用此法。国际航行船舶抵达我国任一港口后,需要装卸货物、补充给养。检疫人员送医送药上船,既方便船员就医,又促进装卸作业及早完成,因此受到船方普遍欢迎。检疫机关通过这种巡诊医疗不但能随时了解停留在港口内所有船舶上船员的健康情况,而且可及早发现各种传染病。监测门诊适用于城镇小港或边境河港,因为当地除检疫机关外,其他医疗机构甚少或缺如,医务防疫力量较弱,此种情况下设立门诊监测点对出入境人员进行门诊监测效果较好,能及早发现口岸地区的首发传染病病例。

D. 健康检查:是对在境外居住 3 个月以上回国的中国公民和入境后居留 1 年以上的外籍人员在入境后,以及出境后拟在其他国家居留 1 年以上的中国公民在出境前实施的健康管理措施。在国际航行船舶上的中国籍船员,在出入境时必须向国境卫生检疫机关提交健康证明书,对这类人员必须实施经常性的健康检查,以便及早发现混杂在出入境健康人员中的各类传染病患者。健康检查的内容、方法、具体要求都是针对如何发现检疫传染病和监测传染病。

E. 检测:包括实验室的病原学检测和血清学检测。此法是调查法、监测诊疗法、健康检查法中的实验室工作部分,可视为上述诸方法的组成部分或延伸部分,亦可成为独立的一种方法,既可用于人的传染病监测,也可用于物的传染病监测。

F. 联网监测:是上述诸方法的综合应用,首先必须建立监测联络网。检疫机关、防疫机构、医疗单位、旅游、海运、航空、铁路、公安、宾馆等各个部门共同建立一个人人注意、层层重视、信息灵通、反馈迅速的监测网,使出入境人员不管在何地、何单位,一旦出现传染病,立即按疫情报告系统进行病例和疫情报告,使检疫机关迅速掌握疫情,以便及时处理。

2) 对物的监测方法:分为对无生命物品的监测和对有生命物品的监测。

A. 对无生命物品的监测方法主要是经常性的实验室检验,如对食品、饮用水和其他物品在经常性监督中采取各种样品送实验室,按国家颁布的标准进行细菌等病原学检验或其他检验,评价其卫生学指标,以发现问题,及时处理。

B. 对有生命物品的监测包括媒介的监测和医学动物(主要为啮齿动物)的监测。媒介监测又分为生态调查、带毒检测;医学动物监测分生态调查、带毒检测和血清学检测。

2.7.5　船舶货物的卫生检疫管理

《国境卫生检疫法》及《国境卫生检疫法实施细则》规定,出入境的集装箱、废旧物品、废旧船舶、特殊物品都应接受检疫。

1. 集装箱的卫生检疫管理

集装箱是一种装载货物的运输设备,具有强度足够、能反复利用的特点,适用于多种运输工具的连续运输而不必中途重新装卸货,且易于搬运,容易装满和卸空,可以提高货物运输效率。集装箱已成为世界各国普遍采用的货物、行李运输设备,它大大提高了运输效率,但因其存在独立僻静的活动空间,为藏匿、携带病媒昆虫、啮齿动物提供了方便,也促进了它们的迁移。

(1) 集装箱申报:由货主、代理人、集装箱的所有人或承运人向卫生检疫机构申报,是集装箱卫生检疫管理的第一步。通过申报可以了解集装箱及其箱内货物的起运国家、货物的种类、数量和生产国,并估计集装箱和货物同检疫传染病疫区的关系、可能存在的卫生问题,以决定是否需要进行拆箱的卫生监测以及是否需要实施消毒、杀虫、灭鼠等卫生处理。我国对集装箱的申报实行报验员报验制度。经过报验知识专门培训,并取得报验员证的人员才能承担报验工作。从 1991 年开始对集装箱的报验和管理工作(包括卫生检疫)实施集中办公服务模式以来,极大地减少了集装箱卫生检疫漏报问题。集装箱申报后,由相关卫生检疫机关在尽可能短的时间内经检查或实施卫生处理后予以放行。若因故需要将集装箱移至其他地方实施卫生处理时,则另发临时移运许可证,约定时间至其他地方实施卫生处理。在移运过程中,禁止开启箱门或进行拆箱作业。

(2) 集装箱检查:集装箱在申报时,若货物名称含糊不清,不能核实货物种类、性质、来源地区,则需要开箱检查或实施卫生处理。例如,申报为"塑料"的集装箱货物,可能是生产用的塑料颗粒原料或是加工后的半成品;也可能是回收的下脚料或是生活性废塑料,不同的塑料其卫生状况差别很大。前者可予放行,后者必须经过严格消毒或消毒后销毁,特别是有严重污染的医用塑料制品,必须经消毒后销毁。需要进行检查的集装箱,必须填写《卫生检查申请书》,并由货主与检疫部门在预定的时间与地点进行开箱检查,同时请海关和理货人员在场,一同检查后决定处理意见。

(3) 集装箱卫生处理:卫生处理工作由国境卫生检疫机关实施。集装箱卫生处理与散件货物的卫生处理有所不同,集装箱卫生处理时应注意以下几点:① 快速;② 箱与货同时处理;③ 适当选用卫生处理技术;④ 防止处理后拆箱引起的中毒。根据以上几点注意事项,采用兼有杀虫、灭鼠作用的或消毒的蒸熏剂,如溴甲烷、硫酰氟、虫菌畏等较为理想。

2. 废旧物品的卫生检疫管理

废旧物品包括废品和旧品两类,已经使用过或虽未经使用过但不具其本来使用价值、将报废的生产资料和生活资料,称为废品;已经使用过但仍具有原使用价值的生产资料、生活用品,称为旧品。

废旧物品种类:① 生产资料,废旧交通工具,生产废料,废旧生产、办公及文教卫生的科研设备等;② 生活用品,废旧家用电器,家具,服装,床上用品,玩具等。

(1) 废旧物品申报:首先由货主、代理人或集装箱的所有人(绝大部分废旧物品都是通过集装箱来运输)向卫生检疫机关申报。申报后检疫机关应立即决定实施卫生处理的时间和地点。

(2) 废旧物品检查:申报时已经明确为废旧物品的不需要检查。对申报时不能明确是否需要实施卫生处理的旧物品应该实施检查,如申报为二手设备(旧设备)的货物应实施检查。旧设备可以是单件设备,也可以是整个车间甚至整个工厂的设备,对这些设备进行拆解、装运时,若未经清洗、整理、加油,或使用废弃物作外包装、填充物的,都应实施卫生处理。

(3) 废旧物品卫生处理:国际航行船舶在装货时考虑到船舶的整体环境卫生,货舱不容许装载散装的废旧物品,只能将废旧物品先装入集装箱内,然后经船舶运输。因此,对废旧物品实施卫生处理,实际上就是对集装箱连货一起实施卫生处理。

废旧物品的价值低,仅作为工业的初级原料,在选择蒸熏剂时,应选择价格低、效果好的蒸熏剂,而不必过于考虑对废旧物品的损坏。卫生处理时蒸熏的密封时间可适当延长,以保证处理的效果。

3. 废旧船舶的卫生检疫管理

废旧船舶与航行船舶相比,从卫生检疫角度来看具有很大的特殊性,废旧船舶既是一艘船舶,需要按规定实施船舶的卫生检疫,又是一种废旧物品,需要按废旧物品的标准实施卫生检疫管理。

(1) 废旧船舶的特点:废旧船舶是一种廉价的商品,它的卫生水准远低于航行船舶。存在于废旧船舶上的所有不卫生因素有可能转移至岸上,严重污染沿海、沿江的拆解场地及周围环境,成为传染病发生、传播、流行的重要条件。船员长期生活在船上需要各种生活用品,随着船舶的拆解,船舶和个人遗留的各种剩余、废弃的生活用品也将随着转移上岸,被分发、出售、利用,其中与卫生检疫管理密切相关的如废弃的衣服、被褥、床上用品等存在污染的安全隐患。为此,卫生部于 1984 年颁发了《关于对进口废钢船进行卫生检疫的通知》文件,规定对进口废钢船实行特殊的卫生检疫和卫生监督。

(2) 废旧船舶的进口检疫:废旧船舶的进口联检(同海关、边防、港监一起)按一般国际航行船舶的顺序进行,在检疫锚地实施联检。检疫时应特别加强对全船的卫生状况与给养的检查,以便为实施严格的卫生处理作准备。废旧船舶进口检疫所需人力、物力、时间等与正常船舶的进口检疫不同,应予以特别考虑。

(3) 废旧船舶的卫生处理:卫生处理最好在到达拆解场地前的户前检疫锚地,且在船员离船的情况下进行。目前,通常在废旧船舶的拆解场地且船员离船后进行。船舶需要蒸熏法处理时在拆解场地进行,用其他方法处理时可在检疫锚地进行。卫生处理内容包括:① 杀虫、灭鼠;② 压舱水、饮用水、污水的消毒;③ 旧衣服、被褥、床上用品的消毒;④ 剩余食品的处理;⑤ 药物与器械的处理。

4. 特殊物品的卫生检疫管理

根据《国境卫生检疫法实施细则》的规定,实施卫生检疫管理的特殊物品指在其应用于人体过程中可能直接造成某种传染病传播的一类物品。

特殊物品种类：① 微生物，包括菌株、毒株；② 人体组织、器官、血液及其制品（血液制品主要有血浆、红细胞、血小板、白蛋白、球蛋白、凝血因子及纤维蛋白等）；③ 生物制品，包括菌苗、疫苗、各种诊断试剂盒。

通过特殊物品传播的疾病主要有艾滋病、乙型肝炎等。特殊物品通过船舶入境的方式有两种：一是以船舶运送货物的形式较大批量运入的特殊物品，以血液制品、生物制品为主；二是个人携带较少数量入境的特殊物品，如人体组织器官、血样、细胞株、菌种、毒种等。个人携带常由前往国外参加国际会议或留学学者、留学生回国时带回，用于科研、医疗等。

为了防止特殊物品携带的病原体引起疾病传播，我国在《国境卫生检疫法实施细则》中以及在卫生部制定的规范性文件中对特殊物品的管理都提出了具体而又严格的要求。

（1）特殊物品申报：首先由携带人、托运人或提货人向卫生检疫机关申报并填写《出入境特殊物品卫生检疫审批申请表》，申报内容包括物品名称、数量、来源国家或地区、用途及防止传染病传播措施。

（2）特殊物品审批：审批机构原则上由现场检疫机关的上级部门审批。审批内容包括以下几项。

1）我国规定除人体血清白蛋白和卫生部特许进口的特殊物品外，其他的物品一律禁止进口。审批时可根据上述规定执行。对个人携带少量的供科研、鉴定、治疗的生物制品，在提供单位证明时，可考虑予以放行。

2）根据申报人提供的有关书面证明文件，如产品说明书、健康证书、无传染病证明、检验报告等和填写在审批单上的特殊物品的名称、来源、数量与批号、使用单位等项目，核对是否相符，检查外包装是否严密、坚固可靠、有否破损。

3）了解该批物品入境后的运输过程、保存条件、使用情况，特别是菌种、毒种之类，以免发生传播、扩散。

4）直接用于人体的大批量并且认为有可能携带病原体的特殊物品，应采样分别做艾滋病毒、梅毒、乙型肝炎表面抗原等检验，检验期间应封存禁止使用。

（3）特殊物品放行：审批时下列情况者可予以放行。① 认为不会造成传染病发生、传播的；② 容许进口的人体血清白蛋白和有国家卫生部同意进口批件的；③ 经采样检验合格未发现病原体的；④ 少量的仅用于科研，而且有单位证明的；⑤ 某些特殊物品进口后，在有监督条件下，仅用于进口者本人而不扩散至他人的。

2.7.6　卫生监督

1. 卫生监督的定义与目的

（1）定义：卫生监督指执行卫生法规和卫生标准所进行的卫生检查、卫生鉴定、卫生评价和采样检验的一系列活动。卫生检疫机关根据《国境卫生检疫法》及《国境卫生检疫法实施细则》和有关部门制定的规章、规范性文件，利用医学卫生技术手段，对船舶和口岸进行卫生学检查，以便对这些被检查的船舶和口岸做出鉴定和评价，判断是否符合有关的卫生标准及为达到有关的卫生标准应采取的措施。

（2）目的：传染病的发生、传播和流行必须具备传染源、传播途径与易感人群3个环节。国境卫生检疫工作的检疫查验与疾病监测，目的是发现传染源和易感者。而卫生监督工作的目的是发现与切断传播途径，通过大量的卫生监督工作（包括卫生处理工作）来切断船舶和口岸存在的传播途径，即使有传染源进入也不致引起传播，犹如在船舶与口岸中建立起防止传染病传播的屏障，如对埃及伊蚊的控制，就可阻止黄热病的传播。

2. 船舶卫生监督

船舶卫生监督是为了及时发现与消除进入船舶的各种不良卫生因素，使船员能生活在一种良好的卫生环境中,以保护船员的身体健康,避免传染病通过船舶而传播。

(1) 监督对象:① 船舶客舱、船员宿舱、餐厅、会议室等公共场所;② 货舱与甲板、锚缆、堆垛、仓房;③ 传染病控制药械与设施;④ 媒介生物控制药物与设备;⑤ 厨房、配餐间与食品仓库;⑥ 饮水、食品及其从业人员;⑦ 公共厕所与洗涤间;⑧ 压舱水和垃圾。

(2) 监督方法

1) 询问:登船向船长宣布对船舶进行卫生监督,询问船舶航行史、载货史、船上人员发生疾病史、食品来源和媒介控制情况。

2) 查阅卫生证件和文档:包括船舶入境检疫证书、除鼠/免予除鼠证书、船舶卫生证书、航海日志、食品供应记录等。

3) 现场检查包括请一名高级船员陪同检查,根据情况对应该监督的对象,部分或全部进行现场感官卫生检查。

4) 实验室检验是对食品和环境的理化、微生物指标现场取样,并做实验室检查。

(3) 监督内容:对船舶进行卫生检查按下列要求逐项进行。

1) 传染病控制:包括各种消毒、急救医疗用品和器械的配置(不含救生艇)及船上隔离病房配置情况;船员健康检查和预防接种情况。

2) 环境卫生:船舱、客舱、餐厅等公共场所,包括微小气候,按《公共交通工具卫生标准》(GB 9673—1996)进行逐项检查;货舱与甲板卫生,清洁清扫,检查有无鼠患、有无病媒昆虫、有无其他有害物质及有毒物品是否与食品混装;检查厕所卫生:厕所内有无臭味、便池有无污垢、垃圾、污水、粪便;垃圾是否放置在垃圾袋或专用带盖垃圾容器内,客轮上是否进行污水、粪便无害化处理。

3) 食品卫生:包括食品采购卫生、食品储藏卫生、食品加工(生熟分开)卫生、餐茶具消毒卫生、饮用水卫生。

4) 饮水、食品从业人员健康与个人卫生:饮水、食品从业人员个人卫生包括穿戴工作服与工作帽、头发与指甲卫生、食品操作卫生及食品卫生知识培训等;具备有效的国境卫生检疫机关签发的国境口岸、交通工具服务行业人员健康证。

3. 创建无鼠害港(船)和卫生港(船)的要求

根据 1983 年卫生部《实施〈中华人民共和国国境口岸卫生监督办法〉的若干规定的要求》和 1986 年交通部发布的《交通部关于下发〈关于创建卫生港、船的有关标准和要求的暂行规定〉的通知》及其他有关资料,制定了下列无鼠害港(船)和卫生港(船)的标准。

(1) 无鼠害港:用鼠夹法(Elton 夹日法),在室内外布放 100 个同型鼠夹,连续捕打 3～5 天,鼠密度应不超过 0.5%～1%;用撒粉法,在室内每 25 m² 撒布一块,面积不<100 cm²,共撒 50 处,鼠迹应不超过 5%;检查仓库、办公室、宿舍等建筑物 50 处,发现新鼠洞应不超过 3～5 处。

(2) 无鼠害船:用撒粉法,每 25 m² 撒布一块,面积不<100 cm²,撒布 50 处,鼠迹应不超过 1%。

(3) 卫生港

1) 环境卫生要求(指生产、办公、生活和服务等部门的室内外卫生):① 港容整洁,有专业保洁队伍和制度,货物堆放标准化,不饲养家禽、家畜,生活与生产垃圾日产日清;② 提供的饮用水符合国家标准;③ 废水排放合格率达 80% 甚至以上;④ 候船厅保持整洁,且空气质量符合国家卫生标准;⑤ 厕所数量与质量符合要求,保持清洁;⑥ 生活区、办公场所保持清洁卫生,各公共场所(如理发室、招待所、浴室等)符合公共场所的卫生标准。

2) 媒介生物控制要求:① 鼠,采用鼠夹法,连放鼠夹 3 天,鼠密度应不超过 0.5%;粉迹法,100 块布(20 cm×20 cm),鼠迹阳性率应不超过 2%;建筑物 50 处地方,新的鼠迹阳性率应不超过 3%。② 蝇,无滋生地,无蝇蛆,夏秋季室内无蝇。③ 蚊,10 000 cm² 内蚊滋生地应少于 5 处,人工小时法应不超过 5 只,应未发现疟蚊、埃及伊蚊和白纹伊蚊。④ 蟑螂,用杀虫剂喷洒,或晚上关灯 2 h 后开灯,未发现蟑螂。⑤ 跳蚤、臭虫、虱,100 间房间每间放粘蚤纸 5 张,粘到跳蚤应不超过 2 只。100 间宿舍房间不得发现臭虫。检查卧具、内衣、头发各 100 件(人),不得发现虱子。⑥ 港口(码头),周围 400 m 内建立生物媒介生活防护区。

3) 劳动卫生和职业病防治要求:① 发病率,急性化学中毒、职业病、重症中暑等年发病率不超过0.8%,职业病报告率达 100%。② 作业环境有毒有害因素的控制,控制包括噪声、高温、粉尘、有毒物质等。③ 健康体检,定期进行体检,包括一般健康体检与职业病的专项检查。

4) 食品卫生要求:① 食品卫生监督,执行《食品安全法》与《国境卫生检疫法》的有关规定;② 防止食物中毒;③ 防止食物在装卸、运输过程中的污染;④ 食品生产经营单位应符合卫生要求。

5) 传染病的预防要求:① 贯彻执行《传染病防治法》和《国境卫生检疫法》;② 疫情管理工作应由专人负责,漏报率<5%;③ 传染病监测与控制,重点在霍乱、流行性出血热和其他法定传染病,4 种菌苗接种覆盖率>95%,疫点处理个案调查达 100%;④ 消毒监测工作,应搞好医疗室和隔离室消毒工作,消毒药械的消毒效果监测合格率在 80% 以上;⑤ 托幼单位,保育员体检率 100%,5 种病(痢疾、伤寒、病毒性肝炎、活动性肺结核及化脓性皮肤病)患者调离率 100%,并有卫生知识的培训;⑥ 服务行业卫生,包括浴池、旅馆、招待所、船舶服务部的从业人员体检率达 100%、5 种病患者调离率 100%,卫生知识培训应包括食品卫生知识、卫生防病知识和灭害知识。

(4) 卫生船:① 卫生管理组织与制度健全,包括卫生管理组织和人员、专职或兼职的清洁队、卫生管理制度、卫生设施、急救设备等;② 船舶卫生达到《公共交通工具卫生标准》(GB 9673—1996),船舶的垃圾处理、厕所卫生和公共场所卫生许可证和有关人员的体检合格证必须达到要求;③ 食品卫生合格,食品经营、运输、储存和加工应符合《食品安全法》要求,3 年内未发生职工和旅客的集体性食物中毒,从业人员具备有效的健康合格证和卫生培训记录;④ 具有有效的劳动防护设施,3 年内无新的职业病和职业中毒发生;⑤ 媒介生物防制达标,鼠密度达到无鼠害船的标准,蚊、蝇、蟑螂、臭虫的控制达到全国爱国卫生运动委员会规定的标准;⑥ 3 年内未发生传染病流行,传染病报告率 100%;⑦ 经常开展卫生宣传与健康教育,职工具有一般性卫生防病和相关健康知识。

2.8 船舶人-机-环境系统

从远古时代起,人类开始使用劳动工具,并不断改进劳动工具,直至大规模使用机器,提高了人类适应自然、改造世界的能力。在人类使用工具和机器从事各种劳动时,客观上提出了人-机-环境系统的最优结合问题。人-机-环境系统工程是运用系统科学理论和系统工程方法,正确处理人、机、环境三大要素之间的关系,深入研究人-机-环境系统最优组合的一门学科。针对这种最优结合问题,人-机-环境系统工程学是在工程学、解剖学、生理学、医学工程、心理学、人类学、生理环境学、劳动科学、信息论等一系列学科的基础上逐渐发展起来,其研究对象为人-机-环境系统,系统中的"人"指作为工作主体的人;"机"指人所控制的一切对象的总称;"环境"指人、机共处的特定工作条件,需要对人的特性、机器特性、环境特性、人-机关系、人-环境关系、机-环境关系、人-机-环境系统总体性能进行研究。

船舶是一个典型的、庞大的、复杂的人-机-环境系统,涉及各种环境条件下人的因素,研究人与机器及环境的相互作用。在船舶人-机-环境中,"人"是船长和船上所有的船员,"机器"与"环境"概念较广义。机器既包括船舶本身,还包括船舶上的各种设备、仪表仪器等;环境不仅指船员航海时需要面临的外界自然环境和船舶内环境,还包括航行期间的微小社会环境。船舶远离大陆在海上航行和作业,具备了人-机-环境系统的 3 个基本要素,是一种典型且具特殊性的人-机-环境系统。

2.8.1　人-环境系统的相互作用

从人体工效学角度来看,人-环境系统涵盖了技术科学和人体科学的许多交叉的问题,涉及了很多不同的学科,包括生理学、心理学、工程技术、劳动保护、环境控制、仿生学、人工效能、控制论、信息论和生物技术等众多的学科。

人-环境系统中,人作为作业者或使用者,通过感觉器官接受综合信息,识别物体的状态、大小、颜色,阅读文件,区别声音等,之后将这些信息通过大脑进行分析和决策。但是,人的这些能力受到多种因素的限制,如人脑的信息通道小,内存信息数量有限;人的感觉器官信息接受能力有限,不能看到红外线、紫外线,不能听到次声波与超声波,对仪表的认读速度慢。此外,人容易受生理和心理因素的制约,影响功能发挥的可靠性,尤其是人会产生疲劳,不可能长时间工作。从人体工效学的角度,人-环境系统涵盖了心理学和生理学。人具有心理活动,人的心理在时间和空间上呈现自由和开放特点,往往受到人的经历和社会传统、文化的影响。为了便于进行科学的分析研究,这些活动可用一些有关人体的心理特征和生理特征的数据来测量,即人体测量。在进行人体测量后,把原始测量数据进行统计分析处理,得到表明人体尺寸某种特征的统计量,通常以算术平均值、标准差、百分位数及相关系数表示。利用这些统计量,能很好地描述人体尺寸的变化规律,对人体各部分的尺寸及其活动范围进行静态、动态测量和统计分析,研究人的形态与功能特征,是船舶-人-环境系统研究的重要内容。人体测量包括形态测量、运动测量、生理测量、肢体活动空间、反应速度、人体活动空间等,这些数据都要在人体上测量而得,我们生活和工作使用的各种设施及仪器,大到整个生活环境、小到一个开关,都可能与身体的基本特征形成密切联系。它们如何适应人的使用、舒适程度如何、是否有利于提高效率、是否有利于健康,都涉及人体的测量数据。

环境指人们工作和生活的环境,在系统运转过程中不断提供物资与能源,接受系统的排放,并予以消化,创造人-机良好工作的周边环境,用环境设施来承担机械群体的某些共性功能,从社会角度解决系统运行问题。噪声、照明、气温等环境因素对人的工作和生活影响,是环境研究的主要对象。环境控制指如何控制环境使其适合人的生产与生活。人类一切活动无法脱离环境,环境的影响主要包括照明、色彩、噪声、振动、温度与湿度等。在适宜的环境中,人的工作效率可得到较大程度的发挥。反之,人们必须加倍努力才能维持正常的工作效率,且更容易感到疲劳。例如,我们都有过类似体验,噪声不仅对我们的心理产生影响,如让人感到烦恼,还会影响我们的工作效率和质量。特别是在一些特殊环境条件下,如冶金、化工、采矿、航空、航天、航海和极地探险等行业,有时会遇到极其特殊的环境,如高温、高压、极寒、振动、噪声、辐射和污染等,这些环境对个人的身心均产生明显影响,如何保障作业人员在这些特殊环境下的工作效率,就需要系统探讨人与环境的交互效应,从改善工作环境,或从提高人的适应性角度进行完善。

2.8.2　人-机系统的相互作用

劳动过程中,人和机器组成了一个统一的整体,共同完成生产任务,称为人-机系统。人-机系统使人了解和熟悉机器的性质及工作状态,将人的操作意图传给机器,又使机器适应人的操作,从而实施有效的人-机匹配。人-机系统的构成可以非常简单,如骑自行车,骑车者用脚和手分别操纵自行车的脚踏板和把手就可以完成骑行的过程;但也可以非常复杂,如操纵船舶航行,驾驶员需要熟练掌握复杂的操作系统,这些系统往往还包括大量独立的人-机子系统。顾名思义,人-机系统由人和机器两个组成部分,它们通过显示器、控制器及人的感知系统和运动系统相互作用、相互依赖,从而完成某一个特定的生产过程。

1. 人-机交互过程

在人-机系统中,人和机器之间的信息传递非常重要,这种信息的传递和我们平时人际沟通方式不同,是人与机器的"交流",一般通过人-机界面来实现。一方面是人的输出信息发向机器,经转换后成为机器的输入信息,另一方面是机器的输出信息发向人,转换成为人的输入信息。

具体来说,人-机信息交换过程如图2-1所示。

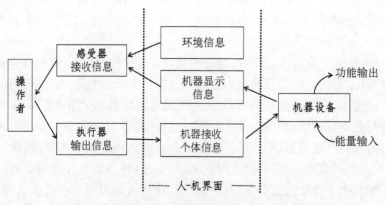

图2-1　人-机信息交换过程

首先,人为实现预定的目的,做出启动机器的决策。这一决策以指令信息形式由大脑传向执行器官,执行器官做出相应反应作用于机器的控制器。这样,通过人的执行器对机器控制器的直接作用,人的输出信息就转换成机器的输入信息。机器收到输入信息后,就按照设定的程序发生运转和加工活动,并通过伺服装置(在自动控制系统中,直接对被控设备进行控制的一种装置)实现对被控对象的控制。机器运转与被控对象状态的信息输向显示器,显示器的显示信息又作用于人的感觉器官,使人获得机器工作状态的信息。通过机器的信息显示装置对人的感觉器官的作用,把机器的输出信息转化为人的输入信息,这时人所得到的输入信息称为反馈信息。因此,人根据反馈信息对机器做出进一步的控制。

人从接收反馈信息到做出调整被控对象状态的操作反应,要经历一系列心理活动过程。首先,人从显示器中所感知的不是被控对象本身,而是代表被控对象变化状态的符号、标记或图像。例如,仪表刻度盘面上移动的指针、操纵台上闪动的红绿灯光、计数器的读数、报警的声音、荧光屏上的图像等。显示器上所呈现的这些符号、标记、图像等,称为信息模型。人感知到信息模型后,就要对它进行解析或译码,即在大脑中把它转化成被控对象状态的映象,这种映象称为观念模型。人对机器进行控制或调整,是为了使它按照预期目标运转。大脑中以映像形式存在的预期目标,称为目标模型。这个目标模型是人衡量自己的控制活动是否达到满意程度的标准。在操作过程中,为了使机器运转或使被控对象达到所要求的状态,人就要把信息模型、观念模型和目标模型进行比较,并根据比较结果,向执行器发出调控操作活动的信息。经过反复调整,直至信息模型、观念模型与目标模型相一致。

当然,所有的人-机系统都是处在一定的环境中,这个环境既包括物理因素的效应,也包括社会因素的影响。

2. 人-机系统能效

系统是人机工效学最重要的概念和思想,即由相互作用和相互依赖的若干组成部分结合成的具有特定功能的有机整体,而这个系统本身又是它所从属的一个更大系统的组成部分。系统能效具体表现为人作为主体与操作机器协同而产生的更为高级的整体能力。随着科技的发展,人与机器在认识与实践、思维与行动的有机结合中,相互合作和促进,并在推动科技进步和社会发展的实践中,形成更富有智慧的总体能力即系统能力。因此,为提高系统能效,要优化系统中的机器因素,完善系统中人的因素,并优化人-机系统结构。

(1)优化系统中的机器因素:自从人类使用工具以来,所从事的一切工作都可以归入人-机系统。随着科技的发展,人-机系统思维不再仅限于原来意义上的人脑智慧,而是融合着机器思维的新智慧;机器系统变得越来越复杂,机器也不再是原来意义上的被动工具,而是承担着主体的部分功能,成为人类实践指挥权的辅助主体。从工作能效上,机器能超过人的生理忍耐限度作业,能做高速运算,能多次重复工作而不降低效率,且传递信息和取出信息的速度均比人快,记忆力强;从控制能力上,机器在操作力、精度、数量等方面都优于人。因此,运用高科技手段,特别是引入人工智能,提高机器性能,可实现高控制性、高可靠性、高准确性、高效率甚至高智能、高替代性,充分发挥机器的辅助功能,提高人-机系统能力。

(2) 完善系统中人的因素:任何性能优良、技术高超的机器都必须由人来操纵,不论机器思维如何与人脑接近,机器思维的功能和效率甚或在某种程度上超越了人的思维,特别是在人工智能快速发展的当下和未来,但是机器思维始终是人思维在实践作用下,为提高和改善自身而有目的地创造出来的。系统的过程都是由人来设计、控制、观察和维护的,人-机之间始终是人起主导作用的。从工作能效上,人具有某些机器达不到的感知能力。例如,人对音色的分辨力高于机器;人能完成多种操作,定性处理能力强;从控制能力上,人可进行各种控制,具有高度的灵活性,能适应环境变化,具有机器很难实现的应付意外和排除故障的能力。因此,发挥人的主体作用,提高人的操控能力,增加操控者的知识储备和技能水平,是提高系统能力的基本条件。

(3) 优化人-机系统结构:要使人-机系统运行高效、可靠、经济,应注重对人-机系统进行特点、潜力分析,对人的主体功能与机器的工具功能进行合理分工与配合,研究人的反应、动作速度、动作范围与机器准确性的关系,人的负荷程度、能量消耗、疲劳等因素与机器可靠性的关系,进行人-机系统的最佳匹配,即人-机系统只有当机器设计与人的身心特点相匹配,系统才能效率高,安全可靠。人-机匹配主要通过下述两方面达成:一方面,通过选拔与训练,使人能够与机器要求相适应;另一方面,在机器设计、制造上,使其更适合人的操控。人与机器相比,机器在构造和性能特点上,可以有很大的变化,而人的身体结构和功能特点,在很大程度上受生物遗传因素制约,具有较大的不变性。因此,人-机匹配不能仅依靠人对机器的适应,应主要依靠把机器设计成符合人的特点来实现,即实现机器对人的适应。例如,在信息传递上,使信息显示装置(仪表、指示灯、监控台、荧光屏、警报、声呐、望远镜等)与操纵装置(操纵手柄、把手、闸刀、电钮、按键等)便于识读与操作,确保信息传递方便、省力、舒适、有效。此外,在设备操作上,研究机器操纵控制器的结构和人体操作结构,使机器的调整空间大小、装置的分布位置与人体结构尺寸相对应,作业空间范围经济合理,使用方便、轻巧、安全,使操作者以最小的精力、体力支出,取得最高的劳动效率。完善的人-机系统可使人的生理、心理优势与机器的性能优势合力共振,人与机器的智能同时得以开发,大大超出了操作者与机器各自独立工作的绩效,使系统能力全面提高,研究任务和工作得以顺利完成。

2.8.3　人-机-环境系统的相互作用

18～19 世纪的第一次工业革命及随后的能源革命使人类进入了机器时代。从"以机器为本"到后来的"以人为本"的设计理念的改变,使人和机器的关系发生了改变。因此,在设计机器时,有必要分别对人和机器的因素进行深入研究,使机器具备人的特性,适应人的行为。之后人们传统的设计观念发生了飞跃,把原来思维集中在机械的功能实现和行为分析上,升级到现代的设计观,要求同时考虑人的因素和环境因素,以大系统的观点统一处理设计中的问题。人们所从事的劳动在复杂程度和负荷量上都有了很大变化,开始形成人、机、环境的复杂关系。

现代设计哲学既从人、机、环境三个专门领域研究其设计哲理和方法,又着重将三种因素融为一体,构成完整的"人-机-环境"大系统观。设计者必须考虑人、机、环境三大要素之间的功能分配,方能对机器的功能做出明确的定义。考虑人的生理和心理因素,人的物质文明和精神文明因素,确立在现代"人-机-环境"大系统中人这一因素的作用和位置,才能使人在大系统中的作用得到最佳发挥。考虑人-机系统与环境的协调,特别是与自然和生态环境的协调,才能实现人类可持续发展的战略目标。

人-机-环境系统工程的最大特点是它把人、机、环境看作是一个系统的三大要素,在深入研究三者各自性能的基础上,着重强调从全系统的总体性能出发,通过三者间的信息传递、加工和控制,形成一个相互关联的复杂巨系统,并运用系统工程的方法,使系统具有安全、高效、经济等综合效能。

2.8.4　船舶人-机-环境系统的三要素

　　狭义的船舶人-机-环境系统主要由三种基本要素组成:船体、推进装置(或动力装置)及船员。船体构成船舶的外形并用以容纳推进装置及船员。推进装置主要作为船舶的动力以推进船舶航行,而船员主要作为操纵者以驾驭船舶航行。这三种基本要素分别代表了人(船员)、机(动力及控制系统等)、环境(船体),其相互关系构成了现代化船舶的基本模型。

　　广义的船员指包括船长在内的船上所有任职人员。船长、驾驶员、轮机长、轮机员、电机员必须由持有相应适任证书的人担任。从事国际航行船舶的中国籍船员,必须持有中华人民共和国港务监督机构颁发的海员证和其他相关证书。随着船舶的发展,船员的作业特点有了很大变化,由原来的体力作业为主提高到现在的从事技能作业与脑力作业的阶段。

　　动力系统是船舶航行的动力。随着船舶的发展,船舶的动力经历了人力、风力和机器三次飞跃。早期的船舶以人力和风力作为动力源,主要依靠橹、桨、篙、纤和风帆作为主要推动工具。直到19世纪初,人类产业革命产生了蒸汽机,自此蒸汽机作为机器动力应用于船舶航行。现代船舶动力系统中的推动装置包括主机、传动机构、轴系和推进器等。其作用是由主机发出功率,通过传动机构和轴系传给推进器,以推进船舶运动。船舶推进装置按其传递功率的方式不同,可分为直接传动、间接传动、Z型传动、电力传动和液压马达传动等几种。

　　船体由主船体(船壳与骨架)及上层建筑构成。船体由古代的木船发展到19世纪的铁木船和铁船,随后又发展为钢船。现代化船舶的船体材料主要是合金钢,特点是轻质高强、耐高温高压、耐腐蚀。船舶虽有大小之分,但其结构的主要部分大同小异。船舶主要由以下部分构成:① 船壳,船的外壳,由多块钢板铆钉或电焊结合而成,包括龙骨翼板、弯曲外板及上舷外板三部分。② 船架,指为支撑船壳所用各种材料的总称。③ 甲板,是铺在船梁上的钢板,将船体分隔成上、中、下层。大型船甲板数可多至六七层,其作用是加固船体结构和便于分层配载及装货。④ 船舱,指甲板以下的各种用途空间,包括船首舱、船尾舱、货舱、机器舱和锅炉舱等。⑤ 船面建筑,指主甲板上面的建筑,供船员工作起居及存放船具,包括船首房、船尾房及船桥。

2.8.5　船舶的主要设备及装置

　　在船舶内,船员及其操作或控制的机器构成了船舶内的人-机系统。船舶的主要设备有动力设备、操纵设备和安全设备等。

　　船舶必须配置一整套符合规范要求的动力设备后,才能在水上航行。动力设备包括主动力设备、辅助动力设备、蒸汽锅炉、制冷和空调设备、压缩空气设备、船用泵和管路系统、造水装置和自动化系统等。这些机电动力设备主要集中于机舱,专门管理这些设备的技术部门是轮机部。

　　船舶操纵设备包括锚设备、舵设备和泊设备。在航行中,其港内操纵或系泊时扮演重要的角色,是保证船舶正常工作必不可少的组成部分。

　　船舶安全设备包括救生设备、消防设备、航行设备、信号设备及引航员设备和驾驶室视野等。安全设备是预防、减弱、消除或隔离由物的不安全状态所引发危险的设备,它是船舶安全最根本、最直接的保障,也是实现船舶机械设备运行安全和操作安全最有力的保障。

2.8.6　船员在船舶人-机-环境关系中的作用

　　船舶航行系统是由人-机-环境构成的复杂系统,整个系统中船舶和环境的因素影响制约着人的作用,而人作为船舶的控制主体,依靠各种机器设备进行感知信息或控制船舶,设备的性能和状态直接影响到人对船舶控制的有效性。人、船舶和环境三个因素各自是不稳定的,需要靠人的因素达到平衡。目前,随着科技的发展,设备的运行状态逐渐实现了在线监测,船舶运行人员依靠监测设备来获取各种故障信息,以便及时处理。

1. 船员作为指挥者与执行者

为了实现预定的航行计划,在船舶人-机-环境系统中,各个环节都要按一定的顺序执行统一的功能。人是一个群体,这个群体中,一部分人是船舶的指挥者或各分系统的指挥者,而多数人则是各分系统或设备、装置的操控执行者。根据船员职务的规定,船长是全船的指挥者,大副、轮机长等协助船长工作,并且是分系统的指挥者,而其他大多数船员则是具体的执行者。

船长负责全船的安全航行。船长指挥航行时,注意力需要高度集中,在紧急情况下,要有扎实的技术和强大的心理素质与应变能力,对大量信息进行综合分析,并果断做出决策,这种对信息加工处理的过程是一种复杂而富有创造性的劳动。因此,船长主要从事的是脑力作业,脑力和心理负荷强度较大。

一般船员,主要从事具体的操作任务。现代化船舶,随着自动化程度的提高,体力劳动的强度已相对减轻,但每个船员仍有自己的工作责任,掌握分工领域的专业技术,并根据各自的作业特征承担相应的脑力负荷。

2. 船员作为操作者

船员用自己的体力和技能操作各种装置或设备,其中包括使用各种简易的工具或器材完成自己的工作。早期的船舶,船员直接用人力,现代船舶已经用机械化、电子化和自动化设备取代了人力,但需要船员进行日常的维护与清洁保养,这些工作以体力劳动为主,其体力负荷的强度及特征与工作性质有关。

3. 船员作为控制者

通过显示器观察和了解机器设备或装置的运行状态及功能参数,然后通过控制器对设备或装置进行控制。这种工作体力劳动已相对减少,脑力劳动比例增加,体力消耗下降,是脑力劳动与技能作业的结合。船员通过视觉、听觉器官接收大量信息,在大脑进行信息加工,然后通过运动器官做出反应。近年来,计算机控制操作系统部署于船舶各舱室,各类仪器如通信、导航、指挥和动力控制等一体化,形成了船舶应有的高科技自动化体系,达到了高度的自动化程度。因此,要求船员具有高速接收和处理各种信息的能力,并可以迅速、准确地完成各种操作。在这种条件下,要求船员精力集中、准确、迅速地执行驾驶台的命令,完成各种操作任务以确保航行安全。

4. 船员作为监视者

主要向控制装置输入工作程序和指令并对机器的运行状态进行监视,只是在需要改变工作程序或出现故障时,才需要人的干预。区别于控制者的人-机界面模式,监视者人-机界面模式本身具有自动控制机构以实现对机器或设备的控制。现代化船舶已经逐步采用计算机对全船进行高度集中控制,也就是人-机界面上交互运作的信息越来越多,但人处理信息的能力有限,当达到一定程度时,人的工作效率就会降低,错误率就会上升,因而就有了对交互运作信息的优化,赋予机器一定的问题处理能力,只有在遇到不寻常情况时才向船员发出警告,使得船员的角色从控制者转变为监视者,使得船舶航行工作既保证了安全又节省了人力。

5. 船员是船舶安全航行的决定性因素

人是海上交通的重要因素,也是安全系统中最为活跃、最难控制的要素。良好的通航环境、适航的船舶状况、训练有素的适任船员是保障船舶安全航行的基本条件,同时船员也是最主要、最难掌握的决定性因素。当发生某种突发事件时,人自身的一些机械习惯操作方式,容易导致自己下意识完成对机器或设备的错误操作,继而导致事故的发生,这就是通常说的人为失误。人为失误可能引发人员伤亡和财产损失,酿成重大的海上事故。因此,应该减少或控制人为失误。影响人的安全行为的因素主要有生理因素、心理因素和环境因素等。其中,生理因素包括遗传、人体与外部环境的联系和相互作用;心理因素的影响主要有情绪、气质、能力、人格等;环境因素的影响包括水文、气象、通航环境、通航密度和船舶性能等。

6. 船员是船舶的主宰

船员是船舶的主宰,其身心健康是船舶安全的前提。近年来,学术界对船舶安全航行的人因可靠性做了大量的研究,涉及船员生产生活的各个方面。例如,疲劳对船员行为的影响、不良气候对船员心理影响及如何应对不良气候、船员消极心态的产生及预防等。有研究结果表明,合理安排工作任务,科学安排作息时间,消除各种增加心理紧张的因素,以及经常进行教育和训练、体育锻炼是保持船员最优心理状态和身体状态的重要途径。此外,宽松的工作环境、和谐的人际关系、积极向上的团队精神,可以使船员乐观、豁达、果敢、富有爱心,从而具有更加完善的人格。

2.8.7 船舶设计建造的人机工效学要求

在水面或水下,处在一个密闭、复杂的复合因素环境中的作业人员,不但要直接操纵各种仪器仪表,而且还要在短时间内做出准确的应答。气压、噪声、冷热、潮湿等环境因素影响着船员的安全和健康,同时也会影响机器设备的正常运行,特别是由于船舶的特殊使命、航行时间规律不一、作业强度大,加上某些空间在较长时间内处于密闭状态、各类设备运行过程中排放的废气、船员机体新陈代谢的污染物等,原本不宽敞的空间"雪上加霜",各种污染物交织,对船员的生存环境产生了不利影响。此外,船员的心理状态、情绪、行为与设备运转状态、环境变化状态是一个有机的整体。船舶远离大陆环境,船上生活工作单调,易使船员感到厌倦,产生心理困扰。这些因素不仅关系到船员的生命安全健康,也与其作业效率、作业能力密切相关。因此,船舶人机工效学的设计需"以人为本",全面考虑"人的因素",包括人体结构尺度、人体生理尺度和人的心理尺度等数据。在船舶设计过程中,考虑船员在船舶有限的舱室环境中如何高效率地工作,实现各种船舶设备所具备的功能,并较舒适地学习、生活,需要将人机工效学应用到船舶设计中去。船舶人机工效学要求船舶设计中应依据人体尺寸的基本参数进行,遵行易于施工、方便操作的原则,其结构布置要适合人体特性,船舶机舱设备、管线的布置更要便于船员的操作与维护,船舶环境不能超越人体的可耐受程度,减轻工人和船员的劳动强度。船舶工业涉及多个学科的交叉,设计过程中在保持船舶总体性能的前提下,应充分考虑使用者生理和习惯特征,以求达到协调和统一。

船舶人机工效学主要包括船舶机具设备、工作生活空间和居住性设计要求。

1. 船舶机具设备

船舶机具设备广泛地包括机械、电子设备、家具和日常用具等。在船舶工程中,与人机工效学关系较密切的有船员操作的各种机械、电子设备和桌椅、工作台、床等。因此,船舶机具设备在设计过程中必须保证船员工作和休息的方便性与舒适性。

首先,应考虑到施工安装的合理性,除必须使管路布置条理化外,还应做到各系统、层次、区域等管路的独立性。在任何情况下,不能因为某一部分管路的安装程序脱节而影响安装工作的继续进行。对管路每一对连接头的位置,都要考虑到管路拆装维修时使用工具的方便性,乃至操作人员的站位是否合理等。其次,应考虑操作的方便性。布置管路时,使用部分在营运时操纵要灵活方便。管路附件要显而易见,特别是阀件的具体位置及布置形式要便于识别、操作及维修。对于底部布置的管理,阀件的高度以不需要操作人员过度弯腰即能开启或关闭为佳。对于空间管路的阀件高度,以阀的操纵手轮离地面(甲板)1.8 m左右为佳。管路沿顶、壁布置时,阀件的阀杆应向壁面外侧下方倾斜一定角度。对于管隧道的设置,除考虑能容纳所有通过的管路外,还要设计一个专供维修人员在管隧内移动滑行小车的空间,便于维修人员的工作。对于风道的布置,要考虑到在下部增加风门时,人员有足够的行走空间。同时,在照明电路的布置上,要考虑操作人员在操作工位上有足够的照明度。阀件最佳布置形式应是相对集中、对称布置、标识清晰的,这有助于操作人员尽快熟悉阀件的位置规律,形成操作习惯。这种设计原则对舰艇更为重要。任何一组装置系统的所属管路阀件,应尽可能集中在该装置周围或某一机电设备的周围。若有相同的两组以上的装置系统或机电设备,则每组的阀件布置形式及其与设备之间的相应位置,应尽可能对称。同时,对于狭小的空间,在三维设计操作时,可以虚拟地按人体的标准绘制一个三维的人体模型,以在机舱三维空间中作为参照,这样可使设计更为合理、更能体现对人机工效学的需要。

2. 工作生活空间

人机工效学对工作生活空间的要求是舒适,在密闭舱室中工作的人群,工作生活空间随着居住时间增加和生活水准的提高而加大。在考虑工作生活空间时,应使四肢具有足够的活动空间。同时,各种操纵对象的布置应在人体功能可能实施的范围内。在身体姿势方面,一般坐姿优于立姿,当工作空间的位置和大小要求站立工作时,才考虑立姿。若能坐站交替则效果更好。在身体运动方面,要选择身体活动而不要选择不动。如果需要身体传递很大的力时,距离应尽可能短,同时应取合适的姿势或有适当的支撑物,应避免身体强制保持一定的姿势,如不可避免,应设置支撑物。在体力方面,必须使操作力保持在生理上可承受的限度以内,不宜超过体力所允许的负荷,必须考虑人的疲劳问题,使用的力应与人体的活动状况相适应。

3. 居住性设计要求

随着科技进步、航海事业发展,许多新装备、新技术、新材料被用于船舶,使船员卫生问题的类型有了变化,传染病已不再成为热点,而船舶居住性对船员的影响,如环境应激以及船员的劳动能力、耐力和心理状态,海上急救和医疗保障等现代船舶卫生学的内容成为热点,因为船员的身心健康与船舶航行安全息息相关。船舶居住性指船舶的居住条件或可供船员居住的能力,是决定船员生活和工作质量的特性,是衡量船舶性能优劣的一项重要指标。主要包括如下几方面内容。

(1) 舱室环境因素控制:即需要控制好船舶舱室内的各种物理、化学和生物学因素,如微小气候条件、气压的波动、噪声、振动、照明、色彩、电磁辐射、舱室内空气中有害气体污染、微生物污染、媒介昆虫及鼠害等。这是居住性设计的首要部分,即如何通过合理布局设置,控制并消除这些物理、化学因素对船员工作和生活可能带来的不良影响,从而有效提高航海作业时船员的居住质量。

1) 噪声:按 2012 年 IMO 制定的《船上噪声等级规则》,噪声等级规定为 1 万吨以上船舶的居住舱噪声限值为 55 dB(A),餐厅、娱乐等区域的噪声限值为 60 dB(A);其他工作区的噪声限值 85 dB(A)。但是,实际情况往往超过这一规定。据我国一项针对散货船和大型油船舱室噪声的调查发现,30%～70%的舱室噪声水平不达标。人在噪声大于 80 dB(A) 的情况下,工作效率就会下降。控制噪声的基本途径有源头控制、传播途径控制和接收部分的控制。源头控制一般是减少机器的激发力,改变构件的固有频率,增加振动物体的阻尼作用及采用隔振装置如弹性垫片、橡胶垫等。传播途径控制指噪声在传播路途中得到衰减,可在噪声源附近加隔声材料,利用屏障或空间及封闭的隔声间将噪声控制在声源附近。接收部分的控制指当减低噪声的技术措施不能满足要求时,只能做好防护,使用耳塞、耳罩、防噪头盔等。在噪声源头处采取防噪声措施,如将板状材料做成薄板,与被固定的舱壁、舱顶间的空隙内填充多孔材料,增加结构的吸声能力,或在声波的作用下,薄板发生振动并弯曲变形,产生内摩擦损耗,使机械能转变为热能。

2) 振动:从物理学和生物学的观点看,人体是一个极复杂的弹性系统,人体各器官都有它的固有频率,当外来振动的频率与人体某器官的固有频率一致时引起共振,对器官的损伤最大。引起人体各部位共振的频率均较低,多为 1～10 Hz。频率为 3～8 Hz 的振动对人体影响和危害最大。因此,在船舶设计阶段,应设法避开此频率,以免与人体产生共振。

3) 温度:舱室中人的最舒适温度范围为 18~20℃,当舱室温度小于 10℃或高于 32℃时,会降低人的工作效率。因此,不论周围环境温度如何变化,应保证人体处在合适的温度。大型船舶设计中以中央空调为主,有特殊需要的舱室使用独立空调,没有空调的舱室设置通风,并控制合适的风量、风速及换气次数,尽量保持船舶的工作和生活环境舒适。某些情况下,船员的舒适温度难以得到保证,只能将温度控制在不影响工作效率、安全和健康的范围内。因此,在船舶设计过程中必须考虑环境温度对人的影响,采取各种措施对环境温度进行调节和控制。

4) 有害气体:控制船舶有害气体的措施有以下几个。

A. 选用永久性阻燃织物:这种材料可防潮、防霉、防蛀,有良好的透气性和舒适感,能通过催化反应从本质上消除室内空气中的有毒有害物质。

B. 选用环保型装饰材料:装饰材料、烟雾和设备排出的废气含有甲醛等有害气体,会给船员带来不良影响,因而选用环保型装饰材料将有利于减少因材料挥发而带来的毒性。

C. 增加船舶工作舱和生活舱新风量:其目的是使空气新鲜,增加氧气,减少或排除有害气体及尘埃,并调节舱室气温。满足新风量不小于 50%、每人新风量不少于 30 m³/h 的要求。使用任何通风装置,都要避免气流直对着人体,以免着凉。

5) 照明:在照明条件差的情况下,作业者长时间反复辨认对象物,从而使视觉持续下降,很快引起人体视觉疲劳,大脑迟钝,情绪低沉,效率降低,易导致事故的发生。照明条件的改善可以通过在机舱、厨房、指挥室、过道口、接待室、过道等处配备良好的照明条件,并通过评价照度、照明均匀度、亮度分布、眩光、光源的颜色特性、照度的稳定性来确定照明质量。灯具选取尽量考虑体积小、重量轻、安全可靠和造型美观,按不同舱室的结构和布置选配不同造型的灯具。室内光线应明亮、柔和,并避免产生眩光。舱室或工作台面的照度应保障不同的视觉作业特征或生活的需要。在光线充足的情况下,也要避免裸露耀眼的强光,注意光源的位置和光线的方向。

6) 色彩:机舱内温度高、噪声大、采光差,并考虑船舶被大海包围的特点,其舱壁的色彩应选择对人的视觉起作用的最合理色彩即冷色调,如绿色、黄绿色和蓝绿色,其能够起到降温的心理作用。驾驶室的墙壁、驾驶台应该采用浅色,如浅黄色、浅灰色这类较平和的颜色,并且需要适当提高明度,以保持驾驶室明亮、视线良好。主机的色彩要避免强光,如手柄和按键应以暖色为宜,使船员工作时有轻快的感觉。居住舱室是调节船员心理的主要部位,壁面以明调浅色为主,地面用冷色系中较深的色彩,天花板应用浅色,以扩大视觉空间,消除心理压抑的感觉。室内家具、设备色彩应注重协调和谐,各种处所充分利用色彩和灯光巧妙设计,提高舱室环境给予视觉感官的有效刺激,为船员提供最佳的视觉环境。

(2) 舱室合理布局:船舶舱室是船员在水面或水下航行、作业、执勤、生活等各类活动的综合载体,其基本形式是承载船员与船舶工作作业和生活起居等相关设备的封闭空间,应确保设备安全、稳定、高效地运行,保障船员安全航行。一般来说,遵照方便、实用、舒适、美观的原则进行设计,舱室布局应满足 4 个特点:① 防止船员产生疾病、伤害及疲劳;② 提高船员的工作绩效;③ 创造舒适自在的作业环境;④ 提供不枯燥并有意义的工作环境。因此,要规划好不同功能舱室,并根据各舱室的数量、容积或面积及在船舶上的方位,使其自然结合到一起,从而有效保证各种舱室布置的合理性和协调性。

1) 居住舱室的设计:良好的居住环境是海员身体健康和精神饱满的重要保证。居住舱室设计涉及舱室在船舶上的位置、舱室容积及内部设备和装饰。居住舱室宜布置在主甲板以上,可实现自然采光、自然通风,并远离噪声源和振动源,可设计单人套间、高级单人间、普通单人间、双人间和四人间等。舱室内配置应按标准要求,如单人套间,设客厅、卧室和卫生间。客厅可设置宽敞型高背扶手转椅、沙发、茶几、组合柜、冷藏冰箱、电话、闭路电视与显示器等。卧室设置阻燃木质柜床、组合衣柜、床边柜、写字台、靠背椅和电话等。客厅和卧室地面铺设船用阻燃地毯。卫生间包括设置盥洗室、厕所间,以及配备符合标准的垃圾、粪便和生活污水的处理装置。除高级船员或船长具有独立的卫生间及卫生设备外,船员按一定人数设置专用的卫生舱室。卫生舱室中配备盥洗盆、小便池、大便池、淋浴器、洗涤槽、梳妆用品架、镜子、毛巾挂钩、干手器、大玻璃杯架及牙刷架等。

2) 公共舱室的设计：包括休息室或会议室、吸烟室、阅览室等。船员可在会议室召开集会、观看电影电视节目，并可阅览一定数量的书刊，开展一些健康活泼的活动，丰富船员的业余生活，使船员在工作和业余时间转换角色，改善船舶的小环境，使船员紧张的身心及时得到放松，非常有益于船员消除疲劳。可在餐厅、休息室及每个居住舱配备广播设施，在居住舱室配置电脑、网络、闭路电视系统等。此外，可配备健身房及室内锻炼的运动器械，如乒乓球台及游泳池等。

船舶上一般还设有洗衣房和干洗间，并配备洗衣机、脱水机、转筒式干燥器或烘干机及熨烫机等。此外，还设置邮局、缝纫室、修鞋室、理发室、商店或小卖部等。

3) 舱室基本生活保障：包括食物、水的供应与卫生保障等方面。

A. 食物供应与卫生保障：船舶携带与储存食品受到空间、设备与环境条件的限制和影响，但须确保饮食安全卫生及足够的营养物质。

B. 水的供应与卫生保障：按船员人数提供足够的饮用水及洗涤用水，水质符合国家规定的卫生标准，并应配备经卫生部门认可的检测设备。饮用水舱要有显著标记，一般人员不可随便进入。饮用水和洗涤水供给的管道系统，平时要注意保护和识别。船上的饮用水舱和非饮用水舱，不应设置在共同的部位。饮用水系统应在正式装载饮用水之前，进行消毒处理。

第3章 航海心理学

本章节重点介绍航海(主要是远洋航行)条件下船员的心理特点和常见问题,以及船员心理健康维护。远洋航行的工作和生活环境复杂,对船员的素质,特别是心理素质有特定的要求。了解航海环境对船员可能产生的心理影响,掌握航海过程中船员的心理监控与维护策略,认识海损事故及突发事件后的船员心理危机干预,是保持船员队伍健康发展、保障航运安全的重要条件。

3.1 航海心理学概述

21世纪是海洋的世纪。随着我国"一带一路"倡议的实施,作为水路运输的直接承担者——船员,承担了我国90%以上的海运贸易。并且,作为船舶运营的保障性人力资源,船员更是对外贸易和国民经济发展的重要资源。随着世界航运市场的复苏,国际船员劳务市场对船员的需求量越来越大,对船员的要求也不断提高。新修订的STCW公约对船员素质提出了更高的标准,不仅包括专业知识,还包括船员的管理能力及心理素质等。

同时,随着我国航海技术的不断提高,以及我国国防力量增强和航运事业的发展,更多新型舰船和航运船舶的出现,船员队伍不断壮大。据《2019年中国船员发展报告》,我国共有注册船员近166万人。其中海船船员78万余人。截至2021年底,我国海运船队运力规模达到3.5亿载重吨,居世界第2位。作为航运大国,我们不但能提供大量的远洋运输船队,而且可以为国际船员劳务市场提供大批优秀的、高素质的船员,提高与世界其他航运国家竞争的实力。这一发展的新趋势给我国航海发展带来了新机遇,同时对我国船员的各方面素质,包括心理素质提出了更高的要求。建设海洋强国,需要建设高素质的船员队伍,船员强,则航海强。如何增强船员的心理素质,提高船员的"适航"水平,成为当前航海心理学研究关注的热点。

3.1.1 航海心理学定义

航海心理学(nautical psychology)是心理学理论与航海实践相结合的交叉学科,属于应用心理学范畴,是一门研究航海中心理问题的学科。航海中的心理研究一般分为两大方面,其一是研究航海工作对人的要求。这主要包括分析航海活动中各级各类航海人员的心理现象,并对其工作状态做出心理学的评定,探讨船员在顺利完成航行任务时所必备的心理素质,以及为保障船员心理卫生应采取的相应措施。航海工作环境的特殊性要求船员具有特定的心理素质,以保障船员在特殊的甚至险恶的条件下能胜任工作;另外,远洋船舶上的群体异质性、饮食文化差异性大等问题,也对船员胜任工作带来了挑战。其二是研究航海环境中船员对工作的要求。这涉及船上环境、工作制度、管理方式的适合性等方面。强调前一方面的称为海员心理学,而强调后一方面的则称为航海心理学。

航海是一种特殊的人类活动,现代海上各类船舶上的船员是一类特殊的职业群体,这一职业的环境和条件复杂多变,尤其是在海上作业时,船员需要经受许多与常人不同的复杂因素的影响,风险很大。例如:① 海上的自然环境、水文和气象的复杂变化大、风浪多,船员需要应对惊涛骇浪和意外的海损事故,要及时、独立地处理各种难以预料的问题。② 船舶的机动性大,在不同的海域中作业,停靠不同的港口码头,特别是远洋船、舰长期远离祖国,进出不同社会制度的国家和地区的港口,进行国际的贸易交往和各种交流,经常与各种不同的生活方式和社会习俗的人接触,这对船员来说都是潜在的应激。③ 船舶的空间相对狭小,船员经常在噪声、振动、颠簸、高温、空气污染的环境中工作和生活。同时,船员长期与家庭、社会分离,生活单调,获得信息少而迟缓,新鲜食品蔬菜供应受限等环境给他们的健康,特别是心理健康带来了很大的挑战。④ 船员的工作刻板,值班时间长且时间安排比较特殊。⑤ 一艘船舶往往由几十个或十几个船员组成一个集体,同舟共济;一艘船的巨额财产和所有船员的生命有时系一人之手、顷刻之间,船员责任非常重大。船员职业的流动性、风险性、独立性、集体性、艰苦性和国际性等特点,决定了船员不仅要具有强健的身体,精通专业技术,而且还要具备良好的心理素质及较强的环境适应能力。

尽管现代航海技术的进步和各种设备在航海中的应用,很大程度上改善了船员的劳动强度和工作环境,但上述的客观环境因素依然严重影响船员的身心健康,再加上海上作业以及随时都可能发生的不可预测的各种特殊情况及事故,这些因素对船员的心理影响更是显而易见的。IMO对海上事故原因进行统计发现,船舶技术状况和恶劣海况等因素虽占有一定的比例,但人为因素在占事故原因的比重高达80%。船员如果心理素质较差,容易情绪波动、思维混乱,从而造成观察力、注意力、判断力下降,进而引发事故。国际最大的船员慈善组织水手协会(Sailors' Society)调查显示,目前全世界大约有1/4的船员患有不同程度的抑郁症。

为了促进船员的心理健康,鼓励他们热爱航海事业,安心工作;培养坚强的意志,吃苦耐劳的精神及灵活果断的应变能力;建立船舶上良好的人际关系,使他们更好地适应航海所特有的社会和自然环境,以保证航运作业安全、优质、高效,我们有必要研究航海心理学。

3.1.2　航海心理学研究内容

航海心理学是心理学理论与航海实践相结合而产生的一门应用学科。因此,在一定程度上说,航海心理学就是研究在航海条件下,船员的心理现象及其发展变化规律的科学。它根据航海运输事业的需要,研究航海中船员所表现出来的心理现象及其产生、发展、变化规律,并对他们的工作状态从心理学的角度做出鉴定与评价;分析和探讨为顺利完成任务所必须具备的心理素质,以培养他们崇高的理想,强烈的职业动机,优良的职业心理品质和高尚的情操,造就合格的航海人才。具体来说,主要包括以下几个方面。

1. 船员的心理素质要求

航海环境的特殊性和航海工作的复杂性对船员的心理素质提出了特定的要求,为此我们需要研究和探讨船员的心理素质标准,将其作为选拔和培训合格船员的依据。同时,船舶是船员进行具体实践活动的场所,也是贯彻上级各项指示、完成各项任务的具体执行单位。船上驾驶、轮机等部分虽然分工不同,但各部门的总目标一致。如何把各部门人员的积极性充分调动起来,成为协调一致、团结合作的集体,船舶各部门领导是关键。因此,航海心理学除了研究一般船员的心理素质外,还需要探讨船上管理人员尤其是船长应具备的心理品质。

2. 船员的一般心理问题

主要研究在航海条件下带有普遍意义的船员心理问题。重点研究海上特殊环境及心理压力对船员健康与疾病的影响,如海上固定的职能与角色、刻板的值班制度、船舶特殊环境、与家庭和社会分离等因素对船员的心理影响。船上生活孤独(缺乏社交,远离亲友),清一色的男性群体,相对固定的等级身份,特殊的值班制度,有限的空间,不变的伙伴,单调、刻板的工作与生活,噪声、振动、颠簸及海上潜在的危险等,是造成船员心理压力的周知因素。研究需要探讨如何改善不利因素,提高船员的心理适应能力。已有研究者就曾探讨船员心理健康水平和个性心理特质、气质类型与作业的关系,长途航行前后神经行为反应能力和(或)情感状态与疾病发生率的关系,航行中视知觉速度、鉴别能力和学习能力、作业能力、航期长短与心理应激或身心疾病的相关性,焦虑水平与 A 型行为①和血压的关系,职业紧张、身心疾病与心理疲劳及情绪的关系,心理测验量表在船员选拔中的作用,准船员在航程中、晕船后的心理反应等。

3. 船员的特殊心理问题

航海环境和航海工作的特殊性使得一些心理问题变得敏感和尖锐。船员的年龄大多处于青年期的中期至晚期,一部分人处于中年期阶段。他们的性发育已完全成熟,职业船员一生中约有 2/3 的时间是在海上度过的,25 岁结婚,55 岁退休,和谐的夫妻生活仅有 5~7 年。由于船舶的特定环境和工作规律,青年人与家庭、与异性的正常交往暂时中断。此期可能会表现出明显的"性饥饿"感,普遍存在着探索性奥秘的好奇心,对异性有突出的热情与好感,以及设法寻求满足和缓解性冲动的途径等现象。因此,船员的婚姻家庭问题、性焦虑问题、性病感染及艾滋病等性心理问题往往成为影响船员身心健康的重要问题。同时,船员的烟瘾、酗酒及毒品成瘾等问题也是影响船员工作生活的特殊心理问题。另外,随着航海技术的改进及航海理念的变革,一些船舶开始招纳女性船员,由此给传统的航海工作环境带来了新的问题和挑战。探讨和分析船员的这些特殊心理问题,以提高船员的心理卫生水平。

4. 海损事故与身心健康

主要研究航海条件下,海损事故发生中人为因素的影响及船员在海损事故中的心理状态、心理问题,精神疾病和身心疾病,并旨在为事故中的船员提供心理援助和心理康复方案,提高船员的身心健康水平。

3.1.3　航海心理学研究方法

作为一门交叉学科,航海心理学的研究方法兼有自然科学和社会科学的特点。常用的方法包括以下几种。

1. 现场观察法

通过现场观察船员的日常工作和生活,对船员的心理、生理状态进行分析和评估。这种研究方法往往在真实航海情境中进行,研究过程比较自然、结果较为真实,一般是其他研究方法的基础。但观察法也有其限制,表现在不易控制与研究无关的变量,使得对研究结果的解释较为困难,研究过程也比较被动。

2. 实验研究法

实验研究法通过控制研究环境或研究对象,有目的、有方向地创设一定条件来引起某种心理和行为的出现或变化,从而进行规律性探讨的研究方法。例如,李莉莎、陈汝岗等研究者曾运用 NB - 1 型视运动反应仪,采用实验研究法对 190 名船舶驾驶员进行选择反应时的研究,结果发现船舶驾驶员事故组与非事故组之间选择反应时和选择反应时标准差均存在显著差异,这说明船舶驾驶员选择反应时的心理品质与航行安全性有一定关系。采用实验研究法研究得出的结果比较准确、客观,但对外界环境的控制要求比较高,因此在有些研究中适用性不强。

3. 调查法

调查法是就某些问题要求被调查的航海作业人员回答他自己的想法或做法,以此来分析、推测该群体的心理趋向的方法。调查法一般分为问卷法和访谈法,都是航海心理学研究中常用的方法。例如,戴

---

① A 型行为表现为竞争意识强、对他人有敌意、过分抱负、易紧张和冲动。

家隽研究员(2016)为了解我国航海作业人员的生活、工作与心理状况,组织团队开发《我国海运业船舶技术人员状况调查问卷》,在全国范围内选取了 1 万名船员进行调查,全面客观地反映了我国船员的基本现状及当前存在的问题,为政府部门相关政策的制定提供了参考依据。问卷法和访谈法各有特点,相互补充,在实际研究中往往综合使用。

4. 测验法

测验法是心理学研究中收集和分析资料常用的方法之一。心理测验一般分为智力测验、成就测验、人格测验等。在航海心理学研究中测验法运用得十分广泛,通常被用来确定船员的某些心理素质水平。例如,有研究者应用 90 项症状自评量表(symptom checklist 90,SCL - 90)、明尼苏达多相人格调查表(Minnesota Multiphasic Personality Inventory,MMPI)、十六种人格因素问卷(Sixteen Personality Factor Questionnaire,16PF)、焦虑自评量表(Self-Rating Anxiety Scale,SAS)、抑郁自评量表(Self-Rating Depression Scale,SDS)、神经行为测试、气质类型测试、A 型行为性格测试、婚姻质量问卷、社会支持量表等,对船员的各种心理素质进行调查和研究。

5. 个案研究法

个案研究是针对单一个体在某种情境下的特殊事件,广泛系统地收集有关资料,从而进行系统地分析、解释、推理的过程。狭义的个案研究指对单一特定的人、事、物所做的描述、分析及报告。在大多数情况下,尽管个案研究以某个或某几个个体作为研究的对象,但这并不排除将研究结果推广到一般情况,也不排除将不同个案比较后在实际中加以应用。在航海心理研究中,个案研究法经常被用来研究某些典型船员的心理特征及心理发展规律。

3.1.4　航海心理学发展简史

航海心理学作为应用心理学的一个崭新分支,其研究的历史很短,在国际上这一学科仅处于初建阶段。航海界和心理学界专门从事这方面研究的工作人员非常少,世界上有关航海心理学和船员心理卫生等方面文献的报道则更少。

1960 年以前,国际航海界仅有几篇有关航海心理学的文章,相关的研究成果和出版物很少,基本理论与知识的普及不够,运用医学心理学选拔船员几乎在世界各国尚未真正开展起来。1978 年,联合国政府间海事协商组织(Intergovernmental Maritime Consultative Organization,IMCO)提出把改善国际海船的人际关系作为研究航海心理学的第一步,并要求各国政府做到以下几点:① 制定或鼓励制定关于在船上保证良好的人际关系的训练科目;② 采取积极措施,尽量减少航海船员的寂寞感和孤独感;③ 船员在开始履行其职责前保证有充分良好的休息。这一决议正式确定了航海心理学的作用。此后,航海心理学逐渐成为一个独立的学科,并日益受到航海医学家、心理学家的重视。

1984 年,联邦德国歌德教授出版了《航海医学手册》,综合了各国有关航海心理的研究成果,如对远航船员心理、体力负荷状况的调查,航海中主要心理学问题和影响因素等。1991 年,在芬兰土尔库召开的国际航海卫生学术会议上,许多国家的专家对航海心理问题做了深入的讨论并报告了他们的最新研究成果。德国舍佩尔斯(Schepers)博士对 14 个欧洲国家船员海上适应性健康检查的法定依据和方式、船员健康状况及淘汰有疾病船员等问题做了调查与评价。他强调对船员心理状态检测的重要性,提出应尽可能规范航海职业适应性的评价指标及研究统一的船员健康检查设备,并认为运用心理学原理选拔船员是鉴别船员精神状态和预测其在航海职业中成败的一种基本方法。世界各国研究者从多个角度、多个层面对航海人员的心理、社会因素进行研究探讨,为丰富和充实航海理论知识和实践运用具有十分重要的作用,也为我国开展相关研究提供了借鉴。

在我国,航海心理学研究刚开始起步,近年来有关研究文献逐渐增多。可以预料,人们对航海心理学的认识进一步深入,必将对繁荣航运业产生一定的推动作用。

从 1983 年开始,第二军医大学海军医学系为海医本科学员开设了航海心理卫生讲座,后又增设医学心理课程。海军于 1988 年 3 月成立了海军医学心理学专业组,举办航海心理学习班,培训了数百名心理卫生技术骨干,分别在北京、青岛、杭州举行了 3 次学术讨论会。之后,交通部所属有关医疗、科研、教学单位及海军有关教学、科研单位均积极承担航海医学心理学的教学、研究工作,设立了航海医学心理学课程,成立了多个课题组及实验室。同时,航海心理相关的行业协会也纷纷成立,1987 年,我国成立了中国心理卫生协会交通分会,1989 年又成立了海员心理卫生专业委员会。2003 年中华医学会航海医学分会航海心理学专业委员会成立,2007 年中国航海学会航海心理学专业委员会在大连海事大学成立。这些组织的成立,有力地推动了航海心理相关工作的开展。

1989 年,我国第一部由周燮生等编写的《航海心理学》教材公开出版。在广大学者的共同努力下,我国学者在这方面进行了有益的探索,而且在这一领域的研究已取得了一定的成绩。至今,先后有周燮生、顾永健、孙哲、望作信、戴运昌、王有权等撰写的 6 部著作公开出版,初步构成了航海心理学的研究体系,标志着我国航海心理学作为一门独立学科地位的确立。之后,交通部将航海心理学列入航海专业院校的课程,普及航海心理学教育。在航海心理学研究体系中,王有权对航海心理学的有关研究方法以及航海心理学科研设计与选题进行了论述,周燮生等对船员的心理素质和心理选拔等若干问题进行了探讨,朱国锋对海船驾驶员职业适宜性理论及其方法进行了初步的理论研究。

当前,由于温饱问题的解决、疾病谱的改变、社会物质及精神文明程度的提高,人类对自身心理的关切和心身全面完善的要求亦较前迫切。加之航海技术的提高,船舶种类的增多,作业环境条件的改变,对船员的技术和心理素质的要求不断提高,他们的心理应激源也大为增多,心理问题更显突出。此外,航海医学的发展也推动和促进了航海心理学的发展,通过举办航海医学心理学培训班,成立心理咨询中心等途径,促进对航海心理相关问题的研究和解决。为探讨船员航行时患病与心理疲劳的关系,有研究对航行期间船员的患病,航行前、航行中期、航行后期的船员的心理状态进行了调查,在调查中测定血液中激素含量的改变,结果发现航行的不良精神因素影响船员机体的抵抗力,是导致发病率升高的一个重要原因。还有研究者分析舰艇人员焦虑、忧郁状况及其与气质类型关系,并对船员进行心理调查,为舰艇人员的心理研究提供了基础数据。

3.2　航海环境与船员心理

船员作为一个特殊职业群体,从事海上作业时,往往要经受许多与常人不同的复杂因素的影响。由于航海环境与陆地工作生活环境存在很大的差异,这一环境的特殊性给船员的心理状态带来较大影响。同时,这一特殊的工作环境也要求船员具备一定的心理素质,以胜任航海工作。

3.2.1　航海特殊环境对船员心理健康的影响

人是环境的产物,航海工作与生活的客观环境,直接或间接影响着船员的心理和行为状态。船员的职业特点形成了船员特有的心理与行为应对方式,对船员心理健康产生重要的影响。

1. 特殊的作息安排制度

船员在航海作业时,特别是远洋航行,工作制度对人的身心健康产生很大影响。国外船上的值班大部分采用三班制:工作 4 h,休息 8 h。较小的船舶为两班制:工作 6 h,休息 6 h,也有采用"英国值班制":工作 4 h,休息 4 h,每天工作达 12 h 之久。我国和大部分航海国家类似,都是在甲板(驾驶)和机舱当班的船员工作 4 h,休息 8 h,再值班,再休息,其模式相对固定不变,只要持续航行,值班则循环交替不息。表 3－1 显示了远洋船舶航行值班表。

表 3-1 远洋船舶航行值班表

班 次	时 间		值 班 人 员
甲	0点～4点	12点～16点	二副、二管轮、值班水手、机工等
乙	4点～8点	16点～20点	大副、大管轮、值班水手、机工等
丙	8点～12点	20点～24点	船长、轮机长、三副、三管轮、值班水手、机工等

在远洋航行期间,船员身体的"生物钟"常被打乱,按照值班制度运转。这种不间断的循环(只要在航行就难以改变)的工作制度,对船员生理节奏、睡眠与休息和疲劳的影响不可低估。特别是夜间 0 点～4 点值班的船员,需要中断睡眠,长此以往容易出现生理和心理的紊乱。这种紊乱要靠人的生理能力和心理能力去调节,力求维持平衡,否则很容易产生心理问题或身心疾病,如精神衰弱、神经症和躯体化反应等。

2. 相对艰苦的工作条件

航海环境具有特殊性,从总体上看,都不同程度地存在如下几方面的问题。

(1) 艰险性:尽管船舶的现代化程度比较高,船员生活居住和工作条件得到了明显改善,但船员所处的工作环境和生活环境还是相对艰苦的,同时也具有一定危险性。

(2) 强噪声:船舶航行时,船员无论工作和休息都无法摆脱噪声的影响。现代船舶上设置的船用设备多,船的舱室同时受多个噪声源影响,舱室噪声大。尤其是在机舱,机械噪声强度更大。船舶的主机、辅机及一些辅助装置是噪声的主要来源。一般认为,噪声对工作产生的仅是干扰性影响。心理学研究证实,有时噪声会增进工作绩效,比如低频噪声(特别是间断噪声)可以提高船员的醒觉程度。但总体而言,噪声更多的是对工作产生干扰性影响,主要是由于长时期的噪声使大脑皮层的兴奋和抑制失调,使船员注意力不集中、效率减低、产生疲劳感,从而忽略不易察觉的危险信号,进而容易引起海损事故。另外,噪声还能引起人体应激反应。心理学研究提出了"噪声烦恼度(annoyance of noise)"的概念,即噪声的强度越大、频率越高(大于 1 000 Hz)、持续时间越长、噪声源的位置越不固定,越容易使人烦恼、焦躁、烦乱、心神不安等,越容易引起神经系统及其他功能失调,越容易导致疾病产生。表 3-2 反映了烦恼度随噪声强度提高而增大的趋势。

表 3-2 噪声强度和烦恼度的关系

噪声强度/dB(A)	45	55	65	75	85
烦恼度	0.21	0.33	0.60	0.76	0.84

(3) 颠簸和振动:航行时,船舶长时间摇晃与振动会加剧对人体感觉器官的刺激。一位随船采访的记者这样描述遭遇风浪时的感受:"天在晃,海在晃,人在晃,上下左右、五脏六腑都在晃。"总的感受就是一个字"晃"。船舶的转动、速度的变化、多方向的加速度和角速度,加之风、水流、波涛等影响,船身摇晃,使船员经常处于颠簸和振动之中,它和噪声一起对船员的心理及人体局部和全身功能都有一定的影响。颠簸和振动易使船员头昏不适、劳累、疲乏感增加,大风浪中易使人产生恶心、呕吐、眩晕、疲劳、注意力不集中等症状,各种感受器的敏感性下降,精细动作的协调性和准确性变差,严重时甚至导致船员难以坚守自己的工作岗位,并产生不安全感。

(4) 热环境及气候的剧烈变化:船舶的现代化和机械化使海船以高速度航行,在较短的时间内通过不同的气候带,严寒、酷暑的变更急剧,人体较难适应,容易形成较大的心理压力。机舱和厨房温度过高,特别在热带航行时更为突出,热环境对人知觉等心理功能和主观感受都有一定的影响。研究表明,在热环境下,被试者的视敏度明显下降。在气温较高时,被试者的主观疲劳感也会有所增加。船员中常出现一些诸如食欲缺乏、烦躁、失眠、倦怠等中暑现象。

(5)环境污染:船舶上的油漆、涂料、油污、油类燃烧时产生的有害气体,载运危险品的泄漏与挥发,磁场及辐射的影响,这些都会对船员的身心带来不利的影响。

(6)缺乏良好的医疗条件:现在多数船不配备专职的医务人员,医疗设备较为简陋,因而船员一旦发生突发疾病往往较难获得及时正确的治疗。近年来,远程医疗服务技术的推进在一定程度缓解了海上不能及时就诊的难题。

人的心理是对客观环境各种因素的能动反映。船员的工作条件和生活环境,影响着船员的心理状态,也影响船员的工作情绪和工作效率。

3. 相对较强的工作负荷

根据工作性质的不同,工作负荷可区分为生理工作负荷和心理工作负荷。生理工作负荷(physical workload)指单位时间内个体承受的体力活动工作量,主要表现为动态或静态的肌肉工作负荷。心理工作负荷(mental workload)指单位时间内人体承受的心理活动工作量,表现为认知、思维、判断或情绪等负荷。

船员的生理工作负荷,受到其工作种类、能力和经验、工作环境等因素的影响。而船员职业的特殊性,航海环境作为一种心理应激源,则是其心理工作负荷的首要因素。

船上工作负荷因素和引起船员心理应激的因素是很多的,引发的生理疲劳与心理疲劳并存,相互关联,交互作用。船舶昼夜不停地航行,每个部门和工种的船员都必须按照职责不间断地工作。船员的工作量一般根据外界环境条件而定,变化大,无规律可循。有研究者指出,造成船舶工作特殊性的原因之一在于船员每天的工作环境——船舶远离大陆,缓慢、长期持续航行。船员整体的工作特性是每个工作日几乎都是 24 h。船员们独立操作,工作难易不一,许多技术性很强的工作很大程度上依赖于船员的航海经验。航行中经常遭受气象、水文、航道、浅滩、暗礁等各种自然条件的影响和制约。船员必须与变化莫测的天气和海区的各种各样的突发状况搏斗。即使船舶驶入港内,前后左右的船只来往如梭,尤其是各类小船使大船进退两难,这时船员的心理处于高度紧张状态,各部门与工种的操作稍不谨慎或一念之差,就可能发生危及本船或其他船生命财产的事故。

近几十年来,船员劳动强度已明显减轻,但他们的疲劳感仍然存在。国际上对船舶要求不断提高,船员在船上工作时承受着来自安全、生产和各种强制性检查的压力。在船上工作期间,船员的身体和精神一直处于高度紧张状态,工作单调,机械紧张度高,值班时间多而时间安排特殊,劳动强度和体力消耗大。生理性原因引起的心理应激常表现为工作能力下降和心理上的困扰冲突或失调,这种长时间的身体和精力上的透支,极易对船员的心理造成伤害。航行过程中经常面临许多不确定危险因素(如风暴袭击、船舶碰撞、突发火灾、疾病传染等)的刺激,久而久之,易引起船员的心理障碍或精神性疾病。

4. 固定化的职业角色

在陆地上,人们的工作和生活环境通常可以分为工作地点、社交场所和个人区域。例如,一个人在工作时可能是威严的领导,在社交场合则是平易近人的朋友,在家庭里又是慈祥的父亲或亲爱的丈夫。但在船舶上,这三个区域是无法分开的,即船员在船上的工作、社交与个人区域合为一体,即使在现代化的船上,其差别也甚微。船员们的个人区域(住舱)、社交场所(餐厅、活动室)都分布在驾驶室和机舱之间的工作区域内,并常受工作区域各种因素的严重影响。在船上生活中,不论是在值班时间还是休息时间,船员都无法忘记他们各自工作系统中的职能,刻板地充当某一角色:船长指挥全船工作,是全船的领导者;普通水手始终在值班驾驶员指挥下操舵……职务角色就像一副不能脱掉的盔甲一般,即使在休息时也是如此。这种等级制度,固定角色,专业化的工作,无形中使船员产生一种心理上的压力,使其不得不时刻想到自己的身份与职责,因此容易变得刻板、固执、冷漠。

个人角色相对固定,与心理学理论中所倡导的角色变化要求相左。如果一个人没有这种角色变化的机会,其结果可导致产生各种心理问题。

5. 单调的工作生活环境

船员心理与封闭的、持续的、艰苦和多变的工作和生活环境有关,"封闭"给船员的社会生活制造了困难。

船员远航时,每天的周围环境没有太多的变化,同样的海,同样的住舱、灯光、颜色、气味和噪声,每天以固定的程序周而复始地工作生活,有限的、同样的感知觉贯穿于全部心理活动。由于感觉、知觉缺乏引起的传入感觉障碍,首先表现在船员的情感领域。心理专家把感觉缺乏引起的情感变化分为三期:第一期为短暂的惊慌、情绪低落;第二期船员需要依靠内部心理储备"自卫效应"才能恢复镇静;第三期再度出现惊慌,并随着时间的延长而加重,表现出易于激动的反应倾向、内心不安和紧张,如不适感继续发展,就开始出现思维与意志过程的紊乱,发生不适当的行为。这类人员如操纵船的重要系统,则可能导致事故的发生。由于这种感觉、知觉负荷不足,有的船员可能会出现紧张疲劳、焦虑、寂寞、抑郁、悲观、惊慌、情绪紧张过度与能力降低,出现视听错觉,自我感觉差,应激主诉增多,情绪不稳定。有的船员甚至导致观察、操作行为中的疏忽大意与失误,以及放松警惕性和应付复杂情况的能力下降。所以,不少学者认为不间断地传入适宜的刺激是维持船员正常心理活动及充分发挥其能力的特殊支柱,这时船员才能正确接收和处理信息,在记忆中唤起必需的选择性联系系统,付诸行动,同时实现对心理过程的控制,并纠正错误,保持心理活动本身的走向性。这些结构对有秩序地进行的心理过程具有决定性的作用。如果船员感觉缺乏保持心理紧张度和觉醒调节结构的功能就不完善了。

此外,国外对船员进行的调查结果表明,同样的航海条件和枯燥的海上生活,每个船员的反应并不完全相同。那些在日常生活中不安心和不满意的人,在完成单调工作时,常会感到非常烦闷,另外那些渴望与外界积极接触的人对航海环境非常敏感。一般认为,注意力集中于内在性情的人(黏液质)受航海环境的影响较小,因此在选拔航海人员的时候,应该考虑他们对单调工作性质的敏感程度。

在航海实践中,要减轻船员单调性心理感受的方法很多,如选择合适的工作速度和节律、合理地分配作息、交替不同的活动、变换劳动的方式、调整周围工作环境(如合理照明、多样性色彩装饰和适宜的温湿度等)和适当的体育锻炼均可作为改善航海环境的补充措施。

6. 相对闭塞的信息

处于信息社会,现代化的通信手段已帮助船员脱离过去的信息"真空"状态,他们能够通过电视、报刊、网络等获知世界大事和家乡信息,但是相对于在陆地工作的人们而言,这些信息的获得还是非常有限的,特别是远洋船上的船员,离开港口后得到各种信息的丰富性和及时性与陆上(来自广播、电视、新闻报道与人际交往等)无法相比。

近年来,我国海运企业已注意到改善船员的心理环境,加强船员、船舶与陆上的联系,及时分发文件、报刊和信件到各船舶,信息闭塞问题较前已大为改观。随着网络逐渐进入航海世界,大部分船舶无论航行在茫茫的海洋中,还是停泊在异国的港口内,船员都能借助网络通信设备与家人和亲友联络,在航行中收看丰富多彩的电视节目,甚至可以进行网络学习。

7. 特殊的船上人际交往

马斯洛的需要层次理论告诉我们,每个人都有交往的需要,希望得到别人的赞许、关心、友谊、支持和爱护。因此,人与人之间离不开交往,拥有健康的人际关系是每一个正常人的需要。工作中良好的人际关系不仅是船员自身的心理需要,也是船舶安全的重要保障。但是,由于当前船舶定员越来越少,船员因为休假、人员调动等原因,每一个航次几乎都是一个新组建的团体,船员每次航行都要面临建立新的人际关系。有时,同一船上的船员来自不同的国家和地区,没有共同的母语,船员间的交往容易发生障碍,加上风俗习惯不同,给船员交往带来更大挑战。在船上,船员必须面对天天见面的固定伙伴,不管他喜欢与否,他必须与其他船员相处而不能选择同伴。由于每个航次船员经常更换,流动性大,船员没有相对稳定的社交群体,也很难在船上找到知心朋友。在这种情况下,船员的喜怒哀乐或一旦心里有事,无法像在陆上那样可以去找朋友或亲人倾诉,以此来释放心理上的负担、舒缓心理上的压力。因此,船员在船工作期间,其心理上的压力很难得到及时的疏导。船上没有或很少有女性,缺乏两性交往也影响船员的情绪稳定和心身健康。

此外,在很多情况下,我国的一些船员还要接受外派任务,到其他国家的海船上工作,在这种条件下,外派的远洋船员的工作和生活环境更为特殊。首先是管理模式上的不同,必须学会绝对服从,对于部分习惯于国内船舶管理模式的远洋船员来说,国外海船的管理模式使他们感到难以适应,因此在心理上感到很压抑。如果是单独外派或半套班子外派,由于和同船的其他船员语言不同、文化背景不同,相互交流有一定困难,因此更加容易产生孤独、落寞、敏感、抑郁的感觉,甚至有时会出现敌对情绪。

8. 与社会和家庭分离

船员工作时,与社会、家庭分离,分离的时间长短不一,根据航次长短,在船连续工作时间一般为6～12个月,有的还更长。特别是可能在一些特殊因素作用下,许多船员合同到期也无法下船,一直在船当班,给船员生活和心理带来较大应激。在航行期间,船员只能通过无线电话、网络、广播、电视、报刊、信件与社会及家庭维持松散的联系。

船员与家庭的分离,不仅影响夫妻感情,对船员的性心理影响也是不可否认的,特别是结婚不久的船员要比其他人忍受更多的分离之苦。另外,船员的长期离家,给船员的家庭管理、家庭事务及子女抚养和教育等带来了一系列现实的问题。同时,船员与社会长时间的"隔离",一方面使得船员的社会参与程度减少。戴家隽团队在2016年对全国船员社会参与现状进行调查发现,尽管船员社会参与的意愿和动机较为强烈,但限于在船环境的特殊性,较高比例的船员认为当前社会参与的渠道不通畅,无法像陆地上工作人员一样参与社会公共事务。另外,船员与社会的分离,使得部分船员在重回正常的社会生活时,往往感觉难以适应。

对于在航海条件下船员这个特殊职业群体的心理问题,目前还没有引起足够的重视。航海的职业特点决定了船员会遇到或产生比陆地上工作者更多的心理问题,较多的心理困扰、心理障碍和身心疾病。有研究者对船员心理健康现状进行调查发现,船员的心理健康水平总体上低于全国常模水平,心理症状阳性检出率远高于普通人群。船员的心理异常是船舶航运安全的隐患,这一问题也逐渐受到国内外研究者和航运相关部门的关注,从理论上和在实际工作中采取一些有利于船员心理健康的措施。根据航海特点和船员心理活动的规律,努力创造促进和有益于船员心理健康的环境和条件,同时加强对船员(包括航海学校的学员)的心理学选拔、培训、教育,帮助他们适应航海事业的发展。

3.2.2　航海工作对船员心理素质的要求

由前文可知,航海环境的特殊性对船员的生理、心理都产生了一定影响,同时,航海职业这一特殊性也对船员的心理素质提出了要求。船员为适应航海工作,必须具备良好的感知觉等知、情、意方面的特征及适合的个性品质。

1. 船员的知、情、意特征

船员所处的特殊职业环境和特点,要求他们必须具备良好的认知品质,稳定的情绪、情感素质以及坚强的意志品质。

（1）认知方面：主要涉及观察力、思维能力、暗适应能力等方面。

1）观察力：全面、正确的观察是正确分析、判断的基础，航海职业的特点要求船员需要具备较好的观察力。

良好的观察力应具备目的性、条理性、敏锐性和灵活性。就敏锐性而言，就是要在观察中迅速而敏捷地发现那些不易被发现的、容易被忽略的特点。观察力的敏锐性不但受生理阈限的影响，而且常和一个人的注意力、情绪及知识经验有关。船员的观察力是可以培养的，需要其对自己从事的事业有浓厚的兴趣，并坚持持久、细致的观察，抓住恶劣航海环境和意外情况下的良好观察机会锻炼自己。随着海上经历的不断丰富，他的观察能力会越来越强，观察技巧会日趋成熟。

2）思维能力：随着船舶的现代化水平、自动化程度越来越高，船员的工作分工越来越明确，操作技能的要求也在提高。航行时驾驶员、轮机员都是独立当班，这就要求船员必须具备独立的判断能力及敏锐的思维能力。特别是在航行时遇到故障或意外情况时，能迅速做出反应并果断及时地处理这些突发状况，以保证船舶的正常航行。例如，2008 年我国"振华 4 号"货轮途径索马里时遭遇海盗袭击，船长审时度势，果断放弃甲板，加强生活区的守护，有条不紊地组织船员采用高压水枪、自制燃烧弹猛烈还击，终于击退海盗，保障了全体船员和货物的安全。

3）暗适应能力：我们常有类似体验，从光亮的地方进入黑暗环境时，最初看不清任何东西，经过一定时间后，视敏度逐渐增强，恢复了在暗处的视力，这称为暗适应。暗适应过程往往比较缓慢，因此它对航行安全产生了一定程度的威胁。暗适应的最大影响往往发生在夜航驾驶员交接班时。如果接班驾驶员没有很好的暗适应能力，那么开始时他就不能靠视觉来了解周围的环境，从而极大地影响了对周围事物的反应，这时候他已失去了对船舶的控制能力，任凭船舶自由航行。如果这时正在狭水道或通航密度大的航段，情况可想而知。暗适应是夜航驾驶员交接班时事故易发生的不可忽视的原因之一。

（2）情绪、情感方面：人非草木，孰能无情？船员也一样，作为一个正常人，具有丰富多彩的情绪、情感。高兴时笑容满面，悲伤时哭丧着脸。但是，船员作为一个特殊职业群体，航海工作的性质对船员的情绪、情感素质有着特殊的要求。船员常年工作在船上，漂泊在海上，远离陆地。艰苦、单调的工作环境往往容易使船员产生忧郁自卑、萎靡不振、灰心丧气等消极情绪，这对船员胜任航海工作及航行安全非常不利。因此，船员具备健康、积极、稳定的情绪、情感显得尤为重要，具体是从以下几个方面来体现。

1）心境：是一种使人的所有情绪体验都染上某种色彩的持久而又微弱的情绪状态。心境有积极和消极之分。积极的心境，使人振奋乐观，朝气蓬勃；消极的心境，使人颓废悲观，对工作感到枯燥乏味。甚至有些愤怒的心境使人易被激怒。因此，船员需要具备良好的心境，这对于船员的工作和生活有重要影响，尤其在远航时，乐观、愉快、自信的心境有助于船员适应单调枯燥的环境，克服困难，胜任工作。

2）应激：指在出乎意料的紧急情况下所引起的情绪状况。例如，在航行过程中发生船只避碰、机器故障或海盗劫持等紧急事件时，需要船员迅速地判断情况，在瞬间做出决定。应激状态使机体有特殊防御、排险功能，使人精力旺盛，思维清晰、准确，动作机敏、有力，往往可以帮助海员使紧急情况下的船只转危为安。但应激状态也有消极的一面，包括注意、知觉范围缩小，言语表达不规则、不连贯，行为动作慌张紊乱，甚至抵抗力降低，出现临床休克等。因此，在培养船员克服应激状态下的消极因素的同时，更重要的是教育船员提高自身各方面的素质，减少紧迫局面的发生。

3）激情：是一种持续时间短、表现剧烈、失去自我控制力的情绪。它通常是由强烈的欲望和明显的刺激引起，具有较强的自我卷入性。人处在激情状态下，往往注意广度减小，不能控制自己，不能预见行为的后果，不能评价自己的行为及其意义。

船员工作环境比较单一，船员之间的人际交往敏感且比较复杂，如果处理不当，容易产生人际冲突。另外，船员远离家庭，当家中发生某个重大事情时，这些刺激和事件都容易使船员处于激情状态。如果不进行调节，任凭船员把这种激情发泄出来，往往会造成不良的影响。前几年经常有报道船员自伤自杀，或船员之间发生打斗、凶杀等恶性事件就是对激情状态调节不当引起的。

4) 道德感：指人根据道德规范来评价社会现象时所体验到的情感。船员，特别是远洋船员，经常随船去往世界各地，从一定程度上来说船员的形象，就代表着国家的形象，所以有人把船员称为"民间外交使节"。另外，船员在航时生活在一个特殊的"大家庭"之中，船员高尚的情操和良好的道德情感，有助于航海工作的顺利开展、在船生活的协调有序。道德感主要包括爱国主义和国际主义情感，集体主义情感，对工作和公共事务的义务感、责任感，船员之间的友谊感、同情感、是非感、正义感等。

（3）意志品质方面：意志是意识的能动作用，是人为了一定的目的，自觉地组织自己的行为，并与克服困难相联系的心理过程。航海工作的特殊性和艰巨性，要求船员具备坚强的意志品质，主要包括以下四方面。

1) 独立性：表现为船员有能力做出重要的决定并执行这些决定，有责任并愿意对自己的行为产生的结果负责，深信这样的行为是切实可行的。随着船舶机械化、自动化程度的提高，每条船所需的船员数量减少，每个船员都有明确的工作分工，可以独当一面，因此要求船员能够具有良好的独立性，不盲从。

2) 果断性：表现为船员善于迅速辨明是非，能及时、坚决地采取决定和执行决定。航海环境的特殊性和复杂性，要求船员在面对困境时能抓住时机，大胆勇敢，当机立断，迅速、合理地处理问题，不能优柔寡断，错失机会，导致不良后果的发生。

3) 坚定性：表现为相信自己决定的合理性，并坚持不懈地克服困难，为执行决定而努力。这一意志品质对于船员胜任艰巨枯燥的工作，克服困难是十分必要的。

4) 自制力：表现为善于控制自己的能力，如善于控制自己行为和情绪反应的能力等。船员在工作期间，往往与社会、家庭相脱离，生活艰苦、单调，工作枯燥、刻板，从而导致船员产生各种思想感情和举止行为的变化。为此，船员需具备较强的自制力，用理性支配自己的感情和行为，保持精力充沛。防止和排除激情冲动、动摇惊慌等意志薄弱的表现。

2. 船员的个性心理特征

（1）船员的气质：气质是个人与生俱来的心理活动的动力特征，包括心理过程的强度（如情绪体验的强度、意志努力的程度），心理过程的速度和稳定性（如知觉的速度、思维的灵活程度、注意集中时间的长短），心理活动的指向性特点（如有人倾向于关注外部世界，从外界获得新印象，而有人倾向于内心世界，经常体验自己的情绪，分析自己的思想和形象）等方面在行为上的表现。常见的气质类型分类是把气质分为胆汁质、多血质、黏液质和抑郁质四种类型，不同类型的船员行为表现有各自的特点。

1) 胆汁质类型的船员表现为为人直率，热情，精力充沛，工作雷厉风行，有魄力，处理问题果断，在紧急情况下能迅速采取措施；工作效率高，不甘落后；坚韧不拔，敢于承担责任。但这一类型的船员比较典型的缺点是易冲动，情绪容易激动，脾气暴躁，在航行中很容易被对方的不礼貌行为（如追越、抢船头等）所激怒，一旦被激怒往往会做出一些危险的报复行为和赌气驾驶行为，所以，在船舶重大恶性事故中，这类船员较多。此外，胆汁质的船员过分自信，有时独断专行，影响人际交往。

2) 多血质类型的船员表现为活泼好动，表情外露，热情，善于与人交往，乐于助人，适应性较强，动作迅速，反应敏捷，处理情况准确高效，遇到紧急情况时能及时采取措施处理。但是，多血质船员情绪容易波动，操船时往往粗心大意，不够认真，忍耐性较差，注意力容易转移，兴趣容易变换。

3) 黏液质类型的船员表现为操船动作稳定，性情安静，稳重，沉着，善于忍耐，一般不会被对方一些不礼貌的行为所激怒，在航行过程中不易受外界干扰，能严格执行水上法规和企业规章制度。但这一类型船员往往反应较慢，不够灵活，处事不够果断，在面对突发事件时常表现手足无措，容易导致事故的发生。另外，黏液质船员比较固执，不容易接受新生事物，环境的适应能力较差。

4) 抑郁质的船员工作细心，谨慎，感情细腻深刻，内敛；想象丰富，善于觉察到别人不易觉察到的事物；一般操船动作比较正规，能严格按章办事。但其较孤僻，多忧思，心地狭窄，疑虑重重，行动迟缓，缺乏果断,经不起强烈的刺激和猛烈的打击。

一般来说,人的气质类型没有好坏之分,不同气质的人的忍耐性、感受性、可塑性、敏捷性、兴奋性等都有所不同,每个人的气质都有其所长,也有其所短。因此,了解船员的气质特点在于发挥其气质方面的优势之处,克服其气质方面的消极之处,以更好地胜任航海工作。

在现实生活中,大多数人的气质类型属于混合型,有些人是两种气质类型的混合,如胆汁质-多血质、多血质-黏液质、胆汁质-抑郁质等;也有些人是三种气质类型的混合,如胆汁质-多血质-黏液质、胆汁质-黏液质-抑郁质等类型;甚至有些人是四种气质类型的混合。船员中的气质类型也以混合型多见,那么他们在行为表现中就体现为这几种气质特点的集合。气质调查表可供船员自测并认识自己的气质特征作为参考,具体见本节后"知识链接"。

(2) 船员的性格:性格指个人对现实的稳定的态度和习惯化了的行为方式。与前面所谈到的"气质"概念存在一定区别。第一,从起源上看,气质是与生俱来的,一般产生在个体发生的早期阶段;而性格是后天形成的,它是人在活动中与社会环境相互作用的产物;第二,从可塑性来讲,气质的变化较慢,可塑性较小;性格的可塑性较大,环境对性格的塑造作用非常明显;第三,气质无好坏善恶之分,而性格有好坏善恶之分。但两者的联系也是很密切的。例如,气质会影响个体性格的形成;气质可以按照自己的动力方式,渲染性格特征,使性格特征具有独特的色彩。例如,同样是乐于助人的性格特征,多血质的人在帮助别人时,往往动作敏捷,情感外露,喜欢听到对方的感谢语;而黏液质的人则可能动作沉着稳重,不爱张扬,"做好事不留名"。

因此,就航海工作的特点而言,船员的性格特点有其特定的要求。例如,需要船员坦率、灵活、反应快、适应性强、沉着稳重、乐观、大方、敏感、自信、善于交往、情感丰富等,这些性格特征都属于外向型,因此船员应具备外向型为主的性格特征。对性格的测量,目前有许多比较成熟的量表,篇幅所限,本章在"知识链接"处只介绍其中一种——向性检查卡,供大家学习和自我检测。

知识链接

气质调查表　　　　内外向性格类型测定

3.3　船员常见心理问题分析

船员心理健康问题直接影响并威胁航海安全。诸多调查结果表明,船员作为一种特殊的职业群体,其心理健康水平从总体上低于全国一般水平,心理问题比一般人群要复杂和严重。如果不能及时认识并加以调适,船员可能会因难以控制自己的情绪和行为而产生多种问题,轻则影响个人生活质量,如家庭矛盾突出、人际关系紧张;重则在工作中产生影响船舶安全等严重事件和自残自杀等危急事件。因此,准确掌握船员心理健康状况,给予船员适时的心理关怀,是加强船员队伍建设,提高船员综合素质的必然要求。

3.3.1　船员的心理动态分析

船员们在航海实践活动中形成了带有职业色彩的心理和行为,因个人的个性倾向性、个性心理特征和已有的知识经验而具有自身的特点,并随着年龄、工种、职业年限和客观环境的改变而变化。

1. 各年龄阶段船员的心理动态分析

(1) 在校学习阶段(准船员):航海类专业招生大多是以第一志愿考生作为主要录取对象的。这些学生多数是热爱航海的,或者是种种原因必须选择航海职业。学生大部分来自西部地区和偏远山区,有些来自城市的学生也多是贫困家庭的子弟。由于自小生活环境艰苦,这些学生形成了坚强独立、吃苦耐劳的品质,这与航海工作的要求非常吻合。

但是,随着他们在学校的学习和对本专业的进一步了解,部分学生思想会产生分化,有些学生认为船上的工作与在校学习关系不大,只要能毕业并通过海事局考证,工作很好找,没有就业压力。另外,有些航海类专业大学生并非第一志愿选择航海专业,而是服从分配被动选择的,或者是出于经济考虑而选择航海专业,他们对航海职业缺乏认识,对航海专业的艰苦性、枯燥性、风险性等特点准备不足,对未来职业生涯产生担忧与恐惧心理,情绪上表现为进取心不足、迷茫焦虑、对未来缺乏信心。还有一部分学生虽然在选择这一专业时,对未来从事这个行业的艰苦性有一定的认识和思想准备,但进一步学习后,了解了大量的海损海难事故、台风等恶劣天气对船舶造成的危害、海盗及国际海上恐怖事件等的频繁发生,加之艰苦的海上技能训练,往往会使他们产生畏难情绪,如不及时调适,就会发生心理问题。

2009 年的一项调查显示,航海类大学生中,坚定终生从事航海工作的仅占被调查对象的 8%;有的准备先工作一个合同期,挣一笔钱后就转行(占 20%);有的准备体验一下航海经历后转到陆地上工作(占 15%);有的准备结婚之后不再从事航海工作(占 7%);有相当一部分甚至想通过考研转行(占 23%);一毕业就设法在港航企事业单位谋求陆上工作的也占有一定比例(占 12%);还有的抱着试试看的态度。2015 年,通过对研究人员的访谈发现,某海事职业技术学院应届毕业生通过海员证考试的寥寥无几,原因是毕业生不愿上船。国内某著名海事大学对 300 名航海类应届毕业生的问卷调查,有 64% 的学生不愿从事航海事业,仅 8% 的学生愿意从事航海事业 10 年以上。

这些调查结果与近年来航运企业所招收的本科航海、轮机专业的高学历船员的人员流失日益增加的动态是一致的。这种人员流失造成教育资源的极大浪费和航运企业人才管理成本的大幅度提高,也给航海教育提出了必须认真思考的问题,即如何巩固和加强航海专业学生的职业兴趣与职业理想,以及如何培养其职业忠诚度等相关的心理品质。

同时,航海专业学生的心理健康状况也需要得到关注。有调查结果显示:航海专业学生情绪不稳定现象比较普遍,在某些方面存在一定的心理障碍,其中强迫、敌对、偏执等表现较为明显,这可能与航海类专业学生自身的特殊原因有关。目前,国内各航海院校航海专业学生中,来自贫困地区和农村的占绝大多数,他们经济来源少,有的甚至负债上学,易产生自卑感,做事自信心不足。同时,他们长期养成不善与人交往和自我封闭的性格,在人际交往过程中,往往表现"以自我为中心",人际关系不和谐,过于敏感多疑,与周围人群难以正常沟通,表现为自我否定而陷入苦闷和焦虑,或试图对抗而陷入困境。此外,有部分航海类专业学生因填写"服从分配"而被动选择航海专业,还有部分学生对航海专业缺乏认识而选择航海专业,他们对航海专业的艰苦性、枯燥性、风险性等认识不足,对未来感到迷茫,情绪上、心理上表现为失落和消沉,甚至诱发心理疾病。

因此,针对这一问题,在大学期间开设相关的心理健康知识讲座和相关培训就显得很有必要,同时,适当的职业生涯规划辅导及职业的忠诚度培养也是必不可少的,这对未来的船员做好充分的航海心理准备有较大的帮助。

然而,目前我国航海院校开设"航海心理学"课程的比较少,相关的心理培训不多见,航运企业管理层对提高船员心理素质的重要性认识也有待进一步提高。从全国范围来看,121 家航海院校和培训教育机构,把"海员心理学"或"航海心理学"列入课程计划中的屈指可数。针对以上问题,建议在航海院校海上专业学生中开设"航海心理学"课程,并请有经验的高级船员到学校举办讲座。对于综合考评合格者,颁发心理培训合格证书,使心理培训证书成为新手船员上船前必须取得的重要证书之一。让有志于航海事业的青年们,了解一些心理素质方面的知识,为以后成为一名合格的船员做好心理准备。这样做不仅有益于航海工作,更有利于船员身心健康。

(2) 职业初期(青年船员):船员海上职业生涯的正式起点是海上实习,初登船舶,将实现从学生到船员的角色转变。

在这一阶段,船员往往出现对航海生活不适应和不安全感。由于经验不足,值班往往紧张,有时还会感到畏怯、莫名的恐惧。遇到大风浪时,自然联想种种海事,心里更加紧张,恐惧感更甚。同时,在日常值班过程中,船员往往要面临高温、高噪声、颠簸、晕船等严酷环境条件的挑战;还要承受从理论到实践的业务提升的压力;另外要面对与陌生的船员群体建立良好人际关系的考验。总之,新手船员在这一阶段面临的生理心理压力非常大,这些压力也影响了他们的感知、分析和操作能力。同时在心理上,一方面是新上船的年轻船员对航海生活充满好奇和向往,思维灵活,进取心强,但由于缺乏经验,有时难以适应各种复杂环境,遇到问题若不主动与同事和领导沟通,甚至回避现实,就容易产生一些心理适应性问题,导致不安全的心理状态甚至引发事故;另一方面,由于在招募船员时缺乏心理素质的甄别,把一些心理素质不适合海上生活的人员招入船员队伍,而这些人往往成为事故的隐患。

另外,青年船员的生理已成熟,人生观基本形成,但他们的心理成熟落后于生理成熟,他们容易对环境不满意,抱怨船上工作苦、累,或对自己的工作岗位不满意;他们的知觉、思维比较敏锐,文化水平较高,容易接受新事物,应变能力较强,希望受船上领导和同事们的表扬,尽早获得相应的资格证书;他们常从心理上感到自己是一个成年人,从内心体验上也有自我成熟感,常力图表明自己的工作能力,有很强烈的自我表现欲望,要求他人尊重自己的愿望强烈,讨厌较多的约束和干涉;他们精力旺盛、好动、好奇,由于船舶群体活动不够丰富而产生心理上的无聊、乏味、压抑感较年长者更甚,因而个别人易因此出现越轨行为;与其他海员交往的需要较为强烈,十分珍惜与同事间的友谊,并表现出较高的热情,重义气,容易组成非正式群体,但当出现利益上的矛盾时,有时会不够冷静,甚至出现不理智的行为;由于成长的社会环境和各自对事物的认识不同,他们容易与中、老年船员产生认识上的分歧,出现"代沟"。

青年船员中还往往存在婚姻家庭方面的问题。由于船员中未婚大龄青年较多,他们情绪不稳、易怒、抑郁不乐,容易出现严重的心理障碍。热恋中的船员归心似箭,盼望女友的来信,有时心烦意乱、魂不守舍。少数船员家庭,每年短暂相聚又长期分离,纵然情笃,但对家庭不啻是一场考验,夫妻关系的冷淡使他们焦虑不安、情绪波动,容易迁怒于他人,争执吵架,不安心工作。2015 年的一项全国调查显示,年轻船员中,夫妻关系较满意的比例仅占 20% 左右。

因此,对于刚从事航海工作的船员来说,他们面临的生活和工作压力比较大,需要良好的心理疏导和心理训练,帮助他们顺利度过适应期,这对他们今后的职业生涯将产生重大的影响。如果忽略这方面的疏导和训练,容易导致许多实习生在真正的船员职业生涯还没"起航"时,就在精神上搁浅。对此,我们不能不引起反思和重视。

青年船员占船员总数的 1/3,他们是我国海运业的未来。如果各级航运部门领导及经验船员能根据青年人心理活动的特点调动他们的积极性,注意到新手船员的心理动态并予以适当的指导、鼓励和帮助,将大大缩短新手船员对航海职业生活的适应过程,尽早成为一名合格的船员。这一时期的心理训练应该以调节适应新的岗位职责为重点,加强深入掌握航运知识的动机与兴趣,加固爱岗敬业的职业观念,拓展人际交往和管理方面的心理学知识。使他们成为既有学识又有实干,既灵活机智又遵章守纪,既有强烈的事业心又有严格、准确、细致的工作作风的船员,这也是摆在我们面前的一个重要课题。

(3) 职业中期(中年船员):中年船员一般比较熟悉船上的各项规章制度,有较为丰富的经验、扎实的基本功和熟练的操作技能。但由于初上船舶时的好奇心渐趋消失,空虚和寂寞感越来越严重。对周围恒定的工作内容、不变的生活程序、闭塞的环境逐渐由不满变成厌倦,性格变得冷漠、呆滞、固执;班次更迭、轮换频繁、气候变化无常,常常打乱生活节律;高度的机械化、自动化导致的操作简单,又使船员难以发挥主观能动性和创造力,进一步加重了疲劳和厌烦感;在家里,他们上有父母、下有子女,诸如赡养父母、儿女升学等家庭问题会使他们产生不良情绪,必须照顾和平衡好家庭关系,维持家庭收入。事业上的求成,其与家庭的许多矛盾都集中到他们身上,使他们精神持续、过度紧张。有些中年船员是轮机、驾驶骨干,对安全负有直接的责任,特别是在遇到海难事故或机损事故的时候,他们必须做出正确的决策,这时他们所承受的心理压力可想而知。

中年船员群体较易产生较重、频繁的心理困扰,工作负担较重,需要有关领导及时帮助他们解决家庭中的一些困难,使其有更多的精力投入工作。他们的性格虽已定型,尚有可塑性,宜根据各人具体情况,提高各方面的适应能力。

(4)职业后期(老年船员):老年船员与中年船员的角色表现有类同之处,但年龄发展阶段的心理活动却大相径庭。

老年船员习惯于原有的行为模式,稳重、审慎、传统、遵守纪律,但也有保守、消极的一面。对航船的日渐机械化、自动化,既感到喜悦又觉得不适应。他们常叨念过去的旧习惯,看不惯青年一代的生活方式,对他们某些言谈举止感到不安,相互间心理上有一定的距离。一些老年船员随着年龄的增加,观察力变得迟钝,记忆力、抽象思维能力减退,心理活动也相应变化,有的变得孤独、冷漠、固执或主观、暴躁。

老年船员对航海有较强烈的眷恋之情,在面临退休离船时,情绪波动较大。一旦退休,易产生失落、空虚、衰老、无价值感和颓废、沮丧。长期在船上工作的船员,一旦离开船舶回归陆地,他们往往会对周围的社会环境产生陌生感和距离感,不适应陆上的生活节奏,不良的情绪容易使他们患上各种疾病,降低他们的生活质量。因此,退休船员群体不应该成为心理咨询和心理辅导的盲区,这也能充分体现出对船员群体的整体人文关怀,使得"让船员体面工作和生活"成为掷地有声的庄严承诺。这样不仅惠及退休船员本人,也会使在职船员对前途充满希望,从而有助于消除船员退休后的失落心态所推动的船员厌职情绪的恶性循环。

2. 航次中船员的心理动态分析

远洋航行时间长、航途生活枯燥。航程中,备航期、初航期、中途停港期、返航期等不同阶段,船员的心理都会发生不同的变化。

(1)备航期:航船即将投入外运前,时间紧、任务重,船员此时工作干劲大、情绪高昂、主动性强。在推广定船承包经济责任之后,内在与外在激励使船员的积极性更高、主动性更强。他们既要忙于开船前的准备工作,又要安排好家事,心挂两头,两边忙碌。如果有关方面注意到船员的实际需要,适当帮助他们解决困难,使他们无后顾之忧,会使他们愉快、轻松地踏上征途。

(2)初航期:开航初期,船员们从忙乱中解脱出来,心理上日渐安定。此时,在这一航次中被提及接纳的社交需要成为主要的心理需要,希望博得彼此的好感,使自己在新的群体中得到认可,建立融洽的人际关系。他们各自介绍历次航行中有趣的见闻、各国和国内各地的风土人情、家乡的变迁、家中的情况等话题较多。这一阶段,船上纪律较好,船员间相处和睦融洽,新建立的良好的人际关系在一定程度上驱散了船员的恋乡之情。这时如果适当引导,将有助于船上良好风气的形成。

(3)中途停港期:这一段时间,他们信心足,精神愉快,情绪高涨,忙碌于停港靠泊的准备工作。航船系泊后,船员航行时的紧张心理迅速消失,有如释重负的轻松感。远航的船员靠泊外港后急盼家信,或与家人越洋通话,都在悄悄、仔细地梳理自己的感情。抵港后,他们转向岸上活动,逛街、买纪念品、替亲友办事等,由于心理上的放松,心理防御能力降低,原则性不强的船员可能会出现越轨行为。

(4)返航期:返航意味着任务完成过半,原有的工作的紧迫感、责任感较前松懈。随着返航时间的延长,枯燥、无聊、单调、空虚、厌烦感增加,对亲人的思念与日俱增。加之船员间对彼此脾气、性格的了解加深,在日常生活和工作的频繁接触中,难免产生摩擦,相互猜疑、埋怨,有时关系紧张。少数船员在目的港未能办成亲友托付的事而心境不佳或因人际关系不融洽而躁郁、烦闷,这些都会成为挫折,通过压抑、幻想、转移和投射等作用进行心理防御,大部分表现为易激惹,"火气"特别大,或借题发挥、互相攻击、争吵及猜忌、诽谤和嫉妒等。有研究结果显示,返航时船员情绪波动大是导致海损事故的重要原因之一。

船舶回国,越接近终点港,船员心理变化越大。有即将抵国返家的喜悦,有归心似箭的焦躁与不安,有返家后家人对自己和所购物件反应的种种推想,忽忧忽喜,心神不定,意识范围狭窄,船员自称此为"远洋症"。如遇到特殊情况,船载港口外抛锚待泊,翘首盼望回家的船员们会变得焦灼不安、失望与焦虑陡然增加、烦躁易怒。而船抵港靠泊后应激源消失,情绪又恢复正常,埋怨与焦躁云消雾散,喜气洋洋,船员彼此愉快分别。针对船员返航期的心理状态,我们需要有针对性地对其进行心理疏导,稳定船员的情绪,保证航行的安全顺利。

(5)公休期:公休船员的心理健康状况总体上要好于在航的船员,但仍比普通人群要差。有调查显示,32%的船员反映上岸后很难融入家庭和社会,16%的船员认为自己与亲人沟通困难。船员公休回到陆地,常一时难以适应陆地的生活,在船船员角色定位、思维、行为、人际交往习惯固定,使得一部分公休船员难以有效地融入家庭和社会中。部分远洋船员从船上回到家里以后,夫妻之间无法相互适应,特别是那些不能保持对婚姻忠贞的夫妻;有些远洋船员下船以后担心不能再上船;某些存在家庭实际困难或家庭矛盾的船员,公休回到家后,这些问题就立即摆在了他的面前,有时搞得他们焦头烂额;还有少部分远洋船员不能适应陆地生活,下船不久就迫切希望早点回到船上等。这一切都会对远洋船员的心理乃至船员家属的心理产生不良影响。

3.3.2 船员的几种特殊心理行为

船员是以特殊职业为纽带形成的独特的社会组织群体,他们长期在船上工作,经常远离繁华而嘈杂的城市,由十几个人或几十个人形成一个小的社会群体,这个纯男性的特殊的"小社会"与陆地人群的工作、生活方式存在很大的差别。由此也产生了船员较为特殊的几种心理行为问题,如人际关系紧张、酗酒、烟瘾、性心理问题等。

1. 人际关系紧张

国际海事组织明确提出:除了安全操作外,船员间良好的人际关系,也有助于保证船舶的安全航行。

船员鉴于休假、人员调动等原因,船舶每一个航次约有15%的新成员加入。有时同一船上的船员来自不同的国家和地区,存在着文化、语言、风俗习惯、宗教信仰等方面的差异,在人际沟通和适应方面给船员带来了较大的困难,这种情况在久派船员身上表现得更加明显。此外,海上运输往往是一个比较漫长、枯燥、艰苦的过程,多则八九个月,少则几个星期,单调、孤独的海上生活使船员更希望得到船舶群体的关心、照顾和彼此协作,建立和维持良好的船员人际关系。船员值班频繁,交际空间主要集中在餐厅和娱乐室,与他人心理沟通与情感交往机会较少。此外,两性交往的缺乏同样也影响着船员的情绪稳定和心身健康。

已有研究显示,我国船员当前的人际关系状况不容乐观。随着工作时间的延长,船员的心理压力不断增加,如果没有及时排除,船员间的误会、恶感、矛盾就不可避免,处理不当常常会引发冲突恶斗,给船员心理健康带来影响,同时也给航行安全带来了极大的隐患。因此,增进船员的交流和处理好人际关系显得尤为重要。早在1978年国际医学会就曾提出,把改善国际海船的人际关系作为研究航海心理学的第一步,提倡各国政府制定或鼓励制定关于在船上保证良好的人际关系的训练科目,采取积极措施,尽量减少航海船员的寂寞感和孤独感。

如何协调好船员的人际关系,我们认为需要船员自身及管理部门双方的努力。

(1)从船员角度来说:首先,船员需要把握几个健康的人际交往原则:① 尊重原则,这是人际交往最基本的法则;② 真诚原则,这是与人交往最基本的态度;③ 宽容原则;④ 互利原则,也即我们常说的"礼尚往来";⑤ 信用原则。

其次,船员需要正确认识自己,做到客观公正地评价自我,既不清高,又不妄自菲薄,要充分发挥自己的长处。同时,船员要不断完善交际人格,努力使自己成为一个受欢迎的人。

最后,船员需要正确认识他人,不以偏见和成见看人。

(2) 从管理角度来说:管理部门首先需要对船员间良好人际关系的重要性有正确的认识,通过各种方式和途径促进船员的人际交流,改善船员的人际关系。例如,有组织地心理训练和教学提高船员的人际交往技能;开展丰富多彩的活动加强船员间的交流和沟通;对有人际交往障碍的船员进行及时而有效的心理咨询,帮助船员摆脱人际困扰等。

知识链接

哲理小故事

2. 酗酒

医学心理学认为,酗酒、吸烟不仅仅是缺乏道德观念,也属于一种心理适应不良或心理障碍的表现,它有碍人们的心理卫生和身体健康。有调查表明,30 岁以上的船员,酗酒率达 92.2%,超过 15% 的船员同时患有不同程度的心脑血管疾病、呼吸道疾病和消化道疾病,这与船员喜欢饮酒、吸烟、暴饮暴食、生活不规律有关。

根据对我国远洋船员的调查,在船员中饮酒不加节制的原因较多,主要有以下几个。

(1) 借酒消愁:由于海上单调的生活环境和有限的人员配备,每个船员不可能自由选择自己的伙伴,而他们又较长时间地离开陆地上的社会环境,因此无论在个人的住舱或铺位上,还是在工作的场所;无论在工作时间,还是在空闲时间,船员都有一种孤独、寂寞、烦闷、忧愁的感觉,常常独自"借酒消愁",与一两个伙伴相聚以酒解闷。

(2) 消除疲劳:连续航行,实际休息时间减少,生物节律紊乱,加上焦虑、孤独等心理因素,船员的生理心理负荷远大于陆地上的工作人员,所造成的疲劳不易消除。由于船上的特殊自然环境和工作环境,饮酒成为帮助消除疲劳的途径之一。有资料表明,船员的精神(心理)疲劳远超过生理疲劳,大部分船员都有喝酒可提神(早期精神兴奋)的体会。

乙醇对于身体健康危害严重,详见本书 5.16.4。

此外,船员酗酒而导致的航海事故记载也不在少数。据 1965~1974 年汉堡海事法庭调查的记录,5 起航行搁浅或碰撞的案例及 41 起具有致命结果的意外事故,被登记为主要起因为饮酒。至少有 8 起船上失火事故是由船员酗酒引起的。在汉堡港,176 起船上或船旁严重致命事故的估计中,80% 的遇难者血中乙醇浓度为 1.5‰~3‰,近 2/3 的事故发生在闲暇时间。近年来,我国也发生多起因酗酒导致的船员落水致死事件。

现在大多数航海国家意识到,在他们的船上,潜伏着因饮酒带来的危险。特别是在现代化的船上,机械化程度越来越高,船员的人数越来越少,船员在海上酗酒的可能性远比过去大,因此,航海业管理部门应对酒精中毒的危害进行大力宣传,航行途中应禁止饮酒。

3. 烟瘾

船员吸烟有漫长的历史。从哥伦布与美洲印第安人进行烟草贸易开始,船员与商人就学会了像印第安人那样把烟叶卷起来燃着抽吸。船员认为,吸烟是他们休息中不可缺少的一部分,是力量的重要源泉。吸烟可以使他们获得快感,减缓各种心理上的冲突和困难,帮助他们相互认同,改善人际关系,有利于体力的恢复。

面对一个吸烟非常普遍的环境,年轻船员即使开始不抽烟,但一进入船舶吸烟的小群体,很快地就会染上吸烟的嗜好。我国成年男性吸烟率为 50.5%,而船员的吸烟率更高,30 岁以上的船员,吸烟率达 88.9%。其中,打捞船、捕鱼船、驳船上的船员烟的消耗量比其他船上更高。吸烟可消除疲劳,使人精力旺盛、感到放松。但若经常吸烟,身体会对尼古丁产生依赖,吸烟量增加,容易出现慢性中毒症状。戒烟后往往出现相当持久的脱瘾症状——神经质、嗜睡或头痛。

吸烟危害身体健康已有目共睹,凡吸烟者所受危害类同,尽管对船员吸烟的危害尚无专门文献记载,但可以肯定,船员吸烟的危害更大,因为船上的通风设备受限,空间和活动范围比较狭小。

吸烟产生的烟草烟雾中,含有的有害化学成分种类及其危害等内容详细参见本书 5.16.5。

《中国吸烟危害健康报告》指出,现在吸烟者中将会有一半因吸烟提早死亡,吸烟者的平均寿命要比不吸烟者缩短 10 年。烟草危害已经成为人民群众生命健康与社会经济发展不堪承受之重。

吸烟是世界范围内尚待解决的问题,但不能忽视的是吸烟的社会和心理因素,因为吸烟也是船员人格的一部分,是其心理的一种反映。从身体保健的观点来看,一天一包香烟已属过量,而每天吸烟两包以上者,则可以导致烟草依赖。烟草依赖不是一种行为习惯,而是一种慢性疾病。烟草依赖是造成吸烟者持久吸烟的重要原因。

尽管烟草对健康的危害已被充分证实,但很多吸烟者明知吸烟有害,仍照吸不误。部分吸烟者甚至在罹患吸烟相关疾病后,仍不能戒烟。究其原因,就是并未建立起"烟草依赖是一种疾病,需要治疗"的观念。有些吸烟者想戒烟,却不会选择去医院就诊,因为他们没有意识到烟瘾是一种病。为此,控制船员烟瘾应提到航海卫生的议事日程上来。关于如何控制烟瘾,目前的方法有很多,下面"知识链接"中附国际五日戒烟法,供船员参考。

知识链接

国际五日戒烟法

4. 性心理问题

性是人类生活的重要组成部分,人类的性不单是为了种族繁衍,而且有着更为丰富的内容。日本心理学家依田新说:"性行为是涉及人格并与社会有着深刻联系的多元行为。"

船员每次的在航周期一般为 6～12 个月(有时可长达 2 年),处于无异性接触的"浮动岛屿"中,这一特殊群体的性心理表现出极大的特异性。船员与家庭长期分离,不但影响夫妻的感情和关系,而且对远航船员的性生理、心理也会产生影响。性生活是正常的生理需要,船员由于较长期远离家庭,他们的性心理问题更为突出,出现的性心理方面的障碍也较多,如性敏感、性冷漠、性变态、性神经症等。

大多数船员由于船舶的特定环境和工作规律,与家庭、配偶的正常交往都将暂时中断,因而出现明显的"性饥饿"感,以及设法寻求满足和缓解性冲动的途径。船员中采用自慰行为缓解性冲动的约占 70%,

其中有一小部分船员千方百计寻找性刺激,沉溺于性幻想、性陶醉、偷看黄色电视和画报,甚至与同性接吻,还有少数船员违法乱纪,不惜受到纪律处分或刑事处罚以求得性满足。

船员由于缺乏异性交往及正常的婚姻生活,容易导致性心理问题,如性意识困扰(常想到性的问题、产生性幻想及性梦等)、性行为困扰(手淫、同性恋等),有些船员甚至产生性变态行为。他们常以手淫、阅览色情书刊、各种淫秽语言或动作寻找性刺激,发泄性欲望,以达到心理上的满足和平衡。龙清洋、李四桥等研究者曾对我国远洋船员进行性心理调查发现,远洋船员性心理问题突出(表3-3)。

表3-3　远洋、内河船员性欲异常对照表

项　　目	远 洋 组	内 河 组	P 值
性饥饿	203	22	<0.01
性欲亢进	204	41	<0.01
异常性宣泄	199	38	<0.01
性失落感	208	9	<0.01

注: 远洋组调查人数为208,内河组调查人数为426。

(1) 手淫:长途航行所致的性压抑及各种视觉等感官刺激,使船员常通过手淫以满足其性冲动。心情不好时也常以手淫以解除精神紧张和空虚。据了解,我国船员特别是远洋船员普遍存在手淫的现象。

西方性学家认为,手淫是一种不干扰别人的性生活方式。虽然采用手淫的方式解决性要求有些不正常,但只要不是极端、过度,一般对身体无影响,且它在一定程度上起到缓解船员性紧张、性焦虑的作用。它既非无耻行为,又不是道德败坏。手淫较大的危害在于心理上的自我挫伤。手淫后常恐惧、紧张、自罪自责、悔恨、自卑不安,心理困扰重,影响身心健康。同时,过度频繁的手淫可使人出现阳痿、早泄、焦虑、头昏、失眠、疲乏、注意力不集中、思维迟钝、记忆力减退等神经症症状,不仅影响自身的身体健康,而且使夫妻性生活不和谐,甚至夫妻感情的破裂。因此,在船员性心理健康方面,需要纠正手淫的不良行为。

此外,性心理失调可引起船员不同程度的情绪、情感、思维控制及调节能力的障碍。表现为情绪冲动、易怒、性情暴躁、竞争好斗,常因为一点生活琐事而吵闹、争执不休。因此,中国远洋船员的性心理问题应引起高度重视。

(2) 感染性病及艾滋病:调查发现,在许多航海国家中船员性病发生率比陆地人群高。有研究者对我国海港口岸出入境人员进行传染病调查,结果发现,在所调查感染乙肝、梅毒、肺结核的出入境人员中,出国劳务人员、船员感染的比例最高。

科学的进步、工业的迅猛发展和都市化使商品流通增加,船舶和港口间的接触更频繁,性病患者也进一步增多。过去,货船、深海渔船的船员和海军人员是性病的高发人群,码头上众多的卖淫现象、乙醇的作用诱使那些与家庭分离、生活单调的船员出现放荡的性行为。这些现象在货船船员中最为突出,他们更易罹患性病。船员性病中以淋病最多见,约占性病发生率的90%。

近年来,艾滋病在世界各国蔓延,艾滋病即获得性免疫缺陷综合征,由人类免疫缺陷病毒(human immunodeficiency virus, HIV)引起。感染者在较长的无症状感染期内不被察觉,通过性交、接触患者的血液或血液制品等方式,尤其以卖淫或乱交的方式传染给他人。艾滋病作为一种致死性的性病,已受到航海界的广泛重视。船员是以中青年为主的男性群体,由于较长时间在船上工作生活,部分船员因为性饥渴、诱惑、好奇等,会在港口找到性工作者以图一时之快,有可能因此感染性病与艾滋病。船员作为高危易感人群,必须注意预防。

知识链接

中国海员艾滋病的预防

总之,如何对待航海中船员出现的性心理问题是需要进一步研究的。首先,对单一性别群体中反映出来的性心理问题,应给予更多的理解,对船员进行性生理、心理、道德的知识教育,帮助他们正确对待性的刺激,学会自我约束和调节的方法,努力减少由性压抑(节欲)带来的心理冲突和障碍。其次,全船各部门应协同配合,努力为船员创造良好的客观条件,如良好的生活设施、丰富的业余生活、合理的航程和休假制度,以及尽可能充分安排船员与家人的团聚,以转移和缓解心理冲击的出现。设法增大船员的情感容量,加强教育和正面引导,合理安排好船员的文化娱乐生活,利用情感转移来缓解青年船员的性心理冲突。再次,是从精神上提高和扩大性的概念,把生理的性与冲动转化为心理上的性追求。为防止性变态的人员进入船员队伍,还应逐步完善船员招工中的心理选拔程序。

3.4 海难事故与船员心理调适

伴随着世界经济一体化的加快,国际的贸易往来日益频繁,给航运业带来前所未有的发展机遇。当然,航运业在给人们提供巨大便利条件的同时,也给社会带来了一个很棘手的难题——海难事故。

人们注意到,海难事故除了与船舶类型、大小、天气变化、船员工作的位置及船上航运货物和环境因素,如噪声、振动、照明不足、黑暗等之外,个体的技术水平、心理、工作状态,常常起着举足轻重的作用,不容忽视。如何从心理学的角度探索事故的成因、预防和控制海难事故的发生,对分析和解决航海问题是很有必要的,也是比较重要的一方面。本节从船员个体出发,分析影响船舶航行安全的主要心理因素,提出预防海难事故的心理学对策,以提高航运的安全性。

3.4.1 人为因素与事故

1912 年 4 月 10 日,英国邮轮泰坦尼克号从英国南安普敦出发,目的地美国纽约。4 月 14 日 23 时 40 分左右,泰坦尼克号撞到冰山,造成右舷船艏至船中部破裂,五间水密舱进水,15 日凌晨 2 时 20 分左右,泰坦尼克号船体断裂成两截后沉入大西洋底 3 700 m 处。2 224 名海员及乘客中,1 517 人丧生,这次事故是当时和平年代最严重的一次海难。

1914 年 5 月 29 日,皇后号在海上航行时遇见大雾天气,能见度极度降低,与对面驶来的施托尔斯塔特号船相撞,约 10 min 后船体完全沉没,共造成 1 012 人遇难。

1987 年 12 月 20 日,菲律宾附近海域严重超载的渡轮多纳帕斯号和载有 600 吨油料的维克托号油轮相撞后沉没,共造成 4 386 人遇难,酿成国际海运史上和平时期的最大海难,经查事故主要原因是渡轮的掌舵者缺乏熟练的驾驶技能和应有的驾驶警觉性。

1989 年 3 月 24 日,船长玩忽职守和安全意识淡薄,造成载有 95 000 吨原油的美国埃克森瓦公司瓦尔德斯号巨型油船在阿拉斯加州的威廉王子湾触礁搁浅。

1994 年 9 月 28 日,爱沙尼亚号客轮舱门没有关紧导致海水流入船体,使得其在芬兰海域前往瑞典斯德哥尔摩的途中沉没,船上共 823 人遇难,造成欧洲和平时期伤亡最为惨重的海难事故。

1999 年 11 月 24 日,山东烟大轮船轮渡有限公司(烟大公司)大舜号滚装船,载客 304 人,汽车 61 辆,由烟台地方港出发赴大连,途中遇风浪于 15 时 30 分返航。调整航向时船舶横风横浪行驶,船体大角度横摇。船载车辆系固不良,产生移位、碰撞,致使甲板起火,船机失灵,经多方施救无效,于 23 时 38 分翻沉,造成 285 人死亡,5 人失踪,直接经济损失约 9 000 万元人民币。船上共有旅客船员 312 人,最后生还者仅 22 人。"11·24"特大海难事故是一起在恶劣的海况和气象条件下,由于决策失误,操纵不当,烟大公司及其上级主管单位在安全生产管理上存在严重问题而导致的重大责任事故。

2007 年 6 月 15 日,船长判断严重错误,应急措施不当,致使广东南桂机 035 号运沙船与九江大桥桥墩发生严重触碰,造成了 8 人死亡 1 人失踪的"6·15"九江大桥坍塌事故。

2008 年 6 月 20 日,菲律宾渡轮群星公主号遭遇台风"风神"在马尼拉朗布隆省沉没,死伤受害者人数达 800 多人。沉没之时刚好是午餐时间,部分乘客为老人和小孩,风浪摇晃船只导致他们晕船,不知道该如何逃生,而且救生艇又被大浪打翻,船长处置不当,最终造成事故的发生。

2012 年 1 月 13 日,载有 4 000 多名乘客的歌诗达协和号在意大利海岸搁浅,大量海水随即涌入船体,导致邮轮侧倾。该船是在驶离罗马附近港口奇维塔韦基亚仅几小时后发生事故的,当时船上有 4 232 名乘客,其中至少有 32 人死亡,包括 4 名乘客和一名海员。事故原因是船长谢蒂诺和大副疏忽,以及在乘客完全疏散前就弃船逃离。

2014 年 4 月 16 日上午,世越号客轮在韩国全罗南道珍岛郡观梅岛西南方向约 3 km 处海上沉没。事故共造成 296 人死亡,142 人受伤,8 人失踪,其中绝大部分为学生。真相至今不明。

以上列举的是一些代表性的海难事故。海难事故统计中可以看到,单纯的船舶因素、自然因素、航道因素、交通因素或信息因素造成的海难事故是不多见的,大部分海难事故成因包含人的因素。

IMO 在《国际船舶安全营运和防止污染管理规则》(简称《ISM 规则》)中指出,海难事故的发生约有 80％是人为因素引起的,如果再加上人与船舶、人与环境共同引起的事故,那么至少 90％的事故与人的因素有关。这一统计结果促使海事界把控制人为因素提高到前所未有的高度。可以说,人是保证安全的主要力量,也是"事故"的主要制造者,在船舶这一"人-机-环境"系统中,起主导作用的是人。

根据 IMO《海事中人为因素调查指南》中对人为因素术语中的定义,人为失误指违背个人或群体可接受或期望的通常做法而带来不可接受或不希望后果的行为。IMO 发布的《人为因素统一术语》,将海难事故中人为因素的主要表现归纳为以下五点。

(1) 人的行为能力降低:易激动(冲动)、恐慌(慌张)、焦虑、个人意志问题、精神创伤、酗酒、服用药物或吸毒、注意力不集中、伤害、思维疾病、身体疾病、消极、故意误操作、疲劳、士气低落、缺乏自律、视力障碍、工作负荷过大。

(2) 海上环境预警不足:不能正确认识到自然环境的险恶;机舱设计方面的不良情况对人为因素的影响;设备操作不当。

(3) 安全管理不当:操作知识不足;对相应局面的联系或认识不足;各部门缺乏联系和协调;对规则和标准的认识不足;对船舶操作程序不了解;对岗位职责不了解;缺乏语言技能。

(4) 营运不善:不遵守纪律;指挥失败;监督不足;运营协调或联系不足;硬件资源管理不善;人员匹配不合适;没有足够的人力资源;工作计划不良;规章、政策、程序或实践不良;对规则、政策、程序或习惯的错误应用。

(5) 认知异常:缺乏对局面的认识;缺乏洞察力;辨认错误;识别错误。

3.4.2　几种心理因素对海难事故的影响

人为因素取决于人的生理、心理、安全文化、技术业务等,其中心理因素又是重中之重。影响航海安全的船员心理因素可能有以下几个方面。

1. 疲劳

这里的疲劳包括生理功能的疲劳和心理疲劳,可分为慢性和急性两种。慢性疲劳是船员历经几天或几星期的连续性工作或长期的睡眠缺乏所引起的。急性疲劳则可在比较短的时间过程内发作,船员的正常睡眠时间显著缩短、体力劳动过度、情绪过于紧张和受刺激、工作时间过长等都会引发急性疲劳。疲劳因素直接影响到船舶事故的发生率,是因为疲劳会导致人的感觉不灵敏、注意范围缩小、思维不敏锐、反应迟钝、判断能力与应变能力差,处于心有余而力不足的状态。因为疲劳,船员便不能保证正常瞭望,不能发现有意义的信息,对危险信号不能提起警觉,对复杂局面不能尽快做出正确判断,不能恰如其分地采取避碰措施等,出现通常所说的"视而不见""听而不闻"的情况,此时发生事故虽然仍属意料之外,但却是在情理之中。

2. 生物节律

德国医生菲利斯于 20 世纪初首先发现了人体的生物节律性改变,即体力周期为 23 天,情绪周期为 28 天,智力周期为 33 天,从出生之日开始,这 3 个周期呈三条波浪形曲线。在高潮期,体力、情绪、智力曲线均在横坐标的上方,这时体力充沛、情绪高涨、头脑灵敏;而在低潮期,曲线处于横坐标的下方,表现为体力下降、情绪不稳、智力迟钝。有研究表明,在曲线和横坐标相交的临界期,机体功能突变,可能有更大的危险性。如果一天中有两种曲线同时通过零点和横坐标相交,这一天称为"双重临界日",一个人一年中可遇到 7~8 次;而三根线相交于横坐标这一天,就称为"三重临界日",一个人一年中可遇到 0~1 次,这一天容易产生事故。

3. 情绪状态

船员的工作环境比较特殊,人员相对固定,活动空间小,噪声振动大,信息闭塞,生活枯燥,易致船员出现焦虑、抑郁、恐慌或情绪紧张过度等情绪。在这样的环境中工作,如果没有较好自我调节能力,保持良好的心境,容易产生各种不利的情绪,从而降低船员的认知水平,干扰正确的操作行为。事实证明,人在情绪大起大落的情况下容易导致安全事故的发生,反之,如果在平时工作中善于控制情绪,能保持良好的心境,不仅有利于提高劳动效率,而且避免了可能发生的安全事故。

4. 心理素质

在航行中,当班船员常会遇到各种紧张和险恶情况的刺激,造成心理应激。心理素质良好的船员能很快适应紧张刺激,面对恶劣情况能转危为安,化险为夷;但心理素质较差者,往往不能很快适应紧张刺激,长期处于心理应激状态,产生有害的消极的心理,甚至引起躯体和精神疾病。对于船员尤其是当班船员,倘若不能很快适应刺激并从应激状态中解脱出来,轻则影响个人精神健康,重则可能在工作中产生影响船舶安全等严重事件和自残自杀等危机事件。

5. 个性

在航海实践中,人们发现某些心理结构的船员似乎注定要卷入事故中去似的,他们经常"主动地"作为事故的制造者,又"被动地"成为事故的受害者。国外的一些研究指出,事故率很高的船员大部分生活在有各种问题的家庭中,如经济拮据、父母离婚、父母有心理障碍或疾病;或者上学时能力低下,注意力不易集中,经常拖欠作业,成绩差;常与他人发生冲突、争吵,违抗指令,与领导顶嘴等,为此而受惩处;等等。这些问题在他们航海生涯中也一直存在。他们经常与同事或高级船员吵嘴、打架、有不良行为或常常生病,并因此而停职或不得不调换单位,这些人的生活行径与其父母相似,个人的表现带有浓郁的文化因素的影响和个人的性格有关,而且与他自身对各种事物的主观领悟力、观察力和调整行为以不断适应环境的能力也有密切的关系。

另外,船员的个性是影响航海作业的因素之一。其中,气质类型也起着非常重要的作用。胆汁质气质的船员反应敏捷灵活,但易激惹,神经类型不平衡,缺乏自制力。他们在紧急、矛盾多的情境中易失去冷静,缺乏理智,出现盲目的行动。抑郁质气质的船员孤僻,对航海职业不易较快适应。在大风大浪中驾船或紧急排除故障时会惶惑不安,惊慌失措,心理易失去平衡。

3.4.3　海难事故的心理预防

人为失误的重要性已成为航海界共识,如何寻求科学的方法并运用这些方法对船舶运输过程中人为失误风险加以识别和预测,是当前有待解决的问题。大连海事大学王有权教授认为,有效降低我国海难事故发生可以从下述三方面入手。

1. 工程心理学方法

主要改变工作环境,使环境、工具等能适应人的能力和特点。首先,对工作场所进行细致分析,设计工具和机器设备,诊断环境设计中的不安全因素,他们以人-机系统相互作用为研究中心。在工程心理学的研究对象中,工作安排对安全也起重要作用,工作制度和劳动条件的改善,往往从根本上防止了事故的发生。

2. 胜任力选拔方法

为了降低海难事故的发生率,提倡对船员进行心理胜任力选拔,通过检测将不符合要求的个体筛查出来。选拔心理结构优良的、胜任力较好的船员是预防海难事故发生的先决条件。因此,通过招工筛选,从一开始就要避免一些从性格、气质等心理品质上本来就不适合海上工作的人入伍,从根本上提高船员群体的心理素质,从内因上减少和防止身心疾病的发生。选拔船员,尤其是船员干部,除了具备一定的身体素质条件外,还要注意他们的心理素质,切不可聘用有事故倾向者。对于船员来说,神经活动过程要求具有强、平衡及灵活的特点。强指船员在工作时能保持旺盛的精力、注意力集中、意志坚强,在危难的环境中能不丧失工作能力。平衡指船员坚韧顽强、情绪稳定、遇事沉着冷静,在任何环境下都能善于控制自己。灵活指船员能灵活地适应各种社会环境,在工作和生活中有良好的应变能力。

3. 职业教育方法

对已在船上工作的船员,应重视对其进行安全行为的教育和培训,用激励手段进行职业教育培训,以提高安全行为,降低事故发生率。这种激励的施行,必须贯穿整个管理环节,仅用贴标语和宣传画、制定规章等形式是无济于事的。

最后需要强调的是,必须用系统的观点看安全,即应把降低事故的工程心理学方法、胜任力选拔方法、职业教育方法综合在一起,全面系统地从根本上减少海难事故的发生。

3.4.4 海难事故后船员的心理康复

海难事故后,对处于危机的船员,必须进行科学的救援,相比生理康复,心理康复同样重要。事故发生后,心理救援人员应做好下列几项工作。

1. 保持与危机者密切接触,保证危机者的安全

干预者应及时、主动深入危机现场和船员危机人群中去,与危机者保持密切的接触。情况紧急时,应尽可能陪伴在危机者身旁,建立沟通关系,询问他们的感受,耐心地引导和倾听危机者叙述,了解危机发生的原因,确定危机问题所在,及时帮助他们拂去阴影,防止危机者发生意外。

2. 运用支持性心理治疗技术,给予危机者精神支持

所提供的支持主要有倾听、解释、鼓励、保证、指导、积极的暗示和改善环境等,它们既是支持的内容又是支持的技巧。它们能帮助危机者疏导和减轻焦虑情绪,消除症状,振奋精神,提高其战胜危机的信心和勇气,掌握处理问题的合适办法和必要能力,提高适应能力;还能帮助危机者除去人际关系中的不利因素如指责、埋怨、争吵、过多在乎危机的损失等,促使危机者早日走出心理危机。

3. 调动社会支持资源给予危机者关心和帮助

社会支持资源指在危急状态下,来自社会各方面的精神和物质上的援助。研究表明,社会支持可提供广泛而多样的支持潜力,包括情感支持、指向任务的协助、关于期待和反馈的交流、获得多样性的信息和社会交流机会、陪伴和娱乐及归属感等。当海员遇到不幸或处于危难时,如果能得到家庭、亲朋、同事、组织及社会各界的支持、关心、理解和帮助,就能大大地减轻其危机反应的强度,使其能较顺利地渡过难关,战胜危机。

4. 帮助危机者正确认识所发生的事件

在解决了危机者由于危机的冲击所致的强烈情绪反应后,下一个问题应集中在目睹人群对事件的知觉上。因为个体对危机事件的认知,会影响到他对危机事件的处理方式。要弄清这件事对他来说意味着什么,他如何看待这次危机事件的影响,他是切合实际地理解还是扭曲了实际等问题。尽可能使危机者接受当前不利的处境,帮助危机者客观、正确地分析和认识危机事件的性质和后果,纠正错误、不合理的认知。

5. 帮助危机者建立积极的应对策略

危机者之所以遭遇危机,是因为他们缺乏积极的应对技巧,而过多地使用了消极的甚至破坏性的应对方式(如否认、退缩、过度恐慌、冲动行为、压抑情绪、拒绝帮助、过度饮酒或服药等)。因此,要对危机者所使用的应对策略进行仔细分析,明确指出哪些应对策略是无效的,应当放弃。同时,向危机者介绍有效的应对技巧,如 PBR 技术——暂停、呼吸和放松(pause, breath and relax)的技巧。引导危机者用积极的应对策略代替消极的应对方式,解决危机问题。有时,干预者只要帮助危机者回忆他们以前用过的有效的应付技巧,就足以使他们的焦虑降低,开始解决问题。

3.5 船员心理健康促进

航海条件下各种特殊因素对船员心理健康的影响是显而易见的,但其影响程度如何? 船员应具

备的素质并不是一般人普遍具有的,船员为适应航海业需要具备怎样的核心心理素质? 如何通过就业前的心理选拔、培训,以及对在职人员的继续教育和训练,保障船员的心理健康,并帮助其提高心理素质,如何使少数心理障碍者积极调整和获得治疗? 本节内容即是对以上问题的探讨,以期引起更多学者、航运单位对船员心理卫生的重视,帮助船员以良好的心理状态投入船舶运输,保证营运的安全和效益。

3.5.1　心理选拔与测量

目前,我国在招收远洋船员及船员胜任资格认定上,比较注重船员文化、知识、业务操作技能及船员的生理健康,但对船员心理健康方面没有过多要求和标准。根据心理学常识,由于人与人之间存在个体差异,每种职业对任职者的心理和生理条件都有不同的要求,而且不同的人对同一种职业也存在不同的适应性,所以,不同职业的求职者也就需要具有不同的心理和生理特征。

国内外对船员的心理选拔(或称心理筛选)还没有明确的规定和统一的标准,但心理选拔对船员十分重要。"经验航海"的时代已过去,建立船员心理测试模块和标准,筛选未来的适合远洋船员职业要求的人员,以及在船员适任资质评估中添加船员心理方面的要求,将有助于把住船舶安全管理的第一道关口,拒绝或淘汰一些不适宜进入航海队伍的人员。对船员来说,避免在海上不愉快和不成功的生活,可以减少船员的心理障碍和身心疾病,也有益于减少海难事故和增进海上安全。

在未能建立一整套船员心理选拔的方法之前,尤其是船员心理选拔特有的方法问世前,一般工程技术人员和技术工人的普通心理选拔的方法,仍可为船员心理选拔提供借鉴,这些方法通常有智力测验、能力倾向测验、个性测验和成就测验等方法。通过以上测验,可对船员的能力、个性特点、心理素质等有一个大致的了解。

1. 系统了解求职者的背景

(1) 工作经历:职务、成就、工作条件、工资、转业原因、工作满意原因、工作需求方式等。

(2) 学历:最好与最差学科的等级、努力程度、课外活动、特殊成就、大学以上的学历、毕业成绩。

(3) 家庭背景:父母职业、兄弟姐妹人数、教育情况、早年经济背景、家庭生活影响等;当前家庭主要成员的兴趣和人格、经济情况、健康情况等。

(4) 社会适应能力:个人生活自理能力、基本劳动能力、选择并从事某种职业的能力、社会交往能力、自我约束能力、社会支持度、融入社会和接纳社会的能力。

(5) 人格动机与性格社会评价:成熟度、情绪的稳定性、合群、机智、适应性、粗心、自律、主动性、自信、攻击性、良心、勤劳、勤恳等。

(6) 财产与负债情况:当前家庭经济状况、人均收入及负债等。

(7) 其他:现在的兴趣和嗜好、婚姻情况等。

上述考察和了解的内容在国外不但用于招工,而且用于求职者及现职人员的工作考核和评定。了解每一个求职人员的家庭、心理社会状况、个人生活和职业生活,以对他们的心理卫生状况做出正确、全面的评估。

2. 对求职和在职人员进行心理测验

(1) 智力测验:智力指人的综合认知能力,它包括观察力、记忆力、分析判断能力、推理和决策能力等。现代化船舶对船员的智力要求较高。测验可采用目前国际心理学界公认的效度较高的智力量表或测验。

1) 韦克斯勒成人智力量表(Wechsler adult intelligence scale, WAIS)共有 11 个分测验,其中包括 6 个言语测验(知识、领悟、算术、相似性、数字广度、词汇)和 5 个操作测验(数字符号、图画填充、木块图、图片排列、物体拼凑),完成全部测验的时间大约为 75 min,11 个分测验都有各自的计分方法,根据各分测验的量表计算出言语量表分、操作量表分和总量表分,在相应智商表中查出等值的智商,即言语智商、操作智商和总智商。

2) 瑞文推理测验标准型(Raven's standard progressive matrices, SPM),又称瑞文渐进测验,是英国心理学家瑞文(J.C. Raven)于 1938 年设计的非文字智力测验,测量人的一般智力。张厚粲教授 1985 年修订了中国城市版,有 A、B、C、D、E 五组共 60 个测题,测验主要考察知觉辨别力、图形想象力、图形组合、类比、抽象推理等能力。该测验不受文化、种族与语言的限制,适用于 5.5～70 岁的人,并可用于聋哑者和智力落后者,它既可以作为智力测验也可以用作职业测评,能够鉴别出高技术职业中的求业者能力的细微差别。

此外,运用较多的智力测验还有比奈-西蒙量表和斯坦福-比奈量表等。

值得注意的是,智力不是预测职业成功的唯一标准,一个人的智商高低,不代表其他方面都优秀与否。在船员选拔中,不能够只根据智力来预测他在某种职业上的成功与否,考虑一个人与某职位是否相符,不仅要考察其智力水平,还要考察其兴趣、价值取向、个性等方面,这些因素有时对于一个人的成功可能更为重要。

(2) 能力倾向测验:能力倾向指人学习知识、技能的潜在能力。能力倾向测验种类很多,通常分综合性能力倾向测验和特殊能力倾向测验两类。综合性能力倾向测验包括多种性质不同的内容。例如,美国劳工部职业安全与健康管理局组织编制的普遍能力倾向成套测验(general aptitude test battery, GATB)由 12 个测验组成,其中包括 4 个纸笔测验和 4 个操作测验,用以测验普通推理(G)、言语(V)、数理(N)、空间(S)、形状(P)、文字(Q)、动作(K)、手指动作(F)、手的活动(M)9 类能力因素,并从这 9 类能力因素发展成各种职业的能力因素组合。这种综合性能力倾向测验包含的内容较多,每类测验的内容不可能全面,因此在实际使用中一般用于能力的预选或初测,对各种能力进行精细测量时就要用特殊能力倾向测验。

特殊能力倾向测验是一种为了有效进行某种特定活动必须进行的能力测验。它属于一种职业测验,预测人是否具有某种工作所要求的特殊的潜在能力,如文书能力、机械能力、美术能力、音乐能力、运动能力、阅读能力、数的计算能力、推理能力、空间想象能力等。一般来说,一个人不大可能同时兼有各种特殊能力。船舶工作是多工种联合作业的工作,对各工种专业能力的要求不一,如对船员的能力要求与轮机员、电报员的要求差异甚大。

目前,国内外对船员能力测验采用资格认证的方式,我国自 1988 年开始实施海船船员适任证书考试,国家交通运输部 2022 年 4 月最新修订发布《交通运输部关于修改〈中华人民共和国海船船员适任考试和发证规则〉的决定》(中华人民共和国交通运输部令 2022 年第 15 号),2015 年 11 月修订发布的《中华人民共和国内河船舶船员适任考试和发证规则》,保障即将成为船员的专业准备性。总体来说,这些测验偏重测量专业知识的成就测验,但也可作为一种特殊的能力测验。

(3) 人格测验:人的稳定的行为方式和性格特点,在心理学中称为人格,一个人的人格是相对稳定的,这种稳定的行为方式使得我们能够以某种程度的准确性来预测人的未来行为。目前,国际上广泛应用的人格测验如下:① 艾森克人格问卷;② 明尼苏达多相人格调查表;③ 卡特尔 16 种人格因素问卷(Catell 16 Personality Factor Questionnaire, 16PF);④ 罗夏墨迹测验(Rorschach inkblot test)和主题统觉测验(Thematic Apperception Test, TAT)等方法。国内也有中国人人格量表(QZPS-SF),它是自陈量表的方式,简单方便,易操作。但人格测验有它的局限性和片面性,因为受试者的描述常常并不是自己真正的反应,而是对于自身有利或迎合于社会要求的反应。由于船员应具备的心理素质有一些明显的个性特征,如要有坦率、灵活、反应快、适应性强、乐观、大方、无忧无虑、自信、善于交往等明显的外向型性格特征等,尽管这些人格测验难以准确预测受试者将来的工作表现,对船员的心理选拔仍具有较高的参考价值。

知识链接

艾森克人格问卷

(4)职业兴趣测验:广义地说,兴趣是一种人格特征。职业兴趣测验本质上是一种人格测验,现在越来越多的研究报告指出,不同职业团体具有其特有的性格特征。例如,人们已经发现,具有较高的文学和审美兴趣的被试者,精神症指标偏高;具有科学兴趣的被试者,性格明显内倾;而与推销兴趣有关的则是攻击性。

职业兴趣测验不是学校成绩或其他工作成功绩效的有效预测源,但测验分数能较好地预测职业选择、职业稳定性和职业满意度。比较著名的职业兴趣测验有霍兰德的自我指导探测系统,即霍兰德职业兴趣测试,又称自我导向搜寻量表(self-directed search,SDS)、斯特朗-坎贝尔兴趣问卷(Strong-Campbell Interest Inventory,简称SCII)、杰克逊职业兴趣调查表(Jackson Vocational Interest Survey)、库德职业兴趣调查表(Kuder Occupational Interest Survey,KOIS)、此外,吉尔福德-齐默尔曼兴趣问卷(Guilford-Zimmerman temperament survey)也比较有影响。

知识链接

霍兰德职业兴趣测试

(5)心理健康状态测验:个体的心理健康水平影响其精神和行为的发展,以及学习成就、生活质量等诸多方面。鉴别心理处于边缘或异常状态的个体,可以及早帮助其发现问题,及时得到帮助和治疗,以期尽早得到完善。

测验常用的量表有90项症状自评量表、抑郁自评量表、焦虑自评量表。

知识链接

90项症状自评量表　　　　中国海员心理健康症状量表

3. 船员心理选拔的运用

我国船员主要来自航海专业学校(高级船员或称干部船员)、部队转业和社会招募(普通船员)三部分。根据我国的体制,船员在通常情况下又是终身的职业,所以心理选拔一般与体格检查同步进行,可以这样安排:就学前,指学生报考航海专业学校,在录取前进行心理筛选;向社会招募船员时进行筛选,这样可初步淘汰不合格者;学校在教学中安排心理学教育和训练,同时进行心理筛选,淘汰者不能上船,可安排岸上的其他工种;职业教育和训练,指已经从事航海工作的船员,进行心理学教育、训练和测验,素质差被淘汰者应另行安排岸上工作,素质一般者经过职业教育和训练使素质得以提高。

4. 船员心理选拔的注意事项

船员心理选拔过程中要注意以下几个方面。

(1) 选拔标准:根据船舶特点,制订和公布心理选拔的标准,包括工作的性质、特点、基本要求、应征者应具的能力、个人品质等让应征者根据标准要求进行对照测验,自我筛选与体检等医学选拔同步进行,对应征者进行考试,用各种心理测试手段,包括书面调查、口试、操作等进行综合评定,合格者初步入选且在训练中要进一步甄选。

(2) 选拔原则:选拔程序的设计要遵循心理学的原则,即可靠性、真实性和实用性。选拔工作的实施要标准化,如用固定的实施方法、指导用语、特定的标准答案、评价方法和常模。常模的建立,需要在广大船员中进行大规模取样,尤其是注意在优秀船员中取样,经过反复综合整理、反馈验证、试行修改等工作。

(3) 选拔结果评估:选拔结果要结合船员全面情况做出评价。心理学的选择,不可避免地存在着某些局限性,如智力测验的结果,可能会包含某些非智力因素,人格测验的结果会因测验者的主观因素造成评定的偏差,模拟的动作协调试验与船员的实际才能的关系并不十分密切,被试者的现状测评结果并不能反映它的过去经历与是否有某些遗传疾病的家族史等。因此,应在充分了解被选拔者的就业动机、学习、行为、态度、家庭等情况的基础上,对心理学选拔的结果做相对客观的评价。

总之,心理选拔是判断船员心理素质和心身健康的重要手段。根据个性和道德品质等,把那些有事故倾向的"潜在事故人员"筛选出来,这对预防事故的发生、促进航海安全有特殊的意义。

3.5.2　心理训练与教育

心理训练的主要目的是使船员具有适应航海实践的基本心理品质,充分发挥他们知识、经验、技能的潜力,使他们更有效地克服远洋航行中的各种困难。心理训练要循序渐进,从简到繁,逐步增加难度,每个阶段既要使难度强度达到极限,又要使人能够承受。培养船员具备某些良好的心理特征是心理训练的主要内容,因而应根据各类人员的职务、职责、专业和条件,使心理训练的内容和安排具体化。

1. 职业动因教育

"知之者不如好之者,好之者不如乐之者。"为提高船员的心理卫生水平,使他们以积极有效的心理活动、平稳的心态去主动适应航海的自然环境和社会环境,首先要帮助船员确立正确的职业动机,使他们热爱航海,乐于当船员。

国外航运学校非常重视对学生专业思想的教育。美国各航运学校在招生一年前就广泛发出招生宣传品到各中学征询志愿就读者;学生录取前1~2个月,校方邀请预选对象和家长来校参观了解,以确定是否就读;新生入学时,校方仔细介绍学校历史、现状和发展,带领参观各主要设备,以使学生充分了解学校和专业性质。航运学校都有航运特色的环境,走进每个学校,进大门可看到桅杆、铁锚、校旗、舰艇船队模型、航海家油画等,水上专业特色鲜明,航海气氛浓郁,有助于培养学生对专业的认同感。校内建筑物大多以做出成绩和贡献的毕业生命名,并介绍其经历。毕业生中已有在政府部门任职高级官员或大公司经理以上职位的,在校园内有图片展览介绍,激发学生对学校和专业的荣誉感、自豪感,鼓励他们在今后的工作中取得成绩。

职业动因教育不单是一项思想政治工作,也是心理学研究的一个课题,船员的乐观、愉快、满意、自信对船员的生活工作有很大影响,尤其在航行时,它有助于船员适应特殊情况,克服困难,发挥积极性,提高工作效率,促进坚强意志的培养,并有助于身心健康。职业动因教育也不仅是海运企业各级领导、海运院校教师的首要任务,也是船员、学员进行自我教育,促进自身心理卫生的主要内容。

2. 心理学知识普及

联合航海工作者和心理学专家的力量,由戴家隽、施利承等编写的《海员心理健康自助》一书,是专门为船员编写的心理健康指导书,该书包含四大版块:心理健康基本知识、海员心理问题和自我调适、海员心理健康自我维护和海员自我测评和放松训练。将心理学知识与船员职业特点相结合,既有理论解读,又有实践指导,做到了科学性、易读性、针对性和实效性的统一,可以作为航运单位组织船员心理教育培训的课件,也可以作为船员自己学习和了解心理健康知识、掌握自我调节方法的读本,对于维护和促进海员心理健康提供了有价值的参考。

3. 情绪的自我调节

船员是正常健康的人,具备和常人一样的情感,应能正确地认识和对待自己、社会、自己与社会的关系,情感的反应强度应适当,波动应适度,保持平稳良好的心境。但船员又是特殊的个体,需具备平静应对意外状况的情绪状态。

航海业比较危险、紧张,意外事件的发生率较高,最常见的是进出港口、离靠码头、船舶避碰、机械故障、狂风巨浪、恶劣气候及其他意外情况的发生,对船员的应激素质要求较高。应激状态有推动人化险为夷,转危为安的积极作用。但是,应激又有消极的一面。船员需要积极的应激状态,努力避免和调节消极状态。知识经验、系统训练和经受锻炼对减少消极的应激表现起着重大的作用。此外,高度的思想觉悟、事业心、义务感、责任心、献身精神,都是在紧张条件下,防止行为混乱的重要因素。

4. 航海模拟训练及心理培训

航海模拟训练,将模拟设置为最大限度地接近航海实际和突发情景,创造一种能够足以引起船员内心紧张、恐慌、激动、恐惧或近似绝望的状态,如船体剧烈振动并发生倾斜、船舶通过狭窄水道或危险区域、炸弹与炮弹在身边爆炸、海水从船体破损口涌入舱室、火灾、有毒有害气体泄漏、海上漂泊、通信中断、严重疾病、机械突击抢修等。再设法诱导船员有效地对抗各种不良因素,采取一切可行措施,尽快适应特定环境。船员由不同的情景产生不同的心理活动,克服困难的心理过程也不同,通过训练,提高海员心理承受力,正确果断处理错综复杂的局面。

有针对性地开展航海心理培训和船上心理辅导,除高一级船员负责对低一级船员进行心理疏导和心理培训外,各省海事局应成立专业逐级培训机构,通过卓有实效的专业性培训,增强各层级船员的心理能力,提高其心理品质。通过考核取得高一级心理培训证书,并将其作为上岗晋升的标准之一。根据我国的具体情况,可在有条件的地区先行实施,并且证书的有效性要得到中国海事局的正式认可。为了维护这种证书的权威性,还要有相应的监察机构对证书持有者进行资质的抽查和验证。

3.5.3　心理咨询与治疗

尽管远洋船员可对自己的心理、情绪、情感等做适当调整,但有时这种调整作用有限,一旦遇到重大的变故,特别是遇到对心理产生强烈冲击的变故时,如果不能有效地应对缓解,就有可能诱发心理障碍及身心疾病。远洋船员心理基本处于一种亚健康状态,这种心理上的亚健康主要表现在远洋船员有许多叙述不清的身体上的不适和精神上的不愉快。如果不经常有效地对远洋船员进行心理健康教育和疏导,船员的心理亚健康状况有可能发展为心理不健康,甚至发展成心理障碍或身心疾病。

1. 船员心理问题的等级分类

心理问题等级划分从健康状态到心理疾病状态一般可分为三个等级:心理健康、心理不健康、心理障碍。船员的心理问题同样依此分类。

(1) 心理健康:心理健康的船员,能很好地适应航海生活,在一个时间段中(如一周、一月或一季)有幸福感;心理活动与周围环境相协调,人际关系能做到谦让;社会功能良好,能胜任家庭和社会角色,能在一般社会环境下充分发挥自身能力,利用现有条件(或创造条件)实现自我价值。

(2) 心理不健康:心理不健康状态有表 3 - 4 所述的 3 种不同程度,它们都属于心理正常的一种亚健康状态,它是由个人心理素质(如过于好胜、孤僻、敏感等)、生活事件(如工作压力大、晋升失败、被上司批评、婚恋挫折、亲人亡故等)、身体不良状况(如长时间工作劳累、身体疾病)等因素引起的,特点是持续时间较短,能在一段时间内得到缓解;损害轻微,一般都能完成日常工作学习和生活,只是感觉到的愉快感小于痛苦感,通过自我调整如休息、聊天、运动、娱乐等放松方式能使自己的心理状态得到改善。小部分人心理状态若长时间得不到缓解可能会形成一种相对固定的状态,这部分人应该去寻求心理医生的帮助,以尽快得到调整。

表 3 - 4　心理不健康状态的分类

	一般心理问题	严重心理问题	神经症性心理问题
表现(严重程度)	现实冲突,出现不良情绪,程度较轻	较强烈的现实或道德冲突,出现不良情绪,程度较重	非现实或非道德冲突,出现明显的不良情绪
持续时间	持续小于 1 个月,间断小于 2 个月	持续大于 2 个月,间断小于 6 个月	持续小于 3 个月,间断以年计
程度	社会功能受损较轻,工作效率有所下降	社会功能受损相对严重,情绪反应强烈,工作效率明显下降	社会功能严重受损,个人整体状态失控
症状泛化	未泛化	泛化	泛化

(3) 心理障碍:是由个人及外界因素引起个体强烈的心理反应(思维、情感、动作行为、意志),并伴有明显的躯体不适感,不能按常人的标准完成某项(或某几项)社会功能,对其社会功能影响较大。此状态的患者一般不能通过自身调整和非心理科专业医生的治疗而康复。心理医生对此类患者的治疗一般采用心理治疗和药物治疗相结合的综合治疗手段,在治疗早期通过情绪调节与药物快速调整情绪,中后期结合心理治疗解除心理障碍并通过心理训练达到社会功能的恢复并提高其心理健康水平。

2. 船员心理治疗方法的探讨

船舶是一个生产单位,大部分心理治疗方法在普通船舶上和在航海环境下难以实现,即使心理治疗者有一定的治疗经验,能对患者进行疏导、解释、劝说、训练等适当治疗,也不能保证治疗的正规性、有效性。尽管完备的心理治疗对于船员或在船舶上应用有很多困难,但我们可以结合实际情况选取一个常用的方法,探讨船上进行心理治疗的可行性,以努力提高船员的心理健康水平。

(1) 心理倾诉:是适用于船员心理治疗的首选步骤,建立船员情绪宣泄释放的通道,让他们充分倾诉内心积压的痛苦和烦恼,知晓船员的苦闷,理解船员的处境,是帮助船员分析解决问题的前提。在远洋特殊环境下,鼓励船员遇到不愉快的事情时,在同伴中选择自己认为合适的对象,敞开心扉主动倾诉自己遇到的问题和感受,或以记日记、写家信的方式,减轻船员的心理应激反应、排遣在航的孤独无助感,这些方法可以起到积极的作用。

（2）认知疏导：由于文化、知识水平及周围环境背景的差异，人们对问题往往有不同的理解和认知。认知指一个人对一件事或某对象的认识和看法，对自己的看法、对他人的想法、对环境的认识和对事的见解等。根据合理情绪治疗"人的认知过程影响人的情绪和行为"的理论假设，通过修正人的异常认知，改善人的异常心理和行为，使人的心理功能恢复正常。在认知疏导过程中，需要弄清引发船员心理症状的主要应激源和情绪问题类型，启发引导船员对在航环境中的不良应激源有正确的认知，采取正确的应付方式，就会产生适应的、平稳的情绪，更好地适应环境。

（3）放松疗法：是按一定的练习程序，经由人的意识可以把"随意肌肉"控制下来，再间接地把"情绪"松弛下来，建立轻松的心情状态。在航期间船员最为常见的心理反应是紧张不安、烦躁、焦虑、抑郁等负面情绪，采用背景音乐加指导语引导下的呼吸调整和自上而下的肌肉渐进式放松训练的方法，学习自我放松调节的技巧，是船员缓解心理压力、消除工作疲劳的有效方法。

（4）厌恶疗法：是一种具体的行为治疗技术。其内容是将欲戒除的目标行为(如嗜酒)与某种不愉快的或惩罚性的刺激结合起来，通过厌恶性条件作用，而达到戒除或至少是减少目标行为的目的。船员的酒精依赖、嗜烟等行为，可以采取电刺激、药物刺激、想象刺激等方式减轻或消除。

知识链接

放松疗法

第4章 航海急救医学

近年来,世界各国都在加快对海洋的开发利用,引导各种海洋新产业的兴起和迅速发展。同时,世界贸易自由化、经济一体化和信息全球化进程的加快,使得世界航运业得到了很大的发展,人类在海上的各种活动更加频繁,活动范围也越来越向广度和深度发展。然而,海上工作特殊,加上近年来全球频繁发生的极端气候,不可避免会发生危及航海作业人员生命的各种急性疾病和海难事故。若不对涉及的人员进行及时的医疗救治,可能会造成重大生命财产损失,航海急救医学已成为航海疾病学中的一个非常重要的组成部分。本章主要介绍相关基础医学常识,常用急救技术,船员职业性事故的急救和治疗,常见急症的处理,海上救生,船上急救箱和常用急救药品等内容。

4.1 航海急救概述

随着远洋船舶船医的减少和不再配设船医的制度改革,对无船医船舶的远航医疗卫生保障成为亟待研究解决的问题。由于海员的外伤及意外事故伤害发生率比较高,远洋船员或客船旅客有时也出现一些突发疾病。目前,海上急救存在诸多困难:① 医疗急救用品受限,如给氧、输血、手术等医疗条件不足;② 医务人员受限,有些船上根本无医生,即使有医生,也不能像岸上那样可会诊和协作;③ 患者转送受限,由于航行任务、气候因素或远离港岸,难以将危急患者及时转送。因此,海上急救医疗日益受到关注。通过加强对海员医疗卫生常识的教育,提高对兼任医疗业务的高级船员进行医疗急救知识的培训,改进和完善远程医疗会诊与咨询的技术平台,有效地进行生物电图像信号传输,建立完整而高效的网络系统,有计划地在沿海主要城市设置航海医疗呼救中心,加强与国外航海医疗呼救中心的业务联系和合作等,进一步促进航海急救医学的发展。

4.1.1 海上急救的目的与原则

1. 海上急救的目的

全力拯救和维持伤病员的生命;改善病情,缓解患者的痛苦;安全转送,防止继发损伤及病情恶化,预防并发症和后遗症发生。

2. 海上急救的原则

海上急救以生命支持和对症治疗为总的原则。要迅速弄清病情,包括弄清发生伤患的原因,及时采取正确的急救措施。实际操作时,还应遵循以下六条原则。

（1）先复后固的原则:指遇到既有心跳、呼吸骤停又有骨折的伤员,应先采用人工呼吸和胸外按压等技术使心脑肺复苏,再进行固定骨折的原则。

（2）先止后包的原则:指遇到既大出血又有创口者,先用指压、止血带或药物等方法进行止血,再消毒创口进行包扎的原则。

（3）先重后轻的原则:指遇到病情危重和较轻的伤员时,优先抢救危重者,后抢救较轻的伤员。

（4）先救后送的原则：指遇到伤病员，多数是先救后送，以免耽误了抢救时机。运送途中，也要给予伤病者鼓励，稳定伤病者的情绪，增强伤病者获救的信心。

（5）急救与呼救并重的原则：指在遇到海上施救无效或者伤病员较多，需要外援时，要及时通过无线电等通信设备求助岸上或过往船舶上的专业医务人员，给予抢救、护理等方面的医疗指导。医疗指导业务是 24 h 免费服务的，已在许多国家建立，在进行医疗指导联系时应将患者的病情、体温、脉搏、血压、发病的时间、已采取的急救措施及船上现有的药物设备等情况详尽地告诉对方。

（6）搬运与医护一致的原则：指搬运与医护、抢救要步调一致，才能最大限度地减少患者的痛苦和死亡。

4.1.2　海上急救医学发展的特点

重视普及与提高船员的自救、互救知识和技能，定期开展宣传教育和训练，各类船上都应规定配备必需的急救用品和器材。研究和提供海上输送患者的现代化高速运输工具，如机动性大的救护艇、气垫船、直升机等，并在一定的海域设置流动医院船。装备卫星式或优良的无线电急救呼叫和医疗咨询服务的通信设施。

4.1.3　船员职业性事故

船舶在海上航行时，受自然及人为因素等影响，航海中各种大小事故时有发生。根据海事部门统计，"十三五"期间，广东海事局辖区累计发生列入统计的一般等级以上水上交通事故 213 起，死亡失踪 227 人，沉船 67 艘，直接经济损失 3.37 亿元。全国水上交通事故件数、死亡失踪人数、沉船艘数、直接经济损失等四项指标虽然较"十二五"时期分别下降 34.8%、26.1%、50.0%、34.4%，但是年平均直接经济损失仍然在 2.5 亿元左右，因此受到航海界的普遍关注。

1. 职业性事故分类

海员职业性事故通常分为两大类：一类是搁浅、触礁、碰撞、火灾、爆炸和船体破漏等引起的船体设备毁坏和海员伤亡，称为海难事故。另一类是海员在船舶航行期间从事劳动作业时发生的各种创伤、溺水、中毒和触电等，导致机体受损甚至死亡，称为航海作业事故。

2. 职业性事故伤亡的特点

一般情况下，海员职业性事故造成的伤亡具有以下一些特点。

（1）事故的突发性：船舶在远航期间，特别是在危险海域，随时可能遇到触礁、搁浅、碰撞、火灾、爆炸、机械故障和货物移位等危及船舶和海员安全的险情。这些险情往往发生突然，轻者船体受损、货物移位、船舱进水、人员落水；重者发生翻船、沉船和船毁人亡，造成大量人员死伤。

（2）伤情的复杂性：海员职业性事故所导致的伤情复杂多样，如有溺水、低温、各种创伤、烧伤、复合伤和伤口感染等。由于船舶医疗条件有限，对受伤海员处置失当和延误，都会影响后续治疗效果，使后遗症和伤残率增加。

（3）心理的应激性：突发性的海难事故对海员的心理冲击极大，随着险情的变化和待救时间的延长，可出现各种不同的心理应激反应，如恐惧、紧张、焦躁和绝望等。少数海员还可能出现知觉被歪曲、危险被扩大、责任纪律被遗忘等现象。

（4）救治的不及时性：由于船舶单独航行在海上，远离陆地，一旦发生事故，往往很难在短时间内获得及时良好的救援，大部分海员要靠自救互救完成现场救护。海上自然条件的限制给寻找落水人员增加难度，往往容易导致海员未得到及时救助而溺水死亡。船舶救治条件有限，护送伤员不及时，一些危重伤员往往得不到及时有效的治疗而使病情加重甚至死亡。

3. 职业性事故伤亡的影响因素

造成海员职业性事故伤亡的主要影响因素有以下几点。

（1）船舶类型：货船事故比油船多，小船、旧船事故多，老式商船事故发生率远远高于现代化的新船。近几年，客货滚装船的事故率呈上升趋势。2021 年 4 月 20 日，山东威海港内停泊的客货滚装船中华富强号因船上货车所载硅泥自燃引发严重的爆燃事故，当时船上载客 667 人、载车 162 辆、船员 85 名，多部门联合施救 40 min 险情才得以控制。

（2）人的因素：在这些事故中，绝大多数是管理不善、纪律松懈、有章不循、缺乏应有的技术素质、不尊重科学等因素造成。在分析大量海员职业事故后可知，40% 以上的事故伤亡是由于海员的麻痹大意引起的。其中，海员过度疲劳占有很大的比例。

（3）事故发生时间：海员职业性事故的发生时间主要在劳动作业准备阶段和进行阶段。另外，气候因素如风暴、大雾等对职业性事故发生影响的概率极大，近年来受极端气候的影响频发。

（4）事故发生场所：事故多发生在甲板上、机舱内、厨房、过道等场所。另外，80% 的外伤发生在重体力劳动海员中，只有 20% 的外伤发生在轻体力劳动的海员中。

4.2　常用急救技术

4.2.1　心肺复苏术

心肺复苏术（cardiopulmonary resuscitation，CPR）是心跳、呼吸骤停和意识丧失等意外情况发生时，给予迅速而有效的人工呼吸与心脏按压使呼吸循环重建并积极保护大脑，最终使大脑智力完全恢复。简单地说，通过胸外按压、人工呼吸使猝死的患者恢复心跳、呼吸。心肺复苏术又分初级心肺复苏术和高级心肺复苏术，本节主要介绍初级心肺复苏术。

1. 操作流程

（1）识别心脏停搏：首先判断患者的呼吸及意识状态，轻拍患者双肩、在双耳边呼唤（禁止摇动患者头部，防止损伤颈椎）。如果清醒（对呼唤有反应、对痛刺激有反应），要继续观察，如果没有反应则为昏迷。如患者无呼吸及脉搏（5～10 s 完成），确立心脏停搏诊断后，应立即开始初级心肺复苏术。

（2）呼救：在不延缓实施心肺复苏术的同时，应设法（打电话或呼叫他人打电话）通知并启动急救医疗系统，有条件时寻找并使用自动体外除颤仪（automatic external defibrillator，AED）。

（3）实施初级心肺复苏术：具体方法见下文。

2. 初级心肺复苏术

为了保证基础生命活动，患者一旦确定心脏停搏的诊断，应立即进行心肺复苏术。首先，应使患者仰卧在坚固的平面上，在其一侧进行复苏。主要复苏措施包括人工胸外按压、开放气道和人工呼吸。其中，人工胸外按压最为重要。

（1）胸外按压和早期除颤：人工胸外按压时，患者应仰卧平躺于硬质平面，救护者跪在患者一侧。若胸外按压在床上进行，应在患者背部垫以硬板。胸外按压的部位是胸骨下半部（图 4-1），双乳头连线中点。

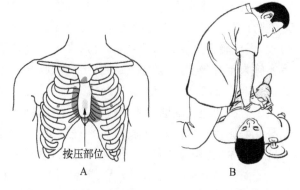

图 4-1　胸外心脏按压（A. 按压部位；B. 按压方法）

救助者将一只手掌根部放在患者胸部正中双乳头之间的胸骨上,另一手平行重叠压在手背上,保证手掌根部横轴与胸骨长轴方向一致,以手掌根部为着力点,保证手掌用力在胸骨上,不要按压剑突。救护者身体稍微前倾,使肩、肘、腕位于同一轴线,与患者身体平面垂直,按压时肘关节伸直,依靠上身重力垂直向下按压,每次按压后让胸廓完全回弹,放松时双手不要离开胸壁,按压和放松的时间大致相等。按压频率为100～120次/分;成人按压胸骨的幅度至少为5 cm,但不超过6 cm。儿童和婴儿的按压幅度至少为胸部前后径的1/3(儿童约5 cm,婴儿约4 cm)。救护者应尽可能减少中断,且中断时间控制在10 s以内。

胸外按压的并发症主要包括肋骨骨折、气胸、血气胸、肺挫伤、心包积血或心脏压塞、肝脾撕裂伤和脂肪栓塞。

非创伤心脏停搏患者80%～90%是由心室颤动引起的,应尽早实施电除颤。如具备自动体外除颤仪,应联合应用心肺复苏术和自动体外除颤仪。因自动体外除颤仪便于携带、容易操作,能自动识别心电图并提示进行除颤,非专业人员也可操作。救护者应尽早进行心肺复苏术直至自动体外除颤仪准备就绪,并尽快使用自动体外除颤仪除颤。尽可能缩短电击前后的胸外按压中断时间,每次电击后要立即进行胸外按压。

(2) 开放气道:若患者无呼吸或出现异常呼吸,先使患者仰卧,行30次心脏按压后,再开放气道。保持呼吸道通畅是成功复苏的重要一步,若无颈部创伤,可采用仰头抬颏法(图4-2A)开放气道。方法是:术者将一手置于患者前额用力加压,使头后仰,另一手的食指、中两指抬起下颏,使下颌尖、耳垂的连线与地面呈垂直状态,以通畅气道。应清除患者口中的异物和呕吐物,若有义齿松动应取下。颈部有外伤者只能采用双手抬颌法(图4-2B)开放气道,以下颌上提为主,不能将患者头部后仰及左右转动,患者平卧,抢救者用双手从两侧抓紧患者的双下颌并托起,使头后仰,下颌骨前移,即可打开气道。

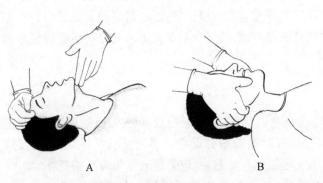

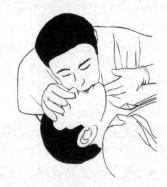

图4-2 开放气道的方法　　　　　　　　　图4-3 口对口人工呼吸法

(3) 人工呼吸:开放气道后,首先进行2次人工呼吸,每次持续吹气1 s以上,保证足够的潮气量使胸廓起伏。无论是否有胸廓起伏,两次人工通气后应该立即胸外按压。

气管内插管是建立人工通气的最好方法。当时间或条件不允许时,可以采用口对口、口对鼻或口对通气防护装置呼吸。首先要确保气道通畅。救护者用置于患者前额手的拇指与食指捏住患者鼻孔,吸一口气,用口唇把患者的口全罩住,然后缓慢吹气,每次吹气应持续1 s以上,确保呼吸时有胸廓起伏。施救者实施人工呼吸前,正常吸气即可,无须深吸气。无论是单人还是双人进行心肺复苏术时,按压和通气的比例为30:2,交替进行。上述通气方式只是临时性抢救措施,应争取马上气管内插管,以人工气囊挤压或人工呼吸机进行辅助呼吸与输氧,纠正低氧血症,但同时应避免过度通气。与成人心脏停搏不同,儿童和婴儿心脏停搏多由各种意外(特别是窒息)导致,因此施救更重视人工通气的重要性,对于儿童与婴儿心肺复苏术时,若有2名以上施救者在场,按压和通气比例应为15:2(图4-3)。

心脏停搏3～4 s会出现头晕、黑曚,10～20 s意识丧失,30～60 s呼吸停止,4 min后脑细胞即可出现不可逆的损伤,如果大于10 min脑死亡的概率较大。因此,4 min之内是心脏停搏发作抢救的"黄金"时期。心肺复苏术是抢救心脏停搏的有效治疗措施,心肺复苏术抢救成功受多种因素影响,如基础疾病、开始复苏时间、电除颤时间、抢救设备及抢救药物的准备等。肾上腺素是心肺复苏术抢救过程中使用的一线药物。

4.2.2　止血

大量出血是引起伤者休克和死亡的主要原因之一。人体内的总血量为体重的 8%,即 50 kg 体重的健康成年人约有 4 000 mL 血液。如果一次出血量达到全身的 1/3 以上时,会有生命危险。因此,在救护过程中必须迅速准确地进行止血,才能有效地抢救伤者。

1. 出血的种类

（1）按出血部位分类

1）外出血：身体表面受伤引起的出血,血液从伤口流出。

2）内出血：体内的脏器和组织受损伤而引起的内出血,血液流入体腔内,外表看不见,如肝破裂、胸腔受伤引起的血胸等。

3）皮下出血：皮肤未破,只在皮下软组织内出血,如挫伤、瘀斑等。

（2）按血管的种类分类

1）动脉出血：动脉血管内压力较高,因而出血时呈泉涌、搏动性,尤其是大的动脉血管破裂,血液呈喷射状,颜色鲜红,常在短时间内造成大量失血,易引起生命危险。

2）静脉出血：出血时血液缓缓不断地外流,呈紫红色。大静脉出血往往受呼吸运动的影响,吸气时血液流出较缓,呼气时流出较快。

3）毛细血管出血：出血时,血色鲜红,呈片状渗血,血液呈水珠样流出,多能自动凝固止血。

2. 止血的方法

（1）指压止血法：指抢救者根据动脉走行方向,在伤口的近心端,用手指将动脉压向深部的骨头上,使血管闭塞,阻断血液的流通而达到止血的目的。这是一种快速、有效的止血方法。这种方法仅是一种临时用于动脉出血的止血方法,不宜持久采用,仅限于身体较表浅的部位、易于压迫的动脉。常用于头、颈及四肢的动脉出血。

1）头、颈部压迫止血法：① 颞浅动脉压迫止血法,一手固定伤者头部,用另一手拇指垂直压迫耳屏上方凹陷处,可感觉到动脉搏动,其余四指同时托住下颌,适用于头部发际范围内及前额、颞部的出血。② 面动脉压迫止血法,在下颌角前约 3 cm 凹陷处,用拇指将面动脉压在下颌骨上,有时需要两侧同时压迫,适用于眼以下的面部出血。③ 颈总动脉压迫法,用拇指在甲状软骨、环状软骨外侧与胸锁乳突肌前缘之间的沟内搏动处,向颈椎方向压迫,其余四指固定在伤者的颈后部,适用于同侧头、颈、面部大出血,且压迫其他部位无效时。非紧急情况勿用此法。注意事项：① 此法仅用于紧急情况下；② 要避开气管；③ 严禁同时压迫两侧颈总动脉；④ 不可高于环状软骨。

2）肩部、手臂压迫止血法：① 肱动脉指压止血法,将拇指或其他四指放于上臂内侧中点、肱二头肌内侧沟处的搏动点上,用力将肱动脉向外压在肱骨上,适用于同侧上臂下 1/3、前臂和手部出血。② 肘动脉指压止血法,适用于前臂和手部出血。③ 锁骨下动脉压迫止血法,用拇指在锁骨上窝、胸锁乳突肌下端后缘将锁骨下动脉向内下方压于第一肋骨上,适用于同侧肩部和上肢出血。

3）手部压迫止血法：① 尺、桡动脉压迫止血法,适用于手部出血。方法：将两手拇指同时压在腕部尺、桡动脉上,或自救时将健手的拇指、食指压在腕部尺、桡动脉上。② 指动脉压迫止血法,适用于手指出血。方法：用健侧拇指、食指捏住出血指根的两侧。

4）腿部压迫止血法：① 股动脉压迫止血法,适用于同侧下肢出血。方法：将双手拇指重叠用力压在大腿上端腹股沟中点稍内下方的股动脉于股骨上,制止出血。② 腘动脉压迫止血法,适用于同侧小腿或足部出血。方法:压迫腘窝动脉搏动处。

5) 足部压迫止血法:用两手拇指分别压于足背中部近脚腕处(胫前动脉)和足跟内侧与内踝之间(胫后动脉)或用一手的拇食指压在胫前、胫后动脉上,用力加压。

(2) 加压包扎止血法:用无菌敷料覆盖伤口或堵塞伤口,再用绷带或叠压包扎成的带状三角巾加压包扎,适用于静脉、毛细血管或小动脉出血。注意:① 包扎力量要均匀,包扎时抬高患肢;② 包扎范围应较大;③ 伤口内有碎骨或异物存在时,不能用此法。

(3) 填塞止血法:用无菌的棉垫、纱布等,紧紧填塞在伤口内,再用绷带或三角巾等进行加压包扎,松紧以达到止血目的为宜。适用于中等动脉,大、中静脉损伤出血,或伤口较深、出血严重时。还可直接用于不能采用指压止血法或止血带止血法的出血部位。

(4) 屈肢加垫止血法:在肘(腘)窝处垫以棉垫卷或绷带卷;将肘(膝)关节尽量屈曲;用绷带或三角巾叠成带状固定于屈肘(膝)姿势,适用于肘、膝关节以下的出血,无骨、关节损伤时。

(5) 止血带止血法:主要用橡皮管或胶管止血带将血管压瘪而达到止血的目的。该方法主要用于较大的动脉血管破裂,其他方法止血无效时采用。止血带止血法多用于四肢较大的动脉出血,分为止血带止血法、气压止血带止血法、橡皮止血带止血法等。

使用止血带时应注意的问题:

1) 先扎止血带后包扎。止血带应放在伤口的近心端,上臂、大腿都应在上 1/3 的部位,手指在指根部。前臂与小腿不适于扎止血带。上臂的中 1/3 禁止扎止血带,以免压迫神经而引起上肢麻痹。

2) 松紧合适,以能止住血为度。先将患肢抬高 2~3 min,局部垫上毛巾或其他柔软织物,以防组织擦伤。

3) 要有扎止血带的标志,注明扎止血带的时间和部位。

4) 时间不宜过长,伤员应尽快送医院处置,防止出血处远端的肢体因缺血而坏死。原则上每隔 1 h 放松 5~10 min,放松期间,应用指压法暂时止血。寒冷季节时应每隔 30 min 放松一次;结扎部位超过 2 h 者,应更换比原来较高的位置结扎。

4.2.3　包扎固定

包扎在现场救护中应用很广,具有止血、保护伤口、防止感染、扶托伤肢和固定垫料及夹板等作用。

包扎材料有三角巾、绷带、四头带,都预先用双层无纺布包好,高压蒸汽灭菌,在阴凉干燥处可保存 6 个月。情况紧急又无现成材料时,可用毛巾或撕开衣服包扎。三角巾包扎面积大、易掌握且应用方便,可折叠成带状作为悬吊带或进行肢体创伤的包扎,又可展开用于包扎躯干或四肢的大面积创伤,还可折成燕尾巾、双燕尾巾等。使用时注意:三角巾两底角打的结应为外科结;解开时将某一侧边和其底角拉直,即可迅速解开。

包扎要求:① 迅速暴露伤口,判断伤情,采取紧急措施;② 对伤口消毒,并用无菌包扎材料进行包扎,防止再次污染;③ 包扎的松紧度要适当,包扎打结或用别针固定的位置,应在肢体的外侧或前面,避开在伤口处或坐卧受压的地方;④ 包扎伤口时,动作要快,要避免碰撞和污染伤口。

1. 头面部包扎法

(1) 帽式包扎法:适用于颅顶部包扎。将三角巾底边折叠约 2 指宽放于前额眉方上,将顶角拉至枕后,左右两底角沿两耳上方往后,拉至枕外隆凸下方交叉,并压紧顶角;然后绕至前额打结,顶角拉紧,并向上反折,将顶角塞进两底角交叉处(图 4-4)。

(2) 面具式包扎法:适用于面部包扎。将三角巾顶角打一结,套住下颌和罩住头面部;两底角拉紧,在枕后隆凸处交叉,于前额眉弓处打结。包好后,根据需要在眼、鼻、口部位,将布提起,小心剪洞,使眼鼻口外露(图 4-5)。

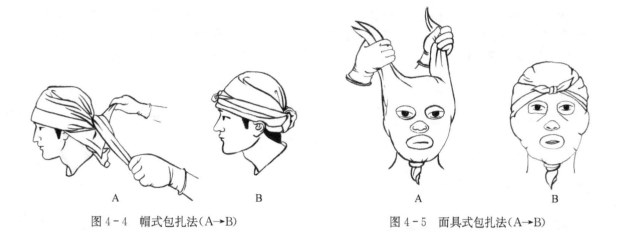

图 4-4　帽式包扎法(A→B)　　　　　　图 4-5　面具式包扎法(A→B)

（3）带式包扎法：适用于眼部、下颌部、耳部等的包扎。

1）单眼带式包扎法：把三角巾折叠成约四指宽的带形，将其 2/3 向下斜放于伤侧眼部，从耳下绕至枕后，经健侧耳上至前额，压住上端绕头一周打结（图 4-6）。

2）双眼带式包扎法：可将上端反折向下，压住另一伤眼，再在耳下至对侧耳上打结，成"8"字形（图 4-7）。

3）下颌带式包扎法：将三角巾叠成 4 横指宽，取 1/3 处抵住下颌；长端经耳前绕过头顶至双侧耳前上方，与另一端交叉，然后分别绕至前额及枕后，于对侧打结固定（图 4-8）。

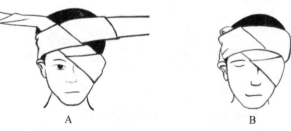

图 4-6　单眼带式包扎法(A→B)

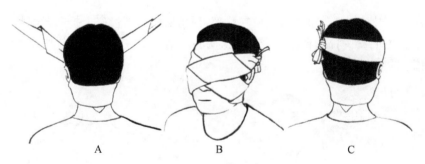

图 4-7　双眼带式包扎法

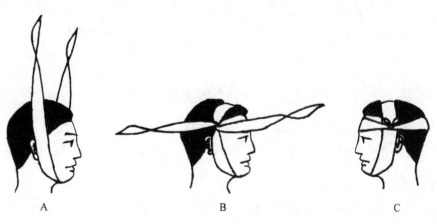

图 4-8　下颌带式包扎法(A→B→C)

4) 单耳或双耳带式包扎法:把三角巾折成带形,宽约5横指,从枕后斜向前上绕行,把伤耳包住。另一侧角经前额至健侧耳上,两侧交叉于头的一侧打结固定。如包双耳,则将三角巾条带中部放于枕后,两角斜向前上绕行,将两耳包住,在前额交叉,以相反方向环绕头部,两侧角相遇打结固定。

2. 肩部包扎法

(1) 单肩燕尾式包扎法:将三角巾折叠成燕尾式(夹角成80°左右),向后的角要稍大于前角,后角压在前角上面,放于伤侧,角对准颈侧面;燕尾底边两角包绕上臂上 1/3,在腋前(后)打结(图4-9)。

(2) 双肩燕尾式包扎法:将三角巾折成燕尾式,夹角成130°,放于颈后部,两燕尾角分别包绕肩部,经腋下和两底角打结(图4-10)。

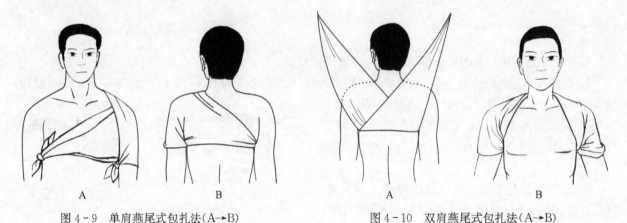

图 4-9　单肩燕尾式包扎法(A→B)　　　　　　图 4-10　双肩燕尾式包扎法(A→B)

3. 胸(背)部包扎法

(1) 胸背部一般包扎法:三角巾底边横放在胸部,顶角从伤侧越过肩上折向背部;三角巾的中部盖在胸部的伤处,两底角拉向背部打结;顶角结带也和这两底角结打在一起。背部包扎则和胸部相反,即两底角于胸部打结固定(图4-11)。

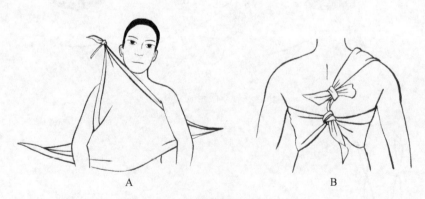

图 4-11　三角巾胸部包扎法(A→B)

(2) 腋下三角巾包扎法:适用于一侧腋下外伤,将带状三角巾中段紧压腋下伤口敷料上,再将巾的两端向上提起,于同侧肩部交叉,最后分别经胸、背斜向对侧腋下打结固定(图4-12)。

4. 腹部兜式包扎法

将三角巾顶角朝下,底边横放于上腹部,两底角拉紧于腰背部打结;顶角结一小带,经会阴拉至后面,同两侧的余头打结(图4-13)。

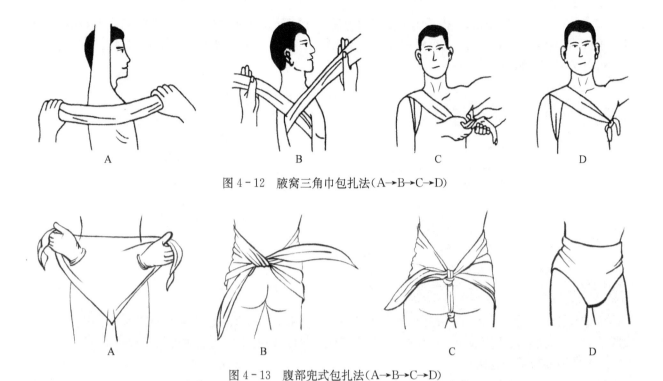

图 4 - 12　腋窝三角巾包扎法（A→B→C→D）

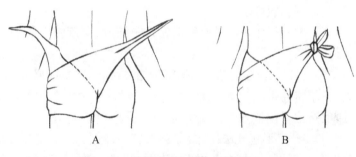

图 4 - 13　腹部兜式包扎法（A→B→C→D）

5. 单侧臀部三角巾包扎法

将三角巾斜放在内侧臀部，顶角接近臀裂下方，一底角向上放在对侧髂嵴处，一底角朝下并偏向两腿之间，用顶角的带子在大腿根部绕一圈结扎好；然后把朝下的底角反折向上，从后面拉至侧髂嵴上方，与另一底角打结（图 4 - 14）。

图 4 - 14　单侧臀部三角巾包扎法（A→B）

6. 四肢包扎法

（1）上肢包扎三角巾法：上肢受伤时，把三角巾的一底角打结后套在伤侧手上，另一底角拉到对侧肩的后上方，用顶角包住受伤的上肢，然后将前臂屈至胸前，两底角在颈后相遇打结（图 4 - 15）。

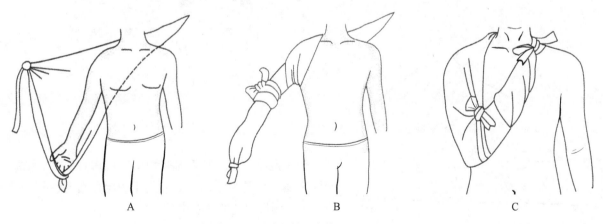

图 4 - 15　上肢包扎三角巾法（A→B→C）

（2）手(足)三角巾包扎法：将三角巾底边向上横置于腕部或踝部，手掌向下，放于三角巾的中央，再将顶角折回盖在手背(足背)上，然后将两底角交叉压住顶角，再于腕部(踝部)缠绕一周打结。打结后，应将顶角再折回打在结内(图4-16)。

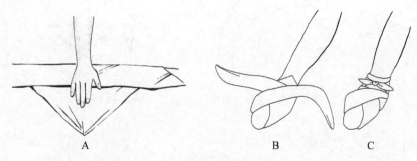

图4-16　手(足)三角巾包扎法(A→B→C)

7. 绷带包扎法

绷带包扎法是外科临床治疗和战伤外科中常用的一项技术，其目的是固定敷料或夹板，以防止移位或脱落；临时或急救时固定骨折或受伤的关节；支持或悬吊肢体；对于创伤出血可加压包扎止血。

（1）常用绷带基本包扎法

1）环形包扎法：将卷轴带在身体的某一部分环形缠绕数圈，每圈盖住前一圈，多用在额部、颈部、腕部、肢体、胸、腹等。

2）螺旋包扎法：绷带呈螺旋状缠绕，每圈遮盖前圈的1/3或1/2，多用于上臂、大腿、指或躯干等部位。

3）螺旋反折包扎法：与螺旋包扎法相同，但每圈必须反折，反折时，以左手拇指压住绷带上的折转处，右手将卷带反折向下，然后围绕肢体拉紧，每圈盖过前圈的1/2或1/3；折转处不可在伤口或骨突起处，反折位置须整齐成一直线，常用于前臂、小腿等处。

4）"8"字形包扎法：用绷带斜形缠绕，向上、向下相互交叉依次缠绕呈"8"字形包扎，每圈盖过前圈的1/2或1/3(图4-17)，多用于固定肘、腕、膝、踝等关节。

5）回返包扎法：在包扎部位先做环形固定；然后从中线开始，做一系列的前后、左右来回返折包扎；每次回到出发点，直至伤口全部被包住为止(图4-18)，多用于指端、头部或截肢部。

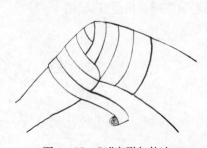

图4-17　"8"字形包扎法

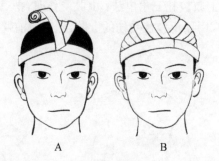

图4-18　回返包扎法(A→B)

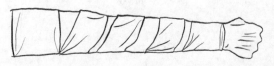

图4-19　蛇形包扎法

6）蛇形包扎法：用卷轴带斜形缠绕，每圈之间保持一定距离而不相重叠(图4-19)，用于固定敷料、扶托夹板。

（2）绷带包扎的注意事项

1）包扎应从远端缠向近端，开始和终了必须环形固定两圈,绷带圈与圈重叠的宽度以 1/2 或 1/3 为宜;每圈的压力须均匀,松紧适宜。

2) 四肢小伤口出血,须用绷带加压包扎时,必须将远端肢体都用绷带缠起,以免血液回流不畅发生肿胀,但必须露出指端,以便于观察肢体血运情况。

3) 用缚结、安全别针或胶布对绷带进行固定时不可将缚结或安全别针固定在伤口外发炎部位、骨隆凸上、四肢的内侧面或伤者坐卧时容易受压及摩擦的部位。

目前,弹性网状绷带、弹力网帽因使用方便、包扎迅速、美观大方、压力适宜、透气性好、不易感染等优点,广泛使用于一般外伤的包扎固定。各种类型及型号的弹性网状绷带可用于头、腹部、胸部、臂、腿、手、足、肩、髋、腋下、肘、膝、腕、踝、手指、足趾等外伤的包扎固定。弹力网帽主要用于外科头部包扎护理。

8. 严重包扎法

(1) 腹腔内脏脱出包扎法:先用大块无菌纱布盖好,再用圆碗罩住或用纱布卷制成保护圈套好,用三角巾或绷带包扎(图 4 - 20)。

(2) 脑膨出包扎法:先用大块无菌纱布盖好,用纱布卷制成保护圈套住膨出的脑组织,再用三角巾或绷带包扎头部(图 4 - 21)。

(3) 异物插入体内的包扎法:用大块敷料支撑异物,再用绷带或粘贴等方法固定敷料。

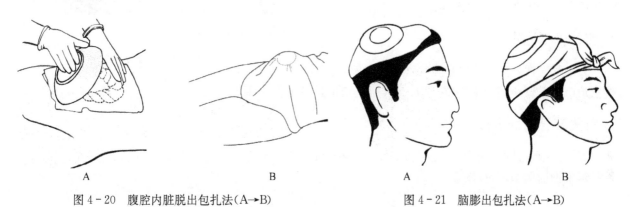

A　　　　　　　　　　　　　B　　　　　　　　　　　　A　　　　　　　　　　　　B

图 4 - 20　腹腔内脏脱出包扎法(A→B)　　　　　　　图 4 - 21　脑膨出包扎法(A→B)

4.2.4　骨折固定术

骨折固定术是针对骨折的急救措施,可以防止骨折部位移动,具有减轻伤员痛苦的功效,同时能有效地防止因骨折断端的移动而损伤血管、神经等组织造成的严重并发症。实施骨折固定先要注意伤员的全身状况,心脏停搏者要先进行复苏处理;如有休克要先抗休克或同时处理休克;如有大出血要先止血包扎,然后固定。急救固定的目的不是让骨折复位,而是防止骨折断端移动,刺出伤口的骨折端不应该送回。固定时动作要轻巧,固定要牢靠,松紧要适度,皮肤与夹板之间要垫适量的软物,尤其是夹板两端骨突出处和空隙部位更要注意,以防局部受压引起组织缺血坏死。这里主要介绍木制夹板和三角巾固定法。

1. 锁骨骨折固定法

用三角巾固定法,将两条三角巾,分别折成 5 横指宽的条带,腋窝加棉垫垫好,三角巾条带环绕腋部一周,在腋后打结;然后把左右打结的三角巾一角拉紧并在背后打结,使左右肩关节后伸,则锁骨骨折得到固定(图 4 - 22)。

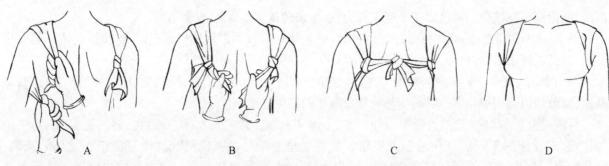

图 4 - 22　锁骨骨折固定法(A→B→C→D)

2. 肱骨骨折固定法

肱骨骨折可用 1～3 块夹板固定。用一块夹板时,夹板放在上臂外侧;用两块夹板时,夹板则放在上臂的内、外两侧;用三块时,则在上臂的前、后和外侧各放一块夹板。然后用两条折叠成带状的三角巾或绷带,在骨折上下端扎紧,肘关节屈曲 90°,前臂用腰带或三角巾悬吊于胸前。必要时,再以绷带将上臂固定于躯干上,以加强固定(图 4 - 23)。

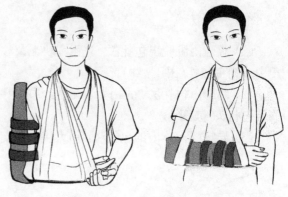

图 4 - 23　肱骨骨折固定

3. 前臂骨折固定法

夹板固定法:在前臂掌背侧各放一块夹板,用绷带或三角巾将前臂于固定中立位,屈肘 90°,用三角巾悬吊于胸前(图 4 - 24)。

4. 肘关节骨折固定法

当肘关节弯曲时,用两条带状三角巾和一块夹板把关节固定。当肘关节伸直时,可用一卷绷带和一条三角巾把肘关节固定(图 4 - 25)。

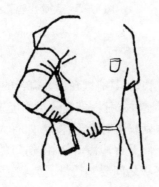

图 4 - 24　前臂骨折固定法

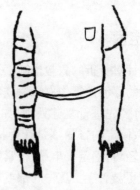

图 4 - 25　肘关节骨折固定

5. 手指骨骨折固定法

利用冰棒棍或短筷子作小夹板,另用两片胶布对其进行黏合固定。若无固定棍,可以把伤肢黏合固定在健肢上(图 4 - 26)。

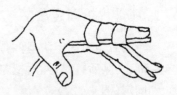

图 4 - 26　手指骨骨折固定

6. 股骨骨折固定法

夹板固定法：用一块长木板,放在伤肢的外侧,木板的长度必须上至腋下,下至足跟。在骨突出部、关节处和空隙部位须加衬垫,然后用三角巾或绷带、腰带等,分别在骨折上下端、腋下、腰部、髋部和踝部等处打结固定(图 4 - 27)。

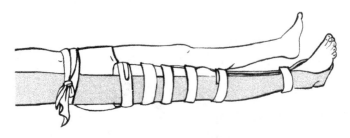

图 4 - 27　股骨骨折固定法

7. 小腿骨折固定法

(1) 夹板固定法：用两块相当于大腿中部到足跟长的木板;分别放在小腿的内外侧(如只有一块木板,放在小腿外侧),骨突出部加衬垫,用三角巾分别在骨折的上下端、大腿中部膝下和踝关节处打结固定(图 4 - 28)。

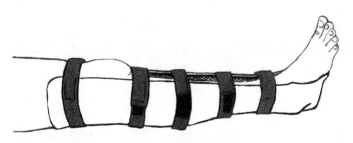

图 4 - 28　夹板固定法

(2) 三角巾固定法：将三角巾折成条带,分别在骨折上下端、膝关节、踝关节和足部,分别将伤肢与健肢固定在一起。在两腿间的骨突出部(如膝踝关节、踝关节部)和空隙部位加衬垫,然后用数条三角巾或绷带、腰带等,将伤肢固定在对侧健肢上,在踝关节和足部做"8"字形固定(图 4 - 29)。

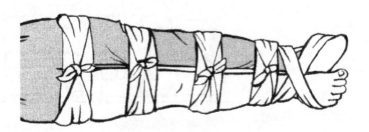

图 4 - 29　三角巾固定法

8. 骨盆骨折固定法

将一条带状三角巾的中段放于腰骶部,绕髋前至小腹部打结固定,再将另一条带状三角巾中段放于小腹正中,绕髋后至腰骶部打结固定(图 4 - 30)。

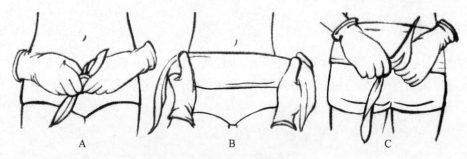

图4-30　骨盆骨折固定(A→B→C)

9. 椎骨固定法

(1) 颈椎骨折固定:进行颈托外固定,在颈部前后方分别放一块颈托半托围绕颈部,头部固定器固定头部(图4-31)。无颈托时,可采取临时固定,让伤员仰卧,在头枕部垫一薄枕,使头部处于正中位,头部不要前屈或后仰,再在头的两侧各垫枕头服卷,最后用一条带子通过伤员额部固定头部,限制头部前后左右晃动(图4-32)。

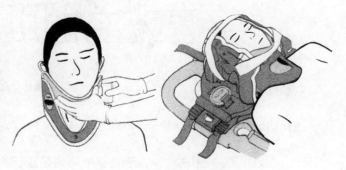

图4-31　颈托外固定

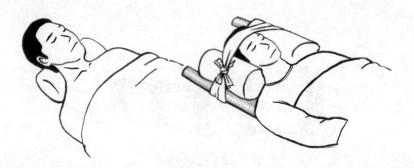

图4-32　无颈托时的临时固定

(2) 胸椎、腰椎骨折临时固定:使伤员平直仰卧在硬质木板或其他板上,腰部骨折在腰部垫一薄软枕,使脊柱稍向上突,然后用几条带子把伤员固定,使伤员不能左右转动。忌头颈部垫高枕(图4-33)。

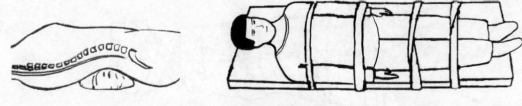

图4-33　腰椎骨折临时固定

4.2.5　舰船伤员的搬运及换乘

1. 常用搬运法

(1) 单人搬运法:用于轻伤员,常用的方法有扶行法、抱持法、背负法等。

1）扶行法：救护者站在伤员身旁，将伤员一侧上肢绕过救护者颈部，救护者用手抓住伤员的手，救护者另一只手绕到伤员背后，搀扶行走。用于没有骨折，伤势不重，能自己行走的伤员。

2）抱持法：救护者先将伤员单臂搭于肩上，一手托伤员背部，另一手托伤员下肢将其抱起行进。

3）背负法：两种方法，一种是救护者将伤员双手搭于肩上，然后双手抓住伤员双下肢，站起行进；另一种是将伤员横背于肩上，一手穿过伤员的胯下夹住一条腿，同时抓住同侧的手臂背着走。

（2）双人搬运法：用于头、胸、腹部的重伤员。常用方法有椅托式搬运法和拉车式搬运法。

1）椅托式搬运法：救护者一人右手和另一人左手相牵托于伤员臀部，一人左手和另一人右手互搭，置于伤员背部成椅子形。伤员两手分别搭于救护者肩部，托起伤员行进。

2）拉车式搬运法：救护者一人抱住伤员腋下，伤员双手臂搭下，另一人双手分别抱住伤员膝关节部位，向前行进，借助椅子搬运更好。

3）下梯子搬运法：两救护者各用一手相互搭肩，伤员双手臂分别搭在两救护者肩上，第三救护者一手抱住伤员的大腿部，救护者们的另一手扶住梯子的护栏向下行进。

注意：以上几种方法不适用于脊柱骨折、股骨干骨折和胸部损伤的伤员。

（3）担架搬运法：是搬运伤员最常用的方法。将担架放在伤员的伤侧，担架最好用被褥垫平，取出伤员身上携带的坚硬物品；保持伤员平直姿势，由 2～3 人将伤员轻轻推滚或平托到担架或硬板上。

方法：有 2 名担架人员，单腿跪在伤员健侧，一人托住伤员的头部和肩背部，另一人托住伤员腰臀部和膝下部。伤员能合作者，嘱其双手抱住担架人员颈部。这样互相协作，同时起立，将伤员轻放在担架上，体位以舒适为宜，为了防止后送途中摇晃，可用衣物等柔软物品填实空隙处，固定好担架上的扣带。

注意事项：担架搬运行进时，伤员的脚在前、头在后，以便后面的担架人员可随时观察伤情变化，发现异常变化，及时进行妥善处理。行走时，尽可能使担架平稳，防止颠簸；寒冷季节要注意保暖，上坡时，伤员头部朝前，下坡时则相反。

2. 危重伤员的后送体位和注意事项

搬运前，尽可能做好初步急救处理，然后根据伤员伤情及当时的情况，选用不同的搬运方法和运送工具，搬运动作要轻而迅速，尽可能减少振动，同时要时刻注意伤员的伤情变化，确保伤员安全。

（1）昏迷和颅脑损伤的伤员：应安置合适体位，平卧位时，头偏一侧，亦可安置侧卧或俯侧卧位，便于口腔、呼吸道分泌物的排出，防止舌后坠，确保呼吸道通畅。应用软枕垫高头部，使其不低于身体其他部位，防止脑水肿，并略加固定，以防途中振动。

（2）胸部损伤的伤员：应取斜卧位或侧卧位后送。侧卧位时，应伤侧在下、健侧在上，以免影响呼吸。

（3）腹部损伤的伤员：一般用仰卧位，亦可用斜卧位。为减少腹壁张力，可将伤者膝下用衣物垫高，髋关节和膝关节均处于半屈曲位置。

（4）骨盆骨折的伤员：先用三角巾将骨盆包扎固定，然后使伤员仰卧于担架上，膝下稍垫高，髋关节和膝关节屈曲，两下肢略外展。

（5）脊柱与脊髓损伤的伤员：搬运和后送时都要特别注意，不可使伤员颈部和躯干前屈和扭转。应使伤员脊柱保持在伸直的姿势；禁止一人抬肩、一人抬腿的搬运法，以免使伤员发生脊髓损伤或加重脊髓的损伤。胸、腰椎骨折伤员的搬运，须 2～3 人，救护者蹲在伤员同一侧，一人托住伤员头部和肩部，一人托住伤员腰部和臀部，另一人抱住伤员伸直而并拢的双腿，协同动作，将伤员轻轻推滚或平托到硬质担架上。仰卧位时，伤员胸、腰部用一个 10 cm 厚的垫子垫起。如用软担架运送，则宜取俯卧位。

对疑有颈椎骨折的伤员，要有专人托住头部并沿纵轴略加牵引与躯干一致搬运。

3. 舰船伤员换乘

海上伤员换乘操作复杂，要严密组织，统一指挥。须提前训练，熟练掌握各相关技术和实施程序，才能确保伤员换乘顺利。换乘前应做好伤员的后送准备工作。检查好机械装置,如绳索、接头、吊钩等是否完好、坚固,换乘时两舰船动作必须协调一致。传递搬运时动作要轻,防止增加伤员的痛苦。遇较大风浪时,换乘操作较困难,且有一定的危险性。

海上换乘的方法,常用的有以下几种。

(1) 接舷换乘法:适用于海况良好的情况,是比较常用而简单的方法。

1) 直接换乘:当两舰船并靠,干舷相差不大时,重伤员可用担架、轻伤员可徒手搀扶通过跳板换乘。

2) 舷递换乘:当两舰船并靠,干舷相差较大时,先将伤员妥善安置于担架上,两端系以安全绳,并根据接收舰船船舷的高低,确定将安全绳的一端抛给接收船,然后将担架慢慢传递过去。

3) 舷吊换乘:指在两舰船间利用吊杆吊送载有伤员的吊篮(网)的传送方法。

(2) 小艇换乘法:利用充气船或小艇往返于两船之间进行传递。此法仅适用于风浪不大的情况。

(3) 缆索传递法:将伤员安置在担架或吊篮(网)内,通过架于两舰船间的缆索进行传递换乘。

(4) 垂直(直升机)换乘法:除严重疾病须及时转送外,一般不要求直升机接送伤员。因为直升机在海上转送船上伤员,也有一定危险性和限制,有时还需要其他飞机和船舶提供保护加油、停载等辅助。直升机接送伤员的一般程序是接通岸上电台,请求医学咨询。如需要紧急直升机救援,即与海岸或港口救生机构联系,要求派机接送伤员。直升机接送时,需采取以下措施。

1) 船舶应处于停泊状态或最低行进速度,空出直升机降落的甲板部位,并用白色的"H"标志显示。尽量移走周围的散在物品,如油布、消防软管、绳缆等,以保障直升机起落安全。

2) 船舶应给予明显的标志信号,救助海域在有许多船的情况下,船上应放出彩色烟雾信号,或其他明确的标志物,利于识别。

3) 直升机上撑起的挂钩,不能钩住船上的任何部位。直升机上绞车缆绳,应由专人佩戴胶皮防护手套进行操作,以防强烈静电的伤害。

4) 应服从直升机工作人员的调动,直升机进行绞车操作时,船上应予密切配合。

5) 伤员躺在担架上,必须用皮带固定好,防止在吊装时滑落。

6) 晚上转送伤员,要保证灯光明亮,但灯光不能对着直升机或驾驶员,防止炫目影响操作。

7) 带上被转送伤员的随身用品、医疗记录和必要的途中用药。

4.2.6　气管异物阻塞清除术

气道(呼吸道)发生阻塞,在数分钟内伤员即可因窒息、缺氧而死亡,因而抢救时必须尽快除去各种阻塞原因,使气道通畅。常用的气管异物阻塞清除术有腹部冲击法、胸部冲击法、拍背法和手指清除异物法。

(1) 腹部冲击法:又称海姆利希手法(Heimlich maneuver)。1974 年,美国医生海姆利希发明了一种简便有效地解除气道异物阻塞的急救方法。其原理是在上腹部向上猛压,使得腹腔压力增加,膈肌上抬从而将肺部残余气体由肺内压出,产生人工咳嗽,将阻塞气道的异物冲出气道。必要时多次重复这个动作。

1) 伤员站立位时(意识清醒的伤员,图 4-34A),救护者站在伤员的背后,用双臂围抱伤员的腰部。一手握拳,以拇指顶住伤员腹部,即剑突与脐中点的位置。另一手紧握此拳,并突然快速向上冲压伤员腹部,重复连续推击,直到异物排出。

注意:在肋缘以下握拳冲压腹部,不要挤压胸部,以免造成胸部损伤。

2) 伤员仰卧位时(意识不清的伤员,图 4-34B),面朝上,救护者骑跨在伤员的髋部,一只手的掌根置于伤员的上腹部正中,另一只手放在前一只手背上,突然向前向下快速冲击压迫伤员的腹部,重复连续推出,直至异物排出。

(2) 胸部冲击法:根据伤员情况手法有所不同,一般用于妊娠后期或肥胖伤员。

1) 伤员站立位或坐位时(意识清醒的伤员,图 4-35A),救护者站在伤员的身后,双臂由腋下抱胸。一只手握拳并将拇指侧置于伤员胸骨中部,注意避开剑突肋骨缘。另一只手抓住拳头,向后做快速连续

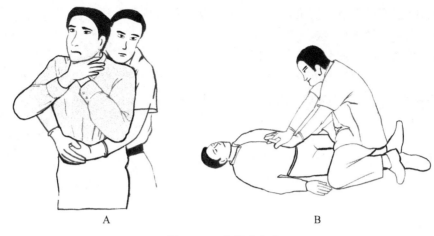

图 4 - 34　腹部冲击法

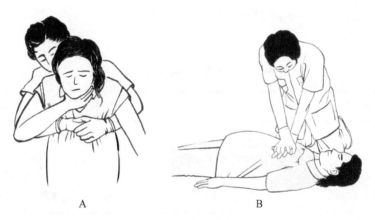

图 4 - 35　胸部冲击法

冲击,直到伤员把异物排出或伤员神志丧失为止。

2)伤员仰卧位时(意识不清的伤员,图 4 - 35B),救护者贴近伤员侧面并跪下。手的位置与行心肺复苏术时胸外心脏按压的位置相同。向下做快速连续的冲击,每次冲击应慢而有节奏,以保证将气道内的异物排出。

(3)拍背法:根据伤员情况手法有所不同。

1)伤员站立位时(意识清醒的伤员,图 4 - 36A),救护者站在伤员的后侧位,一手置于伤员胸部以围扶。伤员保持头低背高的位置。救护者另一手掌根在伤员肩胛区给予 6~8 次连续急促拍击。

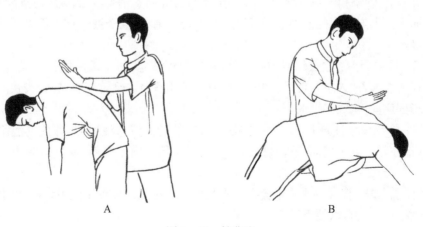

图 4 - 36　拍背法

2) 伤员俯卧位时(意识不清的伤员,图 4-36B),救护者以膝和大腿抵住其胸部。用手掌根连续拍背 6~8 次。

(4) 手指清除异物法:救护者用一手拇指和其余四指提起伤员下颌,另一手指掏出口腔内、呼吸道入口处异物(图 4-37)。有条件可用吸引管吸净口内液体,止血,置口咽通气管并固定以保持气道通畅。动作要轻柔,以免将异物推进呼吸道深处。适用于已见到的异物,或伴有昏迷的伤员。

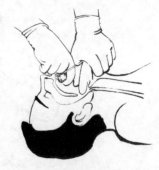

图 4-37　手指清除异物法

4.2.7　注射法

1. 注射前准备

(1) 用物准备

1) 注射盘置于治疗车上层,常规放置以下物品:① 皮肤消毒液,2%的碘酊和 75%乙醇(或 0.5%碘伏)。② 无菌棉签、砂轮、弯盘、启瓶器、无菌治疗巾、快速手消毒液等。③ 合适的一次性无菌注射器(表4-1)。

表 4-1　注射器和针头规格及主要用途

注射器规格	针 头 型 号	主 要 用 途
1 mL	$4^{1/2}$号	皮内注射、注射小剂量药液
1 mL、2 mL	5~6 号	皮下注射
2 mL、5 mL	6~7 号	肌内注射、静脉采血
5 mL、10 mL、20 mL、50 mL	6~12 号	静脉注射、静脉采血

2) 注射药液按医嘱准备。

3) 注射本或注射卡,作为注射给药的依据。

4) 治疗车下层:弯盘、利器盒。

(2) 抽吸药液

1) 洗手,戴口罩,查对药物(严格执行无菌操作原则和查对制度)。

2) 吸取药液

A. 自安瓿内吸取药液:将安瓿尖端药液弹至体部,在安瓿颈部划一锯痕,用 75%乙醇棉签消毒后折断安瓿(安瓿颈部若有蓝色标记,则不需要划痕,用 75%乙醇棉签消毒安瓿颈部后折断)。然后,持注射器,将针头斜面向下置入安瓿内的液面下,持活塞柄,抽动活塞,吸取药液。针头不可触及安瓿外口,针尖斜面向下,利于吸药。

B. 自密封瓶内吸取药液:除去铝盖中心部分,常规消毒瓶塞,待干。注射器内吸入与所需药液等量的空气,将针头插入瓶内,注入空气(以增加瓶内压力,利于吸药)。倒转药瓶,使针头在液面下,吸取药液至所需量,以食指固定针栓,拔出针头。

3) 排尽空气:将针头垂直向上,轻拉活塞,使针头内的药液流入注射器,并使气泡集于乳头口,轻推活塞,驱出气体(如注射器乳头偏向一边,排气时,使注射器乳头向上倾斜,使气泡集中于乳头根部,驱出气体)。

4) 保持无菌:排气毕,将安瓿或药瓶套在针头上再次核对无误后置于注射盘内备用(也可套针头套,但须将安瓿或药瓶放于一边,以便查对)。

5) 洗手。

（3）注意事项

1）严格执行无菌操作原则和查对制度。

2）抽药时不能握住活塞体部，以免污染药液；排气时不可浪费药液以免影响药量。

3）根据药液的性质抽取药液：混悬剂摇匀后立即吸取；吸取结晶、粉剂药物时，用无菌生理盐水、注射用水或专用溶媒将其充分溶解后吸取；油剂可稍加温或双手对搓药瓶（药液遇热易破坏者除外）后，用稍粗针头吸取。

4）药液抽吸时间：最好现用现抽吸，避免污染药液和降低药液效价。

2. 常用注射法

（1）肌内注射法：为最常用的注射给药方法，将少量药液注入肌肉组织。不能或不宜口服、静脉给药及刺激性较大的药物，常用该法。注射部位应选择肌肉较丰富、距离大血管和神经相对较远的部位。臀大肌最常用，其次是臀中肌、臀小肌，也可选上臂三角肌及股外侧肌。臀大肌内注射定位：取髂前上棘和尾骨连线的外上 1/3 处为注射部位。

操作方法：

1）协助患者取正确的姿势，选择合适的注射部位。

2）正确消毒：常规以 2％碘酊和 75％乙醇消毒皮肤，一般从中心向外旋转涂擦消毒，消毒面直径应在 5 cm 以上。

3）检查药物有无变质、沉淀、混浊，有无过有效期，药瓶有无裂痕等，不合格的药物一律不能使用。

4）选用合适的注射器和合适型号的针头，紧密衔接好两者并检查其完好性，如注射用药是油剂或混悬液，需要准备较粗的针头。

5）排出注射器内空气，以左手拇指和食指绷紧局部皮肤，右手持注射器（如握毛笔的姿势），以中指固定针栓，用手臂带动腕部力量，将针头迅速垂直刺入约针头的 2.5 cm，消瘦者酌减，肥胖者进针必须深些。

6）以一手固定针头，另一手抽动活塞，无回血后以均匀的速度慢慢注入药液。对于黏稠性的药液和混悬剂则需要加速推药，但这样可能会由于压力过大而使针头与乳头脱开，故针头与乳头务必固定好，防止药液溅出，达不到应得的剂量。

7）注射完毕，用无菌干棉签按于进针处，迅速拔针。继续按压片刻以制止出血。观察用药反应。

（2）皮下注射法：将少量药液注入皮下组织的方法，适用于需要迅速达到药效和不能或不宜口服给药者。注射部位：一般选择在上臂三角肌下缘、前臂外侧、腹部、后背、大腿外侧方位。

操作方法：

1）选择注射部位，消毒皮肤待干，排尽注射器内空气，查对安瓿等（类似肌内注射）。

2）左手绷紧注射部位皮肤，右手持注射器，右手食指辅助固定针栓，针尖斜面向上，与皮肤成 30°～40°角，迅速刺入针头的 2/3，放开左手抽吸无回血，缓慢注入药液。

3）注射完毕用棉签轻压进针处，迅速拔针。

（3）静脉注射：指自静脉注入药液的一种注射方法，使全部药物直接进入血液循环而迅速生效。注射部位：常用四肢浅静脉，如肘窝的贵要静脉、正中静脉、头静脉，或手背、足背、踝部等处浅静脉，要选择粗直、弹性好、不易滑动、避开关节而易于固定的静脉。临床上常用于：① 药物不宜口服、皮下或肌内注射，需要迅速发挥药效时。② 药物因浓度高、刺激性大、量多而不宜采取其他注射方法。③ 输液和输血。④ 静脉营养治疗。

1）操作方法

A. 选择要注的静脉，前期准备同其他注射法。

B. 选择合适的静脉，以手指探明静脉方向及深浅，在穿刺部位的肢体下垫小垫枕，在穿刺部位的上方(近心端)约 6 cm 处扎紧止血带,用 2‰碘酊消毒皮肤,待干后以 70％乙醇脱碘。嘱咐患者握拳,使静脉充盈。

C. 穿刺时,以左手拇指绷紧静脉下端皮肤,使静脉固定,右手持注射器,针头斜面向上,针头和皮肤成 15°～30°角,由静脉上方或侧方平稳刺入皮下,再沿静脉方向潜行刺入。

D. 见回血,证实针头已入静脉,可再顺静脉进针少许,松开止血带,固定针头,缓慢注入药液。

E. 在注射过程中,若局部肿胀疼痛,提示针头滑出静脉,应拔出针头更换注射部位,重新注射。根据病情及药物性质,掌握注入药液的速度,观察体征及其病情变化。对组织有强烈刺激的药物,注射前应先穿刺,注入少量等渗盐水,证实针头确在血管内,再推注药物,以防药液外溢于组织内而使组织发生坏死。

F. 注射完毕,以消毒棉签按压穿刺点,迅速拔出针头,再按压片刻。

2) 静脉注射常见的失败原因

A. 针头斜面一半在血管内,一半在血管外,回血断断续续,注射药物时药物溢出至皮下,皮肤隆起,产生局部疼痛感。

B. 针头刺入较深,斜面一半穿破对侧血管壁,见有回血,但推药不畅,有药液溢出至深层组织。

C. 针头刺入过深,穿透对侧血管壁,药物注入深部组织,有疼痛感,没有回血,如只推注少量药液,局部不一定隆起。

4.2.8　消毒与灭菌

消毒与灭菌在临床上十分重要,从预防感染的角度出发,医务工作者必须树立无菌观念和严格执行无菌操作。

消毒指用物理或化学等方法消除或杀灭芽孢以外的所有病原微生物。消毒只能将有害微生物的数量减到不致病的程度,不能达到完全杀灭微生物。

灭菌指用物理或化学的方法杀灭全部微生物,包括芽孢。

消毒与灭菌的方法:一般分为物理法、化学法两大类。用于消毒与灭菌的物理方法主要有热力、紫外线、辐射、超声波和滤过除菌等方法。化学消毒与灭菌则采用液体或气体的化学消毒剂达到灭菌、抑菌目的。

1. 物理法

热力法主要是利用高热破坏微生物蛋白质、核酸、细胞壁和细胞膜,是最广泛使用的方法,效果可靠。

(1) 烧灼:直接用火焰灭菌,适用于某些金属器械、搪瓷类物品。

(2) 干烤:利用干烤箱灭菌,一般加热至 160～170℃保持 2 h,适用于玻璃器皿、瓷器、油剂、粉剂等。

(3) 煮沸法:一般煮沸 10 min,能杀死一般细菌的繁殖体。许多芽孢需要煮沸 5～6 h 才死亡。水中加入 2％碳酸钠,可使其沸点达 105℃。既可促进杀灭芽孢,又能防止金属器皿生锈。煮沸法可用于饮水和一般器械(刀剪、搪瓷器具、玻璃制品等)的消毒。

煮沸法的注意事项:煮沸消毒前,物品要刷洗干净;物品不宜太多,一般不超过消毒容器的 3/4;碗碟等不透水的物品要垂直放置,以利于水的对流;物品要全部浸入水中;空腔导管先在管里灌水;玻璃器皿需要冷水放入,橡胶制品水沸后放入,消毒时间应从水沸后算起;煮沸过程中不宜加入新的物品。灭菌后的物品应放在无菌器皿中,24 h 有效,超过时间须重新灭菌。

(4) 高压蒸汽灭菌法:是一种最有效的灭菌方法。灭菌的温度取决于蒸汽的压力。在一个大气压下,随着压力升高,蒸汽的温度也相应升高。在 103.4 kPa(1.05 kg/cm²)蒸汽压下,温度达到 121.3℃,维持 15～20 min,可杀灭包括芽孢菌在内的所有微生物。常用于一般培养基、生理盐水、手术敷料等耐高温、耐湿物品的灭菌。灭菌有效期为 2 周,过期须重新灭菌后才能使用。

2. 化学法

许多化学药物能影响细菌的化学组成、物理结构和生理活动,从而发挥防腐、消毒甚至灭菌的作用。消毒防腐药物一般都对人体组织有害,只能外用或对环境进行消毒。

(1) 1:1 000 苯扎溴铵溶液:用于消毒黏膜和皮肤;术前洗手;浸泡器械。浸泡 30 min,常用于刀片、剪刀、缝针的消毒。使用前要用无菌生理盐水将浸泡液冲洗干净。

(2) 1:1 000 氯己定溶液:抗菌作用较苯扎溴铵强,浸泡时间为 30 min,常用于锐利器械、塑料管、线等的消毒。使用前要用无菌生理盐水将浸泡液冲洗干净。

(3) 乙醇:浓度为 70%~75% 时杀菌力最强,更高浓度因能使菌体表面蛋白质迅速凝固,杀菌效力反而减低。主要用于皮肤消毒和浸泡体温计等。

(4) 过氧乙酸:为强氧化剂,易溶于水,对细菌繁殖体和芽孢菌、真菌、病毒等都有杀灭作用,应用广泛;但稳定性差,易分解并有刺激性与腐蚀性,不适用于金属器具等的消毒。

4.3 船员职业性事故的急救和治疗

在船员的职业性事故中,创伤和中毒的数量位居第一位;触电也是船员常见的意外灾害;舰船发生爆炸、火灾及某些化学原料外溢,可造成大批船员烧伤;在海难事故中船员落水主要的医学问题是低温海水浸泡引起的机体体温过低、冻僵及溺水。由于舰船远航在海洋上,医务人员少、医疗条件有限,为进行及时有效的处理,相关医务人员和船员需掌握相关的对船员职业性事故进行急救治疗的知识。

4.3.1 海水淹溺

海水淹溺(saltwater drowning)指船员浸没或吸入海水后,海水进入呼吸道造成呼吸道阻塞,或在吸入寒冷海水的刺激下引起反射性喉头痉挛而导致急性窒息,引发低氧血症和酸中毒,严重者可导致呼吸、心跳停止而死亡,是海难和航海作业事故中造成死亡的原因之一。

因海水中钠的含量是血浆的 3 倍以上,海水进入肺内后促使血液中水分进入肺泡腔,导致肺水肿。同时,海水可引起肺泡上皮及肺毛细血管内皮细胞损伤,使其通透性增加,从而促使肺水肿进一步加重。此外,海水还能破坏肺泡表面活性物质,导致肺泡塌陷、肺不张、非心源性肺水肿、肺内分流和通气血流灌注比例失调,从而出现肺顺应性降低、低氧血症和酸中毒。淹溺猝死的主要原因是严重心律失常。海难事故或游泳意外时均常有海水淹溺发生。

1. 临床表现

海水淹溺后常见伤员全身水肿,发绀,双眼充血,口鼻充满血性泡沫、泥沙或藻类,手足掌皮肤皱缩苍白,四肢冰冷,昏迷,瞳孔散大,双肺有啰音,呼吸困难,心音低且不规则,血压下降,胃充水扩张,跳水或潜水淹溺者可伴有头或颈椎损伤。溺水整个发病过程十分迅速,常常在 4~7 min 患者即死亡,因此抢救工作必须及时。恢复期则可能出现肺炎、肺脓肿。

2. 急救治疗

对溺水者的抢救,必须争分夺秒。不习水性而落水者,不必惊慌,可迅速采取自救措施:头后仰,口向上,尽量使口鼻露出水面,进行呼吸,不能将手上举或挣扎,以免使身体下沉。会游泳的人如肌肉疲劳、肌肉抽筋也应采取上述自救办法。溺水救护者要镇静,尽量脱去外衣、鞋、靴等,迅速游到溺水者附近,看准位置,用左手从其左臂或身体中间握其右手,或拖其头部,然后仰游拖向岸边。如救护者不习水性,可带救生圈、救生衣或塑料泡沫板、木板等,注意不要被溺水者紧抱缠身,以免累及自身。现场急救方法如下:

（1）开放气道：将伤员抬出水面后,应立即清除其口、鼻腔内的水、泥沙、水生植物及其他污物。解开其衣扣、领口,以保持呼吸道通畅,疑有异物阻塞气道的伤员,可行海姆利希手法排出异物。

（2）心肺复苏：对呼吸、心跳停止者应立即行心肺复苏术,直至心跳恢复和自动呼吸恢复为止(或出现尸斑为止)。

（3）倒水：救护者取半跪位,将伤员的腹部放在救护者腿上,使其头部下垂,并用手平压背部进行倒水。或者抱起伤员双腿,将其腹部放在救护者肩上,快步奔跑使积水倒出。动作要快,以免因倒水而影响其他抢救措施(1 min 即可)。

（4）后续治疗：经过上述抢救后,使伤员保持呼吸道畅通,吸氧,监控生命体征,建立静脉通道(生理盐水静脉滴注),送医院继续进行复苏后的治疗。

4.3.2　烧伤

由热力(火焰、蒸汽、液体、固体)、电能、化学物质(强酸、强碱等)及放射线等所致的机体组织损伤称烧伤。

1. 临床表现

烧伤的严重程度与烧伤面积大小及深度有密切联系。烧伤深度可分三级：

Ⅰ度烧伤最轻,伤及表皮层,伤后皮肤红肿、灼痛,愈后无痕迹及色素沉着。

Ⅱ度烧伤,伤及表皮和真皮层,伤后皮肤出现水疱、红肿、创面有渗液、剧痛,愈后可短期遗有色素沉着或有瘢痕形成。

Ⅲ度烧伤最重,伤及皮肤全层、皮下脂肪、肌肉及骨骼,受伤处皮肤呈焦炭样,坏死,因神经烫坏无痛感,后期须植皮才能愈合,伤后呈瘢痕修复。

当Ⅱ度烧伤超过 5％或重度烧伤患者出现休克、肾功能障碍及伤口发炎情况,必须去医院诊治。有些烧伤可伤及其他部位,如火焰伤可有咽喉及气管烧伤,化学伤可有口、喉及食管烧伤。

2. 急救治疗

现场急救的原则是迅速脱离致伤源,立即冷疗,就近急救和分类转送专科医院。若有心脏停搏,立即进行心肺复苏术。

（1）迅速脱离致伤源：火焰烧伤应立即除去火源,脱去着火的衣物、被毯或就地打滚压灭火焰,或以水浇灭火焰等,切忌站立喊叫或奔跑呼救,以免增加面部及呼吸道损伤。

热液烫伤应立即将热液浸湿的衣服脱去。某处衣肉粘连太紧时,不要强行撕下,先剪去未粘连部分,暂留粘连部分。

化学烧伤应：① 立即将浸有化学物质的衣服脱去,迅速用流动冷水冲洗 20～30 min 以上,尽可能去除创面上的化学物质。但对生石灰烧伤应先擦净生石灰粉粒,再用水冲洗,避免遇水产生大量热量,造成创面进一步损害。② 冲洗完后可再用中和剂,中和时间不宜过久,片刻之后再用流动水冲洗。

眼睛烧伤时,用生理盐水冲洗后,用棉签去除异物并滴可的松及氯霉素等眼药水或眼膏后,双眼包扎。消化道烧伤时严禁催吐及洗胃,以免消化道穿孔;立即口服牛奶、蛋清、豆浆以保护胃黏膜。

（2）冷疗：立即用干净凉水冲洗受伤部位或用冷水浸泡,时间不少于 30 min。这样可以减少创面余热对组织的继续损伤,同时可降低创面的组织代谢,使局部血管收缩以减少渗出,减轻污染及疼痛。

（3）对症治疗：及时确认是否伴有化学物质中毒,并按其救治原则及时治疗。如一时无法获得解毒剂或肯定致毒物质时,可先用大量高渗葡萄糖和维生素 C 静脉滴注、给氧、输新鲜血液等,如无禁忌,及早应用利尿剂,然后根据情况选用解毒剂。

对于轻度烧伤,经上述处理后,可局部涂用清凉油、烧伤膏,可促进愈合,一般不用包扎,3～5 天即可愈合。Ⅱ度烧伤必须清洁创面,消毒周围皮肤,小水疱可不刺破,涂上烧伤膏即可,大水疱经消毒后可用无菌针穿刺抽吸,后再涂用烧伤膏包扎,再换药。一般 2～3 天即可愈合。Ⅲ度烧伤则须送医院治疗,尤其头、面、手、足、会阴部及有呼吸道、消化道合并烧伤者,更须急送医院治疗,以免发生休克、感染、肾衰竭,在其后期则须行整形治疗。

（4）并发症处理:根据烧伤严重程度尽快及时处理合并症及并发症,送医院进行后续治疗。注意:① 不能一边跑,一边呼救,这样会加重烧伤。② 剪刀不要碰到伤口、水疱,不涂紫药水、红药水和其他药膏,以免影响创面观察。

4.3.3　电击伤

电击伤(electric shock injury)指电流非正常通过人体而引起的组织烧伤或内部器官功能障碍的一种损伤。

1. 临床表现

轻症患者出现痛性肌肉收缩、头晕、心悸、恶心、面色苍白、冷汗等,心电图可见心肌受损表现。电击局部可出现点状或大片状严重烧伤,受伤肢体可出现暂时瘫痪,极少数人可出现精神障碍、失明、耳聋。

重症患者表现为昏迷、抽搐、休克、心律失常、心脏停搏、迅速死亡。高压电击伤及雷击伤后果严重,常可迅速死亡。

2. 急救治疗

原则：立即采取正确的方法使患者脱离电源,心脏停搏者进行及时的心肺脑复苏。

（1）脱离电源:急救的第一步为使患者脱离电源,最妥善的方法为立即将电源电闸拉开,切断电源。但对接触某些电力设备而被电击的患者,在切断电源(可用干燥木制绝缘物将有关设备移开)后,救护者方可接触,因为这种设备可能仍带有残余电力。如电源开关离现场太远或仓促间找不到电源开关,则应用干燥的木器、竹竿、扁担、橡胶制器、塑料制品等不导电物品将患者与电线或电器分开,或用木制长柄的刀斧砍断带电电线。分开了的电器仍处于带电状态,不可接触。救护者切勿以手直接推拉、接触或以金属器具接触患者,以保自身安全。

（2）心肺复苏:对呼吸、心跳停止者应立即行心肺复苏术,直至心跳恢复和自动呼吸恢复为止(或出现尸斑为止)。

进行复苏的同时,简单了解病史,如电源电流、电压、接触时间,有无从高处坠落及着地情况等。可检查是否存在其他合并外伤,包括腹部有无罕见的内脏损伤,有无骨折,特别是肱骨、锁骨及椎骨。患者搐搦时应行抗搐搦处理。对软组织烧伤、肢体坏死和骨折者,应进行相应的处理。

意识丧失但无心脏停搏者应密切观察呼吸情况,必要时行呼吸支持。颈部以上烧伤者应吸氧,因为气道和肺部损伤的可能性很大。

（3）预防感染:由于深部组织的损伤、坏死,伤口需要开放治疗。厌氧菌肌炎是一种较常见的并发症,应早期应用头孢菌素以预防厌氧菌感染,直至坏死组织完全清除。应常规应用破伤风抗毒素以预防破伤风。

（4）局部创面和合并伤的处理:电烧伤创面除Ⅲ度烧焦创面可涂碘伏外,一般创面禁止涂有色素的药物,以免给判断烧伤的深度和清创带来困难。创面可用清洁辅料或清洁衣服、被单等包裹。如合并大出血可应用止血带结扎临时止血,并记录结扎时间。合并脑外伤、腹部外伤、骨折则应按相应措施救治。

（5）防治急性肾衰竭:应用乳酸林格溶液恢复循环容量,并维持尿量在 50～75 mL/h,如果出现肉眼血红蛋白尿,尿量应维持在 100～150 mL/h,静脉输注碳酸氢钠碱化尿液,预防性应用甘露醇。发现肾衰竭者,应积极处理。

（6）焦痂及深筋膜切开术：应尽早施行焦痂及深筋膜切开术以减低肌间隙压力，改善循环，或可挽救部分受压但并未坏死的肌肉。但需要注意，肉眼所见肢体水肿程度并不是肌间隙内压力的反映。如患者情况及医疗条件允许，早期手术探查，切开筋膜，受压神经的减压处理及清创可同时进行。

（7）电击伤的创面特点及早期处理：电击创伤面的处理原则一方面为积极清除坏死组织。电击伤创面处理原则的另一方面为在可能条件下，多保留健康组织并利用同种及异种皮片移植和游离或带蒂皮瓣修复创面，恢复功能。

在处理肢体以外部位电击伤创面时，应当慎重。早期扩创胸壁创面时应避免损伤肋骨骨膜，切除坏死的肋间肌及肋骨头时应避免造成开放性气胸。腹部或躯干背侧电击伤时，应严密观察有无内脏损伤。这些均应在专科医师协同下处理。

尽快将患者转送到医院，以使患者获得进一步的院内救治。

4.3.4　中暑

一般情况下，人类有精确的体温调节能力，可使体温恒定在一定范围内。只有外界温度升得特别高，同时又伴有其他因素时，如高湿、机体未经充分适应、热调节功能不全等，从而引起体温调节功能紊乱所致的一组临床综合征，即中暑。在机舱、厨房工作的船员和刚到船上工作的船员中本病发生率较高。

1. 临床表现

中暑以高热、皮肤干燥、无汗及中枢神经系统症状为特征。根据不同发病机制和临床表现，中暑可分为三型：① 热痉挛；② 热衰竭；③ 热射病。中暑的主要表现及发病机制详见本书 2.2.1。

2. 急救治疗

（1）先兆中暑与轻症中暑：先兆中暑及轻症中暑需要将患者移至阴凉通风处休息，最好移至空调室，以增加辐射散热，并给予清凉饮料如浓茶、淡盐水等，患者常可迅速恢复。症状稍重者可服十滴水、仁丹、藿香正气丸或用清凉油、风油精涂擦太阳穴及合谷穴等，亦可用针刺疗法；体温高者给予冷敷或冷水浴。有周围循环衰竭表现，经平卧休息而未能及时恢复者，4 h 内可静脉滴注生理盐水或乳酸林格溶液 1 000～1 500 mL。

（2）重症中暑的热痉挛与热衰竭型：热衰竭者，置于阴凉通风处平卧休息，输液纠正循环衰竭，如血压仍未回升，可适当静脉滴注异丙肾上腺素提高血压，勿用血管收缩药，以免影响皮肤散热。热痉挛者，给予含盐饮料或静脉滴注生理盐水或乳酸林格溶液 1 000～1 500 mL。

（3）热射病（中暑高热）：病死率高达 20%～70%，故须紧急抢救，应尽快采取各种降温措施。快速降温是治疗的基础，决定患者预后，应在半小时内将患者直肠温度降至 37.8～38.9℃。

1）体外降温：将患者移至通风良好的低温环境，脱去衣服，进行四肢及躯干的皮肤肌肉按摩，促进散热，对于无循环虚脱的患者，可用冷水或冰水（2～14℃）浸浴，并且使水流动以保持皮肤表面有冷水，充分散热。对循环虚脱者可采用蒸发散热降温，如用 15℃冷水反复擦湿皮肤或同时应用电风扇、空调，必要时可将患者除头部外浸在 4℃的水浴中。体温降至 39℃时停止降温。

2）体内降温：体外降温无效者可用体内降温，用冰盐水进行胃或直肠灌洗，也可用 20℃或 9℃无菌生理盐水进行腹膜透析，或将身体血液体外冷却后回输体内降温。

3）药物降温：高热者同时进行药物降温，常用药有氯丙嗪。将氯丙嗪 25～50 mg 加入 500 mL 生理盐水中静脉滴注，必要时可重复给药一次。在用药降温过程中，要密切注意患者体温、血压、心率、呼吸等变化，如收缩压下降至 90 mmHg（1 mmHg＝0.133 kPa）以下时，应适当输液、加用升压药，同时减慢氯丙嗪滴注速度或停用氯丙嗪。

在上述各种降温过程中，应密切观察病情，必须深插肛温表以监护体内温度。待肛温降至 39℃后，应暂停降温,以免发生体温过低及虚脱。如体温回升,须再次降温。抢救中应保持呼吸道通畅,供氧,纠正失水引起的低血容量及电解质与酸碱平衡紊乱,如抽搐时肌肉或静脉注射地西泮 10 mg 或苯巴比妥钠 0.2 g,或用 10% 水合氯醛 20 mL 保留灌肠。呼吸衰竭时,应吸痰,保持呼吸道通畅,吸氧及人工呼吸,有心功能不全、肺水肿、休克、脑水肿、弥漫性血管内凝血等时,应予以相应的处理及支持治疗。酌情应用抗生素,防治感染。

中暑急救流程如图 4 - 38 所示。

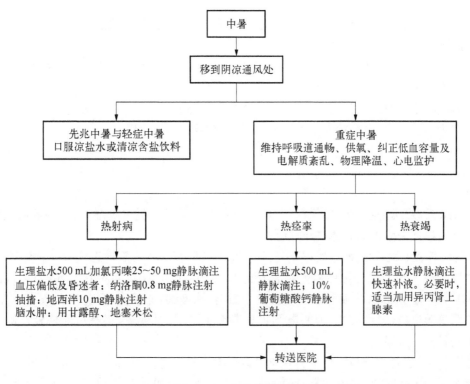

图 4 - 38　中暑急救流程

4.3.5　冻僵和冻伤

冻僵是机体受到严重寒冷侵袭时引起的以神经系统和心血管损害为主要表现的全身性疾病。通常在暴露于寒冷环境(-5℃以下)后 6 h 内发病。冻伤是寒冷引起的组织局部性损伤。在海难事故中常有发生,也是落水人员死亡的主要原因。

落水人员长时间浸泡在温度低的海水中,体热不断散失,最初是体表温度下降,从肢端逐渐向躯干发展,进而深部体温也渐次下降,当深部体温低于 35℃时,称为低体温。有资料表明,人浸泡在水中,在无防寒措施情况下,能耐受的时间大致为水温 18~20℃约 3 h;16~18℃约 1 h;13~16℃约 40 min;10~13℃约 20 min。通常水温 20℃以下均需要防寒措施。

当海水温度低于 15℃,落水人员如得不到救援,将于 1~6 h 死亡。水温越低,导致死亡的时间越短。即使落水船员被救到船上,当海上(水面)温度低于 5℃时,死亡率也高达 20%~30%;而海上温度高于 20℃时,死亡率低于 1%。落水船员被救起后,如处于低体温状态,若抢救不及时或不正确,仍有生命危险。

1. 临床表现

(1)冻僵:轻度冻僵者表现为疲乏、健忘,肌肉明显震颤,心率和呼吸加快,血压升高,多尿和逐渐出现不完全性肠梗阻。中度冻僵者反应淡漠,精神错乱,语言障碍,行为异常,运动失调或昏睡。体温在

30℃时,寒战消失,神志丧失,瞳孔扩大,心动过缓,心电图示 PR 间期、QRS 时限和 QT 间期延长。严重者出现少尿,瞳孔扩大,瞳孔光反应消失,呼吸减慢,心电图表现心房扑动或颤动,室性期前收缩和特征性 T 波。28℃时,常发生心室颤动。24℃时出现僵死样面容。体温≤20℃时,出现皮肤苍白或发绀,心脏停搏和呼吸停止,瞳孔固定散大,四肢肌肉和关节僵硬,心电图或脑电图显示等位线。

(2) 冻伤:可分四度。

Ⅰ度冻伤为皮肤浅层冻伤,开始皮肤苍白,继而转为紫红色,以后红肿发痒刺痛和感觉异常,约 1 周后症状消失,不留瘢痕。

Ⅱ度冻伤为皮肤全层冻伤,除红肿外,有大小不等的水疱,患处疼痛剧烈,对针刺及冷热觉均消失,若无继发感染经 2～3 周水疱干枯结痂。

Ⅲ度冻伤累及皮肤全层和皮下组织,皮肤由苍白逐渐变为蓝色,转而为黑色,感觉消失。坏死组织脱落留有创面,易发生感染,愈合缓慢,留有瘢痕可能影响功能。

Ⅳ度冻伤皮肤、皮下组织、肌肉甚至骨骼均被冻伤,冻伤边缘可出现水肿水疱,2～3 周出现明显的坏死分界线,一般为干性坏疽,也可转为湿性坏疽,常留下伤残和功能障碍。

2. 急救治疗

(1) 冻僵

1) 迅速将患者移至温暖环境:搬动时要谨慎,避免发生骨折。脱去潮湿衣服,用毛毯或棉被包裹身体。轻度受冻者,经此一般加温后能自动复温。

2) 判断有无呼吸心跳:呼吸、心跳停止者,应立即行心肺复苏术。反应迟钝者,应保持气道通畅。神志清醒者,静脉输注 40～42℃葡萄糖生理盐水溶液 300～500 mL,液体总量为 20 mL/kg,同时给予纳洛酮和维生素 B_1。严重冻僵时,呼吸和心跳可极慢而微弱,脉微细,血压测不出,皮肤苍白冰凉而水肿,肌肉僵硬,脑电图呈等电位,很像死亡,但心电图可见典型 J 点,此时抢救,仍有可能恢复。即使心脏已停搏,仍应积极进行复苏升温。

3) 复温技术:将患者用棉被或毛毯裹好置温暖环境。复温速度为 0.3～2℃/h。对中重度冻僵者,应用电热毯、热水袋,40～42℃温水浴。复温速度为 1～2℃/h。也可输注加热(37～44℃)液体,吸入加热(45℃)湿化氧气或将各种灌洗液加热至 40～42℃进行胃、直肠等灌洗升温,复温速度为 0.5～1℃/h。有条件时可进行腹膜或血液透析。体外循环是快速复温的重要措施,复温速度为 10℃/h,此种方法对稳定轻中度冻僵者的心血管功能安全有效。心脏停搏、呼吸停止者,如果体温上升至 28℃以上仍无脉搏,应行心肺复苏术。体温升至 36℃,经过各种复苏努力仍无效时,可中止复苏。

4) 支持措施:开放气道,酌情进行气管内插管或气管切开,患者一般处于脱水状态,复温后可能发生血容量减少和低血糖,应注意纠正,预防和治疗心律失常,进行动脉血气监测,监测尿量。治疗脑水肿和酸中毒,预防感染,补充营养。

(2) 冻伤:将受冻肢体迅速放入 40℃的温水浴中复温,当患肢皮肤颜色转红后,再离开温水浴,复温时间一般不超过 20 min。若为单侧冻肢肿胀较剧或已有炎症,则将对侧健康肢体浸入温水浴中,若为双足则可将双手浸入温水浴中,通过反射作用可使受冻部分血液循环得到改善。

局部冻伤早期正确处理可预防感染、减少并发症。创面需要按无菌操作原则处理,保持局部干燥,并将患肢抬高。对Ⅰ度、Ⅱ度浅部冻伤,经清洁后局部可涂有充血作用的软膏,用消毒敷料包扎保温。水疱一般不宜挑破或剪开。Ⅲ度、Ⅳ度深冻伤待坏死组织分界明显后切除,切除后创面可植皮。对感觉过敏、剧痛、关节僵硬、水肿等冻伤后遗症,可用针灸、物理疗法或交感神经封闭等方法治疗。

4.3.6　关节脱位

关节脱位(dislocation of joint)又称脱臼,指组成关节各骨的关节面失去正常的对合关系。全身各关节至少包括两个骨端,骨端被包围在关节囊内,囊外还有韧带和肌肉,因此,正常的关节有相当的稳定性,在关节运动时,骨端不会超出关节囊的范围。但在跌倒或受外力冲击时,在一定的姿势下,可使关节囊破裂,骨端脱出而发生关节脱位。

关节脱位可分为先天性关节脱位、外伤性关节脱位、病理性关节脱位和习惯性关节脱位 4 种。常见的是外伤性关节脱位,主要发生于青壮年,诊断一般并不困难。

1. 临床表现

(1) 疼痛:尤其是外伤性关节脱位可产生剧烈疼痛,复位后疼痛可立即减轻或消失。

(2) 关节运动功能丧失:这是关节脱位最主要的特征。

(3) 关节畸形:局部可触摸到脱位的骨端,关节腔下陷,肢体长度改变。

(4) 出现弹性固定:即脱位关节被固定于一定位置上,如将其拉到另一位置松手后,可弹回到原来位置。在条件许可的情况下做 X 线检查,有助于更进一步明确脱位的方向和是否同时伴有骨折。

2. 急救处理

最有效的治疗是及时准确的复位。然后加以外固定,包括绷带、小夹板、石膏等。拆除外固定后,关节运动往往不灵活,需要通过积极而耐心的锻炼,以利于关节功能的恢复。延迟过久可造成复位困难或失败,引起关节僵硬、功能障碍或丧失。

复位原则是放松局部肌肉,按受伤作用力的相反方向缓缓牵引,待关节囊松弛,再旋转、推送。若复位失败可改变用力方向,找出影响复位的因素再行复位。常见关节脱位的复位方法介绍如下。

(1) 肘关节脱位:肘关节由肱骨、尺骨和桡骨组成,在全身各关节脱位中,肘关节脱位最多见。它可分为前脱位、侧方脱位和后脱位,且多见于青壮年。此病产生后,除有外伤史和疼痛外,可见到肘部肿胀、半屈曲状畸形,且肘部向后突起。正常人肘关节伸直时尺骨鹰嘴与掌骨内上髁、外上髁三点成一直线,屈肘后此三点成一等边三角形。而脱位后此三点关系改变,肘关节伸屈功能完全丧失。

救护人员用一只手握住伤肢前臂,使其手心向上缓慢牵引,另一手下压肘部并屈曲肘关节,当听到滑动的复位声时,表示已经复位,疼痛减轻肘部畸形消失。可用三角巾将患肘屈曲 95°～100°悬吊胸前,2～3 周后去除外固定,继以积极的功能锻炼,以恢复肘关节的功能。

(2) 肩关节脱位:仅次于肘关节脱位,居关节脱位的第二位。它可分为前脱位和后脱位两种,常见的是前脱位。此病除有外伤史外,主要有肩部疼点肿胀和功能完全丧失。典型症状是患者常有用健侧的手托住患侧前臂的姿势,扁平方肩,肩峰下凹陷,可摸到锁骨下的肱骨头,患侧肘部紧贴胸壁时,其手掌不能搭到健侧肩部;或患侧手搭于健侧肩部时,肘部不能贴近胸壁。这些都表示有肩关节脱位,常伴有肱骨大结节撕脱性骨折。

可用拔伸足蹬复位法进行复位:伤员仰卧床上,术者立于伤侧,两手握住患肢腕部,并以足伸入患侧腋窝内,在患肩外旋外展位沿伤臂纵轴方向缓而用力牵引,继而徐徐内收内旋,以足跟为支点,利用杠杆作用,将肱骨头挤入关节盂内,当有回纳感时即复位成功。复位后用三角巾或绷带将上臂以内收位固定在胸壁上约 3 周。拆除固定后加强肩关节活动。

若手法复位失败或撕脱性大结节骨折复位不满意,应考虑手术切开复位。

(3) 下颌关节脱位:常因大笑、打呵欠、开口过大、呕吐或用力咬嚼大的硬物时发生。除有典型上述张口过大的病史外,尚表现有伤员上下牙齿对合不齐、咀嚼肌紧张、下颌前移等。同时伴流涎,说话、吞咽均有困难。

复位方法比较简单,使患者坐于较矮的凳子上,救护人员站在患者前面,将双手拇指缠绕数层纱布,放入伤员两侧下磨牙上,拇指下压,其余四指握住下颌弓,当感到关节松动时,将下颌骨向后上方推送,当听到滑动声响后表示已经复位。复位后可用绷带或三角巾将下颌进行适当的包扎固定,2～3 天,固定的松紧程度以使患者仍能张小口进食、说话无妨碍为度。复位后,注意一个月内不要张口太大。

4.3.7　中毒

1. 食物中毒

按病原分类的办法可将食物中毒分为细菌性食物中毒与非细菌性食物中毒。细菌性食物中毒由食物腐败变质、细菌污染所致,常见的致病菌有沙门菌、葡萄球菌、嗜盐菌、肉毒杆菌等。非细菌性食物中毒是由食物本身有毒引起的,如食用了河鲀、发芽的马铃薯,或被外来毒物污染如农药污染的食物,包括有毒动植物中毒、化学性食物中毒、真菌毒素和霉变食品中毒等。海上工作时,食物中毒以预防为主。需要严格执行食品卫生制度,尤其是炊事人员需要定期体检,防止发生肠道传染病。

食物中毒发病急,主要表现为急性胃肠炎症状,兼有全身中毒症状,如发热、休克等,临床特点是:① 集体发病;② 在短期内出现上述症状;③ 进食同一食物。食物中毒由于症状重、发病人数多,严重影响船上正常工作。

一旦发生食物中毒,应冷静地分析发病的原因,针对引起中毒的食物及时间的长短,及时采取相应的应急措施。症状轻者无须治疗即可痊愈。症状较重的食物中毒,尤其是有毒动植物中毒、化学性食物中毒、真菌毒素,应迅速排出尚未吸收的毒物,可采取催吐、洗胃、导泻和灌肠等方法,需要及时抢救,同时应尽快送岸上医院治疗。

(1) 一般治疗:食用有毒物质时间为 1~2 时,可使用催吐的方法,催吐可用筷子、手指等刺激咽喉,引发呕吐。

洗胃一般使用 0.02％高锰酸钾溶液或 2％~4％的苏打水,但是,对硫磷、内吸磷、甲拌磷及乐果等中毒时,不能使用高锰酸钾,以免这类农药被氧化而使毒性增强;敌百虫中毒不能使用苏打水等碱性溶液。

导泻使用硫酸钠或硫酸镁,因为镁及硫酸根离子不易被肠壁吸收,使肠内渗透压升高,体液的水分向肠腔移动,使肠腔容积增加,肠壁扩张,从而刺激肠壁的传入神经末梢,反射性地使肠蠕动增加而导泻,使毒物尽快排出。

需要强调的是,呕吐与腹泻是机体防御功能起作用的一种表现,可排除一定数量的致病菌释放的肠毒素,不应立即用止泻药。对呕吐、腹泻较重者应给予口服补液盐进行补液,如补充足量的淡盐水;严重者予以输液补充水分,纠正电解质紊乱。其他症状给予药物或措施进行对症治疗。对经上述急救而症状未见好转或中毒较重者,应尽快将其送医院治疗。

(2) 特殊治疗:有些种类的食物中毒有特效治疗药物,及时服用特效治疗药物可以有效地控制病情的发展,缩短病程,防止后遗症的发生。常用的特效治疗药物有以下几种。

1) 肉毒梭菌食物中毒:肉毒抗毒素,中毒型别不清时,宜用 A、B、E 混合多价肉毒抗毒素,若中毒型别已确定,只注射同型抗毒素即可。

2) 有机磷中毒:阿托品和胆碱酯酶复能剂。

3) 有机氟中毒:乙酰胺,首次给全日量的一半,效果更明显。

4) 有机汞中毒:① 二巯基丙磺酸钠;② 二巯基丁二酸钠,③ 巯基丙醇。二巯基丙磺酸钠、二巯基丁二酸钠对有机汞中毒有较好的驱汞作用,对急性汞中毒效果不及二巯基丙醇。

5) 氨基甲酸酯类中毒:阿托品。

6) 甲醇中毒:4-甲基吡唑。

7) 砷化合物中毒:同有机汞中毒。

8) 钡盐中毒:硫酸钠,二巯基丙磺酸钠为首选药物,也可试用二巯基丁二酸钠。

9) 锑化合物中毒:同有机汞中毒。

10) 铅化合物中毒:依地酸钙钠或二巯基丁二酸钠。注意:依地酸钙钠大剂量或长期使用,可引起肾损害。另外,也可用亚甲蓝。亚甲蓝用量一定要准确,不得过量,否则会加重中毒。

11) 鱼类组胺中毒:苯海拉明。

12) 曼陀罗中毒:毛果芸香碱或水杨酸毒扁豆碱。

13) 含氰苷类植物中毒:亚硝酸异戊酯、亚硝酸钠和硫代硫酸钠,三种联合用药效果最好,单独使用其中一种效果差。

此外,在治疗过程中,要给患者以良好的护理,尽量使其保持安静、避免精神紧张。饮食要清淡、易消化,避免刺激性食品。

2. 酒精中毒

急性酒精中毒指一次饮入过量乙醇或酒类饮料引起的中枢神经系统由兴奋转为抑制的状态。如果及时救治,可挽回患者的生命,减少并发症的发生。

(1) 临床表现:急性酒精中毒的表现大致可分为 3 期。

1) 兴奋期:眼睛发红(即结膜充血),脸色潮红或苍白,轻微眩晕,语言增多,逞强好胜,口若悬河,夸夸其谈。

2) 共济失调期:动作笨拙,步态蹒跚,语无伦次,发音含糊。

3) 昏睡期:脸色苍白,皮肤湿冷,口唇微微发绀,心跳加快,呼吸缓慢而有鼾声,瞳孔散大;严重者昏迷,抽搐,大小便失禁,呼吸衰竭而死亡。

(2) 急救措施:酒精中毒患者,应尽快予以催吐、补液,以减少乙醇的吸收和促进乙醇的排泄,同时给予相应的对症治疗和基础护理,改善症状,减少并发症。

1) 催吐或洗胃:乙醇经胃肠吸收极快,因而一般不需要催吐或洗胃,但假如患者摄入乙醇量极大或同时服用其他药物,则可以洗胃。

2) 保持呼吸道通畅:饮酒后有不同程度的恶心、呕吐、意识障碍,应让患者平卧位头偏向一侧,及时清除呕吐物及呼吸道分泌物,防止窒息。必要时吸痰,遵医嘱吸氧。

3) 应用纳洛酮:纳洛酮是目前治疗急性酒精中毒的首选药,用 5% 葡萄糖盐水静脉滴注。轻度中毒给予纳洛酮 0.8~1.2 mg 静脉注射,中重度患者给予纳洛酮 1.2~2.0 mg 加 5% 葡萄糖 500 mL 静脉滴注,直至苏醒。

4) 并发症处理:对心绞痛患者给予平卧休息、吸氧、镇静、止痛,并发心律失常时,应用相应抗心律失常药物治疗;休克患者平卧,吸氧,快速补液;急性出血性胃炎患者应用 H_2 受体拮抗剂西咪替丁 0.6 mg 或质子泵抑制剂奥美拉唑 40 mg 加 5% 葡萄糖 500 mL 静脉滴注,出血严重时可口服凝血酶溶液,2 次/天。

另外,应注意保暖,多数患者表现烦躁,应由专人护理,防止意外发生。

3. 一氧化碳中毒

一氧化碳是一种毒性较强的窒息性气体毒物。一氧化碳经呼吸道进入人体血液后,与氧争夺血红蛋白,形成碳氧血红蛋白,使血红蛋白丧失携氧能力,同时还能阻碍氧合血红蛋白氧的解离,加重组织缺氧。高浓度的一氧化碳还能与细胞色素氧化酶中的二价铁离子结合,抑制细胞内呼吸和氧化过程,阻碍氧的利用。中枢神经系统和心肌对缺氧特别敏感,一氧化碳中毒时的相关表现也最为严重。

(1) 临床表现:正常人血液中碳氧血红蛋白含量可达 5%~10%。急性一氧化碳中毒的症状轻重与空气中的一氧化碳浓度、接触时间长短、患者的健康情况有关,通常分为三度:① 轻度中毒,血液中碳氧血红蛋白浓度为 10%~20%,患者有头痛、头晕、头胀、耳鸣、恶心、呕吐、心悸、站立不稳,有短暂的意识模糊。② 中度中毒:血液中碳氧血红蛋白浓度为 30%~40%,患者除上述症状加重外,颜面潮红,口唇呈樱桃红色,脉快多汗,步态蹒跚,嗜睡甚至昏迷。③ 重度中毒:血液中碳氧血红蛋白浓度为 40%~

60％,患者除昏迷外,主要表现为各种反射明显减弱或消失,大小便失禁,四肢厥冷,口唇苍白或发绀,大汗,体温升高,血压下降,瞳孔缩小、不等大或扩大;呼吸浅表或出现潮式呼吸。可发生严重并发症,如脑水肿、肺水肿、心肌损害、休克、酸中毒及肾功能不全等。昏迷时间的长短,常表示缺氧的严重程度及急性一氧化碳中毒的预后及后遗症的严重程度。

(2)急救措施

1)现场急救:因为一氧化碳比空气轻,所以救护者应俯伏入室,立即打开门窗,迅速将患者移至空气新鲜、通风良好处,脱离中毒现场后需要注意保暖并松解患者的衣服腰带。昏迷初期可针刺人中、少商、十宣、涌泉等穴位,有助于患者苏醒。心脏停搏者应立即行心肺复苏术。同时,尽快将患者送至沿海医院或附近有条件的船舶进行进一步的检查和抢救。

2)保持呼吸道通畅,迅速纠正缺氧状态:必要时行气管插管或气管切开,这是抢救一氧化碳中毒患者的关键。迅速给氧是纠正缺氧最有效的方法。轻度中毒者给予鼻导管或面罩低流量吸氧,中重度中毒者给予高流量吸氧,氧流量为 8～10 L/min(时间不超过 24 h,以免发生氧气中毒)。有条件时应进行高压氧治疗,其对重度患者见效快,副作用少,为首选急救手段。

3)治疗脑水肿:急性中毒后 2～4 h 即可出现脑水肿,可给予脱水剂(20％甘露醇 250 mL,6～8 h 一次),也可用利尿剂呋塞米等快速利尿,同时可用肾上腺皮质激素缓解脑水肿。注意水电解质平衡,频繁抽搐者可用地西泮、氯丙嗪等控制,忌用吗啡。

4)对症治疗:有呼吸衰竭时可气管插管或气管切开机械通气,高热者采用物理降温,若发生休克、酸中毒、电解质平衡失调均应妥善处理,及早应用抗生素,防止肺部感染。

此外,可应用三磷酸腺苷、辅酶 A、细胞色素 C、复合维生素 B、维生素 C 等促进脑细胞功能恢复药物。

4. 有机磷农药中毒

急性有机磷农药中毒是我国目前中毒发生率最高的化学毒物种类之一,可造成多脏器损害,产生严重的并发症。有机磷农药进入机体后可造成多脏器的损害,其机制为有机磷农药抑制胆碱酯酶活性,造成乙酰胆碱大量蓄积,持续作用于胆碱能神经,致胆碱能系统功能紊乱。

(1)临床表现:急性有机磷中毒出现的症状大致可分为毒蕈碱样症状、烟碱样症状、中枢神经系统症状三大症候群。毒蕈碱样症状表现为食欲缺乏、恶心呕吐、腹痛、腹泻、瞳孔缩小、视物模糊、多汗、流涎、支气管痉挛、呼吸道分泌物增多、呼吸困难、发绀等。烟碱样症状表现为肌肉震颤、抽搐、肌无力、心跳加速、血压上升等。中枢神经系统症状表现为眩晕、头痛、倦乏无力、烦躁不安、发热、震颤、精神恍惚、惊厥、昏迷等。

根据有机磷农药接触史,结合临床呼出气有蒜味、瞳孔针尖样大小、大汗淋漓、腺体分泌增多、肌纤维颤动和意识障碍等中毒表现,一般即可做出诊断。如检测全血胆碱酯酶活力降低,更可确诊。

(2)急救措施

1)迅速清除毒物:立即离开现场,脱去污染的衣服,用肥皂水清洗污染的皮肤、毛发和指甲。对于口服有机磷中毒者,及时给予洗胃、导泻等措施清除毒物。

2)药物治疗:早期、适量、联合、重复正确地使用阿托品或戊乙喹醚和解磷定,积极治疗并发症,是成功抢救有机磷中毒治疗的关键。

轻度中毒静脉推注解磷定 0.4 g,每隔 2 h 注射 1 次;中重度中毒静脉滴注解磷定 4～8 g,共滴注 2～7天;重度中毒患者先行气管插管呼吸机辅助呼吸,同时给予阿托品、解磷定等,再行洗胃,洗胃结束后给予20％甘露醇液 250 mL 进行导泻。

中毒患者早期给予适量的阿托品,轻度中毒 1～3 mg,中度中毒 3～5 mg,重度中毒 5～10 mg,根据病情每 10～30 min 或 1～2 h 给药一次,直至毒蕈碱样症状消失或出现"阿托品化"。阿托品化指征为口干、皮肤干燥、心率增快(80～100 次/分)和肺部湿啰音消失。

重度中毒患者存在不同程度的肺水肿、脑水肿及心力衰竭等,根据患者具体临床情况给予吸氧、机械通气、抗生素、维持水电解质平衡、升高血压等,给予强心药、利尿剂、脱水剂等。

4.3.8 休克

休克(shock)是某种原因导致有效循环血量锐减、重要脏器和组织供血严重不足,引起全身微循环功能障碍,从而出现以缺血、缺氧、代谢障碍及重要脏器损害为特征的病理生理过程。休克可由多种原因引起,如心源性休克、失血性休克、创伤性休克、感染性休克、过敏性休克、神经源性休克等。

心源性休克由心脏排血功能衰竭引起。心肌梗死为最常见的病因,据报道患者中约 15% 发生心源性休克,死亡率高达 80%。

失血性休克由大血管破裂或脏器出血引起。迅速失血超过全身总血量的 20%(成人约 800 mL)时即出现休克,超过 40%(约 1 600 mL)则濒于死亡。严重的腹泻、呕吐所致休克亦是由严重失水引起血容量减少所致。

感染性休克主要见于严重的细菌感染和败血症,死亡率为 30%~80%。

1. 临床表现

面色苍白、四肢湿冷、血压降低、脉搏微弱、神志模糊。

2. 休克的一般处理

休克的一般处理包括保证患者呼吸道通畅、早期鼻管或面罩吸氧,全身保暖,创伤制动、大出血止血,尽早建立静脉通路并用药维持血压,同时还应针对不同类型的休克和休克不同阶段采取相应的治疗方式,重点是恢复灌注和对组织提供足够的氧,防止发生多器官功能不全综合征。

3. 现场紧急处理

维持生命体征的稳定:先处理致命损伤,维持心肺脑基本功能,预防多脏器功能衰竭。如果心跳、呼吸骤停,要立即进行有效的心肺复苏,早期除颤,提供有效呼吸,维持循环功能。

(1)体位安置:对于轻症或中重度患者在不影响急救处理的情况下,采取头和躯干抬高 20°~30°、下肢抬高 15°~20°体位,以利于呼吸和增加回心血量。对于危重患者应予平卧位,头偏向一侧(怀疑颈椎损伤者除外)。

(2)开放气道:对严重创伤的病员窒息、呼吸道阻塞应立即开放气道,否则将致命。胸部创伤后窒息是现场和转送途中伤员死亡的主要原因,早期建立紧急人工气道是解除窒息的关键一步。对于呼吸、心跳停止或呼吸衰竭者,应首先进行气管插管以开放气道;对颈椎骨折头不能后仰者,应行气管切开术,对无法插管的口咽部梗阻者可行环甲膜切开穿刺术。

(3)控制出血:是抢救创伤性休克的紧急措施。在创伤中因大出血引起休克占首位,可用敷料加压包扎止血,有活动性出血者用血管钳夹住出血点或结扎止血,以上方法有困难者可上止血带,止血带可使肢体远端血运完全断绝,因此必须记录使用时间,每隔 30 min 松解 1 次,每次松带约 3 min,以免肢体坏死,止血带累积使用时间应不超过 4 h。迅速补充血容量是抢救创伤性休克的重要措施。患者往往创伤与失血并存,因此,在初步止血的同时,应建立静脉通道。

有骨折者应给予简单而有效的固定,以减少骨折断端活动,防止血管神经进一步损伤和减轻疼痛,有利于防止休克的发生和加重。尽早做出休克分类的鉴别诊断,积极处理原发病。及时联系岸上医院,严密观察病情,做好边抗休克边转运的准备。

(4)注意事项

1)休克早期患者处于兴奋烦躁状态,常不配合治疗,故应将输液肢体妥善固定。如果极度躁动,可用小剂量镇痛、镇静药,但要防止呼吸和循环抑制。

2)休克早期因交感神经兴奋,血压有时可升高,此时,切不可使用降压药,否则会造成严重不良后果。

3)抗休克时,输液药物繁多,要注意药物间的配伍禁忌、药物浓度及滴速,用药后要及时记录。

4)必须在补充足够血容量基础上应用血管扩张剂。

5)应用血管收缩剂应从最小剂量和最低浓度开始。也可针灸十宣、人中及两侧内关、合谷、足三里,用强刺激法,留针。

4.3.9　昏迷

昏迷(coma)是意识完全丧失的一种类型,是临床上的危重症。昏迷的发生,提示患者的脑皮质功能发生了严重障碍。主要表现为意识完全丧失,随意运动消失,对外界的刺激的反应迟钝或丧失,但患者还有呼吸和心跳。

1. 病因

(1)脑血管疾病:脑出血、蛛网膜下腔出血、脑梗死、高血压脑病等。

(2)颅脑损伤:颅脑损伤性血肿,如硬膜外血肿、硬膜下血肿、脑内血肿及蛛网膜下腔出血。脑震荡、脑挫裂伤、脑干损伤、丘脑下部损伤。

(3)感染性疾病:脑脓肿、脑膜炎、化脓性静脉窦炎、寄生虫感染、败血症、重症肺炎等。

(4)代谢性脑疾病及其他:肝性脑病、肾功能不全性脑病、肺性脑病、肺动脉栓塞、心肌梗死、糖尿病酮症酸中毒及高渗性昏迷、低血糖昏迷、甲亢危象、肾上腺皮质功能不全危象、缺氧性脑病、重症中暑。

(5)水电解质平衡紊乱:低钠血症、高氯性碱中毒、高氯性酸中毒等。

(6)外源性中毒及其他:有机磷、一氧化碳等中毒,还有触电、脑肿瘤等。

2. 昏迷的程度分类

(1)浅昏迷:患者对外界的一般刺激无反应,但对强烈疼痛刺激有反应。生理反射如咳嗽、吞咽、角膜反射及瞳孔反射仍存在。呼吸、血压、脉搏等生命体征无明显异常改变。

(2)中度昏迷:患者对疼痛、声音、光线等刺激均无反应,对强烈的疼痛刺激的防御反射和咳嗽、吞咽、角膜、瞳孔反射均减弱,自发动作很少,生命体征出现轻度异常改变。

(3)深昏迷:患者对各种刺激,包括强烈疼痛刺激的防御反射和生理反射均消失,自发动作消失,肌肉松弛,生命体征明显异常,如血压下降、呼吸不规则、大小便失禁或出现去大脑强直状态。

3. 急救治疗

(1)通畅气道、吸氧:迅速将患者置于平卧位,头偏向一侧,保持呼吸道通畅,及时清理口腔和气道分泌物,立即给氧,必要时行气管插管或切开及机械辅助呼吸。

(2)建立静脉通路,维持水电解质平衡:可以用醒脑静 20 mL 加入 0.9% 生理盐水 250 mL,静脉滴注,一日二次催醒。

(3)观察体征,判断昏迷程度:立即判断患者昏迷的深浅程度和常见反射是否存在,观察昏迷时的体征,如有无脑膜刺激征(脑膜炎、蛛网膜下腔出血);有无抽搐(高血压脑病、子痫等);有无反复头痛呕吐伴偏瘫(脑出血、颅内血肿等)。密切观察意识瞳孔、生命体征及病情变化。

(4)对症处理:高热者立即降温,抽搐者予以抗癫痫药物,躁动者注意适当约束以防止意外。修剪指甲以防抓伤。

(5)防治感染:尤其是肺部和尿路感染。及时联系岸上医院或医疗救护船,严密观察病情,做好转运的准备。

4.4 常见急症的处理

4.4.1 高热

正常人的体温受体温调节中枢调控,通过神经、体液因素使产热和散热处于动态平衡,保持体温相对稳定。在病理情况下,当散热表现为绝对或相对不足时,热在体内积蓄,体温便增高,一般而言,当腋下、口腔或直肠内温度分别超过 37℃、37.3℃和 37.6℃,并且 24 h 内温度差波动在 1℃以上,可称为发热(fever)。按发热的高低可分为:① 低热,37.4~38℃;② 中度发热,38.1~39℃;③ 高热,39.1~41℃;④ 超高热,41℃以上。

发热是机体对致病因素的全身性防御反应过程,病因主要有:① 感染性发热,如细菌、真菌、病毒、立克次体、螺旋体等感染;② 非感染性发热,如中暑、中毒、肿瘤、风湿性疾病等。

处理发热的关键是针对病因治疗,低热和中度发热一般可不做特殊处理,高热在找出病因之前,暂时可按如下方法处理。

(1)物理降温:对高热患者可用冷水或冰水擦浴及冷敷颈、腋下及腹股沟等处。也可用 40% 乙醇擦浴上述部位,但体温不可降得太低,一般控制在 37~38℃为宜。

(2)补液:高热患者应卧床休息,给予易消化的食物如稀粥、糖水、豆浆等,适当补充 B 族维生素及维生素 C,鼓励患者多饮水,以便补充出汗损失的水分,加速排出有害物质。

(3)药物降温:可适当服用少量的阿司匹林或安乃近等,防止出汗过多而致虚脱,如高热引起的头痛、烦躁不安,可适当使用镇静剂如苯巴比妥等。

(4)针刺辅助降温:针刺曲池、合谷,电刺少商或中冲出血。

(5)其他方面:高热合并抽搐、休克或心功能不全、谵妄、昏迷,及高温中暑应迅速降温,并按相应原则处理。

4.4.2 晕厥

晕厥(syncope)是由多种病因引起的一种临床综合征,系大脑半球及脑干血液供应减少导致的伴有姿势张力丧失的发作性意识丧失。

1. 临床表现

典型的晕厥发作可分为三期:

(1)前驱期:通常在晕厥前数分钟突然出现自主神经症状与体征,包括乏力、头晕、面色苍白、出冷汗、恶心、视物不清、恍惚、心动过速等,历时数秒。

(2)晕厥期:意识丧失,并伴有血压下降、脉弱及瞳孔散大,心动过速转变为心动过缓,有时伴尿失禁,历时数秒到数分钟。

(3)恢复期:患者逐渐清醒,可留有头晕、头痛、恶心、面色苍白及乏力的症状,休息数十分钟可完全恢复。

2. 治疗原则

(1)一般治疗:一旦发生晕厥,应立即将患者置于平卧位,并保持所在的场所通风,最大限度地保证大脑的血液和氧的供应。

(2)治疗原发病、防治并发症:突然发生晕厥后,应尽早识别和处理原发疾病。

4.4.3　高血压急症

高血压急症(hypertensive emergencies)指原发性或继发性高血压患者,在某些诱因作用下,血压突然和显著升高(一般超过 180/120 mmHg),同时伴有进行性心、脑、肾等重要靶器官功能急性损害的一种严重危及生命的临床综合征。

1. 临床症状

高血压急症包括高血压脑病、颅内出血(脑出血和蛛网膜下腔出血)、脑梗死、急性心力衰竭、肺水肿、急性冠脉综合征、主动脉夹层、子痫等。以往所谓的恶性高血压、高血压危象等均属于此范畴。患者突然起病,病情凶险。通常表现为剧烈头痛甚至恶心、呕吐,伴有视物模糊,眼底出血、渗出,视盘水肿,蛋白尿、血尿,以及神经精神方面的异常改变等靶器官功能急性损害的表现。

2. 紧急处理措施

高血压急症最常见的诱发因素是慢性原发性高血压患者的血压骤升。必须在几分钟到几小时内逐渐降低血压。

(1) 保持安静:安慰患者,稳定情绪,必要时给予地西泮 5～10 mg 肌内注射。

(2) 体位:保持呼吸道畅通,吸氧,半卧位。

(3) 监测:注意血压、脉率、心电图、SPO_2 等。

(4) 控制血压:处理高血压急症的药物,要求起效迅速、作用持续时间短、不良反应小。可选用硝普钠、硝酸甘油、尼卡地平、拉贝洛尔等。一般情况下,初始阶段(数分钟到 1 h)血压控制的目标为平均动脉压的降低幅度不超过治疗前水平的 25%。在随后的 2～6 h 将血压降至较安全水平,一般为 160/100 mmHg 左右,如果可耐受这样的血压水平,患者情况稳定,在以后 24～48 h 逐步降低血压达到正常水平。降压时需要充分考虑到患者的年龄、病程、血压升高的程度、靶器官损害和合并的临床状况,因人而异地制订具体的控制方案。

(5) 降低颅内压:伴有脑水肿者,可用 20% 甘露醇滴注,或呋塞米静脉注射。

(6) 控制抽搐:地西泮 10～20 mg 静脉注射;苯巴比妥 0.1～0.2 g 肌内注射。

(7) 注意事项:利血平降压起效慢且有蓄积效应,应避免使用。同时,避免使用强力利尿剂,除非有心力衰竭或液体过负荷者。

4.4.4　急性阑尾炎

急性阑尾炎(acute appendicitis)是发生于阑尾的急性细菌性感染,是外科常见疾病。急性阑尾炎是船员中最常见外科急症。由于急性阑尾炎病情变化多端,诊断不易,需要准确诊断,早期手术,防止并发症。依据病理进展,急性阑尾炎可以分为单纯性、化脓性、坏疽性及穿孔性阑尾炎。病因与发病机制:阑尾管腔狭窄,开口狭小,肠管卷曲,加上细菌入侵,食物残渣、粪石、异物、寄生虫等,易造成管腔阻塞,导致局部细菌感染,管腔压力增大,血运障碍,最终引起急性炎症、坏死甚至穿孔。

1. 临床表现

(1) 特征临床表现:包括转移性右下腹痛、局限性压痛、反跳痛以及体温、白细胞计数升高的感染表现。

1) 转移性右下腹痛:在诊断上有重要意义。一般开始于上腹部或脐周围疼痛,初起时疼痛并不剧烈,有时仅为轻微隐痛,以后逐渐加重,经 2～8 h 后,腹痛转移至右下腹阑尾所在部位。

2) 局限性压痛:以右下腹部压痛最明显,一般压痛点多在脐与右侧髂前上棘连线的中外 1/3 交界处(麦氏点)。压迫左下腹时可有右下腹痛,称为间接压痛。但压痛部位因阑尾的位置不同而不同,对诊有重要意义的是右下腹部有固定的压痛点。

3）反跳痛：病变越剧烈则反跳痛越明显，位置较后的阑尾炎，则压痛可不太剧烈而反跳痛却明显。

4）体温：早期体温可为正常或低热，随着病程的进展可进一步升高，伴出汗、头痛、乏力等全身感染中毒症状。

5）白细胞总数升高。

（2）其他临床表现：常伴恶心、呕吐，间有便秘或轻度腹泻。少部分患者左侧卧位时，将右下肢向后过度伸展可使右下腹痛加剧，为腰大肌征阳性，多为后位阑尾炎。单纯性阑尾炎时患者腹肌紧张最轻，而合并弥漫性腹膜炎者则可有明显的腹肌紧张，甚至出现板状腹。

2. 鉴别诊断

急性阑尾炎须与溃疡病急性穿孔和急性胆囊炎鉴别。溃疡病急性穿孔者过去多有溃疡病史，并有近期加重的现象。突发刀割样剧烈上腹痛并向全腹扩散，全腹肌紧张呈板状腹全腹压痛及反跳痛明显，肠鸣音减弱或消失，肝浊音界缩小或消失，X 线检查 80％左右的患者有膈下游离气体。急性胆囊炎、胆石症的疼痛为突发右上腹痛，为绞痛，可向右肩胛区或背部放射，10％～25％的患者可出现轻度黄疸。

女性患者还须与妇科疾病鉴别：急性输卵管炎、异位妊娠破裂、黄体囊肿破裂、卵巢囊肿扭转。通过详细问诊和体检可以鉴别。

3. 治疗

（1）手术治疗：阑尾炎诊断明确后，应早期外科手术治疗，可有效防止并发症的发生。当出现化脓、坏疽及穿孔后手术难度明显增加，易出现其他并发症。手术方式：阑尾切除术。切口选择：麦式切口。麻醉方式：一般选用硬脊膜外麻醉。

船员在船上发生阑尾炎，有条件时，要争取早期手术。急性阑尾炎即使经过非手术处理得以缓解，远期仍有许多患者会再次发作，需要手术治疗。

（2）非手术治疗：无手术条件时，采用禁食，静脉输液，消炎抗感染，胃肠减压，可以有效缓解病情。需要密切观察患者血压、呼吸、心跳等生命体征，观察局部症状变化。急性阑尾炎的非手术治疗，仅适用于早期单纯性阑尾炎，或伴有严重器质性疾病而有手术禁忌证者。否则，应尽快安排上岸治疗，避免出现穿孔、腹腔感染等严重并发症。

1）抗菌消炎药物：可选择头孢菌素类等有效的抗生素及补液治疗。

2）解痉止痛药物：可考虑使用山莨菪碱等解痉药物。

3）中药：可选银花、蒲公英、生薏苡仁、冬瓜子各 30 g，丹皮、连翘、川楝子各 15 g，大黄、桃仁、黄芩各 10 g，甘草 6 g，水煎服。

4）针灸：以足三里、阑尾穴为主，有发热、恶心、呕吐时配天枢、曲池、合谷、内关穴等，先针刺足三里、阑尾，强刺激 5 min，每天 1～2 次。

4.4.5　溃疡病急性穿孔

溃疡病急性穿孔是消化性溃疡常见的严重并发症，十二指肠溃疡穿孔较多见。穿孔以后，往往由于胃、十二指肠内容物流到腹膜腔内，刺激腹膜或造成感染而发生急性弥漫性腹膜炎。

典型病史：80％～90％患者有慢性溃疡史，并有近期症状加剧的现象。穿孔常在饱餐后或劳动中突然发生。

1. 临床表现

（1）临床症状：突然发生持续性刀割样的上腹部剧烈疼痛，伴有恶心或呕吐。患者可呈现痛苦不安、面色苍白、出冷汗、脉搏加快、皮肤湿冷、血压下降等休克症状。

（2）典型体征：全腹肌紧张呈板状腹，全腹压痛及反跳痛明显，肠鸣音减弱或消失，肝浊音界缩小或消失。

（3）X线检查：80％左右的患者有膈下游离气体。

（4）实验室检查：白细胞数及中性粒细胞数增高。

2. 紧急处理措施

在条件有限的情况下，采用保守治疗，主要措施是减少胃内容物的外流和控制腹膜炎。

（1）禁食：持续而有效的胃肠减压。

（2）体位：如无休克现象，应采取半坐卧位。

（3）监测：在保守治疗观察期间，应定时测量血压、脉搏等，严密观察病情变化。

有条件的船舶，还可采取如下措施：

（1）补液：每天补充总量为2 500～3 000 mL的葡萄糖生理盐水或更多，以维持水电解质平衡。

（2）抗炎：应用抗生素控制感染。

（3）针灸疗法：配合针刺上脘、中脘、梁门、足三里。用强刺激手法，也可用电刺激。

4.4.6 急性胰腺炎

急性胰腺炎(acute pancreatitis)是多种病因导致胰腺组织自身消化、水肿、出血甚至坏死的炎症反应，常见病因包括暴饮暴食、酗酒、进食某些药物、胆石症、胆道蛔虫和胆囊炎等。

1. 临床表现

（1）腹痛：急性上腹部疼痛是急性胰腺炎的主要症状。患者上中腹或偏左侧腹痛突然发作，伴有左上腰部带状区疼痛，呈持续性刀割样痛，亦可呈阵发性绞痛，向左侧背部或左肩部放射。患者上中腹或偏左侧腹部、左上腰部出现带状区有压痛，如合并有胆囊炎或胆石症时，右上腹部亦有明显的压痛，该部腹肌紧张；如伴有腹膜炎时，则腹壁呈板样强直，明显压痛及反跳痛。

（2）腹胀：常在腹痛稍后发生，随着病情的发展，腹胀加重，肠鸣音减弱或消失，伴有肛门停止排气排便，表现为麻痹性肠梗阻，可出现腹腔高压。晚期腹腔有时可抽到肉红色渗出性腹水。形成胰腺脓肿或假囊肿时，则可触及块状肿物。

此外，发病早期常伴有频繁恶心呕吐，呕吐后腹痛常不缓解。发病期间常有轻度发热，重症胰腺炎合并感染可出现高热。少数患者可出现黄疸，一般在胆源性胰腺炎及胰头部肿胀明显时出现。心动过速、呼吸急促、休克常为重症胰腺炎的表现。

（3）实验室检查：血清或尿淀粉酶升高。发病后2～12 h升高，持续时间较长，血、尿淀粉酶测定值高低与病情程度无确切关联。

注意患者过去有无暴饮暴食、胆道炎症或胆囊炎发作史、大便排蛔虫或呕蛔虫史等。

本病应与溃疡穿孔、急性胆囊炎、胆石症、急性胃炎等病鉴别。

2. 紧急处理措施

（1）禁食：疑诊急性胰腺炎时均应禁食，必要时进行持续胃肠减压。

（2）解痉止痛：可先用解痉药物如阿托品、山莨菪碱。如果效果不佳，诊断明确者可给予止痛剂如布桂嗪、哌替啶，但应同时给予解痉药物，防止Oddi括约肌痉挛。禁止使用吗啡，因其可引起Oddi括约肌持续痉挛。亦可针灸中脘、内关、足三里等穴位止痛。

（3）抑制胰腺分泌：H_2受体拮抗剂(如西咪替丁)、质子泵抑制剂(如奥美拉唑)、抗胆碱能药(如阿托品、山莨菪碱)、生长抑素(有8肽或14肽)均广泛应用。阿托品0.5 mg皮下注射每4～6 h一次，以减少胰液分泌。

（4）防治感染：肠道菌群移位可致胰腺及胰周感染，应早期使用有效抗生素治疗。所选抗生素应能通过血胰屏障。

（5）中草药治疗：促进胃肠蠕动、通便、减轻腹胀。例如，胃管内注入或直肠内灌注 15 g 大黄，每天 2 次。复方清胰汤（银花、连翘、黄连、黄芩、厚朴、枳壳、木香、红花、大黄）可加减使用。

（6）输液：应补充足量的液体、电解质，以防休克，维持循环稳定、水电解质平衡。由于有钙离子的消耗，特别是重症急性胰腺炎应注意钙离子的补充。禁食期每天补液 2 500～3 000 mL。

4.4.7　传染病

防止传染病的扩散和传播是船上发现传染病患者后的首要工作，不但要立即对患者实行隔离治疗，而且还要采取以下措施。

（1）呼吸道传染病：如流行性感冒、肺结核等患者严禁随地吐痰及相互长时间交谈，因为呼吸道疾病是通过咳嗽、痰液、飞沫等将细菌或病毒传播的，播散性肺结核患者应离船，禁止参加船上的集体生活。

（2）消化道传染病：如传染性肝炎，霍乱、伤寒、菌痢等，不但要使患者与健康人的房间、食品和用具分开，对患者的排泄物、用具和衣物也要进行消毒。并且对全船也要进行喷洒消毒。

（3）其他传染病：如流行性结膜炎、乙型脑炎和疟疾等，除应将患者与健康人隔离开外，更需要全船进行喷洒消毒。

（4）发现有传染病患者时，除立即向有关部门报告外，应立即对患者进行积极治疗。对于急性传染病患者，要立即设法用最快的途径将其转送至医院抢救。

（5）凡与传染病患者接触者都必须戴口罩，凡与急性传染病如霍乱等患者接触过的人的衣物和用具都必须彻底消毒，而且必须对接触者进行严密的观察，以防止病情传染蔓延。

各主要传染病的特点、预防、诊断及治疗等参见本书 5.17。

4.5　海　上　救　生

海上船运和石油作业受海况和气候的影响较大，具有一定的风险，一旦在海上意外发生火灾、碰撞、爆炸、人员落水等海难，人员在别无选择情况下必须弃平台（船）求生保存性命时，利用海上救生设备，运用海上求生知识和技能，把所遭受的困难和危险减至最低，从而延长遇险者在海上生存的时间，增加获救机会，至最后脱险获救，称为海上求生。随着现代科技的发展，救生设备更为先进，通信工具更为便捷，海上搜救更为快速，遇险者若受过海上求生训练，具有坚强的求生意志、丰富的求生知识和熟悉救生设备及各种器具的使用方法，则脱险获救的可能性大大增加。

4.5.1　海上求生的心理和行为变化

海难发生后，遇险者面临危险和死亡威胁，在心理和行为上均会发生一系列相应的变化。求生者的心理状态在求生的不同时期常有着以下不同的表现。

1. 海难遇险者的心理表现

（1）紧张心理：遇险者在海上漂浮过程中，恶劣的环境和死亡的威胁等诸多因素使其精神高度紧张，时刻处于戒备状态，害怕出现新的险情和遭到新的伤害。经过一段时间的适应，心理素质较好者能渐渐冷静下来，思考待救方案，并相互之间进行安慰、鼓舞，增强战胜死亡威胁的勇气，坚定获救的信心。

（2）恐惧心理：遇险者在悲观的状态中如遇环境的突然变化，危险和死亡威胁的突然降临，便容易出现恐惧心理，异常的声、光及其他自然现象均可使恐惧心理加剧。心理素质较差者，则持续处于惊恐甚至呆滞状态。心理素质较好者，在短时间内便能稳定情绪，客观地面对现实。

（3）悲观心理：长时间待救过程中，寒冷或酷暑、晕船、呕吐、伤痛、险情等难以忍受的艰苦环境，加之饥饿、干渴、焦躁、漫长的甚至是渺无希望的等待，遇险者产生悲观心理，逐渐减弱获救的信心和求生的主动性。

（4）绝望心理：长时间与涌浪、寒冷等多种恶劣因素搏斗，随着体力耗尽，救援希望渺茫，遇险者便形成绝望心理，认为靠自己的力量和救生器材无法得到获救的机会，从而失去为生存而斗争的力量和勇气，常把自己引入绝境，有人甚至"自愿"离开救生工具，以"自杀"解脱困境。

2. 海难遇险者的行为表现

（1）骚动：当船舶发生海难时，遇险者在紧张、恐惧心理支配下，最初会出现非理智性的骚动，狂呼乱叫，弃船时往往出现混乱。随后出现沉默、呆滞和麻木现象。接着不少人又会表现出精神"振作"，看上去情绪镇定，动作忙碌，然而多是无目的的机械动作。

（2）丧失理智：在长时间海上漂泊待救过程中，遇险者在悲观、绝望心理支配下，会表现出不讲道德、不遵守纪律、自暴自弃，甚至自伤、伤人等一些反常行为。1916 年 6 月，法国战舰梅杜萨号失事，147 人乘自制的木筏在海上艰难地漂泊了 13 天。在 15 名幸存者中，军医亨利·萨维尼描述有遇险者在漂泊待救过程中已丧失理智。

（3）幻觉：在长期的漂泊求救待援中，精神持续紧张、长久不眠、持续饥饿和缺水，使得遇险者精疲力竭，常出现幻觉、谵妄及精神失常等。由于幻觉，遇险者自愿离开救生工具是屡见不鲜的，其中有的是对周围环境产生了幻觉而导致的"自杀"行为。例如，1912 年 4 月 12 日泰坦尼克号沉没，在沉没 3 h 后第一批救护人员赶到现场时，救生艇上已有人发疯，表现为飞快地向海中游去的歇斯底里症状。

4.5.2　海上求生的危险因素

对在海难中遇险者的主要致命危险因素是溺水、体温过低、脱水、浸渍、晕船及危险动物等。

（1）溺水：指大量水被吸入肺内，引起人体缺氧窒息的危急病症。导致溺水的原因是不会游泳，或是会游泳但水温偏冷或疲劳而导致手足抽筋；跳水时头部撞伤导致昏迷；呛水导致咳嗽等。海水淹溺是海难和航海作业事故中造成死亡的重要因素。有研究显示，被水淹没的时间和死亡的概率直接相关，淹没 5 min 的死亡率为 10%，10 min 时的死亡率达到 56%，25 min 时的死亡率为 88%，大于 25 min 时死亡率接近 100%。

（2）体温过低：所有海区的水温均低于人体体温。我国台湾海峡以北，即沿北回归线向北的各海区和由此向东延伸的西太平洋海域，1 年中约有一半时间，表层水温介于 0～20℃。2 月份我国东海海域的水温在 5～15℃，黄海海域的水温在 1～7℃，渤海海域的水温在 0～1℃，只有南海海域平均水温在 15～20℃。当舰船在高纬度海域失事，遇险者在低水温的作用下，可引起一系列病理生理变化，严重时可冻僵（参见本章 4.3.5）。如不及时采取有效抢救措施，遇险者便会死亡。根据死亡报告统计，人在各种水温条件下可存活的最长时间如表 4-2 所示。

表 4-2　人在不同水温中存活的最长时间

海水温度（℃）	0	2.5	5	10	15	20	25
存活的最长时间（h）	<0.25	0.5	1	3	7	16	72 以下

（3）脱水：导致脱水的主要原因是淡水供应不足。机体维持生命的淡水最低需要量为 500 mL/d，无食物，有淡水，遇险者可生存 30～50 天；有食物，无淡水，遇险者只能维持 2～3 天的生命。淡水供应过少

时,会出现脱水现象。断水 36～48 h 后,可形成高渗性脱水,当脱水超过体重的 2% 时,出现口渴感;超过 6% 时(断水 72～96 h),出现尿少、无力、精神异常、幻觉、晕厥;超过 15% 时,可引致昏迷而死亡。以往的海难遇险者,多有因口渴难忍而饮海水者,其结果非但不能解渴,反而使脱水症状加剧,加速死亡。IMO 提出,掺有一定数量淡水的海水也不能喝,而且禁止饮尿。

(4) 浸渍:肢体长时间浸泡于低温海水中,加之缺乏活动,静水压力作用等多种因素的综合不良影响,可导致肢体发生一系列改变。主要表现为局部循环功能障碍、肢体麻木、活动不便、肿胀、无力、局部压痛等,甚至可出现水疱或成块坏疽,称为"浸渍足",亦称"水渍足""浸泡足""湿冻伤"等。因其多在救生艇上发生,故又称为"救生艇腿"。

(5) 晕船:遇险者即使有幸爬上救生设备,如救生艇、救生筏、救生浮具等,因晕船也会引起过度呕吐,使身体大量失水,出现头晕、虚弱。详细参见本书 5.15。

(6) 危险动物:有害海洋动物侵袭对海上遇险者也是一个威胁,其中尤以鲨鱼为甚。尽管海上遇险时鲨鱼袭击的机会并不多,但它直接影响遇险者的士气。鲨鱼在深海通常不会采取游击式的攻击方法。鲨鱼首先会围绕着事发地点游动,紧接着撞击人群中处于外围或已经受伤的人。遭到鲨鱼袭击的遇险者通常不是死于突然的外伤,而是死于失血过多,其次是死于感染。在温暖的热带海域受到鲨鱼袭击的可能性较高,但在水温很低的高纬度海域中也有鲨鱼攻击人类的记录。

4.5.3　海上救生的基本要素

1. 遇险者求生意志

人的意志,是人在某一环境或处境下决定要达到某种目的而产生的心理状态,通常由语言和行动表现出来。事实证明,意志力量有时比身体更为重要。一个遇险者如果具有坚强的意志和毅力,面临困境时会采取积极的态度去克服绝望和恐惧心理,把自己的所有聪明才智和对生活的追求都表现出来,有更强的抗饥饿、寒冷、口渴和晕船的能力。脱险获救的概率大大提高。因此,良好的求生意志是海上求生的动力。

良好的海上求生意志品质的培养,很大程度上取决于相关组织的宣传教育和人员对日常工作、生活经验的积累。而一个人正确意志的萌发,必须具备两个基本的准则:一是行为之前的判断能力,即能在困境中辨别事物的真相,对自己行为的目的有正确、清晰、深刻的认识,包括行为与目的的利弊关系、行为过程中的困难和危险等,决不冲动、随动、盲动。海上求生环境复杂多变、危机四伏,没有更多的时间让遇险者考虑、研究、分析,快速正确的判断选择是实现目的的关键;二是行为实施的果断能力,一旦意识目标已确定,则按照自己的目的去控制、调整和完成行为,即使遇到危险、困难和挫折也不气馁、不畏惧、不放弃,以实现预期的目标。

在海上同一求生环境中,由于人与人之间心理状况的差异,意志表现不一样;即使同一个遇险者在不同阶段的心理状态也有着不同的表现。海上求生严酷的事实必须让每个遇险者清晰地认识到,任何惊慌失措、悲观失望、自暴自弃等危险心理和不良意志都可能错失良机甚至危及生命。只有具备优秀意志品质和顽强斗志的人,才可能去运用救生设备并充分发挥所掌握的专业知识帮助自己战胜困难、排除危险、达到海上求生的最后目的——成功获救。

2. 遇险者求生知识

海上求生只有坚强的意志是不够的,还需要求生知识。海上求生知识指遇险者必须掌握的海上专业知识和技能。其中包括对各种救生设备的操作与管理、应变部署和行动、海上求生方法和原则及船舶飞机营救等内容。而海上求生知识更重要的是取决于遇险者日常主观上对海上求生知识的总结、积累和认识水平。求生知识包括弃船后的行动和求生要领、紧急情况下应采取的措施、救生设备的使用方法等。

具备求生知识，可以驱赶害怕，知道如何应对困难。

（1）及时报警求救：当舰船遇有难以抗拒的灾害和有沉没危险时，及时发出报警或求救信号，准确无误地报告船舶位置、船舶名称、遇险情况、事故的状态和程度。同时，尽量保持不间断的无线电联络，在条件许可的情况下，可通报气象情况、遇险者伤病情况等，争取及早获救。

报警求救信号可以采用多种方法同时发送。例如，运用国际、国内规范的通信手段进行，或利用音响和供目视观察的信号等。

求救的方法：船舶遇险时，及时按"遇险"按钮，有关事故的发生位置、识别标志等数据将自动以每4 min 1次的频率重复发射，直到被接收确认。一旦人员落水或船舶沉没，应急无线电示位标便自动启动，将导航数据迅速发出，引导搜救者。收到警报信号的船台、岸台自动接力转发。因而，无论遇险船只处在什么海区位置，都能在最短的时间内搜索求救，这意味着航海者获得了更高的安全系数。

1）国际呼救信号：通过海事卫星，地球上任何一个地方都可以进行联系。航海中突然遇到事故，只要按一下按钮，所有关于事故发生船舶的地理位置等详细精确数据将会自动通报给救援机关。IMO考虑到国际海事卫星的新型电子通信设备已投入使用，遂决定，从1992年2月开始，有关"船舶海难紧急呼救信号"的发报，在海洋船舶上正式使用全球海上遇险与安全系统（global maritime distress and safety system，GMDSS）信号，用"GMDSS"信号取代原国际通用船舶遇难呼救专用信号"SOS"（Morse 无线电码）；并规定，新旧两种信号在通过一段共用的过渡期后，到1999年，世界上所有的船舶都将有义务使用"GMDSS"信号。

2）全国统一水上遇险求救电话："12395"即"123 救我"的谐音，是全国统一的水上搜救专用电话。在海上，船舶一旦发生碰撞、触礁、搁浅、漂流、失火等海难事故或遇人员落水、突发疾病需要救助，就可拨打12395向海上搜救中心报警。

3）运用国际、国内规范的通信手段进行：如500 kHz中波无线电报，2 182 kHz短波无线电话，16 频道甚高频超短波无线电话，船与船之间的无线电通信频率和单边带通信设备等。

4）利用音响和供目力直视观察的信号：每隔1 min鸣炮或燃放其他爆炸信号1次。用雾号设备连续发声。悬挂表示遇险的 N.C.信号。在方旗上方或下方悬挂圆球。在船上燃放火光、降落伞式或手持式突跃红色火焰信号、橙黄色浓烟信号等。

5）发送遇险信文应包括遇险时船的位置、时间；船舶名称、呼号；遇险情况；要求何种援救等条件，说明当地气象情况（风向、涌浪、能见度等）及海区其他有关情况；必要时还应将伤病员数、伤情、病情及所需求的医疗支持情况等纳入信文，以便援救单位有针对性地实施援救准备。

6）此外，救生手表是新型海上落水人员救生设备。人员一旦因故落水，救生手表就会发出警报信号，附近船只或救生艇上的接收装置收到警报信号后即可开展施救。该装置可手动操作和自动启动。当在舰船上使用时，救生手表可与舰船上的接收机配套使用，即当接收机收到信号时，便发出视频和音频报警信号。

7）落水人员指示器跟踪和监视系统是专门为水面舰艇甲板人员和航母飞行员设计的。水面舰艇甲板人员和航母飞行员佩戴该系统，一旦落水，该系统的识别信号和定位信号通过手动或海水浸泡后自动激发，会即刻向舰艇指挥人员发出报警求救信号。

（2）紧急组织自救：船舶发生海难事故后，在及时报警求救的同时，失事舰船的指挥员（船长、舰长）、医务人员和广大船员应沉着、镇定、紧张、有序地实施自救方案，包括稳定全体人员情绪，激发自救的参与热情，消除消极待援情绪，维持好秩序，组织船员、乘员全身心投入自救工作。

首先，消除威胁船舶生存的因素。船舶失事后，船长应及时组织全体人员，尽快实施损害管制，消除威胁船舶生存的不利因素。例如，合理分工进行排水、堵漏、减重、调整倾差、恢复动力、防止有毒物质泄漏，抢救重要物品、文件和药品器材，阻止火势蔓延，消除可能引起易燃、易爆物品燃烧和爆炸的因素。

其次，克服妨碍自救的异常情绪。船舶失事并有沉没危险时，船员和乘员的情绪可能出现骚动、混乱和失控,这不仅影响自救活动,还易发生其他意外危险。全体船员要努力克服妨碍自救的异常情绪。为了消除这些异常情绪,船长应将心理素质较好、有一定专长、受过严格训练的人员,如军警、医务人员等组织起来(客船),明确分工,组织乘客中心理素质较好的人员协助工作,及时传达自救的方案、通报险情、约束情绪异常乘客的行为;及时清理环境中的不良刺激因素,如甲板上的血迹、受损肢体或尸体等;做好宣传鼓动工作,唤起乘客求生欲望,坚定同舟共济的决心;照顾老、幼、弱、残人员和伤病员;协助乘客穿着救生衣、登乘救生艇。20 世纪 50 年代,我国客轮民主三号在东海某海域触礁沉没前,即组织乘客中心理素质较好的人员协助工作,使千余乘客的惊慌骚动状态很快得到平息,对个别有过分举动和狂躁行为者实施隔离,防止了企图自杀和提前跳海等欠理智的行为发生,为该轮成功援救提供了保证。

(3) 救治、照顾伤病员:医务人员或有救护常识的船员组织有关人员将伤(病)员集中到相对安全且对自救活动影响较小的场所,认真检查伤(病)员的伤病情,对急重症伤(病)员进行急救处置、重点护理、安定情绪;对一般伤(病)员实施止血、包扎和骨折固定等处理;委托专人到各舱室搜寻伤(病)员,帮助其脱离危险部位;伤(病)员寻找顺序应是从前到后、从下到上、由近舷到远舷、由内到外,以免遗漏。尤其在舰船船体受损部位附近。往往是伤(病)员较集中的地方,务必仔细搜寻。组织人员尽可能多地抢运出药品、保暖用品、食品和淡水等,供等待援救期间伤(病)员使用。

(4) 选择弃船逃生:船舶失事后,如自救无望,为保护船员和乘客生命,不得已时应选择弃船。

选准合适的离船时机:救生艇、救生筏、单人救生器材等抵御海上恶劣条件的能力有限;且目标小,不易被搜救者发现;而失事船舶,虽可能正在下沉中,但船上的人造生存环境尚存,且因其目标大,易被搜救者发现,应选择好离船时机,对增加获救机会至关重要。离船命令的下达,一般选择在:船体过快下沉前,因快速下沉形成的涡流可产生巨大吸力有可能吞噬漂浮物体和人员;船体在短时间内有倾覆危险时;火势凶猛快速蔓延,无法控制时;船上有无法避免的爆炸危险时。

(5) 弃船时的注意事项:弃船时应采取的行动及离船前的注意事项如下。

1) 医务人员必须对伤(病)员进行最后的系统检查和相应的处置,伤口包扎时要衬以塑料膜、乳胶制品或急救包外壳等防水材料以防海水浸泡;对散在小伤口行严密多层包扎,以免血腥外溢招引鲨鱼;按说明要求携带和使用驱鲨剂。

2) 尽可能多吃、多收集食物和淡水。应穿保暖性好的内衣和穿不透水的外衣,在寒冷气候中更要穿戴手套、毛袜、毛线帽,将救生衣穿好系紧,如有可能尽量收集毛毯、衣服等保护物。伤(病)员要按医嘱服用药物;戴上白色的帽子,既可防晒又易被搜寻人员发现。

3) 尽快到指定的救生艇或救生筏处集合。伤(病)员尤其是较重的伤(病)员应尽量安排在救生艇或救生筏上,并尽可能和医务人员或卫生知识较多的人员安排在一起,以便照顾伤(病)员,以延长其等待援救的时间。

4) 对使用单人救生器材浸泡在海水中的人员,应按健康状况、泅水能力、心理素质、组织能力等情况合理搭配,组成待援救新集体,切忌单独行动。

5) 如需要跳水,位置最好在上风舷的舱部或舭部,并应尽可能远离船体破损的缺口。大船倾斜时应选择在低舷一侧,高度不超过 5 m 的地方,按规定要求跳水。如水面有油火跳水时,不可穿化纤织物的衣服和救生衣。入水后应向上风方向潜泳。若需要换气,应用手探出水面,做周围拨水的动作,将水面油火拨开,当头部露出水面时应转身面向下风处,做深呼吸后,立即下潜继续向上风方向潜去。

(6) 救生艇上遇险者的注意事项:① 乘救生器材在海上漂流时,应随时检查救生艇的状况,确保其完好。② 做好防寒、防暑、防晕船等工作,并对食物和淡水进行管制。③ 建立乘客值班、瞭望制度。④ 利用一切手段发出求救信号,并搜寻救护遇险者,争取及早登上附近的岛屿或陆地。

淡水的补充:救生艇上的淡水按额定乘客每人 3 L 配备,可供满载人员 7 天使用;救生艇中的淡水按额定乘客每人 1.5 L 配备,可供满载人员 4 天使用。因此,救生艇内配备的淡水有限,海上求生者应随时收集补充赖以生存的饮水。主要途径有收集雨水和露水,使用一切可以用作容器的装置收集雨水。利用海洋生物的体液,如生鱼的眼球有相当的水分;将捉到的鲜鱼切成块,放在干净的破布中拧绞出体液,放入容器;海龟的血也是一种很好的代用饮水。严禁饮用海水和尿。饮用海水而死亡的比例比不饮用海水的死亡比例高出 12 倍。

海上食物的补充:救生艇内应急口粮按额定乘客 6 天配备,而救生艇内则按 3 天配备。因此,必须设法在海上获取食物。例如,捕鱼,捕捉的方法可以用鱼钩和别针等钓鱼。捞取的海藻、海带等大多可以生食,叶子较好吃。收集浮游生物,方法是利用袜、裤、衬衣的袖子或其他多孔的衣着制成渔网,将网拖带在救生艇之后,即可收集到浮游生物。

(7) 遇险者求生的注意事项:落水后应注意下述情况,争取获救。

1) 未穿救生衣在水中求生:遇险者由于种种原因未穿救生衣,可自制游泳圈,这将为无法上救生艇又没有救生衣的情况下争取多一点海上漂浮的时间,为获救赢得机会。可以利用的材料很多,如把塑料薄膜袋吹胀,扎紧袋口,用绳子把它们一个个地连成与人的胸围差不多大的圆圈;也可以倒空各种塑料瓶,如饮料瓶,拧紧盖子,再用绳子串起来;如果时间紧迫,就在胸背部及裤裆内各塞一个塑料瓶,再扣好纽扣系紧裤带。也可将上衣脱下,纽扣全部扣住并扎紧袖口和领口,衣服下端也扎紧。在第二、三纽扣之间吹气便膨胀,即可支持体重,如用裤子则更理想,将两裤管扎紧倒持裤腰迎风张开,待两裤管胀满后,即扎紧裤腰,便可做成一个非常良好的马鞍形浮具。

2) 低温水中的求生:遇险者跳水前应多穿保暖及不透水的衣服,尽管这些衣服完全湿透并紧贴在身上,身体表面与所穿的衣服之间可形成一层较暖的水包围全身,而衣服又能阻止这层暖水与周围冷海水的交换与对流,因此能大大延缓体温下降的速度。在水中不应做不必要的游泳,应采取国际上有名的HELP 姿势(即两腿弯曲并拢,两肘紧贴身旁,两臂交叉抱在救生衣前面),这样可最大限度地减少身体表面暴露在冷水中,使头部、颈部尽量露出水面。

3) 抽筋时的应急措施:长时间在低温海水中不断游泳,最容易引起脚背和小腿抽筋。为避免出现这种情况,应注意使肌肉放松和不断地变换游泳姿势。一旦出现抽筋,千万不要惊慌,这时可先深吸一口气,再将头向前弯入水中,四肢放松下垂,慢慢用力按摩抽筋部位。如果上述方法不起作用,应再深吸气,在水中弯腰,用双手握紧大脚趾,伸直两腿,同时双手用力向胸前方向拉。若一次不见效可反复多次,即使是严重的抽筋也会得到缓解。肌肉松弛后,应休息一段时间,并改换另一种游泳方式,才能继续游下去。

4) 遇险者对付鲨鱼的行动要点:鲨鱼是海洋中最危险的动物之一,共有 250 多个品种。已经确认能主动袭击人类的有 27 种。鲨鱼攻击遇险者多发生在夏季。在一天中大部分袭击发生在午后不久。遇险者对付鲨鱼的行动要点:减少反差,穿戴暗色手套、袜子,取下身上任何外露的反光物品如手表、戒指及其他金属物等。不出气味:遇险者保护好自己的身体,切勿受伤出血,也勿使身体由于劳累而出汗太多。千万不能用刀攻击鲨鱼,因为它生性好斗,如刺而不死就会使它更凶猛地向遇险者发起攻击,结果反而造成更大危害。在不可避免的情况下,应猛击其鼻、眼等敏感部位,如能击中便会使它游开。

3. 救生设备

救生设备是保障海上人命和财产安全、维护海洋环境,必须配置的救生用具。在海难发生时,遇险者利用它脱离险境,延长生存时间,达到获救的目的。毋庸置疑,救生设备是海上求生人员赖以生存的基本保障。船舶救生设备指设置在船舶上为海上遇险者提供生命安全保障和救助的所有设备的统称,是海上求生第一位的要素。遇险者拥有救生设备,生存机会就会大大增加。根据救生设备的作用可分为以下几大类。

(1) 共用救生设备:供多人共同使用的设备,主要有救生艇、救助艇、救生筏等。

1) 救生艇:是船舶的主要救生设备,其抗风力较强、稳性较好、属具和备品齐全、可较长时间在海上漂泊待救,且易被舰船、飞机发现。按结构形式和主要功能分为开敞式救生艇、部分封闭式救生艇、全封闭救生艇、自供空气救生艇、耐火救生艇。

A. 开敞式救生艇:因不能提供有效的防高温和防寒冷保护,不具备自扶正性能,国际海上人命安全公约(International Convention for the Safety of Life at Sea，SOLAS 公约)中已取消使用这种救生艇。但由于这种救生艇制造成本低、易操作，登乘和撤离的空间广等优点，这种救生艇在我国可以配置在国内航行的船舶上及军辅船上。

B. 部分封闭救生艇：能为乘员提供较为有效的高低温保护，且具有较大的登乘空间和宽阔的视线，不具备自扶正性能，SOLAS 公约中规定可配置在客船上。

C. 全封闭救生艇：能有效地为乘客提供高低温保护，具备自扶正等一系列性能，SOLAS 公约中规定可配置在客船及一般货船上。

D. 自供空气救生艇：是一种有空气供给系统的全封闭救生艇，可配置在化学品运输船和气体运输船等可能散发毒气的船舶上。

E. 耐火救生艇：是设有喷水防火系统和空气供给系统的全封闭救生艇，它具有保护乘员驶离油火系统包围区的功能。可配置在油船和可燃气体运输船上。

2) 救助艇：指设置在船舶上用来救助遇难人员及集结拖带水面救生艇或救生筏的小艇，有刚性救助艇、充气式救助艇、刚性与充气混合结构救助艇、快速救助艇等几种类型。

救生兼救助艇一般适用于以吊架降落方式布置在母船的一舷。

3) 救生筏：具有重量轻、易于搬动及投掷等优点，船沉没时能自动浮起，船舶普遍采用。与救生艇的重要区别是不带动力，不能自航。常用的有气胀式救生筏和刚性救生筏，另外也有吊落式救生筏、自扶正救生筏、带顶棚两面可用救生筏等类型。

A. 气胀式救生筏：便于在船上布置、存放、释放，是普遍采用的一种救生筏。

B. 刚性救生筏：由刚性材料制成的带有顶棚的救生筏，这种救生筏由于存放面积较大，一般船上较少采用。

C. 吊落式救生筏：能避免抛落式救生筏乘员从水中登筏而造成浑身湿透遭受冻害的恶果，客船上都要求配置吊落式救生筏。

D. 自扶正救生筏：具有自扶正性能。SOLAS 公约 1996 年修正案已明确规定在客滚船上要配这种救生筏。

E. 带顶棚两面可用救生筏：是一种两面对称可逆转的救生筏。这种筏要求配置在客滚船上，可与自扶正救生筏等效代替。

救生筏的标记和存放：救生筏及其存放容器均应鲜明地标明其型号、乘员定额、总重量、所属船名、船籍港、制造厂名、制造编号、制造年月及检验标志和最近一次检修日期。

救生筏应存放于紧急时能即刻取用处，船舶下沉时能自由浮起、自动充气，并能无阻碍地脱离船舶。

(2) 个人救生设备：供个人使用的救生设备，主要有救生圈、救生衣、救生服、抗暴露服、保温用具等。

1) 救生圈

A. 标准救生圈：应具有不大于 800 mm 的外径和不小于 400 mm 的内径，按其重量分为不小于 2.5 kg 的普通救圈和不小于 4 kg 的迅速抛投救生圈。船舶上配置的救生圈有四种配套方式：单独救生圈、配有自亮浮灯的救生圈、配有自亮浮灯和自发烟雾信号的救生圈、配有可浮救生索的救生圈。所有船舶每舷至少配置带有可浮救生索的救生圈以及具配有自亮浮灯和自发烟雾信号的救生圈，救生圈总数的 50% 应配备有自亮浮灯。

B. 智能救生圈：由驱动电池、电机、推进器及附件组成，具有重量轻、操作方便、快速启动等特点。例如，某渔船发生海难，舰船营救时，一般采用两种方法。第一种：舰船到达事发海域，放下舰船附属的小汽艇，小汽艇到落水者附近，向落水者抛投带有 30 m 救生绳索的救生圈，将落水船员拉回小汽艇，接着带回舰船。第二种：舰船吨位较小，没有配备附属小汽艇，只能以慢车方式将船驶到落水的船员附近，再人力抛投救生圈，将落水人员救回舰船。这两种方法都需要人力抛投救生圈，易受当时海况及风向的影响，一次性抛投成功率低。采用智能救生圈用于搜救落水者时，一旦发现落水者，只需要用遥控手柄控制智能救生圈，就可快速启动到达落水人员附近，为海上救援争取宝贵时间，提高救援效率。救生圈自带动力，具有较强的抗风浪能力，遥控距离可达800 m，远远大于传统救生圈30 m的有效距离。

救生圈的存放：救生圈应按船舶长度及甲板层数合理分布，悬挂在醒目便于取用的座架上，使其处于立即可用状态。

救生圈的使用：当有人落水需要抛投救生圈时，应一手握住合成纤维系索，另一手将救生圈抛向落水者的下游方向，无流而有风时，应抛向上风处；也可将系索系在栏杆上，双手抛投救生圈。船舶在航行中有人落水时，应将救生圈抛向落水者，尔后按部署组织捞救。水中使用方法：在水中使用救生圈的方法是，一手压救生圈的一边使其竖起，另一手把住救生圈另一边，并将其迅速套进脖子，然后移于腋下；或先用两手同时压住救生圈的一边，使其竖起，手和头乘势钻入圈内，将救生圈移于腋下。漂浮中可用一手抓住救生圈，另一手划水。

救生圈的保管：救生圈要保持清洁，船名、船籍港的字迹应清晰。要定期检查悬挂的部位是否牢靠、安全、易取。救生圈严禁移作他用。

2）救生衣：分泡沫塑料救生衣、木棉救生衣、充气式救生衣三种，比较常见的是泡沫塑料救生衣。救生衣应为橙色，须以明显、经久不退的字迹标明所属船名、船籍港并加汉语拼音，还须标明型号、规格、浮力大小、使用范围、制造年月、编号、制造厂家及检验部门的标志；儿童救生衣，还应在其内外两面标有经久不退的"儿童专用"字样；充气式救生衣，应在其内外两面标有经久不退的"船员专用"字样，此类救生衣禁止在客轮和油轮上使用；救生衣上应挂船员应变牌，牌上标明艇号、职责和集合地点。救生衣应配有救生衣灯和哨笛。

救生衣的存放：除船上每人1件外，还要有足够数量供值班人员使用的救生衣（通常放在驾驶台、机舱、控制室及有人值班的任何地点）；足够数量供设置在很远的救生艇或救生筏地点使用的救生衣（常在船首配6件）。救生衣不能存放在潮湿、油污和高温处。

救生衣的使用：泡沫塑料救生衣使用前检查浮力袋、领口带、腰带等应无损坏，穿着时把腰带分别从左右绕到身后，再向前绕一周收紧打结，再系牢领口带；充气式救生衣使用前检查通气管、气嘴的通气性，其通气性应良好且胸、腰、胯带应无损，两气室应不漏气，穿着时系好胸带，调整好胯带，入水后，用牙齿将气嘴向前顶紧吹气（松开则自动关闭），交替向左右气嘴吹气，使前后平衡，增大浮力。

救生衣的保管：救生衣应存放在干燥、通风处；浸过海水后，应用淡水洗净、晾干，不可暴晒；如发现有破损，应随时修补好；不可捆扎过紧或压以重物，以免变形影响其性能；充气式救生衣用后应将气体排空，用淡水洗净晾干，涂以滑石粉后存放。救生衣严禁作他用。客轮应附加增配总人数5%的救生衣；儿童专用救生衣在客船上按1/10人数配备。

3）救生服：是由防水、阻燃材料制成的能套住除面部以外的整个身体的保护服。水中遇险者穿着该救生服可以减少体热损失。有以下几种类型：具有储备浮力和保温材料的救生服、具有储备浮力但不具备保温材料的救生服、具备保温材料但不具有储备浮力的救生服、既不具有储备浮力又不具备保温材料的救生服。

救生服的使用：穿着方法为双腿从开口处钻入，将拉链关闭，封住开口；用钢瓶中气体或用口向气囊内充气。

救生服的标记、存放和保管：与救生衣大致相同。

4）抗暴露服：是由防水、阻燃材料制成的，能遮住除脸部和双手以外整个身体的保护服。与救生服的区别除了结构不同外，另一个重要的区别是穿着抗暴露服者可在水中游泳25 m以上，而穿着救生服者只能进行短距离游泳。

5）保温用具：是采用热导率不大于7 880 W/(m²·K)的防水材料制成能包裹穿着救生衣人员除脸部以外整个身体的袋子，又称保温袋。保温袋可以减少体热损失，但只能供船、艇、筏上的人员保温，一旦落水必须脱去。

6）救生环和浮索：是救生艇或救生筏援救落水人员用的救生器材。

（3）其他辅助救生器材及用品：主要有降落与登乘设备、无线电救生设备、救生视觉信号设备、救生通信与报警系统、救生抛绳设备等。

1）降落与登乘设备：降落设备指将救生艇或救生筏从存放位置安全地转移到水上的设施，主要有吊艇架装置、吊筏架装置、救生艇自由降落装置、自由漂浮装置等。登乘设备指供遇险者登入救生艇或救生筏的装置，主要有登乘梯、海上撤离系统等。海上撤离系统是具有封闭式通道滑梯和平台的装置，遇险者穿着救生衣从封闭滑梯上迅速滑入水面平台上，然后登上固定在平台周围的充气式救生筏上撤离。为了便于收藏和布放，滑梯和平台是充气式的，客滚船上一般均配有这种装置。

2）无线电救生设备：主要有双向甚高频无线电话设备、雷达应答器等。

3）救生视觉信号设备：主要有火箭降落伞火焰信号、手持火焰信号、漂浮烟雾信号等。

4）救生通信与报警系统：包括无线对讲电话设备、通用应急报警系统（号笛、汽笛、电警笛等）、有线广播系统。

5）救生抛绳设备：主要有抛绳枪、抛绳器等。

（4）船舶救生设备的配置

1）各类客船：如船长 50 米的 I 级客船至少配备 8 只救生圈，其他详见有关规范要求。

2）各类货船：如船长 100 米的近海货船至少配备 10 只救生圈，其他详见有关规范要求。

4.6　船上急救箱和常备急救药品

4.6.1　船上急救箱

船上急救箱所包含的内容暂时无统一的规定。所配备器械和药物可根据船舶大小、船员与乘客人数、航线、航区等适当增加。一般来说，大船急救箱应配备下列内容。

（1）器械：听诊器、血压计、体温计、压舌板、开口器、吸管、一次性注射器、大小止血钳、剪刀、镊子、手术刀柄及刀片、弯盘、缝针及缝线、胶皮止血带、手电筒、小夹板、针灸针等。

（2）敷料：绷带、三角巾、无菌棉球、无菌棉签、无菌纱布、橡皮胶布、别针等。

4.6.2　常备急救药品

1. 中枢兴奋药

（1）多沙普仑：直接兴奋延髓呼吸中枢与血管运动中枢，作用原理是通过颈动脉化学感受器、兴奋呼吸中枢，特点是作用快、维持时间短。用于全麻药引起的呼吸抑制或呼吸暂停（排除肌松药的因素），或慢性阻塞性肺病引起的急性呼吸功能不全。静脉注射：$1 \sim 2$ mg/kg，每天总量<3 g。

（2）贝美格注射液：用于巴比妥类及其他催眠药的中毒，也用于减少硫喷妥钠麻醉深度，以加快其苏醒。静脉注射：每 $3 \sim 5$ min 注射 50 mg，至病情改善。静脉滴注：50 mg，临用前加 5% 葡萄糖注射液 $250 \sim 500$ mL 稀释。

（3）尼可刹米和盐酸洛贝林注射液（山梗菜碱）：用于治疗呼吸衰竭。因用量过大不良反应多，已逐渐被淘汰。

2. 强心药

（1）地高辛片：用于高血压、瓣膜性心脏病、先天性心脏病等急性和慢性心功能不全。尤其适用于伴有快速心室率的心房颤动的心功能不全。成人口服常用量：常用 $0.125 \sim 0.5$ mg，每天 1 次，7 天可达稳态血药浓度;若达快速负荷量,可每 6~8 h 给药 0.25 mg,总剂量 0.75~1.25 mg/d;维持量,每天一次 0.125~0.5 mg。

(2) 去乙酰毛花苷注射液(西地兰):用于慢性心力衰竭、心房颤动和阵发性室上性心动过速,一般均口服给药。口服:饱和量 1~1.6 mg,分次服,维持量每天 0.25~0.5 mg,静脉注射:0.4~0.8 mg 加入 25% 葡萄糖 20~40 mL 中,根据病情 4~6 h 重复使用。

(3) β 受体兴奋剂:多巴胺、多巴酚丁胺用于治疗器质性心脏病心肌收缩力下降引起的心力衰竭、心肌梗死所致的心源性休克及术后低血压。静脉滴注以滴速 2~5 μg/(kg·min)给予。

(4) 磷酸二酯酶抑制剂:包括米力农、氨力农等,适用于对洋地黄、利尿剂、血管扩张剂治疗无效或效果欠佳的各种原因引起的急、慢性顽固性充血性心力衰竭。口服:2.5~7.5 mg/次,4 次/天。静脉注射:每分钟 0.25~1.0 μg/kg 维持。

3. 抗休克药

(1) 盐酸肾上腺素注射液:主要用于心脏停搏、支气管哮喘、过敏性休克。用量 0.5~1 mg,肌内注射或皮下注射,必要时 10~15 min 后重复注射。高血压和动脉硬化者慎用。

(2) 盐酸多巴胺注射液:为升压药,用于各种类型的休克。首选多巴胺从 1 μg/(kg·min)静脉滴注开始,以后每 5~10 min 增加 1 μg/(kg·min),直至升压满意或达 10 μg/(kg·min),有时使用剂量 >10 μg/(kg·min)方能维持升压。

(3) 间羟胺:常与多巴胺合用,用于治疗严重低血压。多巴胺如不能维持足够的灌注压,可给予间羟胺 8~15 μg/(kg·min)。根据血压调整滴速。

(4) 去甲肾上腺素注射液:用于各种类型的休克,尤其是作为感染性休克首选药物。以 0.1~0.2 μg/(kg·min)滴速给药,根据血压以调节其剂量。

4. 抗心绞痛药

(1) 硝酸甘油片:主要用于心绞痛,也用于胆绞痛、肾绞痛。舌下含化 1~2 片,1~2 min 见效,可以缓解绞痛 30 min 左右。

(2) 硝酸异山梨酯片:用于心绞痛和胸闷。舌下含化,每次 2 片,2~3 min 见效。

5. 止血药

(1) 肾上腺色腙片:主要用于毛细血管通透性增加所致的出血,如一般外伤、特发性紫癜、视网膜出血、胃肠出血、鼻出血、咯血、血尿、痔出血、脑出血等。对大量出血和动脉出血疗效较差。口服 2.5~5 mg/次,3 次/天,或肌内注射 5~10 mg/次,2~3 次/天。

(2) 酚磺乙胺:用于各种出血。口服,0.5~1 g/次,3 次/天。或肌内注射 0.25~0.75 g/次,也可与葡萄糖注射液静脉滴注,2~3 次/天,可根据病情调整剂量。

(3) 云南白药片:用于各种跌打损伤的出血。出血者用开水调服,淤血肿痛未出血者,用酒调服。1~2 片/次,4 次/天,也可同时进行外敷。

(4) 蛇毒血凝酶:可用于需减少流血或止血的各种医疗情况,如内科、外科、妇产科、眼科、耳鼻喉科、口腔科疾病的出血及出血性疾病;也可用于预防出血,如手术前用药,可避免或减少术中、术后出血。本药更适用于传统止血药无效的出血患者。口服给药,1~2 kU/次,1~2 次/天。静脉注射、肌内注射、皮下注射均可,1~2 kU。

6. 利尿药

(1) 呋塞米:临床上用于治疗心脏性水肿、肾性水肿、肝硬化腹水等。其利尿作用迅速、强大,多用于其他利尿药无效的严重患者。由于水电解质明显丢失等,不宜常规使用。静脉给药(20～80 mg)可治疗肺水肿和脑水肿。药物中毒时可用以加速毒物的排泄。肌内注射或静脉注射:20 mg/次,隔日 1 次,必要时亦可 1～2 次/天。1 天的量视需要可增至 120 mg。静脉注射必须缓慢,不宜与其他药物混合注射。

(2)螺内酯片:用于治疗与醛固酮升高有关的顽固性水肿,故对肝硬化和肾病综合征的患者较有效。口服:开始每天 40～120 mg,分 3～4 次口服。用药 5 天后如疗效满意,可继续用原量,否则可加用其他利尿药。

7. 解热镇痛药

(1)复方氨林巴比妥注射液:主要用于急性高热时的紧急退热,对发热时的头痛症状也有缓解作用。肌内注射,成人一次 2 mL,或遵医嘱。

(2)吲哚美辛:解热、缓解炎性疼痛作用明显,故可用于急性风湿性关节炎、慢性风湿性关节炎、痛风性关节炎及癌性疼痛;也可用于滑囊炎、腱鞘炎及关节囊炎等。口服:开始时 25 mg/次,2～3 次/天,饭时或饭后立即服用(可减少胃肠道不良反应)。

(3)阿司匹林肠溶片:可用于镇痛解热、抗炎、抗风湿、关节炎、抗血栓。口服 0.3～0.6 g/次,3 次/天。

8. 镇痛药

(1)盐酸吗啡注射液:用于缓解剧痛、心源性哮喘、肺水肿等。常用剂量每次 10 mg,皮下注射。对痛因不明者,不可随便使用。本药应由医生或船长保管。

(2)盐酸哌替啶注射液:各种剧痛的止痛,如创伤、烧伤、烫伤、术后疼痛等。心源性哮喘、麻醉前给药,内脏剧烈绞痛(胆绞痛、肾绞痛时需要与阿托品合用),与氯丙嗪、异丙嗪等合用进行人工冬眠。常用量每次 50～100 mg 肌内或皮下注射。也可以口服片剂,50～100 mg/次,3 次/天,本药应由医生或船长保管。

(3)布洛芬缓释胶囊:用于缓解轻至中度疼痛如头痛、关节痛、偏头痛、牙痛、肌肉痛、神经痛、痛经。也用于普通感冒或流行性感冒引起的发热。口服,0.3 g/次,2 次/天。

(4)去痛片:用于发热及轻、中度疼痛。溃疡病患者慎用。口服 0.3～0.6 g/次,4 次/天,最大量 2 g/d,退热使用不超过 3 天,镇痛不超过 10 天。

9. 镇静和抗惊厥药

(1)苯巴比妥:小剂量可镇静,中剂量催眠,大剂量抗惊厥。镇静,口服 0.03 g/次,3 次/天。催眠时,睡前口服 0.03～0.09 g。抗惊厥肌内注射 0.1～0.3 g,必要时 4～6 h 可重复使用。

(2)地西泮

1)口服:① 抗焦虑,2.5～5 mg/次,3 次/天。② 催眠,5～10 mg/次,睡前服用。③ 抗惊厥,2.5～10 mg/次,2～4 次/天。

2)肌内或缓慢静脉注射:10～20 mg/次,必要时,4 h 再重复 1 次。

(3)氯丙嗪:临床用于治疗精神病、镇吐、低温麻醉及人工冬眠,与镇痛药合用,治疗癌症晚期患者的剧痛及心力衰竭。口服 50～100 mg/次,极量 150 mg/次,600 mg/d。肌内注射或静脉滴注,25～50 mg/次,极量 100 mg/次,400 mg/d。

(4)咪达唑仑:主要用于抗焦虑、失眠,也用于紧张、恐惧及抗癫痫和抗惊厥。本品起效快而持续时间短。服药后可缩短入睡时间(一般自服药到入睡只需要 20 min,静脉用药 3～5 min 起效),延长总睡眠时间。成人常用量:镇静,1～2 mg/次,3 次/天;催眠,1～2 mg,睡前服;抗癫痫、抗惊厥,2～4 mg/次,3 次/天。

10. 降压药

(1) 氢氯噻嗪：治疗高血压。口服 12.5 mg/次，1～2 次/天。

(2) 硝苯地平：临床适用于预防和治疗冠心病心绞痛。适用于各类高血压，对顽固性、重度高血压也有较好疗效。口服 5～10 mg/次，3 次/天。急用时可舌下含服。

(3) 酒石酸美托洛尔：主要用于各类高血压及心绞痛。每天 100 mg，早晨顿服或分早、晚 2 次服。

(4) 依那普利：用于各种程度高血压、肾血管性高血压及糖尿病合并高血压患者的治疗。每天 10～20 mg，分 1～2 次口服。

(5) 氯沙坦：血管紧张素 II 受体阻滞剂类的抗高血压药物。口服 50～100 mg/次，1 次/天。

11. 止喘药

(1) 复方氨茶碱片：用于支气管哮喘。口服 0.1～0.2 g/次，1 次/天。有严重冠状动脉疾病或严重高血压及精神病史患者禁用。

(2) 二羟丙茶碱：用于支气管哮喘和哮喘型慢性支气管炎者，与 β 受体激动剂合用可提高疗效。在哮喘持续状态，常选用本品与肾上腺皮质激素配伍。尤适用于伴有心动过速的哮喘患者。口服 0.2 g/次，3 次/天。或用 0.25～0.5 g 肌内注射，1 次/天。严重哮喘发作时静脉滴注，每天最大剂量<1 g。

(3) 沙丁胺醇和特布他林：为哮喘急性发作的首选药物。有吸入、口服、静脉 3 种制剂。临床应按需间歇使用，不宜长期、单一使用。

12. 解痉制酸药

(1) 硫酸阿托品：用于抢救感染中毒性休克、解除有机磷农药中毒治疗阿斯综合征和内脏绞痛等。与吗啡合用治疗肝、肾绞痛。口服 0.3～0.6 mg/次，3 次/天，皮下或静脉注射，0.3 mg～0.5 mg/次，0.5 mg～3 mg/d。对休克患者每 15 min 一次，直至面色潮红，心率 100 次/分，血压平稳为止。

(2) 山莨菪碱：用于治疗胃、肠、胆绞痛，中毒性休克，眩晕等。口服 5～10 mg/次，3 次/天。

(3) 奥美拉唑：主要用于十二指肠溃疡和胃泌素瘤，也可用于胃溃疡和反流性食管炎；静脉注射可用于消化性溃疡急性出血的治疗。与阿莫西林和克林霉素或与甲硝唑和克拉霉素合用，以杀灭幽门螺杆菌。20 mg/次，2 次/天。

(4) 雷尼替丁：用于治疗十二指肠溃疡、良性胃溃疡、术后溃疡、反流性食管炎及胃泌素瘤等。静脉注射可用于上消化道出血。口服 150 mg/次，2 次/天，早、晚饭时服。维持剂量每天 150 mg，于饭前顿服。

(5) 铝碳酸镁咀嚼片：用于急性胃炎、慢性胃炎、胃及十二指肠溃疡病、反流性食管炎以及与胃酸有关的胃部不适如胃灼痛、反酸、腹胀、早饱现象、恶心、呕吐。成人在饭后 1～2 h，睡前或胃不适时服用 1～2 片(不要超过 14 片)。用于治疗胃和十二指肠溃疡时，在所有症状消失后应持续服用 4 周。

13. 抗菌药

(1) 头孢呋辛酯片：适用于肠杆菌科细菌敏感菌株所致成人急性咽炎或扁桃体炎、急性中耳炎、慢性支气管炎急性发作、急性支气管炎、单纯性尿路感染等。口服，每天 0.5 g。对本品及其他头孢菌素类过敏、有青霉素过敏性休克或即刻反应史者及胃肠道吸收障碍者禁用。5 岁以下小儿禁用。

(2) 头孢氨苄缓释片：适用于下列轻、中度炎症。例如，扁桃体炎、扁桃体周炎、咽喉炎、支气管炎、肺炎及手术后胸腔感染；急慢性肾盂肾炎、膀胱炎、前列腺炎及尿路感染、生殖系统感染；中耳炎、外耳炎、鼻窦炎；上颌骨周炎、牙槽脓肿、根尖性牙周炎、拔牙后感染；毛囊炎、疖、丹脓疱病、皮下脓肿、创伤感染等。对头孢菌素类抗生素过敏者禁用。每天 1～2 g，分两次口服。

(3) 阿莫西林克拉维酸钾：适用于敏感菌引起的各种感染。例如,鼻窦炎、扁桃体炎、咽炎、急性支气管炎、慢性支气管炎急性发作、肺炎、肺脓肿和支气管合并感染、膀胱炎、尿道炎、肾盂肾炎、前列腺炎、盆腔炎、淋病奈瑟菌尿路感染及软性下疳、皮肤和软组织疖、脓肿、蜂窝织炎、伤口感染、腹内脓毒症、中耳炎、骨髓炎、败血症、腹膜炎和手术后感染等。口服 625 mg/次(含阿莫西林 500 mg),每 8 h 一次。有青霉素类药物过敏者禁用。

(4) 硫酸庆大霉素注射液：用于败血症、下呼吸道感染、肠道感染、盆腔感染、腹腔感染、皮肤软组织感染、复杂性尿路感染等,治疗腹腔感染及盆腔感染时应与抗厌氧菌药物合用,临床上多采用庆大霉素与其他抗菌药联合应用。与青霉素(或氨苄西林)合用可治疗肠球菌属感染。每天 8 万～16 万 U(分两次)肌内注射或静脉滴注。

(5) 注射用硫酸阿米卡星：适用于菌血症或败血症、细菌性心内膜炎、下呼吸道感染、骨关节感染、胆道感染、腹腔感染、复杂性尿路感染、皮肤软组织感染等。尤其适用于治疗革兰氏阴性杆菌对卡那霉素、庆大霉素或妥布霉素耐药菌株所致的严重感染。每 12 h 7.5 mg/kg,或每 24 h 15 mg/kg。成人每天不超过 1.5 g,疗程不超过 10 天。

(6) 阿奇霉素注射液：适用于由肺炎衣原体、流感嗜血杆菌、嗜肺军团菌、卡他摩拉菌、金黄色葡萄球菌或肺炎链球菌引起的肺炎。若怀疑合并厌氧菌感染,应合用抗厌氧菌的抗生素。将本品加入 250 mL 或 500 mL 的 0.9%氯化钠注射液或 5%葡萄糖注射液中,使最终阿奇霉素浓度为 1.0～2.0 mg/mL,静脉滴注,滴注时间不少于 60 min。

(7) 盐酸小檗碱(黄连素)片：主要用于治疗细菌性痢疾和肠胃炎。口服 0.1～0.5 g/次,3 次/天。

(8) 盐酸莫西沙星片：治疗上呼吸道和下呼吸道感染,口服 400 mg/次,1 次/天。禁用于儿童、青少年、孕妇和哺乳期妇女及过敏者。

(9) 诺氟沙星胶囊：适用于尿路感染和肠道的细菌感染;也可用于耳鼻喉科、妇科、皮肤科感染性疾病。口服 0.3～0.4 g/次,2 次/天。一般 1 个疗程 3～8 天。18 岁以下儿童不宜服用。

14. 抗过敏反应药

(1) 马来酸氯苯那敏片：主要用于缓解过敏反应的症状,如荨麻疹、血管神经性水肿、鼻炎、结膜炎,也可缓解皮肤病所致瘙痒。口服 4 mg/次,3 次/天。

(2) 盐酸异丙嗪：用于各种过敏性疾病(如哮喘、荨麻疹等)、妊娠期呕吐、乘船等引起的眩晕。口服 12.5～25 mg/次,2～3 次/天。

(3) 地塞米松：主要用于治疗严重细菌感染和严重过敏性疾病、各种血小板减少性紫癜、严重皮肤病等。地塞米松磷酸钠注射剂更是抢救垂危患者不可缺少的急救药品。

(4) 盐酸左西替利嗪：是一种选择性组胺 H_1 受体拮抗剂。主要用于缓解过敏反应性疾病的过敏症状,临床上用于治疗变应性鼻炎、荨麻疹、血管神经性水肿等皮肤黏膜过敏性疾病,也用于减轻感冒时的过敏症状。口服 1 片/次,1 次/天。

(5) 氯雷他定：用于缓解过敏性鼻炎症状,如喷嚏、流涕、鼻痒、鼻塞及眼痒及烧灼感。亦适用于缓解慢性荨麻疹、瘙痒性皮肤病有其他过敏性皮肤病的症状及体征。口服 1 片(10 mg)/次,1 次/天。

15. 防暑成药

(1) 十滴水：主要治疗中暑引起的头晕、恶心、腹痛等症状。口服 2～5 mL/次。

(2) 藿香正气液：主要有祛暑解毒、化湿和中之功效。临床凡有外感风寒、内伤湿滞表现为感冒、呕吐、泄泻的患者,均可使用。

(3) 避瘟散：用于中暑、头晕、鼻塞、恶心、呕吐、晕车船等,口服 0.6 g/次。外用适量,吸入鼻孔。

(4) 清凉油：用于感冒头痛、中暑、晕车、蚊虫蜇咬等。

（5）仁丹：主要用于中暑头痛、急性胃肠炎（呕吐腹痛腹泻）、夏季感冒与水土不服等。口服 5～10 粒/次。

16. 常用补液

（1）低分子右旋糖酐：可供出血、脱水、外伤休克时急救之用，是替代血浆的一种较理想的液体。静脉滴注 500～1 000 mL/d。

（2）0.9%氯化钠注射液：用于补充体液和电解质。补给量依患者脱水情况而定，静脉滴注 1 000～2 000 mL/d。

（3）5%碳酸氢钠：用于治疗代谢性酸中毒及高血钾症。静脉滴注，用量视病情而定。

（4）甘露醇注射液：具有降低颅内压所要求的降压快、疗效准确的特点，是临床抢救特别是脑部疾患抢救常用的一种药物。用于治疗颅脑外伤、脑水肿或急性肾衰竭。每次用 20%甘露醇 250 mL 静脉滴注。

（5）羟乙基淀粉注射液：为人工胶体液，能使血容量增加，适用于休克患者。可引起急性肾损伤、凝血功能障碍，其发生率随着累积剂量的增加而增高。静脉滴注 500～1 000 mL/d，最大剂量不超过 2 500 mL/d。

（6）5%、10%葡萄糖注射液：补充液体及热量，用于失水、休克和酸碱中毒等，静脉滴注，最多 2 500 mL/d。

（7）口服补液盐：治疗急性腹泻脱水，疗效优异，常作为静脉补液后的维持治疗用。口服或胃管滴注：轻度脱水 30～50 mL/(kg·d)，中、重度脱水 80～110 mL/(kg·d)，于 4～6 h 服完或滴完。腹泻停止即停服，防止出现高钠血症。

（8）乳酸林格溶液：比生理盐水成分完全，可代替生理盐水使用，以调节体液、电解质及酸碱平衡，乳酸林格溶液则适用于酸中毒或有酸中毒倾向的脱水病例。

17. 其他

（1）维生素：维生素 C 片、复合维生素 B 片、维生素 B_6 片、谷维素片、维生素 E 胶丸、维生素 AD 胶丸。

（2）破伤风抗毒素：用于预防和治疗破伤风感染。作为预防，每次皮下或肌内注射 1 500～3 000 U。5～6 天后，如感染危险未消除，应重复注射。治疗使用时，第一次肌内注射或静脉注射 50 000～200 000 U，以后视病情决定注射剂量与间隔时间。同时，可在伤口周围注射适量抗毒素。

18. 外用药

（1）0.25%碘伏：可用于皮肤、黏膜的消毒。

（2）氯己定碘：适用于各种浅表伤口的换药及多种皮肤感染的治疗。

（3）碘酒：用于一般皮肤感染消毒，也用于手术前消毒皮肤。消毒后需要用 75%乙醇脱碘。

（4）乙醇：75%乙醇用于皮肤及器械的消毒。

（5）双氧水：3%双氧水用于清洗创伤溃疡等创面。

（6）鱼石脂软膏：10%软膏可治疗牛皮癣症、慢性湿疹、疖肿和疮。

（7）正红花油：主要用于救急止痛，消炎止血。

（8）季德胜蛇药片：清热，解毒，消肿止痛。用于毒蛇、毒虫咬伤。

（9）碘甘油：牙科用药。

（10）外用软膏：硝酸咪康唑乳膏、氧化锌软膏、痔疮膏、冻疮膏、复方醋酸地塞米松乳膏、金霉素眼膏等。

（11）其他：痱子水、鸡眼膏、创可贴、开塞露等。

4.6.3　急救箱的使用与注意事项

急救箱应放在固定的地方，通常由受过医务技术训练的专人负责管理和使用，箱内物品须经常检查、及时补充或更新。

急救箱内的物品名称应书写清楚，排列整齐，位置固定，方便使用。

消毒敷料应保持其清洁、干燥并定期检查其有效期。使用消毒敷料包时，不可用手直接接触包内消毒敷料或包的内部。

器械使用前，要进行必要的消毒。

药物使用时，要看清品种与相应的说明，不能误用。

第 5 章　航 海 疾 病

航海作业人员长期在海上工作和生活，相比陆地，海洋环境特殊且复杂，并受到心理压力、运动病、诸多不良生活习惯等复杂因素的影响，容易诱发各种职业相关疾病。同时，船上医疗条件的限制给船员的职业安全和健康保护带来严重的威胁。

为了解航海作业人员疾病的分布，广州新海医院（原广州海员医院）刘丽娅在 1995 年对 1982～1992 年 5 808 名海员住院疾病的统计报告发现，病毒性肝炎、腰腿痛、尿路结石、外伤、溃疡病、慢性胃炎、支气管炎、阑尾炎、外伤、原发性高血压、冠心病、恶性肿瘤、心律失常和关节炎等是导致海员住院的主要疾病。2000 年，刘丽娅对 1995～1999 年 1 376 名海员患者的住院疾病情况进行了动态分析发现，在常见疾病中，阑尾炎、心律失常和关节炎被颈椎病、胆管结石和糖尿病所替代。傅婧等在 2012 年对 2009～2010 年南京军区杭州疗养院共 195 名在索马里海域护航海军人员的疾病分布情况进行了统计分析发现，口腔疾病、眼科疾病、慢性咽炎、脂肪肝、高脂血症、皮肤病、消化系统疾病等发病率高，这和舰艇人员长期生活在有害气体、高湿、高噪声的工作环境和不分昼夜的工作状态有关。此外，过量的脂肪摄入、纤维素与维生素摄入量不足、大量的乙醇摄入、吸烟等也对航海作业人员的健康构成危害。船员还有其他虽不需要住院治疗，仍会对身体健康和工作造成影响的疾病，如运动病。其他一些常见疾病，如性病、感染（细菌、病毒等）性疾病，也对船员健康构成威胁。覃林花等 2016 年曾报道某舰艇长期远航各阶段艇员疾病的构成，显示舰艇长期远航全程，疾病构成比从高到低排序依次为呼吸道感染、急性胃肠炎、腰肌劳损、失眠、运动病、皮炎、口腔溃疡、结膜炎、创伤、心血管疾病、甲沟炎和尿路结石。

船舶医疗条件包括医疗人员与医疗设施（现场急救设备与远程医疗设施）。目前，我国在民用船舶上已经取消船医，也不再单独培养民用船舶船医。主要针对船员进行急救培训，在发生需要医疗救护情况时，由规定级别船员（如大副）行使医疗权力，借助远程医疗实施救治。这种医疗模式使得船员一旦发生疾病往往不能得到准确及时救治，容易发生误诊、漏诊和延误诊断，不仅耽误病情，也增加了高级船员的医疗风险。因此，船舶医疗条件对船员的健康与航海途中疾病的诊断与治疗影响很大。

本章将首先简单介绍健康与疾病的关系，然后介绍航海环境下各系统的常见疾病，沿着从病因、发病机制、症状到疾病的诊断及常用治疗方法这一思路叙述，以符合临床实际，提高船医、船长或船上负责医疗的人员及其他相关医务人员对航海作业人员常见疾病的诊治能力。

5.1　疾 病 概 述

健康与疾病是生命存在的两种状态，两者相互对立统一，并相互转化，但有时缺乏明确判断界限，这种状态称为亚健康。

5.1.1　健康、亚健康与疾病的定义

1. 健康

健康（health）指不但没有躯体疾病，而且躯体上、精神上和社会适应方面都处于完好的状态，即要具

备强健的体魄(生理)、良好的精神状态(心理)、良好的社会适应能力(包括良好的人际关系)和良好的道德水准。

(1) 强健的体魄(生理):生理或躯体状态良好,其标准包括人体各器官、系统发育良好,体格健壮,功能正常,精力充沛并有良好的劳动效能,体格检查正常,无病理状况。

(2) 良好的精神状态(心理):精神(心理)状态良好,没有意识障碍、感知觉障碍、错觉和虚幻知觉,思维正常,注意力集中,记忆力、智力良好,无情绪障碍,行为无异常。

(3) 良好的社会适应能力:能有效地适应不同社会环境,愉快地扮演自己承担的角色,工作、生活愉悦、踏实,有良好而充分的社交生活。

(4) 良好的道德水准:能够按照社会道德行为规范准则约束自己,并支配自己的思想和行为,品行善良,心态淡泊。

2. 亚健康

亚健康(subhealth)指机体介于健康与疾病之间的生理功能低下的状态,此时机体处于非病、非健康并有可能产生疾病的状态,又称机体的第三种状态。临床检查无明显疾病,但机体各系统的生理功能和代谢活力降低。目前,全球人群中处于健康状态的约 10%,疾病状态的约 20%,而呈亚健康状态(第三状态)的在 60% 以上。

健康危险因素是形成亚健康状态的主要原因,如脑力和体力超负荷、不良生活习惯、心理失衡、衰老、疾病前兆、人体生物周期低潮期、不良社会环境与自然环境等。

亚健康的具体表现可分为躯体、心理、社会交往及道德层面的亚健康 4 个方面。以个人的主观感受为主,症状可单一出现,也可合并或交替出现,持续 3 个月以上,排除可能存在的疾病。

(1) 亚健康的躯体表现:头痛、头晕、胸闷、心悸、气短、乏力、贪睡、食欲缺乏、免疫功能低下、性欲低下等。

(2) 亚健康的心理表现:失眠、记忆力下降、情绪不稳定、烦躁、焦虑、抑郁、多疑等。

(3) 亚健康的社会交往表现:社会适应能力下降、人际关系不稳定、心理距离变大、孤独等,难以适应学业、工作等。

(4) 亚健康的道德层面表现:行为偏差、失范和越轨,内心深处产生不安、沮丧和自我评价降低的状态等。

出现亚健康状态时,应注意加强自我保健,提高机体抵抗力。具体做法包括合理膳食,注意营养平衡;生活规律,劳逸结合,保持正常生物节律;去除不良嗜好,减少疾病诱因;适度体育运动或体力活动;放松、调节自己,减轻工作、学习与生活压力;保持积极心态,放大正能量等方面。

3. 疾病

疾病(disease)指机体在外界和体内某些致病因素作用下,因自稳态调节紊乱而发生的异常生命活动过程。在此过程中,机体发生形态结构、功能、代谢变化和(或)精神(心理)障碍及社会行为的异常状态。即患病时机体出现病理变化,伴随各种症状、体征及社会行为的异常,对自然与社会环境的适应能力降低,生命质量下降。病理变化简称病变,指不同疾病中机体发生的功能、代谢和形态结构的异常改变,其中功能、代谢方面的异常属于病理生理过程。相同的病理变化可发生在不同的疾病中,一种疾病也可出现几种不同的病理变化。症状指患者主观上的异常感觉和病态改变。体征是疾病的客观表现,能用临床检查的方法查出。

5.1.2　病因学

病因学(etiology)主要研究疾病发生的原因与条件及其作用的规律。

1. 疾病发生的原因

引起某一疾病不可缺少并决定疾病特异性的因素,又称为致病因素或病因,是医学研究的核心问题。病因包括下述几个方面。

(1) 生物因素:各种致病微生物,如细菌、病毒、立克次体、支原体、螺旋体、真菌及寄生虫等,是最常见的致病因素,其致病作用主要靠侵袭力和毒力。病原体入侵后是否致病,主要取决于其数量、侵袭力和毒力,以及机体的免疫状态。

(2) 精神(心理)因素:指在特定的社会环境下,使人们的社会行为乃至器官功能状态产生变化的因素。

(3) 物理因素:包括机械暴力、高温、低温、电击、电离辐射、高气压、低气压、失重、噪声与机械振动等。这些因素达到一定强度或持续作用一定时间,可分别引起创伤、烧伤、冻伤、电击伤、放射病、潜水病和高原病等。

(4) 化学因素:无机和有机化学物质包括药物,达到一定剂量或浓度时,可使机体中毒甚至死亡。例如,强酸、强碱、化学毒物、动植物毒性物质、有机磷农药、某些抗生素、食品添加剂等。

(5) 营养因素:营养不足或营养过剩均可引起疾病。例如,缺钙可引起佝偻病;缺铁可导致缺铁性贫血;缺乏维生素 B_1 可引起脚气病。长期大量摄入高热量高脂肪食物可导致肥胖病、糖尿病、冠心病等。此外,维生素 D 缺乏、微量元素缺乏、碘缺乏或摄取过多等均可能致病。

(6) 遗传因素:由遗传物质改变引起,与遗传有关的疾病主要分为以下两种情况。① 遗传性疾病:因亲代生殖细胞中遗传物质的缺陷(如基因突变或染色体畸变)遗传给子代而造成,如血友病、红绿色盲、白化病等;② 遗传易感性:指具有易患某种疾病的遗传素质,在一定外因作用下,机体可发生相应的疾病。

(7) 先天性因素:指能够损害胎儿生长发育的有害因素。例如,母亲在妊娠早期感染风疹病毒,则胎儿易发生先天性心脏病。某些化学物质和药物亦可引起胎儿畸形或某种缺陷。

(8) 免疫因素:指那些使机体受到损害的免疫反应或免疫缺陷。

1) 过敏反应或超敏反应:指机体免疫系统对一些抗原发生异常强烈的反应,使组织细胞损伤和生理功能障碍,如支气管哮喘、荨麻疹、过敏性休克等。

2) 自身免疫性疾病(autoimmune disease):指对自身抗原发生免疫反应并引起自身组织损害造成的疾病,如全身性红斑狼疮、类风湿。

3) 免疫缺陷病(immunodeficiency disease):指由体液免疫或细胞免疫缺陷引起的疾病,包括原发性和继发性的免疫缺陷疾病。

(9) 社会因素:一般包括社会制度、社会环境、社会经济水平和教育水平,这些因素又影响到人们的营养状况、居住条件、受教育程度、精神(心理)状态等。

(10) 其他因素:年龄、性别、生活方式、不良嗜好等有时也是引起或直接影响某些疾病发生发展的重要因素。

2. 疾病发生的条件

疾病发生的条件指在病因存在的前提下,促使疾病发生发展的因素。仅有病因的存在不一定发生疾病。例如,感冒病毒经常存在于鼻咽部,只有在受凉、过劳等条件下,机体对病毒的抵抗力降低,才会引起感冒。疾病发生的条件或作用于病因,或作用于机体,通过增强病因的致病力,或削弱机体的抵抗力,促进疾病的发生发展,但它不是疾病发生所必需的因素。疾病发生的条件包括诱因和危险因素等,诱因指加强病因作用、促进疾病发生发展的因素,如剧烈运动会诱发心脏病,运动不足可促进肥胖发生,均是疾病的诱因;而危险因素指与某个疾病明显相关,但分不清是原因还是条件的因素,如高盐饮食、饮酒是高血压的危险因素,吸烟是发生肺癌、消化道肿瘤的危险因素。

5.1.3　发病学

发病学(pathogenesis)主要研究疾病发生、发展过程中的一般规律和共同机制。

1. 疾病发生发展的一般规律

(1) 因果转化:在原始病因作用下,机体发生某些变化,前者为因,后者为果;而这些变化又作为新的发病学原因,引起新的变化,如此因果不断交替、相互转化,甚至形成恶性循环,加速疾病的发展进程。因此,应及早采取有效措施,在疾病发展关键环节上,阻断因果转化和恶性循环,使病程向良性循环的方向发展。

(2) 损伤与抗损伤的斗争:这是推动疾病发展的基本动力,两者的强弱决定疾病的发展方向和结局。对损伤做出抗损伤反应是生物体的重要特征,也是机体维持生存的必要条件。致病因素对机体可造成损伤,损伤又可激起机体的各种抗损伤反应。这种既相互对立,又相互依存的关系,贯穿于疾病的全过程,影响着疾病的发展方向和转归。当抗损伤占优势时,疾病好转或痊愈;反之,当损伤占优势时,疾病发生恶化甚至导致死亡。因此,在疾病防治过程中,应尽量减轻或消除损伤作用,扶持、保护和加强抗损伤作用,促使病情稳定、好转而痊愈。

(3) 局部和整体的关系:疾病病变的表现形式,可以是以局部病变为主也可以是以全身病变为主。由于生物体是一个相互联系的有机整体,在疾病过程中,局部和整体相互影响和制约。因此,在面对疾病时,要从整体观念出发,弄清楚局部和整体的关系,并妥善地应对,更好地进行诊断和治疗。

(4) 稳态与动态平衡紊乱:正常状态下,机体通过神经、体液的精细调节,使各系统、器官、组织和细胞之间的活动相互协调,机体内环境处于相对稳定状态(动态平衡、稳态),又称自稳态。在自稳态的维持中,反馈机制起着重要作用。病因对机体的损伤作用,使机体的自稳调节发生紊乱,引起相应的功能、代谢、形态结构出现异常,又可通过连锁反应使自稳调节的其他方面相继发生紊乱,从而导致更为严重的生命活动障碍。

(5) 外因和内因共同作用:疾病的发生与发展是内因和外因共同作用的结果。内因和外因在疾病的发生与发展过程中往往同时存在。内因是疾病发展的根本原因,外因是疾病发展的外部条件,外因通过内因起作用,如果机体状态好,可避免、对抗、抑制或消除外因的致病作用;若机体状态差,则不能避免或会促成、加强外因的致病作用,从而导致疾病的发生。

2. 疾病发生的共同机制

疾病发生的共同机制指众多疾病发病的共同机制,而不是个别疾病的特殊机制,包括神经体液机制、组织细胞机制和分子机制三方面。

(1) 神经体液机制:正常机体维持内环境的自稳态主要通过神经-体液调节来实现,神经、体液调节密不可分。但是,在许多疾病的发生发展过程中,有些疾病的发生以神经机制为主,而有些疾病的发生以体液机制为主,前者如乙型脑炎、狂犬病、有机磷农药中毒等,后者如嗜铬细胞瘤、肾上腺皮质瘤引起的醛固酮增多症等。

(2) 组织细胞机制:指在病因作用下,组织细胞受到损伤而引起疾病的发生。致病因素作用于机体后可直接或间接导致组织细胞代谢、功能和结构障碍,从而引起疾病。此外,细胞膜和细胞器功能障碍也可以引起一些疾病的发生。

(3) 分子机制:细胞的生命活动由分子执行,任何病因无论通过何种途径引起疾病,在疾病发生、发展过程中最终都会表现出分子水平上的异常,影响正常的生命活动。其中,分子病(molecular disease)是由遗传物质或基因(包括 DNA 和 RNA)变异而引起的以蛋白质结构与功能异常为特征性机制的一类疾病,如酶缺陷、血浆蛋白或细胞蛋白缺陷、受体缺陷、膜转运障碍等。

5.1.4　疾病的过程与转归

疾病是一个过程,有其开始和终结。一般将疾病的发展过程分成易感期、潜伏期、前驱期、临床症状明显期、转归期。相同的疾病其结果可能会不一样,而不同的疾病可有相同的结局,但任何疾病的转归或结局均不外乎是完全或不完全康复和死亡。

1. 疾病的过程

疾病的过程即疾病从发生至结束的整个过程。在疾病发生发展过程中,由于损伤和抗损伤矛盾双方力量对比的不断变化,疾病出现不同的阶段性。

(1) 易感期:为尚未发病,但已具备发病的基础和条件的时期,是疾病预防的最佳时期。例如,过度疲劳、酗酒者肺炎易感性提高;人体亚健康状态易诱发疾病。

(2) 潜伏期:指从病因侵入机体到该病最初症状出现之前的一段时间。

(3) 前驱期:在潜伏期后到出现明显症状之前的一段时期。

(4) 临床症状明显期:是出现该疾病特征性临床表现的时期,指机体在形态、功能、代谢等方面已经出现明显的病理改变和相应的临床症状、体征。此期特别需要及时的治疗与护理,对传染病还应实施严格的隔离措施。

(5) 转归期:疾病发展的最后终结阶段,包括康复和死亡两种结局。

2. 疾病的转归

(1) 康复:包括完全康复和不完全康复。

1) 完全康复(complete recovery):亦称痊愈,指致病因素已经清除或不起作用,疾病时的损伤性变化完全消失,机体的自稳态恢复正常。

2) 不完全康复(incomplete recovery):指疾病的损伤性变化得到控制,主要的症状、体征和行为异常消失,但基本病理变化尚未完全消失,经机体代偿后功能代谢恢复,可留有后遗症。

(2) 迁延不愈:常因致病因素与机体抗损伤力处于拉锯样动态平衡之中,或药物效果不佳,或病原体产生部分耐药,机体一直不能康复,疾病过程一直延续,症状时好时坏,持续较长时间。许多慢性疾病即如此,但病变过程最终还会继续发展,有些走向痊愈,但大多走向死亡结局。

(3) 植物状态:俗称植物人,指颅脑外伤或大脑严重缺血缺氧等疾病导致的长期意识障碍。患者有自主呼吸,血压、脉搏、体温可正常,能吞咽食物,睡眠-觉醒周期存在,保留新陈代谢、生长发育等躯体生存的基本功能,脑干反射存在,但无言语、意识、思维,失去生活自理能力,持续达 3 个月以上。这是疾病转归的一种特殊状态,经过治疗,部分患者最终有可能苏醒而逐渐恢复,或留有部分后遗症,或因疾病进展或继发感染等原因而最终走向死亡结局。

(4) 死亡:指机体作为一个整体的功能永久性停止,临床上指心跳和呼吸的永久性停止。脑死亡(brain death)指全脑功能的永久性停止。

1) 死亡的分类:生理性死亡指生命的自然终止,是因各器官的老化而发生的死亡;病理性死亡是因疾病而造成的死亡。

2) 死亡的过程:死亡发展有个过程,包括濒死期、临床死亡期、生物学死亡期。

A. 濒死期:亦称临终状态,此时脑干以上的神经中枢功能丧失或处于深度抑制状态,而脑干以下的神经功能尚存,但因失去上位神经中枢控制而处于紊乱状态。濒死期是临床死亡前的垂危阶段,表现为神志不清、循环衰竭、呼吸衰竭、代谢紊乱、各种反射迟钝、肌张力丧失。

B. 临床死亡期:延脑处于深度抑制和功能丧失的状态,临床表现为心跳、呼吸停止,各种反射消失,瞳孔散大,但各种组织细胞仍有短暂而微弱的代谢活动。某些患者若得到及时有效救治,生命仍有可能复苏。

C. 生物学死亡期:是死亡过程的最后阶段,从大脑皮层到各组织器官的新陈代谢相继停止,整个机体出现不可逆变化,已不可能复活,但个别组织在一定时间内仍可有微弱的代谢活动。

3) 脑死亡的判定标准:WHO将下述6项指标作为脑死亡的判定标准。① 不可逆性昏迷,对外界刺激无反应;② 自主呼吸停止;③ 瞳孔散大或固定;④ 脑干神经反射消失;⑤ 脑电波消失(平坦);⑥ 脑血液循环完全停止。

以脑死亡作为死亡标准有一定的积极意义:利于准确判断死亡时间,节约医药资源;可为器官移植提供更多更好的供体。

(5) 特殊转归——"安乐死"(euthanasia):指使受不治之症痛苦折磨的患者,为免除其精神和躯体上的极端痛苦,采用医学方法,让其安详而无痛苦地死去。"安乐死"具有以下特征:① 仅仅限于痛苦不堪、无法治愈的晚期不治之症的患者;② 基于对患者的同情与帮助;③ 本质上有别于暴力性死亡方式,特别是他杀。

世界各国对"安乐死"虽已讨论多年,但各国的法学界、宗教界、社会学界、医学界及法医学界对"安乐死"皆有不同看法和分歧意见,迄今已立法允许"安乐死"的国家寥寥无几,我国尚无此项立法。2000年,荷兰议会下院通过了"安乐死"合法化的法案,成为世界上第一个把"安乐死"合法化的国家,该法案明确了自愿结束生命一方和协助结束生命一方各自的责任,要求身患不治之症患者,在考虑成熟后自愿提出结束生命的书面要求,由主治医师向患者详陈实际病情后,并经一名医生协助诊断后,才能实施"安乐死",并且"安乐死"的方法必须是医学方法。

有学者认为,"安乐死"是一种特殊的临终关怀或者说是临终关怀全过程中的一个特殊步骤。临终关怀指为临终患者及其家属提供医疗、护理、心理、社会等方面的全方位服务与照顾,使患者在安详、平静中死亡。因此,临终关怀贯穿临终阶段全过程,而"安乐死"则是极短时间内的一种快速操作过程。临终关怀的死亡是一种自然死亡,而"安乐死"是人为地提前结束生命。临终关怀易被人们接受和欢迎,而"安乐死"争议较多。

5.2　消化系统疾病

消化系统疾病是船员的常见病、多发病,患病率为20%～25%,在我国船员住院患者中的比例为21%,居于内科疾病首位。其中上消化道疾病发病率最高,以慢性胃炎、胃十二指肠溃疡、传染性腹泻最多见,而病毒性肝炎是严重危害船员健康的疾病,急性阑尾炎是海上多见的消化系统外科疾病,常需要急诊处理,急性胰腺炎、胆囊炎也常有报道。

5.2.1　消化系统的组成与生理

人体消化系统(digestive apparatus)由消化道和消化腺两大部分组成。人体消化道包括口腔、咽、食管、胃、小肠(包括十二指肠、空肠、回肠)和大肠(包括盲肠、阑尾、结肠、直肠),是食物消化与吸收的场所。在医学上,常把消化道分为上消化道(十二指肠以上的消化道)和下消化道(十二指肠以下的消化道)。

消化腺包括口腔内唾液腺,肝、胰腺以及肠道管壁上的许多小腺体,其主要功能是分泌消化液,完成对营养物质的分解。

消化系统的基本功能是食物的消化和吸收,提供机体所需的物质和能量。消化和吸收是人体获得能源维持生命的重要功能。食物(包括维生素、水、无机盐、蛋白质、脂肪、糖等)在消化管内,在消化液各种消化酶的作用下,被分解成可被吸收的小分子物质,被肠道所吸收。肝脏合成体内所需物质,其余未被吸收的和无营养价值的残渣部分,以粪便形式排出体外。

　　消化道直接开口于体外,黏膜接触病原体及有害物质机会多,容易发生感染、损伤、溃疡、肿瘤。食物成分的分解依靠肝脏、胰腺、肠道内的消化酶,炎症、肿瘤、精神状态都会影响消化液的分泌进而影响消化功能。肝脏是体内重要代谢中枢,肝细胞损坏和肝功能受损如肝炎的发生,可对营养物质代谢造成影响。

5.2.2　消化系统常见疾病

　　按照病变器官分类,消化系统常见疾病包括食管疾病、胃十二指肠疾病、小肠疾病、结直肠疾病、肝胆疾病、胰腺疾病。

1. 反流性食管炎

　　反流性食管炎(reflux esophagitis)是由于胃、肠内容物反流入食管,导致食管黏膜损害,发生食管黏膜炎症。在船员中,反流性食管炎较为多见,我国船员该病发病率约 1.1%。

　　(1) 病因与发病机制

　　1) 食管炎可以由不同病因引起:常见病因包括感染、化学物刺激、物理损伤,或者继发于食管憩室、贲门失弛缓症等。目前认为,食管下端括约肌的不适当松弛或者经常处于松弛状态,可导致胃内压超过食管内压而使胃内容物反流。

　　2) 胃酸与胃蛋白酶是损伤食管黏膜的主要因素:胃蛋白酶在胃酸的作用下活化,可以引起食管炎症,十二指肠液中的胆汁、胰液,也可以引起食管黏膜损害。

　　(2) 临床表现

　　1) 食管症状:典型症状为胃灼热与反流,也是本病最常见症状。胃灼热指胸骨后的烧灼样感觉,也可波及尖突下、肩胛区。反流是胃内容物涌入食管和咽喉部的感觉,反流物常带有酸味或苦味。胃灼热与反流一般在餐后 1 h 出现,常发生于平卧位,弯腰时加重,部分患者可以在夜间睡眠时发生。

　　其他表现包括咽下疼痛与咽下困难。疼痛主要是由反流物刺激食管引起,发生在胸骨后;同时可以出现间歇性咽下困难,由食管痉挛所致。出现食管狭窄时将出现持续性咽下困难,此时需要警惕有无食管下段癌变的可能。

　　2) 食管外症状:反流物刺激食管以外组织引起的症状,包括慢性咽炎、声带炎、慢性咳嗽、吸入性气管炎、肺炎和哮喘。

　　3) 其他并发症:影响患者进食从而使患者体重减轻。食管黏膜溃疡和糜烂可引起上消化道出血。食管炎反复发生使得局部纤维增生出现瘢痕狭窄。部分患者在食管镜下可检测到 Barrett 食管黏膜病变,Barrett 食管是食管癌的癌前病变。

　　(3) 诊断

　　1) 食管内镜检查:是反流性食管炎最准确的诊断方法。可以直接观察黏膜病变和取活组织检查,结合活检可以与食管癌进行明确鉴别,并可以对食管炎进行分级指导治疗。

　　2) 食管 X 线钡餐检查:敏感性不高,适用于暂无条件或不能耐受食管内镜检查的患者,目的是排除食管癌和其他食管病变。

　　3) 食管酸灌注试验:通过鼻胃管滴入 0.1 mol/L 盐酸,食管炎患者将在 15 min 内出现胸骨后疼痛或胃灼热。

　　4) 食管下段 pH 测定:是诊断反流性食管炎的重要方法。用 pH 记录仪对患者 24 h 生理状态下食管下段 pH 进行连续监测。pH<4 提示有反流性食管炎存在。

　　5) 食管测压:正常食管下端括约肌压力为 10~30 mmHg,如果<6 mmHg,提示有反流性食管炎。

　　(4) 治疗:目的是减轻症状,治愈食管炎症,防治并发症。

　　1) 一般治疗:注意体位,节制饮食。减少卧位,进餐后不要立即卧床,避免前屈位,夜间反流可抬高床头。避免进食使食管末端压力下降的食物,如巧克力、咖啡、浓茶、高脂食物。戒烟和禁酒。

2）药物治疗：主要是抑制胃酸分泌和促进胃肠蠕动。抑制胃酸分泌的药物包括 H_2 受体拮抗剂，如西咪替丁、雷尼替丁、法莫替丁，适合症状较轻的患者；质子泵抑制剂，如奥美拉唑等，适合症状较重的患者。抑酸药可以有效降低胃酸分泌，减少反流物酸度。促进胃肠道蠕动的药物包括西沙必利、多潘立酮等，可以通过改善胃管蠕动，促进胃排空，有效防止胃内容物的反流。

3）手术治疗：包括抗反流手术治疗及出现食管狭窄和 Barrett 食管出现重度异型增生或早期食管癌的手术治疗。抗反流手术是通过胃底折叠手术，阻止胃内容物的反流。出现食管狭窄进食困难时，可以采用手术切除瘢痕性狭窄或者内镜下的食管扩张术。食管镜检发现 Barrett 食管出现重度异型增生或早期食管癌需要及时手术切除。

2. 急性胃肠炎与急慢性胃炎

（1）急性胃肠炎（acute gastroenteritis）：包括急性胃炎、急性肠炎和急性胃肠炎。我国船员急性胃肠炎发病率约 1.88%。

1）病因与发病机制：船员过度饮食、酗酒，或进食被细菌或毒素污染的食物。细菌感染导致胃肠黏膜炎症，主要由沙门菌感染引起。

2）临床表现：进食后数小时内出现上腹部剧痛、恶心、呕吐、腹泻。腹泻呈水样便，排便次数可每天数次到数十次。严重时可有发热、脱水甚至休克表现。

3）诊断：依赖于病史与临床表现。血常规与大便常规检测有助于确定诊断。

4）治疗：卧床休息，停止一切饮食与刺激性药物，多饮水补充流失水分，严重呕吐可以暂时禁食。静脉滴注生理盐水或葡萄糖盐水以补充水分与能量。腹痛明显者给予解痉治疗，如阿托品注射。对于细菌感染者，需要静脉使用抗生素。

船上空间狭小，厨房条件有限，食物存储条件有限，因此需要严格执行卫生监督管理制度，包括经常清洁厨房，生熟食品分开，餐具消毒，饮用水消毒，及时清理过期霉变食物，实行分餐制，炊事人员定期体检，遵守个人卫生制度等，以减少或避免急性胃肠炎的发生。

（2）胃炎

1）急性胃炎（acute gastritis）：是各种原因导致的胃黏膜的急性炎症，可以分为急性单纯性胃炎、急性糜烂性胃炎和腐蚀性胃炎。

A. 病因与发病机制：急性胃炎的病因众多，包括化学、物理、微生物感染多种因素。化学因素包括药物（水杨酸类药物、皮质激素等）、胆汁酸盐和胰酶等。物理因素包括进食过热、过冷或者粗糙的食物对黏膜造成损伤。微生物感染包括细菌（沙门菌、嗜盐杆菌和幽门螺杆菌）、某些流感病毒和肠病毒等感染。如果误服强碱或强酸可引起急性腐蚀性胃炎。

B. 临床表现

a. 急性单纯性胃炎：在进食污染食物或者摄入药物后数小时至 24 h 发病，表现为上腹不适、疼痛、厌食、恶心、呕吐、腹泻等，有时伴有发热。

b. 急性糜烂性胃炎：以胃黏膜多发性糜烂为特征，多伴有出血，又称为急性出血性胃炎。往往以上消化道出血为主要表现，可有呕血和黑便，出血量不大，呈间歇性。

c. 急性腐蚀性胃炎：误服强碱或强酸导致胃壁坏死。损伤程度与吞食腐蚀剂的剂量、浓度有关。表现为烧灼感、上腹部剧痛、恶心、呕吐。胃壁可发生穿孔导致腹膜炎。患者可遗留食管或胃幽门狭窄。

C. 诊断：主要依靠病史与临床表现，对微生物感染引起的急性胃炎可通过粪便检查帮助诊断。

D. 治疗：去除病因，卧床休息，停止饮食和对胃部有刺激的药物。腹痛可以给予解痉治疗，如阿托品、山莨菪碱。微生物感染者给予抗生素治疗。发生急性出血需要先止血。腐蚀性胃炎需立即给予牛乳或者蛋清稀释。不可采用酸碱中和，避免产热加重损害。慎重使用吗啡止痛，防止掩盖穿孔表现。后期若遗留瘢痕狭窄则需要手术治疗。

2) 慢性胃炎(chronic gastritis)：是不同病因引起的胃部慢性黏膜病变。50 岁以上人群发病率可达 50％。我国船员慢性胃炎发病占疾病发病种类的 4.5％，包括浅表性胃炎、肥厚性胃炎和萎缩性胃炎。

A. 病因与发病机制：病因尚不清楚。目前认为，慢性胃炎与饮食不规律、急性胃炎迁延不愈、十二指肠液反流、免疫因素、幽门螺杆菌感染、吸烟、饮酒有关。

B. 临床表现：慢性胃炎病程长，多无明显症状。可有上腹饱胀、无规律腹痛、反酸、嗳气、恶心、呕吐等。患者可出现厌食、体重减轻、贫血。

C. 诊断：胃镜检查与活组织检查是主要诊断方法，可明确诊断，并鉴别胃溃疡和胃癌。

D. 治疗：主要是去除病因。慢性胃炎患者应戒烟，戒酒，避免服用对胃部有刺激性的药物。我国船员慢性胃炎发病占病病种类的 4.5％。

3. 消化性溃疡

消化性溃疡(peptic ulcer)是主要发生在胃及十二指肠的慢性溃疡，与胃酸及胃蛋白酶的消化作用有关。船员中消化性溃疡发病可占消化系统疾病的 43.5％，其同时也是航行期间发病率仅次于感冒的疾病，患病率为 24.3％。

(1) 病因与发病机制：主要由胃、十二指肠黏膜保护因素与损害因素失去平衡所致。胃酸和胃蛋白酶的消化作用是主要致病因素。情绪应激、粗糙辛辣饮食、饮酒吸烟、药物等因素对胃十二指肠黏膜产生损伤，在胃十二指肠炎症基础上，造成黏液-黏膜屏障破坏。

(2) 临床表现：消化性溃疡具有慢性过程、周期性发作、节律性疼痛的特点。主要变现为上腹部疼痛。不同溃疡呈现不同的特点。

1) 十二指肠溃疡：半数以上患者溃疡疼痛具有节律性，表现为饥饿痛或夜间痛，餐后缓解。

2) 胃溃疡：胃溃疡疼痛也有一定规律性，呈现饱食痛特点，餐后出现疼痛，至下次进餐前消失，较少夜间痛。

(3) 并发症：有下述几种情况。

1) 上消化道大量出血：消化性溃疡是出血(>1 500 mL)的最常见原因，表现为呕血和黑便。

2) 穿孔：发生急性穿孔时胃及十二指肠内容物溢入腹腔，造成急性腹膜炎。表现为突发剧烈腹痛，部分患者休克，半数患者 X 线腹部平片可检测到气腹症。约 10％穿孔患者可伴有严重出血。慢性穿孔常见于十二指肠溃疡，表现为顽固性溃疡疼痛。

3) 幽门梗阻：约 3％消化性溃疡可发生幽门梗阻，可以是局部水肿引起的暂时性梗阻，也可以是形成瘢痕造成持久性梗阻。

4) 癌变：十二指肠溃疡不会发生癌变。约 1％胃溃疡可以发生癌变。慢性胃溃疡，年龄>45 岁，一个月严格内科治疗无效，持续粪便潜血检测阳性，需要考虑溃疡癌变的可能。

(4) 诊断：依据病史及周期性发作与节律性腹痛，可以做出初步诊断。

1) 胃镜检查：是确诊消化性溃疡的首选方法。胃镜下可直接观察病变，取组织活检，检测幽门螺杆菌。

2) X 线钡餐检查：适合于不能或不愿意接受胃镜检查的患者。出现龛影为直接征象，有确诊价值。

3) 幽门螺杆菌检测：目前，将该检测列为消化性溃疡常规检测。根据检测结果决定是否需要抗生素治疗。主要方法是快速尿素酶检测法。

(5) 治疗：主要是通过药物内科治疗，出现穿孔、出血、梗阻、癌变等并发症需要手术治疗。

1) 一般治疗：避免情绪紧张与劳累，戒烟，戒酒，饮食要规律，停用胃肠刺激性药物，主要是非甾体抗炎药。

2) 药物治疗：主要是抑制胃酸分泌和保护胃黏膜两大类药物。抑制胃酸药物包括碱性抗酸剂(氢氧化铝、铝碳酸镁等)、H_2受体拮抗剂(西咪替丁、雷尼替丁等)、质子泵抑制剂(奥美拉唑等)。保护胃黏膜药物包括硫糖铝、前列腺素类药物、胶体铋。

3）根除幽门螺杆菌：对于感染幽门螺杆菌的消化性溃疡，应根除该菌感染，以促进溃疡愈合，防止复发。需要注意的是，患者服用药物的依从性和抗生素的耐药性是治疗失败的主要原因。

4）外科治疗：需要手术治疗的情况包括大量出血经内科治疗无效、急性穿孔、瘢痕性幽门梗阻、胃溃疡癌变、严格内科治疗无效的顽固性溃疡。

4. 炎症性肠病

炎症性肠病（inflammatory bowel disease）是一组特定的肠道慢性疾病的统称，主要包括克罗恩病（Crohn's disease）和溃疡性结肠炎（ulcerative colitis），两者均属于自身免疫性疾病，主要区别在于炎症发生的位置和炎症本身的不同。克罗恩病可影响到消化系统的任何部位，从口腔至肛门可发生跳跃性病变，多发于回肠末端。而溃疡性结肠炎发病仅限于结肠和直肠部位。

由于海上航行要长期处于盐度高、紫外线辐射强、新鲜水果和蔬菜供应不足的环境中，人体的免疫力会下降，可能诱发炎症性肠病，应引起航海医学工作者的重视。

（1）病因与发病机制：炎症性肠病的病因尚未完全明确，目前认为是由环境、遗传、精神、感染和免疫多因素相互作用所致，可概括为环境因素作用于遗传易感者，在肠道菌群的参与下，启动了难以停止的、发作与缓解交替的肠道天然免疫及获得性免疫反应，导致肠黏膜屏障损伤、溃疡经久不愈、炎性增生等病理改变。

（2）临床表现：一般起病缓慢，少数急骤。病情轻重不一。易反复发作，发作诱因有精神刺激、过度疲劳、饮食失调、继发感染等。

1）消化系统表现

A. 血性腹泻：是溃疡性结肠炎患者最主要的症状，粪中含血、脓和黏液。轻者每天 2~4 次，严重者可达 10~30 次，呈血水样；克罗恩病患者腹泻为常见症状，多数每天大便 2~6 次，糊状或水样，一般无脓血或黏液，与溃疡性结肠炎相比，克罗恩病患者便血量少、鲜血色少。

B. 腹痛：溃疡性结肠炎患者腹痛常为局限于左下腹或下腹部的阵发性痉挛性绞痛，疼痛后可有便意，排便后疼痛暂时缓解。绝大多数克罗恩病患者均有腹痛，性质多为隐痛，阵发性加重或反复发作，部分以右下腹多见，与末端回肠病变有关，其次为脐周或全腹痛。

C. 里急后重：由直肠炎症刺激所致。

D. 肿块：克罗恩病患者可出现腹部肿块，以右下腹和脐周多见，由肠粘连、肠壁和肠系膜增厚、肠系膜淋巴结肿大所致，内瘘形成及腹内脓肿等均可引起腹部肿块。

E. 其他症状：可有腹胀、食欲缺乏、恶心、呕吐等。

2）全身反应

A. 贫血：多为轻度，疾病急性暴发时因大量出血，致严重贫血。

B. 全身毒血症状：急性重症患者出现发热。1/3 的克罗恩病患者可有中等度热或低热，间歇出现，因活动性肠道炎症及组织破坏后毒素吸收引起。出现高热症状多提示有严重感染、并发症或病情急性进展。

C. 其他全身表现：因肠道吸收障碍和消耗过多，患者常表现为衰弱、消瘦、低蛋白血症、水与电解质平衡紊乱等。

3）肠外表现和并发症：包括关节损伤（如外周关节炎、脊柱关节炎等）、皮肤黏膜病变（如口腔复发性溃疡、结节性红斑和坏疽性脓皮病）、眼部病变（如虹膜炎、巩膜炎、前葡萄膜炎等）、肝胆疾病（如脂肪肝、原发性硬化性胆管炎、胆石症等）、血栓栓塞性疾病等。其中，骶髂关节炎、强直性脊柱炎、原发性硬化性胆管炎等可与结肠炎共存，而与结肠炎本身的病情变化无关。外周关节炎、结节性红斑、前葡萄膜炎、口腔复发性溃疡等肠外表现在结肠炎控制或结肠切除后可缓解或恢复。

并发症包括肠管狭窄梗阻、中毒性巨结肠、肠穿孔或大出血、迁延不愈者癌变风险增加等。

(3) 诊断与鉴别诊断：炎症性肠病缺乏诊断的金标准，主要结合临床表现、实验室检查、影像学检查、内镜检查和组织病理学表现进行综合分析，在排除感染性和其他非感染性结肠炎的基础上进行诊断。若诊断存疑，应在一定时间(一般是6个月)后进行内镜及病理组织学复查。

与克罗恩病鉴别最困难的是肠结核。肠白塞病系统表现不典型者的鉴别亦相当困难。其他需要鉴别的疾病还有感染性肠炎(如 HIV 相关肠炎、血吸虫病、阿米巴肠病、耶尔森菌感染、空肠弯曲菌感染等)、缺血性结肠炎、放射性肠炎、药物性(如非甾体抗炎药)肠病、嗜酸性粒细胞性肠炎、以肠道病变为突出表现的多种风湿性疾病(如系统性红斑狼疮、原发性血管炎等)、肠道恶性淋巴瘤、憩室炎等。

溃疡性结肠炎与克罗恩病的区别：根据临床表现、内镜和病理组织学特征不难鉴别。

(4) 治疗：目的是控制急性发作，促进黏膜愈合，维持缓解，减少复发，防治并发症。船员长期在海上航行，需要注意充分休息，调节好情绪，避免心理压力过大，注意饮食卫生，避免肠道感染性疾病，不宜长期饮酒，尽量减少炎症性肠病的诱发因素。目前常用的治疗方式包括下述几种。

1) 一般治疗：强调饮食调理和营养补充，给予高营养少渣饮食。适当给予叶酸、维生素 B_{12} 等多种维生素及微量元素。腹痛腹泻者必要时可给予抗胆碱药或止泻药，合并感染者静脉途径给予广谱抗生素。

2) 药物治疗：氨基水杨酸制剂如柳氮磺吡啶对控制轻、中度患者或经糖皮质激素治疗已有缓解的中度溃疡性结肠炎患者有一定疗效。另外，氨基水杨酸的灌肠剂适用于病变局限在直肠、乙状结肠的患者，栓剂适用于病变在直肠的患者。

糖皮质激素是控制病情活动最有效的药物，适用于本病活动期。病变活动性强的可加用氨基水杨酸制剂或免疫抑制剂。病变局限在直肠乙状结肠者，可用琥珀酸氢化可的松 100 mg 或地塞米松 5 mg 加生理盐水 100 mL 保留灌肠。

对糖皮质激素治疗效果不佳的或糖皮质激素依赖的慢性活动期患者，加用免疫抑制剂如硫唑嘌呤或巯嘌呤，可减少糖皮质激素的用量甚至停用。

3) 手术治疗：手术治疗适用于并发完全性肠梗阻、瘘管与脓肿形成、急性穿孔或不能控制的大量出血的炎症性肠病患者。

5. 胆囊炎与胆石症

胆囊炎(cholecystitis)是发生在胆囊的急性或慢性炎症，胆囊炎大多先有胆囊结石，胆囊结石引起胆囊管梗阻、胆汁淤积、细菌感染而发生胆囊炎。胆囊炎是船员发生黄疸的重要原因之一。

(1) 病因与发病机制：胆囊炎的病因主要包括以下三点。① 胆囊管梗阻，80%由胆结石所致；② 致病菌入侵；③ 创伤、化学刺激等。

胆结石的发病机制并不清楚，目前认为是胆汁中胆固醇、胆汁酸及卵磷脂成分比例失调所致。主要形成机制包括：① 胆汁中胆固醇过饱和；② 溶质析出并形成结晶和沉淀；③ 结晶融合形成结石；④ 大多数患者伴有胆囊排空障碍，有利于结石的形成。

(2) 临床表现：胆结石诱发胆囊炎典型表现为 Charcot 三联征。① 腹痛，为胆绞痛，呈阵发性刀割样疼痛，向右肩背部放射；② 寒战、高热；③ 黄疸，在结石所致梗阻不能解除时，发病后1~2天即出现黄疸。

(3) 诊断与鉴别诊断：诊断根据下述几项表现。① 急性胆囊炎常于进食油腻食物之后发病，出现右上腹剧烈疼痛，并有恶心、呕吐表现。典型患者可以出现 Charcot 三联征；② 体格检查可以在右上腹触及肿大而触痛的胆囊，Murphy 征阳性；③ 实验室检查白细胞轻度升高[$(10\sim15)\times10^9$/L]；④ B超检查是最常用的诊断方式，可以迅速明确诊断，并见到胆囊结石的位置和数量。

胆囊炎须注意与黄疸型肝炎、肝脓肿、溃疡病穿孔、急性胰腺炎及急性阑尾炎等鉴别。

(4) 治疗：有条件的船舶可先采取下述治疗措施。

1) 患者可平卧，双腿弯曲，以减轻腹痛。伴有呕吐时，将脸朝向一侧，防止呕吐物吸入呼吸道。

2) 消炎：选用对革兰氏阴性菌及厌氧菌有效的广谱抗生素或联合用药。初起轻症可选用庆大霉素肌内注射,或选用氯霉素加红霉素或庆大霉素静脉滴注。

3) 解痉镇痛：疼痛剧烈时可用阿托品 1 mg 静脉注射或地西泮 5～10 mg 静脉注射。

4) 利胆：可用 50% 的硫酸镁口服,10 mL/次,3 次/天。

5) 禁食：呕吐及腹胀者放置胃引流管,进行胃肠减压。

6) 补液：同时需要注意血压、脉搏和病情的发展。

7) 针灸：常用穴位是胆囊点(阳陵泉下一横指)、阳陵泉、期门、足三里、章门和太冲；或辅以肝俞和胆俞。针刺有解痉止痛、降低胆道内压等作用,从而促使胆道炎症的消退。

8) 手术治疗：患者病情危重或者出现胆囊穿孔时,需要尽早手术,主要方式是胆囊切除术和胆囊造口术。

此外,胆囊炎易发生感染性休克而有生命危险,这些均须及时送岸上医院救治,以免延误病情。慢性胆囊炎和胆石症患者,不适合在船上工作,以免发生急性胆囊炎时危及生命。

5.3　呼吸系统疾病

呼吸系统疾病是航海中的常见疾病,主要原因可能与海上气象多变,舱室内外温差明显和短期内气候带的迅速转变有关。加之工作压力大、吸烟、空调广泛使用等因素,近年来呼吸系统疾病发病率居高不下。

5.3.1　呼吸系统的组成与生理

呼吸系统(respiratory system)的主要功能是执行机体与外界的气体交换,将吸入空气中的氧弥散到血液,保证组织的氧需要,同时将代谢产物 CO_2 排出体外。

呼吸系统的组成包括执行气体交换的肺和传递气体的呼吸道。呼吸道包括鼻、咽、喉、气管、支气管。

呼吸频率：因年龄、性别而异。健康成人 16～20 次/分,女性比男性多 2～4 次/分,1 岁以下幼儿约 45 次/分,5 岁儿童约 25 次/分,15 岁青少年约 20 次/分。正常人的呼吸频率与心率的比例约为 1∶4。呼吸频率受许多因素的影响,如安静或睡眠时呼吸次数减少,而进食、运动、情绪激动时均增加。

呼吸深度：成人在安静时的呼气和吸气量平均为 500 mL(300～700 mL),每分钟换气量(呼吸深度与呼吸频率的乘积)为 8～10 L。

5.3.2　呼吸系统常见疾病

1. 急性上呼吸道感染

(1) 病因与发病机制：急性上呼吸道感染(acute upper respiratory infections)有 70%～80% 是由病毒引起的。致病病毒主要有流感病毒(甲、乙、丙)、副流感病毒、鼻病毒、冠状病毒、呼吸道合胞病毒、腺病毒、埃可病毒、柯萨奇病毒等。另有 20%～30% 由细菌引起。细菌感染可单纯发生或继病毒感染之后发生,以溶血性链球菌为多见,其次为流感嗜血杆菌、肺炎链球菌和葡萄球菌等,偶见革兰氏阴性菌感染。主要表现为鼻炎、咽喉炎或扁桃体炎。

当有受凉、淋雨、过度疲劳等诱发因素,使全身或呼吸道局部防御功能降低时,原已存在于上呼吸道或从外界侵入的病毒或细菌可迅速繁殖,引起本病,尤其是老幼体弱或有慢性呼吸道疾病如鼻旁窦炎、扁桃体炎者,更易罹患。

(2) 临床表现：根据病因不同,临床表现可有不同的类型。

1) 普通感冒：俗称伤风,又称急性鼻炎或上呼吸道感染,以鼻咽部感染症状为主要表现。成人多为鼻病毒引起,其次为副流感病毒、呼吸道合胞病毒等。起病较急,初期有咽干、咽痒或灼烧感,发病同时或数小时后,可有喷嚏、鼻塞、流清水样鼻涕,2~3 天鼻涕变稠。可伴咽痛,因耳咽管炎而使听力减退,也可出现流泪、味觉迟钝、呼吸不畅、声嘶、少量咳嗽等。一般偶发全身症状,或仅有低热、不适、轻度畏寒和头痛。检查可见鼻腔黏膜充血、水肿,有分泌物,咽部轻度充血。如无并发症,一般经 5~7 天痊愈。

2) 病毒性咽炎、喉炎和支气管炎:根据病毒对上、下呼吸道感染的解剖部位不同引起的炎症反应,临床可表现为咽炎、喉炎和支气管炎。

A. 急性病毒性咽炎:多由鼻病毒、冠状病毒、腺病毒、流感病毒、副流感病毒及肠病毒、呼吸道合胞病毒等引起。临床特征为咽部发痒和灼热感,疼痛不持久,也不突出。当有吞咽疼痛时,常提示有链球菌感染,咳嗽少见。流感病毒和腺病毒感染时可有发热和乏力。体检咽部明显充血和水肿。颌下淋巴结肿大且触痛。腺病毒咽炎可伴有结膜炎。

B. 急性病毒性喉炎:多由鼻病毒、甲型流感病毒、副流感病毒及腺病毒等引起。临床特征为声嘶、讲话困难、咳嗽时疼痛,常有发热、咽炎或咳嗽,体检可见喉部水肿、充血,局部淋巴结轻度肿大和触痛,可闻及喘息声。

C. 急性病毒性支气管炎:多由呼吸道合胞病毒、流感病毒、冠状病毒、副流感病毒、鼻病毒、腺病毒等引起。临床表现为咳嗽、无痰或痰呈黏液性,伴有发热和乏力。其他症状常有声嘶、胸痛等。可闻及干性或湿罗音。X 线胸片显示血管阴影增多、增强,但无肺浸润阴影。流感病毒或冠状病毒急性支气管炎常见于慢性支气管炎的急性发作。

3) 疱疹性咽峡炎:常由柯萨奇病毒 A 型引起,表现为明显咽痛、发热,病程约 1 周。检查可见咽部充血,软腭、腭垂、咽及扁桃体表面有灰白色疱疹和浅表溃疡,周围有红晕。多于夏季发作,儿童多见,成人偶见。

4) 咽结膜热:主要由腺病毒、柯萨奇病毒等引起。临床表现有发热、咽痛、畏光、流泪,咽及结膜明显充血。病程为 4~6 天,常发生于夏季,常于游泳时被感染,儿童多见。

5) 细菌性咽-扁桃体炎:多由溶血性链球菌引起,其次由流感嗜血杆菌、肺炎链球菌、葡萄球菌等引起。起病急,明显咽痛、畏寒、发热,体温可达 39℃ 以上。检查可见咽部明显充血,扁桃体肿大、充血,表面有黄色点状渗出物,颌下淋巴结肿大、压痛,肺部无异常体征。

(3) 诊断:根据病史、流行情况、鼻咽部发炎的症状和体征,结合周围血象和胸部 X 线检查可做出临床诊断。进行细菌培养和病毒分离,或病毒血清学检查、免疫荧光法、酶联免疫吸附检测法、血凝抑制试验等,可确定病因。

(4) 治疗:上呼吸道病毒感染已有一些抗病毒药物,但到目前为止,所有抗病毒药物的效果都很有限,目前主要是对症处理、休息、忌烟、多饮水,保持室内空气流通,防治继发细菌感染等。

1) 对症治疗:可选用解热止痛及减少鼻咽充血和分泌物的抗感冒复合剂或中成药,如复方阿司匹林、对乙酰氨基酚、吲哚美辛、双扑伪麻片、银翘解毒片等。咽痛可用消炎喉片含服,局部雾化治疗。鼻塞、流涕可用 1% 麻黄碱滴鼻。频繁打喷嚏、流涕可选用马来酸氯苯那敏或苯海拉明等抗组胺药。对于咳嗽症状比较明显的患者,可给予右美沙芬、喷托维林等镇咳药。

2) 抗生素治疗:普通感冒无须使用抗生素。有白细胞升高、咽部脓苔、咳黄痰和脓涕等细菌感染证据时,可选用口服青霉素类、头孢类、大环内酯类或喹诺酮类药物。

3) 抗病毒药物治疗:滥用抗病毒药物可造成流感病毒耐药现象,因此如无发热,免疫功能正常,发病超过 2 天的患者一般无须应用抗病毒药物。对于免疫缺陷患者,可早期常规使用抗病毒药物。奥司他韦和利巴韦林有较广的抗病毒谱,对流感病毒、副流感病毒和呼吸道合胞病毒等有较强的抑制作用,可缩短病程。神经氨酸酶抑制剂类药物如奥司他韦、扎那米韦能抑制流感病毒复制,降低致病性,减轻症状,缩短病程,减少并发症。此类药物毒性低,较少耐药且耐受性好,是目前治疗流感最好的药物。

4) 中药治疗：可辨证给予清热解毒或辛温解表和有抗病毒作用的中药,如小柴胡冲剂、板蓝根冲剂、清开灵、疏风解毒胶囊等,有助于改善症状,缩短病程。

（5）预防：急性上呼吸道感染重在预防,隔离传染源有助于避免传染。加强锻炼、增强体质,改善营养、饮食生活规律,避免受凉和过度劳累等均有助于降低易感性,是预防本病最好的方法。

2. 支气管哮喘

支气管哮喘(bronchial asthma)简称哮喘,是由多种细胞特别是肥大细胞、嗜酸性粒细胞和 T 淋巴细胞参与的气道慢性炎症。这种炎症使易感者气道对各种激发因子具有高反应性,并引起气道缩窄。临床表现为反复发作性喘息、呼气性呼吸困难、气促、胸闷和咳嗽等症状,多在夜间或凌晨发作、加剧,此类症状常伴有广泛而多变的可逆性呼气流速受限。部分患者可自然缓解,或经治疗缓解。全球哮喘防治创议(global initiative for asthma,GINA)已成为目前防治哮喘的指南。

（1）病因与发病机制：哮喘的病因还不十分清楚,可能与多基因遗传有关,同时受遗传因素和环境因素的双重影响。目前,哮喘的相关基因尚未完全明确,但有研究表明存在与气道高反应性、IgE 调节和特异性反应相关的基因,这些基因在哮喘的发病中起着重要作用。变应原的存在,如尘螨、花粉、动物毛屑等,以及空气污染、吸烟、呼吸道感染、剧烈运动、气候转变、吸入冷空气等都可诱发哮喘。此外,精神因素亦可诱发哮喘。

哮喘的发病机制仍不完全清楚。多数人认为,过敏反应、气道慢性炎症、气道反应性增高及自主神经功能障碍等因素相互作用,共同参与哮喘的发病过程。

根据变应原吸入后哮喘发生的时间,可将其分为速发相哮喘反应、迟发相哮喘反应和双相型哮喘反应。速发相哮喘反应几乎在吸入变应原的同时立即发生,15～30 min 达高峰,2 h 后逐渐恢复正常,属于 Ⅰ 型超敏反应。迟发相哮喘反应约在吸入变应原 6 h 发病,持续时间长,可达数天。而且临床症状重,常呈持续性哮喘表现,肺功能损害严重而持久。迟发相哮喘反应的发病机制较复杂,不仅与 IgE 介导的肥大细胞脱颗粒有关,主要是气道炎症反应所致。现在认为哮喘是一种涉及多种炎症细胞相互作用、许多介质和细胞因子参与的一种慢性气道炎症疾病,气道炎症是导致气道高反应性的重要机制之一。

（2）临床表现：典型表现是发作性伴有哮鸣音的呼气性呼吸困难。严重者可被迫采取坐位或呈端坐呼吸,干咳或咯大量白色泡沫痰,甚至出现发绀等,有时咳嗽为唯一的症状(咳嗽变异型哮喘)。哮喘症状可在数分钟内发作,经数小时至数天。早期或轻症的患者多数以发作性咳嗽和胸闷为主要表现。这些表现缺乏特征性。有些青少年,其哮喘症状表现为运动时出现胸闷和呼吸困难(运动性哮喘)。

体检可发现患者胸部呈过度充气状态,两肺广泛的哮鸣音,呼气音延长。在轻度哮喘或非常严重哮喘发作,哮鸣音可不出现。严重哮喘患者常出现心率增快、奇脉、胸腹反常运动和发绀。

（3）诊断：症状、体征典型者诊断不难,不典型者需要进行一些特殊测试。

1) 反复发作的喘息、呼吸困难、胸闷或咳嗽,多与接触变应原、冷空气、物理性刺激、化学性刺激、病毒性上呼吸道感染及运动等有关。多数呈突然发作,或有一定好发季节或时间特点,往往有个人或家庭过敏史。

2) 发作时在双肺可闻及散在弥漫性、以呼气相为主的哮鸣音,呼气相延长。使用支气管扩张剂后症状、体征减轻或缓解。

3) 上述症状可经治疗或自行缓解。

4) 症状不典型者(如无明显喘息和相应体征)至少应有下列三项中的一项阳性：① 支气管激发试验或运动试验阳性；② 支气管舒张试验阳性；③ 呼气流量峰值日内变异率或昼夜波动≥20％。同时,其他疾病引起的喘息、气急、胸闷与咳嗽应除外。

（4）治疗：目前,尚无特效的治疗方法,但哮喘症状能得到控制,减少复发乃至不发作。长期使用最少量或不用药物能使患者活动不受限制,并能与正常人一样生活、工作和学习。

1) 脱离变应原：部分患者能找到引起哮喘发作的变应原或其他非特异性刺激因素,应立即使患者脱离变应原的接触,这是预防哮喘最有效的方法。

2) 药物治疗

A. 支气管舒张药：β_2肾上腺素受体激动剂、茶碱类和胆碱能受体拮抗剂。β_2受体激动剂、胆碱能受体拮抗剂首选吸入途径给药。

B. 抗炎药：首选吸入激素。常用药物有倍氯米松、布地奈德、氟替卡松、环索奈德、糠酸莫米松等。

C. 其他药物,包括抗 IgE 抗体、抗白细胞介素-5(interleukin-5，IL-5)抗体、白三烯调节剂等。

5.4　循环系统疾病

循环系统疾病是船员的常见病,发病因素和陆地患者相同,不是船员所特有。张学艳等在 2016 年对盐城定点机构 524 名中国籍船员进行的高血压疾病调查发现,饮酒、高盐饮食及焦虑成为船员高血压的主要原因。陆芳芳 2017 年对 2008~2015 年广州船员定点医院随机抽取的 797 名国际船员体检情况进行了分析,发现超重和肥胖率逐年上升,血压异常和高血糖呈先增后减的趋势,吸烟、饮酒、运动缺乏、蛋奶及维生素摄入不足等主要慢病危险因素的影响仍处于较高水平。但是,仍有不少海上航行与作业时的特定因素,如振动与噪声、气候剧变、生物节律变化、精神心理压力、营养不均衡、运动不足等因素均会影响健康,诱发或促进循环系统疾病的发生。

5.4.1　循环系统的组成与生理

循环系统(circulatory system)又称心血管系统(cardiovascular system),由心脏、血管和调节血液循环的神经体液结构构成,其中血管包括动脉、静脉和毛细血管。

心脏：中空的肌肉器官,心血管系统的中枢,是一个肌肉泵。心脏如紧握的拳头般大小。心脏位于胸骨后、胸腔内及两肺之间,稍偏左。心脏被房间隔和室间隔分为左、右两半,每半又由房室口及周围的瓣膜分为上部的心房和下部的心室,称为右心房、右心室和左心房、左心室,共四个腔。心脏终生有节律地收缩与舒张,不停地将血液由静脉吸入,由动脉射出,使血液在心血管系统内川流不息。

动脉：是由心室发出的血管。动脉在行进中不断分支,小动脉进入各种组织,最后移行为毛细血管。动脉管壁厚。

静脉：是引导血液回流到心房的血管。小静脉起始于毛细血管,在回心的过程中逐渐汇合成中静脉、大静脉,最后注入心房。静脉管壁薄。

毛细血管：是极微细的血管,连接于动脉、静脉之间,互相连接呈网状。

神经体液调节：心脏虽有自律性,但整个循环系统的功能受神经体液因素的调节。① 交感神经通过兴奋心脏 β_1肾上腺素受体,使心率加速,传导加快和心脏收缩力增强,α 受体兴奋后使周围血管收缩;② 副交感神经通过兴奋乙酰胆碱能受体,使心率减慢,传导抑制和心脏收缩力减弱和周围血管扩张;③ 激素、电解质和一些代谢产物是调节循环系统的体液因素。

心血管系统是一个密闭的循环管道,其功能是为全身组织器官运输血液,通过血液将氧、各种营养物质、酶和激素等供给组织,又将组织代谢的废物运送到排泄器官,以保持机体内环境的稳定、新陈代谢的进行和正常生命活动的维持。此外,循环系统尚有内分泌功能。

安静状态下,成人心脏每分钟搏动 60~100 次,每次从左心室分别排出 60~70 mL 血液(称心搏量),每分钟从心室排出的血液约 5 000 mL(称心输出量)。人体约有 5 000 mL 血液,在身体中循环,即 1 min 周身血液循环 1 次。成人每千克体重平均约有 75 mL 血液。一次失血超过血液总量的 20% 时,生命活动即有困难,超过 30% 时即有死亡危险。

5.4.2　循环系统常见疾病

1. 高血压

高血压（hypertension）是以体循环动脉压增高为主要表现的临床综合征，是最常见的心血管疾病。高血压分为原发性及继发性两大类。在绝大多数患者中，病因不明的高血压，称为原发性高血压，占高血压患者的 95% 以上；在不足 5% 患者中，血压升高是某些疾病的一种临床表现，本身有明确而独立的病因，称为继发性高血压。

（1）病因与发病机制

1）病因：原发性高血压的病因尚未阐明，目前认为是在一定的遗传背景下多种后天环境因素作用使正常血压调节机制失代偿所致。

A. 遗传因素：半数高血压患者有家族史。

B. 环境因素：吸烟、饮酒、脑力劳动者。

C. 其他：肥胖、服用避孕药、睡眠呼吸暂停低通气综合征及食盐摄入多者，高血压发病率高；年龄增长，40 岁以上者发病率增高。

2）发病机制：高血压的发病机制，即遗传与环境因素通过什么途径和环节升高血压，至今还没有一个完整统一的认识。

从血流动力学角度，血压主要取决于心输出量和体循环周围血管阻力，平均动脉压（MAP）＝心输出量（CO）×外周血管阻力（PVR）。高血压的血流动力学特征主要是总外周血管阻力相对或绝对增高。目前，高血压的发病机制主要集中在以下几个环节。

A. 神经机制：各种病因使大脑皮层下神经中枢功能发生变化，各种神经递质浓度与活性异常，最终使交感神经系统活性亢进，血浆儿茶酚胺浓度升高，阻力小动脉收缩增强而导致血压升高。

B. 肾脏机制：各种原因引起肾性水钠潴留，全身阻力小动脉收缩增强，外周血管阻力增加。

C. 激素机制：肾素-血管紧张素-醛固酮系统（RAAS）激活。

D. 血管机制：大动脉和小动脉结构和功能的变化。

E. 胰岛素抵抗：必须以高于正常的血胰岛素释放水平来维持正常的糖耐量，提示机体组织对胰岛素处理葡萄糖能力的减退。

（2）病理：心脏和血管是高血压病理生理作用的主要靶器官，早期可无明显病理改变。长期高血压引起的心脏改变主要是左心室肥厚和左心室扩大。而全身小动脉病变则主要是壁/腔值增加和管腔内径缩小，并导致重要靶器官如心、脑、肾组织缺血。

1）心脏：长期压力负荷增高，儿茶酚胺与血管紧张素Ⅱ等生长因子都可刺激心肌细胞肥大和间质纤维化引起心室肥厚和扩张，称为高血压性心脏病。

2）脑：长期高血压使脑血管发生缺血与变性，形成微动脉瘤，从而发生脑出血。高血压促使脑动脉粥样硬化样斑块破裂可并发脑血管意外。

3）肾脏：长期持续高血压使肾小动脉硬化、肾小球入球动脉玻璃样变性和纤维化，引起肾单位萎缩、消失，病变重者可引起肾衰竭。

4）视网膜：视网膜小动脉早期发生痉挛，随着病程进展出现硬化。血压急骤升高可起视网膜渗出和出血。

（3）临床表现

1）症状：常见症状有头晕、头痛、颈项板紧、疲劳、心悸等，也可表现为视物模糊、鼻出血等较重症状。

2）体征：高血压时体征一般较少，除血压升高外，心脏听诊可有主动脉瓣区第二心音亢进、收缩期杂音或收缩早期咯喇音。

(4) 并发症

1) 心脏方面:长期高血压可致左心室肥厚、左心室扩大,最终导致充血性心力衰竭。促使冠状动脉粥样硬化形成及发展,并使心肌耗氧量增加,可出现心绞痛、心肌梗死、心力衰竭及猝死。

2) 高血压脑病:包括脑出血、脑梗死、短暂性脑缺血发作。

3) 肾脏:肾小管、肾小球功能损害表现,出现夜尿、多尿、蛋白尿、肾衰竭等。

4) 血管:主动脉夹层、动脉粥样硬化等。

(5) 实验室和其他检查

1) 基本项目:血液生化(血钾、空腹血糖、总胆固醇、甘油三酯、高密度脂蛋白胆固醇、低密度脂蛋白胆固醇和尿酸、肌酐);血细胞计数、血红蛋白;尿液分析(蛋白、糖和尿沉渣镜检);心电图。

2) 推荐项目:24 h 动态血压监测、超声心动图、颈动脉超声、餐后 2 h 血糖(当空腹血糖≥6.1 mol/L 时测定)、血同型半胱氨酸、尿白蛋白定量(糖尿病患者必查项目)、尿蛋白定量(用于尿常规检查蛋白阳性者)、眼底、胸部 X 线检查、脉搏波传导速度及踝臂血压指数等。

3) 选择项目:对怀疑为继发性高血压患者,根据需要可以分别选择以下检查项目,如血浆肾素活性、血和尿醛固酮、血和尿皮质醇、血游离甲氧基肾上腺素及甲氧基去甲肾上腺素、血和尿儿茶酚胺、动脉造影、肾和肾上腺超声、CT 或磁共振成像(magnetic resonance imaging, MRI)、睡眠呼吸监测等。对有合并症的高血压患者,进行相应的脑功能、心功能和肾功能检查。

(6) 血压测量:是评估血压水平、诊断高血压及观察降压疗效的主要手段。目前,主要采用诊室血压、动态血压及家庭自测血压 3 种方法。

1) 诊室血压:具体方法和要求有如下几种。

A. 选择符合计量标准的水银柱血压计,或者经过验证的电子血压计。

B. 使用大小合适的气囊袖带,气囊至少应包裹 80% 上臂。大多数成年人的臂围 25~35 cm,可使用气囊长 22~26 cm,宽 12~14 cm 的标准规格袖带(目前国内商品水银柱血压计气囊的规格:长 22 cm,宽 12 cm)。肥胖者或臂围大者应使用大规格气囊袖带;儿童应使用小规格气囊袖带。

C. 测血压前,受试者应至少坐位安静休息 5 min,30 min 内禁止吸烟、饮咖啡、饮茶,排空膀胱。

D. 受试者取坐位,最好坐靠背椅,裸露上臂,上臂与心脏处在同一水平。

2) 动态血压:具体使用方法和指征有如下几种。

A. 使用经 BHS、AAMI 和 ESH 方案验证的动态血压监测仪,并且每年至少与水银柱血压计读数校准 1 次,采用 Y 型管或 T 型管与袖带连通,两者的血压平均读数相差应<5 mmHg。

B. 测压间隔时间可选择 15 min、20 min 或 30 min。通常夜间测压间隔时间可适当延长至 30 min。血压读数应达到应测次数的 80% 以上。最好每小时有至少 1 个血压读数。

C. 目前,动态血压监测的常用指标是 24 h、白天(清醒活动)和夜间(睡眠)的平均收缩压与舒张压水平,夜间血压下降百分率及清晨时段血压的升高幅度(晨峰)。24 h、白天与夜间血压的平均值反映不同时段血压的总体水平,是目前采用 24 h 动态血压诊断高血压的主要依据,其诊断标准包括 24 h≥130/80 mmHg,白天≥135/85 mmHg,夜间≥120/70 mmHg。

3) 家庭血压:需要选择合适的血压测量仪器,并进行血压测量知识与技能培训。

A. 使用经过验证的上臂式全自动或半自动电子血压计(BHS、AAMI 和 ESH)。

B. 家庭血压值一般低于诊室血压值,高血压的诊断标准为≥135/85 mmHg,与诊室血压 140/90 mmHg 相对应。

C. 测量方案:一般情况下,建议每天早晨和晚上测量血压,每次测 2~3 遍,取平均值;血压控制平稳者,可每周只测 1 天血压。对初诊高血压或血压不稳定的高血压患者,建议连续家庭测量血压 7 天(至少 3 天),每天早晚各 1 次,每次测量 2~3 遍,取后 6 天血压平均值作为参考值。

(7) 诊断:主要根据诊室测量的血压值(或家庭血压及动态血压)、采用经核准的水银柱或电子血压

计,测量安静休息坐位时上臂肱动脉部位血压。一般需要非同日测量 3 次血压值收缩压≥140 mmHg 和
(或)舒张压≥90 mmHg 可诊断高血压(表 5-1)。一般来说,左、右上臂的压差<10～20 mmHg,常常右
侧高于左侧。

表 5-1　2018 年中国高血压防治指南中血压水平定义和分类

类　别	收缩压(mmHg)	舒张压(mmHg)
理想血压	<120	<80
正常高值	120～139	80～89
高血压	≥140	≥90
1 级高血压("轻度")	140～159	90～99
2 级高血压("中度")	160～179	100～109
3 级高血压("重度")	≥180	≥110
单纯收缩期高血压	≥140	<90

注:若收缩压与舒张压分属不同级别时,则以较高的分级为准。

(8)鉴别诊断:注意排除肾性高血压、主动脉狭窄、嗜铬细胞瘤、原发性醛固酮增多症等。

(9)治疗:目的是减少高血压患者心、脑血管病并发症的发生率和死亡率。治疗分两个方面:非药
物治疗(生活方式干预)、药物治疗。

1)非药物治疗(生活方式干预):适用于所有高血压患者,包括减轻体重,减少盐摄入,每人每天食盐
量不超过 6 g,补充钙和钾盐,减少脂肪、食用油摄入,少吃或不吃肥肉和动物内脏,限酒,增加运动,必要
时补充叶酸制剂。

2)药物治疗:通过降低血压,有效预防或延迟脑卒中、心肌梗死、心力衰竭、肾功能不全等并发症发
生,有效控制高血压的疾病进程,预防高血压急症、亚急症等重症高血压发生。从心血管危险分层的角
度,高危和很高危患者必须使用降压药物强化治疗。

一般主张血压控制目标值至少<140/90 mmHg。糖尿病、肾脏病、稳定的冠心病合并高血压者,血
压控制目标值<130/80 mmHg,对于老年收缩期高血压患者,收缩压控制在 150 mmHg 以下,如果能够
耐受则可降至 140 mmHg 以下。

降压治疗后,除了控制血压在正常范围外,还应同时控制其他心血管危险因素。

A. 用药原则:遵循小剂量开始、优先选择长效制剂、联合用药、个体化四个原则。

B. 药物种类:分为五大类(表 5-2),包括利尿剂、β 受体阻滞剂、钙通道阻滞剂(calcium channel
blocker,CCB)、血管紧张素转化酶抑制剂(angiotensin converting enzyme inhibitor,ACEI)和血管紧张
素 II 受体阻滞剂(angiotensin II receptor blocker,ARB)。

表 5-2　常用降压药物名称、剂量及用法

药 物 分 类	药 物 名 称	单 次 剂 量	用法(每天)
利尿剂	氢氯噻嗪	12.5～25 mg	1 次
	螺内酯	20～40 mg	1 次
	吲达帕胺	1.25～2.5 mg	1 次
	呋塞米	20～40 mg	1～2 次
	复方阿米洛利	1 片	1 次

药　物　分　类	药　物　名　称	单　次　剂　量	用法(每天)
β受体阻滞剂	美托洛尔	25～50 mg	2次
	比索洛尔	5～10 mg	1次
	卡维地洛	12.5～25 mg	1～2次
	拉贝洛尔	100 mg	2～3次
钙通道阻滞剂 (CCB)	硝苯地平控释剂	30～60 mg	1次
	尼群地平	10 mg	2～3次
	非洛地平缓释剂	5～10 mg	1次
	氨氯地平	5～10 mg	1次
	左旋氨氯地平	2.5～5 mg	1次
	拉西地平	4～6 mg	1次
血管紧张素转化酶抑制剂 (ACEI)	依那普利	10～20 mg	1次
	贝那普利	10～20 mg	1次
	福辛普利	10～20 mg	1次
	培哚普利	4～8 mg	1次
血管紧张素Ⅱ受体阻滞剂 (ARB)	缬沙坦	80～160 mg	1次
	替米沙坦	40～80 mg	1次
	坎地沙坦	8～16 mg	1次
	奥美沙坦	20～40 mg	1次

注：具体使用剂量及注意事项请参照药物使用说明书。

C. 联合用药原则

a. 主推方案：二氢吡啶类钙通道阻滞剂＋血管紧张素Ⅱ受体阻滞剂；二氢吡啶类钙通道阻滞剂＋血管紧张素转化酶抑制剂；血管紧张素Ⅱ受体阻滞剂＋噻嗪类利尿剂；血管紧张素转化酶抑制剂＋噻嗪类利尿剂；二氢吡啶类钙通道阻滞剂＋噻嗪类利尿剂；二氢吡啶类钙通道阻滞剂＋β受体阻滞剂。

b. 次推方案：利尿剂＋β受体阻滞剂；α受体阻滞剂＋β受体阻滞剂；二氢吡啶类钙通道阻滞剂＋保钾利尿剂；噻嗪类利尿剂＋保钾利尿剂。

c. 慎用方案：血管紧张素转化酶抑制剂＋β受体阻滞剂；血管紧张素Ⅱ受体阻滞剂＋β受体阻滞剂；血管紧张素转化酶抑制剂＋血管紧张素Ⅱ受体阻滞剂；中枢作用药＋β受体阻滞剂。

2. 冠状动脉粥样硬化性心脏病

冠状动脉粥样硬化性心脏病(coronary atherosclerotic heart disease)简称冠心病,指冠状动脉发生粥样硬化,引起管腔狭窄或闭塞,导致心肌缺血缺氧或坏死而引起的心脏病。据 WHO 目前公布的数据,缺血性心脏病已成为人类第一致死原因,占世界总死亡人数的 16%。脑卒中和慢性阻塞性肺病是第二和第三位死亡原因,分别占总死亡人数的 11% 和 6%。1979 年,WHO 将本病分为 5 种类型：① 隐匿型或无症状性冠心病；② 心绞痛；③ 心肌梗死；④ 缺血性心肌病；⑤ 猝死。2019 年,欧洲心脏病学会将冠心病分为急性冠脉综合征和慢性冠脉综合征。

急性冠脉综合征包括不稳定型心绞痛、心肌梗死(非 ST 段抬高心肌梗死和 ST 段抬高心肌梗死),共同的病理基础是不稳定的粥样斑块发生变化,如斑块内出血使之迅速增大、斑块破裂或表面破损,局部血小板聚集而形成血栓,血管痉挛等,引起急性冠状动脉不完全或完全阻塞。慢性冠脉综合征包括稳定型心绞痛、缺血性心肌病和隐匿型冠心病等。

（1）稳定型心绞痛：亦称劳力性心绞痛，是在冠状动脉固定性严重狭窄的基础上，由于心肌负荷的增加引起心肌急剧的、暂时的缺血与缺氧的临床综合征。其特点为阵发性的前胸压榨性疼痛或憋闷感觉。常发生于体力负荷增加时，持续数分钟，休息或服用硝酸酯制剂后消失。

1）病因与发病机制：基本病因是冠状动脉粥样硬化。正常情况下，冠状循环血流量有很大储备量，其血流量随身体的生理情况而显著变化，在剧烈体力活动、情绪激动等对氧的需求增加时，冠状动脉适当扩张，血流量增加（可增加 6～7 倍），达到供求平衡。当冠状动脉粥样硬化致冠状动脉狭窄或部分分支闭塞时，其扩张性减弱，血流量减少，当心肌的血液供应降低到尚能应对心脏平时的需要，则休息时可无症状。在劳力、情绪激动、饱食、受寒等情况下，一旦心脏负荷突然增加，就会出现心率增快、心肌张力和心肌收缩力增加、心肌耗氧量增加，而冠状动脉供血不能相应地增加以满足心肌对血液的需求时，即可引起心绞痛。

2）临床表现：主要症状是以发作性胸闷、胸痛、心前区紧缩感、烧灼感为主要临床表现，疼痛的特点如下。

A. 疼痛部位：主要在胸骨体上段或中段后方，可波及心前区，有手掌大小范围甚至横贯前胸、界限不很清楚。常放射至左肩、左臂内侧达无名指和小指，或至颈、咽或下颌部。

B. 疼痛性质：胸痛常为压榨性、闷痛或窒息性疼痛、发闷或紧缩性，也可有烧灼感，伴有濒死的恐惧感。偶有表现为牙痛、上腹痛。有些患者仅觉胸闷不适而非胸痛。发作时，患者往往被迫停止正在进行的活动，直至症状缓解。

C. 疼痛诱因：发作常由体力劳动或情绪激动（如愤怒、焦急过度兴奋等）所诱发，饱食、寒冷、吸烟、心动过速、休克等亦可诱发，常重复发生。

D. 疼痛持续时间：疼痛出现后常逐步加重，达到一定程度后持续一段时间，然后逐渐消失，心绞痛一般持续几分钟至十余分钟，多为 3～5 min，很少超过半小时。

E. 疼痛缓解方式：一般在停止原来的诱发活动后即可缓解，或舌下含用硝酸甘油在几分钟内缓解。

伴随体征常见心率加快、血压升高、表情焦虑、出冷汗，有时出现第四或第三心音奔马律。可有暂时性心尖部收缩期杂音，这是由乳头肌缺血以致功能失调引起二尖瓣关闭不全所致。

3）实验室和其他检查：① 心电图检查最常用，约半数患者静息心电图在正常范围，或有非特异性 ST 段和 T 波异常。绝大多数患者可出现 ST 段压低（≥0.1 mV），有时出现 T 波倒置。运动负荷试验及 24 h 动态心电图可显著提高检出率。② 冠脉造影为有创性检查手段，是目前诊断冠心病的金标准。③ 冠状动脉计算机体层摄影血管造影是经静脉注射造影剂后利用螺旋 CT（64 排或以上效果较好）扫描成像，可以观察冠状动脉狭窄或钙化等。④ 超声心动图可探测到缺血区心室壁的异常运动。

4）诊断：根据典型心绞痛的发作特点和体征，结合年龄和存在冠心病危险因素，除外其他原因所致的心绞痛。心绞痛发作时心电图检查可见 ST－T 改变，症状消失后心电图改变亦逐渐恢复。未捕捉到发作时的心电图改变者可行心电图负荷试验。冠脉造影可以明确病变的严重程度。

5）鉴别诊断：需要与不稳定型心绞痛、心肌梗死、反流性食管炎、肋间神经痛和肋软骨炎、心脏神经症等疾病相鉴别。

6）治疗：包括发作期和缓解期的治疗。

A. 发作时的治疗：立刻休息，一般在停止活动后症状即可消除。较重的发作，选用作用较快的硝酸酯制剂。

硝酸甘油：0.5 mg 置于舌下含化，1～2 min 即开始起效，约 30 min 后作用消失。延迟见效或完全无效时，提示患者并非患冠心病或为严重的冠心病。第一次含服时，注意可能会发生直立性低血压。

硝酸异山梨酯：5～10 mg 舌下含化，2～5 min 见效，作用可维持 2～3 h。

B. 缓解期的治疗：调整生活方式，尽量避免各种诱发因素，调节饮食，禁烟酒，调整日常生活与工作量,减轻精神负担,保持适当的体力活动。

药物治疗包括以下几种。

阿司匹林:抗血小板聚集,最佳剂量范围为 75~150 mg/d。

氯吡格雷:抑制血小板活化,主要用于支架植入后和对阿司匹林有禁忌的患者,常用维持剂量为 75 mg/d。

β受体阻滞剂:抑制心脏 β 肾上腺素受体,减慢心率,降低血压,降低心脏收缩力,从而降低心肌氧耗量,以减少心绞痛的发作和增加运动耐量。冠心病患者长期使用 β 受体阻滞剂治疗,可显著降低死亡率等。临床常用美托洛尔、比索洛尔等。

钙通道阻滞剂:抑制心肌收缩,减少氧耗;扩张冠状动脉,改善供血;扩张周围血管,减轻心脏负荷。常用维拉帕米、硝苯地平、地尔硫䓬等。

硝酸酯制剂:为非内皮依赖性血管扩张剂,能减少心肌氧耗和改善心肌灌注。常用药物包括硝酸甘油、二硝酸异山梨酯、单硝酸异山梨酯等。

他汀类药物:为首选降脂药物,可延缓斑块进展、稳定斑块。常用辛伐他汀、阿托伐他汀、氟伐他汀等。

血管紧张素转化酶抑制剂或血管紧张素 II 受体阻滞剂:稳定型心绞痛患者合并高血压、糖尿病、心力衰竭或左心室收缩功能不全时,建议使用血管紧张素转化酶抑制剂,不能耐受血管紧张素转化酶抑制剂类药物者可使用血管紧张素 II 受体阻滞剂类药物。

C. 手术治疗:药物治疗效果欠佳的患者,可考虑进行经皮冠状动脉介入治疗或冠状动脉旁路移植术。

(2) 不稳定型心绞痛:指介于稳定型心绞痛和急性心肌梗死之间的临床状态,包括了除稳定型(劳力性)心绞痛以外的初发型、恶化型劳力性心绞痛和各型自发性心绞痛。

1) 病因与发病机制:冠状动脉内不稳定的粥样斑块继发病理改变,如斑块内破裂出血、斑块纤维帽出现裂隙、表面有血小板聚集和(或)刺激冠状动脉痉挛,导致缺血加重,使局部心肌血流量明显下降。

2) 临床表现:不稳定型心绞痛胸痛的部位、性质与稳定型心绞痛相似,但具有以下特点之一。① 稳定型心绞痛在 1 个月内疼痛发作的频率增加,程度加重,时限延长,诱发因素变化,硝酸酯类药物缓解作用减弱;② 1 个月之内新发生的心绞痛,并因较轻的负荷所诱发;③ 休息状态下发作的心绞痛或较轻微活动即可诱发,发作时表现有 ST 段抬高的变异型心绞痛。

3) 诊断:综合临床表现、心电图特点可建立诊断。

4) 治疗:患者均应住院,卧床休息,在密切监护下进行积极的内科治疗,尽快控制症状,防止发生心肌梗死。需要取血,测血清心肌酶,并观察心电图变化,注意胸痛发作时的心电图 ST-T 变化,以除外急性心肌梗死。

A. 一般治疗:卧床休息 1~3 天,床边 24 h 心电监测。有呼吸困难、发绀者应吸氧,维持血氧饱和度在 90% 以上。烦躁不安、剧烈疼痛者,可皮下注射吗啡 5~10 mg。

B. 硝酸酯类制剂:可选择口服、舌下含服、经皮肤或经静脉给药,用短效或长效制剂,在最初 24 h 的治疗中,静脉应用有利于控制心肌缺血发作,症状消失后改用口服制剂。

C. 抗血小板制剂:使用环氧化酶抑制剂(阿司匹林)或 P_2Y_{12} 受体拮抗剂(替格瑞洛、氯吡格雷等)。所有无阿司匹林禁忌证的患者均立即服用阿司匹林负荷量 300 mg(嚼碎含于舌下),继以 75~100 mg/d 剂量长期维持;在此基础上,联合应用一种 P_2Y_{12} 受体拮抗剂至少 12 个月,除非有极高出血风险等禁忌证,首选替格瑞洛,180 mg 负荷量,以后 2 次/天,90 mg/次。

D. 抗凝治疗:在抗血小板治疗基础上,使用普通肝素、低分子量肝素、磺达肝癸钠或比伐芦定等。

E. β受体阻滞剂或钙通道阻滞剂:均可使用,血管痉挛性心绞痛以钙通道阻滞剂为首选。

F. 他汀类药物:有降脂、延缓斑块进展、稳定斑块和抗炎等作用,可早期使用。急性期使用还具有类似硝酸酯的作用。

G. 血管紧张素转化酶抑制剂或血管紧张素 II 受体阻滞剂：若无禁忌证，可早期使用此类药物。

H. 手术治疗：上述治疗效果不佳，应考虑进行经皮冠状动脉介入治疗或冠状动脉旁路移植术。

（3）心肌梗死：是在冠状动脉病变的基础上，发生冠状动脉血供急剧减少或中断，使相应的心肌严重而持久地急性缺血。临床表现为胸痛，急性循环功能障碍，出现反映心肌急性缺血、损伤和坏死变化的特征性心电图演变及血清心肌酶和心肌结构蛋白的变化。

1）病因与发病机制：冠状动脉粥样硬化病变处富含脂质的易损斑块破裂、出血、血管腔内血栓形成、动脉内膜下出血或动脉持续性痉挛，使管腔迅速发生持久而完全的闭塞时，如该动脉与其他冠状动脉间侧支循环原先未充分建立，即可导致该动脉所供应的心肌严重持久缺血、坏死。

在粥样硬化病变使冠状动脉管腔狭窄的基础上，发生心输出量骤降（出血、休克或严重的心律失常），或左心室负荷剧增（重度体力活动、情绪过分激动、血压剧升或用力大便）时，也可使心肌严重持久缺血，引起心肌坏死。饱餐（特别是进食多量脂肪）后血脂与血黏度升高，引起局部血流缓慢，血小板易于聚集而致血栓形成；睡眠时迷走神经张力增高，使冠状动脉痉挛；介入性诊治的操作损伤，都可加重心肌缺血而致坏死。心肌梗死既可发生于频发心绞痛的患者，也可发生在原无症状者中。

2）分型：目前，主要分为急性非 ST 段抬高心肌梗死和急性 ST 段抬高心肌梗死。

3）临床表现：按临床过程和心电图的表现，可分为急性、亚急性和慢性，但临床症状主要出现在急性期中，部分患者还有一些先兆表现。

A. 诱发因素：气候寒冷、气温变化大的冬春季，常在安静或睡眠时发病，以清晨 6 时至午间 12 时发病最多，约 1/2 患者有明确的诱发因素，如剧烈运动、重体力劳动、创伤、情绪激动、精神紧张或饱餐、急性失血、出血性或感染性休克、主动脉瓣狭窄、发热、心动过速等引起心肌耗氧增加都是诱因。反复发作的冠状动脉痉挛也可发展为急性心肌梗死。

B. 先兆：半数以上患者在发病前数日有乏力、胸部不适，活动时出现心悸、气急、烦躁、心绞痛等前驱症状，其中以新发心绞痛（初发型心绞痛）或原有心绞痛加重（恶化型心绞痛）最突出。心绞痛发作较以往频繁、性质较剧、持续较久、硝酸甘油疗效差、诱发因素不明显。疼痛时伴有恶心、呕吐、大汗和心动过速，或伴有心功能不全、严重心律失常、血压大幅度波动等。同时，心电图有 ST 段一过性明显抬高（变异型心绞痛）或压低，T 波倒置或增高（"假性正常化"）时应警惕近期发生心肌梗死的可能。发现先兆，及时积极治疗，有可能使部分患者避免发生心肌梗死。

C. 症状：随梗死的大小、部位、发展速度和原来心脏的功能情况等而轻重不一。

疼痛：最先出现，疼痛部位和性质与心绞痛相同，但常发生于安静或睡眠时，疼痛程度重，范围较广，持续时间可长达数小时或数天，休息或含用硝酸甘油片多不能缓解，患者常烦躁不安、出汗、恐惧，有濒死之感。有少部分患者疼痛的性质及部位不典型，如位于上腹部，常被误认为胃溃疡穿孔或急性胰腺炎等急腹症；位于下颌或颈部，常被误认为牙病或骨关节病；部分患者无疼痛，多为糖尿病患者或老年人，一开始即表现为休克或急性心力衰竭；少数患者在整个病程中都无疼痛或其他症状。

全身症状：主要是发热，伴有心动过速、白细胞增高和红细胞沉降率增快等，由坏死物质吸收引起。一般在疼痛发生后 24～48 h 出现，程度与梗死范围常呈正相关，体温一般在 38℃ 上下，很少超过 39℃，持续 1 周左右。

胃肠道症状：约 1/3 疼痛患者，在发病早期伴有恶心、呕吐和上腹胀痛，与迷走神经受坏死心肌刺激和心输出量降低、组织灌注不足有关；有时出现肠胀气；重症者可有呃逆（下壁心肌梗死时多见）。

心律失常：见于 75%～95% 的患者，多发生于起病后 1～2 周，尤以 24 h 内最多见，以室性心律失常为多。各种程度的房室传导阻滞和束支传导阻滞也较多。前壁心肌梗死易发生室性心律失常。下壁心肌梗死易发生房室传导阻滞，部位多在房室束以上，预后较好。前壁心肌梗死若伴房室传导阻滞，往往多个束支同时阻滞，其阻滞部位在房室束以下，常伴有休克或心力衰竭，预后较差。

低血压和休克:疼痛期血压下降常见,可持续数周后再上升,常不能恢复到以往水平,但未必是休克。疼痛缓解而收缩压低于 80 mmHg,患者烦躁不安、面色苍白、皮肤湿冷、脉细而快、大汗淋漓、尿量减少(<20 mL/h)、神志迟钝甚至晕厥为休克的表现。休克多在起病后数小时至 1 周发生,见于约 20% 的患者,主要是心源性,由心肌广泛(40% 以上)坏死、心输出量急剧下降所致,神经反射引起的周围血管扩张为次要因素,有些患者还有血容量不足因素参与。严重的休克可在数小时内致死,一般持续数小时~数天,可反复发生。

心力衰竭:主要是急性左心衰竭,可在起病最初数日内发生或在疼痛、休克好转阶段出现,由心肌梗死后心脏舒缩力显著减弱或不协调、排血功能障碍所致,发生率为 32%~48%。患者出现呼吸困难、咳嗽、发绀、烦躁等,严重者可发生肺水肿或进而发生右心衰竭的表现,出现颈静脉怒张、肝肿痛和水肿等症状。右心室心肌梗死者,一开始即可出现右心衰竭的表现。

D. 体征:心脏体征可在正常范围内,体征异常者大多数无特征性,心脏可有轻至中度增大,心率增快或减慢。10%~20% 患者在发病后 2~3 天出现心包摩擦音,多在 1~2 天消失,少数持续 1 周以上。发生二尖瓣乳头肌功能失调者,心尖区可出现粗糙的收缩期杂音;发生室间隔穿孔者,胸骨左下缘出现响亮的收缩期杂音,常伴震颤。右心室梗死较重者可出现颈静脉怒张,深吸气时更明显。

4)并发症

A. 乳头肌功能失调或断裂:二尖瓣乳头肌因缺血、坏死等使收缩功能发生障碍,造成不同程度的二尖瓣脱垂或关闭不全,心尖区出现收缩中晚期喀喇音和吹风样收缩期杂音,第一心音可不减弱,可引起心力衰竭。轻症者可恢复,杂音消失。

B. 心脏破裂:为早期少见但严重的并发症,常在发病 1 周内出现,多为心室游离壁破裂,因产生心包积血可致急性心脏压塞而猝死。

C. 室壁膨胀瘤或称室壁瘤:主要见于左心室,发生率为 5%~20%,为在心室腔内压力影响下,梗死部位的心室壁向外膨出而形成。

D. 栓塞:为心室附壁血栓或下肢静脉血栓破碎脱落所致,见于起病后 1~2 周,如栓子来自左心室,可产生脑、肾、脾或四肢等动脉栓塞;如栓子来自下肢深部静脉,可产生肺动脉栓塞。

E. 心肌梗死后综合征:于心肌梗死后数周至数月出现,可反复发生。表现为心包炎、胸膜炎或肺炎,有发热、胸痛、气急、咳嗽等症状,可能为机体对坏死物质产生的反应。

5)实验室检查

A. 血常规:发病 1 周内白细胞计数可增至(10~20)×10^9/L,中性粒细胞多在 75%~90%,嗜酸性粒细胞减少或消失。

B. 红细胞沉降率:增快,可持续 1~3 周。

C. 血肌钙蛋白:血清肌钙蛋白 T(cTnT)和肌钙蛋白 I(cTnI)是诊断心肌梗死最特异和敏感的标志物,可反映微小梗死。正常情况下外周血中 cTnT 一般<0.06 ng/mL,cTnI<0.01 ng/mL,发生急性心肌梗死时,两者均在 3 h 后增高,其中 cTnT 持续 10~14 天,cTnI 持续 7~10 天。

D. 血清磷酸肌酸激酶同工酶(CK-MB):诊断心肌梗死的敏感性和特异性均极高,在起病后 4 h 内增高,16~24 h 达高峰,3~4 天恢复;CK-MB 高峰出现时间是否提前有助于判断溶栓治疗是否成功。

E. 血清肌红蛋白:升高时间较肌钙蛋白和 CK-MB 均略早,高峰消失较快,多数 24 h 即恢复正常。

6)辅助检查

A. 心电图:常有进行性改变,对心肌梗死的诊断、定位、定范围、估计病情演变和预后都有帮助。

特征性改变:ST 段抬高心肌梗死心电图特点为在面向坏死区周围心肌损伤区的导联上出现 ST 段抬高(表 5-3),呈弓背向上;在面向透壁心肌坏死区的导联上可能出现宽而深的 Q 波(病理性 Q 波);在面向损伤区周围心肌缺血区的导联上出现倒置 T 波。在背向梗死区的导联则出现相反的改变,即 R 波增高、ST 段压低和 T 波直立并增高。

表 5 - 3 ST 段抬高心肌梗死心电图定位诊断

导 联	前间壁	局限前壁	前侧壁	广泛前壁	下 壁	高侧壁	正后壁
I			+			+	
II					+		
III					+		
aVR							
aVL			+			+	
aVF					+		
V1	+			+			
V2	+			+			
V3	+	+		+			
V4		+		+			
V5		+	+	+			
V6			+				
V7			+				+
V8							+

注:"+"为正面改变,表示典型 ST 段抬高、Q 波及 T 波变化。

非 ST 段抬高心肌梗死患者心电图有两种类型:① 有普遍性 ST 段压低≥0.1 mV,但 aVR 导联(有时还有 V$_1$导联)ST 段抬高,或有对称性倒置 T 波;② 无 ST 段变化,仅有 T 波倒置改变。

动态性改变:在超急性期,即起病数小时内,可无异常或异常高大两肢不对称的 T 波;在急性期,即数小时后,ST 段明显抬高,弓背向上,与直立的 T 波连接呈单向曲线,数小时至 2 天出现病理性 Q 波,同时 R 波降低或消失;在亚急性期,如没有在早期进行治疗,ST 段抬高持续数日至 2 周,逐渐回到基线水平,T 波则变为平坦或倒置;在慢性期,即发病后数周至数月,T 波呈"V"形倒置,其两肢对称,波谷尖锐。T 波有可能在数月至数年恢复,而异常 Q 波常永久存在。

定位诊断:ST 段抬高心肌梗死的定位和范围可根据出现特征性的导联来判断(表 5 - 3)。

B. 超声心动图:通过二维和 M 型超声心动图了解心室壁的运动和左心室功能,对诊断室壁瘤和乳头肌功能失调有帮助。

7) 诊断与鉴别诊断:根据典型的临床表现、特征性的心电图改变及实验室检查发现,诊断本病并不困难。对于老年患者,突然发生严重心律失常、休克、心力衰竭而原因未明,或突然发生较重而持久的胸闷或胸痛者,都应考虑本病的可能。宜先按急性心肌梗死来处理,在短期内进行心电图、血清心肌酶和肌钙蛋白测定,并观察动态变化,以明确诊断。

鉴别诊断要考虑以下疾病:心绞痛、急性心包炎、主动脉夹层、急性肺动脉栓塞、急腹症如急性胰腺炎、消化性溃疡穿孔、急性胆囊炎、胆石症等。

8) 治疗:对 ST 段抬高的急性心肌梗死,强调早发现、早住院,尽早进行静脉溶栓或介入治疗,以疏通梗死相关的血管,挽救更多濒死的心肌,维持心脏功能,防治严重并发症。

A. 监护和一般治疗:包括卧床休息,心电监测,血氧饱和度低于 90% 时给予吸氧,保持大便通畅。

B. 解除疼痛:心肌再灌注治疗可开通梗死相关血管、恢复缺血心肌的供血是解除疼痛最有效的方法,但在再灌注治疗前可选用下述药物。

吗啡或哌替啶:吗啡 2~4 mg 静脉注射或哌替啶 50~100 mg 肌内注射,必要时 5~10 min 重复,以减轻患者交感神经过度兴奋和濒死感。注意其低血压和呼吸功能抑制的副作用。

硝酸酯类药物:通过扩张冠状动脉,增加冠状动脉血流量及静脉容量,以降低心室前后负荷。

β受体阻滞剂：减少心肌耗氧量和改善缺血区的氧供需失衡，缩小梗死面积，防治恶性心律失常。对降低急性期病死率有肯定的疗效。

C. 抗栓、抗凝治疗：抗血小板治疗多用环氧化酶抑制剂(阿司匹林)、P_2Y_{12}受体拮抗剂(替格瑞洛、氯吡格雷等)。所有无阿司匹林禁忌证的患者均立即给予阿司匹林负荷量 300 mg(嚼碎置于舌下)，继以 75～100 mg/d，长期维持；在阿司匹林基础上，联合应用一种 P_2Y_{12}受体拮抗剂至少 12 个月，除非有极高出血风险等禁忌证。P_2Y_{12}受体拮抗剂首选替格瑞洛负荷量 180 mg，以后 90 mg/次，2 次/天；存在替格瑞洛禁忌证或不能获得时，使用氯吡格雷，首次负荷剂量 300～600 mg 口服，继以 75 mg/d 维持治疗。

抗凝治疗使用肝素和低分子肝素有利于防止血栓形成。

D. 血管紧张素转化酶抑制剂或血管紧张素Ⅱ受体阻滞剂：有助于改善恢复期心肌的重构，减少急性心肌梗死病死率和预防发生充血性心力衰竭。根据血压情况，尤其急性广泛前壁梗死时，在 24 h 内使用。

E. 血管再通：起病 3～6 h 最多 12 h 内，使闭塞的冠状动脉再通，心肌得到再灌注，濒坏的心肌可能得以存活或使坏死范围缩小，减轻梗死后心肌重塑，改善预后，是一种积极的治疗措施。目前可采用紧急血管介入或静脉溶栓治疗。在无血管介入治疗条件的医院，如无禁忌证，应立即(接诊患者后 30 min 内)行静脉溶栓治疗，然后转运至可进行血管介入的医院进行介入治疗。

F. 调节血脂治疗：及早使用他汀类药物，如瑞舒伐他汀、阿托伐他汀等。

G. 防治并发症：因患者病情变化快，需要密切观察，注意防治心力衰竭、心源性休克及心律失常，尤其是严重的心律失常，可能导致猝死。

5.5　泌尿与生殖系统疾病

随着我国新的海洋战略的实施，长时间的远洋航行和海上活动持续增加。船员的生活、工作环境特殊，许多因素也会持续影响船员的泌尿与生殖系统。据国外资料统计，船员中泌尿与生殖系统疾病的患病率为 3.5%，居第九位，且有上升趋势。我国近年资料表明，航海人员中，此系统疾病患病率为 2%左右，居 14～16 位。这一差别的原因可能与外国船员中性病较多有关。船员泌尿与生殖系统疾病中，以尿路结石的发病率最高(59.26%)，其次为急性肾炎、尿路感染、生殖系统感染、外阴疾病、外伤、前列腺增生等。陈星等 2019 年对 2014～2018 年长三角地区 5 073 名海员尿路结石的流行病调查发现，远航船员尿路结石患病率高达 7.4%～9.5%，与年龄、远海航行、高尿酸血症、高脂血症、高血压等因素密切相关。

泌尿系统(urinary system)主管机体尿液的生成和排泄，由肾脏、输尿管、膀胱、尿道及有关的血管、神经等组成。肾脏不仅是人体主要的排泄器官，也是一个重要的内分泌器官，对维持机体内环境的稳定起相当重要的作用。终末期肾脏病患者必须依靠肾脏替代治疗。肾脏替代治疗无论是血液透析还是腹膜透析或肾移植，无论是基础研究还是临床应用研究都取得了长足进步和良好的效果，使肾脏在人体的各器官衰竭治疗中成为非常突出的一个替代最为成功的器官。

生殖系统(reproductive system)维系机体的生殖功能，由主性器官与附性器官组成。男性主性器官是睾丸，可生成精子并分泌雄激素，附性器官包括附睾、输精管、前列腺、精囊和阴茎；女性主性器官是卵巢，可生成卵子并分泌性激素，附性器官包括输卵管、子宫、阴道和外生殖器。

本节着重介绍几种常见的泌尿与生殖系统疾病。

5.5.1　肾结石

肾结石(renal calculus)是晶体物质(如钙、草酸、尿酸、胱氨酸等)在肾脏的异常聚积，为泌尿系统的常见病与多发病，男性发病多于女性，多发生于青壮年。我国肾结石发病率为 1%～3%，船员由于特殊的饮食结构，饮水偏少，肾结石发病率显著升高。

肾结石主要由于尿中晶体物质浓度呈过饱和状态,析出结晶在局部生长、聚积,最终形成结石。年龄、性别、遗传、环境、饮食习惯和职业等因素均与结石的形成有关。根据形成的位置,可将结石分为肾盂结石、肾盏结石和肾实质结石,以肾盂结石最常见。已知的尿路结石有 32 种成分,以草酸钙最为常见。肾结石很少由单一成分组成,多为两种或两种以上,并以其中一种为主。

1. 临床表现与诊断

肾结石的症状取决于结石所在部位、大小、形状及有无感染和梗阻等并发症。

(1) 无症状:表面光滑、较小的结石,可随尿液排出而不引起明显症状。固定于肾盂或下肾盏内的无感染结石一般不造成明显症状。

(2) 疼痛:结石较大,引起肾盂或肾盏内压迫、摩擦或引发积水,可引起腰腹部的胀痛或者钝痛。较小的结石在肾盂或者输尿管移动,可引发输尿管痉挛造成剧烈绞痛。绞痛位置可始于腰、背或肋腹部,并沿输尿管向下腹部、外阴部和大腿内侧放射,往往伴有排尿困难、恶心、呕吐、大汗淋漓等症状。

(3) 血尿和排石:血尿多为镜下血尿,部分严重患者可发生肉眼血尿。血尿常伴随疼痛,有时无痛感。绞痛或血尿发生时,尿液排出可见沙粒或小结石,结石通过尿道时有刺痛感。

(4) 合并感染:结石合并感染时,可排出混浊的脓尿,伴随畏寒、发热、腰痛、尿频、尿急、尿痛等症状。肾绞痛发作或肾结石梗阻后合并感染,肾区可出现明显的触痛及叩击痛。结石梗阻引起严重肾积水时,可在腰部或上腹部扪及包块。

(5) 生化检验:合并感染患者可见外周血白细胞数升高,尿红细胞＋～＋＋＋＋,可有白细胞或脓细胞。血尿素氮及肌酐测定异常。晚期尿毒症患者,血红蛋白及红细胞数明显下降。

(6) 影像学检验:B超是肾结石的直观检测手段,用于观测结石大小、位置和肾积水。肾结石可观察到强回声光团及伴声影。肾绞痛严重发作时,可进一步进行静脉肾盂造影检查。

2. 治疗

肾结石的治疗主要以对症为主。对于 B 超检出肾结石,但无明显疼痛、无合并感染的患者,以鼓励多饮水、定期排尿为主。结合船上环境和结石的性质可服用碳酸氢钠、枸橼酸钠等调节尿液 pH,增加尿酸溶解度,防止结石增多、增大。亦可采用中西医结合的方式辅助排石,如服用解痉药物、增加跳跃运动等方式,促使结石下行排出。

急性肾绞痛患者,应及时给予镇痛和解痉药物,帮助患者减轻痛苦。合并尿路感染时,应进行中段尿液细菌培养和药敏检测,使用相应的抗生素治疗。

船员上岸后,可进行体外震波碎石、输尿管镜取石和手术取石等外科治疗。尤其针对复发性肾绞痛、尿路梗阻、肾盂或输尿管扩张、合并尿路感染患者,应尽快手术取石。

5.5.2　尿路感染

由于航海的特殊条件,船员中尿路感染及生殖系统感染较为常见。尿路感染(urinary tract infection)指各种病原微生物在尿路中生长、繁殖而引起的感染性疾病,可分为上尿路感染和下尿路感染,前者指肾盂肾炎(pyelonephritis),后者主要指膀胱炎(cystitis)。肾盂肾炎、膀胱炎又有急性和慢性之分。根据有无尿路功能或结构的异常,又可分为复杂性、非复杂性尿路感染。复杂性尿路感染指伴有尿路引流不畅、结石、畸形、膀胱输尿管反流等结构或功能的异常,或在慢性肾实质性疾病基础上发生的尿路感染。不伴有上述情况者称为非复杂性尿路感染。

革兰氏阴性杆菌为尿路感染最常见致病菌,其中以大肠埃希菌最为常见,其次为变形杆菌、克雷伯菌等。5%～15%的尿路感染由革兰氏阳性细菌引起,主要是肠球菌和凝固酶阴性的葡萄球菌。尿路感染途径主要有:① 上行感染,病原菌经由尿道上行至膀胱甚至输尿管、肾盂引起,约占尿路感染的 95%。

② 血行感染,指病原菌通过血运到达肾脏和尿路其他部位引起,不足 2%。③ 直接感染,泌尿系统周围器官、组织发生感染时,病原菌偶可直接侵入泌尿系统导致感染。④ 淋巴道感染,盆腔和下腹部的器官受到感染时,病原菌可从淋巴道感染泌尿系统,比较罕见。

1. 临床表现

(1) 膀胱炎:占尿路感染的 60% 以上。主要表现为尿频、尿急、尿痛、排尿不适、下腹部疼痛等,部分患者出现排尿困难。尿液常混浊,并有异味,约 30% 可出现血尿。一般无全身感染症状,少数患者出现腰痛、发热,但体温常不超过 38.0℃。致病菌多为大肠埃希菌,占 75% 以上。

(2) 急性肾盂肾炎:临床表现与感染程度有关,通常起病较急。主要特征有以下几点。

1) 全身症状:头痛、寒战、发热、全身酸痛、恶心、呕吐等,体温常超过 38.0℃,多为弛张热。

2) 泌尿系症状:尿频、尿急、尿痛、排尿困难、下腹部疼痛、腰痛等。腰痛程度不一,多为钝痛或酸痛。部分患者下尿路症状不典型或缺如。

3) 体格检查:除发热、心动过速和全身肌肉压痛外,还可发现一侧或两侧肋脊角或输尿管点压痛和(或)肾区叩击痛。

(3) 慢性肾盂肾炎:全身及泌尿系统局部表现可不典型,一半以上患者有急性肾盂肾炎病史,后出现不同程度的间歇性尿频、排尿不适、低热、腰部酸痛及肾小管功能受损表现,如夜尿增多、低比重尿等。病情可持续发展,形成慢性肾衰竭。有时急性发作,患者症状明显,类似急性肾盂肾炎。

(4) 无症状细菌尿:指患者有真性细菌尿,而无尿路感染的症状,可由具有症状的尿路感染演变而来,或无明显的急性尿路感染史。致病菌多为大肠埃希菌,患者可长期无症状,尿常规可无明显异常,但尿培养有真性菌尿,也可在病程中出现急性尿路感染表现。

2. 诊断

根据患者典型的临床症状、体征和尿液的实验室检查与细菌培养不难诊断。

尿液检查:可有白细胞尿、血尿、蛋白尿。尿沉渣镜检白细胞＞5 个/HP 称为白细胞尿,对尿路感染诊断意义较大;部分尿路感染患者有镜下血尿,尿沉渣镜检红细胞数多为 3～10 个/HP,呈一过性红细胞尿,极少数急性膀胱炎患者可出现肉眼血尿;蛋白尿多为阴性至微量。部分肾盂肾炎患者尿中可见白细胞管型。

中段尿细菌定量培养:≥10^5/mL,称为真性菌尿,可确诊;10^4～10^5/mL,为可疑阳性,需要复查。耻骨上膀胱穿刺尿细菌定性培养有细菌生长,即为真性菌尿。

无症状性细菌尿的诊断主要依靠尿细菌学检查,要求两次细菌培养均为同一菌种的真性菌尿。

3. 治疗

(1) 一般治疗:急性期患者应注意休息,多饮水,勤排尿。发热者给予易消化、高热量、富含维生素的饮食。膀胱刺激征和血尿明显者,可口服碳酸氢钠片,1 g/次,3 次/天,以碱化尿液,缓解症状,抑制细菌生长,避免形成血凝块,同时应用磺胺类抗生素者,还可以增强其抗菌活性,并避免尿路结晶形成。尿路感染反复发作者应积极寻找病因,及时去除诱发因素。

(2) 抗感染治疗:是治疗尿路感染的常规手段,用药原则为选用致病菌敏感、肾毒性小、副作用少的抗生素。无病原学结果前,首选对革兰氏阴性杆菌有效的药物,尤其是首次感染者。治疗 3 天症状无改善,应按药敏结果调整用药。足量抗生素,保证在尿和肾内的较高浓度。单一药物治疗失败、感染严重、混合感染、出现耐药菌株时,应联合用药。对不同类型的尿路感染给予不同的治疗时间。

1) 急性膀胱炎:一般采用短程疗法。常用复方磺胺甲噁唑片口服(磺胺甲噁唑 800 mg＋甲氧苄啶 160 mg,2 次/天,疗程为 3 天),或呋喃妥因(50 mg,1 次/8 h,疗程为 5～7 天),或磷霉素(3 g 单剂),或头孢菌素类、半合成青霉素类、喹诺酮类药物,疗程为 3～7 天。

停服抗生素 7 天后,需要进行尿细菌定量培养,如结果阴性表示急性细菌性膀胱炎已治愈;如仍有真性细菌尿,应继续给予 2 周抗生素治疗。

2) 肾盂肾炎:首发患者,致病菌多为大肠埃希菌,在留取尿细菌检查标本后,立即开始治疗。

A. 病情较轻者:可在门诊治疗。常用口服药物有喹诺酮类(如氧氟沙星 0.2 g,2 次/天;环丙沙星 0.25 g,2 次/天)、头孢菌素类(如头孢呋辛 0.25 g,2 次/天)、半合成青霉素类(如阿莫西林 0.5 g,3 次/天)等。治疗 10～14 天后,通常 90% 可治愈。如尿菌仍阳性,应根据药敏试验选用有效抗生素,继续治疗4～6 周。

B. 严重感染、全身中毒症状明显者:需要住院治疗,静脉给药。常用药物,如氨苄西林 1～2 g,1 次/4 h;左氧氟沙星 0.2 g,1 次/12 h;头孢噻肟钠 2 g,1 次/8 h;头孢曲松钠 1.0～2.0 g,1 次/12 h。必要时联合用药。氨基糖苷类抗生素肾毒性大,应慎用。显效后,于热退后继续用药 3 天,改为口服抗生素,完成2 周疗程。治疗 72 h 无好转,按药敏结果更换抗生素,疗程不少于 2 周。经此治疗,仍持续发热,应注意肾盂肾炎并发症,如肾盂积脓、肾周脓肿、感染中毒症等。

C. 慢性肾盂肾炎:关键是寻找并去除易感因素。急性发作时的治疗与急性肾盂肾炎相同。

5.5.3 急性前列腺炎

急性前列腺炎(acute prostatitis)是前列腺非特异性细菌感染所致的急性炎症,主要表现为尿急、尿频、尿痛、直肠及会阴部痛,多有恶寒、发热等,是男性泌尿生殖系常见的感染性疾病,致病菌以大肠杆菌为主,约占 80%。细菌感染途径为血行感染或直接蔓延,其中经尿道直接蔓延较多见,主要病因有:① 淋菌性尿道炎时,细菌经前列腺管进入前列腺体内引起炎症;② 前列腺增生和结石使前列腺部尿道变形、弯曲、充血,失去对非致病菌的免疫力而发生;③ 尿道器械应用时带入细菌或上尿路炎症细菌下行,致前列腺感染。血行感染常继发于皮肤、扁桃体、龋齿、肠道或呼吸道急性感染,细菌通过血液到达前列腺部引起感染。

1. 临床表现

全身症状有乏力、虚弱、厌食、恶心、呕吐、高热、寒战、虚脱甚至败血症表现,突然发病时全身症状可掩盖局部症状。局部会阴或耻骨上区重压感,久坐或排便时加重,且向腰部、下腹、背部、大腿等处放射。排尿时灼痛、尿急、尿频、尿滴沥和脓性尿道分泌物,膀胱颈部水肿可致排尿不畅,尿流变细或中断,严重时有尿潴留。有时有直肠胀满感、便急和排便痛,大便时尿道流白。

2. 治疗

(1) 一般措施:应卧床休息 3～4 天,适当饮水,禁烟酒和刺激性食物。可行热水坐浴或会阴部热敷,保持大便通畅,禁忌性生活。

(2) 抗生素治疗:当患者全身症状明显,体温较高,血中白细胞明显升高时,应静脉给药,1 周后改用口服,直到 1 个月;若患者全身症状不重,体温及血象正常,可口服给药,一般疗程为 1 个月。应选用能够弥散进入前列腺内且快速有效的抗感染药物,迅速控制症状,以防转为慢性。

(3) 中药治疗:可用前列康。

(4) 对症治疗:如有高热,给予退热药,如吲哚美辛栓、阿司匹林等。如膀胱刺激症状明显,可选用溴丙胺太林 15～30 mg 口服,3 次/天,或哌唑嗪 2 mg 口服,2 次/天。如发生排尿困难或尿潴留,应行暂时性耻骨上膀胱穿刺、造口以引流尿液,或采用细软的硅胶导尿管留置导尿。

(5) 手术治疗:如果形成前列腺脓肿,应经直肠或经会阴部行切开引流术。如果脓肿局限于前列腺内,可用尿道镜行前列腺穿刺排脓术,然后注入广谱抗生素。

(6) 其他注意事项:前列腺炎治愈后,短期内虽已将前列腺内病原体清除,但并不表示前列腺组织损伤完全修复,在疾病恢复期间,前列腺往往处于亚健康状态,容易再次感染,或再次造成明显充血,使前列腺炎症状再现。可采取的有效措施包括保持会阴部的清洁和干燥,避免过度劳累,在无菌阴茎套保护下进行有规律的性生活,或定期在性兴奋时排除精液,加强营养以改善机体的健康状况,适当的体育锻炼以增强机体的抵抗力等,帮助患者有效地缓解生理与心理方面的症状,也有助于预防病原微生物的重新感染。

5.5.4　慢性前列腺炎

慢性前列腺炎(chronic prostatitis)发病率高(4%～25%),船员中十分常见,可能系急性炎症病变严重或未予彻底治疗转变而来,或邻近病变经淋巴途径蔓延至前列腺,全身其他部位病灶经血行感染前列腺而引起,其他如前列腺增生或前列腺肿瘤时也可合并感染。尿道炎直接蔓延是引起该病的主要途径。

1. 临床表现

患者症状多样,有些可全无症状,有些则伴全身不适,常见临床表现如下。

(1) 排尿不适:可出现膀胱刺激征,如尿频、排尿时尿道灼热、疼痛并放射到阴茎头部。清晨尿道口可有黏液等分泌物。

(2) 局部症状:后尿道、会阴和肛门处坠胀不适感,下蹲、大便及长时间坐椅凳上胀痛加重。

(3) 放射性疼痛:疼痛还会向附近放射,以下腰痛最为多见。另外,阴茎、精索、睾丸阴囊、小腹、腹股沟区(大腿根部)、直肠等处均可受累。

(4) 性功能改变:可引起性欲减退和射精痛、射精过早症,并影响精液质量,在排尿后或大便时还可出现尿道口流白,合并精囊炎时可出现血精。

(5) 其他症状:可合并神经衰弱症,表现出乏力、头晕、失眠等;长期持久的前列腺炎甚至可引起身体的超敏反应,出现结膜炎、关节炎等病变。

本病主要与无菌性前列腺炎相鉴别,后者前列腺液及中段尿培养无细菌生长。

2. 治疗

慢性前列腺炎的治疗方法众多,包括中医和西医、全身和局部、内服和外用等,由于可能存在多种病因,抗生素已不是最重要,且任何单一方法都有局限性,单一疗法或药物都难以获得满意效果,往往采用综合治疗。对于具体的患者,应详细分析患者的病史特点、临床症状、体格检查、化验分析、以往治疗经过等,采取个体化的治疗。

对全身用药治疗效果不佳的顽固性慢性前列腺炎患者,多采取局部用药和局部治疗的方法,不仅可避免全身用药的毒副作用,还可使前列腺实质及腺管内的药物有效浓度大大增加,提高治疗效果。局部治疗方法主要包括局部用药,如前列腺内直接局部注射、经尿道灌药、经输精管注射给药、经直肠给药、肛管黏膜下注射;前列腺按摩;热水坐浴;局部物理疗法,如经尿道激光、射频、导融,经直肠前列腺微波热疗等。

5.5.5　良性前列腺增生症

良性前列腺增生症(benign prostatic hyperplasia)又称前列腺增生、前列腺肥大,系老年男性常见疾病。病变表现为细胞增多即增生,而不是细胞肥大。国内外尸检表明,60岁以上男性半数以上可发现前列腺组织学增生,1/4为肉眼可见的前列腺增大,其中一半需要治疗。前列腺增生发生的机制尚不完全清楚。

1. 临床表现与诊断

前列腺增生主要有尿频、排尿无力、尿线变细和尿滴沥等症状,严重时发生尿潴留。直肠指检可发现前列腺增大,表面光滑,有弹性,边缘清楚,中间沟变浅或消失。

(1) 尿频:是前列腺增生的早期信号,尤其夜尿次数增多更有临床意义。一般来说,夜尿次数的多少往往与前列腺增生的程度平行。原来不起夜的老人出现夜间 1~2 次排尿,常常反映早期梗阻的来临,而从每夜 2 次发展至每夜 4~5 次甚至更多,说明了病变的发展和加重。

(2) 排尿困难:由于增生的前列腺压迫或阻塞尿道,患者排尿要使用更大的力量克服阻力,以至排尿费力,尿线变细。随着病情的发展,还可能出现排尿中断、排尿后滴沥不尽等症状。

(3) 血尿:多为镜下血尿,严重时可发生肉眼血尿,一般无痛感。

(4) 尿潴留:前列腺增生较重的晚期患者梗阻严重时,可因受凉、饮酒、憋尿时间过长或感染等,导致尿液无法排出而发生急性尿潴留。梗阻的并发症主要有感染、肾盂积水、尿毒症等。另外,前列腺增生导致患者排尿困难,腹压增高,也可引起或加重痔疮、疝气等疾病。

B 超可检查前列腺大小、结构是否异常及膀胱有无残余尿等。尿流率检查可了解排尿梗阻程度。直肠指检应注意有无坚硬结节,排除前列腺癌,可辅助测定前列腺特异性抗原,CT 及 MRI 检测也有助于鉴别。此外,有血尿的患者应行静脉尿路造影和膀胱镜检查,以排除合并泌尿系肿瘤的可能。

2. 治疗

(1) 治疗原则:前列腺增生未引起明显梗阻者,一般无须处理,随访观察即可。梗阻较轻或不能耐受手术者,可进行药物治疗。排尿梗阻现象严重,药物治疗效果不佳者,应考虑早期进行外科治疗。

(2) 药物治疗:治疗目的为① 缓解患者的下尿路梗阻症状;② 延缓疾病的临床进展,预防并发症的发生,包括以下三大类药物。

1) α_1 肾上腺素受体拮抗剂:可松弛平滑肌,缓解梗阻,可选择长效 α_1 肾上腺素受体拮抗剂特拉唑嗪、多沙唑嗪,或 α_1 肾上腺素受体拮抗剂坦索罗辛、萘哌地尔。用药过程中需要注意直立性低血压的发生。

2) 5α 还原酶抑制剂:可缩小前列腺体积,可用非那雄胺、依立雄胺或度他雄胺。根据病情需要,可考虑前两类药物联合使用。

3) 植物制剂:作用机制还不十分清楚,常用的有伯泌松、舍尼通等,疗效确切。

(3) 外科治疗:包括微创治疗和开放性前列腺摘除术两大类。

1) 微创治疗:大体分为破坏前列腺组织而扩大后尿道通道的手术方法,以及保留前列腺组织、扩大后尿道通道的方法。前者包括经典的经尿道前列腺电切术、经尿道前列腺切开术、经尿道前列腺电气化术、经尿道前列腺等离子双极电切术、经尿道前列腺激光治疗术、经尿道前列腺电化学治疗术、经尿道前列腺热效应(微波、射频、高能聚集超声等)治疗术等。后者包括使用支架(记忆合金、可溶支架等)或气囊扩张后尿道治疗术等,只是利用机械力扩张后尿道,有一定的近期疗效。

2) 开放性前列腺摘除术:手术方式多样,目前常用耻骨上经膀胱前列腺摘除术、耻骨后前列腺摘除术和保留尿道的耻骨后前列腺摘除术等。

经尿道前列腺电切术具有手术创伤小、操作时间短、患者恢复快等优点,目前应用广泛,是前列腺增生手术治疗的金标准。

5.6 内分泌与代谢性疾病

随着社会经济的发展和人们生活方式的改变,我国的疾病谱与世界发达国家一样发生了显著变化,一些传统的传染病患病率下降,而非传染性疾病如常见的内分泌与代谢性疾病如糖尿病、血脂异常、高尿酸血症及痛风、代谢综合征等的发病率逐年上升,这些疾病引发的一系列慢性并发症给患者、家庭和社会造成了沉重的经济负担,已成为影响社会经济发展的重要健康问题。航海作业人群大部分时间生活、工作在特殊的船舶环境,运动受限、精神心理压力大、营养不平衡等因素影响突出,此类疾病的发病率升高更明显。因此,做好预防与治疗工作,降低这类疾病的发病率,减少由此引起的心、脑、肾脏等的慢性血管并发疾病,延长航海作业人群的事业周期,以便更好地为我国的航海事业做出贡献。

5.6.1　糖尿病

糖尿病(diabetes mellitus)是一组以慢性血浆葡萄糖(简称血糖)水平增高为特征的代谢性疾病,由胰岛素分泌和(或)作用缺陷引起。糖尿病发生发展过程中出现的长期碳水化合物、脂肪和蛋白质代谢紊乱可引起多系统损害,导致眼、肾、神经、心血管等组织器官的慢性进行性病变、功能减退及衰竭。糖尿病全球患病率约9%,已成为严重的负担。在我国,随着经济社会的发展进步、生活水平的极大提高,人们的生活方式有了明显改变,城乡居民的糖尿病患病率逐渐升高。

1. 分类及病因

根据国际通用的1999年WHO糖尿病专家委员会提出的病因学分型,糖尿病分为1型糖尿病(type 1 diabetes mellitus,T1DM)、2型糖尿病(type 2 diabetes mellitus,T2DM)、其他特殊类型糖尿病和妊娠期糖尿病(gestational diabetes mellitus,GDM),船员主要发生2型糖尿病,此类糖尿病是复杂的遗传因素和环境因素共同作用的结果,目前对其病因认识还不足。主要的发病因素有以下几个。

(1) 遗传和环境因素:参与2型糖尿病发病的基因很多,每个基因参与发病的程度不等,每个基因只是赋予个体某种程度易感性,多基因异常的总效应形成遗传易感性。环境因素包括生活方式的改变、营养过剩、体力活动减少、人口老龄化、化学毒物等。由遗传和环境因素共同作用引起的中心性肥胖和胰岛素抵抗与2型糖尿病的发生有密切关系。船员生活在特定的工作环境中,精神压力大、活动范围小、饮食习惯和结构的不合理等都易导致2型糖尿病的发生。

(2) 胰岛素分泌缺陷和胰岛素抵抗:2型糖尿病患者的胰岛β细胞功能缺陷表现为分泌量的缺陷及分泌模式异常。胰岛素抵抗表现在胰岛素作用的靶器官(主要是肝脏、肌肉和脂肪组织)对胰岛素作用的敏感性降低。

(3) 葡萄糖毒性和脂毒性:在糖尿病的发生发展过程中出现的高血糖和脂代谢紊乱可进一步降低胰岛素的敏感性和损伤胰岛β细胞功能,分别称为葡萄糖毒性和脂毒性,是糖尿病发病机制中最重要的获得性因素。

2. 临床表现

(1) 代谢紊乱所致的直接表现:"三多一少"症候群——多尿、口渴多饮、易饥多食、消瘦乏力,是由高血糖导致渗透性利尿,糖、蛋白质和脂肪分解代谢亢进,但不少患者出现三多一少典型症状时已经历了较长一段时间的血糖升高,他们往往是不知道自己血糖升高或体检已发现血糖高并未引起重视,直到出现症状和产生严重并发症才就诊。

(2) 急慢性并发症所致的临床表现:包括急性并发症和慢性并发症。

1) 急性并发症:包括酮症酸中毒或非酮性高渗综合征,出现头晕、困倦、恶心、呕吐、腹痛、多尿加重、口渴失水征、脉速、血压下降甚至休克,嗜睡、呼吸深大、意识模糊甚至昏迷等。

2) 慢性并发症:表现多样,取决于受累器官和系统。如果发生眼病,轻则视力减退,重者失明;累及末梢神经,出现肢端麻木、烧灼、刺痛,感觉减退、缺失或过敏;累及自主神经,出现心律失常、晕厥、早饱、腹胀,尿潴留或阳痿;累及心脑血管,可表现为血压升高、心绞痛或心肌梗死、头晕或脑卒中、雷诺现象、足或趾溃疡和坏疽；累及肾脏，可出现蛋白尿、水肿、高血压、尿毒症等。

（3）相关的间接并发症：肥胖尤其中心性肥胖、高脂血症及黄色素瘤，顽固复发的尿路感染，皮肤瘙痒、疼痛，外阴瘙痒，真菌感染，牙龈肿痛、掉牙，咳嗽，盗汗等。

3. 诊断

大多数 2 型糖尿病患者早期并无明显症状，在临床工作中要善于发现，重视体检结果，尽可能早诊断。诊断以血糖升高作为依据，应注意单纯空腹血糖正常，不能排除糖尿病的可能性，应检验餐后血糖，必要时行糖耐量检查（oral glucose tolerance test，OGTT）。

（1）诊断线索：① 三多一少症状；② 以糖尿病的并发症或伴发病为首诊的患者；③ 高危人群，如空腹血糖受损（impaired fasting glucose，IFG）患者、糖耐量异常（impaired glucose tolerance，IGT）患者、年龄超过 45 岁患者、肥胖或超重患者、有巨大胎儿史患者、有糖尿病或肥胖家族史患者。

（2）诊断标准：目前，国际通用 WHO 糖尿病专家委员会提出的诊断标准（1999 年）：典型的"三多一少"糖尿病症状，加上任意时间血糖≥11.1 mmol/L（200 mg/dL），或空腹血糖（fasting plasma glucose，FPG）≥7.0 mmol/L（126 mg/dL），或餐后 2 h 血糖（2 h postprandial glucose，2 hPG）≥11.1 mmol/L（200 mg/dL）可确诊，对无糖尿病症状的必须在另一天复查核实才能确诊，如复查结果未达到诊断标准的，应定期复查。

空腹血糖在 3.9～6.0 mmol/L（70～108 mg/dL）时为正常；空腹血糖在 6.1～6.9 mmol/L（110～125 mg/dL）时为空腹血糖受损；餐后 2 h 血糖≤7.7 mmol/L（139 mg/dL）为正常糖耐量，餐后 2 h 血糖在 7.8～11.1（140～199 mg/dL）时为糖耐量异常，空腹血糖受损或糖耐量异常的诊断根据 3 个月内的两次 OGTT 结果，用其平均值来判断。

在急性感染、创伤或各种应激情况下，可出现血糖暂时性升高，不能以此诊断为糖尿病。

4. 防治

缺乏病因治疗，治疗强调早期和长期、积极而理性，以及治疗个体化原则。糖尿病是经历几个发展阶段的渐进性疾病，因此应提早进行防治干预。

（1）防治目的

1）空腹血糖受损和（或）糖耐量异常阶段：此阶段为空腹血糖偏高，餐后血糖正常和（或）轻至中度餐后高血糖；或空腹血糖正常，餐后血糖轻度升高。多伴肥胖、高血压、高血脂、高胰岛素血症及胰岛素抵抗，防治目的在于控制已升高的血糖，减肥、降压、纠正血脂异常和减轻胰岛素抵抗，阻止空腹血糖受损或糖耐量异常向糖尿病发展，降低患病率和慢性并发症发生率，尤其是降低心血管危险因素。

2）临床糖尿病阶段：① 对尚无并发症或并发症较轻者，通过治疗防止或延缓并发症的发生发展，降低病死率。② 全面治疗心血管危险因素，纠正糖、脂代谢紊乱，消除症状，严格控制血压，进行抗血小板治疗，控制体重、戒烟等，提高患者生活质量。

（2）治疗目标：① 空腹血糖 4.4～7.0 mmol/L，非空腹血糖≤10 mmol/L；② 糖化血红蛋白（HbA1c）≤7.0%；③ 血压＜130/80 mmHg；④ 未合并动脉粥样硬化性心血管疾病患者的低密度脂蛋白胆固醇（LDL-C）＜2.6 mmol/L、合并动脉粥样硬化性心血管疾病患者的低密度脂蛋白胆固醇＜1.8 mmol/L；⑤ 男性高密度脂蛋白胆固醇（HDL-C）＞1.0 mmol/L（39 mg/dL）、女性高密度脂蛋白胆固醇＞1.3 mmol/L；⑥ 甘油三酯（TG）＜1.7 mmol/L（133 mg/dL）；⑦ 男性尿白蛋白/肌酐＜2.5 mg/mmol，女性尿白蛋白/肌酐＜3.5 mg/mmol[《中国 2 型糖尿病防治指南（2017 年版）》]。对晚期已有严重并发症和高龄的患者，血糖控制目标可适当放宽。

（3）防治方法及措施

1）糖尿病教育：糖尿病是终身疾病，糖尿病教育是重要的基础治疗措施之一，让患者及家属了解糖尿病知识和控制目标,学会监测血糖,掌握营养治疗措施和体育锻炼要求,使用降糖药物的注意事项、胰岛素注射技术等,主动、积极地参与和配合治疗是保证治疗成功的关键。

2) 饮食治疗:为一切糖尿病治疗的基础,强调的核心是总热量控制且结构合理的平衡饮食,而非单纯限制或降低碳水化合物比例。合理的比例应该是糖类占总热量的50%～60%,提倡用粗制米、面和一定量的杂粮。蛋白质含量一般不超过总热量的15%,脂肪占总热量的25%～30%。控制体重在理想体重的±5%以内,理想体重(kg)=身高(cm)-105(40岁以下)或理想体重(kg)=身高(cm)-100(40岁以上)。理想体重成年人休息状态下给予能量为25～30 kcal/(kg·d),轻体力劳动状态下给予能量为30～35 kcal/(kg·d),中度体力劳动状态下给予能量为35～40 kcal/(kg·d),重度体力劳动状态下给予能量为40 kcal/(kg·d)以上,每天三餐按1/5、2/5、2/5或1/3、1/3、1/3分配。

3) 体育锻炼:根据年龄、性别、体力、病情及有无并发症等情况选择适宜的有氧运动,循序渐进,并长期坚持。

4) 病情监测:定期监测血糖、血压的控制情况,每年1～2次复查血脂及心、脑、肾、神经和眼底情况。建议患者应用便携式血糖仪进行自我血糖监测。

5) 药物治疗

A. 促胰岛素分泌剂:包括磺脲类和格列奈类,两类药物均作用在胰岛β细胞膜上的ATP敏感的钾离子通道(K_{ATP}),但结合的位点不同。

磺脲类有第一代的甲苯磺丁脲,第二代的格列苯脲、格列吡嗪、格列齐特、格列喹酮和格列美脲。

格列奈类有瑞格列奈和那格列奈。

两类药物均通过刺激胰岛素分泌而降低血糖,起作用的前提条件是机体尚存一定数量有功能的胰岛β细胞。格列奈类与磺脲类不同,它是快速作用的胰岛素促分泌剂,可改善胰岛素早相分泌,降血糖作用快而短,主要作用在于控制餐后血糖,饭前15 min内服用,进餐服药,不进餐不服药。不同种类的或相同种类的促胰岛素分泌剂不宜联合使用。

B. 双胍类:目前主要使用的是二甲双胍,可抑制肝葡萄糖输出,也可改善外周组织对胰岛素的敏感性,增加对葡萄糖的摄取和利用。

C. 噻唑烷二酮类(格列酮类):胰岛素增敏剂,现有罗格列酮和吡格列酮两种。主要通过激活过氧化物酶体增殖物激活受体(peroxisome proliferator activated receptor,PPARγ)起作用。PPARγ是一种调节基因转录的因子,被激活后可调控与胰岛素效应有关的多种基因的转录,诱导调节糖、脂代谢相关蛋白的表达。

D. α-葡萄糖苷酶抑制剂:有阿卡波糖、伏格列波糖和米格列醇三种,需要进餐时嚼服。通过抑制小肠黏膜刷状缘的α-葡萄糖苷酶而延迟碳水化合物的吸收,降低餐后血糖。

E. 胰岛素治疗:2型糖尿病患者胰岛β细胞功能明显减退;在各种严重的糖尿病急、慢性并发症或严重感染、外伤、手术等应激情况下,经饮食、运动疗法及前述口服降糖药治疗,血糖得不到满意控制,或治疗失效者,需要胰岛素治疗。

2型糖尿病患者在血糖控制良好的状况下,可考虑继续留在船上工作,但要注意饮食结构,少食油腻和高蛋白、高胆固醇食物,适量进食蔬菜等粗纤维、粗制米面等杂粮,均衡饮食,戒烟限酒,做到生活有规律,并根据自身的状况和船上配备的健身器材和场地,选择合适自己的有氧运动,坚持并循序渐进。对服药治疗者,要根据医生的医嘱按时服药,不能随意停药或不规律服药,不自行改药。对使用胰岛素的患者,尽量做到定量定时就餐。注意低血糖发生的原因和症状识别,随身携带一些饼干或糖果以防低血糖发生时应急用。定期检测血糖、血压、血脂等指标,以评价治疗方案。

5.6.2　代谢综合征

代谢综合征(metabolic syndrome,MS)指人体的蛋白质、脂肪、碳水化合物等物质代谢发生紊乱的病理状态,是一组复杂的代谢紊乱症候群。

1998 年,美国学者里文(Reaven)将 2 型糖尿病、脂代谢异常、高血压、高胰岛素血症集中发生于同一类患者的现象称为 X 综合征,这类疾病或特征大多与代谢异常有关,故 1998 年 WHO 专家组将其命名为代谢综合征。代谢综合征实质上是心血管疾病的多种代谢危险因素在个体内的聚集状态,其主要特征是肥胖、血脂异常、高血糖或胰岛素抵抗、高血压等,代谢综合征人群发生 2 型糖尿病的风险比无代谢综合征人群高 5 倍。代谢综合征人群的冠心病是无代谢综合征人群的 3 倍,代谢综合征人群心血管病死亡率是无代谢综合征人群 6 倍,代谢综合征人群心肌梗死和脑卒中的发生率分别为无代谢综合征人群 2.63 和 2.27 倍。

目前,航海作业者在航海环境中压力大、空间活动范围有限,但却不受限制地进食高脂、高蛋白质、高热量食物,从而导致体重快速增长。据山东省荣成市第二人民医院对 2007~2008 年 11 216 名海上作业人员的体检调查结果显示,代谢综合征总体患病率为 14.6%,男性为 15.3%,女性为 11.7%;据湛江南油医院在 2009 年对中国海洋石油湛江基地 50 岁以上 4 346 名离退休人员进行的体检资料分析,代谢综合征的总患病率为 27.35%,男性为 26.78%,女性为 29.79%,均以血脂异常、腹型肥胖/超重为主。

1. 病因与发病机制

代谢综合征的基本病因和发病机制尚未完全阐明,一般认为是复杂的遗传和环境因素相互作用的结果。胰岛素抵抗是代谢综合征的中心环节,而肥胖特别是中心性肥胖与胰岛素抵抗的发生密切相关。一方面胰岛素抵抗和高胰岛素血症与代谢综合征多种疾病的发生机制有关,另一方面胰岛素抵抗的发生机制又与肥胖及代谢综合征的病理变化有关,互为因果,其关系错综复杂。但是,胰岛素抵抗并非代谢综合征发生的唯一机制,代谢综合征人群并不一定都有胰岛素抵抗,而有胰岛素抵抗的人群也不一定都发生代谢综合征。

胰岛素抵抗指胰岛素作用的靶器官(主要是肝脏、肌肉和脂肪组织,近年认为也包括血管内皮细胞和动脉平滑肌细胞等)对外源性或内源性胰岛素的敏感性降低,在疾病的早、中期,机体为克服胰岛素抵抗,往往代偿性分泌过多胰岛素引起高胰岛素血症,故高胰岛素血症是胰岛素抵抗的重要标志。胰岛素抵抗的主要原因是脂肪代谢异常,即脂肪异常分布和过度堆积。肥胖引起胰岛素抵抗的机制与脂肪细胞来源的激素、细胞因子,如游离脂肪酸、肿瘤坏死因子-α 等增多和脂联素不足有关,这些脂肪细胞因子的分泌变化不但影响以脂肪形式进行的能量储存和释放,还涉及组织对胰岛素的敏感性、低度炎症反应及血液凝溶异常。

2. 临床表现

(1) 主要表现:包括肥胖、高血压、冠心病、血脂异常、卒中、糖尿病/糖耐量异常、胰岛素抵抗、微量白蛋白尿等。

(2) 次要表现:包括高尿酸血症、高血凝和低纤溶状态(高纤溶酶原激活物抑制物-1 血症)、高胰岛素原血症、脂肪肝、C 反应蛋白高、高瘦素血症、低脂联素血症、多囊卵巢综合征、高同型半胱氨酸血症等。

3. 诊断

中华医学会糖尿病学分会(2004)建议代谢综合征的诊断标准:具备以下四项组成成分中的三项或全部者。

(1) 超重和(或)肥胖:体重指数(body mass index, BMI)≥25.0(kg/m²)。

(2) 高血糖:空腹血糖≥6.1 mmol/L(110 mg/dL)和(或)餐后 2 h 血糖≥7.8 mmol/L(140 mg/dL)和(或)已确诊为糖尿病并进行治疗者。

(3) 高血压:收缩压/舒张压≥140/90 mmHg 和(或)已确认为高血压并治疗者。

（4）血脂紊乱：空腹三酰甘油≥1.7 mmol/L（150 mg/dL）和（或）空腹高密度脂蛋白胆固醇<0.9 mmol/L（35 mg/dL）（男）或<1.0 mmol/L（39 mg/dL）（女）。

2007年，《中国成人血脂异常防治指南》根据我国近年来的调查研究和资料分析，在2004年建议的基础上，对代谢综合征的组分量化指标进行修订如下：① 腹部肥胖，腰围男性>90 cm，女性>85 cm；② 血三酰甘油≥1.7 mmol/L（150 mg/dL）；③ 血高密度脂蛋白胆固醇<1.04 mmol/L（40 mg/dL）；④ 血压≥130/85 mmHg；⑤ 空腹血糖≥6.1 mmol/L（110 mg/dL）或餐后2 h血糖≥7.8 mmol/L（140 mg/dL）或有糖尿病史。具有以上三项或三项以上者可诊断为代谢综合征。

4. 防治

代谢综合征的中心环节是胰岛素抵抗，在肥胖、胰岛素抵抗、心血管多重代谢危险因素这3个主要环节之间存在错综复杂、互为因果的关系，提示代谢综合征防治应采取综合措施，以改善胰岛素敏感性为基础，针对代谢综合征的各个组分分别进行治疗，注意减轻体重，全面防治心血管多重代谢危险因素。

（1）健康生活方式：合理饮食，适当运动，减轻体重，戒烟限酒。

（2）代谢控制：维持正常或接近正常的血糖、血压、血脂、血黏度；减轻氧化应激状态和血管炎症反应；调整血凝、纤溶及血管内皮功能；减轻动脉粥样硬化的进程；减少微血管和大血管病变的发生和发展。噻唑烷二酮类药物（罗格列酮、吡格列酮）及二甲双胍可改善胰岛素敏感性，还可改善血糖、血脂、血凝溶（血液凝固与溶解状态）、血管内皮细胞功能，减轻炎症反应，可发挥抗动脉粥样硬化作用，且具有潜在的器官保护作用，对代谢综合征的治疗意义有待进一步临床观察和积累循证医学证据。

（3）治疗目标：体重减轻，体重指数和腰围达到正常；糖尿病患者血压<130/80 mmHg，非糖尿病患者血压<140/90 mmHg；低密度脂蛋白胆固醇<2.6 mmol/L、三酰甘油<1.7 mol/L，男性高密度脂蛋白胆固醇>1.04 mol/L，女性高密度脂蛋白胆固醇>1.3 mol/L；空腹血糖<6.1 mmol/L，餐后2 h血糖<7.8 mmol/L，糖化血红蛋白<7%。

5.6.3　高尿酸血症和痛风

高尿酸血症（hyperuricemia）是机体嘌呤代谢紊乱引起尿酸盐生成过量和（或）肾脏尿酸排泄障碍所致的一组异质性疾病，在高尿酸血症基础上，可表现为急性关节炎、痛风石、慢性关节炎、关节畸形、慢性间质性肾炎和尿酸性尿路结石等。临床上，高尿酸血症可分为原发性和继发性两大类，前者多由先天性嘌呤代谢异常引起，常与肥胖、糖代谢紊乱、高血压、动脉粥样硬化和冠心病等聚集发生，统称代谢综合征，高尿酸血症为其中的一种表现；后者则由其他疾病、药物、膳食产品或毒素引起的尿酸盐生成过量或肾脏清除减少所致。

1. 病因与发病机制

（1）高尿酸血症的形成：作为嘌呤代谢的终产物，尿酸主要由细胞代谢分解的核酸和其他嘌呤类化合物及食物中的嘌呤经酶的作用分解而来，人体80%的尿酸来源于内源性嘌呤代谢，20%来源于富含嘌呤或核酸蛋白的食物。尿酸排泄减少和尿酸生成增多都会造成高尿酸血症，前者是高尿酸血症的重要原因，占80%~90%的病例，以肾小管分泌减少最为重要，后者主要由酶的缺陷所致。

（2）痛风的发生：临床上仅有部分高尿酸血症患者发展为痛风，确切原因不明。当血尿酸浓度过高和（或）在酸性环境下，尿酸盐晶体析出，可直接沉积在关节及其周围软组织、肾小管和血管等部位，并诱导炎症反应，造成组织病理学改变，导致痛风性关节炎、痛风肾和痛风石。

由于航海作业受工作环境局限性的影响，食用含嘌呤的海产品较多，常伴有荤素搭配不均衡，若再加上喜好饮酒，其高尿酸血症和痛风患病率较陆地饮食荤素搭配合理者要高。据2003年山东海阳市第三人民医院张学顺对海阳市某海岛1 455名≥20岁的男性居民调查，高尿酸血症患病率12.98%，其中海上作业人员患病率为17.8%,陆地人员患病率为8.29%。2004年山东沿海地区流行病学调查显示,高尿酸血症的患病率为23.14%,痛风患病率为2.84%。

2. 临床表现

(1) 无症状期:血尿酸升高,无临床症状,一般不引起痛风性肾病或肾石病。高尿酸血症常伴有代谢综合征的其他临床表现,可预测心血管疾病的危险性。

(2) 急性关节炎期:起病急骤,无先兆症状。诱因为寒冷、劳累、饥饿、饮酒、暴饮暴食、进食高嘌呤食物、局部感染、创伤、手术、长时间步行等。表现为受累关节(趾关节和第一跖趾关节)及周围软组织明显肿胀、发热、疼痛、活动受限,体温升高,头痛,大关节腔出现积液。

(3) 间歇期:发作经过数小时至数日缓解,关节活动恢复正常,局部皮肤瘙痒和脱屑,可有慢性痛风性关节炎。

(4) 慢性关节炎期:发作频繁,间歇期短,疼痛加剧;受累关节(肩、髋、脊柱、骶髂、胸锁、下颌及肋软骨)增多;腕-管综合征,关节畸形,活动受限;痛风石和痛风结节溃疡;脊椎骨折和脊髓神经受压迫;部分患者的表现酷似风湿性关节炎、类风湿性关节炎或退行性骨关节病,少数高尿酸血症患者可以始终无痛风性关节炎表现。

(5) 肾脏并发症:包括尿酸性肾结石、痛风性肾病,出现相应的临床表现,后期导致肾功能严重损害。

3. 诊断

血尿酸水平>420 μmol/L(7.0 mg/dL),可诊断为高尿酸血症。注意检测应在正常饮食条件下进行,且为非同日两次空腹的水平均升高。出现特征性关节炎表现、尿路结石或肾绞痛发作,伴有高尿酸血症的患者应考虑诊断为痛风。关节液穿刺或痛风石活检证实为尿酸盐结晶可明确诊断。X线、CT或MRI扫描等检测对明确诊断有帮助。

4. 防治

防治原则是控制高尿酸血症,预防尿酸盐沉积,迅速终止急性关节炎的发作,防止尿酸结石形成和肾功能损害。

(1) 一般治疗:多饮水(2 000 mL/d以上),禁酒,戒烟,减少果糖饮料摄入,限制进食高嘌呤食物(动物的心脏、肝脏、肾脏、脑,蛤蜊,蟹,蚝,沙丁鱼,凤尾鱼等),避免劳累,控制体重,避免肥胖,调整血脂,控制高血压,慎用抑制尿酸排泄的药物如噻嗪类利尿药等。

(2) 高尿酸血症的治疗:主要是促进尿酸排出,抑制尿酸生成。

1) 排尿酸药:抑制近端肾小管对尿酸盐的重吸收,从而增加尿酸的排泄,适合肾功能良好者,已有尿酸盐结石形成时不宜使用,用药期间多饮水,并服用碳酸氢钠碱化尿液。常用药物有苯溴马隆、丙磺舒。

2) 抑制尿酸生成药物:使用别嘌醇或非布司他,通过抑制黄嘌呤氧化酶,减少尿酸生成,适用于尿酸生成过多,或不适合用排尿酸药者。与排尿酸药合用效果更好。

3) 碱性药物:碳酸氢钠可碱化尿液,使尿酸不易在尿中积聚形成结晶,但不可长期大量服用,以免造成代谢性碱中毒等。

(3) 急性痛风性关节炎期的治疗:主要是使用抑制炎症的药物,减轻疼痛。此时不进行降尿酸治疗,但已使用降尿酸药物的患者,不需要停用。

1) 非甾体抗炎药:常用的有吲哚美辛、双氯芬酸、布洛芬、罗非昔布等。

2) 秋水仙碱:治疗急性痛风性关节炎的特效药物,常用较小剂量(1.5 mg/d)即有效,且不良反应少。

3) 糖皮质激素:上述药物治疗无效或不能使用秋水仙碱和非甾体抗炎药时,可短程服用或关节腔注射糖皮质激素进行治疗。

5.6.4　血脂异常和脂蛋白异常血症

血脂指血浆中的中性脂肪即甘油三酯、胆固醇及类脂(磷脂、糖脂、固醇、类固醇)的总称。血浆脂蛋白指由载脂蛋白和三酰甘油、胆固醇、磷脂等组成的球形大分子复合物,分为六大类:乳糜颗粒、极低密度脂蛋白胆固醇、中间密度脂蛋白胆固醇、低密度脂蛋白胆固醇、高密度脂蛋白胆固醇及脂蛋白。

血脂异常(dyslipidemia)通常指血清中胆固醇、三酰甘油、低密度脂蛋白胆固醇水平升高和高密度脂蛋白胆固醇水平降低。因血浆中的脂质以脂蛋白的形式存在,故血脂异常实际表现为脂蛋白异常血症(dyslipoproteinemia)。血脂异常为代谢综合征的一部分,常与肥胖、高血压、冠心病、糖耐量异常或糖尿病等疾病同时存在或先后发生。目前,我国成人血脂异常的总体患病率约为40.4%,尤以城市居民患病率高。据山东省荣成市第二人民医院于东颖对2007～2008年在该院体检的11 216名海上作业人员调查,高脂血症的检出率为40.6%。高脂血症可导致动脉粥样硬化,使心脑血管疾病的发病率和死亡率增高,也增加患肿瘤的风险。

1. 病因和分类

(1) 病因:包括高脂肪饮食和体重增加、年龄增大、基因缺陷、系统性疾病(胰岛素缺乏、甲状腺功能减退、胆结石、肝脏肿瘤等)、药物(雌激素、糖皮质激素、噻嗪类利尿剂、β受体阻滞剂)、不良生活习惯(大量摄入单糖、高糖膳食、大量饮酒、长期静坐、吸烟)等。

(2) 分类

1) 按病因分类:分为原发性和继发性两大类。原发性占绝大多数,通常由遗传基因缺陷和环境因素相互作用所致,部分原因未明;继发性则由饮食、其他疾病如糖尿病、肥胖、甲状腺功能减退、肝肾疾病等及某些药物如利尿剂、糖皮质激素等引起。

2) 临床分类:临床上通常将血脂异常分为高胆固醇血症、高三酰甘油血症、混合型高脂血症和低高密度脂蛋白胆固醇血症。

2. 临床表现

(1) 黄色瘤、早发性角膜环和眼底改变:由脂质局部沉积所致,以黄色瘤较为常见。黄色瘤是异常的局限性皮肤隆起,最常见于眼睑周围,多呈结节、斑块或丘疹形状,质地一般柔软,颜色可为黄色、橘黄色或棕红色。早发角膜环常出现于40岁以下,位于角膜外缘,呈灰白色或白色。严重的高三酰甘油血症可产生高脂血症眼底改变。

(2) 动脉粥样硬化等:脂质在血管内皮下沉积,将导致动脉粥样硬化,引起心脑血管和周围血管病变。严重的高胆固醇血症可出现游走性多关节炎。严重的高三酰甘油血症可引起急性胰腺炎。

3. 诊断

诊断依据《中国成人血脂异常防治指南(2016年修订版)》的标准(表5-4)进行。

表5-4　血脂异常诊断与分层标准(mmol/L)

分　层	总胆固醇	三酰甘油	低密度脂蛋白胆固醇	高密度脂蛋白胆固醇	非高密度脂蛋白胆固醇
理想水平			<2.6		<3.4
合适水平	<5.2	<1.7	<3.4		<4.1
边缘升高	5.2～6.19	1.70～2.29	3.4～4.09		4.1～4.89
升　高	≥6.2	≥2.3	≥4.1		≥4.9
降　低				<1.0	

注:总胆固醇包括游离胆固醇和胆固醇酯。

4. 治疗

（1）治疗原则

1）继发性血脂异常的以治疗原发病为主。

2）治疗措施是综合性的，包括治疗性改变生活方式（包括医学营养治疗、有规律的体力活动、控制体重在合适的体重指数、戒烟限酒等）和药物治疗等。

（2）治疗药物

1）他汀类：是胆固醇合成的强有力抑制剂，适用于高胆固醇血症和以胆固醇升高为主的混合型高脂血症。主要药物有洛伐他汀、辛伐他汀、普伐他汀、氟伐他汀、阿托伐他汀等，1次/天，可在任意时间服药，但晚上服用有促进减少低密度脂蛋白胆固醇的作用。

2）肠道胆固醇吸收抑制剂：如依折麦布，适用于高胆固醇血症和以胆固醇升高为主的混合型高脂血症。

3）普罗布考：主要促进低密度脂蛋白胆固醇的清除，降低胆固醇和低密度脂蛋白胆固醇，适用于高胆固醇血症和以胆固醇升高为主的混合型高脂血症。

4）胆酸螯合剂：属碱性阴离子交换树脂，在肠道内与胆酸不可逆结合，阻碍胆酸的肠肝循环，促使胆酸随粪便排出，减少胆固醇的重吸收。适用于高胆固醇血症和以胆固醇升高为主的混合型高脂血症。主要药物有考来烯胺、考来替泊、考来维仑。

5）苯氧芳酸类（贝特类）：主要增强脂蛋白脂酶活性，适用于高三酰甘油血症和以三酰甘油升高为主的混合型高脂血症，还有一定的降低血浆纤维蛋白原的作用。主要药物有非诺贝特、苯扎贝特。

6）烟酸类：烟酸属于 B 族维生素，其用量超过作为维生素作用的剂量时，有调脂作用。适用于高三酰甘油血症和以三酰甘油升高为主的混合型高脂血症。主要药物有烟酸、阿昔莫司。

7）高纯度鱼油制剂：主要成分为 n - 3 长链多不饱和脂肪酸，可降低三酰甘油和轻度升高高密度脂蛋白胆固醇，适用于高三酰甘油血症和以三酰甘油升高为主的混合型高脂血症。

调脂治疗药物常联合使用，通过作用于不同环节，达到协同作用，提高疗效，减少药物用量与不良反应。常用他汀类配合其他调脂药，如他汀类＋依折麦布、他汀类＋贝特类、他汀类＋n - 3 脂肪酸。

5.7　血液系统疾病

血液系统疾病在船员疾病谱中的占比很低，而且已患有血液病或血液学检查异常者一般不允许登船作业。远航船员可能由一些原因引起白细胞计数的变化，如油船船员长期接触芳香族碳氢化合物引起的慢性中毒，现代船舶设备的强电磁场、核动力船的防护不够或核泄漏引起的辐射损伤，长期嗜酒引起的慢性酒精中毒等。血液系统疾病的诊断有赖于实验室检查，船舶上难以完成，一旦疑有血液病时，应及时离船诊治。

5.7.1　血液系统的组成与生理

血液系统（blood system）由血液和造血器官组成。血液由血浆及悬浮在其中的血细胞（红细胞、白细胞及血小板）组成。红细胞成熟后不含有细胞核，其功能是输送氧。白细胞包括中性粒细胞、嗜酸性粒细胞、嗜碱性粒细胞、淋巴细胞和单核细胞。这五类白细胞中中性粒细胞占 50%～70%，淋巴细胞占 20%～40%，单核细胞占 3%～8%，嗜酸性粒细胞占 1%～5%，嗜碱性粒细胞不超过 1%。不同类型的白细胞形态不同，功能也较复杂。中性粒细胞具有变形运动和吞噬活动的能力，是机体对抗入侵病菌的最重要的防卫力量。嗜酸性粒细胞具有趋化性，能吞噬抗原抗体复合物，减轻其对机体的损害，并能对抗组胺等致炎因子的作用。嗜碱性粒细胞中有嗜碱性颗粒，内含的组胺、肝素与 5 - HT 等生物活性物质，在抗原-抗体反应时释放出来。单核细胞是血液中最大的血细胞,具有明显的变形运动,能吞噬、清除受伤和衰老的细胞及其碎片。单核细胞也是应对细胞内致病细菌和寄生虫的主要防卫力量,具有识别和杀伤肿瘤细胞的能力。淋巴细胞则是具有特异性免疫功能的细胞。T淋巴细胞主要参与细胞免疫反应,而B淋巴细胞参与体液免疫反应。血小板与止血功能有关。血细胞混悬于血浆中有利于在体内流动转移,以便执行功能。血浆成分复杂,含有各种不同性质和不同功能的化学物质。

造血系统由骨髓、肝脏、脾脏、淋巴结、胸腺组成。出生后肝脏、脾脏的造血功能停止,但在应激的情况下能部分恢复造血功能,成为髓外造血的场所。

5.7.2　血液系统常见疾病

血液系统疾病指原发(如白血病)或主要累及血液和造血器官的疾病(如缺铁性贫血)。按照发生病变的血液细胞类型和造血器官,常见的血液系统疾病包括红细胞疾病、粒细胞疾病、单核细胞和巨噬细胞疾病、淋巴细胞疾病、造血干细胞疾病、脾功能亢进、出血性及血栓性疾病等。下面主要介绍由红细胞、白细胞和血小板异常引起的常见疾病,即贫血、粒细胞缺乏症和出血性疾病。

1. 贫血

贫血(anemia)指人体外周血红细胞容量减少,低于正常范围下限,不能运输足够的氧至组织而产生的一种常见病症。因测定红细胞容量较复杂,故临床上常以血红蛋白浓度测定来了解贫血的情况。一般认为,在我国海平面地区,成年男性血红蛋白$<120\ g/L$,成年女性血红蛋白$<110\ g/L$,孕妇血红蛋白$<100\ g/L$,即为贫血。

发生贫血的病因很多,包括缺乏造血需要的原料引起的缺铁性贫血或巨幼细胞贫血;原发性骨髓造血功能衰竭引起的再生障碍性贫血;红细胞遭到破坏、寿命缩短,溶血超过骨髓代偿能力而引起的溶血性贫血;急性或慢性失血引起的失血性贫血等,也有的贫血原因不明或由多种原因所致,其中最常见的是缺铁及铁利用障碍引起的贫血。下面主要介绍缺铁性贫血(iron deficiency anemia)。

(1) 病因与发病机制:缺铁性贫血可由于铁摄入不足、吸收障碍或血液丢失过多等原因引起。

1) 铁摄入不足:多见于婴幼儿、青少年、妊娠和哺乳期妇女。

2) 吸收障碍:可发生于胃大部切除术后,胃酸分泌不足且食物快速进入空肠,绕过铁的主要吸收部位(十二指肠),使铁吸收减少。

3) 丢失过多:见于各种失血,如慢性胃肠道失血、食管裂孔疝、食管或胃底静脉曲张破裂、胃十二指肠溃疡和痔疮等。

船员一旦出现贫血症状,首先应考虑有无慢性失血,特别是胃肠道疾病所致的失血。

铁是血红蛋白合成所必需的金属元素。缺铁使大量原卟啉不能与铁结合成为血红素,以红细胞游离原卟啉(free erythrocyte protoporphyrin,FEP)的形式积累在红细胞内或与锌原子结合成为锌原卟啉(zinc protoporphyrin,ZPP),血红蛋白生成减少,红细胞胞质少、体积小,发生小细胞低色素性贫血;严重时粒细胞、血小板的生成也受到影响。

(2) 临床表现:缺铁性贫血患者的症状轻重,与贫血程度、发生和发展速度及个体情况有关。典型表现有以下几种。

1) 贫血表现:常见疲乏、易倦、体力下降、头昏、头痛、眼花、耳鸣、心悸、气促、食欲下降等,伴有面色苍白、心率增快。

2) 组织缺铁表现:精神行为异常,如烦躁、易怒、注意力不集中、异食癖;体力、耐力下降;易感染;口腔炎、舌炎、舌乳头萎缩、口角炎;毛发干枯、脱落;皮肤干燥、皱缩;指(趾)甲缺乏光泽、脆薄易裂,重者指(趾)甲变平,甚至凹下呈勺状(匙状甲)。儿童会导致发育迟缓、智力低下。

(3) 诊断:根据临床表现和实验室检查,不难明确诊断。

1) 血象检查：呈小细胞低色素性贫血。平均红细胞体积（mean corpuscular volume，MCV）低于 80 fl，平均红细胞血红蛋白含量（mean corpuscular hemoglobin，MCH）小于 27 pg，平均红细胞血红蛋白浓度（mean corpuscular hemoglobin concentration，MCHC）小于 32%。血片中可见红细胞体积小、中央淡染区扩大。网织红细胞计数正常或轻度增高。白细胞和血小板计数正常或减低。

2) 缺铁依据：血清铁低于 8.95 μmol/L，总铁结合力升高（>64.44 μmol/L），转铁蛋白饱和度降低（<15%），可溶性转铁蛋白受体浓度超过 8 mg/L，血清铁蛋白低于 12 μg/L。骨髓涂片用亚铁氰化钾染色（普鲁士蓝反应）后，骨髓小粒中无深蓝色的含铁血黄素颗粒，在幼红细胞内铁小粒减少或消失，铁粒幼红细胞少于 15%。

3) 存在缺铁的病因，铁剂治疗有效。

（4）治疗：包括病因治疗与补铁治疗两方面。

1) 病因治疗：缺铁性贫血的病因诊断是治疗该病的重要前提，只有明确诊断后方有可能去除病因。营养不足者，应调理饮食；寄生虫感染引起者，应进行驱虫治疗；如果是胃、十二指肠溃疡伴慢性失血或胃癌术后残胃癌所致，应多次检查大便隐血，做胃肠道 X 线或内镜检查，必要时手术根治。

2) 补铁治疗：首选口服铁剂，如琥珀酸亚铁 0.1 g，3 次/天，进餐时或餐后服用，胃肠道反应小且易耐受。鱼、肉类、维生素 C 可加强铁剂的吸收。口服铁剂后，1 周左右可见外周血网织红细胞增多，2 周后血红蛋白浓度上升，一般 2 个月左右恢复正常。铁剂治疗在血红蛋白恢复正常后，至少持续 3～6 个月，待铁蛋白正常后停药。若不能耐受口服铁剂或铁吸收障碍，可肌内注射铁剂。注射用铁的总需量（mg）＝（需要达到的血红蛋白浓度－患者的血红蛋白浓度）×0.33×患者体重（kg）。

2. 粒细胞缺乏症

粒细胞缺乏症（agranulocytosis）为白细胞减少症之一。因不同年龄白细胞正常值有差异，故外周血中性粒细胞绝对计数在成人 $<2.0×10^9$/L，≥10 岁儿童低于 $1.8×10^9$/L，或 <10 岁儿童低于 $1.5×10^9$/L 时，称为中性粒细胞减少；严重者 $<0.5×10^9$/L，称为粒细胞缺乏症。

（1）病因与发病机制：中性粒细胞减少的原因很多，包括生成减少、破坏或消耗过多、分布异常三类。细胞毒性药物、化学毒物、电离辐射是引起中性粒细胞减少的最常见原因。一些影响造血干细胞的疾病如再生障碍性贫血、骨髓造血组织被白血病、骨髓瘤及转移瘤细胞浸润等，可导致中性粒细胞生成障碍。某些非细胞毒药物或病原微生物进入机体形成的半抗原能与粒细胞的蛋白质结合为全抗原，从而诱发产生针对该抗原的抗体，使粒细胞被破坏。病毒感染或败血症时，中性粒细胞在血液或炎症部位消耗增多。脾大导致脾功能亢进，中性粒细胞在脾内滞留、破坏增多。异体蛋白反应、内毒素血症可引起中性粒细胞分布异常。

（2）临床表现：根据中性粒细胞减少的程度可分为轻度 $≥1.0×10^9$/L、中度 $(0.5～1.0)×10^9$/L 和重度 $<0.5×10^9$/L，重度减少者即为粒细胞缺乏症。轻度减少的患者临床上常无特殊症状，多表现为原发病症状。中度和重度减少者易出现疲乏、无力、头晕、食欲减退等非特异性症状。粒细胞缺乏者，感染风险增大，易发生呼吸道、消化道、尿路及生殖系统感染，出现寒战、高热、感染性休克表现。粒细胞严重缺乏时，感染部位不能产生有效的炎症反应，常无脓液或仅有少量脓液，肺部感染 X 线检查可无炎症浸润形成的阴影。

（3）诊断：通过血常规检查可做出诊断。

1) 根据血常规检查的结果，如果发现有白细胞减少、中性粒细胞减少、淋巴细胞百分比相对增加，即可做出白细胞减少、中性粒细胞减少或粒细胞缺乏症的诊断。

2) 要仔细鉴别白细胞减少和中性粒细胞减少的病因。注意了解有无药物、毒物或放射线的接触史或放化疗史，有无感染，或是否由其他疾病造成等。

（4）治疗：主要包括病因治疗与防治感染等。

1) 病因治疗：对可疑药物或其他致病因素,应立即停止接触。继发性减少者应积极治疗原发病。

2) 防治感染：轻度减少者一般不需要采用特殊的预防措施。中度减少者应注意预防感染。粒细胞缺乏者,须严格隔离消毒,预防感染,即使在航行途中,也力争单舱隔离。在致病菌尚未明确之前,可经验性应用广谱抗生素治疗,待病原和药敏结果出来后再调整用药。若用药 3～5 天无效,可加用抗真菌药物。病毒感染可加用抗病毒药物。静脉用免疫球蛋白有助于重症感染的治疗。

3) 其他治疗措施：自身免疫性粒细胞减少和免疫介导机制所致的粒细胞缺乏可用糖皮质激素等免疫抑制剂治疗。重组人粒细胞集落刺激因子和重组人粒细胞-巨噬细胞集落刺激因子治疗粒细胞缺乏疗效明确,促进中性粒细胞增生和释放,并增强其吞噬杀菌及趋化功能。

3. 出血性疾病

出血性疾病(hemorrhagic diseases)指止血功能缺陷而引起的、以自发性或轻度损伤后过度出血为特征的疾病,一般多指全身性疾病,不包括局部因素所致出血现象。出血性疾病可由于血管壁异常、血小板数量或质量异常、凝血或抗凝及纤维蛋白溶解异常或复合型止血机制异常引起。其中,紫癜性疾病约占出血性疾病总数的 1/3。这里介绍两种最常见而又需要治疗的出血性疾病：过敏性紫癜和特发性血小板减少性紫癜。

(1) 过敏性紫癜(anaphylactoid purpura)：指机体因对某些致敏物质产生过敏反应,导致毛细血管脆性及通透性增加,血液外渗,产生紫癜、黏膜及某些器官出血,是一种常见的血管过敏反应性疾病。其他过敏表现如血管神经性水肿、荨麻疹等可同时伴发。

1) 病因与发病机制：病因甚多,主要包括细菌、病毒引起的感染、某些食物或药物,导致机体的过敏反应。发病机制可能是免疫因素介导的一种全身性小血管炎症反应。蛋白质及其他大分子致敏原作为抗原刺激人体产生抗体,两者形成抗原抗体复合物,沉积于血管内膜,激活补体,导致一系列炎症介质的释放,引起血管炎症反应。另外,小分子致敏原作为半抗原与人体内某些蛋白质结合构成抗原,亦可刺激机体产生抗体,此类抗体吸附于血管及其周围的肥大细胞,当上述半抗原再度进入体内时,即与肥大细胞上的抗体产生免疫反应,导致肥大细胞释放一系列炎症介质,引起血管炎症反应。血管的炎症反应可造成组织和脏器的损伤。

2) 临床表现：多见于青少年,男多于女,春秋季多见。症状轻重不一。多数患者发病前 1～3 周有全身不适、乏力、低热及上呼吸道感染等前驱症状,随后出现典型的紫癜表现。最常见的是以皮肤紫癜为特征的单纯性过敏性紫癜。皮肤紫癜开始局限于四肢,尤其是下肢及臀部,大小不等,常成批反复发生、对称分布,可同时伴发皮肤水肿、荨麻疹。紫癜初呈深红色,不痛,按之不褪色,可分散或融合成片,数日内渐变成紫色、黄褐色、淡黄色,经 7～14 天逐渐消退。重症患者可见水疱、溃疡。

炎症反应波及关节部位血管时,会出现关节肿胀、疼痛、压痛及功能障碍等表现。多发生于膝、踝、肘、腕等大关节,呈游走性、反复发作,经数日而愈,不遗留关节畸形。

若消化道黏膜及腹膜脏层毛细血管受累,可产生一系列消化道症状及体征,如恶心、呕吐、呕血、腹痛、腹泻及便血等。其中腹痛最常见,位于脐周、下腹或全腹,多为阵发性绞痛,发作时可因腹肌紧张及明显压痛、肠鸣音亢进而误诊为外科急腹症。可并发肠套叠、肠梗阻、肠穿孔及出血性小肠炎。

波及肾脏时,会出现血尿、蛋白尿及管型尿,偶见水肿、高血压及肾衰竭等表现。肾损害多发生于紫癜出现后 2～4 周,亦可延迟出现。多数患者可完全恢复,少数病例因反复发作而演变为慢性肾炎或肾病综合征、肾功能不全。

少数患者的病变还会累及眼部、脑及脑膜血管等部位,引起相应的症状与体征。

3) 诊断：主要依据临床表现① 发病前 1～3 周有低热、咽痛、全身乏力或上呼吸道感染史;② 典型四肢皮肤紫癜,可伴腹痛、关节肿痛及血尿。实验室检查多无特殊发现,血小板计数、功能及凝血相关检查正常。注意排除其他原因所致血管炎和紫癜,应与遗传性出血性毛细血管扩张症、单纯性紫癜、血小板减少性紫癜、风湿性关节炎、肾小球肾炎、系统性红斑狼疮、外科急腹症等相鉴别。

4) 防治:① 消除致病因素,包括驱除肠道寄生虫,防治感染,清除局部病灶(如扁桃体炎等),避免可能致敏的食物及药物等。② 治疗上可用抗组胺药、改善血管通透性的药物。另外,糖皮质激素有抑制抗原抗体反应、减轻炎症渗出、改善血管通透性等作用。重症者可静脉滴注甲泼尼龙或地塞米松,症状减轻后改为口服,疗程一般不超过 30 天,肾型者可酌情延长。同时,可给予一些对症治疗,如腹痛较重者可用阿托品或山莨菪碱口服或皮下注射;关节痛可用止痛药;呕吐严重者可用止吐药等治疗。如果上述治疗效果不佳,或近期内反复发作者,可酌情使用免疫抑制剂、抗凝疗法,或采用中医中药治疗。多数预后良好,少数肾型患者预后较差,可转为慢性肾炎或肾病综合征。

(2) 特发性血小板减少性紫癜(primary immune thrombocytopenia, ITP):过去称为免疫性血小板减少性紫癜,是由不明原因诱导、多种机制参与的自身免疫所介导的血小板过度破坏与生成障碍而导致的出血性疾病。以广泛皮肤、黏膜及内脏出血、血小板减少、骨髓巨核细胞发育成熟障碍、血小板生存时间缩短及血小板膜糖蛋白特异性自身抗体出现等为特征。特发性血小板减少性紫癜是最为常见的血小板减少性紫癜,目前尚无根治的方法。

1) 病因与发病机制:病因迄今未明。与发病相关的因素有细菌或病毒感染、免疫因素或脾脏引起的血小板破坏,也可能与雌激素水平有关。因激活自身免疫,通过体液免疫和细胞免疫途径,诱导血小板的破坏,以及巨核细胞损伤与血小板释放的抑制,导致血小板减少。

2) 临床表现:本病可分为急性型和慢性型,前者好发于儿童,后者多见于成人。育龄期女性发病率高于同年龄段男性。

A. 急性型:患者发病前 1～2 周往往有上呼吸道等感染史,特别是病毒感染史。起病急骤,部分患者可有畏寒、发热。起病时出现皮肤瘀点、紫癜、瘀斑、牙龈出血、鼻出血、口腔黏膜出血、外伤后出血不止、月经过多等。少数患者可出现内脏出血,如呕血、黑便、咯血、尿血、阴道出血等。颅内出血(含蛛网膜下腔出血)可致剧烈头痛、意识障碍、瘫痪及抽搐,是本病致死的主要原因。

B. 慢性型:起病隐匿,多在常规查血时偶然发现。出血倾向可表现为皮肤、黏膜出血,如瘀点、紫癜、瘀斑及外伤后止血不易等,鼻出血、牙龈出血也很常见。严重内脏出血较少见,但月经过多较常见,可为部分患者的唯一表现。患者病情可因感染等情况而骤然加重,出现广泛、严重的皮肤、黏膜及内脏出血。长期月经过多可导致失血性贫血。病程半年以上患者,部分可出现轻度脾大。

3) 诊断:① 广泛出血,累及皮肤、黏膜或内脏。② 实验室检查血小板异常,如血小板计数减少、平均体积偏大、出血时间延长、血块收缩不良、血小板生存时间明显缩短。急性型骨髓巨核细胞数量轻度增加或正常,慢性型骨髓巨核细胞显著增加。③ 排除继发性血小板减少症,如再生障碍性贫血、脾功能亢进、白血病、系统性红斑狼疮、药物性免疫性血小板减少等。

4) 治疗:主要目的是使血小板计数提高到安全水平,降低病死率。

A. 一般治疗:血小板计数>30×10^9/L,无明显出血倾向,也不从事有损伤与出血风险的作业的患者,仅随访观察即可,无须治疗;血小板<20×10^9/L 的患者,应卧床休息,避免外伤。

B. 药物治疗:新发患者一线治疗首选糖皮质激素,近期有效率约为 80%。常用泼尼松 1 mg/(kg·d),分次或顿服,病情严重者用等效量地塞米松或甲泼尼龙静脉滴注,好转后改口服。

对于糖皮质激素正规治疗无效,或需要大量糖皮质激素才能维持的患者,可选择二线治疗药物,包括促血小板生成药物(如重组人血小板生成素、艾曲波帕、罗米司亭)、抗 CD20 单克隆抗体(利妥昔单抗)、免疫抑制药(如长春碱类、环孢素、硫唑嘌呤、环磷酰胺等)、达那唑。

糖皮质激素治疗 4～6 周无效,病程迁延 6 个月以上,或糖皮质激素有效,但需要大剂量维持,或有糖皮质激素使用禁忌证者,可考虑脾切除手术。

伴有内脏出血或需要急诊手术的重症患者,可采用血小板输注、静脉输注丙种球蛋白、大剂量甲泼尼龙、促血小板生成药物或血浆置换的方法。

特发性血小板减少性紫癜轻症患者不经特殊治疗可自愈,急性患者经治疗后,多数预后良好,少数转为慢性。多数慢性患者经治疗后可以缓解或好转,仅少数患者会迁延数年不愈。

5.8　运动系统疾病

航海或海上作业,人员工作和生活的空间小,设备多,作业密集,接触有害因素种类繁多,且经常受恶劣天气的侵袭,很容易对作业人员的健康带来危害,运动系统疾病的发病率也较高。

5.8.1　运动系统的组成与生理

运动系统(locomotor system)由骨、骨连结和骨骼肌组成,占人体重量的60%~70%。骨借骨连结组成以支持体重、保护内脏;骨骼肌附着于骨,骨骼肌收缩,以关节为支点牵引骨改变体位从而进行运动。它们在神经系统的支配和其他系统的调节配合下,形成一个统一的整体,可完成各种随意运动,以适应外界环境的需要。三者中任何一部分,以及神经系统的损伤,都将影响其正常功能。

5.8.2　运动系统常见疾病

刘丽娅 1995 年和 2000 年报道对总计 7 000 多名船员住院疾病的调查分析发现,运动系统疾病如腰腿痛、颈椎病、关节炎等比较常见。王鹏等 2021 年报道对 441 名长期海上作业人员的健康状况调查显示,常见的慢性疾病前 5 位中,腰痛、半月板损伤分别排在第二和第四位。

1. 关节病

关节病(arthrosis)是船员的一种多发病,可由多种原因引起,除常见的外伤、感染外,尚与潜水高气压环境、航海环境中的营养代谢异常以及肿瘤、血液病、皮肤病、神经系统疾病等多种疾病有关。

关节疾病约有 140 多种,船员中常见的关节病一般可分为化脓性关节炎和非化脓性关节炎。

(1) 化脓性关节炎(suppurative arthritis):为关节内化脓性感染,好发于髋、膝关节。

1) 病因与发病机制:最常见的致病菌为金黄色葡萄球菌、白色葡萄球菌、淋病双球菌、肺炎链球菌和肠道杆菌等。细菌进入关节内的途径有血源性传播、邻近关节附近的化脓性病灶直接蔓延至关节腔内、开放性关节损伤发生感染等。

化脓性关节炎的病变发展过程可分 3 个阶段:浆液渗出期、浆液纤维素性渗出期、脓性渗出期。在浆液渗出期,细菌进入关节腔后,滑膜明显充血、水肿,有白细胞浸润和浆液性渗出物,关节软骨尚未被破坏;在浆液纤维素性渗出期,病变继续发展,渗出物变混浊、量增多,细胞也增加,关节液中的纤维蛋白增加,并可沉积在关节软骨上,从而影响软骨的代谢。随着软骨基质被破坏,关节软骨出现不同程度的损伤甚至不可逆转。最后在脓性渗出期,炎症侵犯至软骨下骨质,滑膜和关节软骨都已被破坏,渗出物转为明显的脓性。修复后,关节重度粘连甚至呈纤维性或骨性强直,病变已不可逆。

2) 临床表现:起病急骤,有寒战、高热等症状,病变关节迅速出现疼痛与功能障碍。浅表关节如膝、肘和踝关节,局部有明显的红、肿、痛、热。深部关节如髋关节,局部红、肿、热都不明显,关节往往处于屈曲、外旋、外展位。关节腔内积液在膝关节最明显,可见髌上囊明显隆起,浮髌试验可为阳性。如果脓液穿透至软组织内,则蜂窝织炎表现严重,此时病变就会转入慢性阶段。

3) 临床检查

A. 实验室检查:周围血象中白细胞计数可增高至 $10 \times 10^9 / L$ 甚至以上,以中性多核白细胞居多。红细胞沉降率增快。关节液外观可为浆液性、纤维蛋白性或脓性。镜检可见多量脓细胞。寒战期抽血培养,可检出病原菌。

B. X 线检查:早期可见关节周围软组织肿胀阴影,膝关节侧位片可见明显的髌上囊肿胀。骨骼改变早期表现为骨质疏松;接着由于软骨的破坏而出现关节间隙的进行性缩窄;骨面毛糙,可有虫蚀状骨质破坏;最后出现关节挛缩畸形,甚至有骨性强直。

4) 诊断:根据全身和局部的症状和体征、实验室检查、X 线检查等结果,不难诊断。关节穿刺和关节液检查对早期诊断的价值很大,有条件者可对抽出液进行细菌培养和药物敏感试验。

5) 治疗

A. 抗生素治疗:早期、足量、全身使用抗生素。

B. 局部治疗:除卧床休息外,可采用皮肤牵引、骨牵引以减轻刺激,帮助炎症的控制和吸收;必要时可在无菌操作下行关节穿刺,抽出关节液后,注入抗生素,直至关节积液消失,体温正常。

C. 手术治疗:经全身药物治疗和局部治疗后,关节液变得更混浊甚至为脓性,可行关节切开引流术,或进行关节腔持续灌洗。

D. 理疗和功能锻炼:在航海中鼓励慢性和恢复期的患者进行主动的关节活动,一般在急性炎症消退后进行,定时练习肌肉有规律的收缩有益康复。

(2) 非化脓性关节炎(nonseptic arthritis):大多是具有关节炎性病变的全身疾病。非化脓性关节炎以退行性关节炎、创伤性关节炎、风湿性关节炎、类风湿关节炎、痛风性关节炎和糖尿病性关节炎较为多见。从事潜水高气压作业的人员可发生减压性骨关节无菌性炎症病变。

1) 病因与发病机制:创伤性及退行性关节炎是以骨质增生、骨赘形成为特征的骨关节退行性变;风湿性关节炎是溶血性链球菌感染后引起关节受累的全身超敏反应;类风湿性关节炎是一种自身免疫性疾病;痛风性关节炎是尿酸代谢障碍,尿酸盐沉积于关节所致;减压性骨关节病主要因体内惰性气体在骨组织中形成气泡,栓塞血管、压迫组织所致;糖尿病性关节炎则因动脉供血不足,皮肤变厚,轻微损伤易引起感染并向深部延伸,累及骨与关节等。

2) 临床表现:退行性关节炎起病缓慢,多见于中老年船员,无明显全身症状,主要表现为早晨起床或久坐后起立时关节酸胀痛,活动时可闻及粗糙的摩擦音,经过活动后,关节逐渐恢复灵活性,酸痛感亦减轻;风湿性关节炎起病急,以全身多发游走对称性大关节肿痛为特点,发作后一般不遗留关节畸形;类风湿性关节炎发病一般不急,为多发性全身大、小关节炎,一般从近侧指间关节和掌指关节开始,晨僵明显,关节肿胀反复发作,逐渐导致关节破坏、强直和畸形;痛风性关节炎常因暴食诱发,于夜间急性发作,呈单侧非对称性关节肿痛,以四肢远端小关节多见,局部红、肿、热、痛明显;减压性骨关节病常发生于空气潜水作业者,由于减压方法不当引起,轻者有劳累后的酸痛,重者可呈刀割样剧痛,局部检查无红肿热痛,当病变累及关节时可有剧痛并影响活动;糖尿病性关节炎常由于局部感染长期不愈而波及,以足部多见,可累及跗骨间关节,足背呈无痛性肿胀,感觉麻木。

3) 临床检查

A. 实验室检查:退行性关节炎一般都在正常范围内,关节液检查可见白细胞增高,偶见红细胞;风湿性关节炎抗链球菌溶血素"O"呈阳性;类风湿性关节炎血红蛋白减少,白细胞计数正常或降低,但淋巴细胞计数增加,70%～80%患者类风湿因子阳性,但需要与其他结缔组织疾病相鉴别。病变活动期红细胞沉降率增快,血清 IgG、IgA、IgM 增高。关节液较混浊,黏稠度降低,黏蛋白凝固力差,糖含量降低,细菌培养阴性。痛风性关节炎血尿酸可超过 420 μmol/L,关节液检查发现尿酸盐结晶。

B. X 线检查:退行性关节炎早期无明显变化,晚期关节腔变窄,关节边缘有骨赘形成;类风湿性关节炎早期可见关节周围软组织肿胀阴影,关节间隙因积液而增宽,骨质疏松,正常骨小梁排列消失,最终出现骨性强直。

4) 治疗

A. 一般治疗:注意补充足够的热量、蛋白质和维生素以提高患者的营养状况;注意保护关节,避免过度负重活动或继发性损伤,可采用适当的康复治疗。严重时应卧床休息,支具固定,防止畸形。

B. 理疗和功能锻炼:适当规律有效的物理疗法可缓解疼痛,有利于功能恢复。

C. 药物治疗：根据不同的病因进行相应治疗。退行性关节炎可使用活血化瘀中草药内服或者外敷等，以缓解症状，延缓病程。非甾体抗炎镇痛药物可以缓解疼痛；抗风湿可口服吲哚美辛、水杨酸钠等，青霉素抗风湿热效果好；类风湿性关节炎可口服雷公藤、昆明山海棠片，小剂量短程激素疗法有助于消炎止痛；痛风急性期可口服秋水仙碱或吲哚美辛以缓解症状，慢性期则给予别嘌醇治疗；糖尿病性关节炎需要口服降糖药物或酌情使用胰岛素，如关节疼痛则给予布洛芬、阿司匹林等药物来缓解症状。

D. 手术治疗：早期患者可行关节清理术，切除受累关节滑膜，减少关节液的渗出，保护软骨和软骨下组织，改善关节功能；也可在关节镜下清除关节内的游离体和增生滑膜，效果较好；晚期出现持续性疼痛或关节畸形时，可行相应截骨术或关节成形术治疗；也可选用人工关节置换术治疗，以纠正畸形，恢复功能。

2. 颈椎病

颈椎病(cervical spondylosis)指由颈椎体、椎间盘和椎间关节损伤及退行性变引起的脊髓、脊神经和血管的继发性损害(刺激或压迫)，从而出现相应的临床症状和体征，是中、老年船员的一种常见病。

(1) 病因与发病机制：多种原因导致的损伤与退行性变是颈椎病的核心问题。

1) 颈椎间盘退行性变：是颈椎病发生和发展中最基本的原因。由于颈椎活动度大，其椎间盘的纤维环前厚后薄，故容易发生变性破裂；慢性劳损导致髓核退变、椎间隙变窄，脊柱活动时稳定性下降，进而引起椎体、关节突关节、钩椎关节及附属韧带等变性、增生、钙化，骨赘形成，突入椎管、椎间孔和横突孔内，刺激或压迫了脊髓、脊神经根和椎动脉，从而出现相应表现。

2) 损伤：急性损伤可使原已退变的颈椎和椎间盘损害加重而诱发颈椎病；慢性损伤可加速颈椎退变过程从而提前出现症状。

3) 先天因素：胚胎发育过程异常造成椎管先天性狭窄，即使是轻度的退行性变，也可出现压迫症状。

(2) 临床表现：颈椎病的临床表现多样，一般按照受刺激或压迫的结构所表现的症状和体征，分为以下四种基本类型。

1) 神经根型：发病率最高(50%～60%)。主要由椎间盘破裂后，髓核向后外侧膨出，加之附近关节增生、肥大，刺激或压迫脊神经根所致。临床上开始多表现为颈肩部持续隐痛，并向上肢放射，短期内有加重趋势。皮肤也有麻木、过敏等感觉异常。同时，上肢感觉乏力沉重，手部握力减弱，手指活动不灵活。体检时可见患者头喜偏患侧，肩部上耸。病程长者上肢肌肉可有不同程度的萎缩及腱反射改变。在颈肩部多处可有压痛，患肢上举、外展和后伸受限。神经系统检查有较明确的体征，臂丛神经牵拉试验和压头试验阳性。

2) 脊髓型：占10%～15%。主要是由髓核后突、椎体后缘骨赘形成、后纵韧带及黄韧带增生钙化等压迫脊髓或其血液循环受影响所致。颈椎退行性变及脊髓受压易发生在椎管相对较小和活动度大的下颈段，而且发生较早、较重。脊髓受压早期，颈痛不明显，可感到一侧或双侧下肢发麻、无力，易绊倒，行走时如同踩在棉花上，还可出现排尿不尽、排便无力。随着压迫的加重，出现自下而上的上运动神经元瘫痪的症状。体检可发现患者步态不稳，四肢肌张力增高，肌力减弱，腱反射亢进，浅反射减退或消失；还可引出病理反射，巴宾斯基征(Babinski 征)、霍夫曼征(Hoffmann 征)阳性。

3) 椎动脉型：主要由于颈椎增生致横突孔狭窄，上关节突增生肥大可直接向前刺激或压迫椎动脉；此外，颈椎退变后稳定性降低、颈部交感神经兴奋及先天发育不良均是椎动脉型颈椎病的病因。患者有动脉硬化等血管疾病时更易发病。患者脑部症状明显，眩晕是主要症状，也可表现为顶枕部发作性胀痛，常伴自主神经功能紊乱表现；可有突发性弱视或失明，短期内自动恢复；头部突然旋转或屈伸时，可发生猝倒，站起又可继续活动。

4) 交感神经型：机制尚不清楚。由于颈交感干无白交通支，但灰交通支可返回至颈神经，并随其分布至头颈和上肢等区域，故颈椎各种结构病变的刺激可能通过脊髓反射或脑-脊髓反射而发生一系列交感神经兴奋或抑制症状。患者可出现心动过速或过缓、血压升高或偏低、肢体冰凉等心血管症状；眼部可出现眼睑无力、视物模糊、瞳孔扩大等症状；还可出现局限于一侧肢体或半侧身体的多汗或少汗表现。

颈椎病的分型除了上述四种以外，还可同时出现以上两种或多种类型表现的复合型。一般在此类患者中，以其中某一型为主，伴有其他类型的部分表现。

（3）临床检查：X 线显示颈椎生理性弯曲消失，椎间隙变窄，椎体前、后缘骨质增生，钩椎关节、关节突关节增生，椎间孔狭窄等退行性变征象。CT 或 MRI 可见椎间盘突出、椎管及神经根管狭窄及脊神经受压情况。对于脊髓型、椎动脉型颈椎病患者，可辅以脊髓造影、椎动脉造影等特殊检查。

（4）诊断：中年以上患者，根据病史、体检特别是神经系统检查，以及 X 线摄片检查结果，一般都能做出诊断，必要时可辅以脊髓造影、椎动脉造影、CT 或 MRI 等特殊检查。

（5）治疗：治疗的核心问题是尽早解除损伤及退行性变引起的对脊髓、脊神经和血管的刺激或压迫。

1）一般治疗：在工作中要定时改变姿势，做轻柔的颈部活动，有利于颈、肩部肌肉的调节及血循环的改善；颌枕带牵引适用于脊髓型以外的各种颈椎病，可解除肌痉挛，扩大椎间隙，减少椎间盘压力，从而减轻对神经根的压迫和对椎动脉的刺激；充气型颈托不仅可以限制颈椎过度活动，还有一定的撑开、牵张作用，而患者的活动不受影响。

2）推拿按摩和理疗：对脊髓型以外的早期颈椎病患者行推拿按摩可减轻肌痉挛，改善局部血液循环，但次数不宜过多；理疗有加速炎症消退和松弛肌肉的作用。

3）药物治疗：目前无特效的治疗药物，只能使用一些非甾体抗炎药、肌肉松弛剂和镇静剂对症治疗。因这些药物均有副作用，故只能在疼痛剧烈、严重影响生活和睡眠时才短期使用。

4）手术治疗：适用于诊断明确的颈椎病经非手术治疗无效，或反复发作者，或脊髓型颈椎病症状呈进行性加重趋势，且无手术禁忌证者。通过手术切除椎板、突出的椎间盘、椎体后方骨赘、钩椎关节骨赘，以解除对脊髓、脊神经根和椎动脉的压迫，必要时可辅以脊柱融合术，以稳定脊柱。

3. 腰椎间盘突出症

腰椎间盘突出症（lumbar disc herniation）多见于水手以及帆缆、枪炮位和轮机部的船员。腰椎间盘突出症是由腰椎间盘变性，纤维环破裂，髓核突出，从而刺激或压迫脊髓或神经根所致，是腰腿痛最常见的原因之一。

（1）病因与发病机制：椎间盘退行性变是核心问题，其基本病理变化是纤维环破裂及髓核变性。随着年龄的增长，纤维环和髓核的含水量逐渐减少，同时纤维环变性及胶原纤维沉积，髓核张力下降，失去弹性，使椎间盘变薄，结构松弛。腰$_4$～腰$_5$（L_1～L_5）和腰$_5$～骶$_1$（L_5～S_1）的椎间盘承受压力最大，是腰椎间盘突出症的好发部位。突出的椎间盘可向上或向下突入椎体，还可向前、后外侧和后方突出，从而压迫脊髓或脊神经根。向后外侧突出压迫脊神经根是最常见的临床类型。此外，损伤及遗传等先天因素也是重要的致病因素。腹压增加、腰姿不正、突然负重、妊娠、受寒和受潮等是常见的诱发因素。

（2）临床表现：首次发病常在半弯腰持重物或突然做扭腰动作过程中。腰痛是大多数患者最先出现的症状，发生率约 91%。以坐骨神经痛最为常见，典型表现是从下腰部向臀部、大腿后部、小腿外侧直至足部的放射痛，咳嗽、喷嚏、排便等腹压增加时疼痛加剧，卧床后症状可减轻。患者步态僵硬、身体侧倾、腰部活动不同程度受限。直腿抬高试验和加强试验阳性。部分患者出现小腿前外侧、足内外侧的疼痛、触觉减退。中央型腰椎间盘突出症因压迫马尾神经，会出现会阴部麻木感和大小便功能障碍甚至不完全双下肢瘫痪。

（3）辅助检查：根据需要，选择 X 线、CT、MRI、造影等检查，以明确诊断。

1）X 线：单纯 X 线不能直接反映是否存在椎间盘突出，但可发现脊柱侧凸、椎体边缘增生及椎间隙变窄等退行性改变。此外，也可排除结核、肿瘤等病变。

2）CT：可显示骨性椎管形态，椎间盘突出的大小和方向，并显示椎间孔大小及椎板与黄韧带的厚度,对腰椎间盘突出症有较大的诊断价值。

3) MRI：可全面观察各腰椎间盘是否病变,也可在矢状面上了解髓核突出的程度和位置,并可鉴别其他椎管内占位性病变。

4) X线造影：脊髓造影、硬膜外造影、脊椎静脉造影等方法都可间接显示有无椎间盘突出及其突出程度,但由于存在较重的并发症,故操作时应严格掌握其适应证。

5) 电生理检查：如肌电图检查等,可协助确定神经损害的范围及程度,观察治疗效果。

(4) 诊断：典型腰椎间盘突出症患者,根据病史、症状、体征,以及 X 线上相应节段的退行性改变,即可做出初步诊断,再结合 CT、MRI、X 线造影等方法,能准确地做出病变间隙、突出物的大小及方向、神经受压情况等诊断。

因早期可仅表现为腰痛,后期又有腰腿痛,这与临床上腰腿部疾病的症状有许多相似之处,必须注意与腰椎增生性病变、腰椎结核、马尾肿瘤、椎管狭窄症、梨状肌综合征等鉴别诊断。

(5) 治疗：包括非手术治疗与手术治疗。

1) 非手术治疗

A. 绝对卧床休息：症状初发时,应立即卧床休息,并使用腰围,使椎间盘突出部分和受到刺激的神经根的炎性水肿加速消退,从而减轻或解除对神经根的刺激或压迫。

B. 骨盆牵引：以持续牵引法最常用,每侧用 5~10 kg 重量持续牵引 3~4 周。牵引可使椎间隙略为增宽,减少椎间盘内压,扩大椎管容量,从而减轻对神经根的刺激或压迫。

C. 理疗和推拿：可使痉挛的肌肉松弛,进一步减轻椎间盘的压力。

D. 髓核化学溶解疗法：应用胶原蛋白酶注入椎间盘内或硬脊膜与突出的髓核之间,从而选择性溶解髓核和纤维环,而不损害神经根,有一定效果,但有时会产生过敏反应。

2) 手术治疗：对已确诊的腰椎间盘突出症患者,经严格的非手术治疗无效,可行手术治疗,以完全移除突出的髓核和纤维环,解除对脊髓或神经根的压迫。

(6) 预防：因腰椎间盘突出症是在退行性变基础上受到积累伤力所致,而积累伤又是加速退变的重要因素,故减少积累伤非常重要。注意坐姿,避免长期伏案工作,注意职业劳动保护,减少对椎间盘的压力。加强腰背肌锻炼,增强脊柱的内在稳定性。

5.9　神经系统疾病

神经系统疾病在船员中并不多见,有资料显示老年船员的脑血管病较多见。2017 年,姬悠然等报道了对海军某部 761 名特勤人员的两周患病率、疾病构成进行的调查,结果显示 2017 年的两周患病率(41.13%)高于 2004 年(32.26%),神经系统疾病、骨骼肌肉系统疾病两周患病率也较 2004 年升高,皮肤结缔组织疾病两周患病率较 2004 年降低。不同类别的海军特勤人员两周患病率及疾病构成均有差异,潜水员两周患病率最高(64.21%),其次是潜艇艇员(41.12%),飞行员最低(26.35%)。潜水员神经系统疾病、骨骼肌肉系统疾病、眼耳鼻喉口腔疾病的两周患病率均较高。王鹏等 2021 年对 441 名长期海上作业人员的健康状况调查显示,常见的慢性疾病前 5 位中,睡眠障碍排在第三位。覃林花等 2016 年的报道显示,某舰艇长期远航期间,失眠是常见病之一。

5.9.1　神经系统的组成与生理

神经系统(nervous system)是人体最精细且结构和功能最复杂的系统,分为中枢神经系统和周围神经系统两大部分。一般认为,神经系统是人体最重要的一个系统,是人体的中枢,在人体各系统中处于主导、控制地位。实际上,神经系统和其他系统是相互依存的关系,对于一个完整的机体都是不可或缺的一部分,神经系统与其他各系统之间相互影响、相互制约和相互协调,神经系统的主要功能是联络和调节其他各系统和器官的活动,使机体适应内外环境的变化而很好地生存。

1. 中枢神经系统

中枢神经系统包括脊髓和脑。脑位于颅腔内,可分为脑干(中脑、脑桥、延髓)、小脑、间脑和端脑等部分。

(1) 脊髓:位于椎管内,呈前后扁圆柱体,上端在平齐枕骨大孔处与延髓相续,下端终于第 1 腰椎下缘水平。脊髓前、后面两侧发出神经纤维束,形成脊神经的前、后根。前、后根在椎间孔处合并成脊神经。脊髓划分为 31 个节段,即颈髓 8 节($C_1 \sim C_8$)、胸髓 12 节($T_1 \sim T_{12}$)、腰髓 5 节($L_1 \sim L_5$)、骶髓 5 节($S_1 \sim S_5$)、尾髓 1 节(Co_1)。在脊髓的横切面上,中央有被横断的纵行小管为中央管,中央管纵贯脊髓的全长,向上通第四脑室,向下于脊髓圆锥处扩大成终室,内含脑脊液。中央管周围是"H"形的灰质,主要由神经细胞和纵横交错的神经纤维组成。灰质的周围是白质,主要是纵行排列的纤维束。白质中的纵行纤维束组成脊髓与脑之间的上下通路。

(2) 脑干:自下而上由延髓、脑桥和中脑三部分构成。延髓向下经枕骨大孔连接脊髓,中脑上连间脑,延髓和脑桥前靠颅后窝的斜坡,背面与小脑相连,延髓、脑桥和小脑间的室腔为第四脑室。延髓具有心血管中枢及呼吸中枢等重要生理中枢。脑桥位于延髓上方,腹面膨大的部分称为脑桥基底部,基底部向两侧变窄,称脑桥臂,与小脑联系。基底部外侧有三叉神经,横沟里由内向外依次为展神经、面神经和位听神经。脑桥参与呼吸节律的控制,脑桥的网状结构是呼吸中枢组成部分。中脑位于脑桥上端,主要是视觉及听觉的反射中枢,中脑上丘为视觉反射中枢,下丘为听觉反射中枢,红核是姿势反射的重要中枢。

(3) 小脑:位于颅后窝,覆盖在脑桥及延髓之上,横跨在中脑和延髓之间,按功能分为三部分:前庭小脑(绒球小结叶,又称古小脑)、脊髓小脑(前叶及后叶中间带,又称旧小脑)及皮层小脑(后叶,又称新小脑),分别参与维持身体平衡、协调眼球运动,控制运动中的躯干肌、肢带肌的张力和协调性,以及控制上下肢精确运动的计划和协调。

(4) 间脑:位于中脑上端,尾状核和内囊的内侧。间脑一般分成背侧丘脑、上丘脑、下丘脑、后丘脑、底丘脑。背侧丘脑简称丘脑,由一对卵圆形的灰质团块组成,背侧丘脑灰质的内部被"Y"形的内髓板分隔成若干核群,主要有前核群、内侧核群和外侧核群。前核群与内脏活动有关,内侧核群为躯体和内脏感觉的整合中枢,外侧核群传导头面部、上肢、躯干和下肢感觉纤维。上丘脑位于丘脑内侧,第三脑室顶部周围,由松果体、缰连合、后连合构成。松果体位于两上丘之间,基底部附着于缰连合,其为内分泌腺,产生褪黑激素,具有抑制生殖腺和调节生物钟等作用。缰连合位于两上丘中间,由横行的纤维束组成。下丘脑是神经内分泌中心,它通过与垂体的密切联系,将神经调节和体液调节融为一体,是内脏活动的较高级中枢,能对机体的体温、摄食、水盐平衡和内分泌活动等进行广泛的调节,还参与情绪行为及昼夜节律功能的调节。后连合位于松果体下方,亦由横行的纤维束组成。后丘脑位于丘脑的后下方,中脑顶盖的上方,包括内侧膝状体和外侧膝状体,内外侧膝状体分别借下丘臂和上丘臂与下丘和上丘相连,分别为听觉和视觉通路上的中继核。底丘脑位于间脑和中脑的过渡区,内含丘脑底核,与黑质、红核、苍白球有密切联系,属锥体外系的重要结构。

(5) 端脑:包括左、右两侧大脑半球,由大脑纵裂将其分开。大脑纵裂底部有连接两半球的横行纤维,称为胼胝体。每个半球表层被覆的灰质为大脑皮层,深面白质为髓质。大脑半球内部腔隙为侧脑室。半球内有 3 条恒定的沟,即外侧沟、中央沟和顶枕沟,将每侧大脑半球分为 5 叶,分别为额叶、顶叶、颞叶、枕叶和岛叶。中央沟前方为额叶,中央沟后方、外侧沟上方部分为顶叶,外侧沟下方部分是颞叶,顶枕沟后方较小的部分是枕叶,岛叶藏于外侧沟的深部。大脑皮层是神经系统的最高级中枢,其不同部位具有不同功能,包括多种感觉、运动、高级功能等。

2. 周围神经系统

周围神经系统包括脑神经、脊神经、躯体神经和内脏神经。脑神经共有 12 对,主要支配头面部感觉和运动。脊神经共有 31 对,其中包括颈神经 8 对、胸神经 12 对、腰神经 5 对、骶神经 5 对、尾神经 1 对。脊神经由脊髓发出,主要支配躯体和四肢的感觉、运动和反射。内脏神经又称为自主神经,主要分布于内脏、心血管和腺体。自主神经分为交感神经和副交感神经两类,两者之间相互拮抗又相互协调,组成一个配合默契的有机整体,使内脏活动能适应内外环境的变化。

5.9.2 头痛

头痛(headache)是常见临床症状之一,通常指局限于头颅上半部,即外眦、外耳道与枕外隆突连线以上部位的疼痛,表现为全头部或局部的胀痛或钝痛、搏动性疼痛、头重感、戴帽感或勒紧感等,同时可伴有恶心、呕吐、眩晕和视力障碍等。

头痛的原因很多,可分为原发性和继发性两类。原发性头痛没有确切原因,又称特发性头痛。继发性头痛涉及各种颅脑病变(如脑血管病、颅内感染、颅脑外伤、颅脑肿瘤、眼部疾病等)、全身性疾病(如发热、内环境紊乱及滥用精神活性物质)等。原发性头痛是临床上常见的一种病症,以疼痛剧烈、病程缠绵、偏侧或双侧反复发作为特点,常见的有紧张性头痛、偏头痛,其他还有丛集性头痛和三叉自主神经头痛、其他原发性头痛。

1. 紧张性头痛

紧张性头痛(tension headache)为头部紧缩性或压迫性疼痛,约占头痛患者的 40%,是原发性头痛中最常见的类型。

(1) 临床表现:多在 20 岁左右发病,发病高峰年龄 40～49 岁,女性稍多见。头痛部位不定,可为双侧、单侧、全头部、颈项部、双侧枕部、双侧颞部等不同部位。通常呈持续性轻中度钝痛,许多患者可伴有头昏、失眠、焦虑或抑郁等症状。

(2) 治疗原则:急性发作期可用对乙酰氨基酚、阿司匹林等非甾体抗炎药,麦角胺或二氢麦角胺等 $5-HT_1$ 受体非选择性激动剂亦有效。对于频发性和慢性紧张性头痛,应采用预防性治疗,选用三环类抗抑郁药如阿米替林、多塞平。非药物疗法包括松弛治疗、物理治疗、生物反馈和针灸治疗等。

2. 偏头痛

偏头痛(migraine)是一种常见的慢性神经血管性疾病,其特征是发作性、多位于一侧、中重度、搏动样头痛,一般持续 4～72 h,可伴有恶心、呕吐,光、声刺激或日常生活均可加重头痛,安静环境、休息可缓解头痛。偏头痛具有遗传易感性,60% 的患者有家族史。另外,也有内分泌和代谢因素的作用。偏头痛的发作可由某些食物和药物诱发,强光、过度疲劳、应激、禁食或紧张等也可引起发作。

(1) 临床表现:偏头痛多起病于儿童和青春期,中青年期达发病高峰,女性多见,男女患病比例为 1:2～1:3。偏头痛可分为无先兆偏头痛、有先兆偏头痛、慢性偏头痛、偏头痛并发症及偏头痛前驱的儿童周期性综合征。

1) 无先兆偏头痛:最常见的偏头痛,约占 80%,临床表现为反复发作的一侧或双侧额颞部疼痛,呈搏动性,疼痛持续时伴颈肌收缩可使症状复杂化。常伴有恶心、呕吐、畏光、畏声、出汗、全身不适、头皮触痛等症状。

2) 有先兆偏头痛:约占偏头痛患者的 10%,包括典型先兆性偏头痛、脑干先兆性偏头痛、偏瘫性偏头痛、视网膜性偏头痛。发作前数小时至数日可有倦怠、注意力不集中和打哈欠等前驱症状。在头痛之前或头痛时,常以可逆的局灶性神经系统症状为先兆,表现为视觉、感觉、言语和运动的缺损或刺激症状。视觉先兆最常见,如视物模糊、闪光和视物变形等,其次为感觉先兆,多呈面-手区域分布,言语和运动先兆少见。

3) 慢性偏头痛:每月头痛发作超过 15 天,连续 3 个月或 3 个月以上,且每月至少有 8 天的头痛具有偏头痛的特点,并排除药物过量引起的头痛。

4) 偏头痛并发症:分为偏头痛持续状态、无梗死的持续先兆、偏头痛性脑梗死和偏头痛先兆诱发的痫性发作。

5) 偏头痛前驱的儿童周期性综合征:周期性呕吐、反复发作的腹部疼痛,伴恶心、呕吐,即腹型偏头痛、良性儿童期发作性眩晕。发作时不伴有头痛,随时间的推移而出现偏头痛。

(2) 治疗原则:减轻或终止头痛发作,缓解伴发症状,预防复发。包括非药物治疗和药物治疗。非药物治疗主要是加强宣教,使患者了解偏头痛的发病机制和治疗措施,帮助患者树立正确的防治观念和目标,保持健康的生活方式,避免各种偏头痛诱因。药物治疗包括发作期治疗和预防性治疗。

1) 发作期治疗:对于轻中度头痛,可单用非甾体抗炎药如对乙酰氨基酚、萘普生、布洛芬等,如无效再用偏头痛特异性治疗药物。对于中重度头痛,可直接选用偏头痛特异性治疗药物以改善症状,包括麦角类制剂和曲普坦类药物。部分患者虽有严重头痛但以往发作对非甾体抗炎药反应良好者,仍可使用。麦角类制剂为 $5-HT_1$ 受体非选择性激动剂,如麦角胺和二氢麦角胺,能终止偏头痛的急性发作。曲普坦类为 $5-HT_{1B/1D}$ 受体选择性激动剂,常用药物有舒马普坦等,通过收缩脑血管、抑制周围神经和三叉神经颈复合体二级神经元的神经传递,发挥止痛作用。以上两类药物具有强力收缩血管作用,长期大量应用可引起高血压和肢体缺血性坏死,严重高血压、心脏病患者和孕妇禁用。

2) 预防性治疗:包括 β 肾上腺素受体拮抗剂、钙通道阻滞剂、抗癫痫药、抗抑郁药和 5-HT 受体拮抗剂。

3. 丛集性头痛

丛集性头痛(cluster headache)是一种原发性神经血管性头痛,平均发作年龄较偏头痛晚,可有家族史,男性多见。

(1) 临床表现:头痛常在晚间突然发作,无先兆症状,历时较短,但疼痛程度剧烈,使患者从睡眠中痛醒,头痛发作可持续数周或数月,在此期间患者头痛一次接一次呈串发作。头痛位于一侧眶周、眶上、眼球后和(或)颞部,呈尖锐、爆炸样、非搏动性剧痛,常伴有同侧颜面部自主神经功能症状,如结膜充血、流泪、流涕、瞳孔缩小、眼睑下垂及头面部发汗等。

(2) 治疗原则:包括急性期的治疗和预防性治疗。

1) 急性期的治疗:吸氧疗法为头痛发作时的首选治疗,给予纯氧吸入,可有效阻断头痛发作。吸氧疗法无禁忌证,安全而无明显不良反应。可选用曲普坦类药物治疗,如舒马普坦、佐米曲普坦等,但有心脑血管疾病、高血压时禁用。吸氧或曲普坦类药物效果不佳或不能耐受时,可予以 4%～10% 的利多卡因 1 mL 经患侧鼻孔滴入,或用二氢麦角胺静脉注射。

2) 预防性治疗:预防性药物包括维拉帕米、锂制剂和糖皮质激素等。

5.9.3　眩晕

眩晕(vertigo)是一种运动性错觉或位置性错觉,造成人与周围环境空间关系在大脑皮层中的感受失真,产生旋转、倾倒及起伏等异常的感觉。眩晕与头昏的感觉明显不同,头昏表现为头重脚轻、步态不稳等。临床上按照眩晕的性质可分为真性眩晕和假性眩晕。存在自身或对外界环境空间位置的错觉为真性眩晕,而仅有一般的晕动感并无对自身或外界环境空间位置错觉称为假性眩晕。按解剖部位可将眩晕分为系统性眩晕和非系统性眩晕,前者由前庭神经系统病变引起,后者由前庭系统以外的病变引起。

1. 系统性眩晕

按引起眩晕的主要病因、病变部位和临床表现可将系统性眩晕分为中枢性眩晕和周围性眩晕。前者指前庭神经颅内段、前庭神经核、核上纤维、内侧纵束、小脑和大脑皮层病变引起的眩晕,眩晕感较轻,但持续时间长,常见于椎-基底动脉供血不足、脑干梗死、小脑梗死或出血等。后者指前庭感受器及前庭神经颅外段病变引起的眩晕,眩晕感严重,持续时间短,常见于梅尼埃病、良性发作性位置性眩晕、前庭神经元炎、迷路卒中等。

2. 非系统性眩晕

临床表现为头晕眼花、站立不稳,通常无外界环境或自身旋转感或摇摆感,很少伴有恶心、呕吐,为假性眩晕。常由眼部疾病(眼外肌麻痹、先天性视觉障碍、屈光不正)、心血管疾病(高血压、低血压、心律不齐)、内分泌代谢疾病(低血糖、糖尿病、尿毒症)、中毒、感染和贫血等引起。

3. 治疗原则

对眩晕的治疗首先要确定病因,进行病因治疗和预防性治疗。

5.9.4　失眠症

失眠症(insomnia)是以入睡和(或)睡眠维持困难所致的睡眠质量或时间达不到正常生理需求而影响白天社会功能的一种主观体验,是最常见的睡眠障碍性疾病。导致失眠的常见因素主要有环境因素、个体因素、躯体因素、精神心理因素等。失眠症可造成注意力不集中、记忆力减退、判断力和日常工作能力下降,严重者合并焦虑、强迫和抑郁等症。根据失眠持续时间将其分为短暂性失眠(1周内)、急性失眠(1周～1个月)、亚急性失眠(1～6个月)和慢性失眠(持续6个月以上)。短暂性失眠多由精神因素、环境因素及时差等引起,经过一段时间的调整可以完全恢复。长期失眠多由心理因素、长期从事夜班、生活不规律及长期饮酒等因素导致。

1. 临床表现

失眠症主要表现为入睡困难(卧床30 min没有入睡)、易醒、频繁觉醒(每夜超过2次)、多梦、早醒或醒后再次入睡超过30 min,总睡眠时间不足6 h。易惊醒,醒后头昏、乏力、疲劳、精力不足、昏昏欲睡、注意力不集中、记忆力减退等,多数患者伴有焦虑、抑郁表现,严重者进一步导致自主神经功能紊乱、精神障碍及其他多个系统如心血管系统、消化系统疾病。

2. 治疗原则

失眠症的治疗包括非药物治疗和药物治疗。

(1) 非药物治疗:睡眠卫生教育、心理治疗和物理疗法(磁疗、音乐疗法、推拿、按摩等)等。此外,睡前适当进食可以帮助睡眠,适度运动也有助于睡眠。

(2) 药物治疗:包括苯二氮䓬受体激动剂(benzodiazepine receptor agonist,BZRA)、褪黑素受体激动剂和具有催眠效果的抗抑郁药物。苯二氮䓬类受体激动剂是目前使用最广泛的催眠药,此类药物可缩短入睡时间、减少觉醒时间和次数、增加总睡眠时间,并且安全性、耐受性较好。但比较容易形成药物依赖、停药反跳和记忆力下降。褪黑素受体激动剂可作为苯二氮䓬受体激动剂不耐受及已经发生药物依赖患者的替代治疗,如雷美尔通、阿戈美拉汀等。失眠伴随抑郁、焦虑心境时应用抗抑郁药物较为有效。

5.9.5　脑血管疾病

脑血管疾病(cerebrovascular disease,CVD)指脑血管病变导致脑功能障碍的一类疾病的总称,它包括血管腔闭塞或狭窄、血管破裂、血管畸形、血管壁损伤或通透性发生改变等各种脑血管病变引发的局限性或弥漫性脑功能障碍。

脑卒中(stroke)为脑血管疾病的主要临床类型,是因脑部血管突然破裂或因血管阻塞导致血液不能流入大脑而引起器质性脑损伤的一组急性脑血管疾病,包括缺血性脑卒中(又称脑梗死)和出血性脑卒中,以突然发病、迅速出现局限性或弥漫性脑功能障碍为共同临床特征,常见神经系统表现有肢体偏瘫、失语、精神症状、眩晕、共济失调、呛咳,严重者甚至昏迷、死亡,故临床上又称脑血管意外,俗称脑卒中。据 WHO 官网目前公布的最新流行病学调查数据,脑卒中已成为人类第二位死亡原因,在我国为第一位死亡原因,其发病率、死亡率、致残率极高,且随年龄增长而增高。

1. 短暂性脑缺血发作

短暂性脑缺血发作(transient ischemic attack)指局部脑组织或视网膜因缺血导致的短暂性神经功能障碍,临床症状一般不超过 1 h,最长不超过 24 h,且无责任病灶的证据。短暂性脑缺血发作好发于中老年人,男性多于女性,多与高血压动脉硬化有关,其发病可由多种因素引起,如微血栓、脑血管痉挛、脑血流动力学改变、颈部动脉扭曲、过长、打结或椎动脉受颈椎增生骨刺压迫等。

(1)临床表现:颈内动脉系统缺血可表现为突发的一侧肢体麻木、单瘫、偏瘫、同向偏盲、失语、失用、空间定向障碍、人格和情感障碍、视物模糊、一过性黑矇、失明等;椎-基底动脉系统缺血表现为眩晕、平衡障碍、延髓麻痹、晕厥、猝倒、黑矇、复视、视物变形、视野缺损、遗忘、失认等。可反复发作,发作间期不留症状。

(2)治疗原则:应积极治疗,包括抗血小板治疗、抗凝治疗、扩容治疗、扩血管治疗等,降低血液黏稠度,调整血液的高凝状态,控制和维持血压在正常范围内,以终止和减少短暂性脑缺血发作,预防或推迟缺血性脑卒中的发生。若反复发作,有脑梗死的可能,可考虑溶栓治疗,或外科治疗或血管介入治疗。

2. 脑血栓形成

脑血栓形成(cerebral thrombosis)是缺血性脑卒中最常见的类型,是因局部血管本身存在病变继发血栓形成而导致脑动脉的急性闭塞或严重狭窄。动脉粥样硬化是脑血栓形成基本病因。脑血栓形成常伴高血压,与动脉粥样硬化互为因果,糖尿病和高脂血症也可加速动脉粥样硬化的进程。此外,动脉炎等也可引发脑血栓形成。

(1)临床表现:动脉粥样硬化性脑梗死多见于中老年,动脉炎所致者以中青年多见。常在安静或睡眠中发病,临床表现主要取决于血管闭塞部位和供血范围。例如,颈内动脉闭塞,可出现对侧偏瘫、偏身感觉障碍、偏盲等(大脑中动脉缺血),优势半球受累伴失语症,非优势半球可有体象障碍等。颈动脉搏动减弱或消失,听诊可闻及血管杂音。波及范围广的严重发作,可导致昏迷甚至死亡。

(2)治疗原则:应进行吸氧、监护、营养支持与对症治疗,控制体温、血压和血糖,维持生命功能,处理并发症。在超早期,根据病情和医疗条件,应尽快进行静脉溶栓治疗或血管内介入治疗,恢复梗死区血流灌注,减轻神经元损伤,挽救缺血半暗带。常用静脉溶栓药物包括阿替普酶、尿激酶。同时,进行脑保护治疗,通过降低脑代谢、干预缺血引发的细胞毒性机制,减轻缺血性脑损伤。若大面积脑梗死伴有严重脑水肿、占位效应和脑疝形成征象者,可行开颅减压术,进行手术治疗。

恢复期进行康复治疗,遵循个体化原则,制订短期和长期治疗计划,分阶段、因地制宜地选择治疗方法,对患者进行针对性体能和技能训练,降低致残率和致残程度,增进神经功能恢复,提高生活质量和重返社会。

3. 脑出血

脑出血(intracerebral hemorrhage)是由多种病因引起的非外伤性脑实质内的自发性出血。最常见的病因是高血压合并细小动脉硬化,往往在血压突然升高时,引起病变的脑血管破裂。脑出血是中老年人常见的急性脑血管疾病,占脑卒中的 20%~30%,但病死率高于脑梗死。

(1) 临床表现:脑出血常发生于 50 岁以上患者,男性略多,冬春季易发,多有高血压史。通常在活动和情绪激动时发病,出血前多无预兆,病情常在数分钟到数小时达到高峰。患者多有血压明显升高。因颅内压升高,常有头痛、呕吐和不同程度的意识障碍。局限性定位表现取决于出血部位及出血量,其中基底核区尤其壳核出血最常见,其他部位如脑叶、脑干、小脑、脑室出血较少见。常见出血灶对侧偏瘫、偏身感觉障碍和偏盲,优势半球受累可有失语等。脑干出血量多者,病情发展快,可迅速死亡。

(2) 治疗原则:需要静卧,调整血压,防止进一步出血。控制脑水肿,降低颅内压,加强护理,维持生命功能,防治并发症。

一般需要卧床 2～4 周,保持安静,床头抬高,减少搬动。保证呼吸道通畅,及时清除口腔呕吐物,防止窒息,必要时进行人工呼吸。头痛明显、烦躁不安者,合理应用镇静、止痛药物。注意水电解质平衡,积极控制感染。

若病情严重,如基底核区中等量以上出血(壳核≥30 mL,丘脑≥15 mL),小脑出血≥10 mL 或直径≥3 cm 或合并明显脑积水,重症脑室出血(脑室铸型),或合并脑血管畸形、动脉瘤等病变,须考虑手术治疗。

脑出血恢复期的治疗重点是改善脑血循环,促进脑组织营养代谢,改善脑功能,促进瘫痪肢体和语言功能的恢复,减少后遗症,预防复发。只要生命体征稳定,病情不再进展,即可开始康复治疗。

5.9.6　癫痫

癫痫(epilepsy)是由多种病因引起的以脑部神经元高度同步化异常放电为特征的临床综合征,具有发作性、短暂性、重复性和刻板性的特点。因每次异常放电神经元部位及涉及范围的区别,患者的发作表现形式不同,可为感觉、运动、意识、精神、行为、自主神经功能障碍或兼而有之。每次神经元阵发放电引起短暂脑功能异常的发作过程称为痫性发作,一个患者可有一种或数种形式的发作。

癫痫不是独立的疾病,其发生以脑部的原发病变为基础,可为结构损害或代谢异常等。引起癫痫的病因非常复杂,可分为三大类:① 症状性癫痫,由各种明确的中枢神经系统结构损伤或功能异常所致;② 特发性癫痫,病因未明,可能与遗传因素有关;③ 隐源性癫痫,占全部癫痫的 60%～70%,目前的检查方法尚不能发现具体的病因。

影响癫痫发作的因素有年龄、遗传、睡眠、内环境改变等。

1. 临床表现

癫痫发作的临床表现丰富多样,可为部分性发作或全面性发作,但都有一些共同特征:① 发作性,即症状突然发生,持续一段时间后迅速中止,间歇期无明显异常;② 短暂性,即发作的持续时间短暂,一般持续数秒或数分钟,除癫痫持续状态外,很少超过 30 min;③ 重复性,即第一次发作后,经过不同时间间隔,出现第二次或更多次的发作;④ 刻板性,即每次发作时其临床表现几乎相同。

(1) 部分性发作:指源于大脑半球局部神经元的异常放电,包括单纯部分性发作、复杂部分性发作、部分性发作继发全面性发作,前者为局限性发作,无意识障碍,后两者放电从局部扩展到双侧脑部,出现意识障碍。

1) 单纯部分性发作:发作时程短,一般不超过 1 min,发作起始与结束均较突然,无意识障碍,可分为部分运动性发作、部分感觉性发作、自主神经性发作和精神性发作等。单纯部分性发作可发展为复杂部分性发作。

2) 复杂部分性发作:又称为精神运动性发作,因病灶多在颞叶,又称颞叶癫痫。病灶也可见于额叶、嗅皮质等部位。根据起源、扩散途径及速度的不同可分为以下类型:仅表现为意识障碍的部分性发作、表现为意识障碍和自动症的部分性发作、表现为意识障碍与运动症状的部分性发作。

3) 部分性发作继发全面性发作:单纯或复杂部分性发作可泛化为全面性强直阵挛发作。

（2）全面性发作：痫性放电波及两侧大脑半球，常以意识丧失为首发症状，其运动症状也多为双侧性。发作期呈现双侧脑电图异常，可分为以下类型。

1）全面强直-阵挛发作：以全身肌肉强直、阵挛为主要表现，伴有意识丧失和自主神经功能紊乱，分为三期。

A. 强直期：患者突然丧失意识，跌倒，全身骨骼肌同时持续性抽搐，眼瞪大，眼球上翻，喉部痉挛，呼吸暂停，持续 10～20 s。

B. 阵挛期：全身间歇性、短促的猛烈性屈曲性阵挛，频率由快到慢，松弛期逐渐延长，最后一次强烈阵挛后抽搐突然终止，持续 30～60 s。

C. 惊厥后期：呼吸首先恢复，继而心率、血压、瞳孔等恢复正常，神志逐渐清醒。自发作至清醒历时 5～15 min，清醒后常有头昏、头痛、全身酸痛、乏力等感觉，对抽搐全无记忆。

2）强直性发作：与前述强直期表现类似，可伴有自主神经表现，持续数秒至数十秒，以少年儿童多见，多在睡眠中发生。

3）阵挛性发作：几乎都发生于婴幼儿。表现为全身肌肉有节律的、阵挛性抽搐，伴意识丧失，恢复较全身强直-阵挛发作要快。

4）失神发作：多见于儿童和青少年。表现为突然短暂的意识丧失，双目瞪视不动，停止正在进行的活动，待在原地不动，但不跌倒，持续 5～10 s，清醒后继续进行发作前活动，一天可发作数次。

5）肌阵挛发作：表现为突然发生的快速、短暂、触电样肌肉收缩，可累及全身，或仅限于某个肌群或某个肢体，引起肢体、面部和躯干快速的抽动，如点头、耸肩、躯体前倾或后仰等。

6）失张力发作：表现为肌张力的突然丧失，不能维持头部、四肢及躯干的正常姿势，造成垂颈、张口、肢体下垂或全身跌倒，发作时可有极短暂的意识丧失，持续数秒至 1 min。

2. 治疗原则

癫痫的治疗目前仍以药物治疗为主，药物治疗应达到以下目的：① 控制发作或最大限度地减少发作次数；② 长期治疗无明显不良反应；③ 使患者保持或恢复原有的生理、心理和社会功能状态。

（1）药物治疗原则：确定是否用药，不宜过早；根据发作类型，正确选择药物；坚持单药原则，从小剂量开始；严密观察不良反应，包括特异性、剂量相关性、慢性及致畸性；合理的联合治疗；增药可快，减药要慢，停药应遵循缓慢和逐渐减量的原则。

（2）常用的抗癫痫药：分为传统抗癫痫药和新型抗癫痫药。

1）传统抗癫痫药：① 苯妥英钠，对全面强直-阵挛发作和部分性发作有效，可加重失神发作和肌阵挛发作。② 卡马西平，是部分性发作的首选药物，对复杂部分性发作疗效优于其他抗癫痫药，对继发全面强直-阵挛发作也有较好的疗效，但可加重失神发作和肌阵挛发作。③ 丙戊酸钠，是一种广谱的抗癫痫药，是全面性发作，尤其是全面强直-阵挛发作合并典型失神发作的首选药，也用于部分性发作。④ 苯巴比妥，为小儿癫痫的首选药物，作用谱较广，起效快，对全面强直-阵挛发作疗效好，也用于单纯及复杂部分性发作，对发热惊厥有预防作用。⑤ 扑米酮，适用于全面强直-阵挛发作及单纯和复杂部分性发作。⑥ 乙琥胺，仅用于失神发作。⑦ 氯硝西泮，作为辅助用药，小剂量即可取得较好疗效，但易出现耐药。

2）新型抗癫痫药：① 托吡酯，作为难治性部分性发作及继发全面强直-阵挛发作的附加或单药治疗药物。② 拉莫三嗪，作为部分性发作和全面强直-阵挛发作、失神发作和肌阵挛发作的附加或单药治疗药物。③ 非尔氨酯，可用于部分性发作的单药治疗。④ 奥卡西平，为卡马西平的衍生物，适应证与其相同。⑤ 氨己烯酸，可用于部分性发作及继发全面强直-阵挛发作的单药治疗。⑥ 唑尼沙胺，用于治疗全面强直-阵挛发作和部分性发作，对继发全面强直-阵挛发作、失张力发作、肌阵挛发作等也有效。⑦ 左乙拉西坦，用于治疗部分性发作或伴全面强直-阵挛发作和肌阵挛发作。⑧ 加巴喷丁，用于 12 岁以上及成人的部分性发作和全面强直-阵挛发作的辅助治疗。⑨ 噻加宾，用于难治性复杂部分性发作的辅助治疗。⑩ 普瑞巴林,用于部分性发作辅助治疗。

总体来讲,约 1/3 的癫痫患者经过一段时间的单药治疗,少部分患者不经治疗,可以获得长期缓解;1/3 的患者经过单药或联合用药治疗,可有效控制发作;另有约 1/3 的患者药物控制不佳,癫痫发作迁延不愈,成为难治性癫痫。特发性癫痫一般预后良好,隐源性癫痫及症状性癫痫的整体预后较差,出现难治性癫痫的比例高。针对难治性癫痫,病灶局限、明确者,可考虑外科切除等手术治疗。

5.9.7　特发性面神经麻痹

特发性面神经麻痹(idiopathic facial palsy)又称面神经炎、贝尔麻痹(Bell palsy),指因茎乳孔内面神经非特异性炎症引起的周围性面瘫。病因未明,可能与嗜神经病毒感染有关。多在受凉或上呼吸道感染后发病。

1. 临床表现

特发性面神经麻痹多见于 20~40 岁人群,男性多于女性。急性起病,患侧面部表情肌突然瘫痪,前额皱纹消失,眼裂不能闭合或者闭合不全,数小时至数天达高峰。多为单侧发病,少数患者为双侧。体检可见鼻唇沟变浅,口角下垂,口角歪向健侧,出现贝尔征,即闭眼时眼球向上外方转动,显露白色巩膜。此外,患者不能做皱眉、闭目、露齿、鼓腮和噘嘴等动作。严重的患者语言不流利,进食时食物常滞留于病侧齿颊间,唾液自该侧外流。茎乳孔区有自发性疼痛及压痛。部分患者可出现舌前 2/3 味觉消失、听觉过敏等表现。

2. 治疗原则

治疗主要是改善局部血液循环,减轻面神经水肿,缓解神经受压,促进神经功能恢复。

(1) 药物治疗:急性期尽早使用糖皮质激素如地塞米松或泼尼松,B 族维生素如维生素 B_1 与维生素 B_{12}。可根据病情联合使用抗病毒药,如阿昔洛韦等。

(2) 理疗:急性期可在茎乳口附近行超短波透热疗法、红外线照射或局部外敷等,以改善局部血液循环,减轻神经水肿。

(3) 护眼:可戴护眼罩防护,或用左氧氟沙星眼药水等预防感染,保护眼角膜。

(4) 康复治疗:恢复期可进行碘离子透入疗法、针刺或电针治疗等。

5.10　皮肤病与性病

5.10.1　皮肤病

皮肤病是航海作业人员常见病、多发病之一,这与居住条件及工作、生活环境等因素的影响有关。因为海洋气候湿润、日照时间长、接触对皮肤有刺激性的物质、夏季或热带航行温度高、冬季或寒带航行气温低、船舶空间相对密闭等情况,船员皮肤病发病率高于陆地人群,病种与陆上也有所不同,易发生真菌感染、毛囊炎、疖肿、虫咬皮炎、痱子、日光性皮炎、接触性皮炎、湿疹、荨麻疹、瘙痒症、冻疮等皮肤病。若在海上作业、捕捞、游泳或潜水时,有可能被海洋生物或毒鱼刺伤、蜇伤或咬伤,发生海蜇皮炎或海胆皮炎等,轻者仅出现局部症状,严重者导致全身中毒而威胁生命。

1. 皮肤的结构组成与功能

皮肤(skin)位于人体表面,是人体的第一道防线,尤其是角质层,具有十分重要的功能。从重量与面积的角度来看,皮肤是人体最大的器官,成人皮肤总面积 1.5~2 m^2,约占体重的 16%。皮肤的厚度因人而异,随年龄、部位不同而厚薄不一,不包括皮下组织,其通常为 0.5～4.0 mm。皮肤的颜色因人而异,并且与种族、年龄、性别及外界环境等因素有密切关系。

(1) 皮肤的结构组成:皮肤由表皮、真皮和皮下组织构成,其间不仅有毛发、皮脂腺、外泌汗腺、顶泌汗腺和指(趾)甲等皮肤附属器,而且含有丰富的血管、淋巴管、神经和肌肉。表皮位于皮肤浅层,由角质形成细胞和少量散在分布的非角质形成细胞如黑素细胞、朗格汉斯细胞、梅克尔细胞等组成,属复层扁平上皮。表皮一般每 3～4 周完全更新一次。表皮由浅至深依次分为角质层、透明层、颗粒层、棘层、基底层。真皮位于表皮下方,由胶原纤维、弹性纤维、细胞和基质组成的致密结缔组织构成,分为乳头层和网状层。皮下组织位于真皮之下,又称皮下脂肪层或脂膜,由疏松结缔组织和脂肪小叶构成,因年龄、性别、部位和个体的营养状态不同而有较大差异。皮肤附属器包括毛发、毛囊、汗腺、皮脂腺与指(趾)甲等。

(2) 皮肤的功能:皮肤非常重要,除屏障作用外,还具有吸收、分泌与排泄、体温调节、感觉、免疫、呼吸、内分泌及代谢等生理功能,还参与物质的代谢和机体的免疫,对健康十分重要。

1) 屏障作用:皮肤完整地覆盖于身体表面,是一道天然的屏障,能缓冲外力的作用,使皮肤本身不易受到损害,同时也保护皮肤以下组织免受伤害。正常皮肤表面偏酸性,不利于细菌的生长和繁殖。皮肤表面脂质和水分乳化形成薄层脂膜,使皮肤免于干裂,并保持润滑和光泽。基底层具树枝状突起的黑素细胞在紫外线的刺激下产生黑色素,能防止紫外线穿透皮肤伤害深部组织。皮肤一方面可防止体内水分、电解质和营养物质的丢失,并可阻止外界有害物质的侵入,使机体免受机械、物理、化学和生物等因素的侵袭,有效地保护机体,保证内环境恒定。

2) 吸收作用:正常皮肤由于角质层的屏障作用,吸收能力很弱。当皮肤受损时,吸收能力明显增强。皮肤吸收、渗透或透入是经皮用药的基础,也是皮肤科外用药物治疗皮肤病的基础。

3) 分泌与排泄作用:皮肤通过汗腺和皮脂腺完成其分泌、排泄作用。

4) 体温调节作用:体温是机体进行新陈代谢和正常生命活动的必要条件。当气温低于皮肤温度时,皮肤主要通过辐射、对流、传导方式散热;气温接近或高于皮肤温度时,主要通过汗液蒸发方式散热。在寒冷环境中,皮肤可减少血流量与出汗量,皮下脂肪组织有隔热作用,从而减少热量散失,保持体温恒定。

5) 感觉作用:皮肤含有丰富的感觉神经末梢,能感受外界的各种刺激,产生各种感觉,包括单一感觉如触觉、压觉、痛觉、冷觉和温觉,复合感觉如干、湿、光、糙、硬、软等,形体觉、两点辨别觉、定位觉、图形觉等。此外,还有痒觉,即诱发机体产生搔抓反射或不愉快的躯体感觉。

6) 免疫作用:皮肤不但具有很强的非特异性免疫防御能力,而且具有非常重要的特异性免疫功能。皮肤组织内含有免疫相关细胞,如角质形成细胞、朗格汉斯细胞、淋巴细胞、肥大细胞等,并分泌多种细胞因子。皮肤为免疫活性细胞的分化、成熟提供良好的微环境,并对免疫反应起调节作用,使机体对外界异物产生适度的免疫反应,同时也对内部突变细胞进行免疫监视,防止癌变。

7) 呼吸作用:皮肤交换气体的量很小,如全身皮肤吸氧量约为肺的 1/160。

8) 内分泌及代谢作用:皮肤参与机体的糖、蛋白质、脂类、水和电解质及黑素等的代谢。真皮与皮下组织能储藏大量水分和脂肪,保持润泽与柔韧。在一定情况下,皮肤中所含的水分与盐类物质既可转入血液,又可从血液转入皮肤,起到代谢调节作用。黑素体的数量、大小、形状、分布和黑素降解方式的不同,决定不同种族、人体不同部位的肤色差异。表皮中丰富的花生四烯酸在日光的作用下可合成维生素 D。

2. 毛囊炎、疖和痈

毛囊炎(folliculitis)、疖(furuncle)和痈(carbuncle)由毛囊及其周围组织细菌感染引起。一般以金黄色葡萄球菌感染为多,偶见表皮葡萄球菌、链球菌、假单孢菌属、大肠埃希菌等单独或混合感染。毛囊炎为毛囊口的化脓性炎症,有时可合并真菌感染。疖是毛囊深部及周围组织的急性化脓性炎症。若多个疖融合即形成痈,可深达皮下组织。

(1) 临床表现：毛囊炎易发于头面部、颈部、臀部及外阴。皮损初起为红色毛囊性丘疹,数天内中央出现脓疱,中间贯穿毛发,周围有红晕,破溃后渐干燥而结痂,约经 1 周痂脱而愈,一般不留瘢痕。

疖好发于头面部、颈部及臀部等。初发为毛囊性炎症性丘疹,后渐增大,基底明显浸润,逐渐形成坚硬结节,伴红、肿、热、痛。数天后,中央变软,可有波动感,顶部出现黄白色点状脓栓,脓栓脱落后排出脓血及坏死组织,后炎症逐渐消退而愈合。重者可伴有畏寒、发热及头痛等全身不适。疖一般单发,免疫力低下者可多发,且反复发生,经久不愈,则为疖病。

痈好发于颈、背、臀和大腿等处,皮肤不卫生、全身慢性疾病或机体抵抗力降低时容易诱发。初起为弥漫性炎性硬块,界限不清,表面紧张发亮,数天后化脓、中心软化坏死,表面出现多个脓头即脓栓,脓栓脱落后留下多个带有脓性基底的深溃疡,如蜂窝状。多数患者伴有较重的全身中毒症状,如畏寒、发热、头痛、食欲缺乏等,严重者可并发败血症。

(2) 治疗：包括一般治疗、局部治疗与全身用药治疗。

1) 一般治疗：注意皮肤清洁卫生,防止外伤,积极治疗基础疾病,增强机体免疫力,尽量避免长期使用糖皮质激素或免疫抑制剂。

2) 局部治疗：毛囊炎以局部治疗为主,局部可用 1%新霉素软膏、莫匹罗星软膏、夫西地酸软膏或 2%碘酊外涂。疖早期未化脓者,可热敷,或外涂 20%鱼石脂软膏、3%碘酊、莫匹罗星软膏,一天数次。对已化脓破溃的疖和痈,需手术切开排脓引流。切忌挤捏和早期切开。

3) 全身用药治疗：多发性毛囊炎及较严重的疖和痈须全身用药,首选青霉素,或头孢类、大环内酯类或喹诺酮类抗生素,也可根据细菌培养及药敏试验结果选用敏感抗生素。疗程 10～14 天,必要时应静脉给药。

3. 疣

疣(verruca, wart)是人乳头瘤病毒(human papilloma virus, HPV)感染引起的,以往认为这些疾病是慢性良性疾病,但最近发现人乳头瘤病毒感染后有一部分会导致恶性肿瘤,如皮肤癌、舌癌和宫颈癌等。病毒可经皮肤损伤处直接传染,也可通过病毒污染物间接传染;肛周、生殖器疣大多通过性接触传染。潜伏期为 1～20 个月,有自限性,一般 2～3 年可自行消失。根据皮疹特点临床分为四种类型,即寻常疣、跖疣、扁平疣及尖锐湿疣。

(1) 临床表现：按临床分型有不同的特点。

1) 寻常疣(verruca vulgaris)：俗称刺瘊、瘊子,任何年龄、全身各处均可发生,但好发在手指、手背、足缘等处。初起为针尖大的灰白色丘疹,逐渐增大到黄豆大小或更大,呈桑葚状或菜花状,表面粗糙,质硬,单发或多发,可增至数个到数十个,有时数个损害可融合成片,少数可发生同形反应。病程缓慢,可因摩擦、碰撞而出血。

2) 跖疣(verruca plantaris)：青壮年多见,好发于足跟、跖骨头或趾间受压处,外伤、摩擦、足部多汗容易诱发。皮疹为灰色角化性丘疹,表面粗糙,界限清楚,周围绕以稍高增厚的角质环。由于经常受压,中心微凹,皮纹消失。疣体受压可有轻度疼痛。

3) 扁平疣(verruca plana)：又称青年扁平疣,主要侵犯青少年,大多骤然出现,好发于面部、手背及前臂等处。皮疹为针头至绿豆大扁平丘疹,表面光滑,质硬,呈圆形、椭圆形或多角形,正常肤色或淡褐色。皮疹多发,散在或密集分布,可有轻度瘙痒。

4) 尖锐湿疣(condyloma acuminatum)：又称生殖器疣。

(2) 治疗：主要采取外用药物治疗和物理治疗,数量多或久治不愈者,可采用全身药物治疗。

1) 局部治疗：多数疣患者在发病后 1～2 年能自行消退,因此对疣的局部治疗应慎重。

病变数目少时,可采取手术切除、冷冻、电灼、激光治疗的方法。数目较多者可分批治疗。

皮损较大、数目较多,不宜进行上述物理治疗者,可外用药物治疗。局部可涂 3%酞丁安霜或 3%酞丁安二甲亚砜溶液、5%咪喹莫特霜等。5-氟尿嘧啶软膏可用于各种疣,但面部应慎用,以免遗留色素沉着。扁平疣可以外涂0.05%~0.1%维A酸软膏,1~2次/天。平阳霉素10 mg,加1%普鲁卡因20 mL稀释,每个疣体根部注射0.2~0.5 mL,1次/周,适用于寻常疣与跖疣。

2)内用药物治疗:目前,无确切有效的抗人乳头瘤病毒药物,可试用免疫调节剂,如左旋咪唑、干扰素等。

3)光动力治疗:系统或局部使用光敏剂氨基乙酰丙酸或氨基酮戊酸,经光照射后,引起局部细胞死亡,可治疗部分寻常疣、尖锐湿疣。

4. 手癣、足癣、甲癣

手癣(tinea manum)俗称鹅掌风,由皮肤癣菌感染指间、手掌、掌侧平滑皮肤引起;足癣(tinea pedis)俗称脚气,由皮肤癣菌感染足趾间、足跖、足跟和足侧缘引起。主要的皮肤癣菌有红色毛癣菌、须癣毛癣菌、石膏样小孢子菌、絮状表皮癣菌等。甲癣(tinea unguium)俗称灰指(趾)甲,是指(趾)甲由皮肤癣菌感染引起的甲真菌病。甲真菌病主要由皮肤癣菌感染导致,其次为酵母菌和霉菌。与患者密切接触或共用拖鞋、洗脚盆、毛巾等均可感染。

(1)临床表现:潮湿的夏秋季是手足癣的多发季节。

1)手足癣:较常见,男女比例无差别,成人多见。多由一侧开始,并传播至对侧。根据皮损特点,临床分为下述三种类型。

A. 浸渍糜烂型:好发于指(趾)缝。夏季多发。足癣常见于第3~4和4~5趾缝。皮肤潮湿,浸渍发白,表皮松软易剥脱,基底潮红糜烂,有渗液。因剧痒,患者常搔抓、摩擦,继发感染时有臭味。

B. 水疱型:多见于手掌、足底、足缘、趾缝间,反复出现针头大小水疱,壁厚而发亮,不易破裂,可融合,撕去疱壁会露出蜂窝状基底及鲜红的糜烂面。数天后可吸收干燥,开始脱屑。瘙痒明显。

C. 鳞屑角化型:多见于手部、足底及两侧,皮肤粗糙、增厚、脱屑、干燥,足跟和足部两侧冬季易出现皲裂,可向手、足背蔓延。一般不瘙痒,皮肤开裂时有疼痛。

2)甲癣:主要表现为指(趾)甲呈灰白色增厚、变形,表面粗糙不平,甲板与甲床可分离,甲松脆后可自行脱落碎屑。可有1~2个指(趾)甲受累,也可全部指(趾)甲受累。一般无自觉症状,可持续终生。甲真菌病可分为白色浅表型、远端侧位甲下型、近端甲下型及全甲毁损型。

(2)治疗:重点进行局部治疗,局部用药效果差者,可配合口服抗真菌药。

1)局部治疗:根据不同临床类型选择不同剂型的抗真菌药物外用。

A. 浸渍糜烂型手足癣:选用粉剂,如枯矾粉、咪康唑粉等。有渗液时使用乙酸铅溶液或硼酸溶液湿敷,皮损干燥后再使用刺激性小的霜剂或水剂,如联苯苄唑霜或溶液。同时,足癣患者应注意保持皮肤清洁、干燥,穿透气的鞋袜。以局部外用抗真菌药物为主,疗程一般为1~2个月,需要坚持。

B. 水疱型手足癣:选用刺激性小的霜剂或水剂。

C. 鳞屑角化型手足癣:选用剥脱作用较强的制剂,如复方苯甲酸软膏,涂药后可包裹起来。手足癣湿疹化时,先按湿疹治疗,好转后再进行抗真菌治疗。对有继发感染者,应先用抗菌药物控制继发感染后,再进行抗真菌治疗。

D. 指(趾)甲癣:应先尽量除去病甲或将病甲刮薄,然后外用30%冰乙酸或3%~5%碘酊,2次/天,疗程3~6个月,直到新甲生成;或先涂40%尿素软膏,包裹软化病甲,直到剥离后再使用抗真菌药,如8%环吡酮、5%阿莫罗芬甲涂剂,疗程为2~3个月。

2)口服抗真菌药:如伊曲康唑、特比萘芬等。对于手足癣,使用伊曲康唑100~200 mg/d,餐后服用,或特比萘芬250 mg/d,疗程为2~4周。针对甲癣,伊曲康唑采用间歇冲击疗法,200 mg/次,2次/天,连续服药1周,休息21天为1个疗程,连续2~3个疗程(指甲)或3~4个疗程(趾甲);或服用特比萘芬250 mg/d,疗程为6~8周(指甲)或12~16周(趾甲)。

5. 体癣、股癣

体癣(tinea corporis)指发生在除手足、毛发、甲板及阴股部以外光滑皮肤上的浅表性真菌感染;股癣(tinea cruris)指发生在身体特殊部位的体癣,这些部位包括腹股沟、会阴、肛周、臀部。感染皮肤的癣菌有红色毛癣菌、须癣毛癣菌、许兰毛癣菌、紫色毛癣菌、絮状表皮癣菌、铁锈色小孢子菌、石膏样小孢子菌及犬小孢子菌等。主要通过直接或间接接触感染,或患有手足癣、甲癣、头癣等通过搔抓引起自身接种感染。

(1) 临床表现:多见于夏秋季,肥胖多汗、慢性疾病身体抵抗力弱者或长期使用糖皮质激素、免疫抑制剂者多发。

1) 体癣:好发于躯干及四肢近侧端,初为红色丘疹、丘疱疹或小水疱,逐渐形成有鳞屑的红色斑片,并不断向周围扩展,而损害中心可自愈,形成境界清楚的环状或多环状改变,边缘常分布有红斑、丘疹、水疱等,中央可自愈脱屑或有色素沉着。自觉剧痒,因反复搔抓刺激,可引起局部皮肤呈湿疹样或苔藓样改变。

2) 股癣:好发于腹股沟及臀部,单侧或双侧均可发生。皮损特点和体癣相似,因此潮湿、透气性差、易摩擦部位炎症明显,瘙痒较甚。

(2) 治疗:应注意个人卫生,不与他人共用洁具,衣服应宽松、透气。治疗以局部用药为主,面积大或局部用药效果不好者,可口服抗真菌药。

1) 局部治疗:可选用克霉唑霜、酮康唑霜、咪康唑霜、联苯苄唑霜、特比萘芬霜、复方苯甲酸搽剂或复方间苯二酚搽剂,每天涂 2 次,连用 2 周,或皮疹消退后再用 1~2 周。腹股沟部位皮肤薄嫩,选用刺激性小、浓度低的药物。

2) 口服抗真菌药:伊曲康唑 100~200 mg/d,餐后服用,或特比萘芬 250 mg/d,疗程为 2 周。

6. 接触性皮炎

接触性皮炎(contact dermatitis)指接触某些外源性物质后,在皮肤或黏膜接触部位发生的炎症反应。根据接触物的性质和发病机制的不同,可将病因分为原发性刺激物和接触性致敏物,分别导致刺激性接触性皮炎和变应性接触性皮炎,前者为接触物的强烈刺激性或毒性所致,后者为接触物引起的超敏反应。

(1) 分类及临床表现:根据病程分为急性接触性皮炎、亚急性和慢性接触性皮炎。

1) 急性接触性皮炎:起病较急,皮损多局限于接触部位,少数可累及周边。典型皮损为境界清楚的红斑,气体、粉尘性接触物造成的皮损分布弥漫,上有丘疹和丘疱疹,严重时红肿,并出现水疱和大疱,疱壁紧绷,内容清亮,破溃后出现糜烂面,偶尔可有组织坏死。自觉瘙痒、烧灼感或胀痛,搔抓后可将致病物质带到其他部位并产生类似皮损。极少数严重者可有全身症状。去除接触物,积极治疗,1~2 周可痊愈,遗留暂时性色素沉着。若多次接触或治疗不当,可反复发作、迁延不愈,转化为亚急性和慢性接触性皮炎。

2) 亚急性和慢性接触性皮炎:接触物浓度较低或刺激性较弱,皮损呈亚急性,皮损为轻度红斑、丘疹,境界不清。长期反复接触导致皮损慢性化,表现为浸润、肥厚及苔藓样改变。

(2) 治疗:治疗原则是先查找病因,脱离接触,对症处理,避免再次接触。治疗过程中,应避免搔抓、擦肥皂及热水烫洗。

1) 内用药物治疗:以止痒、脱敏为主。口服抗组胺药,如氯苯那敏(4~8 mg/次,3 次/天)、赛庚啶(2~4 mg/次,3 次/天)、氯雷他定(10 mg/次,1 次/天)、特非那定(60 mg/次,2 次/天)等,后两种药物嗜睡的副作用较轻。可同时服用维生素 PP、维生素 C(200 mg/次,3 次/天)等药物;病情严重时可使用糖皮质激素,如泼尼松龙 20 mg/次,口服,2 次/天,连用数日至病情控制。

2) 外用药物治疗：根据病情合理用药。急性期红肿明显者，外用炉甘石洗剂，渗出多时用 3% 硼酸溶液或 1：5 000～1：10 000 高锰酸钾溶液冷湿敷，每次 15～20 min，每天数次，至渗出控制。亚急性期，有少量渗出时外用糖皮质激素糊剂或氧化锌油，无渗液时用糖皮质激素霜剂。有感染时，加用抗生素，如莫匹罗星、新霉素、洛美沙星等。慢性期一般选用具有抗炎作用的软膏。

7. 湿疹

湿疹（eczema）是由多种内外因素引起的一种具有明显渗出倾向的皮肤炎症反应。急性期以丘疱疹为主，有渗出倾向；慢性期多为苔藓样变，伴剧烈瘙痒，并反复发作。湿疹是涉及真皮浅层与表皮的炎症改变，相关内在因素包括过敏体质、精神紧张、内分泌与代谢改变、胃肠功能障碍、消化系统疾病、血液循环不畅、慢性感染等。外在因素如生活环境、气候条件等。诱发因素有饮食（如饮酒或进食鱼、虾、牛羊肉等）、物理因素（如日光、紫外线、炎热、干燥、寒冷、多汗、搔抓、摩擦等）、化学因素（如化妆品、肥皂、人造纤维等）、生物因素（如花粉、尘螨、微生物、皮毛等）等。

（1）分类及临床表现：根据病程和临床特点可分为急性湿疹、亚急性湿疹和慢性湿疹。

1）急性湿疹：可发生于体表任何部位，多对称分布，好发于头面、耳后、四肢等外露部位以及阴囊、女阴、肛门等处。皮损呈多形性，通常为在红斑的基础上出现针头至粟粒大小的密集性丘疹、丘疱疹或水疱，常融合成片，境界不清，搔抓后形成点状糜烂面，有明显浆液性渗出，瘙痒剧烈。

2）亚急性湿疹：由急性湿疹炎症减轻或处理不当发展而来。皮损呈暗红色，红肿、渗出减轻，少量丘疹、丘疱疹及糜烂，可有少量鳞屑及轻度浸润，仍有剧烈瘙痒。

3）慢性湿疹：由急性湿疹及亚急性湿疹迁延而来，也可由轻度原发性刺激导致。多对称发生于手、足、肘窝、小腿、股部、乳房、外阴、肛门等处。皮损呈浸润性暗红色斑，上有丘疹、抓痕及鳞屑。皮肤粗糙、肥厚，有不同程度的苔藓样变、色素沉着或色素减退。常有阵发性瘙痒。病情反复，延续数月以上。

（2）治疗：尽量找出病因并加以去除，衣物以棉质地为宜，应宽松、凉爽。发病期间应避免食用辛辣食物及饮酒，避免过度搔抓、热水洗烫。浴后应使用润肤剂，保护皮肤。

1）局部治疗：急性湿疹无渗液或少量渗出者可用氧化锌油，渗出多者可用 3% 硼酸溶液或 0.1% 依沙吖啶溶液冷湿敷，渗出减少后可用糖皮质激素霜剂，与油剂交替使用。亚急性湿疹使用糖皮质激素乳剂、糊剂，为防止和控制继发性感染，可加用抗生素。慢性湿疹可选用硬膏、软膏或涂膜剂。局部使用免疫调节剂如 0.03% 他克莫司软膏、0.1% 他克莫司软膏或 1% 吡美莫司乳膏，有很好的效果，可减少糖皮质激素长期应用而引起的不良反应。

2）内用药物治疗：瘙痒剧烈影响睡眠时可用抗组胺药；继发感染者加用抗生素。病情严重，外用药物无法控制，可考虑使用糖皮质激素或免疫抑制剂。

8. 荨麻疹

荨麻疹（urticaria）俗称风疹块，是由多种因素引起的皮肤、黏膜小血管扩张及渗透性增加所导致的一种局限性水肿反应，通常在 2～24 h 消退，但会反复发生新的皮疹。确切原因多不清楚，尤其是慢性荨麻疹。可能相关的病因包括食用动物蛋白（如鱼、虾、蟹、贝、蛋、奶和肉等）、植物（如茄子、竹笋、菠菜、番茄、蕈类、可可、大蒜和草莓等）以及某些调味品和添加剂；自身精神、内分泌因素和遗传因素，以及身患一些全身性疾病；生物因素，如细菌、病毒、真菌与寄生虫感染；物理因素，如冷、热、日光、压力刺激；吸入或接触动物及植物因素，如接触动物皮毛、昆虫毒素、蛇毒、海蜇毒素、芝麻及花粉等；药物的影响等。核心机制是各种因素引起肥大细胞等多种炎症细胞活化和脱颗粒，释放多种炎症介质和血管活性物质。

（1）分类临床表现：可分为急性荨麻疹和慢性荨麻疹。

1）急性荨麻疹：起病突然，感觉皮肤瘙痒，很快在瘙痒部位出现大小不等、形状不一的红色或苍白色风团块，孤立或散在，或扩大融合成片，皮肤凹凸不平；渗出急剧时，风团呈苍白色。数小时内风团减退消失,但可此起彼伏,不断发生。胃肠黏膜受累可出现恶心、呕吐、腹痛、腹泻。累及喉头、支气管时,可导致呼吸困难甚至窒息。严重者出现心慌、烦躁甚至血压降低等过敏性休克症状。

2) 慢性荨麻疹:指皮损反复发作达6周以上者。一般全身症状较轻,风团位置不定,时多时少,反复发生。偶有急性发作,类似急性荨麻疹。部分患者发病有一定规律性。

(2) 治疗:治疗原则是抗过敏和对症治疗。根本方法是去除病因,避免接触或诱发。

1) 内用药物治疗:根据病情,使用抗组胺药,或联合使用其他药物。

A. 急性荨麻疹:首选没有镇静作用的抗组胺药,有镇静作用的抗组胺药效果更强,适用于较严重的患者。维生素C及钙剂与抗组胺药联合使用,有协同作用。伴腹痛时可给予解痉药物如溴丙胺太林、山莨菪碱、阿托品等。并发感染者使用抗生素,并处理感染病灶。发生喉头水肿、呼吸困难及休克的患者,病情危急,应立即抢救:0.1%肾上腺素0.5~1 mL皮下或肌内注射,或加入50%葡萄糖溶液40 mL中静脉注射;地塞米松5~10 mg肌内注射或静脉注射,或氢化可的松200~400 mg加入5%~10%葡萄糖溶液500~1 000 mL静脉滴注。收缩压仍低于80 mmHg时,可给予多巴胺、间羟胺等升压药,并吸氧。支气管痉挛严重时可静脉注射氨茶碱0.25 g,喉头水肿呼吸受阻时可行气管切开。心跳、呼吸骤停者,应行心肺复苏术。

B. 慢性荨麻疹:以抗组胺药为主,根据风团块发生的时间调整给药时间,风团块控制后宜持续用药,并逐渐减量直到停药。一种药无效时,可更改药物种类,也可联合使用两种抗组胺药,或交替使用;对于顽固性慢性荨麻疹,除常用的H_1受体拮抗剂外,可联用H_2受体拮抗剂(如雷尼替丁)或白三烯受体拮抗剂(如曲尼司特),还可口服雷公藤总苷、羟氯喹等药物,或生物制剂(如奥马珠单抗)、免疫抑制剂(环孢素等)。

C. 特殊类型荨麻疹:在使用抗组胺药的同时,联合使用不同药物。例如,皮肤划痕症可用酮替芬;冷接触性荨麻疹可用赛庚啶、多塞平;胆碱能性荨麻疹可用酮替芬、阿托品、溴丙胺太林;日光性荨麻疹可用羟氯喹;延迟压力性荨麻疹可选择糖皮质激素、氨苯砜或柳氮磺吡啶等药物。

2) 局部治疗:以止痒为主,夏季可用炉甘石洗剂,冬季可用苯海拉明霜等。局部使用遮光剂对日光性荨麻疹有一定效果。

9. 瘙痒症

瘙痒症(pruritus)是一种仅有皮肤瘙痒而无原发皮损的皮肤病。病因复杂,全身性瘙痒症常与下述因素有关:疾病、不良情绪、服用药物、饮酒、辛辣食物刺激、各种理化因素如炎热、寒冷、粉尘、碎屑、肥皂、化妆品、衣物等的刺激诱发。局限性瘙痒症可见于感染(如真菌、滴虫、阴虱等)与衣物刺激引起的会阴部位瘙痒症,以及痔瘘、肛裂、蛲虫感染等引起的肛周瘙痒症等。阴囊瘙痒症常与局部多汗、摩擦及股癣等有关。

(1) 临床表现:本病特征为一般只有瘙痒而无原发性皮损,还可有烧灼、虫爬、蚁行等感觉。全身性瘙痒症多表现为痒无定处,瘙痒程度不同,呈阵发性发作,夜间加重;局限性瘙痒症表现为局部阵发性剧痒,好发于会阴、小腿和头皮。气候变化、情绪波动、衣服摩擦等刺激可引发或加重瘙痒。搔抓后可遗留继发性皮损,包括抓痕、血痂、色素沉着或减退,久之呈现湿疹样和苔藓样改变。

此外,老年性瘙痒症常因皮脂腺功能减退,由皮肤萎缩、干燥、脱屑引起,躯干多见;季节性瘙痒症,如冬季多因寒冷、气候干燥引起,肥皂洗浴后或脱衣睡觉时瘙痒加剧,小腿胫前尤甚;而夏季多因高温、潮湿诱发,出汗常使瘙痒加剧。

(2) 治疗:查找病因及原发疾病,并进行针对性治疗。皮肤洗浴后应滋润、保湿(如维生素E霜、硅霜等)。避免搔抓、洗烫等局部刺激,避免饮酒、浓茶、咖啡,不吃辛辣刺激性食物。

1) 局部治疗:可用止痒剂(如炉甘石洗剂、含薄荷、樟脑、硫黄的酊剂或霜剂)、表面麻醉剂(如利多卡因乳膏等),糖皮质激素制剂短期外用亦可,还可使用免疫调节剂如吡美莫司或他克莫司软膏。

2)内用药物治疗：可用抗组胺药(如氯雷他定、赛庚啶)、钙剂、维生素 C、镇静安眠药、三环类抗抑郁药(如阿米替林、多塞平)。严重者可应用普鲁卡因静脉封闭治疗。

3)物理治疗：光疗对部分瘙痒症有效。皮肤干燥者可熏蒸，还可进行淀粉浴、矿泉浴等。

10. 日光性皮炎

日光性皮炎(solar dermatitis)又称日晒伤(sunburn)，是因强烈阳光照射，导致暴晒处皮肤出现的急性光毒性反应。一般由紫外线过强、照射时间过长引起，皮肤白嫩者容易发生。

(1)临床表现：春夏季多见。一般于日晒后数小时开始发病，暴露部位皮肤出现弥漫性红斑，颜色鲜红，边界清楚，然后逐渐变淡、消退、脱屑，并留有色素沉着或减退。严重者可出现水肿、水疱。局部有灼痛感，范围广泛时可出现全身症状，如不适、寒战、发热、恶心等，甚或心悸、谵妄或休克。

(2)治疗：主要进行消炎、止痛等治疗，以局部外用药物为主。轻者选用炉甘石洗剂，稍重者选用冷敷，或用糖皮质激素霜剂，严重者可用 3%硼酸溶液湿敷。出现全身症状者，可口服抗组胺药、维生素 C、非甾体抗炎药，范围广泛、症状重者，可短期服用小剂量糖皮质激素。

11. 痤疮

痤疮(acne)是一种累及毛囊皮脂腺的慢性炎症性皮肤病，青少年多见。痤疮由多种因素综合导致，主要与雄激素、皮脂产生增多、毛囊皮脂腺导管角化、痤疮丙酸杆菌繁殖等因素相关。此外，部分病例可能还与遗传、免疫、内分泌异常等因素有关。情绪不佳、辛辣刺激性饮食可诱发或加重病情。青春期因性腺发育，雄激素分泌增加，促进皮脂分泌，并导致毛囊口阻塞，极易诱发痤疮。

(1)临床表现：15~30 岁青年男女多发。好发于颜面部，其次为上胸部、背部、肩部，常对称分布，伴有皮脂溢出。皮损包括白头及黑头粉刺、红色丘疹、小脓疱、囊肿、结节甚至瘢痕等，可单发，但两种以上并存者多见。病程慢性，时轻时重，一般在 25~30 岁时可痊愈。依皮损严重程度可分为四级。Ⅰ级，仅见粉刺；Ⅱ级，粉刺伴炎性丘疹；Ⅲ级，在Ⅱ级基础上合并脓疱；Ⅳ级，在Ⅲ级基础上合并结节、囊肿或瘢痕。聚合性痤疮属最严重的类型，多见于男性，表现为严重结节、囊肿、窦道及瘢痕，对面容有较大影响。

(2)治疗：治疗原则是去脂、溶解角质、杀菌、消炎及调节激素水平。

1)一般治疗：保持皮肤清洁卫生，面部用温水和硫黄皂清洁，不用油性化妆品。禁挤压搔抓。饮食宜清淡，少食油腻、辛辣食品，禁酒。多吃新鲜蔬菜和水果。注意劳逸适度，保持良好心情，保持大便通畅。禁用含溴、碘类的消毒杀菌药物。

2)局部治疗：以粉刺、丘疹、脓疱为主的痤疮患者，可仅以局部治疗。常用药物有维 A 酸霜或凝胶、过氧苯甲酰乳剂或凝胶、1%~2%克林霉素、红霉素、氯霉素等乳剂、1%甲硝唑霜、15%~20%壬二酸霜、2.5%硫化硒洗剂等。激光照射可使皮脂腺体积缩小，减少皮脂分泌，结合药物面膜效果较好。

3)内用药物治疗：以结节、囊肿性损害为主，或皮损数量多、炎症显著的重症痤疮患者，除局部治疗外，可酌情使用下述药物。

A. 异维 A 酸胶丸、维胺脂胶囊等：抑制皮脂腺分泌、控制角化。

B. 抗雄激素药：减少皮脂分泌，适用于伴有高雄激素表现的女性患者，常用药物包括避孕药和螺内酯。

C. 抗菌治疗：四环素、红霉素、多西环素、米诺环素等均可选用。

D. 其他药物：可服用维生素 A、锌制剂、中药等。

E. 糖皮质激素：对于严重的痤疮患者，可考虑短期、小剂量服用激素，如泼尼松或地塞米松。对严重的结节或囊肿性痤疮，可用 1%曲安奈德或泼尼松龙混悬液 0.3~1 mL，加等量 2%利多卡因或 1%普鲁卡因，皮损内注射，1 次/2 周，连用 3~4 次。

12. 白癜风

白癜风(vitiligo)是一种常见的后天性色素脱失性皮肤黏膜病,可累及毛囊,表现为白斑和(或)白发。病因未明,可能与下列因素有关:遗传、自身免疫、黑素细胞自毁、神经介质损伤黑素细胞或抑制黑色素形成、精神创伤、过度劳累、自由基因素、缺少铜离子和锌离子等。

(1) 临床表现:任何年龄均可发病,约半数患者在 20 岁前开始,一般无自觉症状。好发于颜面部、颈部、手背、腕部、前臂及腰骶部,少数患者遍及全身。发病初始,皮损为一片或几片色素减退斑,境界不清,逐渐扩大为境界清楚的色素脱失斑,呈乳白色,中间可残留散在的毛孔周围岛状色素区,患处毛发可正常或变白,头部可仅有白发而无白斑。白斑还常按神经节段分布而呈带状排列。除皮肤损害外,口唇、阴唇、龟头及包皮内侧黏膜也会累及。皮损表现多为散在型,少数为局限型,或严重的呈全身性的泛发型。

病程慢性,有时可自行好转甚至消退。病程进展期时,白斑向正常皮肤移行或扩大。稳定期时,皮损停止发展,白斑境界清楚,边缘可有色素增加。

(2) 治疗:白癜风易诊而难治,应早期积极治疗,采取综合疗法,疗程至少 3 个月。一般皮损少、面积小、暴露部位、病期短者,治疗效果较好。注意饮食平衡,禁烟酒,忌辛辣食物。保持心情舒畅,保证充足睡眠。

1) 光化学疗法:采用光敏剂加长波紫外线照射的方法进行治疗,促进黑素细胞增生与黑色素合成。治疗期间应注意防止补骨脂素的副作用,眼部与生殖器需要防护,需要定期检查肝肾功能、血常规。具体治疗方法如下:

A. 全身泛发者:口服 8-甲氧补骨脂素 0.3～0.6 mg/(kg·次),或三甲基补骨脂素 0.6～0.9 mg/(kg·次),1.5～2 h 后照射长波紫外线,以皮肤出现红斑为宜,2～3 次/周,疗程>3 个月。

B. 皮损局限者:可外搽 0.1%～0.5%的 8-甲氧补骨脂素,30 min 后进行日光或长波紫外线照射,疗程为数个月。

2) 光疗法:采用窄波紫外线(波长 311 nm)照射治疗局限性或泛发性白癜风,疗效同上述光化学疗法,副作用更小。开始采用小于红斑出现的照射剂量,以后每次增加 15%～20%的量,3 次/周,治疗 20～40 次甚至 40 次以上,效果明显。治疗过程中可能出现轻度红斑与瘙痒。照射时眼部与生殖器需要防护。

3) 外用药物治疗:小面积的病变,患处可涂各种糖皮质激素制剂、0.03%他克莫司软膏、0.1%他克莫司软膏或 1%吡美莫司乳膏、0.05%氮芥乙醇、维生素 D_3 衍生物(卡泊三醇、他卡西醇软膏)等。

4) 内用药物治疗:可内服白灵片、白癜风丸或胶囊等,亦可加服维生素 E、复合维生素 B、烟酸或硫酸锌等。对全身泛发尤其是进展迅速的患者,或明确伴有自身免疫性疾病者,可口服糖皮质激素,如泼尼松,每天 15～20 mg,见效后逐渐减量,至停药。

5) 表皮移植术:对病情稳定的小片白癜风治疗效果较好。

5.10.2　性传播疾病

性传播疾病(sexually transmitted diseases)简称性病,是以性行为、性接触为主要传播途径的一组传染性疾病,它不仅发生于性器官,还可通过淋巴系统侵犯其所属的淋巴结,甚至还经血液向全身播散。性病属世界范围传染病,病原体多种多样,传染性强,在全世界范围内流行,并能引起各种并发症和后遗症,危害人类身心健康,可导致不育症、生殖器官畸形或缺损、毁容及特征性后遗症,对家庭、社会均构成严重威胁。

目前,性病的病种已扩展至包括至少 50 种致病微生物感染所导致的疾病,其中我国规定的监测病种包括梅毒、淋病、尖锐湿疣、生殖道衣原体感染、生殖器疱疹、软下疳、艾滋病等数种性病,其他未列入监测的还有许多病种,如性病性淋巴肉芽肿、腹股沟肉芽肿、生殖器念珠菌病、阴道毛滴虫病、阴虱病、疥疮、传染性软疣等。

性病的主要传播途径是性接触,性交是主要传播方式,占 95% 以上。其他类似性接触如口交、手淫、接吻、触摸等可增加感染机会。间接接触及通过血液和血液制品、母婴传播、医源性、人工授精、器官移植等途径也可传播性病。

20 多年来,性病呈现流行范围扩大、发病年龄跨度增大、无症状或轻微症状患者增多和耐药菌株增多的趋势,特别是艾滋病的流行已殃及世界各地,成为严重的公共卫生问题。

船员是一特殊群体,性别单一,经常跨国航行,特别是进入比较开放的国家或地区,为满足性欲望,有时对性卫生不注意,防护措施不到位,极易感染性病。因此,船员的性病发病率比较高。

1. 梅毒

梅毒(syphilis)是由梅毒螺旋体引起的一种慢性传染病,主要通过性接触、母婴传播和血液传播。从人体感染梅毒螺旋体到发病,潜伏期一般为 2~4 周。螺旋体先进入淋巴管,然后进入血液扩散至全身,侵犯全身各个组织和器官。

(1) 分类及临床表现:根据传播途径的不同,梅毒分为获得性(后天)梅毒与胎传性(先天)梅毒两类。获得性梅毒根据病程分为早期梅毒与晚期梅毒。前者分一期梅毒、二期梅毒,病程一般在 2 年以内。三期梅毒为晚期梅毒,病程在 2 年以上。

1) 一期梅毒:主要表现为硬下疳和硬化性淋巴结炎,一般无全身症状。

硬下疳好发于生殖器部位,男性多见于阴茎的冠状沟、龟头、包皮及系带,女性多见于大小阴唇、阴唇系带、子宫颈及会阴等处。皮损初为暗红色斑疹,迅速发展为无痛性炎性丘疹,数天内扩大形成硬结,表面坏死形成直径 1~2 cm 的糜烂或浅溃疡,境界清楚,周边水肿隆起,基底成肉红色。常为单发。不经治疗,持续 3~4 周会自行消退,遗留暗红色表浅性瘢痕或色素沉着。

硬化性淋巴结炎发生于硬下疳出现 1~2 周后,常表现为同侧腹股沟淋巴结肿大,多为数个,大小不等、质硬、类圆形、边界清楚、无粘连、表面无红肿破溃,一般无疼痛。需要数月才能消退。

2) 二期梅毒:因一期梅毒未经治疗或治疗不彻底,梅毒螺旋体侵入血液,并播散到全身,引起皮肤黏膜及系统性损害。多发生于硬下疳消退 3~4 周后。但一、二期梅毒也可能并存。

主要表现为梅毒疹,为多形性皮疹,可为红斑、丘疹、斑块、结节、脓疱或溃疡,呈泛发性,对称分布。一般无明显瘙痒,常在数周后消退,早期可留下色素沉着斑。早期可伴有流感样综合征症状,如发热、头痛、头晕、骨痛、关节痛、厌食、恶心呕吐、全身淋巴结肿大等。

此外,还可表现为扁平湿疣,好发于肛周、外生殖器、会阴、股内侧等部位。从单个或多个表面湿润的扁平丘疹扩大或融合为扁平斑块,周围有暗红色浸润,表面可有糜烂、渗液。可与梅毒疹并存。可损害毛发,形成局限性或弥漫性的梅毒性脱发。

除皮肤损害外,还可侵犯口腔、舌咽喉或生殖器黏膜、骨与关节、眼、神经组织、全身淋巴结、内脏等,导致这些部位的炎症改变与组织损害。

3) 三期梅毒:早期梅毒未经治疗或治疗不充分,经过 3~4 年,约 40% 的患者会进展为三期梅毒。三期梅毒病变更严重,涉及范围更广泛,对人体的危害也更大。病期在 2 年以上,如不充分治疗,可至 5~10 年或更长时间。

三期梅毒的病变有:① 皮肤黏膜损害,出现结节性梅毒疹或梅毒性树胶肿(又称梅毒瘤)。前者表现为 0.2~1 cm 簇集排列的铜红色浸润性结节,表面可脱屑或溃疡,新旧皮损可此起彼伏。后者表现为深在性浸润硬结,逐渐增大,中央软化破溃可形成 2~10 cm 穿凿性溃疡,呈环形、马蹄形或肾形,有黏稠树胶样分泌物渗出,愈后有萎缩性瘢痕,为破坏性最大的一种皮肤损害,是三期梅毒的标志。黏膜损害也可表现为坏死和溃疡。② 骨梅毒,以长骨骨膜炎多见,其次是树胶肿性骨炎、骨髓炎及关节炎,后者可导致病理性骨折、骨穿孔、关节畸形。③ 眼梅毒,类似于二期梅毒的眼损害,可导致失明。④ 内脏梅毒:心血管梅毒最常见,其他内脏皆可受累。⑤ 神经梅毒,主要有无症状性神经梅毒、脑膜梅毒、脊髓痨、麻痹性痴呆、脑(脊髓)膜血管型神经梅毒等。

(2) 治疗:对早期梅毒患者要彻底治愈,消灭传染源;对晚期梅毒患者要控制症状,保护器官功能,延长寿命。常用的抗梅毒药物首选青霉素类,其他有头孢曲松钠、四环素类和红霉素类,作为青霉素过敏时的替代。

1) 早期梅毒:苄星青霉素 240 万 U,分两侧臀部肌内注射,1 次/周,连续 2~3 次;或普鲁卡因青霉素 120 万 U/d,肌内注射,连续 10~14 天。青霉素过敏者,可选用头孢曲松钠 1.0~2.0 g/d,肌内注射或静脉注射,连续 10~14 天;或口服四环素 500 mg,4 次/天,或多西环素 100 mg,2 次/天,或米诺环素 100 mg,2 次/天,疗程为 14 天。

2) 晚期梅毒:苄星青霉素,剂量与用法同上,连用 3~4 次;或普鲁卡因青霉素,剂量与用法同上,连续用 20 天。青霉素过敏者可用四环素类或红霉素类药物,剂量与用法同上,连续用 30 天。

3) 心血管梅毒:应住院治疗,若并发心力衰竭,应控制心力衰竭后再进行抗梅毒治疗。首选苄星青霉素 240 万 U,分两侧臀部肌内注射,1 次/周,连续 3 次。或按下述神经梅毒处理。

4) 神经梅毒:住院治疗,为避免梅毒的急性超敏反应(即吉-海反应),先应口服泼尼松(30~40 mg/d,分次给药),连续 3 天。然后,首选水剂青霉素 1 800 万~2 400 万 U/d,分 4~6 次静脉注射,连用 10~14 天,再以苄星青霉素肌内注射 240 万 U,1 次/周,连续 3 次;或普鲁卡因青霉素肌内注射 240 万 U/d,同时连续服用丙磺舒(2.0 g/d,分 4 次)10~14 天,接着肌内注射苄星青霉素 240 万 U,1 次/周,连续 3 次。青霉素过敏者,服用多西环素或四环素,剂量同上,连续 30 天。

2. 淋病

淋病(gonorrhea)是由淋病奈瑟菌(简称淋球菌)引起的泌尿生殖系统的化脓性感染,是较常见的一种性病,主要侵犯泌尿生殖器黏膜,男性主要表现为尿道炎,女性主要表现为子宫颈炎。此外,还可造成眼、咽、直肠感染和播散性淋球菌感染。淋病主要通过性接触传染,极少数可通过被淋病患者分泌物污染的用具等间接感染。妊娠妇女可传染给胎儿,分娩时还可经产道传染给新生儿。

(1) 临床表现:淋病以性成熟期男女多见,潜伏期较短,平均 3~5 天,且具传染性。

1) 无并发症淋病:男女表现不太一致。

A. 男性急性淋病:早期表现尿频、尿急、尿痛,很快出现尿道口红肿、瘙痒、灼痛,有稀薄黏液排出,约 1 天后,尿道分泌物变为脓性或脓血性,随后可出现终末血尿、血精、会阴坠胀等,一般全身症状较轻。10~14 天症状渐减轻,1 个月后基本消失,但致病菌会向后尿道或上生殖道扩散。

B. 女性急性淋病:60% 女性患者症状轻微或无,好发于子宫颈、尿道,以子宫颈炎为主,子宫颈充血、水肿甚至糜烂。常见症状为阴道分泌物增多,后转为脓性,伴外阴刺痒和烧灼感。尿道炎者可有尿频、尿急、尿痛症状,可见尿道口红肿及脓性分泌物。

此外,无并发症淋病还因感染途径不同而表现为淋菌性肛门直肠炎、淋菌性咽炎、淋菌性结膜炎。

2) 淋病并发症:女性淋病严重时,感染上行引起淋菌性盆腔炎,包括急性子宫内膜炎、输卵管炎、继发性输卵管卵巢脓肿及其破裂后导致的盆腔脓肿和腹膜炎等。反复发作可能导致输卵管狭窄或闭塞,造成不孕。

男性淋病进一步发展可引起后尿道炎、精囊炎、附睾炎、前列腺炎、膀胱炎等并发症。反复发作可导致尿道狭窄,或发生输精管狭窄或阻塞,造成不育。

3) 播散性淋球菌感染:较少见,占淋病患者的 1%~3%。淋球菌通过血液、淋巴液播散至全身,造成广泛的器官与组织感染,病情加重。患者表现有明显的全身毒血症状,如寒战、高热、全身不适、乏力等,并常在四肢关节附近产生皮肤损害,出现红斑,继而发展成脓疱、血疱,或中心坏死、糜烂。还会引起淋菌性关节炎、腱鞘炎、胸膜炎、心包炎、心内膜炎、肺炎、肝周炎、脑膜炎等病变。

（2）治疗：选用对淋球菌敏感的抗生素，及时、足量、规则、全程治疗。治疗期间应让患者多饮水，增加排尿。治疗结束后，症状和体征全部消失，1 周后病原学检查阴性，方判为治愈。

可选用头孢曲松钠 0.25～1.0 g 肌内注射，或大观霉素 2.0～4.0 g 肌内注射，或头孢噻肟 1.0 g 肌内注射，或头孢克肟 400 mg 口服。对于淋菌性尿道炎、子宫颈炎、直肠炎、咽炎、淋菌性眼炎仅用药一次，淋菌性精囊炎、附睾炎、前列腺炎、膀胱炎、盆腔炎等则连续用药 10 天以上。淋菌性脑膜炎、心内膜炎者疗程 2～4 周或更长。

3. 尖锐湿疣

尖锐湿疣（condyloma acuminatum）是由人乳头瘤病毒感染引起的增生性疾病，好发于外生殖器及肛周等部位，主要通过性接触感染，少数可通过被污染的毛巾、被褥、衣裤、浴盆、坐便器等间接感染。尖锐湿疣是目前我国最常见的性病之一，发病率仅次于淋病。

（1）临床表现：多见于性活跃期中青年男女，潜伏期平均约 3 个月。男性好发于龟头、冠状沟、包皮系带、阴茎体、尿道口、会阴，女性好发于大小阴唇、阴蒂、子宫颈、阴道、会阴和肛周，男性同性恋者多累及肛周及直肠，偶有生殖器外的部位感染如腹股沟区、口腔、乳房、腋窝、脐窝、趾间等。

皮损开始为单个或多个散在的小丘疹，呈淡红色，质软，顶端尖锐，逐渐增多增大，疣体形态分无柄型和有柄型，前者为丘疹样皮损，后者可呈菜花状、乳头状、鸡冠状或蕈状，疣体可呈白色、粉红色或污灰色，表面常糜烂破溃，有渗液，亦易出血或继发感染。一般无明显自觉症状，少数可有异物感、灼痛、瘙痒或性交不适。偶有疣体过度增生成为巨大尖锐湿疣，部分还可发生恶变。

（2）治疗：局部治疗为主，以去除疣体，减少复发。

1）物理治疗：可选择冷冻、电灼、激光、微波等方法治疗，巨大疣体可手术切除。

2）外用药物治疗：可选择 5% 咪喹莫特乳膏、0.5% 鬼臼毒素酊、5% 5-氟尿嘧啶乳膏。上述药物因有刺激性或毒性，外用时应注意保护患处周边的正常组织。

3）氨基酮戊酸光动力疗法（ALA-PDT 疗法）：可选择性杀伤增生旺盛的细胞，不仅对肉眼可见尖锐湿疣有破坏作用，还可清除亚临床损害和潜伏感染组织，防止复发。

4）抗病毒和免疫治疗：可使用转移因子、胸腺素或局部外用 α-干扰素凝胶等进行治疗。

4. 生殖器疱疹

生殖器疱疹（genital herpes）是由单纯疱疹病毒引起的泌尿生殖器及肛周皮肤黏膜感染，具有慢性、复发性和难以治愈的特点，主要通过性接触传播。该病毒具有嗜神经性，初次生殖器疱疹消退后，病毒可长期潜伏于骶神经节，当抵抗力下降，或在某些诱发因素作用下，潜伏病毒被激活，导致复发。

生殖器疱疹可引起播散性疱疹病毒感染、病毒性脑膜炎、盆腔炎等许多并发症，孕妇生殖器疱疹还可引起胎儿和新生儿感染。与宫颈癌的发生有密切关系。在艾滋病流行地区，生殖器疱疹会增加 HIV 感染的风险，HIV 感染也会加剧生殖器疱疹的病情，促进其流行。

（1）临床表现：生殖器疱疹好发于性活跃期中青年男女。男性多位于龟头、包皮、冠状沟、阴茎尿道口等处，男性同性恋者多累及肛门、直肠，女性多见于大小阴唇、阴道口、阴蒂、会阴、子宫等处。本病分为初发性生殖器疱疹、复发性生殖器疱疹和亚临床生殖器疱疹。

1）初发性生殖器疱疹：为首次感染，潜伏期平均 3～5 天。皮损为小水疱，成簇或散在发生，2～4 天破溃，形成糜烂或溃疡，然后结痂自愈。患者自觉疼痛，多伴腹股沟淋巴结肿大、疼痛，并出现发热、头痛、乏力等全身症状。病程一般为 2～3 周。

2）复发性生殖器疱疹：原发性生殖器疱疹消退后 1～4 个月，皮损一般于原部位复发，但病情较轻，病程亦短，7～10 天。常有前驱症状，如感觉异常、局部烧灼感或针刺感。可多次复发，间隔 2 周到数周。累及肛门、直肠者，可表现为局部疼痛、便秘、里急后重、肛周溃疡等，乙状结肠镜检可见直肠下段黏膜充血、水肿、溃疡，可伴出血。

3）亚临床生殖器疱疹：约半数以上的感染者无症状和体征，是生殖器疱疹的主要传染源。其不典型皮损可表现为生殖器部位的微小裂隙、溃疡等，易被忽略。

（2）治疗：进行抗病毒治疗，同时患者应注意休息，禁酒，避免性生活，保持局部皮肤清洁、干燥。间歇期性生活应适度。妊娠期妇女若在分娩前出疹，应选择剖宫产。

1）内用药物治疗：初发者，口服抗病毒药，如阿昔洛韦 200 mg/次，5 次/天（或 400 mg/次，3 次/天），或伐昔洛韦 300 mg/次，2 次/天，或泛昔洛韦 250 mg/次，3 次/天，疗程为 7～10 天。复发者，在出现前驱症状或皮损刚开始时，即使用上述抗病毒药进行治疗。用法同上，疗程为 5 天。频发者（≥6 次/年），服用上述抗病毒药，适当减少剂量，持续治疗 4～12 个月。

2）外用药物治疗：5％阿昔洛韦霜外涂患处，或外涂 1％喷昔洛韦乳膏，或酞丁安霜等外用药，但局部用药的疗效远逊于全身用药治疗。

5.11　耳鼻咽喉疾病

耳鼻咽喉位于头部，与颅脑相毗邻，腔洞狭小曲折，难以直接观察，需要在特殊检查条件下才能完成。其解剖结构及生理功能特殊，血管神经丰富，司呼吸、吞咽、发音、保护、听觉及平衡功能，在疾病的发展、治疗及预后上有其独特之处。因海上环境与陆地不同，如海上气候潮湿、风浪大、高温、机舱噪声及潜水高气压等因素的影响，海上作业人员耳鼻咽喉疾病的发病率相对较陆地为高。耳鼻咽喉常见疾病有外耳道炎及疖、中耳炎、噪声性耳聋、鼻炎、鼻窦炎、扁桃体炎、咽喉炎等。

5.11.1　外耳道炎及疖

外耳道炎（external otitis）可分为两类：一类为局限性外耳道炎，表现为外耳道疖；另一类为外耳道皮肤的弥漫性炎症，又称弥漫性外耳道炎。

1. 病因与发病机制

外耳道疖是外耳道皮肤毛囊或皮脂腺的局限性化脓性炎症，多为单个，亦可多发。弥漫性外耳道炎是外耳道的弥漫性炎症。海上作业人员由于海上气温高、直接暴晒，易出汗，海洋空气湿度大、海水易于进入外耳道，以致外耳道软骨部皮肤的毛囊及皮脂腺易受细菌感染。另外，化脓性中耳炎脓液刺激外耳道皮肤，外耳道皮肤外伤或局部抵抗力降低均为外耳道炎常见的诱因。全身因素如糖尿病和身体衰弱者易患外耳道炎，致病菌主要是葡萄球菌。

2. 临床表现

弥漫性外耳道炎急性者表现为耳痛、灼热感，可有少量分泌物。检查可见外耳道皮肤弥漫性红肿，外耳道变窄，耳周淋巴结肿痛。外耳道疖早期可引起剧烈跳动性耳痛，在张口、咀嚼时加重，并放射至同侧头部，可伴全身乏力、不适、体温微升。若疖肿堵塞外耳道，可致听力减退。如疖肿破溃，流脓，耳痛随之减轻。若疖肿位于外耳道前下壁，咀嚼时下颌关节运动可使疼痛加重。外耳道前下方出现肿胀，易误诊为腮腺炎。疖肿位于外耳道后壁者，肿胀可使耳郭向前外突出，耳后沟消失，易与急性乳突炎相混淆。检查时外耳道软骨部可见红肿，触痛明显，牵拉耳郭或压迫耳屏时疼痛加重，疖肿成熟后红肿处变软，其顶部有化脓黄点，破溃后有少量稠厚带血的脓液流出，疖肿内坏死组织全部排净后，疖肿即趋痊愈。

3. 诊断

临床上需要与中耳感染或急性乳突炎相鉴别。急性乳突炎多有急性或慢性化脓性中耳炎病史，发热较明显,无耳郭牵拉痛,而有乳突部压痛。

4. 治疗

治疗以早期应用抗生素控制感染为主,可适当服用镇痛药。早期可作局部热敷或理疗,局部未化脓者可用 1‰酚甘油滴耳,或外耳道放入浸有抗生素药液的棉卷,每天更换 2 次。疖肿破溃后,可用棉卷拭净脓液,取出脓栓,再涂以抗生素软膏;若疖肿已软而未破溃,可作与外耳道纵轴平行的切口,切开排脓,去除脓栓,放入引流条,使疖肿腔闭合。

5.11.2 中耳炎

中耳炎(otitis media)是一种常见的耳病,慢性者居多。中耳炎是累及中耳(包括咽鼓管、鼓室、鼓窦与乳突气房)全部或部分结构的炎性病变。炎症只累及中耳的黏膜、骨膜者,通常不引起并发症。若炎症侵及骨壁或穿破骨壁到达邻近组织时,即可引起严重并发症。中耳炎可分为分泌性与化脓性两大类,并有急性和慢性之分。

1. 分泌性中耳炎

分泌性中耳炎(secretory otitis media)是以传导性听力下降及鼓室积液为主要特征的中耳非化脓性炎性疾病。冬春季多发,分泌性中耳炎又称非化脓性中耳炎、分泌性中耳炎、卡他性中耳炎、浆液性中耳炎等。急性分泌性中耳炎病程延续 6~8 周,病程迁延不愈者即为慢性分泌性中耳炎。

(1)病因与发病机制:咽鼓管功能障碍是其主要的病理基础。可因鼻甲肥大、后鼻孔息肉、鼻咽肿瘤、淋巴组织增生或后鼻孔及鼻咽部填塞等引起咽鼓管阻塞,亦可因急性上呼吸道感染导致咽鼓管咽口及软骨段黏膜发生充血、肿胀而致阻塞。另外,空中及航海、潜水作业人员由于鼓室内气压不能随外界大气压变化而发生相应改变,也可引起鼓室内外压力失衡导致分泌性中耳炎。目前认为,中耳局部感染与异常免疫反应因素也有关。

(2)临床表现:由于咽鼓管黏膜充血肿胀,中耳形成负压,鼓膜内陷,致使听力障碍,自听过强,患耳有闭塞闷胀感,伴轻度低音调间歇性耳鸣,阵发性或持续性耳痛。分泌性中耳炎可发展为粘连性中耳炎,或并发鼓室硬化症。检查时早期可见鼓膜内陷,锤骨短突明显外凸,锤骨柄向后上移位,鼓膜呈淡红色或琥珀色,有时透过鼓膜可见到液平面或气泡。听力检查显示传导性聋,听力损失程度不一,重者可达 40 dB 听力水平。听力损失一般为低频下降,积液排出后听力即改善。

(3)诊断:根据病史和临床表现,结合听力检查结果,诊断一般不难。诊断性鼓膜穿刺可确诊,鉴别诊断须排除鼻咽部肿瘤。

(4)治疗:全身使用抗生素,控制感染。保持鼻腔与咽鼓管,恢复鼓室内外气压平衡,鼻或鼻咽部使用减充血剂,耳部可进行红外线或超短波等物理治疗,或进行咽鼓管吹张术,可辅助使用糖皮质激素。鼓室积液明显者,可行鼓膜穿刺抽液,或行鼓膜切开术,如多次穿刺症状改善不明显,则可行鼓膜置管术。积极治疗鼻咽与鼻腔疾病。

2. 化脓性中耳炎

化脓性中耳炎(suppurative otitis media)可分为急性与慢性两种。

(1)急性化脓性中耳炎:为中耳黏膜的急性化脓性炎症病变。

1)病因与发病机制:由细菌进入中耳引起。致病菌为肺炎链球菌、流感嗜血杆菌、溶血性链球菌、金黄色葡萄球菌等。海上作业人员或潜水员因接触海水,空气潮湿,受烈日暴晒,易出汗,环境卫生条件差等易患急性化脓性中耳炎。细菌可循咽鼓管侵入中耳,当上呼吸道感染或急性传染病如猩红热、麻疹时也可经咽鼓管致中耳感染。病理表现为咽鼓管咽口闭塞,中耳腔黏膜充血、水肿,黏膜上皮坏死,渗出液由血清样变为黏脓性。由于鼓室内积液压力增高,压迫鼓膜,可使鼓膜破裂穿孔,脓液排出。

2) 临床表现:急性发作时可有畏寒、发热、乏力等全身症状。耳深部锐痛,呈搏动性跳痛,吞咽时加重,可向同侧头部、牙齿放射。穿孔前疼痛剧烈,难以入眠。鼓膜穿孔前可有听力减退及耳鸣,偶可引起眩晕、恶心,系内耳受刺激所致。如鼓膜自发穿孔,上述症状可缓解。检查所见,鼓膜穿孔前标志消失,呈暗红色,显著外凸。鼓膜穿孔初期可见针尖大小穿孔,搏动性溢脓。少数坏死性病例,可因鼓膜被溃而变为大穿孔。听力改变呈传导性耳聋。

3) 诊断:需要与急性外耳道炎、疖及急性鼓膜炎相鉴别。急性外耳道炎、疖主要表现为耳内疼痛,耳郭牵拉痛明显,鼓膜表面炎症轻微或正常,一般不影响听力。急性鼓膜炎大多并发于流感或耳带状疱疹,耳痛剧烈但无耳漏,听力下降不明显,检查可见鼓膜表面充血形成大疱,一般无鼓膜穿孔。

4) 治疗:及早足量应用抗生素,控制感染。一般可用青霉素类、头孢菌素类等药物。鼓膜穿孔前可滴用1%苯酚甘油,穿孔后根据细菌培养和药敏试验进行滴药,用3%过氧化氢溶液尽量彻底清洗并拭净脓液后,局部滴用0.3%氧氟沙星滴耳液,脓液减少、炎症逐渐消退时,可用3%硼酸乙醇甘油、3%硼酸乙醇或5%氯霉素滴耳液滴耳。若鼓膜膨出显著,全身及局部症状重,则应行鼓膜切开术以利引流。积极治疗鼻咽与鼻腔疾病,防止中耳炎复发。

(2) 慢性化脓性中耳炎:为中耳黏膜、骨膜或深达骨质的慢性化脓性炎症病变,以间断流脓、鼓膜紧张部穿孔和听力下降为特点。

1) 病因与发病机制:常由急性化脓中耳炎治疗不及时或治疗不当迁延而来。依病理分型可将其分为① 单纯型:病变只限于中耳鼓室黏膜。② 坏死型:炎症深达骨质,多有不同程度的听小骨破坏、鼓窦或鼓室区域骨质破坏,伴肉芽形成。③ 胆脂瘤型:在鼓膜穿孔基础上,由脱落上皮、角化物、胆固醇结晶等组成,被复层扁平上皮包囊包绕,形成胆脂瘤,并逐渐长大,压迫骨质使之吸收而形成空腔,若进一步侵蚀周围骨壁,炎症向邻近组织扩散,会导致一系列颅内外并发症。

2) 临床表现:患者有反复耳流脓史,若有肉芽形成,分泌物可混有血迹。耳聋多为传导耳聋。检查所见,单纯型多为鼓膜紧张部中央穿孔,呈椭圆形或肾形,中耳腔黏膜光滑,分泌物为黏液性。坏死型鼓室内有多量肉芽组织或息肉,锤骨柄坏死,肉芽增生。外耳道或鼓室内脓不多,常带有臭味。胆脂瘤型中耳炎耳流脓可有恶臭味,穿孔多位于松弛部边缘性或紧张部后上边缘,有时从鼓膜穿孔处可见鼓室内有白色豆渣样物质。X线乳突片可见鼓窦区扩大有空腔形成。若流脓时间长,细菌毒素经圆窗侵及内耳,可导致混合性聋。如有迷路瘘管可引起眩晕、恶心。若患者长期流脓,耳分泌物骤然减少,伴高热、剧烈头痛等表现,应警惕有颅内并发症的发生。

3) 诊断:需要与中耳癌、结核性中耳乳突炎相鉴别。对中耳腔新生物病理学检查可以确诊。

4) 治疗:治疗原则为祛除病因,控制感染,清除病灶,通畅引流和改善听力。单纯型以局部滴药为主,先用3%过氧化氢溶液洗耳,棉签拭干后滴以0.3%氧氟沙星滴耳液等抗生素药液。待鼓室黏膜干燥3个月后可行鼓膜穿孔修补术。坏死型及胆脂瘤型均应手术治疗,根据病变范围及听骨链残存情况,行鼓室成形术或乳突根治术,以清除病灶,提高听力。若有颅内合并症发生,则应全身给予广谱抗生素,并与神经外科协同处理病变。

5.11.3 噪声性耳聋

噪声性耳聋(noise deafness)一般指长期、反复接触噪声刺激所引起的缓慢进行的感音神经性聋。人耳听觉感受声音频率范围在16~20 000 Hz,通常将此频率称为声频,大于20 000 Hz为超声,小于16 Hz为次声。人耳最敏感声频范围在1 000~3 000 Hz,日常语言频率较此略低。正常人可听声音的强度范围为0~120 dB声压级。语音的强度在听阈和最大可听阈之间的中等强度处。人们长期生活在一定强度的噪声环境中均可致噪声性耳聋。噪声是一种在频率和强度上毫无规律的随机组合的声音,可分为稳态噪声和脉冲噪声两种。稳态噪声指强度波动范围在5 dB以内的连续性噪声,或重复频率大于10 Hz

的脉冲噪声。各种舰船机舱的噪声为连续性噪声,声级水平一般在 110～117 dB,最大可达 126 dB。脉冲噪声主要是因空气振动在短时间内突发的声音,持续时间＜0.5 s,间隔＞1 s,强度波动幅度超过 40 dB,如冲压、锻锤、爆炸、枪炮射击声等,强度可达 118～185 dB。飞机除产生噪声外,还有冲击波,冲击波危害更大。此外,还有潜在危险的高频和超声噪声,如飞机、压缩机、牙钻等工作时产生的噪声。

1. 病因与发病机制

航海作业时,往往在机舱工作的船员常常接触噪声,故噪声性耳聋发生率高。海军舰艇人员在海上作战时,除受稳态噪声影响外,脉冲噪声危害更大。因舰艇甲板面积小,人员密集,无掩蔽场所,加之海面平坦,99.9％音响均可反射回来,故致聋率高于陆地作战。近年来,多位学者曾模拟海船机舱噪声、脉冲噪声进行了动物实验,发现豚鼠内耳损伤与声强级及暴露时间长短有关,损伤以耳蜗底回为主,重者可波及整个耳蜗,尤其是损害听力感受器——螺旋器(Corti 器)的毛细胞。

2. 临床表现

主要表现为双耳缓慢、进行性听力损失,多伴有耳鸣,耳鸣多为双耳持续高音调性。初期听力减退常可逆,最终可致永久性耳聋。耳部检查鼓膜一般正常,电测听检查示双耳感音神经性聋,听力曲线显示气、骨导曲线一致下降,早期听力损失声音频率范围在 3 000～4 000 Hz 处,对语音范围听力无明显影响。随着病情加重,听力损害逐渐向高频发展,再向后发展,低频也受累,语言交流出现困难,最终全频听域普遍下降,或听域图呈岛形曲线。长期的噪声,尤其加上振动,可引起前庭功能损害,出现眩晕和平衡功能障碍的表现。

稳态噪声的危害主要与噪声的频率、强度和持续暴露时间有关,而脉冲噪声比同等声级的稳态噪声危害严重。个体对噪声的敏感程度有差异,对于同样的噪声,有的人听力可受损害,有的人则无影响;听力受损程度也不相同,有的可为暂时性耳聋,有的则为永久性耳聋。

3. 诊断

根据有明确的噪声暴露史、主诉双侧耳鸣与进行性耳聋并排除其他致病因素,听力检查结果显示特定的听力曲线,即可做出诊断。

4. 治疗与预防

目前为止,仍无真正有效的治疗方法。应在早期如脱离噪声环境,休息后可自行恢复。如因脉冲噪声引起的耳聋,初期应积极治疗,静脉滴注低分子右旋糖酐及血管扩张剂、能量合剂等,改善内耳微循环,并口服营养神经药物、维生素 B_1 等,有条件者还可进行高压氧治疗。晚期听力下降患者可佩戴助听器。

噪声性耳聋关键在于预防,应控制噪声源(参见 2.2.4),并加强个人防护。船舶建造时关键部位如发动机与机舱等部位应注意进行降噪与防噪处理,甲板人员均应穿厚底弹力鞋,以减少噪声的骨传导,必要时佩戴耳塞或防噪声头盔。此外,应定期对接触噪声人员进行听力检查,及早发现噪声性耳聋,及时采取有效保护、治疗与康复措施。

5.11.4 鼻炎

船员长期在海上生活,受海风影响,易罹患鼻炎。鼻炎(rhinitis)可分为急性鼻炎(acute rhinitis)与慢性鼻炎(chronic rhinitis)。

1. 急性鼻炎

(1) 病因与发病机制:急性鼻炎为病毒感染引起的鼻腔黏膜急性炎症性疾病,是上呼吸道感染的一部分,四季均可发病,冬季多见,俗称的伤风或感冒多数情况下有急性鼻炎存在。最常见的是鼻病毒感染,其次是流感和副流感病毒、腺病毒、冠状病毒、柯萨奇病毒等,继发感染的细菌常为溶血性和非溶血性链球菌、肺炎链球菌、葡萄球菌等。主要经呼吸道吸入传染,其次是通过被污染的物体或食物进入机体。受凉、过劳、烟酒过度、免疫功能低下者易发病。鼻腔的慢性疾病,如鼻中隔偏曲、慢性鼻炎、鼻息肉妨碍鼻腔通气、引流,为病原菌在局部的生长繁殖创造了条件。

急性鼻炎发病初期鼻黏膜血管痉挛,腺体分泌减少,继之鼻黏膜充血、水肿、腺体及杯状细胞分泌增加。鼻分泌物起初为水样,后转变为黏液性,黏膜中有单核细胞和吞噬细胞浸润,中性粒细胞逐渐增多,上皮细胞和纤毛坏死脱落,鼻分泌物变为脓性。恢复期上皮及纤毛细胞新生,黏膜逐渐恢复正常,2周内即恢复至正常状态。

(2) 临床表现:一般于感染后1~3天出现鼻腔内不适感,如干燥、灼热感及痒感,继而出现打喷嚏、鼻塞、水样鼻涕,嗅觉减退,说话时有鼻音。继发感染后,鼻涕变为黏脓性或脓性。全身症状因个体而异,轻重不一,多数表现精神倦怠、头痛和发热。局部检查鼻黏膜充血、肿胀,下鼻甲充血肿大,总鼻道或鼻底较多分泌物,初期为水样,以后逐渐转变为黏液性、黏脓性或脓性。若无并发症,各种临床表现逐渐减轻乃至消失,病程为7~10天。

急性鼻炎可因感染的直接蔓延或擤鼻不当而并发急性上颌窦炎、筛窦炎、中耳炎、咽炎、喉炎、气管炎等。

(3) 诊断:注意与流行性感冒、变应性鼻炎、血管运动性鼻炎及急性传染病鉴别。

(4) 治疗:以支持和对症治疗为主,同时注意预防并发症。注意休息,多饮水,如有体温上升则需要卧床休息,清淡饮食,保持大便通畅。局部治疗可用鼻腔减充血剂和鼻用糖皮质激素,前者有盐酸羟甲唑啉、麻黄碱、盐酸萘甲唑啉等滴鼻液或喷雾剂。可采用中药如口服感冒冲剂或速效感冒丸。合并细菌感染时,可全身应用抗生素。

急性鼻炎通过飞沫传染,发病率高,应以预防为主,增强机体抵抗力,加强锻炼,多作户外运动,适当休息,注意劳逸结合。流感流行期间应注意个人防护,加强室内通风。

2. 慢性鼻炎

慢性鼻炎是由病毒、细菌、变应原、各种理化因子或某些全身性疾病引起的鼻腔黏膜慢性炎症性疾病,临床表现以鼻塞、分泌物增多为主,病程持续数月以上或反复发作。主要病理改变为鼻腔黏膜充血、肿胀、渗出、增生、萎缩或坏死。

(1) 病因与发病机制:传统上将慢性鼻炎分为慢性单纯性鼻炎和慢性肥厚性鼻炎。目前,为强调致病因素在慢性鼻炎发病中的作用,将其分为变应性鼻炎和非变应性鼻炎两类。变应性鼻炎又称过敏性鼻炎,非变应性鼻炎包括血管运动性鼻炎、萎缩性鼻炎、妊娠性鼻炎、药物性鼻炎、干燥性鼻炎等。变应性鼻炎、嗜酸性粒细胞增多性非变应性鼻炎和血管运动性鼻炎等慢性鼻炎,因以鼻塞、流涕和喷嚏等症状为主,又称为鼻黏膜高反应性疾病。

WHO将变应性鼻炎分为间歇性和持续性两种,为吸入性变应原和食入性变应原引起鼻腔黏膜的过敏反应(Ⅰ型超敏反应),导致鼻腔黏膜的阻力血管收缩,或容量血管扩张,毛细血管通透性升高,炎症细胞尤其是嗜酸性粒细胞浸润,腺体增生,分泌增多,感觉神经敏感性增强。

非变应性鼻炎中,血管运动性鼻炎主要由自主神经系统功能紊乱所致,也可在一些物理性、化学性和精神性因素等的作用下,导致非免疫性介导的肥大细胞的组胺释放,引起毛细血管通透性升高,腺体分泌亢进。萎缩性鼻炎的病因分原发性和继发性两类,前者病因不明,可能与免疫功能紊乱有关;后者多由慢性鼻炎、有害物质的长期刺激,或手术导致鼻腔黏膜的广泛性损伤,或其他疾病对鼻腔黏膜的慢性损害引起,导致鼻腔黏膜的进行性萎缩,包括上皮变性、萎缩,黏膜和骨质血管闭塞,并使黏膜腺体萎缩,分泌减少。

（2）临床表现：变应性鼻炎以鼻痒、阵发性连续喷嚏、大量水样鼻涕和鼻塞等临床表现为主要特征。部分患者因鼻黏膜严重水肿，可出现嗅觉减退。血管运动性鼻炎表现类似于变应性鼻炎。萎缩性鼻炎的主要表现有鼻咽干燥、鼻塞、易发生鼻出血、嗅觉减退或消失，以及头痛、头昏等。

（3）诊断：根据病史及检查结果不难做出诊断，各种慢性鼻炎需要注意区别。

（4）治疗：不同类型慢性鼻炎，治疗有所差异。总的原则为根除病因，减轻炎症，消除鼻黏膜肿胀，恢复鼻腔通气和引流。

针对鼻黏膜高反应性疾病，局部采用鼻腔减充血剂，减轻鼻塞；鼻用糖皮质激素、抗组胺药可减轻过敏性或高反应性炎症；流涕严重者，还可用抗胆碱药，抑制腺体分泌。可同时进行鼻腔生理盐水冲洗。变应性鼻炎还可根据情况，考虑使用肥大细胞膜稳定剂、抗白三烯药或花粉阻隔剂及脱敏治疗等。药物治疗效果不佳或无效者，可考虑手术治疗，如下鼻甲成形术（减轻鼻塞）、翼管神经切断术（减轻喷嚏、流涕）等。

针对萎缩性鼻炎，采用鼻腔生理盐水冲洗，保持清洁。同时，鼻内可使用复方薄荷油、液状石蜡、鱼肝油等滴鼻剂，润滑黏膜，促进血液循环，软化脓痂便于擤出。有感染者，可用 1‰ 链霉素滴鼻。根据需要，可用 1‰ 新斯的明涂抹，促进血管扩张；可用 0.5‰ 雌二醇或己烯雌酚油剂滴鼻，减少痂皮、减轻臭味；亦可用 50％ 葡萄糖液滴鼻，刺激黏膜腺体分泌。特别严重，其他治疗方法无效者，可考虑手术治疗，目的是缩小鼻腔，减少通气量，降低水分蒸发，减轻黏膜干燥与结痂。配合全身治疗，包括加强营养与锻炼，提高机体抵抗力，改善环境与个人卫生，适当补充各种维生素。此外，适当补充铁、锌等制剂对本病也有一定的治疗作用。

5.11.5　鼻窦炎

鼻窦炎（sinusitis）是船员中的常见病，分急性鼻窦炎（acute nasosinusitis）与慢性鼻窦炎（chronic sinusitis）两类，慢性者多见。急性鼻窦炎是鼻窦黏膜的急性化脓性炎症，多继发于急性鼻炎，一般发生在一个鼻窦，慢性者可累及多个鼻窦或全组鼻窦。在所有鼻窦中，上颌窦发生炎症的概率最大，其次为筛窦。鼻窦炎的发生与其解剖特点有关：① 鼻窦窦口均较小，鼻道狭窄而曲折，易发生阻塞，窦腔的通气及引流受到影响，易于蓄脓而演变成慢性炎症。② 鼻腔与鼻窦的黏膜相延续，故当急性鼻炎发作时，易累及鼻窦。③ 各窦口和窦壁均相隔甚近，一窦发炎时，易累及它窦，时间越久，影响范围越广，最后形成多组鼻窦炎或全组鼻窦炎。

1. 急性鼻窦炎

（1）病因与发病机制

1）全身因素：过度疲劳、受寒、潮湿、营养不良及维生素缺乏等，导致全身抵抗力降低，生活与工作环境不洁等，常可诱发急性鼻窦炎。此外，全身疾病如贫血、糖尿病、甲状腺与垂体功能不足及上呼吸道感染、急性传染病等均可诱发急性鼻窦炎。

2）局部因素：鼻腔疾病如急慢性鼻炎、鼻中隔偏曲、变应性鼻炎、鼻息肉、鼻腔肿瘤等可引起鼻道窦口复合体阻塞，妨碍鼻腔的通气引流而导致鼻窦炎。邻近器官的感染病灶如扁桃体炎、根尖感染也可引起上颌窦炎；鼻窦外伤或异物，游泳后用力擤鼻也可将致病菌带入鼻窦。另外，高空飞行导致鼻窦气压改变亦可使鼻腔炎性分泌物或污物被吸入鼻窦，引起非阻塞性航空性鼻窦炎。

致病菌多为化脓性球菌，如肺炎链球菌、溶血性链球菌、葡萄球菌和卡他球菌，其次为杆菌、厌氧菌等。临床上常见多菌种的混合感染。

（2）临床表现

1）全身症状：因常继发于上呼吸道感染或鼻腔感染，可出现畏寒、发热、食欲减退、便秘等全身不适。

2）局部症状：① 鼻塞，多为持续性鼻塞。② 脓涕，鼻腔内大量脓性或黏脓性涕，难以擤尽，脓涕中可带有少量血液。③ 头痛,为急性鼻窦炎最常见症状。各鼻窦引起的头痛各有特点:急性上颌窦炎表现为眶上额部痛,伴有同侧颌面部痛或上列牙痛,晨起轻,下午重;急性筛窦炎头痛一般局限于内眦部或鼻根部;急性额窦炎为前额部周期性疼痛,晨起即感头痛,至午后开始减轻,晚间症状完全消失,次日重新发作;急性蝶窦炎为颅底或眼球深处钝痛,可放射至头顶或耳后,早晨轻,午后重。④ 嗅觉障碍,出现嗅觉减退或丧失。

(3) 诊断:根据病史(常继发于急性鼻炎后)和典型症状体征不难做出诊断。

(4) 治疗:治疗原则为根除病因,去除鼻腔鼻窦引流和通气障碍,控制感染和预防并发症。全身治疗包括适当休息,足量抗生素控制感染。对邻近器官病变应及时针对性治疗。局部应用减充血剂和糖皮质激素,体位引流促进鼻窦分泌物排出。也可行鼻腔冲洗或上颌窦穿刺冲洗,冲洗液选择生理盐水,加入抗生素和激素,以促进炎症消退和改善症状。鼻腔冲洗每天 1~2 次,上颌窦冲洗每周 1 次,直至无脓性液体。

2. 慢性鼻窦炎

(1) 病因与发病机制:多由急性鼻窦炎反复发作或治疗不彻底迁延而成。病因和致病菌与急性鼻窦炎相似。特殊体质患者易患慢性鼻窦炎,此外,牙源性上颌窦炎也可慢性起病。

(2) 临床表现:全身症状轻重不一,常见精神倦怠、头痛、头昏、记忆力减退等,局部表现有鼻塞、流脓涕、头面部胀痛、嗅觉减退或丧失等症状。前组鼻窦炎脓涕易从前鼻孔擤出,后组鼻窦炎脓涕多经后鼻孔流入口咽部。头痛不如急性鼻窦炎严重,常为闷痛或钝痛。

(3) 诊断:根据上述病史和检查,不难对慢性鼻窦炎做出诊断。

(4) 治疗:鼻腔内使用减充血剂和糖皮质激素治疗,改善鼻腔通气和引流。可行鼻腔冲洗,清除鼻腔分泌物,必要时可行上颌窦穿刺冲洗。上述治疗无效,或存在明显解剖结构异常,或伴有颅内、眶内并发症时,可考虑采用鼻内镜手术,彻底解除鼻道窦口复合体的阻塞,纠正结构异常。

5.11.6　扁桃体炎

扁桃体炎(tonsillitis)是一种很常见的咽喉疾病,发病率居于船员发病率前 10 位。按病程可将其分为急性扁桃体炎(acute tonsillitis)与慢性扁桃体炎(chronic tonsillitis)。

1. 急性扁桃体炎

(1) 病因与发病机制:为腭扁桃体的急性非特异性炎症,往往伴有不同程度的咽黏膜和淋巴组织炎症,是一种非常多见的咽部疾病。多发生于青年,春秋两季多发。β-溶血性链球菌为急性扁桃体炎的主要致病菌,非溶血性链球菌、葡萄球菌、肺炎链球菌、流行性感冒杆菌及病毒亦可引起,细菌和病毒混合感染者亦不少见。

(2) 分类及临床表现:急性扁桃体炎可分为两种类型,其临床表现有所不同。

1) 急性卡他性扁桃体炎:多由病毒引起,病变较轻,炎症仅局限在黏膜表面,故全身症状与局部症状均较轻,有咽痛、低热。检查见扁桃体及舌腭弓表面充血、肿胀,扁桃体实质无显著肿大,表面无渗出物。

2) 急性化脓性扁桃体炎:以溶血性链球菌感染为主,炎症起始于扁桃体隐窝,继而进入扁桃体实质,扁桃体明显肿大,重者隐窝内可出现小脓栓。起病急,局部和全身症状均较重,恶寒、高热、头痛、全身乏力、不适、食欲下降。咽痛剧烈,吞咽困难,疼痛可放射至耳部,可并发下颌下淋巴结肿大。检查见咽部弥漫性充血,扁桃体肿大,隐窝口有黄白色脓性分泌物。可连成假膜,但仅限于扁桃体,分泌物易拭去。

急性扁桃体炎常可引起并发症,局部并发症有扁桃体周围炎及脓肿、咽旁脓肿、中耳炎、鼻炎及鼻窦炎、喉炎等,全身并发症有急性风湿热、心肌炎、急性肾炎、关节炎及骨髓炎等。

(3) 诊断:根据典型的临床表现,诊断不难。此病应与咽白喉、猩红热、樊尚咽峡炎及某些血液病引起的咽喉感染相鉴别。

（4）治疗：急性扁桃体炎具有一定的传染性，须适当隔离。卧床休息，多饮水，进流质饮食。治疗以全身应用抗生素为主，首选青霉素治疗。酌情使用糖皮质激素。咽痛剧烈或高热时，可口服解热镇痛药。咽部用呋喃西林溶液、复方硼砂液等含漱，西瓜霜含片口含。如反复发作或已有并发症者，应在炎症消退后行扁桃体切除术。

2. 慢性扁桃体炎

（1）病因与发病机制：多为急性扁桃体炎反复发作，或因扁桃体隐窝引流不畅，细菌、病毒在隐窝内繁殖，而演变为慢性炎症。近年来认为，自身超敏反应可能与慢性扁桃体炎有关。病理上可将其分为增生型（肥大型）、纤维型（萎缩型）和隐窝型 3 种。

（2）临床表现：常有急性发作病史，平时多无明显症状。有时可有咽干、咽痒、咽痛、异物感、刺激性咳嗽等症状。若扁桃体隐窝内潴留干酪样分泌物或有厌氧菌感染，可出现口臭。如扁桃体过度肥大，还可引起呼吸不畅、睡眠打鼾、吞咽或语言共鸣障碍。由于经常咽下隐窝内脓性物质，刺激胃肠，或隐窝内细菌、毒素等被吸收，可引起全身反应，导致乏力、食欲缺乏、消化不良、头痛、低热等。检查见扁桃体和舌腭弓充血，扁桃体表面不平或有白色网状条纹，隐窝口处有黄、白色脓栓，扁桃体大小不定，成人多已缩小。常伴下颌下淋巴结肿大。

在机体抵抗力下降等情况下，慢性扁桃体炎作为病灶，容易引发超敏反应，产生各种并发症，如风湿热、风湿性关节炎、肾炎、心脏病等。

（3）诊断：根据患者有反复急性发作的病史，结合局部检查进行诊断。扁桃体大小不作为诊断慢性扁桃体炎的依据。注意与隐性扁桃体结核、恶性肿瘤如淋巴肉芽肿和白血病引起的扁桃体肿大、扁桃体角化症、扁桃体肿瘤等相鉴别。

（4）治疗：一般治疗包括加强体育锻炼，合理营养，增强免疫力。局部隐窝冲洗、涂药，可全身使用抗菌药物，结合脱敏疗法或增强免疫的药物治疗。上述方法不佳，可考虑手术切除。

5.11.7　咽喉炎

咽喉炎（pharyngolaryngitis）为船员常见疾病，分为急性咽炎（acute pharyngitis）、慢性咽炎（chronic pharyngitis）、急性会厌炎（acute epiglottitis）、急性喉炎（acute laryngitis）与慢性喉炎（chronic laryngitis）。

1. 急性咽炎

（1）病因与发病机制：急性咽炎是咽黏膜、黏膜下组织的急性炎症。可单独发生，或继发于急性鼻炎和急性扁桃体炎。病毒感染引起者，以柯萨奇病毒、腺病毒、副流感病毒多见，鼻病毒、流感病毒次之，通过飞沫和密切接触而传染。细菌感染以链球菌、葡萄球菌、肺炎链球菌多见。另外，环境因素如粉尘、烟雾、干燥、有害气体或变应原等刺激也可引起急性咽炎。

（2）临床表现：起病较急，开始咽部干燥、灼热感，继之疼痛，吞咽时加重。咽侧索受累者疼痛可放射至同侧耳部。全身症状可有发热、头痛、食欲缺乏、肢体酸痛等。如为脓毒性咽炎，则全身与局部症状均较重，若侵及喉部，可有声嘶及咳嗽。检查口咽及鼻咽黏膜充血，悬雍垂及软腭充血水肿，咽后壁及侧索充血水肿，咽后壁滤泡隆起，表面可有黄白色点状渗出物。常伴颈部淋巴结肿大。可并发中耳炎、鼻窦炎及呼吸道的急性炎症。急性脓毒性咽炎可并发急性肾炎、风湿热及败血症等。

（3）诊断：根据病史、症状及体征，不难诊断，但需要与急性传染病相鉴别。如咽部出现假膜性坏死，应进行血液学检查及全身检查以排除血液病等全身性严重疾病。

（4）治疗：对于症状较轻的患者，可局部用呋喃西林溶液、复方硼砂溶液含漱，酌情选用各种咽喉含片及中成药。全身症状较重者除上述治疗外,应注意休息,多饮水,进流质饮食。针对病因,病毒感染者应用抗病毒药物,明确为细菌感染者,应用抗生素。

2. 慢性咽炎

慢性咽炎为咽部黏膜、黏膜下及淋巴组织的弥漫性慢性炎症。慢性咽炎发病率高,症状顽固,不易治愈。

(1)病因与发病机制:多由急性咽炎反复发作所致,或因鼻炎、鼻窦炎、呼吸道慢性炎症,长期张口呼吸及分泌物流至咽部刺激咽黏膜而引起,或受慢性扁桃体炎、牙周炎的影响,长期受粉尘、辛辣食物、有害气体或变应原的刺激或烟酒过度亦可引起慢性咽炎。

(2)临床表现:慢性咽炎多见于成年人,病程长。一般无全身症状,主要有咽部异物感、干燥、痒感、灼热感、微痛、刺激性咳嗽,常有黏稠分泌物附于咽后壁,晨起时出现频繁咳嗽、恶心、干呕症状。检查可见咽部弥漫性充血,有少量黏稠分泌物附着,可见咽后壁及侧索散在或增生的淋巴滤泡。肥厚性咽炎患者可见黏膜充血增厚,咽后壁淋巴滤泡显著增生。萎缩性咽炎患者可见黏膜干燥、苍白、萎缩变薄。

(3)诊断:临床凡遇慢性咽炎患者,除检查咽部外,尚需要全面仔细检查鼻、咽、喉、气管、食管、颈部乃至全身的隐匿病变,特别警惕早期恶性肿瘤。在诊断慢性咽炎前需要排除其他病变。

(4)治疗:首先应去除病因,如戒除烟酒,保持室内空气清新,积极治疗鼻炎、气管支气管炎等其他相关疾病。局部可用呋喃西林溶液、复方硼砂溶液含漱,亦可含服薄荷喉片、碘喉片、草珊瑚含片、西瓜霜含片等。对淋巴组织增生广泛者,可局部予电灼、激光或冷冻治疗。萎缩性咽炎可用2%碘甘油涂抹咽部,服用维生素 A、维生素 B_2、维生素 C、维生素 E。

3. 急性会厌炎

急性会厌炎又称急性声门上型喉炎,严重感染可危及生命,可引起喉阻塞而窒息死亡。

(1)病因与发病机制:感染为急性会厌炎最主要的原因,致病菌有葡萄球菌、链球菌、肺炎链球菌等;超敏反应也可引起急性会厌炎;其他如创伤、异物、吸入有害气体、误咽化学物质及放射线损伤也可引起会厌的急性炎症。

(2)临床表现:起病急,有畏寒、发热,多数患者出现剧烈的咽喉痛,吞咽时加重,严重时难以咽下唾液,讲话时语音含糊不清,如口中含物。会厌高度肿胀时可引起吸气性呼吸困难,甚至窒息。声带一般不受累,故很少出现声嘶。

(3)诊断:主诉有剧烈咽喉痛,吞咽时加重,检查口咽部无明显异常,间接喉镜下检查见充血、肿胀的会厌即可做出诊断。

(4)治疗:① 抗感染,全身应用足量的抗生素和糖皮质激素,如青霉素类抗生素、头孢菌素类抗生素、地塞米松等。如患者有呼吸困难,静脉使用抗生素或糖皮质激素后呼吸困难无改善,应及时进行气管切开。② 如形成会厌脓肿,可在喉镜下切开排脓,进食困难者应予补液等支持治疗。

4. 急性喉炎

(1)病因与发病机制:为喉黏膜的急性卡他性炎症,是一种常见的急性呼吸道感染性疾病,多发生于冬春季节。常发生于感冒之后,起初为病毒感染,后继发细菌感染。此外,过敏反应、吸入粉尘及有害气体(如氯气、氨气、硫酸、硝酸等)、用声过度等亦可引起喉黏膜急性炎症。

(2)临床表现:声嘶是急性喉炎的主要症状,从声嘶到失声,发病急,因喉黏膜出现炎症,可出现阵发性咳嗽、咳痰,一般不严重。可有喉部不适或疼痛,一般不影响吞咽。成人全身症状轻,病重者可有发热、畏寒、倦怠、食欲缺乏等。间接喉镜检查见喉黏膜弥漫性充血、肿胀,声带呈淡红色,可见充血的血管纹,有时有分泌物附着于声带表面,但两侧声带运动正常。严重时可见声带黏膜下出血。

（3）诊断：根据病史，有感冒或过度用嗓等诱因，后出现声嘶症状，结合喉镜检查见喉黏膜充血、水肿，尤其是声带充血，可做出诊断。

（4）治疗：治疗应首先禁声休息，雾化吸入庆大霉素注射剂 8 万 U 和地塞米松注射剂 5 mg，控制感染，减轻炎症。也可配合使用咽喉含片、中药胖大海等。对症应用止咳、化痰药物。病情重、细菌感染明显时可全身应用抗生素及糖皮质激素。

5. 慢性喉炎

（1）病因与发病机制：为喉部黏膜的慢性非特异性炎症。急性喉炎如治疗不当，反复发作可成为慢性喉炎；船员在噪声环境下不自觉地提高嗓音，长期用声过度可导致慢性喉炎；鼻腔、鼻窦或咽部的慢性炎症也可直接扩散至喉部。此外，还有下呼吸道炎症分泌物、粉尘及有害气体吸入的长期影响等。这些因素可导致喉部黏膜充血，淋巴细胞浸润，间质水肿及黏液分泌增加。部分患者局部纤维组织增生，黏膜肥厚；或导致黏膜及腺体萎缩。

（2）临床表现：声嘶是慢性喉炎的主要症状，声嘶程度因人而异。患者出现音调低沉，声音粗糙，有些患者晨起症状较重，讲一段时间话后或活动后，或喉分泌物咳出后，声嘶逐渐好转；有些患者晨起发声正常，讲话多后又声嘶；有的患者有喉部不适、干燥感，说话时感喉痛；有的患者喉部分泌物增加，形成黏痰，讲话费力，需要咳出后讲话方感轻松。间接喉镜检查见声带弥漫性充血，红肿，失去原来的珠白色，有时可见声带肥厚，声带前 1/3 处可见黏液丝位于声门间，发音时声带闭合不良，室带常肥厚而盖住部分声带，有的喉黏膜干燥，变薄，杓间区及声门下有薄痂附着。

（3）诊断：根据长期喉部不适和声嘶的病史，结合喉镜检查所见，不难做出诊断，但需要注意应与其他引起声嘶的疾病鉴别。

（4）治疗：纠正不正确的发音方法，避免长时间过度用嗓。戒除烟酒，少吃辛辣食物。改善作业环境，并加强防护。局部雾化吸入抗生素及糖皮质激素，如庆大霉素注射剂 8×10^4 U 和地塞米松注射剂 5 mg，每天 1～2 次，4～6 天为 1 个疗程。可用中药黄氏响声丸、金嗓开音丸等辅助治疗。

5.12 眼 科 疾 病

据统计，船员眼部疾病发生率约占各科疾病总数的 1.34%。在各类眼病中，外眼病居首位，眼外伤列第二位。青光眼、眼底病、眼异物伤等都可能在航海过程中突然发生，故船上医务人员应具备一定处理眼科疾病的能力，才能及时应对，避免严重不良后果的产生。本节主要介绍眼科多发病、常见病的诊断、治疗及预防等内容。

5.12.1 睑腺炎

睑腺炎（hordeolum）是眼睑腺体的一种急性化脓性炎症，通常将睑腺炎称为麦粒肿。如果是睫毛毛囊或其附属的皮脂腺（Zeis 腺）、变态汗腺（Moll 腺）感染，称为外睑腺炎。如果是睑板腺感染，称为内睑腺炎。

1. 病因及临床表现

睑腺炎大多由葡萄球菌，特别是金黄色葡萄球菌感染引起。患处有红、肿、热、痛等急性炎症典型表现。外睑腺炎的炎症主要位于睫毛根部的睑缘处，开始时红肿范围较弥散，触诊时可发现硬结，压痛明显，可伴有同侧耳前淋巴结肿大与压痛；内睑腺炎局限于睑板腺内，肿胀比较局限，疼痛明显，病变处有硬结与压痛，睑结膜面局限性充血、肿胀。若致病菌毒性强烈，炎症由一个腺体扩展到其他腺体可形成多个脓点，有时伴有畏寒、发热、头痛等全身中毒症状。

2. 诊断与鉴别诊断

根据患者病史和眼睑的改变,容易做出诊断。内睑腺炎需要与睑板腺囊肿相鉴别,后者是睑板腺特发性无菌性慢性肉芽肿性炎症,通常称为霰粒肿,无明显痛性眼睑硬结,界限清楚,相应结膜面呈紫红色充血,可透见淡蓝色囊肿。

3. 治疗

睑腺炎的治疗包括局部处理与全身治疗。

(1)早期睑腺炎应给予局部热敷,每次 15~20 min,每天 3~4 次,以缓解症状,促进炎症消退。

(2)滴用抗生素眼液,每天 4~6 次,局部和结膜囊内涂抗生素眼膏,反复发作及伴有全身反应者,可口服抗生素。

(3)脓肿形成后,即可切开排脓。外睑腺炎的切口应在皮肤面,切口与睑缘平行,与眼睑皮纹相一致,以尽量减少瘢痕。如果脓肿较大,应当放置引流条;内睑腺炎的切口常在睑结膜面,切口与睑缘垂直,以免过多伤及睑板腺管。脓肿尚未成熟时不宜切开。

(4)睑腺炎感染扩散可导致眼睑蜂窝织炎,甚至导致海绵窦脓毒血栓或败血症而危及生命。一旦发生这种情况,应尽早全身使用足量的以抑制金黄色葡萄球菌为主的广谱抗生素,并对脓液或血液进行细菌培养和药敏试验,以选择更敏感的抗生素。

5.12.2　结膜炎

结膜炎(conjunctivitis)是眼科最常见的疾病之一,病因有微生物和非微生物两大类,最常见的是微生物感染,主要是细菌、病毒或衣原体感染,偶见真菌、立克次体和寄生虫感染。

1. 细菌性结膜炎

细菌性结膜炎由致病菌感染引起,按发病快慢分为超急性(24 h 内)、急性或亚急性(数小时至数天)、慢性(数天至数周)。本节重点介绍急性或亚急性细菌性结膜炎。

(1)病因:急性或亚急性细菌性结膜炎又称急性卡他性结膜炎,俗称红眼病。传染性强,多发生于春秋季节,可散发感染,也可流行于学校、工厂等集体生活场所。常见的致病菌有表皮葡萄球菌、金黄色葡萄球菌、流感嗜血杆菌(春夏季节多见)、肺炎链球菌(冬季多见)等。

(2)临床表现:潜伏期为 1~3 天,两眼同时或间隔 1~2 天发病。发病急,发病 3~4 天时炎症最重,后逐渐减轻,病程一般少于 3 周。自觉异物感、刺痛感、烧灼感、畏光,因眼睑肿胀和分泌物较多,晨起难以睁眼。结膜充血,以睑结膜及穹窿结膜最明显,可合并球结膜水肿、眼睑红肿、结膜下出血点。分泌物呈黏液、脓性或黏液脓性,重者在睑结膜表面凝成乳白色假膜。病变较少累及角膜,一般不影响视力。

(3)治疗:主要是局部与全身的抗生素治疗。

1)局部抗生素治疗:根据致病菌选择最有效的抗生素滴眼液,每 1~2 h 一次,夜间涂以抗生素眼膏。治疗必须及时、彻底,在症状基本消退后,仍应继续滴药 1~2 周,以防转成慢性或复发。急性结膜炎分泌物过多,可用生理盐水或 3% 硼酸水冲洗,每天 2~3 次。冲洗时要小心操作,防止损伤角膜上皮,并避免冲洗液流入健侧眼,造成交叉感染。禁忌包扎及热敷。

2)全身抗生素治疗:重症患者应及时全身使用足量敏感抗生素,口服、肌内注射或静脉给药。

2. 病毒性结膜炎

病毒性结膜炎是常见的感染性眼病,起病快,传染性强,发病率高。临床上按病程分急性与慢性病毒性结膜炎。本节重点介绍流行性出血性结膜炎。

（1）病因：流行性出血性结膜炎是由 70 型肠道病毒（偶由 A24 型柯萨奇病毒）引起的一种暴发流行的自限性眼部传染病，又称阿波罗 11 号结膜炎，常发生于夏秋季节，起病急剧，刺激症状重。流行性出血性结膜炎于 1969 年首发于加纳并流行于东南亚，1971 年在我国引起大范围暴发流行，以后多为地区性流行。

（2）临床表现：潜伏期为 18～48 h，双眼同时或先后发病，病程呈自限性，一般 5～7 天。主要表现有眼痛、畏光、流泪、明显的异物感、结膜下出血和眼睑水肿。分泌物为水样或浆液性，量少。球结膜下出血呈鲜红色，开始为点状或片状，严重者波及整个球结膜，常有滤泡形成，伴上皮角膜炎和耳前淋巴结肿大。

（3）治疗：主要是对症治疗，局部应用广谱抗病毒药物如干扰素、利巴韦林滴眼液等。

3. 衣原体性结膜炎

衣原体性结膜炎由沙眼衣原体引起，包括沙眼、包涵体性结膜炎、性病淋巴肉芽肿性结膜炎。本节重点介绍沙眼。

（1）病因：沙眼是由沙眼衣原体引起的一种慢性传染性结膜角膜炎症，是致盲的主要疾病之一。全球有 3 亿～6 亿人患沙眼，患病率和严重程度主要取决于当地居住条件和个人卫生习惯。通过直接接触或污物间接传播，卫生用具和水为重要媒介，节肢昆虫也是传播媒介。不良的卫生习惯和生活环境、贫困和营养不良、酷热和沙尘气候等是沙眼感染传播的主要影响因素。船员在远航时因淡水不足，且保存时间较长，若卫生条件差，易发沙眼。沙眼的急性期比瘢痕期更具有传染性。

（2）临床表现：一般为双眼发病。急性期症状包括畏光、流泪、异物感，有较多黏液和黏脓性分泌物，可出现眼睑红肿，结膜明显充血，乳头增生，上下穹窿部结膜布满滤泡，可合并弥漫性角膜上皮炎及耳前淋巴结肿大。慢性期患者无明显不适，或仅有刺痒、异物感、干燥和烧灼感，分泌物不多，透明的结膜变得污秽肥厚，同时有乳头增生、滤泡增生。以上穹窿及睑板上缘结膜病变显著，并可出现垂帘状角膜血管翳。慢性期经过数年乃至十数年，从活动期发展到退行期及完全瘢痕期，病变结膜逐渐为结缔组织所代替而形成瘢痕。慢性病变后期会严重影响视力，甚至导致失明。

（3）治疗：包括眼局部和全身的药物治疗及并发症的治疗。

1）局部治疗：常用滴眼液有 0.1％利福平、0.1％酞丁安、0.5％新霉素、0.25％氯霉素、15％磺胺醋酰钠等。夜间用四环素、红霉素等眼膏。持续治疗 6～12 周。

2）全身治疗：急性期或严重的沙眼，除局部用药外，可同时口服四环素 1.5～2.0 g/d，分 3 次服用，疗程为 3 周。

3）手术治疗：沙眼滤泡多时，可配合进行滤泡挤压术。沙眼乳头较多时，配合进行沙眼乳头摩擦术。针对沙眼后遗症及并发症，进行睑内翻矫治术、慢性泪囊炎的鼻腔泪囊吻合术等。

5.12.3　角膜炎

角膜炎（keratitis）在角膜病中占重要地位，是主要的致盲原因之一。当角膜防御能力减弱时，外界或内源性致病因素侵袭角膜组织引起角膜炎症。

1. 病因

角膜炎的致病因素主要有以下三种。

（1）感染源性：主要病原微生物有细菌、病毒、真菌和寄生虫，其中细菌是主要感染源，但近年来真菌感染有逐年增加的趋势，其他感染病原生物还有衣原体、结核杆菌和梅毒螺旋体等。

（2）内源性：一些自身免疫性疾病如类风湿关节炎，可伴有角膜病变。某些全身性疾病也会影响角膜，如维生素 A 缺乏，可引起角膜干燥或软化症。

（3）局部炎症蔓延：邻近组织的炎症可波及角膜，如结膜炎可引起周边部角膜浸润性炎症，巩膜炎可引起硬化性角膜炎,虹膜睫状体炎可影响角膜内皮等。

2. 临床表现

角膜炎的临床表现主要包括眼部刺激症状及角膜病变引起的视力下降等。

(1) 畏光、流泪、疼痛、眼睑痉挛:是眼部刺激症状,因角膜上皮内具有丰富的感觉神经末梢,对炎症刺激敏感。这些症状中,以眼痛最为明显,可持续存在,直至炎症消退。

(2) 睫状充血:严重时可表现为混合充血。

(3) 角膜混浊:呈灰白色或乳白色,见于角膜的炎性浸润、溃疡和瘢痕形成。如为炎性浸润则表现为表面无光泽,边界模糊。角膜瘢痕表面光泽,边界清楚,如病变位于瞳孔区,可严重影响视力。角膜上皮有缺损,用荧光素染色后容易发现。

(4) 角膜血管新生:任何性质的角膜炎,若炎症持续时间长,可引起角膜血管新生,浅层血管呈树枝状,深层呈毛刷状,位于角膜基质层。它虽可促进损伤修复,但也影响角膜透明性。

3. 治疗原则

角膜炎的治疗原则主要是控制感染,减轻炎症反应,促进溃疡愈合和减轻瘢痕形成。细菌性角膜炎宜选用敏感的抗菌药物治疗。根据临床经验和患者病情,选择一种或多种广谱抗生素,待实验室检查明确病原菌后,进行调整,给予敏感抗生素进一步治疗。抗真菌药物仍是治疗真菌性角膜炎的重要手段,但目前缺乏高效、低毒、广谱的理想药物。单纯疱疹病毒性角膜炎可使用抗疱疹病毒药物治疗,防止复发也是治疗的重点。

5.12.4　眼外伤

任何外来机械、物理和化学性因素作用于眼部,造成视觉器官的结构和功能损害统称为眼外伤(ocular injury),眼外伤是造成视力损害的主要原因之一。眼的结构精细特殊,一次严重的眼外伤可同时伤及眼部多种组织结构,引起严重后果。因此,对眼外伤的防治应引起极大重视。眼外伤有多种分类方法,按致伤原因可分为机械性眼外伤和非机械性眼外伤两类,前者包括异物伤、钝挫伤和穿通伤等;后者有热烧伤、化学伤和辐射伤等。

1. 异物伤

异物伤比较常见,引起异物伤的异物可分为金属异物和非金属异物两类。大多数异物为铁质磁性金属,非磁性金属异物有铜和铅等。非金属异物包括玻璃、碎石及植物性异物(如木刺、竹签)和动物性(如毛、刺)异物等。不同性质的异物在眼的不同部位所引起的损伤及其处理有所区别。

(1) 眼睑异物:多见于爆炸伤时,可使上、下眼睑布满细小的火药渣、尘土及沙石。较大的异物可用镊子夹出。

(2) 结膜异物:常见灰尘、煤屑等,多隐藏在睑板下沟、穹窿部及半月皱襞,异物摩擦角膜会引起明显的刺激症状,可在表面麻醉剂滴眼后,充分翻转上睑及暴露上穹窿部进行检查,用无菌湿棉签拭去异物,或进行结膜囊冲洗,再滴用抗生素滴眼液。

(3) 角膜异物:多见铁屑、煤屑等,刺激症状明显,如刺痛、畏光、流泪和眼睑痉挛等。铁质异物可形成锈斑,植物性异物易引发感染。对角膜浅层异物,可在表面麻醉下,用盐水浸过的湿棉签拭去。较深的异物,可用无菌注射针头剔除,如有锈斑,尽量一次性剔除干净。对深层的异物或异物较大,已部分穿透角膜进入前房,应行显微手术摘除异物,必要时缝合角膜伤口。异物取出后,使用抗生素滴眼液或眼膏。

(4) 眼眶异物:常见金属弹片、气枪弹或竹木碎片。可出现局部肿胀、疼痛表现。若合并感染化脓,可致眼眶蜂窝织炎或瘘管。眼眶内金属异物多被软组织包裹,不必勉强摘除。但铜和植物性异物,或异物造成周围组织严重损伤,或伤口久治不愈等情况,仍应尽早手术完全取出异物。

(5)眼内异物:是严重危害视力的一类眼外伤。任何开放性眼部或眼眶外伤,都应怀疑并排除异物。眼内异物一般应及早手术取出,以重建眼部结构及恢复视功能。

2. 钝挫伤

钝挫伤为由机械性钝力引起的眼外伤,占眼外伤总数的 1/3 以上,可造成眼球多种结构的损伤,包括眼附属器、视神经等的损伤。

(1)致伤原因:眼球钝挫伤的原因很多,在生产、生活、体育运动和交通事故等情况下,遭受各种物体如土块、砖石、拳头、球类等的撞击,以及跌撞、车祸、爆炸冲击波等。

(2)临床表现:根据致伤物大小和着力点不同,伤情表现多种多样,如眼睑皮肤擦伤、全层皮肤撕裂、眼睑血肿、各种角膜挫伤、前房积血、虹膜根部离断、晶状体脱位、玻璃体积血、视网膜震荡与挫伤、脉络膜破裂、视神经挫伤等,严重者可致眼球破裂,伴有不同程度的视力损害。

(3)治疗原则:眼睑皮肤、结膜、角膜、巩膜有破裂者,应尽早进行手术缝合;对前房积血、玻璃体积血需要采取半卧位,适当应用镇静剂,可用纱布遮盖双眼制动眼球,早期使用止血药,后期使用血管扩张剂促进血液吸收。对视网膜震荡与挫伤,早期应用大剂量糖皮质激素治疗,可减轻视网膜水肿引起的损害。对视神经管骨折,应采取早期减压术。对眼球破裂、眼内容物大量流失、视力无光感伤员,可能要考虑摘除眼球。

3. 穿通伤

穿通伤为由锐器刺入、切割造成眼球壁的全层裂开,是"由外向内"的致伤机制,伴或不伴有眼内损伤或组织脱出。预后取决于伤口部位、范围和损伤程度,有无感染等并发症,以及治疗措施是否及时适当。

(1)分类及临床表现:按照眼球穿通的部位,可分为角膜穿通伤、角巩膜穿通伤、巩膜穿通伤。眼球结构的损伤可因致伤物的大小、形态、性质、穿透眼球的深度和部位的不同而形成各种不同的结构损伤。单纯性角膜穿通伤若伤口小而规则,常自行闭合。复杂性角膜穿通伤,伤口大且不规则,常有虹膜嵌顿及脱出,前房变浅,可伴有晶状体破裂或眼后段损伤。出现明显的眼痛、流泪和视力下降。巩膜穿通伤若伤口较小,容易忽略,伤口表面仅见结膜下出血;较大的伤口常伴有脉络膜、玻璃体和视网膜的损伤及出血,预后较差。

(2)治疗原则:应尽早缝合伤口,防治感染和炎症,积极治疗各种并发症,尽可能恢复眼球的结构和功能。

4. 化学伤

化学伤主要由化学物品如强酸(硫酸、硝酸、盐酸等)、强碱(石灰、氢氧化钠等)的溶液、粉尘或气体等接触眼部而导致烧伤。化学伤的严重程度取决于接触的化学物质种类、浓度、剂量、作用方式、受伤部位、接触时间、接触面积、化学物质的温度、压力、治疗是否合理及时等。

(1)临床表现:根据眼部烧伤的情况,可分为轻、中、重 3 种不同程度。

1)轻度烧伤:多由弱酸或稀释的弱碱引起。眼睑与结膜轻度充血水肿,角膜上皮可有点状脱落或水肿,数日后水肿消退,上皮修复,不留瘢痕,无明显并发症,视力多不受影响。

2)中度烧伤:由强酸或较稀的碱类物质引起。眼睑皮肤可起水疱或糜烂;结膜水肿,出现小片缺血坏死;角膜有明显混浊、水肿,角膜上皮完全脱落,或形成白色凝固层。治愈后可留有瘢痕,影响视力。

3)重度烧伤:大多由强碱引起。眼睑、结膜出现广泛的缺血性坏死,呈灰白色混浊;角膜全层灰白或呈瓷白色,甚至可有角膜溃疡和穿孔。碱性物质进入前房可引起葡萄膜炎、继发性青光眼和白内障等。

最终可引起眼表、眼球结构和视功能的严重损害。

(2)治疗原则：现场立即彻底冲洗眼部,是处理酸碱烧伤的最重要一步。应就地取材,用大量清水或其他水源反复冲洗,至少冲洗 30 min。后续进一步去除残留化学物质,必要时前房穿刺,抗炎、散瞳,预防感染,加速创面愈合,防治睑球粘连等并发症。

5.12.5 青光眼

青光眼(glaucoma)是一组以特征性视神经萎缩和视野缺损为共同特征的疾病,是目前全球第二位致盲眼病。病理性眼压增高是青光眼的主要危险因素。此外,遗传、种族、年龄、近视及可能引起视神经供血不足的疾病,如心血管疾病、糖尿病、血液流变学异常等,均可能是危险因素。部分青光眼患者发病急骤,如不能控制病情可在数天内致盲;部分患者无明显症状,在不知不觉中逐渐失明。青光眼在临床上分为原发性青光眼、继发性青光眼和先天性青光眼。原发性青光眼又分为闭角型青光眼(包括急性、慢性)和开角型青光眼,病因与发病机制尚不完全清楚。

1. 原发性开角型青光眼

病因不明,可能与遗传有关。原发性开角型青光眼特点是眼压虽然升高,但房角始终处于开放状态,房水外流受阻于小梁网- Schlemm 系统。一般为双眼发病,但进展不一,双侧在眼压、视盘、视野及瞳孔对光反应上出现不对称性。

(1)临床表现:发病隐匿,早期可无任何症状。视力在短期内不受影响,在晚期管状视野者也可保持良好。晚期双眼视野均缩小时,可出现行动不便和夜盲等症状。总的眼压水平多较正常值略高,随病情进展,眼压逐渐增高。眼底检查发现视盘凹陷进行性扩大和加深,视盘上下方盘沿变窄,双侧视盘凹陷不对称,视盘或盘周浅表线状出血,视网膜神经纤维层缺损。视野缺损,为诊断和评估青光眼病情的重要指标之一。早期视野缺损为旁中心暗点和鼻侧阶梯。随病情进展,旁中心暗点逐渐扩大和加深,多个暗点相互融合并向鼻侧扩展,形成象限型或偏盲型缺损。发展到晚期,仅残存管状视野和颞侧视岛。青光眼也损害黄斑功能,表现为获得性色觉障碍、视觉对比敏感度下降等。

早期患者因无明显自觉症状,易漏诊,主要依靠眼底检查来发现。视神经损害、视野缺损、眼压升高三大诊断指标,如其中两项为阳性,房角检查属开角,诊断即可成立。

(2)治疗原则:青光眼治疗的目的是保存现有的视功能,防止视功能损害进一步加重。作为一种不可逆性致盲性眼病,迄今尚无特效方法能逆转青光眼性视功能损害,某些年轻人在眼压降低后视盘仍会缩小。治疗方法主要包括降低眼压、视神经保护治疗及其他辅助治疗等。降眼压药有拟副交感神经药(缩瞳剂)、β 肾上腺素受体拮抗剂、α_2 肾上腺素受体激动剂、前列腺素衍生物、碳酸酐酶抑制剂、高渗剂等。根据病情需要,可采用针对性的抗青光眼手术治疗,这类手术包括解除瞳孔阻滞的手术、解除小梁网阻力的手术、建立房水外引流通道的手术、减少房水生成的手术及青光眼白内障联合手术等。

2. 原发性急性闭角型青光眼

因周边虹膜堵塞小梁网,或与小梁网产生粘连,导致房角关闭,房水外流受阻,引起眼压升高,造成视神经和视野损害的一类青光眼称为闭角型青光眼,骤然发病者为急性型。病因不明,局部解剖结构异常是主要危险因素,有遗传倾向。多见于 50 岁以上老年人,女性多于男性。患者常有远视,双眼往往先后或同时发病。

(1)临床表现:发病急骤,表现为剧烈头痛、畏光、流泪、眼痛、视力严重减退甚至失明,可伴有恶心、呕吐等全身症状。检查可见眼睑水肿,混合性充血,角膜上皮水肿,前房变浅,瞳孔散大,常呈竖椭圆形,光反射消失。眼压常在 50 mmHg 以上。房角镜检查证实房角关闭是重要诊断依据。

由于急性闭角型青光眼发作时常伴有恶心、呕吐和剧烈头痛,可能掩盖眼痛和视力下降,临床上应与胃肠道疾病、颅脑疾患和偏头疼等相鉴别,尽早明确诊断,及早治疗。

（2）治疗原则:主要是降低眼压,尽力保存视觉功能。具体方法包括药物治疗、手术治疗及其他辅助治疗等。

5.12.6　中心性浆液性脉络膜视网膜病变

视网膜疾病包括视网膜血管病、黄斑疾病、视网膜脱离、视网膜色素变性、视网膜母细胞瘤等。本节重点介绍中心性浆液性脉络膜视网膜病变。

中心性浆液性脉络膜视网膜病变(central serous chorioretinopathy)指以黄斑部及其附近的局限性浆液性神经上皮脱离为特征的常见眼底病变。主要发病机制为脉络膜毛细血管通透性增加,引起浆液性视网膜色素上皮层脱离,进一步导致色素上皮渗漏和后极部浆液性视网膜脱离。病因不明。多见于健康状况良好的青壮年男性(25～50 岁),单眼或双眼发病,疾病过程常为自限性,可复发,但预后较好。

1. 临床表现

单眼或双眼视力下降,但常在 0.5 以上,能用凸透镜镜片部分矫正。视物变暗、变形、变小、变远,伴有中央相对暗区。检眼镜检查可见黄斑区有一圆形光反射轮,可见点状灰白色视网膜后沉着物,中心凹暗红,光反射消失,黄斑可有一圆顶状视网膜盘状脱离区。眼底荧光血管造影,在黄斑区或其周围可有一个或数个荧光素渗漏点,后期逐渐呈喷射状或墨迹样扩大为强荧光斑。

主要根据病史和眼底表现进行诊断。伴有黄斑水肿的视网膜脱离,有时可被误诊为中心性浆液性脉络膜视网膜病变,应充分散瞳,详查眼底予以鉴别。

2. 治疗原则

中心性浆液性脉络膜视网膜病变无特殊药物治疗,大多数患者在 3～6 个月可自愈,视力恢复,但视物变形和变小可持续一年以上。如果渗漏点不在盘斑区,又距黄斑中心凹 200 μm 以外,可用激光光凝渗漏点,2～3 周有明显改善。有些患者因长期迁延不愈或反复发作,黄斑下可出现机化膜,下方视网膜色素上皮带状萎缩。中心性浆液性脉络膜视网膜病变禁用糖皮质激素和血管扩张药。

5.12.7　屈光不正

眼在调节放松状态下,外界(5 m 以外)的平行光线经眼的屈光系统后,物体所成的像正好聚焦在视网膜上,人们将此称为正视。若光线不能在视网膜上聚焦,则眼将不能产生物体的清晰像,这种屈光状态称为非正视或屈光不正,分为近视、远视和散光。

1. 近视

在调节放松状态时,平行光线经过眼屈光系统后聚焦在视网膜之前,这种屈光状态称为近视(myopia)。

（1）临床表现:近视患者的典型表现为远距离视物模糊,近距离视力好。近视初期常有远距视力波动,注视远处物体时常眯眼。由于看近时视物清晰,可以不用调节或微调节,故集合功能相应减弱,易引起外隐斜或外斜视。

（2）处理原则:近视的矫正需要先经准确验光确定近视度数,应用合适的凹透镜镜片进行矫正,在患者可耐受的前提下给予全矫镜片。矫正也可根据个人条件和要求选择合适的屈光手术。

2. 远视

在调节放松状态时,平行光线经过眼屈光系统后聚焦在视网膜之后,这种屈光状态称为远视

(hypermetropia)。

(1) 临床表现:典型的远视者视远物不清、视近物更不清,且与年龄关系密切。由于频繁并过度使用调节,远视者视疲劳症状比较明显,常伴有内隐斜或内斜视。

(2) 处理原则:远视的矫正也需要先经准确验光确定远视度数,应用合适的凸透镜镜片进行矫正。轻度远视无明显症状和体征者不需要矫正,但应进行随访观察,一旦出现明显症状和体征,如有视疲劳、视力不佳和内斜视等,就需要给予一定度数的镜片进行矫正。

3. 散光

由于眼球在不同子午线上屈光力不同,平行光线经过眼屈光系统后不能形成一个焦点,而是聚焦形成两条焦线和最小弥散斑的屈光状态称为散光(astigmatism)。

(1) 临床表现:散光可以表现出视物时远近都模糊,或目标的某方向旁边有虚影,常有眼疲劳的表现,因为看清目标需要经常使用调节变换焦点。

(2) 处理原则:散光对视力的影响程度取决于散光的度数和轴向,应同时矫正度数和轴向,以达到最佳视觉质量。

5.13　口　腔　疾　病

龋病、牙周病是常见和多发的口腔疾病。2016 年,WHO 已将龋齿与肿瘤、心血管疾病并列为人类三大重点防治疾病。牙周病是成人牙齿丧失的主要原因,并与全身多种系统疾病发病相关。海上作业人员龋病发生率、龋均、牙石检出率、牙龈炎、牙周病的患病率均远高于部队现役人员水平。海上作业人员长期处于艰苦的工作环境,精神状态往往高度紧张。同时,船上的生活用水不足,个人卫生也无法与陆地相比,且饮食结构较为单一,维生素摄入量不足,容易使人的免疫力下降,这些都是导致海上作业人员口腔疾病发病率高的因素。此外,口腔疾病与其他系统疾病有密切关系,如口腔病灶可引起胃肠道等疾病,而胃肠道疾病也是海上作业人员的常见病与多发病。这些疾病可能互为因果关系,影响海上作业人员疾病的防治。

5.13.1　口腔组成与生理

口腔是消化系统的一部分,主要由唇、颊、舌、腭、涎腺、牙和颌骨等组成。口腔的前端与唇部皮肤相连,后端与咽部黏膜相延续。口腔表面被覆黏膜上皮,并与牙体硬组织以特殊的方式连接。各类涎腺则借助于导管或直接开口于口腔黏膜。牙由牙冠、牙颈和牙根组成。

1. 牙体组织

牙体组织由釉质、牙本质和牙骨质三种钙化的硬组织及牙髓腔内的软组织牙髓构成。釉质是特化的上皮组织,为人体中最硬的组织,而牙本质、牙骨质则属于钙化的结缔组织。牙本质构成牙的主体,釉质覆盖在其解剖牙冠的表面,牙骨质则覆盖于牙根表面。牙髓为疏松的结缔组织,充满于牙中央的牙髓腔,牙髓的血管和神经通过狭窄的根尖孔与牙周组织相通连。

2. 牙周组织

牙周组织包括牙周膜、牙槽骨和牙龈,是牙的支持组织。牙周膜由致密的结缔组织构成,环绕牙根,位于牙根和牙槽骨之间。牙周膜厚度为 0.15～0.38 mm,在根 1/3 处最薄,由细胞、基质和纤维组成,其中大量的胶原纤维将牙固定在牙槽窝内,能抵抗和调节牙所承受的咀嚼压力。

3. 口腔黏膜

口腔黏膜覆盖于口腔表面，前借唇红与唇部皮肤相连，后与咽部黏膜相延续。唾液腺通过口腔黏膜表面的开口将唾液排入口腔，使口腔黏膜经常保持湿润。

4. 涎腺

涎腺是外分泌腺，其分泌物流入口腔，即唾液，所以涎腺又称为唾液腺。除腮腺、颌下腺、舌下腺三对大涎腺外，还有很多小涎腺分布于口腔黏膜和黏膜下层，按其所在解剖部位对其进行命名，如唇腺、颊腺、腭腺、舌腺、磨牙后腺等。

5.13.2　口腔常见疾病

1. 龋病

（1）病因、分类及临床表现：龋病（dental caries）是在以细菌为主的多种因素影响下，牙体硬组织发生慢性进行性破坏的一种疾病。致龋的因素主要包括细菌和牙菌斑、食物及牙所处的环境等。根据发病情况和进展速度，龋病分为以下几种。

1）急性龋：多见于儿童或青年。病变进展较快，龋损组织呈浅棕色，质地湿软。此外，有严重全身性疾病的患者，由于唾液分泌量少或未注意口腔卫生，亦可能发生急性龋。

2）慢性龋：一般龋齿都属于此种类型。进展慢，龋损组织呈黑褐色，质地干硬。

3）继发龋：龋病治疗后，由于原龋损组织没有除净，或充填物边缘或窝洞周围牙体组织破裂，形成菌斑滞留区，或修复材料与牙体组织不密合形成微渗漏，产生龋病，故称继发龋。

（2）诊断：根据病变程度做出如下诊断。

1）浅龋：一般呈白垩色、黄褐色点或斑，无自觉症状，遭受外界的物理和化学刺激如冷、热、酸、甜刺激时，亦无明显反应。

2）中龋：龋病发展至牙本质浅层，呈黄褐或深褐色，已形成龋洞。对酸甜饮食敏感，过冷过热饮食也能产生酸痛感，冷刺激尤甚，但刺激去除后症状可立即消失。

3）深龋：龋病发展至牙本质深层，形成深大龋洞，常有食物嵌入，食物压迫使牙髓内部压力增加，或遇冷热、酸甜和化学刺激时，疼痛感较中龋更加明显，去除刺激后，症状也很快消失。

（3）治疗：龋病治疗的目的在于终止病变过程，保护牙髓，阻止其继续发展并恢复牙齿的固有形态和功能。由于牙齿结构特殊，虽有再矿化能力，但对实质性缺损无自身修复能力。一般来说，早期釉质龋可采用保守治疗，有组织缺损时，应采用修复性方法治疗。深龋近髓时，应先采取保护牙髓的措施，再进行修复。

2. 急性牙髓炎

（1）病因与发病机制：急性牙髓炎（acute pulpitis）病因较多，包括细菌感染、物理和化学刺激、创伤及免疫反应等，其中细菌感染是主要因素。进入牙髓中的细菌可产生多种有害物质，它们可直接毒害组织细胞，或通过引发炎症和免疫反应间接导致组织损伤。致病物质主要是内毒素、酶和代谢产物。

（2）临床表现：发病急，疼痛剧烈。临床上绝大多数属于慢性牙髓炎急性发作，龋源性者尤为显著。

1）自发性阵发性痛：在未受到任何外界刺激下，突然发生剧烈的自发尖锐疼痛。炎症早期，疼痛持续时间短，每次持续数分钟。到炎症晚期，疼痛时间延长，可持续数小时。炎症牙髓出现化脓时，患者可主诉患牙有搏动性跳痛。

2）夜间痛：疼痛往往在夜间发作，或夜间较白天剧烈。

3）温度刺激加剧疼痛：冷热刺激可激发患牙的剧烈疼痛。如牙髓已化脓或部分坏死，可表现为热痛冷缓解。

4）疼痛不能自行定位：疼痛发作时，患者大多不能明确指出患牙。疼痛呈放散性或牵涉性，但不会放散到患牙对侧区域。

（3）诊断：典型的疼痛症状，患牙可被查到有引起牙髓病变的牙体损害或其他病因。牙髓活力检测，尤其温度测验结果及叩诊反应可帮助定位患牙。

（4）治疗：在局部麻醉情况下，开通髓腔，引流炎症渗出物和降低炎症渗出物形成的髓腔高压，缓解疼痛，再以去除牙髓、保存患牙为目的，实施根管治疗术或者牙髓塑化治疗。

3. 急性根尖周炎

（1）病因与发病机制：急性根尖周炎是从根尖部牙周膜出现浆液性炎症到根尖周组织形成化脓炎症的一系列反应过程，是一个病变程度由轻到重、病变范围由小到大的连续过程。

（2）临床表现：主要为患牙咬合痛。患牙初期只有不适、发木、浮出发胀感。当病变继续发展，患牙浮出和伸长感逐渐加重，出现自发性、持续性钝痛。患者因不愿意咀嚼，影响进食。

（3）诊断：患牙典型的咬合疼痛症状，叩诊和扪诊反应阳性。X线检查根尖周组织影像可作为参考。

（4）治疗：在局部麻醉情况下，开通髓腔引流通道，穿通根尖孔，使根尖渗出物及脓液通过根管得到引流，以缓解根尖部的压力，解除疼痛。用过氧化氢溶液和次氯酸钠交替冲洗根管，随后再实施根管治疗术。

4. 复发性阿弗他溃疡

（1）病因与发病机制：复发性阿弗他溃疡（recurrent aphthous ulcer）为口腔黏膜孤立的、圆形或椭圆形、浅表性溃疡，是最常见的口腔黏膜病，人群患病率为 $10\% \sim 25\%$。复发性阿弗他溃疡周期性复发，但有自限性。病因复杂，个体差异明显，可能系多种因素的综合作用的结果。

1）免疫因素：细胞免疫、体液免疫异常和自身免疫，或免疫功能低下和免疫缺陷。

2）遗传因素：复发性阿弗他溃疡有遗传倾向，有阳性家族史者，则发病年龄更早，病情更严重。

3）系统性疾病：与胃肠道溃疡、消化道疾病有密切关系，与内分泌系统疾病也有一定关系。

4）感染、环境等因素：复发性阿弗他溃疡是否属于感染性疾病，仍有争议。从部分患者病灶中分离出腺病毒、单纯疱疹病毒和 L 型链球菌，提示感染的可能。其他不良影响包括心理状态、生活和工作环境、社会环境因素、局部微循环障碍等。

（2）临床表现：根据溃疡特征可分为三型。

1）轻型阿弗他溃疡：最常见，约占 80%。溃疡不大，周界清晰，数目不多，每次 $1 \sim 5$ 个。好发于角化程度较差的区域，如唇、颊黏膜。发作时溃疡有"凹、红、黄、痛"特征。即溃疡中央凹陷，基底不硬，周边约有 1 mm 的充血红晕带，表面覆有浅黄色假膜，灼烧感明显。整个发作期一般 $1 \sim 2$ 周，具有不治而愈的自限性。

2）重型阿弗他溃疡：发作时溃疡大而深，直径可达 $10 \sim 30$ mm，深及黏膜下层直至肌层。溃疡常单个发生，或周围有数个小溃疡，疼痛较重。发作期可长达月余甚至数月，也有自限性，愈后留有瘢痕。

3）疱疹性阿弗他溃疡：溃疡小而多，散在分布于黏膜任何部位，黏膜充血发红，唾液分泌增加，可伴有头痛、低热、全身不适、局部淋巴结肿大等表现。发作规律和轻型阿弗他溃疡一致，愈后不留瘢痕。

（3）诊断：根据临床体征和复发性及自限性的病史规律，不必做活检即可诊断。根据溃疡特征可以分型。对大而深且长期不愈的溃疡，应警惕癌变，需要做活检以明确诊断。

（4）治疗：局部治疗与全身治疗相结合。

1）局部治疗：为主要治疗方法，使用消炎、止痛、防止感染、促进愈合的中西药物，可结合激光、微波或紫外线照射。

2）全身治疗：以对因治疗、控制症状、减少复发、促进愈合为主要原则。

5. 智齿冠周炎

（1）病因与发病机制：智齿冠周炎指智齿（第三磨牙）萌出不全或阻生时，牙冠周围软组织发生的炎症。由于阻生智齿的牙冠部分或全部为龈瓣覆盖，形成较深的盲袋，食物及细菌极易嵌塞，加之冠部牙龈常因咀嚼食物而损伤，形成溃疡。当全身抵抗力下降、局部细菌毒力增强时，易引发智齿冠周炎。

（2）临床表现：患者自觉患侧磨牙后区肿痛不适，进食时的咀嚼、吞咽、开口活动使疼痛加重。如病情继续发展，局部可呈现自发性跳痛，或沿耳颞神经分布区产生放射痛。若炎症侵及咀嚼肌，可引起肌肉反射性痉挛，而出现不同程度的张口受限，甚至出现牙关紧闭。

（3）诊断：根据病史、临床表现和检查所见，一般不难做出正确诊断。用探针检查可触及未萌出或阻生的智齿牙冠存在。

（4）治疗：局部治疗与全身药物治疗相结合。

1）局部冲洗：以局部治疗为重点，主要是清除龈袋内食物碎屑、坏死组织和脓液。常用生理盐水、1‰～3‰过氧化氢溶液等反复冲洗龈袋，至溢出液清亮为止。擦干局部，用探针蘸碘甘油入龈袋内，每天1～3次，并用温水漱口。

2）抗菌药物：智齿冠周炎除厌氧菌感染外，还有需氧菌感染。使用抗生素应针对需氧菌和厌氧菌联合用药，如头孢菌素和甲硝唑联合应用。

3）切开引流：如龈瓣附近形成脓肿，应及时切开，并置引流条。

5.14 常 见 外 伤

船员在船舶上工作时常有外伤发生，大多数是坠落伤和打击伤，因远离陆岸，要及时做出正确的诊断、紧急救护和初步处理显得特别重要。海上工作环境特殊，货轮上一般不配备专业的医护人员。即使是邮轮，也不配备先进的医疗设备如 CT、MRI 等，对外伤的定位与定性检查困难，只能依靠医务人员的临床经验和密切观察做出判断。因此，必要时应通过远程医疗系统，寻求专业人员的指导与帮助。

5.14.1 颅脑损伤

颅脑损伤（traumatic brain injury）是一种常见外伤，可单独存在，也可与其他损伤复合存在。根据解剖部位分为头皮损伤、颅骨损伤与脑损伤，三者可合并存在。头皮损伤包括头皮血肿、头皮裂伤、头皮撕脱伤；颅骨损伤包括颅盖骨线状骨折、颅底骨折、凹陷性骨折；脑损伤包括脑震荡、弥漫性轴索损伤、脑挫裂伤、脑干损伤。按损伤发生的时间和类型可分为原发性颅脑损伤和继发性颅脑损伤；按颅腔内容物是否与外界交通分为闭合性颅脑损伤和开放性颅脑损伤。此部分主要介绍以下常见的颅脑损伤类型：脑震荡、脑损伤；常见的继发性病变、颅内血肿；颅脑外伤的分级。

1. 脑震荡

（1）病因与发病机制：脑震荡（cerebral concussion）指头部遭受外力打击后，即刻发生的短暂脑功能障碍，无明显病理改变。关于其发生机制仍有争论，可能是外伤后出现的短暂脑干网状结构功能障碍，使脑皮质发生一过性抑制。这是最轻的一种脑损伤，经治疗后一般均可痊愈。

（2）临床表现：主要表现为程度较轻而时间短暂的意识障碍（昏迷），可以短至数秒或数分钟，但不超过半小时。近事遗忘，即清醒后对受伤当时的情况及受伤经过不能回忆，但对受伤前的事情能清楚地回忆。其他症状常有头痛、头晕、耳鸣、厌食、恶心、呕吐、失眠、畏光、注意力不集中和反应迟钝等。血压、呼吸和脉搏基本正常。神经系统检查无阳性体征。腰椎穿刺检查脑脊液压力和成分大多正常,部分患者可出现颅内压降低,生化检查有的可查出乙酰胆碱含量大增,胆碱酯酶活性降低,钾离子浓度升高。颅骨 X线检查无骨折,颅脑 CT 扫描颅骨及颅内无明显异常改变。脑血流检查可能发现伤后早期脑血流量有所减少。脑电图检查伤后数月多正常。

(3) 诊断:根据头部外伤后的短暂性昏迷表现、近事遗忘及其他一般症状与神经系统检查无阳性体征即可诊断。必要时进行腰椎穿刺、颅骨 X线、颅脑 CT、脑电图与脑血流检查。

(4) 治疗:主要是对症治疗。患者伤后应短期留院观察 2~3 天,注意意识、瞳孔和生命体征的变化,以便及时发现可能并发的颅内血肿。适当卧床休息,减少脑力和体力劳动。头痛和失眠者可分别给予镇痛剂和安眠剂。伤后早期呕吐明显而影响进食者,静脉补充液体。其他按需进行对症支持治疗。适当给予精神鼓励,消除顾虑。

2. 颅内血肿

颅内血肿(intracranial hematoma)是脑损伤时最常见、最严重的继发性病变。头颅受伤后,颅内出血聚集在颅腔的一定部位形成颅内血肿,达到相当的体积后,会造成颅内压增高,脑组织受压迫,从而产生相应的临床表现。颅内血肿的发生率约占闭合性颅脑损伤的 10% 和重型颅脑损伤的 40%~50%,其严重性在于其引起颅内压增高而导致的脑疝。按血肿引起颅内压增高或早期脑疝症状所需时间,将其分为三型:72 h 以内者为急性型,72 h 至 3 周者为亚急性型,超过 3 周者为慢性型。按血肿的来源和部位可分为硬脑膜外血肿、硬脑膜下血肿及脑内血肿等。血肿常与原发性脑损伤相伴发生,也可在没有明显原发性脑损伤情况下单独发生。

(1) 硬脑膜外血肿

1) 病因与发病机制:与颅骨损伤有密切关系,骨折或颅骨的短暂变形撕破位于骨沟内的硬脑膜动脉或静脉窦引起出血,或骨折的板障出血。血液积聚于颅骨与硬脑膜之间,在硬脑膜与颅骨分离过程中,可再撕破一些小血管,使出血增加、血肿增大。

2) 临床表现:颅盖部,特别是颞部的直接暴力伤,局部有伤痕或头皮血肿,颅骨 X线摄片发现骨折线跨过脑膜中动脉沟;或后枕部受伤,有软组织肿胀、皮下淤血,颅骨 X线摄片发现骨折线跨过横窦。发现这些情况时,皆应高度重视有无硬脑膜外血肿的可能。主要有如下几个表现。

A. 意识障碍:多为脑疝所致,通常在伤后数小时至 1~2 天发生。还因原发性脑损伤影响,意识障碍可有三种类型:① 当原发性脑损伤很轻(脑震荡或轻度脑挫裂),最初的昏迷时间很短,而血肿形成不很迅速时,则在最初的昏迷与脑疝的昏迷之间有一段意识清楚时间,大多为数小时或稍长,很少超过 24 h,称为"中间清醒期";② 如果原发性脑损伤较重或血肿形成较迅速,则见不到中间清醒期,可有"意识好转期",未及清醒却又加重,或表现为持续进行性加重的意识障碍;③ 少数血肿是在无原发性脑损伤或脑挫裂伤甚为局限的情况下发生,早期无意识障碍,只在血肿引起脑疝时才出现意识障碍。大多数伤员在进入脑疝昏迷之前,先有头痛、呕吐、烦躁不安或淡漠、嗜睡、定向不准、遗尿等表现。

B. 瞳孔改变:小脑幕切迹疝早期,患侧动眼神经因牵扯受到刺激,患侧瞳孔可先缩小,对光反应迟钝。随着动眼神经和中脑受压,该侧瞳孔随即出现进行性扩大、对光反应消失、上睑下垂,对侧瞳孔亦随之扩大。应区别于单纯颅前窝骨折所致的原发性动眼神经损伤,其瞳孔散大在受伤当时已出现,无进行性恶化表现。视神经受损的瞳孔散大,则间接对光反应存在。

C. 锥体束征:早期出现的一侧肢体肌力减退,如无进行性加重表现,可能是脑挫裂伤的局灶体征。如果颅内血肿是稍晚出现或早期出现而有进行性加重,则应考虑为血肿引起脑疝或血肿压迫运动区。去大脑强直为脑疝的晚期表现。

D. 生命体征改变:常出现进行性的血压升高、心率减慢和体温升高。由于颞区的血肿大都先经历小脑幕切迹疝,然后合并枕骨大孔疝,故严重的呼吸循环障碍常在经过一段时间的意识障碍和瞳孔改变后才发生。额区或枕区的血肿则可不经历小脑幕切迹疝而直接发生枕骨大孔疝,一旦出现意识障碍,瞳孔变化和呼吸骤停几乎同时发生。

3) 诊断:CT 检查若发现颅骨内板与脑表面之间有双凸镜形或弓形密度增高影,有助于确诊。CT 检查还可应用于颅内血肿微创清除的定位、计算出血量、了解脑室受压及中线结构移位以及脑挫裂伤、脑水肿、多个或多种血肿并存等情况。

（2）硬脑膜下血肿:是颅内血肿中最常见者,出血积聚于硬脑膜下腔,常呈多发性,或与别种血肿合并发生。

1) 急性硬脑膜下血肿

A. 临床表现:多数有脑挫裂伤及继发脑水肿,病情多较重。如脑挫裂伤较重或血肿形成速度较快,则脑挫裂伤的昏迷和血肿所致脑疝的昏迷相重叠,表现为意识障碍进行性加深,无中间清醒期或意识好转期。颅内压增高与脑疝的其他征象也多在 1～3 天进行性加重,临床表现难以与其他急性颅内血肿相区别。如脑挫裂伤较轻,血肿形成速度慢,则可有意识好转期,其颅内压增高与脑疝征象可在受伤 72 h 以后出现,属于亚急性型,此类血肿与脑挫裂伤的继发性脑水肿很难从临床表现上加以区别。少数不伴有脑挫裂伤的单纯性硬脑膜下血肿,其意识障碍过程可与硬脑膜外血肿相似,有中间清醒期,唯因其为桥静脉出血,中间清醒期可较长。

B. 诊断:CT 检查可见颅骨内板与脑表面之间出现高密度、等密度或混合密度的新月形或半月形影,有助于确诊。

2) 慢性硬脑膜下血肿

A. 临床表现:慢性颅内压增高症状如头痛、恶心、呕吐和视盘水肿等。血肿压迫所致的局灶症状和体征有轻偏瘫、失语和局限性癫痫等。可出现脑萎缩、脑供血不全症状如智力障碍、精神失常和记忆力减退等。慢性硬脑膜下血肿易误诊为神经官能症、老年性痴呆、高血压脑病、脑血管意外或颅内肿瘤等。中老年人,不论有无头部外伤史,如有上述临床表现时,应想到慢性硬脑膜下血肿的可能。

B. 诊断:CT 检查如发现颅骨内板下低密度的新月形、半月形或双凸镜形影像,有助于确诊;少数也可呈现高密度、等密度或混杂密度,与血肿腔内的凝血机制和病程有关,还可见脑萎缩及血肿包膜增厚与钙化等表现。

（3）脑内血肿

1) 病因与发病机制:浅部血肿的出血均来自脑挫裂伤灶,血肿位于伤灶附近或伤灶裂口中。深部血肿多见于老年人,血肿位于白质深部,脑的表面可无明显挫伤。

2) 临床表现:以进行性意识障碍加重为主,与急性硬脑膜下血肿甚相似。其意识障碍过程受原发性脑损伤程度和血肿形成的速度影响,由凹陷骨折所致者,可能有中间清醒期。

3) 诊断:CT 检查发现在脑挫裂伤灶附近或脑深部白质内存在圆形或不规则高密度血肿影,有助于确诊,同时可见血肿周围的低密度水肿区。

（4）脑室内出血与血肿

1) 病因与发病机制:外伤性脑室内出血多见于脑室邻近的脑内血肿破入脑室,或外伤时脑室瞬间扩张所形成的负压,使室管膜下静脉破裂出血。出血量小者,因有脑脊液的稀释作用,血液常不凝固,出血量大者可形成血肿。

2) 临床表现:病情常较复杂严重,除了有原发性脑损伤、脑水肿及颅内其他血肿的临床表现外,脑室内血肿可堵塞脑脊液循环通路发生脑积水,引起急性颅内压增高,使意识障碍更加严重;脑室受血液刺激可引起高热等反应,一般缺乏局灶症状和体征。

3) 诊断:CT 检查发现脑室扩大、脑室内有高密度凝血块影或血液与脑脊液混合的中等密度影,有助于确诊。

(5) 迟发性外伤性颅内血肿

1) 病因与发病机制：指外伤后首次 CT 检查时无血肿,而在复查时发现血肿,或在原无血肿的部位发现了血肿,可见于各种外伤性颅内血肿。

2) 临床表现：伤后经历了一段病情稳定期后,出现进行性意识障碍加重等颅内压增高的表现。

3) 诊断：确诊依靠多次 CT 检查对比。迟发性血肿常见于伤后 24 h 内,而 6 h 内的发生率较高,14 h 后较少。

3. 颅脑外伤的分级

分级的目的是便于制订诊疗常规、评价疗效和预后,并对伤情进行鉴定。

(1) 按伤情轻重分级

1) 轻型(I 级)：主要指单纯脑震荡,有或无颅骨骨折,昏迷在 30 min 以内,有轻度头痛、头晕等自觉症状,神经系统和脑脊液检查无明显改变。

2) 中型(II 级)：主要指轻度脑挫裂伤或颅内小血肿,有或无颅骨骨折及蛛网膜下腔出血,无脑受压征象,昏迷在 12 h 以内,有轻度的神经系统阳性体征和轻度生命体征改变。

3) 重型(III 级)：主要指广泛颅骨骨折,广泛脑挫裂伤,脑干损伤或颅内血肿,昏迷在 12 h 以上,意识障碍逐渐加重或出现再昏迷,有明显的神经系统阳性体征和明显的生命体征改变。

(2) 按 Glasgow 昏迷评分法分级：格拉斯哥昏迷评分(Glasgow coma score, GCS)是 1974 年由格拉斯哥大学的两位神经外科教授发表的,从睁眼反应、语言反应和肢体运动三方面进行评分,三者的分数总和即为昏迷指数(表 5 - 5)。GCS 评分法分级：13～15 分者定为轻型,9～12 分为中型,6～8 分为重型,3～5 分为特重型。

表 5 - 5　格拉斯哥昏迷评分法

睁眼反应	评 分	语言反应	评 分	肢体运动	评 分
自动睁眼	4	回答正确	5	遵嘱活动	6
呼唤睁眼	3	回答错误	4	刺痛定位	5
刺痛睁眼	2	语无伦次	3	躲避刺痛	4
不能睁眼	1	只能发音	2	刺痛肢屈	3
		无反应	1	刺痛肢伸	2
				无反应	1

无论哪一种分级方法,均须与脑损伤的病理变化、临床观察和 CT 检查等相联系,以便动态全面地反映伤情。例如,受伤初期表现为单纯脑震荡属于轻型的伤员,在观察过程中可因颅内血肿而再次昏迷,成为重型伤员;由 CT 检查发现的颅内小血肿,无中线结构移位,在受伤初期仅短暂昏迷或无昏迷,观察期间也无病情改变,属于中型伤员;早期属于轻、中型的伤员,6 h 以内的 CT 检查无颅内血肿,其后复查时发现血肿,并有中线结构明显移位,尽管此时意识尚清楚,则已属重型伤员。

4. 急诊处理原则

(1) 轻型伤员(I 级)：① 留急诊室观察 24 h;② 观察意识、瞳孔、生命体征及神经系体征变化;③ 颅骨 X 线摄片,必要时进行头颅 CT 检查;④ 对症处理;⑤ 向家属交代有迟发性颅内血肿的可能。

(2) 中型伤员(II 级)：① 意识清楚者留急诊室或住院观察 48～72 h,有意识障碍者须住院;② 观察意识、瞳孔、生命体征及神经系体征变化;③ 颅骨 X 线摄片,头部 CT 检查;④ 对症处理;⑤ 有病情变化时,复查头部 CT,做好随时手术的准备工作。

（3）重型伤员（Ⅲ级）：① 必须住院或入住重症监护病房;② 观察意识、瞳孔、生命体征及神经系体征变化;③ 选用头部 CT 监测、颅内压监测或脑诱发电位监测;④ 积极处理发热、躁动、癫痫等,有颅内压增高表现者,给予脱水等治疗,维持良好的周围循环和脑灌注压;⑤ 注重昏迷的护理与治疗,首先保证呼吸道通畅;⑥ 有手术指征者尽早手术;已有脑疝时,先予以 20％甘露醇 250 mL 及呋塞米 40 mg 静脉推注,立即手术。

（4）特重型伤员（Ⅳ级）：必须入住重症监护病房,处理原则与重型相同。

5. 昏迷患者的护理与治疗

长期昏迷多由较重的原发性脑损伤或继发性脑损伤未能及时处理所致。昏迷期间如能防止各种并发症,保持内外环境的稳定,使机体不再受到脑缺血、缺氧、营养障碍或水电解质平衡紊乱等不利因素影响,许多患者可望取得较好的预后。

（1）保持呼吸道通畅：保证呼吸道通畅、防止气体交换不足是首要的。在现场急救和运送过程中须注意清除呼吸道分泌物,呕吐时将头转向一侧以免误吸,深昏迷者须抬起下颌,或将咽通气管放入口咽腔,以免舌根后坠阻碍呼吸。估计在短时间内不能清醒者,宜尽早行气管插管或气管切开。呼吸减弱、潮气量不足者,应及早用呼吸机辅助呼吸,通过血气分析监测,调整和维持正常呼吸功能。为防治呼吸道感染,应及时清除呼吸道分泌物,保持吸入空气的湿度和温度,注意消毒隔离与无菌操作,定期作呼吸道分泌物细菌培养和药敏试验。

（2）头位与体位：头部升高 15°～30°有利于脑部静脉回流,对脑水肿的治疗有帮助。为预防褥疮,必须坚持采用定时翻身等方法,不断变更身体与床褥接触的部位,以免骨突出部位皮肤持续受压而缺血。

（3）营养：营养障碍将降低机体的免疫力和修复功能,易于发生或加剧并发症。早期采用肠道外营养,如静脉输入 20％脂肪乳剂、7％氨基酸、20％葡萄糖与胰岛素及电解质、维生素等;待肠蠕动恢复后,即采用肠道内营养,逐步代替静脉途径,通过鼻胃管或鼻肠管给予每天所需营养。1 个月以上的肠道内营养,可考虑行胃造瘘术,以避免鼻、咽、食管的炎症和糜烂。肠道内营养可应用牛奶、蛋黄、糖等混合膳,配制成 4.186 kJ/mL（1 kcal/mL）的匀浆,另加各种维生素和微量元素;也可用商品化营养膳制剂,通常以酪蛋白、植物油、麦芽糖糊精为基质,含各种维生素和微量元素,配制成 4.18 kJ/mL 的匀浆。总热量和蛋白质为成人每天约 8 400 kJ（2 000 kcal）和 10 g 氮即可,有高热、感染、肌张力增高或癫痫时,酌情增加。定时测量体重和肌丰满度,监测氮平衡、血浆白蛋白、血糖、电解质等生化指标,以及淋巴细胞计数等免疫学检测,以便及时调整热量和各种营养成分的供应。

（4）尿潴留处理：长期留置导尿管是引起尿路感染的主要原因。尽可能采用非导尿方法,如在膀胱尚未过分膨胀时,用热敷、按摩来促使排尿;必须导尿时,严格执行无菌操作,选择优质硅胶带囊导尿管,并尽早拔除,留置时间不宜超过 3～5 天;按需进行尿常规检查、尿细菌培养及药敏试验。需要长期导尿者,可考虑行耻骨上膀胱造瘘术,以减少尿路感染。

（5）促苏醒：关键在于早期防治脑水肿和及时解除颅内压增高,避免缺氧、高热、癫痫、感染等不良因素对脑组织的进一步损害。病情稳定后如仍未清醒,可选用胞二磷胆碱、乙酰谷酰胺、甲氯芬酯及能量合剂等药物,或辅助高压氧治疗,有助于苏醒。

6. 脑水肿的治疗

（1）脱水疗法：适用于病情较重的脑挫裂伤,有头痛、呕吐等颅内压增高表现,腰椎穿刺或颅内压监测压力偏离,CT 发现脑挫裂伤合并脑水肿,手术治疗前后。常用的药物有甘露醇、呋塞米及白蛋白等。用法：① 20％甘露醇,按每次 0.5～1 g/kg 静脉快速滴注,于 15～30 min 滴完,依病情轻重每 4～12 h 重复一次。② 20％甘露醇与呋塞米联合应用,可增强疗效,成人量前者用 125～250 mL,每 8～12 h 一次。

后者用 20～60 mg,静脉或肌内注射,每 8～12 h 一次,两者同时或交替使用。③ 白蛋白与呋塞米联合应用,可保持正常血容量,不引起血液浓缩,成人用量前者 10 g/d,静脉滴注;后者用 20～60 mg,静脉或肌内注射,每 8～12 h 一次。④ 甘油果糖,250 mL 静脉滴注,每 6～12 h 一次。遇急性颅内压增高有脑疝征象时,立即用 20%甘露醇 250 mL 静脉推注,同时用呋塞米 40 mg 静脉注射。治疗过程中,须适当补充液体与电解质,维持正常尿量,维持良好的周围循环和脑灌注压,随时监测血电解质、血细胞比容、酸碱平衡及肾功能等。应用甘露醇时,可能出现血尿,并须注意其一过性增加血容量可能使原有隐匿型心脏病患者发生心力衰竭。

(2) 激素治疗:类固醇激素在 19 世纪 60 年代早期开始用于治疗脑水肿,但目前相关研究均没有显示使用类固醇激素有益或改善颅脑损伤患者的预后,不推荐使用;如若使用,以尽早短期使用为宜。用法有:① 地塞米松,成人量 5 mg,肌内注射,6 h 一次或 20 mg/d,静脉滴注,一般用药 3 天。② 促肾上腺皮质激素,成人量 25～50 U/d,静脉滴注,一般用药 3 天。用药期间可能发生消化道出血或加重感染,根据情况应用 H_2 受体拮抗剂如雷尼替丁等及抗生素。

(3) 进行过度换气:适用于重度脑损伤早期,已行气管内插管或气管切开者。静脉给予肌松药后,借助呼吸机进行控制性过度换气,使血 $PaCO_2$ 降低,促使脑血管适度收缩,从而降低颅内压。$PaCO_2$ 宜维持在 4.0～4.67 kPa(30～35 mmHg)[正常为 4.67～6.0 kPa(35～45 mmHg)],不应低于 3.33kPa(25 mmHg),持续时间不宜超过 24 h,以免引起脑缺血。

(4) 其他方法:曾用于临床的尚有氧气治疗、亚低温治疗、巴比妥治疗等。

7. 手术治疗

(1) 开放性脑损伤:原则上须尽早行清创缝合术,使之成为闭合性脑损伤。清创缝合应争取在伤后 6 h 内进行;在应用抗生素的前提下,72 h 内尚可行清创缝合。术前须仔细检查创口,分析颅骨 X 线片与 CT 检查结果,充分了解骨折、碎骨片及异物分布情况、骨折与大静脉窦的关系、脑挫裂伤及颅内血肿等;火器伤者还需要了解伤道方向、途径、范围及颅内的血肿、异物等情况。清创由浅而深,逐层进行,彻底清除碎骨片等异物,吸出脑内或伤道内的凝血块及碎裂的脑组织,彻底止血。碎骨片最易引起感染而形成外伤性脑脓肿,故必须彻底清除;为避免增加脑损伤,对位置较深或分散存在的金属异物可暂不取出。如无明显颅内出血,也无明显脑水肿或感染征象存在,应争取缝合或修复硬脑膜,以减少颅内感染和癫痫的发生率。硬脑膜外可放置引流。其他的手术治疗原则同闭合性脑损伤。

(2) 闭合性脑损伤:闭合性脑损伤的手术主要是针对颅内血肿或重度脑挫裂伤合并脑水肿引起的颅内压增高和脑疝,其次为颅内血肿引起的局灶性脑损害。由于 CT 检查在临床诊断和观察中应用广泛,已改变了以往的"血肿即是手术指征"的观点。一部分颅内血肿患者,在有严格观察及特殊监测的条件下,应用脱水等非手术治疗,可取得良好疗效。

颅内血肿可暂不手术的指征为无意识障碍或颅内压增高症状,或虽有意识障碍或颅内压增高症状但已见明显减轻;无局灶性脑损害体征;且 CT 检查所见血肿不大(幕上者<40 mL,幕下者<10 mL),中线结构无明显移位(移位<0.5 cm),也无脑室或脑池明显受压情况;颅内压监测压力<2.67 kPa(20 mmHg)。上述伤员在采用脱水等治疗的同时,须严密观察及特检监测,并做好随时手术的准备,如备血、剃头等,一旦有手术指征,即可尽早手术。

颅内血肿的手术指征为:① 意识障碍程度逐渐加深;② 颅内压在 2.67 kPa(20 mmHg)以上,并呈进行性升高;③ 有局灶性脑损害体征;④ 尚无明显意识障碍或颅内压增高症状,但 CT 检查血肿较大(幕上者>40 mL,幕下者>10 mL),或血肿虽不大但中线结构移位明显(移位>1 cm)、脑室或脑池受压明显者;⑤ 在非手术治疗过程中病情恶化者。颞叶血肿因易导致小脑幕切迹疝,手术指征应放宽;硬脑膜外血肿因不易吸收,也应放宽手术指征。

重度脑挫裂伤合并脑水肿的手术指征为:① 意识障碍进行性加重或已有一侧瞳孔散大的脑疝表现;

② CT 检查发现中线结构明显移位、脑室明显受压;③ 在脱水等治疗过程中病情恶化者。

凡有手术指征者皆应及时手术,以便尽早去除颅内压增高的病因和解除脑受压。已经出现一侧瞳孔散大的小脑幕切迹疝征象,更应力争在 30 min 或最迟 1 h 以内将血肿清除或去骨瓣减压;超过 3 h 者,将产生严重后果。

常用的手术方式有以下几种。

1) 开颅血肿清除术:术前已经 CT 检查血肿部位明确者,可直接开颅清除血肿。对硬脑膜外血肿,骨瓣应大于血肿范围,以便于止血和清除血肿。遇到脑膜中动脉主干出血,止血有困难时,可向颅中凹底寻找棘孔,用小棉球将棘孔堵塞而止血。术前已有明显脑疝征象或 CT 检查中线结构明显移位者,可选择去骨瓣减压,以减轻术后脑水肿引起的颅内压增高。对于硬脑膜下血肿,在打开硬脑膜后,可在脑压板协助下用生理盐水冲洗的方法将血块冲出。硬脑膜下血肿常合并脑挫裂伤和脑水肿,所以清除血肿后,行自体腱膜骨膜或人工膜减张缝合修补硬脑膜并去骨瓣减压。对于脑内血肿,因多合并脑挫裂伤与脑水肿,穿刺或切开皮质达血肿腔清除血肿后,以减张缝合硬脑膜并去骨瓣减压为宜。

2) 去骨瓣减压术:用于重度脑挫裂伤合并脑水肿有手术指征时,进行大骨瓣开颅术,减张缝合硬脑膜并去骨瓣减压,同时还可清除挫裂糜烂及血循环不良的脑组织。对于病情较重的广泛性脑挫裂伤或脑疝晚期已有严重脑水肿存在者,可考虑行两侧去骨瓣减压术。

3) 钻孔探查术:已具备伤后意识障碍进行性加重或出现再昏迷等手术指征,因条件限制术前未能做 CT 检查,或就诊时脑疝已十分明显,已无时间做 CT 检查,钻孔探查术是有效的诊断和抢救措施。钻孔在瞳孔首先扩大的一侧开始,或根据神经系体征、头皮伤痕、颅骨骨折的部位来选择。多数钻孔探查需要在两侧多处进行。通常先在颞前部(翼点)钻孔,如未发现血肿或怀疑其他部位还有血肿,则依次在额顶部、眉弓上方、颞后部及枕下部分别钻孔。注意钻孔处有无骨折,如钻透颅骨后即见血凝块,为硬脑膜外血肿;如未见血肿则稍扩大骨孔,以便切开硬脑膜寻找硬脑膜下血肿,做脑穿刺或脑室穿刺,寻找脑内或脑室内血肿。发现血肿后即做较大的骨瓣或扩大骨孔以便清除血肿和止血。

4) 脑室引流术:脑室内出血或血肿如合并脑室扩大,应行脑室引流术。脑室内主要为未凝固的血液时,可行颅骨钻孔穿刺脑室置管引流;如主要为血凝块时,则行开颅术切开皮质进入脑室,清除血肿后置管引流。

5) 钻孔引流术:对慢性硬脑膜下血肿,主要采取颅骨钻孔,切开硬脑膜到达血肿腔,置管,冲洗,清除血肿液。血肿较小者,行顶部钻孔引流术;血肿较大者,可行顶部和颞部双孔引流术。术后引流 48~72 h。患者取头低卧位,并给予较大量的生理盐水和等渗溶液静脉滴注,以促使原受压脑组织膨起复位,消除死腔。

8. 对症治疗与并发症处理

(1) 高热:高热造成脑组织相对缺氧,加重脑的损害,故须采取积极降温措施。常用物理降温法有戴冰帽,或在头、颈、腋、腹股沟等处放置冰袋、敷冰水毛巾或使用冰毯机等。如体温过高物理降温无效或引起寒战时,需要采用冬眠疗法。常用氯丙嗪和异丙嗪各 25 mg 或 50 mg 肌内注射或静脉缓慢注射,用药 20 min 后开始物理降温,保持直肠温度在 36℃ 左右,依照有无寒战及患者对药物的耐受性,可每 4~6 h 重复用药,一般维持 3~5 天。冬眠药物可降低血管张力,并使咳嗽反射减弱,故须注意掌握好剂量以维持血压,为保证呼吸道通畅及吸痰,常需要行气管切开。

(2) 躁动:观察期间若伤员突然变得躁动不安,常为意识恶化的预兆,提示有颅内血肿或脑水肿可能;意识模糊的伤员出现躁动,可能由疼痛、颅内压增高、尿潴留、体位或环境不适等原因引起,须先寻找原因并做相应处理,然后才考虑给予镇静剂。

(3) 蛛网膜下腔出血:由脑挫裂伤所致,出现头痛、发热及颈项强直等表现,可给予解热镇痛药作为对症治疗。伤后 2~3 天当伤情趋于稳定后,为解除头痛,可每天或隔日行腰椎穿刺,放出适量血性脑脊液,直至脑脊液清亮为止。受伤早期当颅内血肿不能排除,或颅内压明显增高脑疝不能排除时,禁忌做腰椎穿刺,以免促使脑疝形成或加重脑疝。

(4) 外伤性癫痫:任何部位脑损伤均可诱发癫痫,但以大脑皮层运动区、额叶、顶叶皮层区受损为多。早期(伤后 1 个月以内)癫痫发作的原因常是颅骨凹陷性骨折、蛛网膜下腔出血、颅内血肿和脑挫裂伤等;晚期(伤后 1 个月以上)癫痫发作主要由脑瘢痕、脑萎缩、脑内囊肿、蛛网膜炎、感染及异物等引起。苯妥英钠 0.1 g/次,3 次/天,用于预防发作。癫痫发作时用地西泮 10~20 mg 静脉缓慢注射,如未能制止抽搐,须再重复注射,直至抽搐停止。然后将地西泮加入 10% 葡萄糖溶液内静脉滴注,每天用量不超过100 mg,连续 3 天。癫痫完全控制后,应继续服药 1~2 年,必须逐渐减量后才能停药。突然中断服药,常是癫痫发作的诱因。脑电图尚有棘波、棘慢波或阵发性慢波存在时,不应减量或停药。

(5) 消化道出血:由下丘脑或脑干损伤引起应激性溃疡所致,大量使用糖皮质激素也可诱发。除了输血补充血容量、停用激素外,应用质子泵抑制剂奥美拉唑 40 mg 静脉注射,每 8~12 h 1 次,直至出血停止,然后用 H_2 受体拮抗剂雷尼替丁 0.4 g 或西咪替丁 0.8 g 静脉滴注。每天 1 次,连续 3~5 天。

(6) 尿崩:为下丘脑受损所致,尿量每天>4 000 mL,尿比重<1.005。给予垂体后叶素,首次 2.5~5 U 皮下注射,记录每小时尿量,超过 200 mL/h 时,追加 1 次用药。也可采用醋酸去氨加压素静脉注射、口服或鼻滴剂,较长时间不愈者,可肌内注射长效的鞣酸加压素油剂。尿量增多期间,须注意补钾(按每1 000 mL 尿量补充 1 g 氯化钾计算),定时监测血电解质。意识清楚的伤员口渴时能自行饮水补充,昏迷伤员则须根据每小时尿量调整静脉或鼻饲的补液量。

(7) 急性神经源性肺水肿:可见于下丘脑和脑干损伤。主要表现为呼吸困难、咳出血性泡沫痰、肺部满布水泡音,血气分析显示 PaO_2 降低和 $PaCO_2$ 升高。应取头胸稍高位,双下肢下垂,以减少回心血量;气管切开,保持呼吸道通畅,吸入经过水封瓶内 95% 乙醇的 40%~60% 浓度氧气,以消除泡沫;最好用呼吸机辅助呼吸,行呼气终末正压换气,并给予呋塞米 40 mg、地塞米松 10 mg、毛花苷丙 0.4 mg 和 50% 葡萄糖 40 mL 静脉注射,以增加心输出量、改善肺循环和减轻肺水肿。

5.14.2　骨折

骨折(fracture)为骨的完整性或连续性受到破坏,常由外伤或病理原因引起,致使骨质部分或完全断裂,出现疼痛、肿胀、发绀、功能障碍、畸形及骨擦音等主要表现。

1. 临床表现

(1) 全身表现

1) 发热:骨折后一般体温正常,出血量较大的骨折,血肿吸收时,体温略升高,但一般不超过 38℃,开放性骨折体温升高时,应考虑感染的可能。

2) 休克:骨折所致的休克主要原因是出血,特别是骨盆骨折、股骨骨折和多发性骨折,出血量大者可达 2 000 mL 以上。严重的开放性骨折或并发重要内脏器官损伤时亦可导致休克。

(2) 局部表现

1) 一般表现:局部疼痛、肿胀和功能障碍。骨折时,骨髓、骨膜及周围组织血管破裂出血,在骨折处形成血肿,软组织损伤水肿,使患肢严重肿胀,甚至出现张力性水疱和皮下瘀斑,由于血红蛋白的分解,可呈紫色、青色或黄色。骨折局部出现剧烈疼痛,移动时加剧。肿胀和疼痛使患肢活动受限,如为完全性骨折,伤肢活动功能完全丧失。

2) 特有体征:① 畸形,骨折断移位使患肢变形,表现为短缩、成角或旋转等。② 异常活动,正常不能活动的部位,出现不正常的活动。③ 骨擦音或骨擦感,两骨折端相互摩擦所致。

3) 不同部位骨折的表现

A. 肱骨髁上骨折:多因间接暴力引起,一般有手着地受伤史,肘部出现疼痛、肿胀、皮下瘀斑,肘部向后突出并处于半屈位。检查局部压痛明显,有骨擦音及假关节活动,肘前方可扪到骨折断端,肘后三角关系正常。诊断时应注意有无神经血管损伤,应特别注意观察前臂肿胀程度,腕部有无桡动脉搏动,手的感觉及运动功能等。必须拍肘部正、侧位 X 线片,不仅能确定骨折的存在,更能准确判断骨折移位情况,为选择治疗方法提供依据。

B. 肱骨外上髁骨折:骨折后关节外侧迅速出现明显肿胀、疼痛和活动受限,有时可摸到活动的骨块。肘关节呈半屈位,活动时疼痛加剧。X 线片可明确诊断。

C. 桡、尺骨干双骨折:受伤后,前臂出现疼痛、肿胀、畸形及功能障碍。检查可发现骨擦音及假关节活动。骨传导音减弱或消失。X 线检查应包括肘关节或腕关节,以发现骨折的准确部位、骨折类型及移位方向,是否合并桡骨头脱位或尺骨小头脱位。尺骨上 1/3 骨干骨折可合并桡骨头脱位,称为孟氏骨折。桡骨干下 1/3 骨折可合并尺骨小头脱位,称为盖氏骨折。

D. 桡骨远端骨折:指桡骨远侧 3 cm 范围内的各种骨折,直接和间接暴力均可引起,但以间接暴力多见。骨折后,腕关节上方有明显肿胀、疼痛,桡骨远端压痛明显,有纵向叩击痛,手指做握拳动作时疼痛加剧,腕关节功能部分或完全丧失,骨折移位时呈现畸形,移位明显者,手部侧面可见"餐叉"样畸形,正面观可呈"枪刺刀"样畸形。腕关节及手指伸屈功能受到影响,部分病例可表现为严重的粉碎性骨折。

E. 手舟骨骨折:多由间接暴力所致。骨折后,腕背侧疼痛、肿胀,尤以隐窝处明显,腕关节活动障碍。将腕关节向桡侧倾,屈曲拇指和食指而叩击其掌指关节时,疼痛加剧。手舟骨骨折容易漏诊,为明确诊断,应及时进行 X 线检查。手舟骨结节骨折为手舟骨远端骨折,一般愈合良好;手舟骨腰部骨折,因局部血运不良,愈合缓慢;手舟骨近端骨折,因血运受影响,易发生不愈合及缺血性坏死。

F. 掌骨骨折:骨折后,局部肿胀、疼痛,掌指关节伸屈功能障碍。局部压痛明显,纵压或叩击掌骨头时疼痛加剧。若有重叠移位,则该骨缩短,可见掌骨头凹陷,握拳时尤为明显。掌骨颈、掌骨干骨折常出现骨擦音。

G. 指骨骨折:骨折有横断、斜形、螺旋、粉碎或波及关节面等。骨折后局部疼痛、肿胀,手指伸屈功能受限。有明显移位时,近节、中节指骨骨折可有成角畸形,末节指骨基底部背侧撕脱骨折有锤状指畸形,手指不能主动伸直。同时可扪及骨擦音,有异常活动。

2. 并发症

(1)早期并发症:包括休克、脂肪栓塞综合征、重要脏器损伤(如肝脾破裂、肺损伤、膀胱和尿道损伤、直肠损伤)、重要周围组织损伤(如血管、周围神经、脊髓损伤等)、骨筋膜室综合征等。

(2)晚期并发症:包括坠积性肺炎、褥疮、下肢深静脉血栓形成、感染、损伤性骨化、创伤性关节炎、关节僵硬、急性骨萎缩、缺血性骨坏死、缺血性肌挛缩等。

3. 急救处理

骨折通常分为闭合性和开放性两大类。闭合性骨折指皮肤软组织相对完整,骨折端尚未和外界连通;开放性骨折则指骨折处有伤口,骨折端已与外界连通。全身各个部位都可发生骨折,但最常见的还是四肢骨折。一旦怀疑有骨折,应尽量减少患处的活动,可予夹板临时固定,转送时尽量用硬板床。

(1)抢救生命:严重创伤现场急救的首要原则是抢救生命。如发现伤员心跳、呼吸已经停止或濒于停止,应立即进行胸外心脏按压和人工呼吸;昏迷伤员应保持其呼吸道通畅,及时清除其口咽部异物;有意识障碍者可针刺其人中、百会等穴位;开放性骨折伤员伤口处可有大量出血,一般可用敷料加压包扎止血。严重出血者若使用止血带止血,一定要记录开始使用止血带的时间,每隔 30 min 应放松 1 次(每次 30～60 s),以防肢体缺血坏死。如遇以上有生命危险的骨折伤员,应快速运往医院救治。

(2)包扎伤口:开放性伤口的处理除应及时恰当地止血外,还应立即用消毒纱布或干净布包扎伤口,以防伤口继续被污染。伤口表面的异物要取掉,外露的骨折端切勿推入伤口,以免污染深层组织。有条件者,用高锰酸钾等消毒液冲洗伤口后,再包扎、固定。

(3) 妥善固定:现场急救时及时正确地固定患肢,可减少伤员的疼痛及周围组织继续损伤,也便于伤员的搬运和转送。因是暂时固定,力求简单、有效,不要求对骨折准确复位;开放性骨折有骨端外露者更不宜复位,而应原位固定。急救现场可就地取材,如木棍、板条、树枝、手杖或硬纸板等都可作为固定器材,其长短以固定住骨折处上下两个关节为准。如找不到固定的硬物,也可用布带直接将伤肢绑在身上,骨折的上肢可固定在胸壁上,使前臂悬于胸前;骨折的下肢可同健肢固定在一起。

固定的目的:① 避免骨折端在搬运时移动而更多地损伤软组织、血管、神经或内脏;② 骨折固定后可止痛,有利于防止休克;③ 便于运送。

(4) 迅速转送医院:经以上现场救护后,应将伤员迅速、安全地转送到医院救治。转运途中要注意动作轻稳,防止振动和碰坏伤肢,以减少伤员的疼痛,并注意其保暖和适当的活动。

4. 治疗原则

(1) 复位:是将骨折后发生移位的骨折断端重新恢复正常或接近原有解剖关系,以重新恢复骨骼的支架作用。复位的方法有闭合复位和手术复位。

(2) 固定:骨折复位后,因不稳定,容易发生再移位,根据需要采用外固定或内固定的方法将其固定在满意的位置,使其逐渐愈合。常用的外固定方法有小夹板、石膏绷带、外固定支架、牵引制动固定等。内固定方法是通过手术切开,用钢板、钢针、髓内针、螺丝钉等固定。

(3) 康复锻炼:通过受伤肢体的肌肉收缩,增加骨折周围组织的血液循环,促进骨折愈合,防止肌肉萎缩,通过主动或被动活动未被固定的关节,防止关节粘连、关节囊挛缩等,使受伤肢体的功能尽快恢复到骨折前的正常状态。随着加速康复外科理念的深入人心,康复锻炼的重要性越来越受到人们关注。

5.15　运 动 病

人们在乘船或航海作业时,因受到船舶颠簸等运动刺激,出现以自主神经表现为主的症候群,如面色苍白、出冷汗、流涎、胃部不适、嗜睡、眩晕、恶心、呕吐等,称为晕船,属于运动病(motion sickness,或称晕动病)之一,亦称航海运动病或海晕病,其他还有晕车、晕机、航天运动病和视觉诱发的运动病,后者有晕屏、虚拟现实运动病等。海上环境连续暴露36～72 h后,晕船表现将逐渐减轻,而获得适应,但返回到岸上环境,类似表现还会再发,称登陆病(mal de débarquement,landsickness),然后再逐渐适应陆上环境。

文献报道,航海遇恶劣海况时,乘员晕船人数会接近100%。某些条件下易诱发,如闭眼好于开眼状态;与身体长轴垂直方向的加速度刺激易诱发。垂直振荡运动(上下起伏)频率在0.1～0.63 Hz,0.25～1.0 m/s²作用0.5～8 h,绝大多数人会晕船。较高频率运动时(如帆板、水上摩托艇、小帆船、小艇、皮划子运动)不易发病。2013年,戈尔丁(Golding)和格雷斯蒂(Gresty)提出,人对0.2～0.3 Hz的运动频率最敏感,<0.25 Hz往往感觉为身体倾斜,>0.4 Hz感觉为身体平移,后两种情况都不易诱发运动病。

运动病及其防治研究在国内外已有很久历史。19世纪由于国际航海事业快速发展,晕船人数明显增加,运动病研究受到重视。20世纪,第二次世界大战爆发,因军队渡海作战的需要,研究发现许多有效的运动病防治药物。20世纪60年代,人类开始对太空进行探索,遭遇航天运动病,运动病机制及防治研究更受重视。进入21世纪,随着我国交通运输、海洋开发事业的快速发展,海上作业机会及作业频度明显增加。此外,随着人民生活水平的提高,出行人数及个人旅行次数大大增加。这些因素导致运动病发病人数明显增加,给人们的出行带来痛苦与不便,给航海作业人员的健康及作业安全带来隐患,若是航海军事行动,运动病将明显削弱战斗力。近年来,无人驾驶、虚拟现实技术发展也遭遇运动病的问题,受到该领域研究者的关注,推动了运动病的研究。

5.15.1 运动病发病机制

关于运动病发病机制,主要回答两方面的问题:① 人类为什么会发生运动病;② 运动病是如何发生的? 此外,人们还不十分清楚同样的运动环境,为什么有些人发生运动病,而有些人不敏感? 即运动病敏感性个体差异的产生机制是什么?

1. 人为什么会发生运动病?

特瑞斯曼(Treisman)于 1977 年提出假说,认为运动病是进化过程中形成的一种防御反射,当大脑感觉到前庭感觉、视觉、动觉之间的信息失去平衡,提示中枢神经系统功能异常,从而促发呕吐反射,防止可能存在的有害物质的吸收,对机体产生毒性作用。这样,前庭系统起了一个"毒素探测器"的作用。1998 年,格德里(Guedry)提出了另一个学说,他假定运动病是在进化过程中形成的对人的一种惩罚,是为了让人避免产生可能引起空间失定向或定向不良的运动知觉程序。

2010 年,有学者提出了一个新的假说,认为运动病是一个负性强化过程。即运动病进化为一种负性强化过程,给人强烈的动机,通过回避、中止或离开运动环境等方式,以停止任何会产生感觉矛盾或姿势不稳定的异常运动。这一学说可解释婴儿与学步年龄的儿童很少或不发生运动病的现象,因为这样的年龄还没有能力执行其动机以采取措施停止运动病诱发运动。此外,这种异常的运动还有可能大大增加人体遭受伤害或向食肉动物示弱而有被害的危险。这个学说类似于格德里提出的惩罚学说,但有学者认为惩罚不是一个可靠的动机模式,它往往产生矛盾的结果。例如,因某一种行为而惩罚一个儿童,常常导致该儿童更加隐秘地去重复这种行为活动。

2. 运动病是如何发生的?

目前,一般认为运动病是由异常运动刺激引发的一系列神经反射活动导致,即异常运动刺激在中枢神经系统内产生"感觉冲突",引起许多中枢神经递质系统功能失平衡,内分泌功能、大脑皮层功能改变,对脑干自主神经中枢的调控作用失常,导致前庭感觉异常及自主神经功能紊乱,出现眩晕、恶心、呕吐等症状与体征。

"感觉冲突"学说是从运动病的病因学角度由克莱尔莫特(Claremout)于 1931 年提出,里森(Reason)于 1970 年和 1978 年、格雷比尔(Graybiel)于 1980 年进一步充实,并逐步完善,得到许多人体与动物实验研究结果的支持,普遍为人们所接受。它涉及两方面内容:① 不同的运动感觉系统之间的感觉冲突,如前庭感觉与视觉或本体感觉的冲突,半规管与耳石感觉信息之间的冲突,或一个感觉系统传入运动信息,而另一个感觉系统不传入运动信息。此外,若前庭功能两侧不对称,将向脑部发送扭曲的前庭感觉信息。② 传入大脑的这些异常运动信息与脑内原先储存的感觉经验或"内在模式"不匹配。近年来提出的内在模式的产生可能离不开科恩(Cohen)等 2008 年指出的前庭核与前庭小脑小结的速度存储整合器功能,它与运动病的产生密切相关,抑制其功能即会抑制运动病的发生。2014 年拉克内(Lackner)指出,在皮质水平上,前庭内侧核、前庭上核及前庭小脑小结的速度存储整合器作用是运动病发生的关键要素。但是,目前人们对内在模式的形成、性质和活动以及与速度存储整合器相互作用的细节等还没有足够的认识。

神经生理学的进展已经确定了运动病表征的许多生理和生化过程,如感觉冲突引起脑内乙酰胆碱能神经递质与去甲肾上腺素能递质系统功能的失平衡,乙酰胆碱递质系统功能过强,去甲肾上腺素递质系统功能减弱,涉及脑桥前庭核等部位。此外,脑内组胺能神经递质系统活动亦明显增强,涉及下丘脑、桥-延脑等部位。同时,对运动刺激诱发恶心、呕吐的生理机制也有了较深刻的认识。

然而,也有一些学者对感觉冲突学说提出了质疑,即该学说最大的问题是无法精确估量感觉冲突的程度,也无法预判哪些冲突可导致运动病,哪些冲突不导致运动病。另外,在许多感觉冲突的情况下,机体却不发生运动病。或相反,一些感觉冲突不明显却会诱发运动病。并且,重复的前庭刺激不影响前庭眼反射的增益,但会削弱速度存储,即获得适应而习服。速度存储一旦习惯化,该状态会保持数月或更长时间,而运动病的习服却不能保持这样长的时间。此外,人们对感觉冲突为何会引起后续运动病表现的详细机制认识还很有限。

神经-体液假说也颇受人关注。1983 年,克兰普顿(Crampton)和道顿(Daunton)认为异常运动刺激可能诱导大脑产生某些特定的化学物质,并将其释放入第三脑室,扩散到脑干区域,作用于自主神经中枢,产生恶心、呕吐等症状。最后区与迷走神经背核及孤束核合称迷走复合体,它们均是脑干的自主神经中枢。最后区属于室周器官,有化学感受功能,它有纤维投射到迷走神经背核。有研究发现,迷走神经背核含触液神经元,并且迷走神经背核中胃运动神经元的树突可与延髓中央管及第四脑室室管膜接触,最后区与迷走神经背核可感受脑脊液化学成分的改变。此外,异常运动刺激还引起中枢神经系统释放其他一些特殊的化学物质如精氨酸升压素(arginine vasopressin,AVP)等,这些物质进入血液或脑室,刺激最后区和迷走神经背核而触发运动病。许多研究显示,异常前庭刺激诱导血液精氨酸升压素、醛固酮等水平升高,有可能影响内耳内淋巴平衡,促进运动病的发生。1979 年,有学者认为航天飞行时,失重导致体液重新分布,使得头面部、胸部组织液生成增加,内耳前庭内淋巴充盈,压力升高,过度刺激前庭感受器而诱发运动病。1979 年格雷比尔和拉克内发现,让被试者头部下垂较长时间,然后再绕 Z 轴旋转,易诱发运动病。

在异常运动环境中,腹腔内脏器官受到异常牵拉,经腹腔神经丛产生局部神经反射或产生迷走-迷走反射引起胃肠功能紊乱亦可能参与了运动病的发病过程,而规律性的呼吸运动调节,可减轻异常运动刺激对腹腔内脏器官的异常牵拉,从而可抑制运动病的发生。

2018 年,普雷维克(Previc)提出了前庭内不平衡假说,指出内耳迷路的两个主要器官半规管与耳石器的输出不平衡,是导致大多数在地面和微重力环境中出现运动病的原因。此外,不少研究发现,两侧内耳前庭结构存在不对称的情况,如左右两侧耳石质量不对称,尤其是椭圆囊,导致两耳对线性加速的不同敏感性。也有报道提示,球囊耳石质量两侧不对称和两侧半规管有差异。还有研究发现,对旋转刺激产生的两侧眼振反应的不对称性与运动病严重程度有关联。因此,两侧内耳前庭结构与功能不对称,会向脑部发送扭曲的前庭感觉信息,从而诱导自主神经反应等,引起运动病。

3. 运动病敏感性个体差异的产生机制

运动病的个体差异表现为同样的运动刺激有些人出现运动病症状,而有些人则无任何异常表现。此外,女性发病率高于男性,2 岁以下儿童对运动病不敏感,随年龄增长发病率增加,4～10 岁时达峰值,长大以后发病率逐渐降低,在较大年龄人群中则运动病敏感性的性别差异逐渐消失。运动病个体差异的产生,一般认为主要涉及下述几个原因:① 个体对运动刺激的敏感性不同;② 种族差异;③ 性别与年龄差异;④ 机体的生理与精神状态的影响;⑤ 习服程度不同;⑥ 是否采取了保护行为等。

运动病种族差异的产生机制不明,可能与遗传学因素有关。职业差异一般与习服程度不同有关。年龄差异方面,幼儿前庭器官发育不完善,感应性低,而年长者可能前庭器官开始退化,功能减弱,感应性下降。性别差异的原因不明,与内分泌有一定关联,需要进一步研究。

运动病敏感性个体差异的产生机制,目前的文献资料提示可能涉及多个方面。

(1)内耳前庭结构与功能的差异:内耳前庭器官作为运动与平衡感觉器官,其结构和功能的变化与运动病敏感性有密切的联系。最近还有研究发现,左右两侧半规管的轴不对称程度与运动病敏感性有正相关关系,两侧耳石反射不对称也增加了运动病的敏感性。肯迪(Kendi)等 2005 年通过内耳核 MRI 发现,女性左侧半规管和前庭液体容量大于男性,并且女性半规管和前庭液体容量左右两侧差异也大于男性,这可能与女性运动病敏感性高于男性有关。但是,我们最近研究发现内耳淋巴液容量两侧差异程度与人体和比格犬运动病敏感性呈负相关关系。

(2)遗传学因素:对运动病的敏感性有重要作用。运动病敏感性很可能与多易感基因相关。近些年研究发现，一些基因或表达水平的差异决定了运动病敏感性的个体差异，包括 COCH 基因、α_2 肾上腺素受体基因或 α_{2A} 肾上腺素受体基因、能量代谢相关基因、血管紧张素转化酶基因、钙通道基因等，以及某些基因的表观遗传调控。

（3）神经内分泌方面的差异：一些研究显示，运动病敏感性低的个体，运动刺激后血液促肾上腺皮质激素、精氨酸升压素、肾上腺素、糖皮质激素水平升高更明显。对运动刺激习服后，血液促肾上腺皮质激素、精氨酸升压素、醛固酮、肾上腺素、糖皮质激素基础水平升高，对运动的反应性升高作用减弱。对机体来说，运动刺激可能是一种应激，运动病敏感性低的个体应激适度，血液应激相关激素反应良好，而敏感性高的个体，对激素升高的后续反应可能过度，原因不明。阿尤什（Ayus）等 1992 年的研究发现，女性更易感于精氨酸升压素抗利尿引起的低钠血症，并且 2011 年有学者研究发现，在雌性大鼠的肾脏就存在精氨酸升压素-V_2 受体表达量明显高于雄性、对精氨酸升压素的反应性更高的情况，是否内耳存在这方面反应的差异，值得研究。

但是，人们对个体差异产生的确切中枢机制认识还很少，例如感觉冲突在不同个体是否在脑内存在阈值不同的问题？如果存在，这个阈值是否由速度存储整合器或内在模式所决定？是在前庭核、小脑，或更高级的中枢水平，边缘系统或大脑皮层前庭代表区或其关联区域等？均值得人们进一步研究。

5.15.2　运动病防治方法

运动病防治方法包括非药物防治措施和药物防治措施两大类，前者包括前庭功能锻炼（习服训练）、认知行为训练与心理调节和呼吸调节方法、针灸、减少诱发因素等，后者包括中草药和西药。总体来看，西药效果较好，习服训练较安全。运动病重在预防，药物均须在运动刺激（如航行）前至少 30 min 应用。若是贴剂，因吸收慢，须提前数小时使用。运动病治疗的重点是止吐、抗晕，首选止吐药抑制呕吐。严重者需要输液，补充电解质，纠正酸碱平衡紊乱。

1. 防治方法

（1）抗胆碱药：抗胆碱药中东莨菪碱的作用效果最强，它也是目前所有药物中效果最好的，其常用剂量为 0.3～0.6 mg，可口服或注射使用。其他如苯环壬酯、阿托品、苯海索、山莨菪碱也均有一定的效果。东莨菪碱的副作用较大，会抑制中枢神经系统功能，引起嗜睡、视物模糊、记忆损害等，不宜用于正在进行航空、航天或航海作业的人员。目前，一些研究发现，东莨菪碱皮肤贴剂抗运动病作用较好，且作用持续时间长，使用方便，副作用不太强。如航行数天，可用 1 mg 东莨菪碱皮肤贴剂。

（2）抗组胺药：种类较多，常用的有茶苯海明（亦称晕海宁或乘晕宁），使用广泛。另外，也可用苯海拉明、异丙嗪、美克洛嗪、氯苯丁嗪等。茶苯海明的效果比较肯定，虽不及东莨菪碱，但它是目前最常用的抗晕药物，口服常用剂量为 50～100 mg，若整日在交通工具上，则 3 次/天。茶苯海明也有中枢抑制的副作用，会使人嗜睡，尤其为加强抗晕效果而增加用量时，因而也不宜用于正在进行航空、航天或航海作业的人员。

（3）拟交感药：有苯丙胺、麻黄碱、可卡因、甲基苯丙胺、苯丁胺、哌甲酯、匹莫林等。苯丙胺对心脏等的副作用较强，而哌甲酯有一定的效果，外周副作用较轻。它们的抗运动病作用均不强，常与其他种类的药物合用，在增强效果的同时，减轻各自的副作用。由于拟交感药有中枢兴奋作用，联合东莨菪碱使用，可减轻它的中枢抑制副作用，同时抗晕作用比单一药物强，在航天飞行中有应用报道。但是，拟交感药有成瘾性，使用上应予以严格控制。

（4）钙通道阻滞剂：以氟桂利嗪、桂利嗪为代表，在抗晕研究中有很多报道，其中氟桂利嗪作用较强，用量为 10 mg；桂利嗪作用弱，但桂利嗪的副作用也少。

（5）胃动力药：如多潘立酮可用于防治运动病，有一定的效果。

（6）中草药：在我国自古就有抗晕药物的应用，配方涉及生姜、洋金花、半夏、丹参、天麻等中药，也有单独生姜粉抗晕的国内外报道,均有一定的预防效果,副作用较小。

(7) 前庭功能锻炼:经常在运动环境中进行适应性锻炼,可提高机体的抗运动病耐力。适应性锻炼的方法多种多样,经常乘坐交通工具可获得适应,也可进行某些特殊的运动以锻炼前庭功能,如秋千、浪桥、滚轮和体操运动等,以获得适应。航天员可模拟失重等训练。但是,适应性锻炼的作用有限,强力的异常运动刺激仍会诱发运动病。并且,停止锻炼数天以后,这种适应能力即开始减退直至消失,即获得适应后,若不进行巩固锻炼,脱离运动环境3~5天将开始脱适应过程,约一个月后即会完全脱适应。有研究发现,人体对各种锻炼的运动形式之间无明显的交叉适应性,故为了提高对各种运动的适应性,应结合包括视觉在内的多种形式的运动刺激,并保持常态化的锻炼,以使机体维持在习服状态。关于使用抗运动病药物对习服过程的利弊尚有争论,不同种类药物的影响可能也不相同,需要更多实证,也需要药物与习服训练过程合适的结合方式。

(8) 减少诱发因素:也是重要的抗运动病措施。可加强交通工具或作业环境通风,保持空气新鲜,去除异味,保持舒适的温湿度,降低噪声与振动;提高交通工具外部环境特别是前方的可见程度;闭眼或凝视窗外固定物体,减少视觉刺激;卧床休息,降低重心;注意吃清淡、易消化的食物;此外,保持精神振奋、心情愉快等也对抗晕作用有利。

(9) 止吐药:呕吐剧烈者,可用止吐药丙氯拉嗪5~10 mg静脉注射或25 mg直肠给药,也可用甲氧氯普胺5~20 mg口服或静脉注射。

2. 研究进展

近两年威奇(Weech)等一些学者研究发现,前庭电刺激可抑制运动病。新近研究发现,一些外周和中枢靶点与运动病有关联,包括内耳的精氨酸升压素-V_2受体、组胺H_4受体和中枢神经系统的γ-氨基丁酸($GABA_B$)受体、α_2肾上腺素受体、大麻CB_1受体、P物质、组胺N-甲基转移酶、饥饿素、某些基因的表观遗传调控位点等。因此,针对这些靶点的制剂,如精氨酸升压素-V_2受体拮抗剂、组胺H_4受体拮抗剂、$GABA_B$受体激动剂、α_2肾上腺素受体拮抗剂、大麻CB_1受体激动剂和糖皮质激素、P物质的NK_1受体拮抗剂、组胺N-甲基转移酶激动剂、新的组胺合成和H_1受体表达抑制剂橙皮苷、抑制多巴胺D_2受体的薄荷醇等均需要继续研究。

5.16 药物依赖

酗酒、吸烟与吸毒均属于药物依赖的范畴。药物依赖(drug dependence)亦称药物滥用(drug abuse)、药物成瘾(drug addiction),是以强迫性使用药物或其他化学物质为特征的慢性、复发性脑病。虽称为脑病,但它的危害与影响是全身性的。文献资料显示,船员饮酒与吸烟非常普遍;关于船员吸毒国外有相关报道,但不系统、全面,国内仅有少量相关报道。本节主要介绍导致药物依赖的化学物质种类、危害、依赖形成机制和治疗方法等内容。

5.16.1 药物依赖概述

WHO专家委员会对药物依赖或滥用的定义是,与医疗实践不一致或无关的持续或偶尔过量用药。其包括下列几方面情况:① 药品类型、用药方式和用药地点都不合理;② 无医生指导自己用药,超出医疗范围和剂量标准;③ 强迫性用药;④ 出现精神和身体危害及社会危害。成瘾化学物质的摄入途径有经呼吸道摄入、经口摄入、皮下注射、肌内注射和静脉注射等。由于成瘾化学物质危害的严重性,各国政府对药物依赖的防治都十分重视。

导致药物依赖的化学物质(addictive substances, chemicals)主要有以下几种。

(1) 毒品(drug):包括麻醉药品和精神药品等。目前,国家药品监督管理局网站公布的我国《麻醉药品和精神药品品种目录》中的麻醉药品列有 121 种，精神药品列有 149 种品，非药用类麻醉药品和精神药品列有 116 种，共计 386 种。依据毒品的流行时间顺序，我国将其分为传统毒品和新型毒品。传统毒品一般指鸦片、海洛因、可卡因、大麻等较早流行的毒品，其危害性和成瘾性大，被称为毒品之王。新型毒品主要指甲基苯丙胺等化学合成的致幻剂、兴奋剂类毒品，典型的代表有冰毒、麻古、摇头丸、K 粉等。新型毒品在 20 世纪 90 年代末从香港渗入内地，很快便蔓延、泛滥。金三角地区罂粟种植减少，海洛因产量下降，制贩新型毒品的犯罪活动日益猖獗。曾有专家预言"新型毒品"将是 21 世纪的主流毒品，也是最危险的毒品。

（2）乙醇（ethanol）：即酒精（alcohol），饮酒时摄入。

（3）尼古丁：含于烟草中，吸烟时摄入。

（4）其他物质：如一些有机溶剂包括汽油、发胶、乙醚、橡胶水等。

5.16.2 麻醉药品

麻醉药品指对中枢神经有麻醉作用，连续使用后易产生身体依赖和精神依赖而成瘾的药品。它包括阿片类、可卡因类、大麻类、合成麻醉药类及卫生健康委员会指定的其他成瘾药品、药用植物及其制剂。目前公布的我国麻醉药品品种目录，从罂粟壳到醋托啡共列入 121 种药品。比较熟悉的麻醉药品有阿片、吗啡、可待因、海洛因、大麻、可卡因、美沙酮、二氢埃托啡、哌替啶等。

5.16.3 精神药品

精神药品指直接作用于中枢神经系统，使之兴奋或抑制，连续使用能产生身体依赖和精神依赖而成瘾的药品，分为两类：第一类主要是兴奋剂和致幻剂，第二类主要是抑制剂。目前，我国公布的精神药品品种目录共列入 149 种精神药品，其中第一类从三唑仑到布苯丙胺共 68 种，第二类从佐匹克隆到异戊巴比妥共 81 种。比较熟悉的药品如氯胺酮、去氧麻黄碱（冰毒）、苯丙胺、四氢大麻酚、三唑仑等属于第一类；巴比妥、苯巴比妥、地西泮、咖啡因等属于第二类。

5.16.4 酗酒

酒精（乙醇）是具有成瘾性的化学品之一。酗酒的危害较多，包括急性中毒、慢性中毒、酒精依赖及酒精的间接危害。由于酒精成瘾时机体功能受到严重影响，智力与体力都明显下降，正常的工作与学习都会受累，故不宜从事航海作业。

1. 急性中毒

急性酒精中毒俗称醉酒，多为短时间内较大量饮酒引起。急性酒精中毒分为普通醉酒和病理性醉酒两种情况。

（1）普通醉酒：由一次大量饮酒引起，其表现可分为几个阶段。早期表现为一种特殊的兴奋状态，有时可出现攻击行为，停止饮酒后一般可自行恢复。严重中毒者会导致死亡。国人对酒精的耐力低于白人，产生醉酒各阶段症状所需的血液酒精浓度要低于美国国家酒精滥用与酒精中毒研究所（National Institute on Alcohol Abuse and Alcoholism，NIAAA）的标准（表 5 - 6）。

（2）病理性醉酒：指少量饮酒之后引起的短暂性意识模糊状态，可有幻觉、妄想和冲动行为，可造成自伤或伤人的后果。持续数分钟到数小时，醉睡后结束，醒后对发作过程常完全或部分不能回忆。病理性醉酒罕见，可能与患者的个体素质或原有脑损害如外伤、癫痫、脑血管病等基础疾病有关，使大脑对酒精的耐受性下降。诊断病理性醉酒应符合酒精中毒的诊断标准，但患者的饮酒量比普通醉酒同样程度所需要的酒量要小得多。

表 5-6　非耐受人群血液酒精水平与行为反应的关系

血液酒精水平	行　为　反　应
<50 mg/dL(<11 mmol/L)	出现欣快感,人变得好交际
50~100 mg/dL(11~22 mmol/L)	步态紊乱,注意力下降,反应迟缓
100~150 mg/dL(20~30 mmol/L)	共济失调,精细的精神与运动行为损害,短时记忆损害,言语含糊
200 mg/dL(43 mmol/L)	对感觉刺激失去反应
250 mg/dL(54 mmol/L)	昏迷
>500 mg/dL(>100 mmol/L)	死亡

2. 慢性中毒

长期超量饮用,70~150 g/d[1~2 g/(kg·d)]以上,血液中含量在 50~200 mg/dL(10~40 mmol/L)甚至以上会引起慢性酒精中毒,导致多器官系统尤其是中枢神经系统的损害与功能障碍。

(1)损害消化系统:消化系统首当其冲,会引起胃炎、胃及十二指肠溃疡、胃出血、酒精中毒性肝炎、脂肪肝和肝硬化等,还会增加消化系统癌症的发病率。

(2)损害心血管系统:引起心肌炎、冠心病、高血压。

(3)影响生殖系统:导致性功能障碍,出现性欲减退。

(4)损害神经系统:出现周围神经和中枢神经损害的表现。例如,引起周围神经炎;引起小脑变性、产生共济失调、震颤等;还会引起记忆力与智力减退、精神障碍,可出现各种逼真的、骇人的幻觉,这是慢性酒精中毒最严重、最危险的症状。

3. 酒精依赖

长期大量饮酒可产生对酒精的依赖,可根据下述表现做出判断:① 对酒有强烈的渴求感;② 饮酒成为生活的中心,影响事业、家庭、社交和娱乐;③ 饮酒模式固定,常常定时饮酒,晨饮突出,每天醒来第一件事就是饮酒;④ 对酒的耐受性提高,需要越来越大的饮酒量,才能达到初期的醉态;⑤ 一旦停饮或饮酒量减少,会出现"戒断症状";⑥ 慢性中毒,出现躯体并发症,出现上述各系统损害的表现。

5.16.5　吸烟

吸烟是危害人类健康的重要危险因素。据估计,全球烟民数量达 9 亿~10 亿人,每年约有 500 万人死于与吸烟有关的疾病。我国烟民数量 3.2 亿~3.5 亿人,约占全球的 1/3,居民吸烟率为 24%,男性吸烟率为 50.2%,女性吸烟率为 2.8%。国内外文献报道显示,船员或渔民吸烟十分普遍,吸烟率与对烟草的依赖情况多于普通人群。

1. 吸烟与尼古丁摄入

1 支烟含 1~1.5 mg 尼古丁,吸烟时会摄入尼古丁。尼古丁有很强的成瘾性,因此吸烟容易成瘾。

2. 吸烟对健康的危害

众所周知,吸烟危害健康,影响广泛、深远。

(1)香烟点燃后产生的有害物质:不同香烟点燃时所释放的化学物质有所不同,共有几千种,但主要是焦油、尼古丁和一氧化碳等化学物质。

1)尼古丁类:可刺激交感神经,损害血管内膜,有成瘾性。

2）一氧化碳：能降低红细胞的携氧能力。

3）醛类、氮化物、烯烃类：对呼吸道有刺激作用。

4）胺类、氰化物和重金属：对机体均有毒性作用。

5）致癌物：苯丙芘、砷、镉、甲基肼、氨基酚、放射性物质如^{210}钋等，有致癌作用。

6）酚类化合物和甲醛等：有加速癌变的作用。

（2）吸烟对人体的危害：吸烟对人体的危害不仅仅涉及呼吸系统，实际涉及全身多系统、多器官与多组织，促进多种疾病的发生，切不可轻视。

1）呼吸系统：导致慢性支气管炎和肺气肿，患肺癌、咽喉癌的危险性增加。

2）神经系统：引起视力、听力、记忆力与智力等下降，脑卒中风险增加。

3）消化系统：引起胃溃疡，增加口腔癌、食管癌和胃癌的患病危险。

4）心血管系统：吸烟是高血压、冠心病、动脉粥样硬化的重要致病因素。

5）生殖系统：引起女性月经紊乱、痛经、流产、不孕。男子阳痿、早泄甚至不育等。

6）其他系统：降低免疫力，诱发骨质疏松，增加各种肿瘤的发病率等。

5.16.6　药物依赖的危害及依赖形成机制

1. 药物依赖对人体健康的损害

导致药物依赖的化学物质特别是毒品对人体健康的损害十分严重。吸毒严重影响大脑与脊髓的功能，降低人的智力和体力，改变吸毒者的人格甚至丧失理智。严重者听力、平衡功能都将受损，大脑产生退行性改变，引起痴呆。另外，吸毒可降低心血管系统的功能，严重者导致心力衰竭；降低呼吸系统、消化系统的功能；降低生殖能力；降低免疫力，易引发各种感染性的疾病和恶性肿瘤。严重者丧失劳动能力，因全身衰竭而死亡。

一旦产生药物依赖，患者便要经常服药，如停药，会在停药后数小时到数十小时发生戒断症状，即戒断综合征：轻则头晕、耳鸣；重则呕吐、涕泪交加、抽搐、两便失禁等，极其痛苦，或撞墙自伤甚至自杀，常常丧失理智与人性，危害他人与社会。

2. 药物或毒品使用动因

一般来说，初始使用药物或毒品有以下几种原因：① 好奇心驱使；② 寻求刺激；③ 摆阔显富；④ 消忧解愁；⑤ 治病解痛；⑥ 受他人的引诱、胁迫与教唆等。

3. 药物依赖特征及成因

（1）药物依赖特征：产生药物依赖时，会出现下列特征性表现。

1）对药物的耐受：原有剂量的效力下降，必须不断增加剂量，才能产生与初次使用时相同的效果。

2）产生身体依赖：亦称生理依赖，不使用药品明显感到躯体不适，若停止使用则产生戒断症状，甚至危及生命，如再度使用则戒断症状可获得缓解。

3）产生精神依赖：亦称心理依赖，强烈渴望使用药品，追求原先的感觉体验。许多成瘾者一看到药品或相关的用药工具就会激动、快乐甚至会到战栗的程度。使用药物后，出现快感，表现为神清气爽，精神振奋，活力倍增，烦恼被解除，出现幻觉，感觉自己成为世界的中心。快感会在短时间内消失。药效过后，精神萎靡，哈欠不断，并强烈渴望再用，否则毒瘾就要发作。

4）毒瘾发作：即戒断综合征，一段时间不用药，毒瘾就会发作，出现前述戒断症状。

（2）药物依赖成因：药物依赖是生理因素、心理因素、社会环境因素三者相互作用的结果。

1）生理因素：药物依赖的生物学原动力。滥用药物激活了大脑奖赏系统引起强烈的快感。奖赏系统是大脑的一个复杂的神经环路,在进化过程中形成。当人们进行了为了生存和种族延续的摄食、性生活后,奖赏系统受到刺激,使人感到兴奋和满足。正如古人所言"食、色,性也"。但吸毒对这一神经通路的刺激作用要明显强于正常的生理活动,使人产生更强烈和持续时间更长的兴奋与满足,并诱使吸食者不断重复这种活动,以获得不断的满足感(称正性强化作用),进而陷入恶性循环之中。另外,脑中存在内源性阿片类物质,参与维持上述正常的生理活动。吸食的阿片类物质进入人体,会抑制自身阿片肽分泌。自身分泌的减少或停止,就要依靠外界供应以维持平衡。故一旦停止吸食,原有生理平衡被打破,生理功能出现紊乱,出现所谓的"戒断症状"。此时,只有再供给阿片类物质,才能解除这些症状(称作负性强化作用),从而形成依赖。

2) 个人心理因素:在不同性格的人当中,易冲动、对社会常规模式具有反抗性、对挫折忍受差者这三类人,有着相对较高的危险度,容易陷入吸毒的泥沼而不能自拔。

3) 社会环境因素:包括社会法律对毒品的态度,社会环境能否获得毒品,社会动荡不安对人的影响,社会文化背景等均会影响药物依赖的形成。

4. 药物依赖的中枢机制

(1) 相关的中枢结构与神经通路

1) 参与身体依赖与心理依赖的中枢结构:有中脑腹侧被盖区、导水管周围灰质、蓝斑、黑质、中缝大核、旁巨细胞网状核、内侧丘脑、下丘脑、杏仁核、苍白球、纹状体包括伏隔核等许多结构,外延还包括前额叶皮质、海马等与情绪、学习和记忆相关的中枢结构。

2) 药物依赖相关的神经通路:中脑腹侧被盖区(ventral tegmental area,VTA)到伏隔核(nucleus accumbens,NAc)的多巴胺能神经传递的奖赏通路,这两个部位也是药物依赖的核心结构。还有中脑-前额叶皮质、中脑-杏仁核等中脑边缘系统的多巴胺能神经通路也参与奖赏效应。此外,这些脑结构构成复杂的神经回路,共同参与药物依赖的形成。有多种神经回路参与药物依赖相关的学习和记忆过程,皮层-丘脑-基底节回路是其中最重要的一个。该回路是一个环绕脑皮层、基底神经节和丘脑的大规模神经回路。

(2) 药物依赖的生理机制:成瘾药物激活了腹侧被盖区伏隔核-伏隔核奖赏通路,使多巴胺释放增加,产生特定的生理效应,同时脑对成瘾药物产生两种不同类型的生理反应:① 神经元的适应性改变,是耐受的生理基础。② 突触的可塑性改变,尤其是记忆痕迹的产生,可能是成瘾、复吸的生理基础。这些改变发生在前述多个神经通路上,尤其在腹侧被盖区伏隔核与伏隔核两个部位。

不同的毒品,尽管作用在不同的靶点,但会直接或间接使伏隔核等部位多巴胺释放增加,最后殊途同归,激活奖赏通路。例如,尼古丁可直接加强腹侧被盖区伏隔核神经元在伏隔核部位多巴胺的释放;酒精和阿片类药物可作用于腹侧被盖区伏隔核部位抑制性神经元,减弱其对多巴胺能神经元的抑制,导致多巴胺的释放增加;可卡因和其他相关的兴奋剂,作用于伏隔核部位,抑制对多巴胺的重摄取,或直接促进腹侧被盖区伏隔核神经末梢多巴胺的释放,激活奖赏通路;阿片类药物可作用于伏隔核部位神经细胞膜上的阿片受体,产生类似多巴胺的效应;可卡因、苯丙胺、吗啡、酒精等许多物质,作用于伏隔核和腹侧被盖区伏隔核接受皮质、杏仁核和海马等部位谷氨酸能长投射纤维的神经元,改变其对谷氨酸的反应,加强对过去用药经历的记忆,导致对药物的渴求,即使长时间停药后,仍会出现渴求反应。

关于心理依赖的发生机制,目前主要有两种假说:① 以 Wise 和 Bozart 为代表的精神刺激学说认为,吸毒者为了追求使用毒品带来的欣快感等奖赏效应而不断吸毒(正性强化作用),这是引起成瘾的始动因素。② 以 Koob 和 Bloom 为代表的戒断/依赖学说则认为,使用阿片类物质等导致身体依赖,吸毒者为了逃避撤药时的戒断症状而不断使用毒品(负性强化作用),这是导致持续用药的首要因素。

1) 神经元的适应性改变:这是药物依赖的重要特征和戒断症状发生的基础。这些改变包括伏隔核、杏仁核和前额叶皮质等部位,神经元膜上阿片受体、多巴胺受体密度下降,阿片类物质、多巴胺与受体的亲和力下降,腹侧被盖区伏隔核神经元多巴胺释放减少,内源性阿片类物质释放减少等。此外,神经元的适应性改变还表现为腺苷酸环化酶-环磷酸腺苷-蛋白激酶 A(AC - cAMP - PKA)信号通路的功能上调。

2) 突触的可塑性改变:这是神经元适应性改变的一个重要方面。突触的可塑性改变是正常记忆形成的结构基础。药物依赖的持续性和牢固性正是由于突触的可塑性变化,形成成瘾记忆的结果。导致成瘾的可塑性变化主要发生在腹侧被盖区伏隔核、伏隔核、前额叶皮层及海马 CA1 区等部位。功能上表现为突触传递的长时程增强(long-term potentiation,LTP)和长时程抑制(long-term depression,LTD)等变化,形态上表现为神经元树突分支的增多和树突棘密度的增加,海马部位的这种改变可能与成瘾记忆有关,伏隔核部位的这种改变与撤药后药物敏化有关,这些改变可能是成瘾、复吸的根本原因所在。

(3) 与药物依赖相关的基因和表观遗传调控:与成瘾相关的基因,可能有 100 多种,包括多巴胺受体、多巴胺转运体、多巴胺代谢相关酶(单胺氧化酶、儿茶酚- O -甲基转移酶)、GABA 受体、5 - HT 受体、阿片受体、烟碱受体、CART 肽(cocaine-and amphetamine-regulated transcript)等基因的变异都影响药物依赖的发生。

近些年的研究发现,药物依赖包括酒精成瘾等,涉及个体易感性、成瘾发展等过程,在所涉及的神经回路多个环节都受表观遗传的调控。表观遗传调控即在不改变 DNA 序列的条件下,通过对染色体或者组蛋白进行修饰,会影响相关脑区基因转录和后续靶蛋白的表达,影响神经元兴奋性与突触传递等过程,它包括组蛋白侧链残基的共价修饰如乙酰化/去乙酰化、甲基化/去甲基化和磷酸化/去磷酸化、DNA 甲基化等。此外,还包括非编码 RNA 的调控。非编码 RNA(ncRNA)是一类不编码蛋白质的 RNA 的总称,包括短 RNA(snRNA)、长链非编码 RNA(lncRNA)、环形 RNA(circRNA)、微小 RNA(miRNA)和小干扰 RNA(siRNA)等,在多个水平上调节基因表达。ncRNA 可以调节 RNA 结合蛋白的可及性,限制它们与其他转录物相互作用的能力或直接影响基因转录。大量研究显示,ncRNA 在药物依赖中发挥重要的作用,参与神经可塑性、药物耐受和觅药复吸行为等过程。

5.16.7　药物依赖的治疗

药物依赖的治疗俗称戒毒。整个治疗过程中,在对待成瘾者方面,人们需要转变观念,应当将他们作为特殊的患者。并且,要充分认识到,在现阶段毒品成瘾很难治愈,所有治疗方法均不令人满意。据估计,目前毒品成瘾者在戒毒治疗后第 1、2、3 年的复吸率分别达 85%、90%、95% 左右,第 4 年接近 100%。但是,治疗要比不治疗对患者有利得多,治疗可中断持续的吸毒过程,减轻或遏制毒品的进一步危害,还可使机体得到部分康复。一般认为,戒毒治疗时身体依赖的问题易解决,而心理依赖是难点,特别是成瘾记忆难以消除,是戒毒失败复吸的主要原因所在。

1. 治疗原则

目前,世界公认的戒毒治疗方案,并非仅着眼于躯体症状方面,而是从吸毒成瘾的机制出发,从生理、心理、社会三方面进行全面的考虑,包括了脱毒、康复和后续照管等三个阶段,摒弃了过去只顾早期脱毒而不顾后期康复的简单戒毒模式。在整个治疗过程中,调整患者的心理状态很重要,尤其在完全停药阶段。出现戒断症状时,适当应用一些对症处理的药物,安排好患者的生活、工作和学习,让他们在愉快而紧张的生活中度过,脱离原先的环境,让其忘却成瘾的药物,抑制或消除成瘾记忆。

2. 治疗流程

(1) 脱毒阶段:急性脱毒阶段是戒毒的开始,主要采用替代递减脱毒治疗、梯度戒毒治疗、中医戒毒治疗等方法,使成瘾者顺利度过急性戒断反应期,帮助解决身体上的戒断症状,使其能够脱离毒品而没有生理上的痛苦。此阶段通常需要 1~3 周或更长时间。若只进行单纯的脱毒治疗,则疗效极差,近期的复吸率极高。

（2）康复阶段：在常规脱毒治疗中，药物只是消除了戒断症状，遏制住了生理依赖，而戒毒者的心理依赖问题还远没有解决，其神经功能、身体状况还未恢复，行为还未得到矫正，需要一个较长的过程来处理脱毒后的稽延性戒断症状、心理和行为问题，这个过程就是康复阶段。该阶段主要采用正面教育、心理疏导、社会帮助、体育锻炼、改善营养等多种措施，解决或消除稽延性症状和心理依赖，矫正个体的不良心理、行为态度，完成心理上的康复，使戒毒者能够重返社会，成为被社会接纳的人，成为亲和社会的人。该阶段通常需要 6～12 个月或更长的时间。

（3）后续照管阶段：指戒毒者回归社会之后，建立一个监督、扶持、帮教系统给予后续照管，以便对戒毒者提供心理、专业或职业辅导以及其他方面的支持和帮助，使他们能作为一个正常人适应并融入正常的社会生活之中。该阶段需要数月到数年甚至更长时间。

3. 治疗方法

（1）替代递减治疗：主要针对阿片类药物依赖，这是目前较先进的治疗方法。治疗药物有美沙酮（阿片受体部分激动剂）与丁丙诺啡（阿片受体部分激动-部分拮抗剂）。美沙酮治疗方法在西方国家已使用多年，近年来逐渐在我国推广使用。这是一种弱毒替代强毒的治疗方法，而且需要长期乃至终身使用，并且仍存在成瘾的问题。美沙酮与丁丙诺啡比较，有较大不良反应，因此使用时须严格监督。此外，它还有镇静作用，可能会妨碍部分吸毒者的正常生活，而丁丙诺啡没有镇静作用，毒性也小于美沙酮，当然它的效果也逊色于美沙酮，成瘾的问题依然存在。

（2）阿片受体拮抗剂的去毒和诱导戒毒：阿片受体拮抗剂有纳洛酮、纳曲酮，不仅作为阿片类毒品的中毒抢救用药，亦可用于脱毒治疗，但治疗过程中成瘾者易出现戒断症状，戒毒者不很愿意接受此种治疗，很难坚持治疗下去。

（3）非阿片类药物依赖的脱瘾治疗：主要是抑制戒断症状。可用盐酸可乐定，通过激动中枢 α_2 肾上腺素受体，抑制蓝斑去甲肾上腺素神经元的活动。主要用于抑制成瘾者身体依赖的戒断症状，对心理渴求无效。亦可用氢溴酸东莨菪碱，其作为抗胆碱药，除抑制躯体症状外，对心理渴求亦有一定的疗效。

（4）中医中药戒毒：中医中药在戒毒方面可能有独特作用。中药虽然起效较慢，控制戒断症状不彻底，但作用持久，无依赖性，作用位点多，能全面调节神经系统、免疫系统等功能。因此，可辅助前述西药及其他治疗。此外，中医还有其他的辅助治疗手段，如针灸、推拿、气功疗法等。

（5）治疗方面的研究进展：成瘾相关的记忆过程成为学者们瞄准的治疗药物成瘾的新靶点，抑制成瘾记忆，药物成瘾的治疗效果才明显，如目前在试用的多情境消退干预方法、记忆再巩固干预方法、虚拟现实技术干预成瘾记忆等。

手术治疗毒品成瘾采取多靶点损毁的方法，多为部分损毁与毒品成瘾相关的神经中枢。因为方法还不成熟，目前仍处于以实验为主的阶段；同时还存在伦理学问题，对其临床应用的争论较大。

脑深部电刺激（deep brain stimulation，DBS）作为神经调控技术，以适当频率、适当强度的电刺激抑制与药物成瘾相关的神经中枢，或可取代前述损毁神经中枢的手术治疗方法。国内已有临床试验的报道，远期效果如何还有待验证。此外，研究试用的神经调控技术还有经颅磁刺激、经颅直流电刺激等。

目前，正在研究的还有免疫疗法、基因疗法、表观遗传调控干预方法等。

综上所述，药物依赖危害大，治疗难，成瘾记忆很难根除。目前，针对毒品成瘾的各种治疗方法均不理想。因此，大力宣传毒品危害，打击非法生产，阻止毒品流入，切断毒品的接触与使用途径，全社会齐抓共管进行预防，可能是根除毒瘤最好的办法。

5.17　传　染　病

航海船舶经常往来于世界不同国家和地区，船员是各地不同传染病的易感人群，他们的工作、生活或居住有一定的密集程度,尤其是海军的舰船,还受高温、噪声、振动、通风不良等多种理化因素综合影响,可导致船员抵抗力降低,一旦有传染病发生,易传播而引起流行。此外,航海客轮尤其是大型游轮,人员比较密集,传染病亦易传播、流行。一般认为,导致船舶可能发生暴发流行的传染病有三类:① 以细菌性食物中毒为代表的消化道传染病。② 在气候变化、舰船员机体抵抗力下降等情况下,体内致病病原体引起的机会致病,如流行性感冒、肺炎、肺结核等。③ 来自船舶停泊港口及国家和地区的自然疫源性疾病、地方性传染病等。不过,随着船舶的现代化,所需作业人员减少,工作、生活与居住条件都得到改善,医疗条件也有了较大提高,总体上传染病在船员中仅呈偶发状态,极少出现流行。但是,我们不能放松警惕,像近几年流行的新型冠状病毒感染引起的疫情就很凶险,曾导致某些游轮、远洋货轮及军舰特别是航母上疫情的暴发流行。因此,要加强防护意识,做好港口检疫,防止外来传染病的侵入,保障船员的健康,促进航海事业的发展。本节介绍一些常见的传染病及其预防与治疗知识。

5.17.1 病毒性传染病

1. 新型冠状病毒感染

新型冠状病毒感染(简称新冠感染,COVID-19)是由新型冠状病毒(简称新冠病毒,SARS-CoV-2)引起,以上呼吸道感染为主、涉及全身多器官损伤的一种传染病。

(1) 病原学与流行病学:新冠病毒属于 β 属的冠状病毒(Betacoronavirus),有包膜,颗粒呈圆形或椭圆形,直径 60～140 nm,是新冠感染的病原体。病毒包膜包埋有刺突蛋白,它通过结合血管紧张素转化酶 2 进入细胞。截至 2022 年底,WHO 提出的"关切的变异株"(variant of concern, VOC)有 5 个,分别为阿尔法(Alpha)、贝塔(Beta)、伽玛(Gamma)、德尔塔(Delta)和奥密克戎(Omicron)。2022 年初,Omicron 株感染病例已取代 Delta 株成为主要流行株,其传染性更强,但毒力明显减弱。人群普遍易感。感染后或接种新型冠状病毒疫苗后可获得一定的免疫力。伴有严重基础疾病及老年患者感染后的重症率、病死率高于一般人群,接种疫苗可降低重症及死亡风险。新冠病毒对紫外线、有机溶剂(如乙醚、乙醇、过氧乙酸和氯仿等)以及含氯消毒剂敏感,乙醇和含氯消毒剂常用于临床及实验室新冠病毒的灭活,但氯已定效果较差。

新冠病毒是 RNA 病毒,与 2003 年引起严重急性呼吸综合征(severe acute respiratory syndrome,SARS)的冠状病毒并不完全相同,但两者基因序列具有同源性,属于进化上的近亲。

传染源主要是新冠病毒感染者,在潜伏期即有传染性,发病后 3 天内传染性较强。主要经呼吸道飞沫和密切接触传播,亦可在相对封闭的环境中经气溶胶传播,或接触被病毒污染的物品感染。

新冠感染疫情始于 2019 年底。据 WHO(https://covid19.who.int)统计,截至 2023 年 2 月 28 日,全球新冠感染累计确诊与死亡患者数分别为 7.584 亿、685.9 万人。

(2) 临床表现:新冠感染潜伏期一般 2～4 天,以咽干、咽痛、咳嗽、发热为主要表现,部分患者可以鼻塞、流涕、嗅觉味觉减退或丧失、结膜炎、肌肉酸痛和腹泻等为主要表现。热程一般不超过 3 天。少数患者在发病 5～7 天后病情继续发展,持续发热,并产生肺炎相关表现,出现呼吸困难和(或)低氧血症,甚至快速进展为急性呼吸窘迫综合征、脓毒症休克、难以纠正的代谢性酸中毒和出凝血功能障碍及多器官功能障碍等。极少数患者出现累及中枢神经系统等表现。

儿童感染后的表现与成人相似,高热相对多见;部分患者表现不典型,出现呕吐、腹泻等消化道症状或仅出现反应差、呼吸急促等症状;少数可出现急性喉炎、支气管炎表现,但极少出现严重呼吸窘迫;少数患者出现热性惊厥,极少数可出现脑炎、脑膜炎等脑部病变表现,一旦发生,病情会在短期内急剧恶化。

大多数患者预后良好。少数人感染后虽核酸检测阳性,但无明显临床表现,为无症状感染者。

按照临床表现,新冠感染主要分为 4 个类型:轻型、中型、重型与危重型。

1）轻型：以上呼吸道感染为主要表现。

2）中型：持续高热＞3 天或（和）咳嗽、气促等，但呼吸频率（RR）＜30 次/分、静息状态下吸空气时指氧饱和度＞93％。影像学可见特征性新冠病毒感染肺炎表现。

3）重型：成人符合下列任何一条① 出现气促，呼吸频率≥30 次/分。② 静息状态下呼吸空气，指氧饱和度≤93％。③ 动脉血氧分压（PaO$_2$）/吸氧浓度（FiO$_2$）≤300 mmHg。④ 临床症状进行性加重，肺部影像学显示 24～48 h 病灶明显进展＞50％。

4）危重型：符合以下情况之一① 出现呼吸衰竭，且需要机械通气。② 出现休克。③ 合并其他器官功能衰竭且需要在 ICU 监护治疗。

（3）治疗：参照我国《新型冠状病毒感染诊疗方案（试行第十版）》，按呼吸道传染病的要求进行隔离治疗。根据病情需要，进行相应的检查，如血常规、尿常规、C 反应蛋白、生化指标（肝酶、心肌酶、肾功能等）、凝血功能、动脉血气分析、胸部影像学等。

1）一般治疗：卧床休息，加强支持治疗，保证营养和充分能量摄入，注意水、电解质平衡，维持内环境稳定。对重症高危人群应进行生命体征监测，特别是静息和活动后的指氧饱和度等。同时，对基础疾病相关指标进行监测，并给予相应治疗。高热者可进行物理降温、应用解热药物。咳嗽咳痰严重者给予止咳祛痰药物。根据病情需要，给予规范有效的氧疗措施，包括鼻导管、面罩给氧和经鼻高流量氧疗。无继发感染证据，勿盲目使用抗菌药物，尤其是联合使用广谱抗菌药物。

2）抗病毒治疗

A. 奈玛特韦片/利托那韦片组合包装：适用于发病 5 天以内的轻型和中型且伴有进展为重型高风险因素的成年患者。用法：300 mg 的奈玛特韦与 100 mg 的利托那韦同时服用，每 12 h 一次，连续服用 5 天。

B. 阿兹夫定片：用于中型的成年患者。用法：空腹吞服 5 mg，每日 1 次，疗程至多不超过 14 天。

C. 莫诺拉韦胶囊：用于发病 5 天以内的轻、中型且伴有进展为重症高风险因素的成年患者。用法：800 mg 口服，每 12 h 一次，连续使用 5 天。

D. 单克隆抗体：安巴韦单抗/罗米司韦单抗注射液。联合用于治疗轻型和中型且伴有进展为重型高风险因素的成人和青少年（12～17 岁，体重≥40 kg）患者。用法：两药各用 1000 mg，给药前分别以 100 mL 生理盐水稀释，经静脉序贯输注给药，滴注速度不高于 4 mL/min，之间使用生理盐水 100 mL 冲管。应在输注期间密切观察患者情况，输注完成后至少再观察 1 h。

E. COVID-19 人免疫球蛋白：可在病程早期用于有高危因素、病毒载量较高、病情进展快的患者。使用剂量为轻型 100 mg/kg、中型 200 mg/kg、重型 400 mg/kg，静脉输注，根据患者病情，次日可再次输注，总次数不超过 5 次。

F. 康复者恢复期血浆：可在病程早期用于有高危因素、病毒载量较高、病情进展快的患者。输注剂量为 200～500 mL（4～5 mL/kg），可根据患者个体情况及病毒载量等决定是否再次输注。

3）免疫治疗

A. 糖皮质激素：对于氧合指标进行性恶化、影像学进展迅速、机体炎症反应过度激活状态的重型和危重型患者，酌情短期内（不超过 10 天）使用糖皮质激素，建议地塞米松 5 mg/d 或甲泼尼龙 40 mg/d，避免长时间、大剂量使用糖皮质激素，以减少副作用。

B. 白细胞介素-6 抑制剂：托珠单抗。对于重型、危重型且实验室检测白细胞介素-6 水平升高者可试用。首次剂量 4～8 mg/kg，推荐剂量 400 mg，生理盐水稀释至 100 mL，输注时间大于 1 h；疗效不佳者，首剂应用 12 h 后可追加一次，剂量同前，累计给药不超过 2 次，单次最大剂量不超过 800 mg。

4）抗凝治疗：用于具有重症高危因素、病情进展快的中型、重型和危重型患者，无禁忌证情况下可给予治疗剂量的低分子肝素或普通肝素。发生血栓栓塞事件时，按照相应指南进行治疗。

5）俯卧位治疗：具有重症高危因素、病情进展快的中型、重型和危重型患者，应当给予规范的俯卧位治疗,建议每天不少于 12 h。

6）心理干预:患者常存在紧张焦虑情绪,应当加强心理疏导,必要时辅以药物治疗。

7）重型、危重型病例的支持治疗:在上述治疗的基础上,治疗基础疾病,预防继发感染,及时进行器官功能支持,积极防治并发症。

A. 呼吸支持:包括下述几个方面。

a. 鼻导管或面罩吸氧:PaO_2/FiO_2 低于 300 mmHg 的重型患者应立即吸氧,短时间(1~2 h)密切观察,若呼吸窘迫和(或)低氧血症无改善,使用经鼻高流量氧疗(HFNC)或无创通气(NIV)。

b. HFNC 或 NIV:适用于 PaO_2/FiO_2 低于 200 mmHg 的患者。无禁忌证的情况下,实施俯卧位通气,俯卧位治疗时间应大于 12 h。HFNC 或 NIV 疗效不佳,应及时进行有创机械通气治疗。

c. 有创机械通气:PaO_2/FiO_2 低于 150 mmHg 时应考虑气管插管,实施有创机械通气。鉴于部分重型、危重型患者低氧血症的临床表现不典型,不应单纯把 PaO_2/FiO_2 是否达标作为气管插管和有创机械通气的指征,应结合患者的临床表现和器官功能情况实时进行评估。对于中重度急性呼吸窘迫综合征患者,可采用肺复张治疗。

d. 气道管理:加强气道湿化,建议采用主动加热湿化器,有条件的使用环路加热导丝保证湿化效果。建议使用密闭式吸痰,必要时气管镜吸痰。积极进行气道廓清治疗,如振动排痰、高频胸廓振荡、体位引流等。在氧合及血流动力学稳定的情况下,尽早开展被动及主动活动,促进痰液引流及肺康复。

e. 体外膜肺氧合(ECMO):在最优的机械通气条件下($FiO_2 \geq 80\%$,潮气量为 6 mL/kg 理想体重,呼气末正压(PEEP)$\geq 5 cmH_2O$,且无禁忌证),保护性通气和俯卧位通气效果不佳,并符合以下情况之一,应尽早考虑评估实施 ECMO① $PaO_2/FiO_2 < 50$ mmHg 超过 3 h。② $PaO_2/FiO_2 < 80$ mmHg 超过 6 h。③ 动脉血 pH<7.25 且 $PaCO_2 > 60$ mmHg 超过 6 h,且呼吸频率>35 次/分。④ 呼吸频率>35 次/分时,动脉血 pH<7.2 且平台压>30 cmH_2O。符合 ECMO 指征,且无禁忌证的危重型患者,应尽早启动 ECMO 治疗,延误时机则预后不良。

f. ECMO 模式选择:仅需要呼吸支持时,选用静脉-静脉方式 ECMO(VV-ECMO),其为最常用的方式;需要呼吸和循环同时支持时,则选用静脉-动脉方式 ECMO(VA-ECMO)。采用 VA-ECMO 方式出现头臂部缺氧时,可采用静脉-动脉-静脉方式 ECMO(VAV-ECMO)。实施 ECMO 后,严格实施保护性肺通气策略。推荐初始设置:潮气量<4~6 mL/kg 理想体重,平台压≤25 cmH_2O,驱动压<15 cmH_2O,PEEP 5~15 cmH_2O,呼吸频率 4~10 次/分,$FiO_2 < 50\%$。对于氧合功能难以维持或吸气努力强、双肺重力依赖区实变明显,或需要气道分泌物引流的患者,应积极俯卧位通气。

B. 循环支持:危重型患者可合并休克,应在充分液体复苏的基础上,合理使用血管活性药物,密切监测患者血压、心率和尿量的变化,以及乳酸和碱剩余。必要时进行血流动力学监测。

C. 急性肾损伤和肾替代治疗:危重型患者可合并急性肾损伤,应积极寻找病因,如低灌注和药物等因素,予以纠正,同时注意维持水、电解质、酸碱平衡。连续性肾替代治疗的指征包括高钾血症、严重酸中毒、利尿剂无效的肺水肿或水负荷过多。

D. 营养支持:加强营养风险评估,首选肠内营养,保证热量 25~30 kcal/(kg·d)、蛋白质>1.2 g/(kg·d)摄入,必要时加用肠外营养。可使用肠道微生态调节剂,维持肠道微生态平衡,预防继发细菌感染。

8）中医中药治疗:本病属于中医"疫"病范畴,病因为感受"疫戾"之气,可根据病情、证候及气候等情况,由中医师或在中医师指导下进行辨证论治,参考相应指南,采用合适的疗法。

（4）预防:包括下述两个方面。

1）新冠病毒疫苗接种:接种疫苗可减少新冠病毒感染和发病,是降低重症和死亡率的有效手段,符合接种条件者均应接种。符合加强免疫条件的接种对象,应及时进行加强免疫接种。

2）一般预防措施:保持良好的个人及环境卫生,均衡营养、适量运动、充足休息,避免过度疲劳。提高健康素养,养成"一米线"、勤洗手、戴口罩、公筷制等卫生习惯和生活方式,打喷嚏或咳嗽时应掩住口鼻。保持室内通风良好,做好个人防护。

2. 流行性感冒

流行性感冒(influenza)是由流感病毒引起的一种急性呼吸道传染病,简称流感。

(1) 病原学与流行病学:流感病毒是一种 RNA 病毒,属正黏病毒科。根据流感病毒感染的对象,可分为人、猪、马及禽流感病毒等。人类流感病毒分甲、乙、丙三型。

传染源主要是流感患者和隐性感染者。在潜伏期即有传染性,以病初 2~3 天传染性最强。主要经飞沫直接传播,也可通过接触被污染的手、日常用具等间接传播。人群普遍易感,患者以儿童和青少年多见。感染后虽然对同型病毒获得免疫力,但维持时间较短,各型及亚型之间无交叉免疫。

流感往往突然发生,并迅速蔓延,极易在一个地区或国家引起流行甚至全世界大流行。流感流行无明显季节性,在我国多发生于冬春季。流感病毒极易发生变异,甲型流感尤甚,病毒变异后人群无免疫力,易引起流行,而丙型流感多为散发感染。

(2) 临床表现:急性起病,潜伏期为 1~3 天。症状较普通感冒重,但许多轻型患者的症状与普通感冒很相似,难以区分。临床上一般可分为单纯型、胃肠型、肺炎型和中毒型四种类型。

1) 单纯型:起病急,出现寒战、高热、头痛、全身乏力、肌肉酸痛、食欲减退等症状,可伴或不伴鼻塞、流涕、咽痛、干咳、声嘶等上呼吸道局部症状。体检可见结膜充血,咽喉红肿,肺部听诊闻及干啰音。发热 1~2 天达高峰,然后逐渐好转,病程一般 4~7 天,但乏力可持续 1~2 周。该型流感最常见,预后良好。

2) 胃肠型:主要表现为食欲下降、恶心、呕吐、腹痛、腹泻等,该型较少,多见于儿童。

3) 肺炎型:起病初始的临床表现类似典型流感,1~2 天病情迅速加重,出现高热、咳嗽、呼吸困难、发绀,可伴有心力衰竭、肝衰竭或肾衰竭。体检双肺广泛闻及干湿啰音,呼吸音低,但无实变体征。痰液中可分离到流感病毒,抗生素治疗无效。此型多见于老、幼及慢病者,大多数患者在 5~10 天会发生呼吸、循环衰竭,病死率高。

4) 中毒型:有全身毒血症表现,高热,伴有神经系统和心血管系统受损症状与体征,可出现中毒性心肌损害,严重者可发生休克、循环衰竭、弥散性血管内凝血等。该型极少,病死率高。

(3) 治疗:包括一般治疗、对症治疗和抗病毒治疗等方面。

1) 一般治疗:应卧床休息,增加饮水,加强营养,密切观察,注意并发症的发生。

2) 对症治疗:高热者给予解热镇痛药,咳嗽明显时可使用祛痰止咳药物。

3) 抗病毒治疗:目前,流感病毒对神经氨酸酶抑制剂奥司他韦、扎那米韦等敏感,故可选用。例如,奥司他韦口服,成人推荐剂量 75 mg/次,2 次/天,疗程为 5 天。

4) 若有证据表明继发细菌感染,应使用相应的抗生素。

(4) 预防:对于流感患者,应尽早隔离、治疗。隔离 1 周,或至主要症状消失。流感流行期间,应戴口罩,勤洗手,少去公共场所,避免人群聚集,防止交叉感染。同时,要注意室内通风,必要时进行消毒。对流感患者的用具及分泌物,用消毒剂进行消毒。

疫苗接种是预防流感的最有效和最基本措施,有全病毒灭活疫苗、裂解疫苗和亚单位疫苗等,有较好的免疫原性和安全性。重点接种人群为 65 岁以上老人、慢性疾病、抵抗力较差者及医务人员。

对易感人群可采用药物预防,可口服金刚烷胺 100 mg/次,2 次/天,连服 10~14 天,或奥司他韦 75 mg,1 次/天,连用 7 天。

3. 艾滋病

艾滋病是获得性免疫缺陷综合征(acquired immunodeficiency syndromes,AIDS)的简称,是由 HIV

感染引起的慢性传染病。

（1）病原学与流行病学：HIV 是反转录病毒科、慢病毒属、人类慢病毒组的单链 RNA 病毒，分为 HIV-1 型和 HIV-2 型。全球流行的毒株主要是 HIV-1。HIV-1 有 3 个亚型组，共 13 个亚型，即 M 亚型组(A-K 型)、N 亚型组(N 型)及 O 亚型组(O 型)。HIV-2 有 A～G 等至少 7 个亚型。我国主要的流行株为 HIV-1，近年来在部分地区发现少数 HIV-2 型感染者。

传染源为艾滋病患者和 HIV 感染者。传播途径主要是性接触（包括异性、同性和双性性接触）、血液接触和母婴传播。HIV 存在于血液、精液和阴道分泌物以及乳汁、眼泪和唾液等体液中，均有传染性。目前尚无证据表明 HIV 可经水、食物、生活接触或昆虫传播。人群对 HIV 普遍易感。

据 WHO 新近公布的数据，2020 年全球新发 HIV 感染约 150 万人，因艾滋病死亡约 68 万人。全球现有 HIV 感染约 3 770 万人。

（2）临床表现：艾滋病潜伏期平均为 8～9 年，但个体差异较大，可短至数月，长达 15 年。从初始感染 HIV 到终末期，过程漫长、复杂，临床表现多种多样，我国艾滋病诊疗标准和指南中将其分为急性期、无症状期和艾滋病期。

1）急性期：初次感染 HIV 后 2～4 周，部分感染者因病毒血症和免疫系统急性损伤可能出现一些轻微的临床表现，发热为常见症状，可伴有盗汗、不适、头痛、咽痛、恶心、呕吐、腹泻、肌肉与关节痛、皮疹、淋巴结肿大等。血液可检出 HIV RNA 和 P24 抗原，数周后可检出 HIV 抗体，CD4$^+$ T 淋巴细胞数量减少，CD4$^+$/CD8$^+$ 倒置，部分患者出现轻度白细胞和（或）血小板减少，肝功能可有轻度异常。

2）无症状期：部分感染者可直接进入此期，或由急性期进入此期，持续时间为 6～8 年，时间长短与所感染病毒的类型、数量、感染途径、机体免疫状况、营养与卫生条件、生活习惯等因素有关。由于 HIV 在体内不断复制，CD4$^+$T 淋巴细胞计数将逐渐下降。

3）艾滋病期：此时，患者血液 CD4$^+$T 淋巴细胞计数明显下降，大多<200/μL，血浆 HIV 载量明显升高。临床表现为 HIV 相关症状和各种机会性感染及肿瘤。

HIV 相关症状包括持续一个月以上的发热、盗汗、腹泻，体重减轻>10％，全身淋巴结持续肿大，部分患者出现神经精神症状，如头痛、淡漠、记忆力下降、性格异常，甚至出现癫痫与痴呆等病症。机会性感染可发生在机体的许多部位，为细菌、真菌、其他病毒等引起的各种感染。产生的肿瘤有恶性淋巴瘤、卡波西肉瘤等。

（3）治疗：包括抗反转录病毒治疗、对症支持与并发症的治疗等。

1）抗反转录病毒治疗：正规的抗病毒治疗可明显延长艾滋病患者的生存期，保存和恢复免疫功能，降低病死率和 HIV 相关疾病的发生率，提高患者的生活质量，并减少艾滋病的传播。

目前有六类药物：核苷类反转录酶抑制剂、非核苷类反转录酶抑制剂、蛋白酶抑制剂、整合酶抑制剂、融合抑制剂和 CCR5 抑制剂。仅用一种抗病毒药物易诱发 HIV 变异，产生耐药性。目前主张联合用药，即高效抗反转录病毒治疗，一般用两种核苷类反转录酶抑制剂联合一种非核苷类反转录酶抑制剂、蛋白酶抑制剂或融合抑制剂，根据患者的具体情况适当掌握。

A. 核苷类反转录酶抑制剂：可选择性地抑制 HIV 反转录酶，并掺入正在延长的 DNA 链中，抑制 HIV 复制。有多种药物可选，如齐多夫定、拉米夫定、阿巴卡韦、替诺福韦、恩曲他滨、去羟肌苷、司他夫定、扎西他滨等。

B. 非核苷类反转录酶抑制剂：主要作用于 HIV 反转录酶某些位点使其失去活性。常用药物有奈韦拉平、依非韦伦、依曲韦林、利匹韦林、地拉韦啶等。

C. 蛋白酶抑制剂：抑制蛋白酶，阻断 HIV 复制和成熟过程中必需的蛋白质合成。主要药物有利托那韦、安泼那韦、阿扎那韦、茚地那韦、洛匹那韦、奈非那韦、替拉那韦、达芦那韦等。

D. 整合酶抑制剂：主要药物有拉替拉韦、埃替格韦、德罗格韦等。

此外，还有抑制 HIV 侵入细胞的融合抑制剂恩夫韦肽、CCR5 抑制药物马拉维诺。

2) 对症支持:加强营养与支持治疗,部分患者可辅以心理治疗。

3) 并发症的治疗:并发症有肺孢子菌肺炎、其他真菌感染、弓形虫病、其他病毒感染、鸟分枝杆菌感染、卡波西肉瘤等,根据情况,采取对应治疗方法与措施。

(4) 预防:加强国境检疫。发现 HIV 感染者,应尽快报告当地疾病预防控制中心。普查高危人群,及时发现传染源。应对感染 HIV 的急性期与艾滋病期患者进行隔离,对其相关分泌物进行消毒。对于无症状 HIV 感染者,在治疗的同时,应随访并加强管理。加强艾滋病防治知识的宣传与教育,高危人群性生活应注意使用安全套。严格筛查血液及各种血制品,尽可能使用一次性注射器,严格消毒医疗器械。注意个人卫生,不共用剃须刀、牙刷等生活用品。疫苗还在研制中,尚未应用于免疫接种。

4. 病毒性肝炎

病毒性肝炎(viral hepatitis)是由多种肝炎病毒引起,以肝脏损害为主的一组全身性传染病。各型病毒性肝炎的临床表现相似,以乏力、食欲减退、厌油、肝功能异常为主,部分病例可出现黄疸。甲型病毒性肝炎(简称甲型肝炎)和戊型病毒性肝炎(简称戊型肝炎)主要表现为急性感染,经粪-口途径传播;乙型病毒性肝炎(简称乙型肝炎)、丙型病毒性肝炎(简称丙型肝炎)、丁型病毒性肝炎(简称丁型肝炎)多呈慢性感染,少数病例可发展为肝硬化或肝细胞肝癌,主要经血液、体液等胃肠之外的途径传染。

(1) 病原学与流行病学:肝炎病毒是病毒性肝炎的病原体,目前已明确的有甲、乙、丙、丁、戊五型肝炎病毒,即甲型肝炎病毒(hepatitis A virus, HAV)、乙型肝炎病毒(hepatitis B virus, HBV)、丙型肝炎病毒(hepatitis C virus, HCV)、丁型肝炎病毒(hepatitis D virus, HDV)、戊型肝炎病毒(hepatitis E virus, HEV)。

肝炎传染源主要是急、慢性肝炎患者、隐性感染者或病毒携带者。我国是病毒性肝炎的高发国家。甲型肝炎人群流行率约 80%。据 WHO 公布的数据,全球慢性 HBV 感染者近 3 亿,慢性 HCV 感染者约 5 800 万。2019 年,全球新增 HBV 和 HCV 感染者各约 150 万人,因乙型肝炎和丙型肝炎相关原因死亡者分别约为 82 万和 29 万。我国约有 1 亿人携带 HBsAg,慢性 HBV 感染者约 2 000 万,HCV 感染人群约 560 万。

(2) 临床表现:不同类型病毒性肝炎的潜伏期不同,甲型肝炎 2~6 周,乙型肝炎 1~6 个月,丙型肝炎 2 周~6 个月,丁型肝炎 4~20 周,戊型肝炎 2~9 周。

1) 急性肝炎:包括急性黄疸型肝炎和急性无黄疸型肝炎,各型肝炎病毒均可引起,甲型肝炎、戊型肝炎不转为慢性。

A. 急性黄疸型肝炎:临床经过阶段明显,一般可分为 3 期,即黄疸前期、黄疸期和恢复期,总病程 2~4 个月。

a. 黄疸前期:甲型肝炎、戊型肝炎起病相对较急,约 80% 的患者有发热、畏寒表现。乙型肝炎、丙型肝炎、丁型肝炎起病较缓慢,仅少数有发热表现。主要症状包括乏力、食欲缺乏、厌油、腹胀、恶心、呕吐、肝区疼痛、尿色加深等。肝功能改变主要是谷丙转氨酶、谷草转氨酶升高。本期持续 5~7 天。

b. 黄疸期:发热消退,自觉症状好转,但尿黄加深,皮肤和巩膜出现黄疸,1~3 周黄疸达高峰。部分患者可出现皮肤瘙痒、心动徐缓、一过性粪便颜色变浅等梗阻性黄疸表现。肝大,质软,边缘锐利,压痛及叩痛阳性。部分病例有轻度脾大。肝功能检查谷丙转氨酶和胆红素升高,尿胆红素阳性。本期持续 2~6 周。

c. 恢复期:症状逐渐消失,黄疸消退,肝、脾回缩,肝功能逐渐恢复正常。本期持续 1~2 个月。

B. 急性无黄疸型肝炎:除无黄疸表现外,其他临床表现与黄疸型肝炎相似。无黄疸型肝炎通常起病较慢,症状轻,主要表现为乏力、食欲缺乏、腹胀、恶心、肝区痛、肝大、有轻压痛及叩痛等,恢复快,病程大多在 3 个月内。部分病例无明显症状,易被忽视。急性无黄疸型肝炎发病率远高于急性黄疸型肝炎。

急性丙型肝炎的临床症状一般较轻或无明显症状,少数患者出现低热,血清谷丙转氨酶轻或中度升高,无黄疸型占多数,而黄疸型病例,其黄疸程度较轻。

急性丁型肝炎可与 HBV 感染同时发生,或继发于 HBV 感染,临床表现部分取决于 HBV 感染状态。继发于 HBV 感染者,病情往往较重,谷丙转氨酶升高时间可长达数月,部分患者还会发展为急性重型肝炎。此种重叠感染引起的肝炎多倾向于慢性化。与 HBV 同时感染者的临床表现与急性乙型肝炎类似,多表现为黄疸型,预后良好,极少数进展为重型肝炎。有时可见双峰型谷丙转氨酶升高,分别表示 HBV 和 HDV 感染。

戊型肝炎与甲型肝炎相似,但黄疸前期时间较长,症状较重,黄疸出现后 4～5 天自觉症状方开始缓解,病程较长。老年患者往往病情重,病程长,病死率高。有少数患者病程可迁延数月。

2) 慢性肝炎:有下列几种情况之一即属于慢性肝炎。① 肝炎病程迁延达半年以上;② 原有乙型肝炎、丙型肝炎、丁型肝炎或有 HBsAg 携带史,但因同一病原再次出现肝炎症状、体征及肝功能异常;③ 不能确定发病日期,或无明显肝炎病史,但根据肝组织病理学,或症状、体征、实验室检查及 B 超检查综合分析符合慢性肝炎。

根据病情轻重,慢性肝炎可分为轻、中、重 3 种程度。

A. 轻度:病情较轻,可反复出现食欲缺乏、厌油、头晕、乏力、尿黄、肝区不适等症状,轻度肝大,有轻触痛,轻度脾大。部分患者症状、体征可不明显,肝功能仅 1～2 项指标轻度异常。

B. 中度:症状、体征、实验室检查位于轻度和重度之间。

C. 重度:出现明显的肝炎症状,如食欲缺乏、乏力、腹胀、尿黄、便溏等,伴肝病面容、肝掌、蜘蛛痣、脾大,谷丙转氨酶与谷草转氨酶持续或反复升高,白蛋白降低,丙种球蛋白明显升高。

3) 重型肝炎:又称肝衰竭,病因与诱因复杂,包括重叠感染、HBV 前 C 区突变、机体免疫反应过度、肝损害药物、过量饮酒、妊娠、过度疲劳、精神刺激、合并细菌感染或伴有其他疾病等,产生一系列肝衰竭表现:极度乏力,消化道症状严重,伴神经、精神症状如嗜睡、人格障碍、烦躁、昏迷等,凝血酶原时间(prothrombin time, PT)显著延长,出血现象明显,黄疸进行性加深,血总胆红素(total bilirubin, TBil)大于正常值 10 倍,或每天上升 $\geqslant$ 17.1 μmol/L。可出现肝臭、中毒性鼓肠、肝肾综合征等,可见胆酶分离、血氨升高、肝浊音界进行性缩小、扑翼样震颤及病理反射等改变。

4) 淤胆型肝炎:肝炎的一种特殊临床类型,以肝内胆汁淤积为主要表现,又称毛细胆管炎型肝炎。急性淤胆型肝炎起病急,类似急性黄疸型肝炎。若在慢性肝炎或肝硬化基础上发生的肝内胆汁淤积,为慢性淤胆型肝炎。出现梗阻性黄疸为主的临床症状与体征:黄疸深,皮肤瘙痒,大便颜色变浅,消化道症状较轻,有肝大。肝功能检查显示,血清总胆红素明显升高,以直接胆红素为主,γ-谷氨酸转肽酶、碱性磷酸酶、总胆汁酸、胆固醇等指标升高,而谷丙转氨酶、谷草转氨酶升高不明显,凝血酶原时间延长不明显。

5) 肝炎肝硬化:临床上根据肝脏炎症情况分为活动性肝炎肝硬化与静止性肝炎肝硬化两种类型。① 活动性肝炎肝硬化,有慢性肝炎活动表现,全身乏力,消化道症状明显,谷丙转氨酶升高,黄疸,白蛋白下降,伴有腹壁、食管静脉曲张,出现腹水,肝缩小而质地变硬,脾进行性肿大,门静脉、脾静脉增宽等门静脉高压症表现;② 静止性肝炎肝硬化,无肝脏炎症活动表现,症状轻,可有上述体征。

(3) 治疗:针对各型病毒性肝炎的治疗,总的原则:充足休息,合理饮食,辅以一定的药物,避免饮酒、劳累和使用肝脏损害药物。具体针对某个患者的治疗,应根据病原学、临床类型及组织学损害的情况不同而有区别。

1) 急性肝炎:以一般治疗、对症治疗和支持治疗为主。急性肝炎多为自限性,可完全康复。急性期须隔离。症状及黄疸明显者需要卧床休息,避免劳累,恢复期逐渐增加活动量。饮食应清淡,容易消化,热量摄入不足可静脉补充葡萄糖,适当补充维生素,辅以对症治疗及恢复肝功能的药物,但药物不宜多,以免加重肝脏负担。应避免饮酒和使用损害肝脏的药物。

急性丙型肝炎应早期进行抗病毒治疗,可治愈。其他急性肝炎一般不采用抗病毒治疗。

2) 慢性肝炎:采用综合性治疗方案,但不同患者应根据具体情况区别对待。一般治疗包括合理的休息、适当的营养与心理调节,药物治疗包括调节机体免疫、抗病毒、抗纤维化等方面,以改善和恢复肝功能,抑制病毒感染,抑制纤维化,减慢肝病进展。

A. 一般治疗:包括适当休息、合理饮食和心理调节等。

a. 适当休息:症状明显或病情较重者应卧床休息,病情轻者以活动后不觉劳累为度。

b. 合理饮食:注意禁酒,进食清淡易消化食物,适当增加蛋白、热量和维生素的摄入,有利肝脏修复。但不能过度营养,以免引起脂肪肝。

c. 心理调节:慢性肝炎往往病程长,治疗棘手,患者可能乱投医,对病情不能正确对待。这时应对患者进行适当的心理辅导,树立正确的疾病观,对肝炎治疗保持充分的信心和耐心,避免过度治疗,或耽误治疗,延误病情。

B. 药物治疗:包括下述几个方面。

a. 改善、恢复肝功能:① 非特异性护肝药,包括维生素类、葡萄糖醛酸内酯(肝泰乐)、还原型谷胱甘肽等。② 降酶药,包括五味子类(联苯双酯等)、甘草提取物(甘草酸、甘草苷等)、垂盆草、山豆根类(苦参碱等)、齐墩果酸、双环醇等。部分患者停药后血液谷丙转氨酶有反跳现象,故显效后应逐渐减量至停用。③ 退黄药物,包括茵栀黄、丹参、门冬氨酸钾镁、腺苷蛋氨酸、前列腺素 E_1、苯巴比妥、低分子右旋糖酐、山莨菪碱等。肝内淤胆严重,其他退黄药物无效,症状较轻的患者,可考虑使用糖皮质激素。

b. 免疫调节:包括胸腺素或胸腺肽、特异性免疫核糖核酸、转移因子等。亦可用具有免疫调节效果的中草药提取物如香菇多糖、猪苓多糖、云芝多糖等。

c. 抗纤维化:包括丹参、冬虫夏草、核仁提取物、γ-干扰素等。

d. 抗病毒:可抑制病毒复制,降低传染性;抑制肝损害,延缓肝硬化发展,改善肝功能;防止肝癌发生。根据情况,可选择下列一些药物。

α-干扰素:用于慢性乙型肝炎抗病毒治疗,诱导宿主产生细胞因子,在多个环节抑制病毒复制。适用于肝炎处于活动期、病程短、谷丙转氨酶升高、HBV DNA 滴度低的患者。

核苷(酸)类似物:目前仅用于乙型肝炎的抗病毒治疗,作用于 HBV 的聚合酶区,取代延长聚合酶链所需的核苷,终止链的延长,抑制病毒复制。分为两类:核苷类似物和核苷酸类似物,前者包括拉米夫定、恩替卡韦、恩曲他滨、替比夫定、克拉夫定等,后者包括阿德福韦酯、替诺福韦等。肝硬化或肝功能失代偿患者则需要长期应用,不可轻易停药。在治疗过程中或治疗将要结束时均不能减量。

3) 重型肝炎:支持和对症治疗与上述急慢性肝炎类似;抗病毒治疗应尽早进行,多选用核苷类药物,一般不使用干扰素;免疫调节方面,早期谨慎使用糖皮质激素,以抑制过强的免疫,后期使用免疫增强药物,促进机体免疫;由于严重肝损害,可使用促进肝细胞再生的药物如肝细胞生长因子、前列腺素 E_1,或进行肝细胞或干细胞移植,亦可采用人工肝支持系统如血浆置换、血流透析等;出现或可能出现并发症如肝性脑病、上消化道出血、继发感染、肝肾综合征等,应注意防治;中晚期肝衰竭患者,其他治疗效果不佳,以及终末期肝硬化患者,可采用肝移植。

4) 淤胆型肝炎:早期治疗与急性黄疸型肝炎相同。若黄疸持续不退,可口服泼尼松 $40\sim60$ mg/d,或静脉滴注地塞米松 $10\sim20$ mg/d。2 周后,如血清胆红素明显下降,应逐步减量。

5) 肝炎肝硬化:参照慢性肝炎和重型肝炎的治疗方法,出现脾功能亢进或明显门静脉高压时,可选择手术治疗或介入治疗。

6) 慢性乙型肝炎病毒携带者:正常工作。定期到医院检查,随访观察,必要时可进行肝穿刺活检,以便进一步确诊与治疗。

(4) 预防:急性肝炎患者应隔离治疗,直至病毒消失;对于慢性肝炎患者和病毒携带者,根据病毒复制指标,估计其传染性大小,符合抗病毒治疗条件的应进行抗病毒治疗。对献血人员应进行严格筛选,不合格者不能献血。现症感染者,不得从事食品加工、饮食服务及托幼保育等工作。

注意环境卫生和个人卫生,接触患者后应用肥皂和流动水洗手,加强粪便、水源管理。饮食服务行业应严格执行餐具消毒制度。理发、美容、洗浴用具应按规定进行消毒处理。各种医疗器械应实行严格的消毒制度,尽可能使用一次性注射用具。对血液、体液污染物应严格消毒。采取主动和被动免疫阻断母婴传播。为保护易感人群,可采取下列一些预防措施:

1) 甲型肝炎疫苗预防接种:甲型肝炎疫苗有纯化灭活疫苗和冻干减毒活疫苗两种类型。冻干减毒活疫苗针剂价格低廉,保护期长达5年甚至以上。纯化灭活疫苗诱导的抗体滴度高,保护期长达20年甚至以上,安全性高。冻干减毒活疫苗仅接种1针,纯化灭活疫苗接种2针(间隔6个月)。上臂三角肌处皮下注射,1 mL/次。

2) 乙型肝炎疫苗预防接种:易感者均应接种。目前普遍采用0个月、1个月、6个月3次的接种顺序,每次注射10~20 μg基因工程疫苗,高危人群可加大剂量。随着时间的推移,部分人抗HBsAg水平会逐渐下降,若低于10 mU/mL,应加强注射1次。若母亲是HBV慢性感染者,其婴儿出生后应立即注射抗乙型肝炎病毒抗体100~200 U,24 h内接种乙型肝炎疫苗10 μg,1个月、6个月后重复注射各1次。

3) 戊型肝炎疫苗预防接种:目前已经开发出重组疫苗,采用0个月、1个月、6个月3次肌内注射的方式完成接种,每次30 μg。

4) 抗肝炎病毒抗体:作为被动免疫方法,可用人丙种球蛋白,对近期有与甲型肝炎患者密切接触的高危人群,进行预防注射,免疫期2~3个月。从人血液制备的乙型肝炎免疫球蛋白(hepatitis B immunoglobulin, HBIG),用于HBV感染母亲的新生儿、接触HBV的高危人群,保护期约3个月。

针对丙型肝炎、丁型肝炎,目前缺乏特异性免疫预防措施。

5. 流行性乙型脑炎

流行性乙型脑炎(epidemic encephalitis B)是由乙型脑炎病毒引起的以脑实质炎症病变为主的中枢神经系统急性传染病,简称乙脑,因首先在日本发现,又称日本脑炎。

(1) 病原学与流行病学:乙脑病毒属于虫媒病毒乙组的黄病毒科,病毒基因组为单股正链RNA。乙脑病毒为嗜神经病毒。乙脑病毒抗原性稳定,很少变异。

乙脑是自然疫源性疾病,人兽共患,人与许多动物(家畜、家禽和鸟类)均是乙脑的传染源,但猪的感染率高,感染后毒血症期长,血中病毒数多,是乙脑的主要传染源。人类乙脑流行前1~2个月,一般先在家畜家禽中流行。乙脑主要通过蚊虫叮咬传播,库蚊、伊蚊和按蚊的某些种均可传播,主要传播媒介是三带喙库蚊。蚊虫也是长期储存宿主。此外,乙脑病毒越冬宿主还可能是被感染的候鸟、蝙蝠、蠛蠓等。人群对乙脑病毒普遍易感,多数是隐性感染,同时获得持久的免疫力。病例主要集中在10岁以下儿童,潜伏期为4~21天。

乙脑的主要流行区为东南亚(包括我国)和西太平洋地区。随着疫苗的接种,我国的乙脑发病率已逐年下降。乙脑在热带地区全年均可发生,在亚热带和温带地区有明显的季节性,即蚊虫繁殖季节。乙脑呈高度散发性,很少集中发病。

(2) 临床表现:乙脑的临床表现按分期分型差异较大。

1) 分期

A. 初期:发病开始1~3天,起病急,体温迅速升至39℃以上,出现头痛、倦怠、嗜睡、食欲缺乏、恶心、呕吐等症状,易被误认为上呼吸道感染,少数患者初期即出现神志淡漠、易激惹或颈项强直等表现。

B. 极期:起病后4~10天,初期症状加重,脑实质受损症状明显表现出来。

a. 高热:体温常高达40℃,持续7~10天或更长。病情越重,发热越高,持续越久。

b. 意识障碍:表现有定向力障碍、嗜睡、谵妄、昏迷等。昏迷程度、持续时间与病情的严重程度和预后密切相关。

c. 惊厥或抽搐:病情严重者会发生,先出现面部肌肉的小抽搐,随后肢体抽搐,强直性痉挛,重者可发生全身强直性抽搐，持续数分钟至数十分钟。

d. 呼吸衰竭：重型患者会发生中枢性呼吸衰竭，表现为呼吸节律不规则、幅度不均匀，如呼吸表浅、双吸气，或呈潮式、叹息样或抽泣样呼吸等，直至呼吸停止。此外，病变累及脊髓可导致周围性呼吸衰竭。脑疝患者除呼吸异常外，还有瞳孔改变与生命体征异常。

e. 其他神经系统症状和体征：浅反射减弱或消失，深反射先亢进后消失，病理征阳性，可出现脑膜刺激征。昏迷者可出现大小便失禁或尿潴留、强直性肢体瘫痪，或偏瘫伴肌张力增高。

f. 循环衰竭：少数患者与呼吸衰竭同时出现循环衰竭，表现为血压下降、脉搏细速甚至休克，伴胃肠道出血。

C. 恢复期：体温逐步下降，神经系统症状和体征逐渐好转，2周左右恢复，但重型患者需要1～6个月。此期的主要表现有持续性低热、失眠、失语、痴呆、流涎、吞咽困难、面肌瘫痪、肢体强直性瘫痪或不自主运动、癫痫发作等。

D. 后遗症期：重型乙脑患者5%～20%会留有后遗症，主要有意识障碍、失语、肢体瘫痪、精神失常、痴呆、癫痫等，经治疗可有不同程度的恢复，但癫痫有时会持续终身。

2）临床分型

A. 轻型：体温低于39℃，神志清楚，症状较轻，脑膜刺激征不明显，1周左右恢复。

B. 普通型：体温在39～40℃，出现意识障碍，头痛、呕吐、脑膜刺激征明显，病理征可阳性。病程7～14天。乙脑流行期间，以轻型和普通型患者多见。

C. 重型：高热超过40℃不退，伴昏迷、抽搐，浅反射消失，深反射亢进，病理征阳性等。

D. 极重型（暴发型）：急骤起病，1～2天体温就升至40℃以上，深度昏迷，伴反复或持续的强烈性抽搐，很快出现呼吸衰竭，大多死亡，即使幸存，往往留有严重的后遗症。

（3）治疗：目前无特效抗病毒药物，早期可试用利巴韦林、干扰素等。主要是对症治疗，控制体温、抽搐、脑水肿和呼吸衰竭及其他危重症状，结合适当的支持疗法，维持体内水和电解质平衡，降低病死率，减少后遗症。

1）一般治疗：患者须住隔离病房，防蚊，控制室温低于30℃。注意皮肤和口腔清洁，昏迷者可采用鼻饲，须定时翻身，防止发生褥疮，侧卧、拍背、吸痰，防止发生肺部感染。昏迷、抽搐患者须有护栏以防坠床。重型患者静脉输液不宜过多，一般每天补液1 500～2 000 mL，酌情补钾，纠正酸中毒。

2）对症治疗：乙脑患者抢救的关键点是及时控制高热、抽搐及呼吸衰竭等症状。

A. 高热：物理降温为主，药物降温为辅，保持肛温38℃左右。① 物理降温：可用30%～50%乙醇或温水擦浴，或冰敷额部、枕部与体表大血管部位如腋下、颈部及腹股沟等处，或用冷盐水灌肠等。② 药物降温：适当使用退热药，持续高热伴反复抽搐者，采用亚冬眠疗法，以氯丙嗪加异丙嗪各0.5～1 mg/kg肌内注射，1次/4～6 h，疗程3～5天，可降温、镇静、解痉。

B. 抽搐：高热引起者，以降温措施为主；有脑水肿者，适当进行脱水治疗，用20%甘露醇于20～30 min静脉滴注或推注1～2 g/kg，4～6 h后根据情况可重复使用，必要时加50%葡萄糖、呋塞米和糖皮质激素；脑实质病变引起的抽搐，使用镇静剂，常用地西泮，10～20 mg肌内注射或缓慢静脉注射，或用水合氯醛1～2 g鼻饲或灌肠，或用上述亚冬眠疗法。

C. 呼吸衰竭：吸氧，纠正患者缺氧状态；脑水肿引起者进行脱水治疗；呼吸道感染、炎症引起者，定时吸痰、拍背，使用化痰药物、糖皮质激素雾化吸入，加抗生素抗感染。病情危重，上述处理无效者，采用气管插管或气管切开，甚至人工呼吸器维持呼吸；中枢性呼吸衰竭时，使用呼吸兴奋剂洛贝林，每次3～6 mg，或尼可刹米，0.375～0.75 g，肌内注射或静脉滴注；使用血管扩张剂改善脑循环，减轻脑水肿，兴奋呼吸中枢，可用东莨菪碱0.3～0.5 mg，或山莨菪碱（山莨菪碱）20 mg，加入葡萄糖液，静脉注射，10～30 min重复1次，根据情况使用1～5天。还可使用阿托品、酚妥拉明等。可早期应用纳洛酮，以利于退热、止痉、神志转清、纠正呼吸衰竭。

D. 循环衰竭：循环功能障碍者,适当补充血容量,使用升压药物,维持水电解质平衡,根据情况选择强心剂与利尿药等。

E. 对于高热不退、脑水肿明显者可考虑使用糖皮质激素,以发挥其抗炎、退热、降低毛细血管通透性、抑制脑水肿、降低颅内压等作用。

3) 恢复期及后遗症治疗:适当补液,增加能量供给。加强护理,防止褥疮与继发感染的发生。进行语言、吞咽、肢体功能、智力等锻炼,适当结合理疗、针灸、推拿、按摩、高压氧治疗,或使用中药,促进患者康复。

(4) 预防:做好动物饲养场所的环境卫生,对幼猪应用疫苗免疫。及时隔离和治疗乙脑患者至体温正常。清除蚊虫滋生地,灭越冬蚊和早春蚊,涂撒驱蚊剂,使用蚊帐、蚊香,防止被蚊叮咬。

最根本的方法是预防接种,接种对象为10岁以下儿童,我国使用地鼠肾细胞灭活和减毒活疫苗,间隔7～10天接种2次,第二年加强注射1次,连续加强3次,可获得持久免疫力。疫苗接种在流行前1个月完成,不能与伤寒三联菌苗同时注射,以免引起过敏反应。有中枢神经系统疾病和慢性酒精中毒者禁用。

6. 登革热

登革热(dengue fever)是由登革病毒引起的急性传染病。

(1) 病原学与流行病学:登革病毒属黄病毒科黄病毒属,基因组是单股正链RNA。登革病毒分4个血清型,各型之间及与乙脑病毒之间有部分交叉免疫反应。

主要传染源为隐性感染者和患者特别是轻型患者,主要在发病前6～18 h到发病后3天传染性大。主要传播媒介是埃及伊蚊和白纹伊蚊。东南亚、我国海南省分布的主要是埃及伊蚊,太平洋岛屿和我国两广地区分布的主要是白纹伊蚊。伊蚊吸入患者血液,病毒在其唾腺和神经细胞内繁殖,10天后即具传播能力,传染期可长达174天。在非流行期间,伊蚊可能是病毒的储存宿主。因感染后获得持久免疫力,故在流行区,发病以儿童为主,而在新流行区,人群普遍易感,发病以成人为主。因与黄病毒属其他成员有交叉免疫反应,故获得免疫力后,对异型病毒及其他黄病毒属成员如乙脑病毒和圣路易斯脑炎病毒,都有一定的交叉免疫力。

流行区分布在热带和亚热带地区,主要是东南亚、太平洋岛屿和加勒比海地区,我国主要在台湾、香港、澳门、海南、广东和广西等地。伊蚊滋生的夏秋季为流行季节。登革热是现今人类中流行最广泛的虫媒病毒病之一,全世界每年有5 000万到1亿登革热病例,其中约50万例进展成严重的登革出血热和登革休克综合征。

(2) 临床表现:登革热潜伏期为3～14天,感染后可引起隐性感染、登革热、重症登革热。重症登革热以高热、出血、休克和病死率高为特征,我国少见。

1) 登革热

A. 急性发热期:大多急骤起病,出现畏寒、发热,1天内体温可升至40℃,持续数日后会骤退,部分病例出现双峰热或马鞍热。伴有头痛,骨、关节与肌肉疼痛,全身极度乏力。部分患者出现恶心、呕吐、腹痛、腹泻等胃肠道症状。

发病后第3～6天出现皮疹,大多呈斑丘疹或麻疹样,偶有猩红热样疹、红斑疹及出血点等,可分布于全身,或躯干、四肢、头面部,一般不脱屑,3～4天消退。

在病程的第5～8天,部分患者有出血现象,如牙龈出血、鼻血、呕血、咯血、黑便、血尿、阴道出血等。

浅表淋巴结肿大,约1/4病例可出现轻度肝大,个别伴有黄疸或脾大。

B. 极期:通常在发病的第3～8天,部分患者高热持续不退,或即使退热后,病情加重,出现剧烈腹痛、持续呕吐等表现,由于有明显的血浆渗漏,可引起胸腔积液、腹水、心包积液等,严重者可发生休克及重要脏器损害,导致多器官功能衰竭,或严重出血和弥散性血管内凝血,部分患者可出现脑炎或脑病表现。血液中白细胞与血小板计数进行性下降。

　　C. 恢复期：极期后 2～3 天，病情开始好转，胃肠道等症状减轻，白细胞与血小板计数逐渐恢复。

　　2) 重症登革热：病情凶险，进展迅速，死亡率极高。临床表现早期与典型登革热相似，在发热 3～5 天病情突然加重，可表现为皮肤变冷、出汗、出现瘀斑，脉速，昏睡或烦躁，并出现消化道或其他器官出血，部分患者血压进行性下降甚至休克而很快死亡。出现休克者，又称登革休克综合征。

　　(3) 治疗：患者须早发现、早治疗，注意防蚊、隔离到完全退热。因无特效抗病毒治疗药物，目前主要采取支持与对症治疗。

　　1) 一般治疗与监护：患者应卧床休息，吃流质或半流质食物，重症病例须加强护理，注意口腔和皮肤清洁。注意水电解质和酸碱平衡与尿量，以及各重要器官功能状态的监测，防止各种并发症的发生。

　　2) 对症治疗：包括补液、输血、降温、镇静、解痉、止痛、止血，纠正酸碱平衡，尽量防止休克和各器官功能障碍等严重并发症的发生。

　　如多汗、呕吐或腹泻引起脱水者，应及时补液；高热以物理降温为主，持续高热伴反复抽搐者，可采用亚冬眠疗法；高热不退、毒血症状严重的患者，可短期使用小剂量糖皮质激素；有出血者，根据情况进行局部止血或全身使用止血药物；大出血甚至休克时，需要输血，并适当使用血管活性药物；严重上消化道出血者，可口服冰盐水或去甲肾上腺素，使用制酸药；伴脑膜脑炎引起脑水肿的患者，应尽早进行脱水治疗，同时静脉滴注地塞米松；呼吸衰竭者应及时使用呼吸兴奋剂或人工呼吸机等。

　　(4) 预防：在流行地区，应做好登革热疫情的监测与预报工作，做到早发现、早诊断，以便及时隔离治疗。对疑似轻型患者，应进行血清学检查加以识别。国境卫生检疫应注意登革热。预防登革热的根本措施是防蚊灭蚊，保持环境卫生，清除蚊虫滋生地，喷洒杀蚊剂消灭成蚊。针对易感人群，前往疫区，可选择使用登革热疫苗。

7. 带状疱疹

　　带状疱疹(herpes zoster)和水痘(varicella, chickenpox)均是由水痘-带状疱疹病毒感染引起的、临床表现不同的两种疾病。带状疱疹是潜伏于感觉神经节的水痘-带状疱疹病毒大量增生引起的皮肤感染，好发于成人。水痘为原发性感染，多见于儿童，特征是全身同时出现丘疹、水疱及结痂。

　　(1) 病原学与流行病学：水痘-带状疱疹病毒属疱疹病毒科，只有一个血清型，病毒核心为双链 DNA。人是其唯一宿主。带状疱疹的传染源是水痘和带状疱疹患者，病毒通过呼吸道或直接接触传播。人群普遍易感，水痘痊愈后很少再发，但带状疱疹痊愈后还会复发。

　　(2) 临床表现：首次感染水痘-带状疱疹病毒时，引起原发性感染的水痘，病毒沿神经纤维进入感觉神经节，造成潜伏性感染。当机体免疫功能低下时，如恶性肿瘤、艾滋病或使用免疫抑制剂的情况下，潜伏的病毒大量繁殖，受侵犯的神经节发生炎症，同时引起相应节段的皮肤出现与水痘相同的疱疹，并使受累神经支配区域产生疼痛。

　　发病开始，患者可出现低热、乏力、食欲下降和全身不适等症状，随后在沿身体一侧神经节段分布的局部皮肤出现灼痒、疼痛、感觉异常等表现，1～3 天后，这些区域出现成簇的红色斑丘疹，并发展为疱疹，米粒至绿豆大小，呈单房性，直径 3～5 mm，周围有红晕，疱液透明并很快变混浊，分批出现，伴有显著的疼痛。因病变沿神经支配的皮肤区域呈带状分布，故称带状疱疹。疱疹在 1 周内干瘪，10～12 天结痂，2～3 周脱痂，疼痛消失，也不留瘢痕。带状疱疹以脊神经胸段最常见，皮疹常见于胸部，约占 50%，其次为腰部、面部，一侧居多，很少超过躯干中线。

　　有时病毒侵犯三叉神经眼支，引起眼部带状疱疹，可发展为角膜炎、虹膜睫状体炎、角膜溃疡而导致失明。若病毒侵犯脑神经，可引起面瘫、听力障碍、眩晕、咽喉肌麻痹等。50 岁以上患者易发生持续数月的疱疹后神经痛。

　　带状疱疹轻型患者可不出现皮疹，仅有节段性神经痛。重型患者多因免疫功能缺损或患有恶性肿瘤。有时引起播散性带状疱疹,除皮肤损害外,出现高热和毒血症甚至发生带状疱疹肺炎和脑膜脑炎,易致死。

(3) 治疗:带状疱疹是自限性疾病,进行止痛、抗病毒和预防继发感染等治疗。

1) 抗病毒治疗:早期、足量使用抗病毒药物,尤其是年龄大于 50 岁、有免疫功能缺陷、疱疹严重情况时,可选用阿昔洛韦 7.5~10 mg/kg,或更昔洛韦 5 mg/kg,2 次/天,静脉滴注,或阿昔洛韦口服 800 mg/次,5 次/天,疗程 7~10 天。疱疹局部可涂抹阿昔洛韦乳剂。

2) 一般治疗和对症治疗:患者应隔离到所有疱疹结痂为止。发热时宜卧床休息,注意补充水分,给予易消化食物;加强护理,保持患处皮肤清洁,防止搔抓而致细菌感染;疼痛剧烈者,给予镇痛药;皮肤瘙痒明显者可涂炉甘石洗剂,疱疹破裂后可涂甲紫或抗生素软膏。

3) 治疗并发症:继发细菌感染时,应使用抗生素;高热时,应进行降温治疗;合并脑炎出现脑水肿时,则应进行脱水治疗。

(4) 预防:主要是预防水痘,肿瘤患者、免疫缺陷、使用免疫抑制剂、机体抵抗力较差的易感人群接触水痘患者后,可肌内注射免疫球蛋白 0.4~0.6 mL/kg,或注射水痘-带状疱疹免疫球蛋白 0.1 mL/kg。目前,尚无有效办法直接预防带状疱疹。

5.17.2　细菌性传染病

1. 细菌性食物中毒

细菌性食物中毒(bacterial food poisoning)指因进食被细菌或其毒素污染的食物所导致的急性感染中毒性疾病,按临床表现特征的不同分为胃肠型食物中毒和神经型食物中毒两类。

(1) 病原学与流行病学:引起胃肠型食物中毒的细菌较多。常见的有沙门菌属的鼠伤寒沙门菌、肠炎沙门菌、鸭沙门菌和猪霍乱沙门菌,副溶血性弧菌 B、E、H 血清型,变形杆菌中的普通变形杆菌、奇异变形杆菌和产黏变形杆菌,金黄色葡萄球菌,蜡样芽孢杆菌,肠致病性大肠埃希菌等。引起神经型食物中毒的主要是肉毒杆菌,又称腊肠杆菌。

胃肠型食物中毒的主要传染源是被致病菌感染的人及动物包括家畜、家禽、鱼类及野生动物,因进食被污染的食物而传播。神经型食物中毒的致病菌肉毒杆菌存在于变质食品、豆制品及动物肠道中,因进食被肉毒杆菌外毒素污染的食物致病。人群普遍易感,病后一般不产生免疫力,可反复感染发病。发病季节多为夏季 7~9 月份,可散发,有时也会集体发病。

(2) 临床表现:胃肠型食物中毒和神经型食物中毒表现不同。

1) 胃肠型食物中毒:潜伏期短,常发生在进食后数小时,因细菌的肠毒素、侵袭性损害、内毒素或过敏反应而发病。起病急,以急性胃肠炎的表现为主,出现恶心、呕吐、腹痛、腹泻。腹痛以中上腹持续性或阵发性绞痛多见,常先吐后泻。呕吐物常为进食内容,严重者呕吐剧烈,呕吐物含胆汁。腹泻从每天数次到数十次,多为稀水便或黏液便,细菌引起侵袭性损害时,可见脓血便,伴里急后重、发热等。腹泻严重时,可引起脱水、酸中毒、电解质紊乱甚至休克等。有些副溶血性弧菌引起的食物中毒可见血水样粪便。变形杆菌引起的食物中毒可见过敏症状如头痛、面部潮红、荨麻疹等。

2) 神经型食物中毒:又称肉毒中毒,潜伏期为 12~36 h,患者症状轻重不一,轻者仅有稍许不适,重者可在 24 h 内死亡。一般起病突然,以神经系统症状为主,开始可有头痛、头晕、乏力、恶心、呕吐等,随之出现眼内外肌瘫痪相关的眼部症状与体征,如视物模糊、复视、眼睑下垂、瞳孔散大或两侧不等大、光反应迟钝或对光反射消失等。还可出现便秘、尿潴留、唾液和泪液分泌减少表现,重者出现腭、舌、呼吸肌呈对称性的弛缓性轻瘫及咀嚼困难、吞咽困难、语言困难、呼吸困难等脑神经损害表现。也可出现四肢弛缓性瘫痪表现,如深腱反射减弱或消失,但肢体瘫痪少见,不出现病理反射,意识清楚,感觉正常。一般在病程的 5~9 天逐渐恢复,但乏力、眼肌瘫痪持续时间长,有时视觉恢复需要数月之久。重症若抢救不及时,易致死。

（3）治疗：胃肠型食物中毒和神经型食物中毒的治疗方法有所不同。

1）胃肠型食物中毒的治疗

A. 一般治疗：患者需要卧床休息，早期吃易消化的流质或半流质食物，病情好转后恢复正常饮食。沙门菌食物中毒患者还需要床边隔离。

B. 对症治疗：能进食者可口服补液盐。呕吐、腹痛明显者，可注射山莨菪碱 10 mg，或阿托品 0.5 mg，或口服溴丙胺太林 15～30 mg。呕吐剧烈或腹泻频繁者，给予葡萄糖生理盐水静脉滴注。出现酸中毒时，酌情补充 5‰碳酸氢钠注射液。脱水严重、休克者，积极补充液体，保持电解质平衡，并给予血管活性药物等抗休克治疗。

C. 病原治疗：一般不需要使用抗生素。有高热者，按不同病原菌选用敏感的抗生素，如沙门菌、副溶血性弧菌可选用喹诺酮类。

2）神经型食物中毒的治疗

A. 一般及对症治疗：患者需要卧床休息，早期可应用 5‰碳酸氢钠或 1∶4 000 高锰酸钾溶液洗胃及灌肠，对于没有肠麻痹者，可服导泻剂，帮助清除未吸收的毒素。吞咽困难者，鼻饲及输液补充营养与水分。呼吸困难者，应予吸氧、气管切开、人工呼吸等处理。加强监护，密切观察病情变化，防治继发感染等。可鼻饲盐酸胍啶，每天 15～50 mg/kg，以改善神经瘫痪和呼吸功能。

B. 抗毒素治疗：早期使用多价抗毒素血清，(5～10)×10^4 U，有特效。如果已知毒素型别，可用单价抗毒素血清，(1～2)×10^4 U。必要时 6 h 后重复注射 1 次。

C. 抗菌治疗：可使用青霉素，防止肉毒杆菌在肠道内繁殖，继续产生神经毒素。

（4）预防：一旦发生可疑的食物中毒，应立即向当地卫生防疫部门报告，及早调查分析，制订防疫措施，及早控制疫情。加强食品卫生管理，进行卫生宣传教育，不吃不洁、不熟肉类和变质、腐败及霉变的食品。对于一同进食者已经明确发生了肉毒杆菌中毒时，未发病者可注射肉毒杆菌的抗毒素血清。

2. 细菌性痢疾

细菌性痢疾(bacillary dysentery)是由志贺菌引起的肠道传染病，简称菌痢。

（1）病原学与流行病学：志贺菌属于肠杆菌科，革兰氏阴性杆菌，俗称痢疾杆菌。志贺菌分为四群（痢疾志贺菌、福氏志贺菌、鲍氏志贺菌与宋内志贺菌）和 47 个血清型或亚型，其中痢疾志贺菌毒力最强，宋内志贺菌感染引起的症状较轻，福氏志贺菌感染易转为慢性。我国以福氏志贺菌和宋内志贺菌为主。

菌痢传染源为急、慢性患者与带菌者，主要经粪-口途径传播。人群普遍易感，病后可获得短暂的免疫力，因不同菌群及血清型之间无交叉免疫，容易反复感染。菌痢的流行与当地卫生状况有关，主要集中发生于发展中国家。全世界每年约有 1.6 亿多人次感染志贺菌。我国目前菌痢的发病率仍高于发达国家，但有逐年下降趋势。菌痢终年散发，但夏秋季发病较多，可能与苍蝇大量繁殖、进食生冷食品与瓜果有关。

（2）临床表现：潜伏期为 1～4 天。根据病程长短和病情轻重分以下各型。

1）急性菌痢：根据毒血症及肠道症状轻重分四型。

A. 普通型（典型）：急起高热，体温可达 39℃甚至以上，伴畏寒、头痛、乏力、食欲下降，并出现腹痛、腹泻，初为稀水样便，1～2 天变为黏液脓血便，每天十余次至数十次，便量少，出现脓血便时，里急后重症状明显，多伴肠鸣音亢进，左下腹压痛。自然病程为 1～2 周，多数患者可自愈，少数会转为慢性。

B. 轻型（非典型）：全身毒血症状较轻，低热或无发热，腹泻每天<10 次，便稀有黏液，无脓血，可有轻微腹痛及左下腹压痛，里急后重症状较轻或缺如。病程数天～1 周，可自愈，较少转为慢性。

C. 重型：多见于营养不良或年老体弱患者。急起发热，腹泻，呈稀水脓血便，30 次/天以上，甚生大便失禁,腹痛与里急后重明显。病程后期可出现严重腹胀与中毒性肠麻痹,伴呕吐,失水严重者可致外周循环衰竭。少数患者表现为中毒性休克,体温不升,常伴酸中毒和水电解质平衡紊乱,个别患者可出现心力衰竭、肾衰竭。

D. 中毒性菌痢:临床以严重毒血症状、休克和(或)中毒性脑病为主,而肠道局部症状很轻或缺如,开始时可无腹痛及腹泻症状,但发病 1 天内即可出现痢疾样大便。起病急,突发畏寒、高热,全身中毒症状严重,可有嗜睡、抽搐及昏迷表现,迅速发生循环衰竭和(或)呼吸衰竭,病势凶险,病死率高。2～7 岁儿童多见,成人偶发。按临床表现分以下三型:

a. 休克型(周围循环衰竭型):即感染性休克,该型较多见。表现为面色苍白、四肢厥冷,皮肤发绀并出现花斑,心率加快、脉搏细速甚至不能触及,血压下降甚至测不出,可出现心力衰竭、肾衰竭及意识障碍等表现。

b. 脑型(呼吸衰竭型):患者出现剧烈头痛、反复呕吐、烦躁、惊厥、瞳孔不等大、对光反射消失、昏迷甚至中枢性呼吸衰竭等表现。可能因脑血管痉挛,导致脑缺血缺氧,引起脑水肿、颅内压增高甚至形成脑疝,因此病情重、病死率高。

c. 混合型:兼有以上两型的表现,引起循环系统、呼吸系统及中枢神经系统等多脏器功能衰竭。病情更凶险,病死率极高。

2) 慢性菌痢:菌痢反复发作或迁延不愈超过 2 个月即成为慢性菌痢,迁延型多见,急性发作型次之,慢性隐匿型少见。导致菌痢慢性化的原因有营养不良、胃肠道慢性疾病、肠道分泌性 IgA 减少引起机体抵抗力下降;急性期未能进行有效的治疗;福氏志贺菌易致慢性感染;部分耐药性菌株感染易引起慢性痢疾。

(3)治疗:根据不同的临床类型,采取相应的治疗方案。

1) 急性菌痢:采取一般治疗和对症治疗的同时,进行适当的抗菌治疗。

A. 一般治疗:饮食以流质为主,忌吃生冷、油腻及刺激性食物。毒血症状严重者须卧床休息。应进行消化道隔离,直到临床症状消退,大便连续 2 次培养均为阴性。

B. 对症治疗:因有水和电解质丢失,须口服补液盐(丢失量+生理需要量)。脱水明显者,应静脉补液,然后仍改为口服补液。高热以物理降温为主,必要时使用退热药。腹痛剧烈者可使用颠茄片或阿托品。毒血症状明显者,在抗菌治疗的基础上,给予小剂量糖皮质激素。

C. 抗菌治疗:轻型患者不需要使用抗菌药物。典型、重型患者需要应用抗生素,既可缩短病程,又可减少带菌时间。最好根据药敏试验结果使用合适的抗生素,疗程一般为 3～5 天。

抗生素首选喹诺酮类药物,有环丙沙星、左氧氟沙星、加替沙星等,口服或静脉滴注。二线用药可选用匹美西林、头孢曲松,适用于任何年龄的患者。成人患者还可选用阿奇霉素进行治疗。因小檗碱能减少肠道分泌,可与抗生素同时使用。

2) 中毒性菌痢:高热、抽搐、脱水、休克、脑水肿、呼吸衰竭等治疗方法参照乙脑治疗。抗菌治疗药物选择、剂量和疗程与急性菌痢相同,首选静脉给药,病情好转后改为口服。

3) 慢性菌痢:病因复杂,原则上采用全身治疗与局部治疗相结合的方法。

A. 一般治疗:进食易消化吸收的食物,不食生冷、油腻及刺激性食物,积极治疗其他并存的慢性消化道疾病或肠道寄生虫病等病症。

B 对症治疗:出现肠道功能紊乱者,可适当选用镇静或解痉药物。使用抗生素引起的菌群失调,导致慢性腹泻,可使用微生态制剂如益生菌和益生元辅助治疗。

C. 抗菌治疗:根据药敏试验结果选择有效的抗菌药物,一般联合使用 2 种不同类型的抗生素,疗程适当延长。可进行药物保留灌肠,选用 0.3% 小檗碱液,或 5% 大蒜素液,或 2% 磺胺嘧啶银悬液,每晚 1 次,每次 100～200 mL,1 个疗程 10～14 天。为提高疗效,灌肠液中可添加小剂量糖皮质激素。

(4)预防:必须隔离菌痢患者和带菌者,尤其是食品、水、餐饮、服务等行业的工作人员,应进行彻底治疗,直至大便培养阴性。保持良好的卫生习惯,如饭前便后要洗手,注意饮食和饮水卫生,尽量不吃生冷食物。预防志贺菌感染目前尚无有效的疫苗。我国主要采用口服活菌苗,但免疫期不长,对同型志贺菌保护率约80%,对其他类型无明显保护作用。

3. 流行性脑脊髓膜炎

流行性脑脊髓膜炎(meningococcal meningitis)是由脑膜炎奈瑟菌引起的急性化脓性脑膜炎,简称流脑。

(1) 病原学与流行病学:脑膜炎奈瑟菌属于奈瑟菌属,亦称脑膜炎球菌。按表面特异性荚膜多糖抗原的不同分为13个群,其中90%以上为A、B、C三个群。

传染源是流脑患者和带菌者,人类是唯一的自然宿主,主要由咳嗽、打喷嚏经飞沫通过呼吸道直接传播。人群虽普遍易感,但感染后仅约1%的人出现典型临床表现。新生儿从母体获得杀菌抗体而很少发病,5岁以下儿童尤其是6个月~2岁的婴幼儿发病率高。人感染后产生持久的免疫力,各群间虽有交叉免疫,但不持久。

流脑患者全球分布,温带可出现地方性流行;散发病例全年均有,但冬春季节是发病高峰期。我国自1984年开展人群疫苗接种后,发病率持续下降,未再出现大流行,近些年仅在个别省份发生了C群细菌引起的局部流行。

(2) 临床表现:潜伏期大多为1~2天。按病情分为以下四型。

1) 普通型:约占发病者的90%,一般分以下四期。

A. 前驱期(上呼吸道感染期):主要表现为上呼吸道感染症状,如低热、鼻塞、咽痛等,持续1~2天,易被忽视而延误病情。

B. 败血症期:此期来势迅猛,持续1~2天即进入脑膜脑炎期。急起寒战、高热,体温迅速升到40℃甚至以上,伴有明显的全身中毒症状,如头痛、全身痛、精神极度萎靡。70%以上的患者多处皮肤与黏膜(如四肢、软腭、眼结膜及臀部等处)出现瘀点,迅速增多并扩大,甚至中心呈紫黑色坏死或水疱。

C. 脑膜脑炎期:除败血症期的症状外,出现剧烈头痛、喷射性呕吐与烦躁不安,颈项强直、凯尔尼格征(Kernig sign)和布鲁津斯基征(Brudzinski sign)阳性等脑膜刺激征明显,重者出现谵妄、抽搐、意识障碍。本期经治疗后,通常在2~5天进入恢复期。

D. 恢复期:经治疗后,体温逐渐下降并恢复正常,意识及精神状态明显改善,皮肤瘀点、瘀斑吸收或结痂愈合,神经系统各项检查异常表现恢复正常,一般在1~3周痊愈。约10%的患者可出现口周疱疹。有些患者病后7~14天出现关节炎表现,伴发热,亦会伴发心包炎,可能由免疫复合物反应引起。

2) 暴发型:少数患者起病更急骤,病情严重,进展迅速,若不及时治疗可能在24 h内死亡,以儿童多见。临床表现有的以休克为主,有的以脑膜脑炎为主,或兼而有之。

A. 休克型:中毒症状严重,表现为急起高热、寒战,甚至体温不升,伴头痛、呕吐,迅速出现瘀点、瘀斑,可很快增多并融合成片。接着,出现面色苍白,皮肤发花,唇周及肢端发绀,四肢厥冷,脉搏细速,呼吸急促。若不及时治疗,病情迅速恶化,周围循环衰竭加重,血压明显下降,尿量减少,导致患者昏迷。

B. 脑膜脑炎型:主要表现为脑膜及脑实质损害,1~2天就出现严重的神经系统症状,如高热、头痛、呕吐,意识障碍加深,迅速昏迷。脑膜刺激征阳性,可出现惊厥,锥体束征阳性,颅内压增加,严重者可致脑疝。

C. 混合型:可先后或同时出现休克型和脑膜脑炎型的症状。

3) 轻型:表现为低热、轻微头痛及咽痛等,出血点少。皮肤出血点及咽拭子培养可见脑膜炎奈瑟菌生长。多出现于流脑流行后期,病变轻微。

4) 慢性型:病程迁延数周到数月,较少见,以成人患者居多。临床表现为间歇性畏寒、发热,约12 h后缓解,隔数天再次发作。每次发作时会出现成批皮疹,亦可见瘀点,常伴有关节痛、血液白细胞增多、脾大等表现,血液培养可为阳性。

（3）治疗：根据不同的临床类型,采取相应的治疗方案。

1）普通型

A. 一般治疗和对症治疗：早期诊断,就地住院隔离治疗,密切监护,做好护理,预防并发症,保证补充足够的液体量、热量和电解质。高热时采用物理降温和药物降温,颅内高压时给予脱水治疗。

B. 抗菌治疗：一旦高度怀疑流脑,应在 30 min 内采用抗菌治疗,并足量应用细菌敏感且能透过血脑屏障的抗生素。可选用青霉素、头孢噻肟、头孢曲松或氯霉素,后 3 种主要用于不能使用青霉素的患者,疗程为 5～7 天。

2）暴发型

A. 休克型：及早使用抗生素,可联合用药,方法同前。尽快纠正休克：补充血容量及纠正酸中毒,快速静脉滴注 5% 碳酸氢钠液(5 mL/kg)和低分子右旋糖酐液,最初 1 h 内液体用量成人 1 000 mL,后根据病情适当使用晶体液和胶体液,24 h 输入液量在 2 000～3 000 mL,其中含钠液体应占 1/2 左右,原则上"先盐后糖、先快后慢"。使用血管活性药物,升高血压,常用莨菪类,首选山莨菪碱,亦可用阿托品替代。

高度怀疑弥散性血管内凝血时,应尽早使用肝素,剂量 0.5～1.0 mg/kg,每 4～6 h 重复一次。注意监测凝血时间,使其保持在正常值的 2.5～3 倍。高凝状态纠正后,应输入新鲜血液、血浆,补充维生素 K,以补充被消耗的凝血因子。对于毒血症症状明显的患者,可使用地塞米松静脉滴注,一般不超过 3 天。注意保护脑、心脏、肝脏、肾脏、肺的功能,根据情况对症治疗。

B. 脑膜脑炎型：应用抗生素,方法同前。防治脑水肿、脑疝：及早发现脑水肿,积极脱水治疗,预防发生脑疝。方法参照乙脑的治疗。防治呼吸衰竭：积极治疗脑水肿,同时,应保持呼吸通畅,必要时气管插管,使用呼吸机治疗。

C. 混合型：该型病情更加复杂严重,在积极进行抗感染治疗的同时,应积极治疗休克、脑水肿、弥散性血管内凝血等具体并发症。

（4）预防：发现患病者就地隔离治疗,直至症状消失后 3 天。对于接触者,应进行 7 天的医学观察。流行期间应加强卫生宣传,保持环境卫生,室内加强通风,避免大型集会或集体活动,不携带婴幼儿到公共场所,外出戴口罩。15 岁以下儿童是疫苗预防接种的主要对象。新兵入伍及免疫缺陷者均应接种疫苗。对于密切接触者,除医学观察外,可使用磺胺甲噁唑,成人 2 g,儿童 50～100 mg/kg,连用 3 天；或使用头孢曲松、氧氟沙星等,也有较好的预防作用。

4. 伤寒

伤寒(typhoid fever)是由伤寒杆菌引起的一种急性肠道传染病。

（1）病原学与流行病学：伤寒杆菌属沙门菌属 D 组。传染源为带菌者或伤寒患者。此外,轻型患者由于难以被及时诊断、隔离,是重要的传染源。伤寒杆菌经粪-口途径感染人群,水源与食物被污染是伤寒最重要的传播途径,可引起暴发流行。日常生活中的密切接触会引起伤寒散发流行,苍蝇和蟑螂等媒介机械性携带伤寒杆菌亦可能引起散发流行。易感人群为未患过伤寒和未接种过伤寒菌苗的个体。伤寒发病后可获得较稳固的免疫力,很少第二次发病。伤寒四季均可发生,但以夏秋季多见。发病者以学龄期儿童和青年多见。发达国家卫生设施完善,发病率低,但在发展中国家,伤寒仍是一种常见的传染病。

（2）临床表现：伤寒潜伏期一般为 7～14 天。由于推广预防接种,并且多数患者能得到及时诊断和有效治疗,目前少见典型症状的患者。

1）典型伤寒的临床表现

A. 初期：病程的第 1 周。起病缓慢,畏寒,发热,体温呈阶梯式上升,3～7 天达高峰(39～40℃),可伴有头痛、乏力、食欲减退、恶心、呕吐、腹痛、轻度腹泻或便秘等表现,右下腹可有轻度压痛,部分患者可触及肿大的肝脏和脾脏。

B. 极期:病程的第 2～3 周,出现特征性的伤寒表现,即持续发热,多呈稽留热型。若不进行抗菌治疗,将持续 2 周以上;神经系统中毒症状,如淡漠、反应迟钝、耳鸣、听力下降,严重者出现谵妄、颈项强直甚至昏迷,儿童可出现抽搐;成年人常见相对缓脉;在病程的 7～14 天,半数以上的患者会出现淡红色的斑丘疹即玫瑰疹,多在 10 个以下,直径 2～4 mm,压之褪色,主要分布在躯干部位,四肢罕见,一般在 2～4 天褪去,可分批出现。有时为压之不褪色的小出血点;部分患者出现消化系统症状,如腹部隐痛,常位于右下腹或呈弥漫性,右下腹可有深压痛。便秘多见,腹泻者仅有 10% 左右,多为水样便;大部分患者有轻度肝大、脾大。

C. 缓解期:病程的第 4 周。体温逐步下降,神经系统和消化系统症状减轻。应注意本期小肠病理改变仍处于溃疡期,有可能出现肠出血、肠穿孔等并发症。

D. 恢复期:病程的第 5 周。体温恢复正常,神经系统、消化系统症状消失,肝大、脾大恢复。

2)其他类型

A. 轻型:患者多为儿童,或发病初期使用了有效抗菌药物,或接受过伤寒菌苗预防接种。全身毒血症状轻,病程短,1～2 周即可恢复健康。因临床特征不典型,易被误诊或漏诊。

B. 暴发型:起病急骤,出现严重毒血症状,高热或体温不升,常并发中毒性脑病、休克、肠麻痹、心肌炎或中毒性肝炎等。

C. 迁延型:常见于消化系统慢性疾病的患者。起病初期,临床表现与典型伤寒相似,但发热可持续 5 周～数月,呈间歇热或弛张热,肝脾明显肿大。

D. 逍遥型:临床症状在发病初期不明显,患者可照常生活、工作,部分患者直到发生肠出血或肠穿孔时才被确诊。

(3)治疗:包括一般对症治疗和抗菌治疗等几方面。

1)一般治疗:患者应按肠道传染病要求进行消毒隔离。待临床症状消失后,对粪便进行伤寒杆菌培养,每 5～7 天 1 次,连续 2 次阴性即可解除隔离。发热期间,患者应卧床休息,退热后可在床上稍坐,1 周后由轻微活动逐步过渡到正常活动量。注意口腔和皮肤清洁,定期更换体位,预防褥疮和肺部感染。发热期间给予流质或无渣半流质饮食,注意少量多餐。退热后逐步从流质过渡到软质饮食,2 周后可恢复正常饮食。如果过早进食多渣、较硬或容易产气的食物,有诱发肠出血和肠穿孔的危险。饮食应包括足量的碳水化合物、蛋白质和维生素,以补充发热时的消耗,促进机体恢复。

2)对症治疗:针对发热、便秘、腹胀、腹泻、谵妄、昏迷或休克等症状。

A. 高热:首选物理降温措施,必要时才考虑使用降温药物。

B. 便秘:可用生理盐水 300～500 mL 低压灌肠,无效时可用 50% 的甘油 60 mL 或液状石蜡 100 mL 灌肠。禁用泻剂与高压灌肠。

C. 腹胀:减少牛奶、豆奶等易产气食物,腹部涂擦松节油,或通过肛管排气。禁用促进肠蠕动的药物如新斯的明等。

D. 腹泻:选择低糖、低脂食物,酌情使用小檗碱 0.3 g 口服,3 次/天。

E. 谵妄、昏迷或休克等严重毒血症状:可加用糖皮质激素,如地塞米松或氢化可的松静脉滴注,疗程一般为 3 天。激素使用过程中,应密切观察病情变化,防止其掩盖肠穿孔的表现。

3)抗菌治疗:根据目前的治疗经验,在伤寒药敏试验结果出来之前,抗菌药物首选第三代喹诺酮类药物,儿童和孕妇首先考虑第三代头孢菌素。

A. 第三代喹诺酮类药物:有左氧氟沙星、氧氟沙星、环丙沙星、培氟沙星、洛美沙星和司氟沙星等。重症患者,静脉滴注,症状控制后改为口服。疗程为 14 天。

B. 第三代头孢菌素:有头孢噻肟、头孢哌酮、头孢他啶、头孢曲松,疗程为 14 天。

C. 氯霉素:用于氯霉素敏感菌株,疗程为 10～14 天。因可能发生骨髓抑制,注意检测外周血白细胞,低于 0.25×10⁹/L 时停药,更换其他抗菌药物。新生儿、孕妇和肝功能明显异常的患者禁用。

D. 氨苄西林:用于氨苄西林敏感菌株,疗程为 14 天。用药前需要做皮肤过敏试验,过敏者不用。

E. 复方磺胺甲噁唑:敏感菌株可选用,口服,2 片/次,2 次/天,疗程为 14 天。

4) 带菌者的治疗:根据伤寒药敏试验结果选择。一般可选择氧氟沙星、左氧氟沙星或环丙沙星,如口服氧氟沙星 0.2 g/次,2 次/天,疗程为 4～6 天。

5) 复发的治疗:病原治疗的抗菌药物根据伤寒药敏试验结果选择。

6) 并发症的治疗:伤寒患者可能合并肠出血、肠穿孔、中毒性肝炎、中毒性心肌炎、支气管炎及肺炎、溶血性尿毒综合征、急性胆囊炎、骨髓炎、肾盂肾炎、脑膜炎和血栓性静脉炎等并发症。孕妇可发生流产或早产。需要采取针对性的治疗方法。

(4) 预防:患者按肠道传染病隔离治疗,至体温正常 2 周后解除隔离,或在条件许可时,于症状消失后 5 天和 10 天各做尿、粪便细菌培养,连续两次阴性者解除隔离。慢性带菌者应调离饮食服务业,并给予抗菌治疗。与伤寒患者接触者应进行 15 天的医学观察。

加强水源、饮食管理,做好粪便管理和灭蝇工作。不饮用生水,不进食未煮熟的肉食,瓜果应洗净、削皮后食用。针对易感人群,应用伤寒、副伤寒甲乙菌苗进行预防接种,间隔 7～10 天,各 0.5 mL、1.0 mL、1.0 mL,皮下注射。免疫期仅为 1 年,故每年应加强注射 1 次(1.0 mL)。伤寒 Ty21a 活菌苗,于第 1、3、5、7 天各服 1 粒胶囊。疫苗的免疫保护作用不完全,即使已进行免疫接种者,仍须注意饮食卫生。

5. 副伤寒

副伤寒(paratyphoid fever)是副伤寒(甲、乙、丙)沙门菌引起的一组细菌性传染病,可分为副伤寒甲、乙、丙三种。副伤寒的临床疾病过程和处理措施与伤寒大致相同。副伤寒与伤寒有一些不同的临床特点。

(1) 副伤寒甲、乙:副伤寒甲呈局限性分布,副伤寒乙在世界各地广泛分布。在我国,成人以副伤寒甲为主,儿童以副伤寒乙多见。副伤寒甲、乙的肠道病变比较表浅,但波及范围较广,可引起结肠病变。潜伏期略短,一般 8～10 天。临床表现有腹痛、腹泻、呕吐等急性胃肠炎症状,2～3 天后减轻,随之出现发热等伤寒样症状,但体温波动大,很少出现稽留热,热程较短,副伤寒甲、乙的病程分别为 3 周和 2 周左右。皮疹出现早,数量多且略大,颜色偏深,可遍布全身。副伤寒甲的复发率较高,肠出血、肠穿孔等并发症较少,病死率亦低。

(2) 副伤寒丙:可表现为急性胃肠炎型、伤寒型或脓毒血症型,但以脓毒血症型多见,临床表现复杂。患者起病急,寒战、发热,但热型不规则,热程为 1～3 周。有时出现迁徙性化脓病灶,常局限于肺部、骨骼及关节等部位,病程延长。肠出血和肠穿孔等并发症少见。

副伤寒甲、乙、丙的治疗与伤寒相同,当副伤寒丙患者发生脓肿时,需要进行手术排脓,并加强抗菌治疗。

6. 霍乱

霍乱(cholera)是由霍乱弧菌引起的烈性肠道传染病,属于国际检疫传染病,在我国被列为甲类传染病。

(1) 病原学与流行病学:病原体是霍乱弧菌,WHO 根据其菌体(O)抗原特异性、生化特性和致病性等不同,将其分为 O₁ 群霍乱弧菌、非 O₁ 群霍乱弧菌和不典型 O₁ 群霍乱弧菌。O₁ 群霍乱弧菌是霍乱的主要致病菌,根据 O 抗原的不同分为三个血清型。非 O₁ 群霍乱弧菌根据 O 抗原的不同分为 200 多个血清型,绝大部分无致病性,仅少数血清型可引起散发性腹泻,其中 O₁₃₉ 血清型比较特殊,含有与 O₁ 群霍乱弧菌相同的毒素基因,可引起流行性腹泻。不典型 O₁ 群霍乱弧菌没有致病性。

霍乱的主要传染源是患者和带菌者。患者及带菌者的粪便污染水源或食物,导致霍乱暴发流行。霍乱弧菌亦可通过污染鱼、虾等水产品引起传播。此外,日常生活接触和苍蝇亦有一定的传播作用。人群对霍乱弧菌普遍易感,但隐性感染较多。感染后产生抗菌抗体和抗肠毒素抗体,从而具备一定的免疫力,但亦有再感染发病的可能性。

霍乱流行季节为夏秋季,主要发生在亚洲及非洲大部,欧美也有涉及,我国主要发生在东南沿海一带。

(2) 临床表现:潜伏期为 1～3 天,急性起病,O_1 群的古典生物型和非 O_1 群的 O_{139} 型弧菌引起的霍乱症状较重,O_1 群的埃尔托生物型所致者多为轻型,隐性感染较多。典型霍乱病例病程可分三期。

1) 泻吐期:主要表现是腹泻与呕吐。

A. 腹泻:典型霍乱的首发症状是腹泻,不发热,无里急后重感,多数不伴腹痛,排便后略感轻松。开始大便尚含粪质,后呈黄色水样便,很快变成典型的"米泔水"样便,伴有肠道出血者会排出洗肉水样便,无粪臭,便量多,次数多,每天可达数十次,甚至大便失禁。O_{139} 型弧菌所致霍乱,则发热、腹痛较常见,可以并发菌血症等肠道外感染表现。

B. 呕吐:轻者可不出现呕吐。多发生在腹泻后,常为喷射状,很少伴有恶心。呕吐物开始是胃内食物,后呈水样,严重者可吐出"米泔水"样液体。

2) 脱水期:频繁的泻吐迅速引起患者脱水、电解质平衡紊乱和代谢性酸中毒,严重者导致休克。

A. 脱水:① 轻度脱水,失水 40～50 mL/kg,仅见皮肤黏膜稍干燥,皮肤弹性略差;② 中度脱水,失水 60～90 mL/kg(儿童 80～100 mL/kg),皮肤弹性差,声音轻度嘶哑,眼窝凹陷,血压下降,尿量减少;③ 重度脱水,失水 100～110 mL/kg,皮肤干皱、无弹性,声嘶,两颊深凹,眼眶下陷,神志淡漠或不清,呈现"霍乱面容"。患者极度乏力,尿量明显减少。

B. 低钠血症与低钾血症:频繁泻吐导致钠盐与钾盐大量丢失,引起低钠血症,导致腓肠肌和腹直肌痉挛,痉挛部位疼痛、肌肉强直;低钾血症表现为肌张力减弱,腱反射减弱或消失,鼓肠,心律失常。

C. 尿毒症、酸中毒:患者呼吸加快,严重者除出现库斯莫尔呼吸(Kussmaul breathing)外,可伴有意识障碍。

D. 循环衰竭:严重失水引起低血容量性休克,患者四肢厥冷,脉搏细速或不能触及,血压明显下降或测不出。脑供血不足可引起患者意识障碍,出现烦躁不安,继而呆滞、感觉迟钝、嗜睡甚至昏迷。

3) 恢复期或反应期:腹泻停止,脱水纠正后,其他症状也逐渐消失,患者血压、脉搏、体温均恢复正常。少数患者出现反应性发热,可能是肠毒素因循环改善后吸收增加所致,持续 1～3 天,会自行消退。

根据失水程度、血压和尿量改变,霍乱可分以下几种类型。

A. 轻型:起病慢,腹泻<10 次/天,不伴呕吐,无明显脱水表现,3～5 天后恢复。

B. 中型:有典型泻吐症状,腹泻 10～20 次/天,为水样或"米泔水"样便,有明显失水体征,血压下降,尿量减少。

C. 重型:有典型泻吐症状,腹泻>20 次/天,失水严重导致循环衰竭,表现为脉搏细速甚至不能触及,血压明显下降或测不出,24 h 尿量<50 mL。

D. 暴发型:或称中毒型、干性霍乱,罕见,起病急,进展快,在未出现明显泻吐症状前,即出现中毒性休克,患者会很快死亡。

(3) 治疗:患者需要严格隔离,治疗的关键是及时足量补液,纠正脱水、酸中毒及电解质失衡,防止循环衰竭的发生。

1) 补液疗法:根据患者需要,采取静脉输液与口服补液相结合的方法,补足液体。

A. 静脉输液:输液原则为早期、迅速、足量,先盐后糖,先快后慢,纠酸补钙,见尿补钾。液体常选择541 溶液:每升含氯化钠 5 g,碳酸氢钠 4 g,氯化钾 1 g,另加 50%葡萄糖 20 mL。按照 0.9%氯化钠550 mL,1.4%碳酸氢钠 300 mL,10%氯化钾 10 mL 和 10%葡萄糖 140 mL 的比例配制液体。

输液的量和速度:最初 24 h,轻型脱水患者 3 000～4 000 mL,含钠液量 60～80 mL/kg;中型脱水患者 4 000～8 000 mL,含钠液量 80～100 mL/kg;重型脱水患者 8 000～12 000 mL,含钠液量 100～

120 mL/kg。最初 1～2 h 应快速滴入,中型者滴速 5～10 mL/min,重型者开始 40～80 mL/min,然后 20～30 mL/min,需用多条输液管或加压输液装置。随着脱水情况改善,应逐步减慢输液速度。脱水纠正后有排尿时,应注意补充氯化钾。24 h 后的补液量与补液速度根据患者病情再进行调整。

B. 口服补液:适用于所有患者,可弥补补液量的不足,或防止补液过多而导致心肺功能紊乱和医源性低钾血症。WHO 推荐的补液盐配方:葡萄糖 20 g,氯化钠 3.5 g,碳酸氢钠 2.5 g,氯化钾 1.5 g,溶于 1 000 mL 饮用水中。最初 6 h 口服量,成人 750 mL/h,后续用量约为腹泻量的 1.5 倍。呕吐不是口服补液的禁忌,注意呕吐量应计算在丢失的液体中。

2) 抗菌治疗:作为液体疗法的辅助治疗,可减少患者腹泻次数,减少排菌量,缩短病程。可口服环丙沙星、诺氟沙星、多西环素或复方磺胺甲噁唑,疗程为 3 天。

3) 对症治疗:在补足血容量后,重症患者如果血压仍低,可加用糖皮质激素及血管活性药物,若补液过量,出现肺水肿、心力衰竭,应暂停输液,给予镇静剂、利尿剂及强心剂。出现低钾血症时应静脉滴注氯化钾。氯丙嗪和小檗碱有抗肠毒素作用,临床应用可减轻症状。

(4) 预防:患者按甲类传染病进行严格隔离,直至症状消失后 6 天,粪便培养(隔日 1 次)连续 3 次阴性。对接触者要严密检疫 5 天,留粪便培养,并服药预防。不饮用生水,不进食未煮熟的肉类食品,瓜果应洗净、削皮后进食。做好水源消毒、饮食管理,加强粪便管理和灭蝇工作。患者和带菌者的排泄物应进行彻底消毒。WHO 于 1999 年推荐在霍乱高危地区口服 B 亚单位-全菌体疫苗(BS - WC)。

7. 鼠疫

鼠疫(plague)是由鼠疫耶尔森菌引起的烈性传染病,是危害人类健康最严重的传染病之一,属国际检疫传染病,在我国被列为甲类传染病之首。

(1) 病原学与流行病学:鼠疫耶尔森菌亦称鼠疫杆菌,属肠杆菌科耶尔森菌属。鼠疫属于自然疫源性疾病,传染源主要是鼠类和其他啮齿类动物。储存宿主主要为黄鼠属和旱獭属,其次是褐家鼠、黄胸鼠,后两者是人类鼠疫的主要传染源。此外,猫、羊、兔、骆驼、狼、狐等也可能是传染源,鼠疫患者和带菌者亦是人类鼠疫的重要传染源。

传播媒介主要是鼠蚤,传递链为啮齿动物—蚤—人,鼠疫耶尔森菌通过鼠蚤的叮咬传播给人类。健康人直接接触患者的痰液、脓液或病兽的皮、血与肉时,可经破损的皮肤与黏膜感染。此外,患者痰液中的病菌亦可借飞沫传播。人类对鼠疫普遍易感,无性别与年龄差异,病后可获得持久免疫力。鼠疫亦存在隐性感染。

人类鼠疫主要分布在非洲、亚洲和美洲。亚洲主要在越南、尼泊尔、缅甸、印度、蒙古国和我国西南地区。发病有一定季节性,与鼠类活动和鼠蚤繁殖有关,多在 6～9 月,但肺鼠疫流行多在 10 月以后。

(2) 临床表现:潜伏期多为 2～5 天,原发性肺鼠疫数小时至 3 天,曾接受预防接种者,可长达 9～12 天。临床表现类型有腺鼠疫、肺鼠疫、暴发性鼠疫及轻型鼠疫,除轻型鼠疫外,其余各型鼠疫初期的全身中毒症状基本相同。起病突然,畏寒,发热,体温达 39～41℃,伴恶心、呕吐、头痛与肢体痛,面色潮红、结膜充血、皮肤黏膜出血,继而可出现步态蹒跚、言语不清、意识模糊、腔道出血、衰竭、血压下降等。

1) 腺鼠疫:最常见,好发部位依次为腹股沟、腋下、颈部及颌下淋巴结,单侧居多。开始淋巴结即有肿大,发展迅速,并与周围组织粘连成块,出现显著的红、肿、热、痛表现,因疼痛剧烈,患者多处于强迫体位。及时治疗,淋巴结肿大可逐渐消退。如不及时治疗,4～5 天淋巴结化脓破溃,病情随之缓解,部分患者可发展为败血症、严重毒血症及心力衰竭或肺鼠疫。

2) 肺鼠疫:原发性肺鼠疫起病急骤,寒战高热,发病 24～36 h 出现剧烈胸痛、咳嗽、大量泡沫血痰,呼吸急促,很快出现呼吸困难和发绀,肺部仅可闻及散在的湿啰音,或轻微的胸膜摩擦音,较少的肺部体征与严重的全身症状很不相称。X 线胸片检查呈支气管肺炎改变。如不及时治疗,2～3 天会发生心力衰竭、出血、休克,病死率极高。

3) 暴发性鼠疫：往往继发于腺鼠疫或肺鼠疫,病情最为凶险,亦称败血型鼠疫。由机体免疫功能差、菌量大,毒力强,原发鼠疫进一步发展引起。主要表现有寒战、高热、呕吐甚至体温不升,患者神志不清、谵妄或昏迷,无淋巴结肿大,出血明显,如皮肤黏膜出血、鼻出血、便血或血尿,迅速出现弥散性血管内凝血和心力衰竭,大多在发病后24 h内死亡,病死率高达100%。因皮肤广泛出血、瘀斑、发绀、坏死,死后尸体呈紫黑色,俗称黑死病。

4) 轻型鼠疫：又称小鼠疫,多见于流行初期、末期,或曾接受预防接种者。患者发热轻,局部淋巴结肿大,轻度压痛,偶见化脓,血培养可阳性。

5) 其他类型鼠疫：偶有其他类型鼠疫发生,如皮肤鼠疫、肠鼠疫、眼鼠疫、脑膜炎型鼠疫、扁桃体鼠疫等。

(3) 治疗：无论是确诊还是疑似鼠疫的患者,均应严密隔离,迅速组织治疗,不宜转送外地,以免耽误治疗。

1) 隔离消毒：患者应在卫生条件好、无鼠无蚤的隔离病院或隔离病区进行严格的隔离,入院患者应做好卫生处理,如更衣、灭蚤及消毒,病区、室内应定期进行消毒,患者的排泄物和分泌物应用含氯石灰或甲酚皂液彻底消毒。

2) 一般治疗：急性期给予患者流质饮食,使用葡萄糖和生理盐水静脉滴注,促进毒素排泄。密切观察病情变化,随时采取应对治疗措施。

3) 病原治疗：应早期、足量、联合应用敏感的抗菌药物,如链霉素、庆大霉素、四环素、氟喹诺酮类、第三代头孢菌素等,氯霉素对脑膜炎型鼠疫特别合适,疗程为10～20天。

4) 对症治疗：注意保护心肺功能,有心力衰竭者及时使用强心剂；休克者,进行抗体克治疗；烦躁不安或疼痛者使用镇静、止痛剂；有弥散性血管内凝血者采用肝素抗凝治疗；中毒症状严重者适当使用糖皮质激素；对于腺鼠疫淋巴结肿,可用红外线照射或湿热敷,化脓后可切开引流；结膜炎可用氯霉素滴眼液,一天数次。

(4) 预防：应注意加强灭鼠、灭蚤工作,监测和控制鼠间疫情。严密隔离患者,疑似者应与患者分开隔离,腺鼠疫隔离至淋巴结肿大完全消失后7天,肺鼠疫隔离至痰培养6次阴性,接触者医学观察9天,接受过预防接种的检疫12天。患者的分泌物与排泄物应彻底消毒或焚烧,鼠疫病死者须用尸袋严密包扎后焚烧。

注意加强国际检疫,对来自疫区的交通工具与旅客均应进行严格检疫,并采取灭鼠灭蚤措施,可疑旅客须隔离检疫。加强个人防护,医护人员进入疫区或参与治疗必须穿防护服和高筒靴、戴面罩、厚口罩、防护眼镜和橡皮手套等。预防性服药,可口服磺胺嘧啶或口服四环素,连续使用6天。

预防接种鼠疫菌苗,免疫期1年,应每年加强接种1次。适用于疫区及其周边的人群、参加防疫及进入疫区的医务人员。非流行区人员在鼠疫菌苗接种10天后才能进入疫区。

8. 幽门螺杆菌感染

幽门螺杆菌(helicobacter pylori)寄生在胃黏膜,是引起胃炎、消化性溃疡、淋巴增生性胃淋巴瘤等疾病的重要致病因素。幽门螺杆菌慢性感染有可能导致胃癌,须注意。

(1) 病原学与流行病学：幽门螺杆菌属弧菌科、螺旋菌属。幽门螺杆菌感染呈世界性分布,感染率随年龄增长而增加,发展中国家(80%)高于发达国家(40%),男性略高于女性。感染存在家庭聚集现象,传播方式可能是人与人之间的口-口或粪-口途径。

(2) 临床表现：幽门螺杆菌进入人体后,附着在胃黏膜黏液表层,然后穿过黏液层,寄生在胃黏膜上皮细胞中。该细菌能产生多种酶及其他一些致病因子,不仅会破坏胃表面的黏液屏障,还会引起上皮细胞退行性改变,导致胃黏膜损伤。同时,还可直接或间接刺激炎症细胞因子的产生,加重胃黏膜的炎症损伤。此外,还可能引起胃肠激素分泌的变化,破坏胃上皮细胞增生与凋亡的平衡,进一步损伤胃黏膜,从而易导致慢性胃炎、胃和十二指肠溃疡等疾病,出现相应的临床症状。据估计 67%～80% 的胃溃疡、95% 的十二指肠溃疡由幽门螺杆菌引起。这种感染还可能与某些胃外疾病的发生有关,如动脉粥样硬化、糖尿病、原发性头痛、原发性雷诺现象、慢性肝病、胆道感染、荨麻疹、斑秃等。

（3）治疗：适应证为幽门螺杆菌感染的慢性胃炎、胃与十二指肠溃疡、胃腺癌。总的治疗方案是联合用药,保证根除率＞80%,药物无明显副作用,患者耐受性良好,经济上可承受。我国推荐治疗方案有下述四种,根据情况选用。针对胃炎目前多选用四联疗法。

1）质子泵抑制剂＋两种抗生素：质子泵抑制剂有奥美拉唑、兰索拉唑、泮托拉唑和埃索美拉唑、雷贝拉唑、艾普拉唑等,抗生素有克拉霉素、阿莫西林、甲硝唑、替硝唑、喹诺酮类抗生素、呋喃唑酮、四环素等,一般一个质子泵抑制剂加两种抗生素,疗程为 1～2 周。剂量为奥美拉唑 20 mg/次,克拉霉素 0.25 g/次,阿莫西林 1.0 g/次,甲硝唑 0.4 g/次,口服,2 次/天。

2）含铋剂的低剂量三联疗法：有枸橼酸铋钾或果胶铋,以枸橼酸铋钾 0.3 g/次(含铋 110 mg),或果胶铋 3 粒/次(每粒含铋 50 mg),加四环素 0.5 g/次或阿莫西林 0.5 g/次或克拉霉素 0.25 g/次,加甲硝唑 0.4 g/次,均口服,4 次/天,疗程为 2 周。

3）H_2 受体拮抗剂＋两种抗生素：H_2 受体拮抗剂有雷尼替丁、法莫替丁、西咪替丁等。雷尼替丁用量,150 mg/次,2 次/天,加阿莫西林、克拉霉素,疗程为 1 周。

4）四联疗法：质子泵抑制剂加含铋三联疗法,疗程为 10～14 天。

（4）预防：幽门螺杆菌疫苗尚在研究之中。预防的关键是防止病从口入,实行分餐制,并做到饭前便后洗手,生冷食品应洗净或加热后食用,餐具定期进行蒸煮消毒等。

5.18　寄 生 虫 病

寄生虫病是由寄生于人体的原虫、蠕虫、节肢动物及环节动物、软体动物等病原生物引起的一类可以传播的感染性疾病。寄生虫病主要流行于气候温暖、潮湿的热带、亚热带及温带地区。特别是在占世界总人口 77% 的发展中国家,寄生虫病严重威胁着人类的健康及生命。WHO、世界银行、联合国开发计划署、联合国儿童基金会联合倡议的热带病特别规划致力于在全球范围内重点防治的十大热带病中除麻风病、结核病和登革热外,其余七类都是寄生虫病,即疟疾、血吸虫病、淋巴丝虫病、盘尾丝虫病、利什曼病、非洲锥虫病和美洲锥虫病。据 WHO(2020) 报告,疟疾仍流行于全球 108 个国家,约 32 亿人口受到感染威胁。2019 年,全球疟疾患者约有 2.29 亿,疟疾死亡人数估计为 40.9 万人,其中 5 岁以下儿童占全球所有疟疾死亡人数的 67%。血吸虫病全球至少有 2.366 亿人需要获得预防性治疗。在经济发达国家,某些寄生虫病流行也受到关注,如贾第鞭毛虫病、阴道毛滴虫感染。尽管寄生虫病在我国的防治已经取得巨大成绩,但是随着社会发展,人们生产环境、生活方式的改变,交通的方便及人员流动性的增加,寄生虫病的流行呈现一些新的态势。我国钩虫、蛔虫、鞭虫等土源性线虫感染率明显降低,但全球仍约有 15 亿人感染这些土源性线虫。一些食源性寄生虫病流行区不断扩大,流行程度加重。由于生食或半生食猪肉、牛肉、鱼、蟹等引起的食源性寄生虫病发病率逐年增高。国内外人口流动促使某些寄生虫病流行范围扩大,在回国人员传染病监测中,发现各类传染病和病原体携带者占回国总人数的 4.24%,其中疟疾占所有感染者的 36.15%,主要是来自非洲疟疾流行区的回国人员。罗阿丝虫、曼氏血吸虫、埃及血吸虫感染者也有发现。机会致病寄生虫变得越加重要,艾滋病的流行、免疫抑制剂的广泛应用等造成免疫功能缺陷或低下的人群扩大,使得原本处于隐性感染的机会致病寄生虫如弓形虫、隐孢子虫、圆孢子虫、粪类圆线虫等的发病率逐年增加。

随着社会的进步,人们卫生知识和生活条件的改善,船员和其他人群一样寄生虫的感染率也明显下降。船员寄生虫的感染主要与航行的区域、到访的国家及口岸所流行的寄生虫病有关。尤其是疟疾的感染在船员中较常见。本节主要介绍对船员健康有较大威胁的国内外常见寄生虫病。

5.18.1　疟疾

疟疾(malaria)是一种潜在的致命寄生虫病。它由疟原虫(*plasmodium*)经按蚊传播感染所致的传染病,俗称打摆子。临床上表现为周期性寒战、高热、出汗退热、脾大与贫血。恶性疟发热不规则,易引起凶险发作,病死率较高。间日疟和卵形疟常有复发。

1. 病原学与流行病学

(1) 病原学:寄生人体的疟原虫有间日疟原虫、恶性疟原虫、三日疟原虫、卵形疟原虫和诺氏疟原虫。寄生于灵长类的吼猴疟原虫等也可感染人体。它们均需要经过人体内和蚊体内发育才能完成生活史。当雌性按蚊叮咬人时,子孢子随蚊的唾液进入人体血流,侵入肝细胞,继而裂体增殖发育为红外期裂殖体。裂殖体发育成熟后,裂殖子随肝细胞破裂散入血流,侵入红细胞,经环状体、大滋养体、裂殖体各阶段,形成大量新一代的裂殖子,使红细胞胀大破裂,引起临床发作。释放出的新一代裂殖子又侵入新的红细胞,重复上述裂体增殖过程,使临床症状呈周期性发作。经过几代裂体增殖后,部分疟原虫发育为配子体,患者具有传染性。当患者及无症状带虫者被按蚊再次叮咬吸血时,配子体随之进入蚊胃腔,发育为配子,雌雄配子受精发育为合子,合子发育为动合子,侵入蚊胃壁发育为卵囊。卵囊成熟后释放出大量子孢子,进入蚊唾液腺,这时蚊才具有传染性。待蚊再叮咬人时,子孢子即可随唾液进入新的人体,开始新一轮的感染。

(2) 流行病学:疟疾在世界上分布广泛,流行于 108 个国家和地区,全球有一半的人口受其威胁,目前仍然是热带和亚热带地区重要的公共卫生问题。由于疟疾地理分布广泛,海员特别容易感染。间日疟原虫主要分布在温带地区,但寒带和热带地区也有散在分布。恶性疟原虫主要分布在热带和亚热带地区,特别是热带非洲和南美洲。三日疟原虫主要分布在非洲撒哈拉沙漠以南地区,东南亚和南亚呈局部流行。卵形疟分布范围最小,流行于非洲西海岸地区。诺氏疟原虫主要流行于东南亚国家。我国大部分地区处于温带和亚热带,间日疟原虫较常见,恶性疟原虫次之,三日疟原虫少见,卵形疟原虫仅发现几例。疟疾在我国曾广泛流行,随着社会经济发展(人蚊接触减少)、环境改变(传播媒介分布范围缩小)和疟疾的大力防治(传染源减少)三方面的综合作用,我国疟疾发病率大幅度下降,疟区范围明显缩小。自 2011 年我国启动消除疟疾以来,成效显著,2017 年后连续 4 年未发现本地原发病例,2020 年 11 月我国向 WHO 提交了消除疟疾认证申请。经过 WHO 现场评估,2021 年 6 月 30 日通过了国家消除疟疾的认证。

患者及无症状带虫者为疟疾的传染源。传播途径以按蚊叮咬为主,少数可经输血传播,偶有患病孕妇经胎盘感染胎儿。非流行区居民对疟疾普遍易感。疟疾高发区居民以 2 岁以内发病率最高,此后,由于感染后获得性免疫人群的数量增加,发病率逐渐降低。

2. 临床表现与诊断

(1) 潜伏期:潜伏期的长短取决于疟原虫种、株的生物学特性,感染的数量与方式,机体免疫力,以及患者是否服用抗疟药等因素。当感染原虫数量多或机体免疫力下降时,潜伏期常较短;服用抗疟药者潜伏期可能延长。一般间日疟短潜伏期为 11~25 天,长潜伏期为 6~12 个月。恶性疟潜伏期为 7~27 天,三日疟潜伏期为 18~35 天。输血后感染潜伏期常为 7~10 天。

(2) 发作表现:疟疾的典型发作表现为周期性寒战、发热、出汗退热三个连续的过程。发作初期,患者畏寒甚至寒战,外周血管收缩,全身肌肉颤抖,面色苍白,口唇发绀,皮肤呈鸡皮样。若在盛夏,虽盖数条棉被也觉不暖,此为寒战期。经 0.5~2 h,进入发热期。患者体温上升,可高达 40~41℃。面部潮红,皮肤干燥灼热,呼吸急促、脉搏加快。自觉头痛、口渴。常有呕吐、烦躁不安。儿童或重病成人可发生惊厥、谵妄或昏迷。再经 4~6 h 或更长时间,进入出汗期。患者大汗淋漓,体温迅速下降,甚至降到 36℃以下。此时患者有极度疲劳感,常能安然入睡。此后进入发作间隙阶段,患者感觉较好,活动如常人。

疟疾发作周期与疟原虫在红细胞内裂体增殖周期相对应。间日疟和卵形疟隔日发作1次,三日疟为隔2日发作1次,恶性疟开始为隔日发作1次,以后则每天发作或间隙期不规则。疟疾初发、混合感染不同种疟原虫,或先后重复感染同种疟原虫,发作多不典型。此外,儿童和进入疟区的初患病例,发作周期也不规则。

(3) 凶险型疟疾:指血液中查见疟原虫,并排除了其他疾病的可能,而表现出不同类型的严重症状者。最常见的是脑型疟,还有的表现为持续高热、重症贫血、肾衰竭、严重水泻等。病情来势凶猛,若不能及时治疗,死亡率很高。患者多为恶性疟流行区儿童、进入疟区的无免疫力人群,常由误诊或治疗不当所致。近年,我国偶有发现间日疟患者发生脑型疟。

(4) 主要体征:患者常出现贫血及脾大。疟疾发作几次后可出现贫血,尤以恶性疟为甚。发作次数越多,病程越长,则贫血越重。疟疾急性期,脾明显增大。慢性期质地变硬。有些患者脾大可达脐下。在非洲和亚洲某些热带疟疾流行区,有一种称为热带巨脾综合征,表现为脾巨大,伴有肝大,以及与脾肿成正比的贫血、白细胞和血小板减少等。三日疟患者可出现疟性肾病,表现为全身水肿、腹水、蛋白尿和高血压等肾病综合征的表现,最后可发生肾衰竭。

(5) 诊断:根据患病船员近期是否在疟疾流行区停泊或航行史、有无疟疾发作史或输血史;结合典型的临床症状及贫血、脾大等体征,可以考虑疟疾。若血液涂片中检查到疟原虫则可确诊。对临床表现酷似疟疾,但血涂片阴性,或船上无条件检查疟原虫时,可试用氯喹作诊断性治疗,有效者可拟诊为疟疾。对症状不典型的病例,应注意与败血症、钩端螺旋体病、伤寒及血吸虫病等鉴别。

3. 预防与治疗

(1) 预防:为了保护船员健康,必须加强疟疾预防和控制计划,并改善船上抗疟疾药物的供应。这可确保在需要时采取快速和有效的卫生干预措施。疟疾的预防措施有蚊媒防制、预防服药和疫苗预防。在疟疾流行季节,船舶进入流行区,可进行全员预防服药。常用氯喹300 mg间隔7~10天或600 mg间隔半个月给药1次。在恶性疟流行区,可用哌喹600 mg加磺胺多辛200 mg,每月1次;或乙胺嘧啶50 mg加磺胺多辛1 000 mg,每次间隔7~10天。预防药一般在进入疟疾流行区前2周服用,在流行区逗留期间每周服用1次,离开流行区后仍需要继续服用4周。不论集体或个人预防服药,每种药物疗法不宜超过6个月。同时要采取措施,防蚊灭蚊。疟疾疫苗尚在临床研究中。

(2) 治疗:间日疟现症患者常用氯喹(chloroquine)加伯氨喹(primaquine)联合治疗,氯喹首次0.6 g,6 h后再服0.3 g,第2,3天各服0.3 g。伯氨喹每天22.5 mg,连服8天。恶性疟用氯喹1.5 g分3天服用(方法同上),可杀灭红内期无性体疟原虫,加服伯氨喹,每天22.5 mg,连服2天,以杀灭配子体,切断传播。在恶性疟原虫对氯喹产生抗性的地区,宜用青蒿素(artemisinin)类、奎宁、咯萘啶、磺胺多辛和乙胺嘧啶等数种药物联合治疗。目前,抗疟药的使用基本遵循WHO推荐的青蒿素复方(artemisinin-based combination therapies, ACTs),即青蒿素的联合用药策略和原则。青蒿素类药物是脑型疟及各种重症疟疾病因治疗的首选药物。

5.18.2　阿米巴病

阿米巴病(amoebiasis)是由溶组织内阿米巴(*Entamoeba histolytica*)寄生于人体结肠、肝、肺、脑等部位引起的疾病。阿米巴病主要流行在热带和亚热带地区,目前被列为世界上10种最常见的寄生虫病之一。我国多见于南方,夏季也可见于北方。由于我国卫生状况的不断改善,近年来阿米巴病的急性病例已很少见。

1. 病原学与流行病学

(1) 病原学:溶组织内阿米巴生活史包括滋养体期和包囊期。成熟包囊(4核包囊)是感染期,通过被粪便污染的食物、饮水进入人的消化道，在小肠下段脱囊、增殖为滋养体。滋养体在回盲部和升结肠摄食细菌，以二分裂方式增殖。当虫体随着肠内容下移进入横结肠后，由于肠内容脱水和环境变化等因素的刺激，它便逐渐停止活动，缩小成圆形，分泌囊壁，形成包囊，随粪便排出，重新感染人体。滋养体可侵入肠黏膜，吞噬红细胞，破坏肠壁组织，形成溃疡。滋养体可随脱落的坏死组织再次回到肠腔，随粪便排出体外，很快死亡。肠壁中的滋养体亦可随血流进入其他器官组织，引起肠外阿米巴病。

（2）流行病学：阿米巴病呈世界性分布，在印度、印度尼西亚、撒哈拉沙漠、热带非洲和中南美洲等热带和亚热带地区感染率较高。估计全球有 5 000 万人感染溶组织内阿米巴，每年死于阿米巴病者达 4 万～10 万人，在寄生虫病中仅次于疟疾和血吸虫病。中国人群平均感染率为 0.949%，估计全国感染人数约 1 069 万，感染率超过 1% 的有 12 个省。近年来，阿米巴感染率在男性同性恋中很高，欧美、日本均为 20%～30%。在欧美国家中一些男性同性恋者则由于粪-口传播而造成迪斯帕内阿米巴的流行增加，而在日本同性恋者中则以溶组织内阿米巴感染为主。

阿米巴病的传染源为粪便中持续带包囊者。无症状带囊者是最重要的传染源。包囊对外界因素的抵抗力强。在外界潮湿环境中可存活并保持感染性数日至 1 个月。自来水中的含氯量不足以杀灭包囊。各种食用调料如酱油、酒、醋、盐在短时间内（15 min～2 h）亦不能杀死包囊。阿米巴病的主要传播方式是包囊经粪-口途径而传播。食用被含有成熟包囊的粪便污染的食品、饮水或使用污染的餐具而感染。蝇或蟑螂也可携带包囊造成传播。另外，同性恋人群可通过粪-口途径使粪便中的包囊直接侵入口中，因此，阿米巴病在欧美、日本等地被列为性病。船员感染时有发生，常通过饮用被污染的水而感染，一般在岸上感染阿米巴病后而在船上发病。

2. 临床表现与诊断

（1）肠内阿米巴病：包括无症状带囊者、阿米巴痢疾、非痢疾性阿米巴结肠炎、阿米巴瘤、阿米巴性阑尾炎。一般根据发病的轻重缓急，临床表型可分为急性、暴发性、慢性或迁延型阿米巴病。

1）急性肠阿米巴病：起病一般较缓，以腹泻腹痛开始。腹泻次数为一日数次至十数次，大便量中等。典型的阿米巴痢疾粪便呈果酱色，带有血和黏液，有腐败腥臭味。多数患者有局限性腹痛、不适、胃肠胀气、里急后重、厌食、恶心呕吐等。非痢疾性结肠炎仅表现单纯性腹泻，无下痢症状。

2）暴发性肠阿米巴病：急性型可突然发展为暴发型。患者有大量的黏液血便、高热、低血压、广泛性腹痛、强烈而持续的里急后重、恶心、呕吐和腹水。可迅速出现脱水和电解质紊乱，严重者昏迷。此型患者极易发生肠出血和肠穿孔。患者可因毒血症或衰竭于 1～2 周死亡。暴发型肠阿米巴病占急性肠阿米巴病入院病例的 5%～10%，常发生于营养不良的儿童。

3）慢性或迁延型肠阿米巴病：长期表现为间歇性腹泻、腹痛、胃肠胀气和体重下降，可持续 1 年以上，甚至持续 5 年之久。占住院患者的 10%～20%。

根据患者典型的临床表现可以初步诊断。但是本病临床类型较多，症状轻重不一，难以做出准确诊断，应及时进行粪便和其他检查。从新鲜粪便标本中查到吞噬有红细胞的滋养体或从肠壁活检组织中查到滋养体是本病确诊的最可靠依据。X 线检查肠道可发现阿米巴瘤患者肠道有充盈缺损。肠内阿米巴病应与细菌性痢疾、结肠炎、肠结核、结肠癌、血吸虫病或其他肠道原虫病等相鉴别。

（2）肠外阿米巴病：包括阿米巴肝脓肿、阿米巴肺脓肿、阿米巴脑脓肿、皮肤阿米巴病及阿米巴性心包炎、阿米巴性阴道炎、阿米巴性尿道炎、阿米巴性龟头炎等，其中以阿米巴肝脓肿最为常见，阿米巴肺脓肿次之。

1）阿米巴肝脓肿：主要表现为肝大，肝区疼痛，可放射到右肩。发热、寒战、盗汗、厌食和体重下降。小部分患者可出现黄疸。慢性病例可有进行性消瘦、贫血、营养不良性水肿、腹水。继发细菌感染时患者寒战、高热、全身症状加重、肝区疼痛加剧、白细胞数增高，肝脓液变为黄绿色。

2）阿米巴肺脓肿：多数由阿米巴肝脓肿穿破膈肌所致，少数系血行播散引起。主要有寒战、发热、胸痛、咳嗽或肺实变等表现,痰呈巧克力酱样。

3)阿米巴脑脓肿:为阿米巴肝脓肿和阿米巴肺脓肿的继发症。患者除有原发病表现外,有头痛、呕吐、惊厥、狂躁、幻觉及脑瘤样压迫症状,但脑膜刺激症状较少见,多数有局部定位体征。

根据受累的器官组织的临床表现、结合实验室和影像检查可以明确诊断。阿米巴肝脓肿应与细菌性肝脓肿、肝癌、肝包虫病等相鉴别。

由于船上医疗条件所限,确诊困难时,可根据病史和临床表现做出初步诊断,及时给予治疗,防止产生并发症。

3. 预防与治疗

(1)预防:注意饮食卫生和个人卫生。生食的蔬菜、瓜果要洗净,不食用不洁的食物,不喝生水。养成饭前便后洗手的卫生习惯。加强粪便和水源管理,搞好环境卫生。及早发现和治疗溶组织内阿米巴带囊者、阿米巴患者,特别是从事食品行业的带囊者应及时治疗,控制传播。

(2)治疗:目前,治疗阿米巴病的药物首选甲硝唑,同类药还有替硝唑、奥硝唑和塞克硝唑,作用相似,但副作用较轻。对于非痢疾性阿米巴结肠炎,甲硝唑剂量 400 mg/次,3 次/天,1 个疗程为 5~10 天。对于普通阿米巴痢疾,甲硝唑加用二氯尼特糠酸酯或双碘羟基喹啉,以防止复发。暴发型阿米巴痢疾的治疗与普通型治疗方案相同。但患者不能口服药物时,应采用 0.5%甲硝唑注射液 100 mL 静脉滴注,2 次/天,连用 2~3 天后再改为口服。由于此型患者常伴有细菌感染,应同时加用其他抗生素,如庆大霉素等。阿米巴肝脓肿用 0.5%甲硝唑注射液 100 mL 静脉滴注,2 次/天,连用 3~5 天。然后改为甲硝唑口服,0.4~0.8 g/次,3 次/天,连用 10 天。疗程结束后,宜口服双碘羟基喹啉(0.6 g,3 次/天,连用 10 天)或二氯尼特糠酸酯(500 mg,3 次/天,连用 10 天)以杀灭肠腔中的阿米巴原虫。如甲硝唑疗效不佳,可改用或加用氯喹。氯喹剂量为 0.5 g/次,2 次/天,2 天后改为 0.25 g/次,2 次/天,3~4 周为 1 个疗程。

肠阿米巴病患者急性期在抗阿米巴治疗的同时应适当采用支持疗法,如输血或输血浆,注意补充维生素及铁剂。暴发型患者应及时补液,纠正电解质、酸碱平衡紊乱,并注意抗休克治疗。船员出现急性病例,应立即离船上岸进一步检查治疗。

5.18.3 血吸虫病

血吸虫病(schistosomiasis)是严重危害人类健康的人兽共患寄生虫病。全球有 76 个国家和地区有血吸虫病流行,受威胁的人口约 6.25 亿,血吸虫感染人数约 2 亿。寄生人体的血吸虫有六种:日本血吸虫、埃及血吸虫、曼氏血吸虫、间插血吸虫、湄公血吸虫和马来血吸虫。其中前三种血吸虫流行最广,危害最大。我国仅有日本血吸虫病流行。下文主要介绍日本血吸虫病的有关内容。

1. 病原学与流行病学

(1)病原学:日本血吸虫成虫呈圆柱形,外观线状,口腹吸盘位于虫体前端。雄虫乳白色,长 1~2 cm,雌虫灰褐色,长 1.2~2.8 cm。成虫寄生虫于人和哺乳动物门静脉-肠系膜静脉系统。雌虫产卵在肠黏膜下层静脉末梢内,一部分虫卵循门静脉系统流至肝脏并沉积在肝组织中。一部分虫卵沉积在肠壁组织,通过引起周围组织炎症、坏死,形成脓肿,虫卵随破溃的坏死组织落入肠腔,随宿主粪便排出体外。虫卵进入水中可孵化出毛蚴,侵入中间宿主钉螺体内,经母胞蚴、子胞蚴的无性繁殖,发育为成千上万条尾蚴。当人或哺乳动物接触含有尾蚴的疫水时,尾蚴在数秒至数分钟内即可侵入皮肤,成为童虫。继而侵入血管或淋巴管,随血液经心、肺进入体循环,最后到达肝门静脉。雌雄合抱,移行到肠系膜下静脉及痔上静脉寄居、交配、产卵。从尾蚴侵入皮肤到虫体发育成熟产卵,日本血吸虫约需要 24 天,曼氏血吸虫需要 30~35 天,埃及血吸虫需要 60~63 天。

(2)流行病学:日本血吸虫病流行于亚洲的中国、日本、菲律宾和印度尼西亚。我国曾流行于长江流域及其以南的 12 个省(直辖市、自治区)。经过 70 余年的不懈努力,至 2020 年底,全国 12 个血吸虫病流行省(直辖市、自治区)中,上海、浙江、福建、广东、广西等 5 个省(直辖市、自治区)继续巩固血吸虫病消除成果,四川、江苏两省维持传播阻断标准,云南、湖北、安徽、江西、湖南等 5 个省维持传播控制标准。2020年,全国尚存晚期血吸虫病患者 29 517 例。埃及血吸虫病分布于非洲和东地中海,存在于亚洲的 10 个、非洲的 44 个及欧洲的 1 个国家,共 55 个国家。其中,仅有埃及血吸虫病的有 14 个国家。曼氏血吸虫病分布于从阿拉伯半岛至巴西、苏里南、委内瑞拉和加勒比的一些岛屿,存在的国家亚洲有 4 个、非洲有 39个、拉丁美洲有 10 个,共计 53 个国家,其中仅有曼氏血吸虫病的 13 个国家,同时有曼氏和埃及血吸虫病分布的国家为 34 个,同时有曼氏、埃及、间插血吸虫病分布的有 6 个国家。

日本血吸虫病的传染源是患者、带虫者和保虫宿主,其中患者和病牛最重要。含有血吸虫卵的粪便污染水体、水中存在钉螺和人群接触疫水是 3 个重要的传播环节。人们在生产、生活活动中接触含有血吸虫尾蚴的疫水而感染,如在湖水、河水中捕鱼、捞虾、游泳等,也可因种田、防汛救灾等接触疫水。埃及血吸虫病的传染源是患者,无保虫宿主。患者尿、粪中虫卵排出后污染水源,感染方式与日本血吸虫基本相同。曼氏血吸虫病的主要传染源是患者,保虫宿主为猴和啮齿类动物,传播途径与日本血吸虫基本相同。

2. 临床表现与诊断

(1) 临床表现:日本血吸虫病的临床表现与感染度的轻重、病程的长短、免疫状态及虫卵沉积部位等有关。临床上可分为急性、慢性、晚期及异位血吸虫病。急性血吸虫病常见于初次重度感染或慢性患者再次大量感染。表现为畏寒、发热、多汗及肝大,常伴有肝区压痛、脾大、腹胀、腹泻、黏液血便、嗜酸性粒细胞增多等。慢性血吸虫病一般由急性期发展而来或为少量多次感染者。流行区 90% 的血吸虫病为慢性血吸虫病。多无明显症状或表现间歇性腹泻、脓血便、肝大、脾大、贫血和消瘦等。晚期血吸虫病会出现肝硬化、门静脉高压症,严重生长发育障碍或结肠显著肉芽肿性增生。一般在感染后 5 年左右。晚期患者可因并发上消化道出血或肝性昏迷而死亡。

(2) 诊断:日本血吸虫病可根据患者疫水接触史和临床表现初步诊断,确诊需要从粪或肠黏膜中查到虫卵,或粪中孵出毛蚴。因人群感染率和感染度的下降,或晚期患者肠壁纤维化,粪检常为阴性,可应用免疫学方法辅助诊断。埃及血吸虫病根据患者尿痛、终末血尿、尿中查到虫卵可以确诊。曼氏血吸虫病无特异的临床表现,确诊需要从粪或肠黏膜中找到虫卵或粪便孵化出毛蚴。

3. 预防与治疗

(1) 预防:应针对流行的 3 个环节采取相应的措施。船员在流行区内河航运中注意安全用水,严禁接触疫水或在水上作业。对于难免接触疫水者可使用防护药、防护物品(如长筒胶靴)。对短期接触疫水或重疫区经常接触疫水者或高危人群应首选 7 天间隔服药方案。即青蒿琥酯 6 mg/kg,于接触疫水后第 7 天首服,以后每周服 1 次,离开疫区后再加服 1 次。对中轻度疫区接触疫水不多者,可在接触疫水后 7 天始服,每隔 10 天或 15 天 1 次。该药不能与吡喹酮联用,否则会降低吡喹酮的疗效。

(2) 治疗:血吸虫病治疗首选药物是吡喹酮(praziquantel)。急性日本血吸虫病按总剂量 120 mg/kg,于 4 或 6 天内分服,每天服 3 次;慢性日本血吸虫病采用 60 mg/kg 于 1～2 天分服,每天量分 2～3 次服用;晚期日本血吸虫病一般况状较好者可按慢性血吸虫病治疗,或按总剂量 40 mg/kg,1 次口服,或分 2 次服用。埃及血吸虫病按总剂量 60 mg/kg,1 天疗法,分 3 次服用,可同时治疗曼氏血吸虫病。曼氏血吸虫病常用 40 mg/kg,1 次服用。船舶上一旦发现血吸虫病可疑患者,应立即上岸治疗。

5.18.4 丝虫病

丝虫病(filariasis)是一类由吸血昆虫传播的组织内寄生虫病。成虫寄生在终宿主的淋巴系统、皮下组织或体腔。寄生人体的丝虫有三类八种,成虫寄生于淋巴系统的班氏吴策线虫(简称班氏丝虫)、马来布鲁线虫(简称马来丝虫)、帝汶布鲁线虫(简称帝汶丝虫);寄居于皮下组织的旋盘尾线虫(简称盘尾丝虫)、罗阿罗阿线虫(简称罗阿丝虫)、链尾唇棘线虫(简称链尾丝虫);寄居于体腔的常现唇棘线虫(简称常现丝虫)、奥氏曼森线虫(简称奥氏丝虫)。这八种丝虫所致的丝虫病以班氏丝虫病和盘尾丝虫病分布范围广且危害性大,马来丝虫病和罗阿丝虫病次之,帝汶丝虫病局限于印度尼西亚群岛东南部的少数岛屿,链尾丝虫的致病作用尚未明确,常现丝虫和奥氏丝虫感染后一般无明显临床表现。我国过去只有班氏丝虫病和马来丝虫病,曾有回国人员在国外感染罗阿丝虫和常现丝虫的报道。下面主要介绍班氏丝虫和马来丝虫。

1. 病原学与流行病学

(1) 病原学:班氏丝虫和马来丝虫成虫细丝状,寄生于宿主的淋巴系统,雌虫产出微丝蚴,通过雌蚊的叮咬吸血进入蚊体内,发育为感染期幼虫丝状蚴,通过蚊的再次叮咬传播给新的宿主。盘尾丝虫的中间宿主是蚋。罗阿丝虫的中间宿主是斑虻。

(2) 流行病学:丝虫病流行于热带和亚热带地区。全世界受淋巴丝虫威胁的人口达 10 亿,分布于 80 多个国家,丝虫病感染者约 1.2 亿。班氏丝虫呈全球性分布,主要分布于热带、亚热带及温带的大部分地区,以亚洲和非洲较严重。马来丝虫仅局限于亚洲,流行于东南亚 10 个国家。盘尾丝虫流行于非洲、拉丁美洲、亚洲的沙特阿拉伯和也门等 34 个国家。罗阿丝虫流行于非洲的热带雨林和沼泽地带。在非洲工作的欧美人员和我国的工作人员均有感染的报道。中国曾经是丝虫病严重流行的国家之一,经过半个多世纪的艰苦防治,到 2007 年在全球 83 个丝虫病流行国家中率先消除丝虫病,并通过 WHO 的审核认可。

人是班氏丝虫病、盘尾丝虫病、罗阿丝虫病的唯一传染源,未发现或罕见保虫宿主。在国外,亚周期型马来丝虫有保虫宿主存在。

2. 临床表现与诊断

(1) 临床表现:班氏丝虫和马来丝虫感染者是否出现临床症状和体征,取决于机体对丝虫抗原性刺激的反应、侵入的虫种和数量、重复感染的次数、虫体寄生的部位及有无继发感染等。有些感染者在感染后数年或终身表现为微丝蚴血症。多数人感染后急性期出现过敏及炎症反应,局部出现淋巴管炎、淋巴结炎和丹毒样皮炎,班氏丝虫出现精索炎、附睾炎和睾丸炎。在出现局部症状的同时,患者可有畏寒、发热、关节疼痛等全身症状,即丝虫热。急性症状反复发作后患者可出现象皮肿、乳糜尿、鞘膜积液等慢性淋巴阻塞性病变。帝汶丝虫病的表现与马来丝虫病相似。盘尾丝虫病在临床上以皮炎、皮肤结节等皮肤损害、角膜炎乃至失明等眼部病变为特征,故又称为瞎眼丝虫病或河盲症。罗阿丝虫病主要表现为全身局部皮下及眼部游走性肿胀,故亦称非洲眼虫病。

(2) 诊断:根据患者典型的症状和体征可以初步诊断,从受检者的血液、乳糜尿、积液或皮肤、淋巴结活检物中检获微丝蚴或成虫即可确诊。盘尾丝虫感染者还要常规检查眼部,微丝蚴检出率常比皮肤活检高。

3. 预防与治疗

(1) 预防:丝虫病的预防措施是在流行区进行普查普治,消灭传染源,应用化学杀虫剂等方法控制传播媒介,加强个人防护等。船员在丝虫病流行区应防止蚊虫、蚋、斑虻等昆虫的叮咬,在高度流行区可预防性服用乙胺嗪(diethylcarbamazine, DEC)。

(2) 治疗:丝虫病的治疗包括病原治疗和对症治疗。病原治疗的首选药物为乙胺嗪。班氏丝虫宜按总剂量 4.2 g,分 7 天疗法治疗。马来丝虫病总剂量 2 g,4 天或 2 天为 1 个疗程。帝汶丝虫病多采用阿苯达唑加乙胺嗪联合用药,阿苯达唑 600 mg 加乙胺嗪 6 mg/kg,每年 1 次,连续 5～6 年。盘尾丝虫首选药物是伊维菌素,摘除皮下结节可减少眼部损伤。罗阿丝虫病常选用乙胺嗪治疗。WHO 推荐在丝虫病流行区应用阿苯达唑和伊维菌素进行群体治疗,可明显降低微丝蚴血症水平,连续多年可控制淋巴丝虫病的流行。

5.18.5　利什曼病

利什曼病(leishmaniasis)是利什曼原虫(*leishmania*)寄生在人、犬及野生动物的一种人兽共患病。利什曼病能引起皮肤或内脏器官的严重损害甚至坏死。不同种类的利什曼原虫可寄生于人体的内脏、皮肤或黏膜的巨噬细胞内,引起内脏利什曼病、皮肤利什曼病或黏膜皮肤利什曼病。在我国主要存在内脏利什曼病,又称黑热病(kala-azar)。

1. 病原学与流行病学

(1) 病原学:内脏利什曼病由杜氏利什曼原虫、婴儿利什曼原虫、恰氏利什曼原虫引起。皮肤利什曼病由热带利什曼原虫、硕大利什曼原虫、墨西哥利什曼原虫等引起。黏膜皮肤利什曼病由巴西利什曼原虫等引起。利什曼原虫生活史大致相同,都需要两种宿主。在人、犬等哺乳动物体内为无鞭毛体,寄生于单核巨噬细胞内。在无脊椎动物白蛉体内为前鞭毛体,寄生于白蛉消化道内。

(2) 流行病学:利什曼病广泛分布于亚、欧、非、拉丁美洲的 88 个国家和地区,患病人数超过 1 200 万,每年约有 40 万新发病例。内脏利什曼病流行于亚洲的印度、中国、孟加拉国和尼泊尔;东非、北非、欧洲的地中海沿岸地区和国家;中、南美洲的部分国家也有利什曼病流行。20 世纪 90 年代以来,亚洲、非洲一些国家和地区,黑热病的流行正处于上升的趋势,人群大量死亡。我国黑热病曾流行于 17 个省(直辖市、自治区)。据 1951 年调查估计中国约有 53 万利什曼病患者,之后开展大规模防治,取得了显著效果。近年来,利什曼病主要发生在新疆、内蒙古、甘肃、四川、陕西、山西等 6 个省(自治区),每年 200～250 例,并且有输入性病例报道。新疆和内蒙古都证实有黑热病自然疫源地存在。少数地区(如陇南、川北等地)的疫情有明显回升。皮肤利什曼病流行于东半球,分布于地中海沿岸、中东、印度、非洲、中国等地区和国家。黏膜皮肤利什曼病流行于中、南美洲,尤其是巴西。

内脏利什曼原虫的传染源为患者及带虫者;犬、啮齿类动物、野生动物是重要的保虫宿主。热带利什曼原虫的传染源主要为患者,硕大利什曼原虫的传染源主要为啮齿类动物。巴西利什曼原虫的保虫宿主主要为森林啮齿类动物等。利什曼病主要通过白蛉叮刺传播,偶可经口腔黏膜、破损皮肤、胎盘或输血传播。

2. 临床表现与诊断

(1) 临床表现:内脏利什曼病起病缓慢,潜伏期大多为 3～8 个月,主要症状为不规则发热、贫血、鼻出血、齿龈出血、食欲下降和消化不良等。脾大是最主要体征,肝大较脾大稍晚。有些患者在黑热病病程中或之后出现皮肤结节型损害。有些患者出现局部淋巴结肿大。皮肤利什曼病又称"东方疖"。热带利什曼原虫引起干性皮肤利什曼病,常发生于面部、耳、四肢等暴露部位,局部出现小结节,继而溃疡,病程较长,往往需要 1 年或 1 年以上才能愈合,愈合后形成瘢痕。硕大利什曼原虫引起湿性皮肤利什曼病,多见于四肢,起病急,结节较大,破溃早,有脓液流出,3～6 个月愈合。东方疖一般都能自愈。墨西哥利什曼原虫主要引起自愈性利什曼病,病变与东方疖相似。有的病例感染发生在耳郭,致耳郭残缺。患者多为进入林区的采胶工,故又称胶工溃疡。美洲黏膜皮肤利什曼病潜伏期短,病变开始为小结节,破溃后形成溃疡,常发生在腿部,其次为足、前臂、头、臀、躯干及鼻黏膜。

(2) 诊断:内脏利什曼病根据患者的临床特征,如长期不规则发热,抗生素和退热药治疗无效,脾大,无压痛,鼻出血、贫血及全血细胞减少等,并有疫区接触史可初步诊断。从患者的组织或血液中查到利什曼原虫是确诊最可靠的依据。皮肤利什曼病和黏膜皮肤利什曼病的诊断可根据患者皮肤、黏膜的病变、疫区接触史疑似为皮肤利什曼病,病原检查为阳性可确诊。

3. 预防与治疗

(1) 预防:虽然我国已基本消灭了黑热病,但传染源还没有完全消除,传播媒介尚不能完全控制,近年来又有新病例出现,说明仍有流行的可能。野外工作者应加强个人防护,皮肤尽可能不裸露,防止白蛉叮咬。

(2) 治疗:治疗黑热病的特效药为葡萄糖酸锑钠。国产制剂为斯锑黑克(Stibiihexonas)。总剂量成人 120~150 mg/kg,儿童 200~240 mg/kg,分 6 次给药,每天 1 次,静脉注射或肌内注射,6 天为 1 个疗程。少数抗锑患者及皮肤型黑热患者,可用戊脘脒(pentamidine)治疗,总剂量 60 mg/kg,每天 1 次,每次剂量 4 mg/kg,肌内注射,15 天为 1 个疗程。皮肤利什曼病用葡萄糖酸锑钠治疗有效,局部治疗可涂巴龙霉素或冷冻治疗。黏膜皮肤利什曼病多用葡萄糖酸锑钠和芳香双脒剂,对发生转移的黏膜皮肤利什曼病可用两性霉素 B。灭特复星(miltefosine)是新开发的口服药,化学名为十六烷基磷酸胆碱,对利什曼病具有良好疗效。

5.18.6　锥虫病

锥虫病(trypanosomiasis)包括非洲锥虫病和美洲锥虫病,前者又称睡眠病(sleeping sickness),后者又称恰加斯病(Chagas disease)。非洲锥虫病和美洲锥虫病分别由吸血昆虫舌蝇和锥蝽传播。

1. 病原学与流行病学

(1) 病原学:非洲锥虫病的病原体包括布氏冈比亚锥虫和布氏罗得西亚锥虫,生活史包括在舌蝇体内和脊椎动物体内的发育。循环后期锥鞭毛体通过舌蝇叮咬吸血而感染哺乳动物。美洲锥虫病的病原体为枯氏锥虫(又称克氏锥虫)。感染期循环后期锥鞭毛体随锥蝽的粪便排出哺乳动物体表,穿过破损的皮肤或经被叮咬的伤口而进入宿主体内,也可通过口腔、鼻黏膜或眼结膜侵入机体。输血、器官移植、经胎盘或哺乳均可传播。

(2) 流行病学:非洲锥虫病分布于非洲中部,在撒哈拉以南的 36 个国家,约 200 个局灶性流行区。冈比亚锥虫分布于西非和中非,罗得西亚锥虫分布于东非和南非。非洲锥虫病在非洲构成严重的公共卫生问题。冈比亚锥虫的主要传染源是人,罗得西亚锥虫的主要传染源是动物,其次是人。美洲锥虫病主要流行于中美洲及南美洲,感染者有 1 600 万~1 800 万。贫穷和恶劣的居住条件是导致美洲锥虫病流行的主要社会经济因素。人及所有哺乳动物对枯氏锥虫均易感,家鸡在流行病学上具有重要意义,犬、负鼠均是重要的传染源。

2. 临床表现与诊断

(1) 临床表现:冈比亚锥虫病和罗得西亚锥虫病临床表现相似,分锥虫下疳期、全身系统症状期、中枢神经系统受累期。舌蝇叮咬后首先出现局部皮下组织发炎,红肿触痛,伴发热。当锥虫通过血管、淋巴管侵及全身时,出现发热、头痛、关节痛,主要表现脾大和淋巴结肿大,并出现受累器官系统相应症状。未经治疗的患者最后发展至中枢神经系统紊乱,循环衰竭或因并发症而死亡。冈比亚锥虫病呈慢性经过,罗得西亚锥虫病呈急性经过,至死亡时病程很少超过 9 个月。

美洲锥虫病目前认为系自身免疫因素引起的一系列病变,主要是神经源性和肌源性病变。临床经过分为潜伏期、急性期、隐匿期和慢性期。美洲锥虫病主要累及心脏和消化道。

(2) 诊断:非洲锥虫病应询问病史,是否曾在流行区居住或是否有非洲旅游史,依据血液、淋巴结穿刺或脑脊液中查到锥虫可明确诊断。美洲锥虫病应询问病史,结合免疫学病原学检查、心电图、X 线检查等征象,排除其他易混淆的疾病而做出诊断。

3. 预防与治疗

(1) 预防:加强个人防护,尤其是进入流行区的旅游者或短期工作人员,避免吸血昆虫叮咬。

(2) 治疗:非洲锥虫病的主要治疗药物是舒拉明钠、喷他脒和硫胂嘧胺,同时应对症治疗和支持疗法。美洲锥虫病常用治疗药物硝基呋喃类药物硝呋替莫和硝基咪唑类药物苄硝唑。

5.18.7　其他肠道原虫病

肠道原虫感染及原虫病除了上述 5.18.2 阿米巴病外,还有贾第鞭毛虫病、隐孢子虫病及等孢球虫病等。

贾第鞭毛虫病简称贾第虫病,是由蓝氏贾第鞭毛虫(简称贾第虫)引起的一种以大量水样腹泻为主要症状的肠道疾病。贾第虫感染在旅游者中很常见,故又称旅游者腹泻。作为机会感染的病原体,贾第虫感染常为艾滋病的继发感染而危及患者生命。因此,贾第虫感染和贾第虫病格外引起公众、医学和公共卫生行业的重视,已经被列为全世界危害人类健康的十种主要寄生虫病之一。人主要通过饮用被包囊污染的饮水或食物而感染。旅游者、男性同性恋者、胃酸缺乏及免疫球蛋白缺乏的患者易受感染。治疗药物有甲硝唑、阿苯达唑等。

隐孢子虫病(cryptosporidiosis)是主要由微小隐孢子虫和人隐孢子虫寄生人体消化道引起的以腹泻为主要表现的人兽共患寄生虫病。临床症状的严重程度取决于患者的免疫功能和营养状况。免疫功能正常者表现为急性水样腹泻,一般无脓血,呈自限性。免疫功能受损者通常症状多、病情重,表现为持续性霍乱样水泻,病程迁延难愈,常可造成死亡。儿童感染明显高于成人,艾滋病患者感染率高达 24%。传染源为患者和患病动物,主要通过污染的水和食物传播。治疗尚无特效药物,可用巴龙霉素、螺旋霉素、阿奇霉素等治疗以改善症状。

囊等孢球虫病(cystoisosporiasis)过去称为等孢球虫病(isosporiasis),是由贝氏囊等孢球虫(*cystoisospora belli*)[过去称为贝氏等孢球虫(*isospora belli*)]引起的以暂时性、自限性以腹泻为主的肠道原虫病。囊等孢球虫寄生于多种鸟类和哺乳类,包括家禽、家畜和人类。囊等孢球虫病呈世界性分布,在中南美洲、非洲和东南亚多见。人感染贝氏囊等孢球虫的报道日趋增多,随着艾滋病的发病增加,囊等孢球虫病在艾滋病患者和男性同性恋中发病率也在上升。患者是主要的传染源。人因摄入成熟卵囊污染的水或食物而感染。亦有同性恋通过粪-口途径而传播的报道。人对贝氏囊等孢球虫普遍易感,免疫功能低下或缺陷者,如艾滋病患者、器官移植者等更容易感染。治疗药物可用呋喃唑酮、复方磺胺甲噁唑及乙胺嘧啶＋磺胺嘧啶等。

5.18.8　肠道线虫病

肠道线虫病是人体最常见的一类寄生虫病,由寄生于人体消化道的线虫引起。临床上有蛔虫病、钩虫病、鞭虫病、蛲虫病等。随着人们卫生水平的提高、肠道线虫的感染率也在不断下降,船员中肠道线虫病已经不多见,但来自农村的船员中肠道线虫病仍可见。

蛔虫病(ascariasis)最常见,估计全球有 10 亿人感染蛔虫。成虫寄生在人的小肠,引起腹痛。虫体如进入胆道可引起胆道蛔虫病。人主要通过食入污染的蔬菜、瓜果或饮生水而感染。治疗药物常用阿苯达唑。

钩虫病(hookworm disease)由十二指肠钩虫和美洲钩虫寄生于人体小肠引起。钩虫全球感染人数估计有 9 亿。我国约 3 930 万。钩虫病是我国五大寄生虫病之一,在寄生于人体消化道的线虫中,钩虫危害性最大,可使人长期慢性失血而出现贫血及贫血相关症状。用未处理的人粪施肥,赤足下地时极易经皮肤感染。治疗药物常用阿苯达唑。

5.18.9　食源性寄生虫病

随着人们生活条件的改善和饮食习惯的改变,一些人喜爱食用生的或未熟的猪肉、牛肉、鱼、虾、蟹等食物,这些食物中含有感染期的寄生虫,人通过食用这些食物而经口感染。食源性寄生虫病的患病率有逐年上升的趋势。食用生的或未熟的猪肉可感染猪带绦虫病、旋毛虫病、肉孢子虫病等;食用生的或未熟的牛肉可感染牛带绦虫病等。食用生的或未熟的淡水鱼虾类可感染华支睾吸虫病、后睾吸虫病、异形吸虫病、棘口吸虫病、颚口线虫病、阔节裂头绦虫病等。食用生的或未熟的海鱼可感染异尖线虫病。食用生的或未熟的淡水蟹可感染并殖吸虫病等。食用生的或未熟的蛙肉可感染裂头蚴病等。食用生的或未熟的福寿螺等可感染广州管圆线虫病。食用生的或未熟的牡蛎可感染徐氏拟裸茎吸虫病。弓形虫病可通过食用生的或未熟的多种中间宿主哺乳动物的肉类、禽类、蛋、乳制品等而感染。食用生的菱角、茭白等水生植物可感染姜片虫病。食用水田芹等的茎叶可感染肝片吸虫病。预防措施为加强饮食卫生,不食生的或未熟的动物肉类、水产品及植物等。

5.18.10　皮肤寄生虫病

虱病(pediculosis)是由寄生于人体的虱所引起的传染性疾病。虱病可分为头虱病、体虱病和阴虱病,分别由人头虱、体虱和耻阴虱引起。虱可叮咬人吸血,局部出现瘙痒、皮疹,可继发细菌感染。体虱还可传播流行性斑疹伤寒、战壕热、虱媒回归热。人虱可通过直接或间接接触传播。耻阴虱可通过性接触传播,阴虱病被列为性病之一。发现虱子或虱卵即可诊断。治疗头虱可用20%百部乙醇浸剂,涂于头发上,或用除虫菊粉涂于头发上。小孩、男人可剃去头发。体虱用热力或药物灭虱。感染者的衣物换下后用蒸汽或煮沸消毒灭虱。耻阴虱感染者可将阴毛剃除后多次清洗阴部,或用火油及橄榄油各半混合后涂于患处,半小时后用水洗去。

疥疮(scabies)是由疥螨引起的接触传染性皮肤病,现已被列入性病。寄生人体的疥螨称人疥螨,常寄生于人体较柔软嫩薄的皮肤表皮层内,引起皮肤剧烈的瘙痒,昼轻夜重。局部出现丘疹、水疱、脓疱、结节、肉芽肿和隧道等皮肤损害。疥疮分布广泛,遍及世界各地,可通过直接或间接接触传播。发现患者应及时治疗,患者的衣服需要煮沸或蒸汽消毒处理。常用药物为硫黄软膏、苄氯菊酯、甲硝唑等。

5.19　海　洋　动　物　伤

随着科学技术的进步和海洋开发事业的发展,到海洋环境中工作和娱乐的人日益增多,如海洋探险、捕捞、潜水作业和潜水运动等。在广阔的海洋中生活着几十万种动植物,其中有些对人类有毒有害。人类在水中活动或在海难遇险时落水,受到海洋有毒有害动物伤害的事件常有发生。

有毒海洋动物的毒素包括蛋白质、糖类、脂类、核酸等成分的物质。人被这些含有毒素的动物攻击后,毒液便经皮肤进入人体,能使机体产生一系列的病理生理效应,如蛋白变性、干扰神经传递功能、心脏毒、溶血以及引起组胺、缓激肽和其他血管活性物质释放等。海洋动物引起的中毒有不同的临床表现和特点,与中毒种类、毒液的数量和个体敏感性有关。

海洋动物伤常见的有:① 刺伤中毒,如被海蜇、水母、珊瑚及海葵、鳏鱼、石头鱼、狮子鱼、臭肚鱼、粗皮鲷、刺河鲀、海胆等刺伤;② 咬伤,如被鲨鱼、海蛇、海鳗、竹梭鱼、章鱼和带鱼等咬伤;③ 其他伤害,包括被带有硬壳的贝类造成的夹伤、刮伤、切割伤等,以及误食中毒,如误食河鲀等。

因此,掌握海洋常见有毒有害动物伤的特点,了解其救治知识十分必要。

5.19.1　腔肠动物

腔肠动物(coelenterate)属于无脊椎动物,体壁由内外两胚层构成,两层之间为胶质,身体中间有一个空腔,多生活在海洋中,如海蜇、水母、珊瑚及海葵等。腔肠动物共同的特点是具有微小的小刺毛,称为刺细胞,能够蜇伤人的皮肤。静止的刺细胞是一个细胞器官,对压力和渗透压变化非常敏感。当受到化学和机械刺激时,可引起刺细胞释放,携带毒液长度为 $200\sim400\,\mu m$ 的线管突然从细胞开口射出刺入人的皮肤并释放毒液。这条线管刺击力很大,甚至能穿透受害者的衣服。尽管单个刺细胞的毒液很少,但有些腔肠动物常常是成千上万个刺细胞同时释放毒液,因而对人危害较大。

1. 常见致伤动物

(1)水母类:随着全球温度特别是海洋温度的上升和近海的富营养化,有毒水母数量和水母伤人事件渐多。各类水母生活在离水面几米的桩基、桥墩或码头上。外表像一片小羽毛,一般呈白色,随着海流轻轻漂动。我国的伤人水母主要包括僧帽水母、火水母和灯水母等。水母个体大多由伞部和口部两部分组成,口上有许多小触手,可长达数十米,其上密布刺丝囊,当刺丝囊触及物体时,立即缩短卷绕受害者,发射刺细胞穿入人体皮肤,同时释放出毒液。人被水母的刺细胞蜇伤后立即感到被蜇处像被热油溅上一样,几分钟或几小时后出现斑丘疹、荨麻疹、出血性斑疹或疱疹样反应。皮肤患处有刺灼感、发痒,搔触很痛。皮疹可持续数天,全身表现可有焦虑、恶心、头痛、肌肉痉挛、腹泻、腹痛、畏寒发热、全身性荨麻疹、支气管痉挛或血压下降等。轻度伤仅出现局部症状,中度或重度伤可引起全身中毒症状甚至导致死亡。

僧帽水母是水母家族中对人类危害最大的一种,生长在大西洋、太平洋、印度洋及加勒比海等海区。僧帽水母的主要特征是有紫红色的浮囊,该浮囊是推动其在水中前进的器官。僧帽水母体型较小,身长仅 $5\sim10\,cm$,但其触手可伸出数米,在这些长长的触手上长满了数百万计伤人的刺丝细胞。带有许多刺丝细胞的触手即使断离,或水母死亡,仍有刺伤能力。水母毒素中含有不耐热的蛋白质和各种酶,对人的骨骼肌和心肌有抑制作用。被僧帽水母刺伤后非常疼痛,伤处起条状红点及疱疹,然后发生脱皮和化脓。被刺伤者表现有焦虑、情绪低落、恶心呕吐、肌痛、虚弱、感觉异常、呼吸困难、低血压等,重症者可因心血管功能衰竭而死亡。

海蜇也属水母类,身体下面有很多触手,触手上长满成千上万个刺丝细胞。海蜇个体大小颜色不一。一种被称为"海荨麻"的海蜇主要分布在美国大西洋中部海岸,这种海蜇对人的伤害与僧帽水母相似,并且往往形成季节性危害。有几种海蜇不仅有毒,还能把人蜇死,如"海黄蜂"等,这些海蜇是目前已知毒性最大的海洋动物,主要分布于澳大利亚、菲律宾一带海域及印度洋等。海蜇蜇伤造成的皮肤损伤具有特征性,表现为许多小面积的斑疹、丘疹或大块状荨麻疹,局部有烧灼及针刺感。全身症状或与斑疹、丘疹同时出现或出现较晚。如果被"海黄蜂"蜇伤,皮肤损伤与全身症状则同时迅速出现全身症状有心动过速、口唇发绀、恶心、头痛、焦虑等,少数可出现肌肉痉挛、胸痛、流泪、流鼻涕、出汗,可出现休克、心血管功能衰竭,导致死亡。

(2)珊瑚类:主要有珊瑚和海葵,我国除北海分布偏少外,大部分海域都广泛存在。珊瑚种类繁多,有些如石珊瑚类的角孔珊瑚等有显著毒性。珊瑚无主动伤人的能力,游泳者撞到珊瑚上可造成皮肤擦伤,伤口愈合慢且易感染。海葵一般情况下群集生长在礁石上或浅水中,亦可附着在海绵上,常蜇伤采集海绵的潜水员。被海葵蜇伤一般仅有轻度的局部症状,典型的有丘疹和小水疱,疼痛明显,重者可形成溃疡、伤口感染愈合缓慢。而另一种沙海葵目的岩沙海葵,触手很短,完全收缩时呈皮壳状,我国已发现 20 余种,主要分布于台湾及南海诸岛,它的毒素是一种剧毒性的聚醚类非蛋白海洋生物毒素,化学结构独特且毒性强烈,有特异性心血管效应。岩沙海葵属中各种类的毒性差异很大,就是同一种类也显示出较大的个体差异,有的个体有毒,有的则无毒。

红珊瑚实际上是一种水母而不是真正的珊瑚。它们生活在美国佛罗里达州、巴哈马群岛及世界上其他一些热带水域,以珊瑚礁附近最多。红珊瑚像水母一样,主要通过刺细胞的毒素伤人,皮肤触到红珊瑚也会造成擦伤。人触碰到红珊瑚后,会引起类似被蜇伤后一样的感觉,出现轻度烧灼感。典型症状是被蜇处出现不规则的红斑状皮炎,可持续数小时或几天,被红珊瑚造成蜇伤要经数周或数月才能愈合且易发生感染。

2. 救治处理

根据症状体征及与腔肠动物的接触史即可诊断。如果皮肤有典型的线条状损伤应考虑被海蜇或僧帽水母所蜇。但除非这些海洋动物被搜集到,否则很难确认是被哪种动物蜇伤。大多数腔肠动物造成的损伤较轻,不需要特殊治疗伤口即可自愈。治疗主要包括对受伤皮肤的处理。现场治疗可迅速将患者救出水面,先用海水冲洗伤口。然后用高度白酒、稀释的氨水或醋倒在伤口上,用镊子或锐器挑开伤口,轻轻去除腔肠动物的触手。忌用淡水和冷水擦洗受伤皮肤,因为这样会促使刺细胞释放毒素。也不要用碳酸氢钠硼酸软膏、浓氨水、雪花膏和含薄荷的冷霜涂擦伤口。对严重中毒出现休克、呼吸困难者,应对症抢救和给予支持治疗,患者送医院途中应保持呼吸道通畅,根据需要给予吸氧、静脉输液、抗心律失常药和升压药等,疑有过敏反应者可注射肾上腺素。如现场未进行处理,在医院里除进行上述治疗外,还可应用类脂醇膏、抗组胺药膏和局部麻醉剂,但效果有待证实。对出现的全身性症状应对症治疗,如呼吸正常可用镇静剂或吗啡止痛,肌肉痉挛用骨骼肌弛缓剂,如地西泮或 10% 葡萄糖酸钙 5～10 mL 静脉缓注。目前,已从羊血清内提取出抗"海黄蜂"中毒的抗毒血清,可用于各种腔肠动物引起的严重中毒,每次剂量 20 000 U,于 5 min 内缓慢静脉注射,或肌内注射 1 次 60 000 U。

5.19.2 软体动物

软体动物(mollusk)门是动物界的第二大门,海洋中分布广泛,其中 100 多种软体动物有毒,如螺类(锥形贝)、章鱼等。与腔肠动物一样也可造成刺伤,虽然伤处比较隐蔽不容易辨认,但引起的中毒症状却很严重甚至可导致死亡。

1. 常见致伤动物

(1)锥形贝:是一类只有单个贝壳的腹足纲软体动物,主要分布于印度洋热带的较浅水域。大多数锥形贝导致的中毒都是在采集它们时被刺伤引起的。锥形贝体内有毒液器官,该器官能像长鼻子从贝壳的开口处伸出,通过鼻尖上中空的硬牙将毒液刺注入采集者的皮肤。锥形贝刺伤引起的疼痛因人而异,多数受伤者主诉伤口处有刺痛和灼热感,但也有伤口处无任何症状却死于中毒者。轻、中度中毒伤口周围肿胀,颜色发紫;严重中毒者出现感觉异常(特别是口唇周围)、吞咽困难、语言不清、视物模糊、复视、全身无力或麻痹,最后可因呼吸肌麻痹发生呼吸停止而死亡。上述症状可持续数分钟或几天。

(2)章鱼:属头足纲软体动物。这类动物中的鱿鱼、乌贼鱼对人类无害。章鱼中只有蓝环章鱼是危险的。它虽然体型很小,但手臂却能伸长到 20 cm,常出没于澳大利亚海岸。其名"蓝环章鱼"来自身上闪光的蓝色环。人被蓝环章鱼刺伤后初期伤口周围有灼热感,可无疼痛。随后伤口周围出现红斑、肿胀,并开始疼痛。全身症状有视觉障碍、口周麻木、发音不清、吞咽困难、恶心呕吐、感觉异常、虚弱和瘫痪。

2. 救治处理

对于锥形贝刺伤中毒,主要是对症处理和支持疗法,目前尚无特异性的解毒药和抗毒素。被刺伤后可将受伤部位浸于 43～46℃ 的热水中,使不耐热的毒素失活,从而减轻疼痛。刺破的伤口应清洗干净,出现呼吸麻痹则应进行气管插管和进行辅助呼吸。严重锥形贝中毒的患者通常经积极救治后均可痊愈。

章鱼刺伤后的治疗方法与锥形贝刺伤一样,主要是对症处理和支持疗法,如处理局部伤口,维持生理功能,一般 24 h 左右即可完全康复。

5.19.3 棘皮动物

棘皮动物(echinoderm)在海洋中约有 5 900 种,其中 80 多种有毒,包括海胆、海星和海参等。棘皮动物是一类不会主动侵袭人类和只能缓慢移动的动物，其形体呈对称辐射状。我国各海域均有棘皮动物分布，常生长在岩礁下、石缝中和珊瑚礁内，有的潜伏在泥沙中，对渔民和潜水作业、从事水中生产人员构成威胁。棘皮动物主要可引起刺伤，其伤口固定，容易识别。有毒的棘皮动物有海胆、海星和海参等。

1. 常见致伤动物

（1）海胆：是棘皮动物门下的一个纲，是一类生活在海洋浅水区的无脊椎动物。海胆一般相对静止不动，但也能在岩石上非常缓慢地爬行。摄食海胆的生殖腺或被海胆的棘刺伤会引起中毒。大多数海胆在繁殖季节都是有毒的，其毒素在生殖腺中。它主要伤人的部位是又硬又尖的刺，受伤者多是因为不慎抓到、踏上或碰到其棘刺而致伤的。有些海胆还长有奇特的梗状器官，该器官的末梢有小颚，称为肉茎或管脚，有些海胆的肉茎里虽含有毒素，但肉茎很少使人中毒。每一种海胆或具有尖刺或具有肉茎，并非两者兼有。被海胆刺伤后，立即会感到被刺处有疼痛或灼热感，伤口处常出现红斑肿胀、出血。全身症状不多见，可有虚弱、感觉异常和恶心等，偶尔也可有呼吸困难。海胆的棘刺经常断入受伤者的皮肤内，可被逐渐吸收或在几天后从伤口排出。偶有受伤 2～3 个月在异体周围出现肉芽增生。海胆在刺伤皮肤的同时也可伤及附近的神经和血管，伤口可继发感染。

（2）海星：与海胆一样，同属棘皮动物。海星中有毒的仅是刺冠海星，它的体积很大，直径达 60 cm，有 13～16 根鳍刺，背部长满了壳刺。这种刺冠海星常生活在热带海域，在太平洋的中部、西南部及印度洋东部极为常见。被海星刺伤中毒，伤口可出现剧烈疼痛，但很少肿胀，伤后数小时还可出现严重的恶心呕吐，持续时间较短。严重中毒时，可有肌肉抽搐，运动失调。

（3）海参：有很高的食用和药用价值，与人的接触机会较多，但少数有剧毒。我国的剧毒海参至少有 18 种，以南海西沙群岛多见，北方沿海也有分布。海参毒素最突出的毒性是溶血，作用比市售的皂角苷强 10 倍左右。人员除了误食加工不当的剧毒海参发生中毒外，还可因为在捕捞、加工产品或其他涉水作业时接触海参排出的含毒黏液而中毒。

2. 救治处理

一旦遭刺伤后，应首先将肉眼看到或 X 线片看到的棘刺取出，冲洗伤口后将受伤部位浸泡在 43～46℃的热水中。伤口可用 5％高锰酸钾溶液湿敷，或局部封闭止痛。剧烈疼痛时可用止痛剂。应使用抗生素防止感染，对增生的肉芽肿可选择性地加以切除。对中毒引起的全身症状予以对症处理。海参中毒时，用清水或加温过的纯乙醇涂擦患部。眼睛内接触毒液后尽可能以清水冲洗，并滴入可卡因眼药水或毒扁豆碱溶液。对误食剧毒海参时间较短者，应尽快催吐或洗胃。出现肌肉麻痹时，可试用抗胆碱酯酶制剂如新斯的明或毒扁豆碱注射。

5.19.4　鱼类

世界海洋鱼类众多，有毒鱼类有千余种，中国有数百种。有些鱼的表面有脊刺，当它们刺入皮肤时便将毒素注入人体，引起轻度甚至致死性的中毒。中毒后最常见的表现是立即出现无规律的疼痛。有些毒鱼生性好斗，会将脊刺直立，主动冲向"来犯者"，受伤者多是不慎碰到鱼刺后致伤。有些毒鱼外表很美丽（如斑马鱼），有些则长得奇形怪状（如石鱼），且常隐藏在石缝中或埋在海底沙里。有些鱼的肌肉、内脏、皮肤或血液中含有毒素，毒性稳定，不易被加热和胃液破坏，人们误食后就引起中毒。

1. 常见致伤动物

（1）有毒魟类：这类鱼统称魟或刺鳐，它们是脊椎动物，生活在热带和亚热带水域，我国也有分布，它们常将身体埋在泥沙中。在美国加利福尼亚州南部海域有一种小的圆形魟鱼，身体长约 30 cm，尾刺多不超过 5 cm。热带水域的大魟鱼体长可达 1 m 左右，尾刺长约 15 cm，这种鱼在水中游泳时一般不伤害其他动物,只是在被人们压住、抓住或踩住尾部时,才用尾刺攻击对方。这类鱼通过尾部上下抽打,尾刺伸出刺向对方,尾刺表面壳破裂,毒素便随刺一起注入皮肤。魟鱼刺伤的明显症状是伤口异常疼痛,并向周围逐渐扩散,随着疼痛加剧伤口周围出现肿胀。全身症状有虚弱、出汗、头晕、恶心和晕厥等。

(2) 有毒鲉类:世界上大多数有毒的硬骨鱼属鲉科,该科约有 350 种鱼,其中有 80 种对人有害,鲉科类鱼一般生活在海底,常活动在海岸线附近和珊瑚礁附近的浅水中,分布在印度洋和太平洋一带。鲉科毒鱼受到侵犯时可通过脊鳍和胸鳍释放毒素,鳍中所含毒素的毒性大小不等,可引起轻度中毒或致死性中毒。

(3) 其他有毒鱼类:其他有毒的鱼类还有鲇科、锯鲉科、鲈科等。鲇科有 1 000 余种鱼,其中约 50 种是毒鱼。被毒鱼刺伤后,伤口剧烈疼痛,疼痛由伤口处逐渐向四周放射,直至整个肢体。未经治疗的刺伤,疼痛程度可在 60～90 min 达到高峰,并持续 8～12 h 甚至 12 h 以上。伤口周围肿胀,出现红斑、瘀斑、苍白和感觉异常,也有于数天后出现水疱组织坏死者。全身症状有脸色苍白、出汗、恶心呕吐、口周发绀、头痛、呼吸困难和腹绞痛。偶可发生心律失常、心肌缺血、低血压、抽搐和呼吸停止。迟发症状有伤口继发性感染以及形成溃疡、肉芽肿和神经系统病变等。鲉科鱼中毒特别是石鱼刺伤人后,伤者平滑肌、横纹肌、心肌因去极化发生异常,可出现心动过缓、心脏传导系统功能障碍、心律失常及心肌缺血性症状。

有毒鱼类还有河鲀鱼,即硬骨鱼纲、鲀形目、鲀科的各属鱼类,其肉味鲜美,是名贵的高档水产品,被誉为“菜肴之冠”,但其卵巢、肝脏、肾脏、眼睛、血液中含有剧毒,处理不当或误食,轻者中毒,重者丧命。河鲀鱼牙齿非常锐利,行动缓慢,口内有气囊,被攻击时会将身体鼓胀以防御,捕捉时易被咬伤或刺伤。

此外,使人致伤的还有海鳗、鲨鱼等鱼类。海鳗属鳝鱼类,牙齿锐利,外形凶狠,常被误认为是海蛇。人被其撕咬时造成软组织裂伤并引起疼痛。鲨鱼牙齿锐利,皮肤粗糙,特殊的嗅神经对血及肉类气味灵敏,神经系统对振动敏感,即使很远处有人落水它也能感觉到,并循声进行攻击。鲨鱼本性凶残,多集体攻击目标,喜欢攻击黄色及光亮物体。人被咬伤后流血不止甚至死亡。

2. 救治处理

毒鱼刺伤中毒的治疗主要包括减轻疼痛、局部伤口处理和维持机体生理功能。现场治疗应设法用 43～46℃热水浸泡伤处至少 90 min,以减轻疼痛,或用局部封闭方法止痛,剧痛者可用麻醉剂或镇痛剂。清洗伤口,对于伤处,忌切开抽吸毒液或用寒冷疗法和用绷带绑扎。针对全身症状,应进行对症处理和支持治疗。石鱼刺伤中毒可用相应的抗毒血清肌内注射或静脉注射。伤口感染可用抗生素,注意防治破伤风。

海鳗撕咬伤的急救处理包括清洁伤口、包扎、抗炎及对症治疗。若伤口过大则需要缝合,对损伤的肌腱和神经、血管,按手术原则加以标识,留待后期处理。鲨鱼咬伤的急救主要是止血、包扎,有骨折者应给予固定,并立即后送治疗。

5.19.5　海蛇

海蛇是蛇目眼镜蛇科的一亚科,地球上约有 50 种,主要分布于非洲东北部、亚洲和中美洲的热带和亚热带海岸范围。海蛇除极少数无毒性外,基本都是毒蛇,且毒性非常强烈。我国沿海分布有青环海蛇、长吻海蛇、平海蛇等十多种海蛇,其多数生活在海南、广西、广东、福建和台湾等沿海地区,其中以北部湾和福建沿海分布最多。

1. 中毒表现

海蛇与陆地的毒蛇一样均有毒牙毒腺,毒腺分泌的毒液是作用于神经系统的神经毒。毒素吸收后可直接作用于呼吸中枢和呼吸肌,严重者可致窒息。也可作用于脊神经及神经肌肉接头而发生肌肉麻痹。被海蛇咬伤后,皮肤有一对牙痕。局部往往不痛、不痒、不出血,也无炎症。常在 1 h 左右出现全身症状,主要表现有四肢瘫痪、肌腱反射消失、眼睑下垂、语言及吞咽困难、进行性呼吸困难。如能度过此危险期即可痊愈。诊断常较困难,主要根据水中作业史、毒牙痕和症状发展情况做出诊断。

2. 救治处理

海蛇咬伤的急救治疗主要是早期结扎伤口近心端以减少毒液吸收,结扎处要每隔 15～20 min 放松 1～2 min,可用清水、肥皂水、冷盐水、1∶1 000 高锰酸钾液或 1∶4 000 呋喃西林溶液等反复冲洗伤口。在毒牙痕之间做"十"字切口进行扩创排毒,如牙痕内残留毒牙,应立即取出,用拔火罐等方法促进毒液排出。扩创排毒后,将伤口浸入饱和的冷盐水中,边浸边洗,由上而下挤压肢体 10～20 min,然后继续用冷盐水或高锰酸钾液冷敷,也可用 0.25% 普鲁卡因在伤口周围做环形封闭。完成扩创排毒后,有条件的可外敷蛇药,如南通蛇药片、6912 蛇药等,可用冷开水稀释调成糊状后涂在伤口及其周围。在进行上述局部处理的同时,应尽快内服解毒药,服药后 0.5 h 可解除结扎。对呼吸肌麻痹者应予对症治疗,必要时做气管切开或气管插管,保持呼吸道通畅。呼吸停止者立即进行人工呼吸。度过呼吸麻痹关是治疗成功的关键。伤者还可因肌红蛋白尿而并发急性肾衰竭或心力衰竭,血压下降,应及时对症处理,加强生命监护与护理,伤者应卧床休息,减少活动。

总之,海上作业人员应以预防为主,发现海洋生物不要去骚扰。在受伤后应辨明致伤生物种类,经过及时恰当处置多可获得满意效果。严重伤员要及时后送,防止拖延时间,延误治疗。

第 6 章 远 程 医 疗

远程医疗是现代信息技术与医学技术相结合的产物,远程医疗的产生、发展与医疗需求的提高及通信技术的发展密不可分。作为一种新型医疗服务模式,远程医疗对提升人类健康素养、疾病控制能力、保健质量、医学教育水平、卫生管理效益及促进相关研究的开展都具有重要意义。本章介绍远程医疗的定义、分类、意义及发展历史,远程医疗系统的技术基础,远程医疗的应用。

6.1 远程医疗概述

远程医疗打破了空间、时间及资源的限制,使患者能便捷地享受高质量的医疗服务,其技术日趋成熟,应用模式不断丰富,越来越受到医患双方的欢迎。了解和掌握远程医疗的定义、分类、意义及发展历史,对开展远程医疗的相关研究、促进远程系统的开发和应用具有较高的指导意义。

6.1.1 远程医疗的定义

随着人类活动范围的扩大和环境的变化,在航天、航空、航海、极地、荒漠、边远地区和恶性传染病(像非禽流感等)等环境中,传统的医学活动方式已经无法适应,远程医疗在这些特殊环境中的应用已经不可替代。现代信息技术与医学技术相结合,产生了一门新兴的综合应用学科,即远程医疗(telemedicine)。

现代远程医疗起源于 20 世纪中叶人类开展的航天活动[1966 年,美国国家航空航天局(National Aeronautics and Space Administration,NASA)的远程医疗监测系统]。1992 年,勃兰斯敦(Preston)首先对远程医疗做了如下描述:远程医疗是利用远程通信技术,以双向传送数据、语音、图像的方式开展的远程医疗活动。1995 年,格雷格斯比(Grigsby)认为远程医疗是利用远程通信技术和信息技术向一定距离以外的患者提供的医学服务。欧洲著名的远程医疗学者伊斯蒂芬安•罗伯特(Istepanian Robert)将远程医疗定义为通过远程通信方式来远距离地监护和共享医学知识。也有学者对远程医疗做如下定义:远程医疗系统就指这样一个平台,它通过通信和计算机技术为特定人群提供医学服务。这一系统包括远程诊断,信息服务,远程教育,进行远距离视频、音频信息传输、存储及显示。20 世纪 90 年代中期,美国远程医疗协会和美国国防部卫生事务处对远程医疗做了如下明确定义:远程医疗是以计算机技术,卫星通信技术,遥感、遥测和遥控技术,全息摄影技术,电子技术等高新技术为依托,充分发挥大医院或专科医疗中心的医疗技术和设备优势,对医疗条件较差的边远地区、海岛或舰船上的伤病员进行远距离诊断、治疗或医疗咨询。1997 年 12 月,WHO 在瑞士日内瓦召开了"21 世纪远程医疗与全球卫生发展战略会议",与会专家经过充分讨论和研究,给出定义:远程健康信息系统是通过医疗信息和通信技术从事远距离健康活动和服务的系统。发展远程医疗的目的是促进人类健康、疾病控制、保健、医学教育、卫生管理及相关研究的开展。

事实上,远程医疗可以从广义和狭义两个方面来理解,从广义上讲,远程医疗指利用远程通信技术、信息技术及云计算提供医学信息和服务,包括远程诊断、远程会诊和护理、远程教育及远程医疗信息服务等所有医学活动。从狭义上讲,远程医疗指远程医疗活动,包括远程影像学、远程诊断和会诊及远程护理等医疗活动。

6.1.2　远程医疗的分类

1. 按通信方式分类

目前,远程医疗的主要通信方式有拨号上网、卫星通信、综合业务数字网(integrated services digital network,ISDN)、非对称数字用户线(asymmetric digital subscriber line,ADSL)、异步转移模式(asynchronous transfer mode,ATM)、蓝牙远程通信技术和第五代移动通信技术(fifth generation of mobile communications technology,5G 技术)等。卫星通信具有传输范围广、覆盖面大、可移动性好、实时性高等优点,但是其成本和费用都很高,适合远距离大型远程医疗系统的建设,中国金卫医疗网络就是采用这种方式。ADSL 与 ISDN 能够实现在一根电话线上同时传输语音、图像和数据,边打电话边上网是它们共同的特点。对于远程医疗,ADSL 具有很好的发展前景,其最高速率[下传信号(从端局到用户)为 9 Mbps、上传信号(从用户到端局)为 1 Mbps]能直接连入 ATM 宽带平台,安全性和带宽稳定性好。ADSL 除了给用户端添加 ADSL 调制调解器和一个 ADSL 分离器之外,其他的都无须改动,适合于小区医疗服务,各地远程医疗系统都可以使用这种通信方式。调制调解器拨号通信速率为 14.4～55.6 kbps,通信成本低,但是通信稳定性不好、容易断线,目前已很少采用这种接入方式。ATM 是一种基于信元的交换技术,任何形式的语音、文字、图像等各种信息输入 ATM 网络就会转化成固定长度 53 字节的信元格式。ATM 具有面向连接、传输速率高、及时性好、流量控制及服务质量保证等优点,中山大学和中国电信广州分公司、广东省邮政管理局曾经合作,利用 ATM 技术、会议电视和高速局域网分别为北京和深圳做了现场手术演示,获得成功。目前,一种包括 ATM 无源光网络(ATM passive optical network,ATM - PON,APON)(基于 ATM 的无源光网络)和以太无源光网络(Ethernet - PON,EPON)(基于以太网的无源光网络)的无源光网络(passive optical network,PON)技术逐步成熟,基于光纤通信的 PON 技术具备一根光纤同时接入多个用户的特征,不但能提供 T 比特级别的带宽潜力,而且能提供铜线所不能及的长的通信距离,它能在点对多点通信下同时满足多个用户的带宽需求,对促进远程医疗的发展将起到至关重要的作用。基于蓝牙技术的数据传输的医疗监护系统,一般由多个模块组成,各模块之间通过蓝牙通信,数据传输快是其主要优势,但数据持续传输时间短、便携性相对较差则是其致命缺点。5G 技术又称为第五代移动电话行动通信标准,它是 4G 技术的延伸,理论下行速度为 10 Gitb/s(相当于下载速度达到 1.25 GB/s)。不仅能实现三维图像的高质量传输,从而为高速移动的用户提供高质量视频的服务,还具有能提供通信信息之外的数据采集、实时定位、远程诊疗等融合功能。

2. 按系统结构分类

远程医疗系统体系结构主要有两种:点对点(point-to-point)体系结构和客户/服务器体系结构(c/s)。点对点体系结构只有服务方和被服务方两种节点,会诊直接在两方之间进行,操作简单,但这种模式灵活性差,也不支持多方会诊;客户/服务器体系结构有服务方、被服务方、服务器之类的节点,服务方和被服务方都属于客户端,服务器将请求发给服务方,会诊数据也往往通过服务器转发,这种模式可以将系统的综合功能分布在各个小系统上以实现分布式的处理。

3. 按应用内容分类

从远程医疗提供的服务内容的角度,可以将远程医疗分为远程会诊、远程咨询、远程监护、远程教育等几种服务类型。远程会诊是会诊专家对患者的相关医疗信息进行交互式讨论,并提出参考意见和治疗方案,是远程医疗应用最为广泛的一种服务模式。远程咨询是利用通信线路传输医学数据,在患者和专家之间进行双向交流的一种服务模式。远程监护是使用专业设备来远程搜集,然后将患者数据传送到监护工作站并对其进行处理和解释。远程教育是利用视频会议系统提供医学教育服务和学术交流,利用远程教育可以对医疗专业人士提供继续医学教育,对边远地区的特定人员提供专门的医学教育,改善卫生人力资源不平衡的现状。

6.1.3 远程医疗的意义

作为一种新型医疗服务模式,远程医疗突破了传统医学手段,利用远程通信技术和信息技术向全国各地甚至全球的患者、医生、医疗单位等提供远程会诊、远程教学和远程学术交流等医疗服务,可共享资深专家教授的无形资源,最大限度地发挥大型医院的技术优势,解决部分地区医疗技术力量不足的问题,减少患者流动,促进全球范围内的医学交流与合作。远程医疗打破了空间、时间的限制,技术和应用的日趋成熟,使患者能享受高级别的医疗服务,因此越来越受到医患双方的欢迎。具体来讲,发展远程医疗具有如下意义。

1. 优化医学资源配置

现代医学是以科学技术为基础发展起来的,可以说,没有现代科学技术就没有现代医学。同时,先进的现代医学科学技术的发展也决定了优秀医学人才资源的流向,这就造成了国与国、地区与地区、城市与农村在医疗技术资源配置和医疗服务质量方面的差异,也是亟待解决的问题。在我国,大城市与基层医院之间存在着医疗技术水平的差距,从而造成了城市大医院里患者排着长队看病,而基层医院里却冷冷清清。这种情况影响了医院的医疗服务质量,更影响医疗卫生事业的发展和提高。远程医疗工作的开展,不但能实现医学信息资源的共享,也能很好地优化医学资源的配置,尤其是对高水平医学专家资源实现最有效的利用。无数事实证明,采用远程医疗技术,能够很好地解决基层医院对疑难杂症的诊断和治疗问题。这既可以解决基层医院的缺乏高水平专家和高新医疗技术设备不全两大难题,又可以解决疑难危重患者的长途跋涉之苦,使他们不必到城市的大医院去排长队、花大钱。基层医院开展远程医疗工作的优点,一是无须进行大的投资,就能提高本地的医疗服务质量;二是扩大了医疗业务,增加医院的社会效益和经济效益,还为患者减轻了多方面的负担,对基层医院的生存和发展,必将带来无限的契机。

2. 实现医学信息资源共享

医学信息资源主要包括通过视、触、叩、听、嗅等传统的医学检查手段获取的物理学检诊信息,通过现代化医学诊疗设备获取的生理、病理信息,并以数据、文字、语言、图像、图形、标本等形式存储于医学信息数据库及医学文献资源数据库中等。远程医疗信息资源共享指通过某种方式实现一定区域内的医学信息资源共享利用。医学信息资源共享既是远程医疗的重要内容,又是远程医疗发展的必要保证。通信技术和信息技术的发展,给医学信息资源的远程共享提供了扎实的硬件基础。用户通过网络能够随时随地接触到大量的医学信息资源。远程医疗技术的发展为医学信息共享开拓了更为广阔的空间。

3. 构筑新型教育渠道

医学技术方法和医学学科理论都具有更新速度快、发展迅速的特点。世界各国都十分注重对医务人员的继续医学教育工作。在我国,医学继续教育发展很不平衡,一些医务人员的理论知识和技术水平仍停留在学校学习阶段所掌握的知识,专业新知识通常只是在实际工作中被动地而不是系统地获取。据调查,农村基层卫生人员的学历层次普遍偏低,整体素质不高,迫切需要通过各种途径提高基层医护人员的业务素质。因此,大力开展继续医学教育,绝非仅是从提高医务人员水平考虑,它关系到国家整体医疗水平的提高,更关系到广大人民群众的身心健康。远程医疗技术的发展,为医学继续教育提供了新的教育模式和广阔的发展空间,通过实施现代远程医疗教育,可以有效地发挥各种教育资源优势,突破教学资源和教学环境的限制,跨越时空地域,使更多的人能够更方便、更快捷、更经济地接受医学教育。

4. 提高突发事件及特殊环境中的救治能力

远程医疗对公共突发事件和战争环境下的病伤员救治工作可提供有效的支持。在这种特殊环境中建立起的应急机动远程医疗系统完全可以做到不受地面通信条件的影响,迅速构建起与后方医疗机构及卫生管理部门的联系,将事件发生地区以外的各类医学技术资源集中到事发现场,提高事发地的疾病预防、治疗和应急救治水平,最大限度地挽救生命。2003 年上半年 SARS 冠状病毒的出现与传播,一度造成了全社会的恐慌。由于采取了隔离政策,医疗机构之间、医学专家之间、医疗管理部门之间相关信息的共享和交流受到了很大的影响。在这种情况下,远程医疗系统的作用就十分突出地表现出来。例如,在 SARS 冠状病毒防治的早期阶段,中国军队卫生系统组织北京地区医学专家,通过全军远程医疗信息网进行 6 次防治 SARS 冠状病毒的远程专题讲座,短短几天内使分布在全国各地的数十家医院近万名医务人员迅速掌握了防治 SARS 冠状病毒的基本技能。其间,北京、上海的一些军地医院成功地利用全军远程医疗信息网的远程会诊系统为感染了 SARS 冠状病毒的患者进行了远程会诊,受到社会的广泛认可。在美国,SARS 冠状病毒袭击加利福尼亚州之前,斯坦福大学生育与生殖健康中心每天接收的最高远程访问记录是 35 次。疫情期间,他们的临床医生在一天内完成了问诊 500 例病例。克利夫兰医学中心(Cleveland Clinic)仅一个月就进行了 6 万余次远程医疗服务。在此之前,卫生系统平均每月约有 3 400 次远程卫生访问,增幅超过 1 700%。

6.1.4　远程医疗的发展历史

远程医疗的发展与医疗需求及通信技术的发展密不可分。1906 年,荷兰生理学家威廉·爱因托芬(Willem Einthoven)第一次通过电话线传播心电图。1924 年 4 月出版的《无线电新闻》(*Radio News*)第一次展示了远程护理(telecare)的理念。最早的远程医疗应用要算为远航船舶上的船员及乘客提供应急医疗咨询的无线电台服务,该服务通过无线电台方式为漂泊海上的远航人员提供医疗咨询服务。20 世纪 50 年代末,美国学者维特森(Wittson)首先将双向电视系统用于医疗服务。同年,朱特拉(Jutra)等据此创立了远程放射医学。此后,美国不断有人利用通信和电子技术进行医学活动,并出现了"远程医疗"这一词汇。美国未来学家阿尔文·托夫勒(Alvin Toffler)预言,"未来医疗活动中,医生将面对计算机,根据屏幕显示的从远方传来的患者的各种信息对患者进行诊断和治疗",预计全球远程医疗将在不久的将来取得更大进展。回顾过去远程医疗 70 余年的发展历史,按照各个发展阶段的特征,可大体将其划分为四个阶段。

1. 初始阶段

20 世纪 50 年代初到 60 年代末期的远程医疗活动可视为远程医疗的初始。这一阶段的远程医疗发展较缓慢。从客观上分析,当时的信息技术还不够发达,信息传送量极为有限,远程医疗受到了通信条件的制约。

在早期远程医疗活动中,NASA 扮演了重要角色。20 世纪 60 年代初,人类开始了太空飞行。为调查失重状态下宇航员的健康及生理状况,监测在航天飞行器中执行任务的宇航员的生命指标,NASA 提供了技术及资金,在亚利桑那州建立了远程医疗试验平台,建立了一套远程监测系统,为太空中的宇航员及亚利桑那州的印第安人居住区提供远程医疗服务,其通信手段是卫星和微波技术,传递包括心电图和 X 线片在内的医学信息。

在临床应用方面,为了解决精神病患者的医疗困难问题,1964 年美国国家心理健康研究所(National Institute of Mental Health, NIMH)资助了一个研究项目。该项目在相距超过 180 km 的内布拉斯加州(Nebraska)精神病院和诺福克州立医院之间通过闭路电视网实现了远程医疗。当时,这一系统仅限于在精神病咨询和入院管理方面的应用。该项目证实了双向临床诊断信息通过视频设备和微波链路传播的可行性。1967 年,由美国公共卫生服务部门资助的第二个交互式电视环路在麻省总医院(Massachusetts General Hospital,MGH)和波士顿洛根国际机场[爱德华·劳伦斯·洛根将军国际机场(General Edward Lawrence Logan International Airport)]建成。MGH 医院的医师可向机场的患者提供全天 24 h 的医疗服务。可以说,这一系统是第一个将远程医疗用于临床诊断和治疗的实例,也证实了利用远程通信手段可进行基于远程放射学、远程听诊、远程会诊、远程语言学习、精神和皮肤状况分析等方面的有效诊治。上述尝试性工作为美国联邦政府支持和鼓励进一步的有关远程医疗的研究奠定了基础。采用闭路电视网的远程医疗方式有很多优点,但在当时的条件下尚难以推广应用。

2. 交流阶段

这一阶段的特点是医务工作者采用远程通信的方式交换信息和交流经验。实践研究认为,在当时情况下采用电话和卫星进行通信比闭路电视更加实际。

1972 年,美国卫生、教育和福利部(United States Department of Health,Education and Welware)资助了 7 个远程医疗研究和示范项目;次年,美国国家科学基金会(National Science Foundtion,NSF)资助了 2 个项目,主要开展远程医疗的组织形式、实施环境、人力需求和非医护人员在其中的作用以及远程医疗的可行性评估与其对整个社会的作用等方面的研究。1972~1975 年,针对美国阿拉斯加州地处偏远、地广人稀、许多地区没有医生的现实状况,为提高州内医疗服务水平,该州利用空中 AST‐1 卫星,使州内其他边远地区通过卫星地面接收装置直接获得州立医院的医疗服务。参与这项工作的斯坦福大学信息系的专家认为,通过卫星进行远程医疗是可行的,可为处于任何地域的人群提供有效的医疗服务,并认为视频传输的信息能起到医疗关键作用的 5%~10%,通过视频和音频传输信息的差异对会诊的效果影响不大。此外,1974 年美国 NASA 与休斯敦 SCI 系统的远程医疗会诊试验,共同研究远程诊断所需要的远程视频系统的最低配置。实验研究用了 6 个电视系统:有 2 个系统是与传输整个带宽的电视频道兼容的,另外 4 个系统用来更详细地研究帧速率和水平带宽对每种医学信息的影响。研究得到以下 4 种结果:① 在标准的单色显示系统和低质量系统之间,当解析度低于 200 线/英寸或者帧率低于 10 帧/秒时,没有明显的统计差异;② 在整个诊断结论中,图像信息的变化也未引起明显的差异;③ 不同的电视系统对同一患者的远程诊断治疗也没有引起明显的差异;④ 附带研究了 25 例放射图片传输,研究指出,对电视解析度大约在 200 线/英寸的电视图像评价和直接对图片的评价是不一样的,观察图像用了特别的棱镜和扫描技术。

远程医疗为解决边远地区医护人员缺乏的问题提供了可能,从而可减少患者就医的交通费用以及为患者提供更及时的诊治,于是,西方一些国家将其视为医疗模式变革的途径,希望借此解决医疗资源不均衡和医疗费用持续上涨的两大难题。

3. 革新阶段

20 世纪 70 年代中后期到 80 年代末,一些发达国家开始立项研究远程医疗运作模式及可行性。这一阶段的工作基本是在政府资助下进行的,其主要目的是将远程医疗作为医疗革新的途径,通过试点评估其可行性和经济政策。此间美国和欧洲建立了多个远程医疗试点网,并通过这些点的运作探索经验,其应用包括急救、教育、边远地区医疗咨询等。

1984 年,澳大利亚设立西北远程医疗项目对政府的 Q 网(Q‐Network)卫星通信进行导航测试,其目标是为卡奔塔利亚湾(the Gulf of Carpentaria)南部的 5 个边远村镇的居民提供医疗护理。1988 年,美国提出远程医疗系统应作为一个开放的分布式系统的概念,即从广义上讲,远程医疗应包括现代信息技术,特别是双向视听通信技术、计算机及遥感技术。通过远程医疗技术向远方患者传送医学服务或医生通过远程医疗技术进行信息交流。同时,美国学者还对远程医疗系统的概念做了如下定义:远程医疗系统指一个整体,它通过通信和计算机技术给特定人群提供医学服务。这一系统包括远程诊断、信息服务、远程教育等,它是以计算机和网络通信为基础,针对医学资料(包括数据、文本、图片和声像资料)的多媒体技术,进行远距离视频、音频信息传输、存储、查询及显示。除了美国,加拿大也在 1977 年的太空计划中实施了西北远程教育和医疗活动。1988 年 12 月,亚美尼亚苏维埃社会主义共和国发生强烈地震,在美苏太空生理联合工作组的支持下,NASA 首次进行了国际远程医疗,使亚美尼亚的一家医院与美国四家医院联通会诊。不久这套系统在俄罗斯乌法的一次火车事故中再次得到应用。这表明远程医疗能够跨越国际政治、文化、社会及经济的界限。

20 世纪 50 年代到 90 年代初的远程医疗活动被美国人视为第一代远程医疗,这一阶段的远程医疗发展较缓慢。

4. 高速发展阶段

自 20 世纪 80 年代后期,随着现代通信技术水平的不断提高,代表了第二代远程医疗水平的一大批有价值的项目相继启动,其声势和影响远远超过了第一代技术。20 世纪 90 年代初,随着世界范围信息联网的升温,远程医疗也被列入了各国信息基础设施建设的计划,步入了高速发展阶段。通过美国国立医学图书馆的医学文献检索,"telemedicine"一词于 1974 年首次出现,但直至 1991 年,仅有 49 篇文献收录。此后,情况发生了突变,1992 年收录 39 篇,1995 年收录达 143 篇,1995 年后,以"telemedicine"为主题词的 SCI 和 EI 文献开始呈几何级数增长。同时,以远程医疗为专题的国际学术研讨会议也纷纷在欧洲和美洲举办,很多大学及医学院还成立了远程医疗系以集中研究与远程医疗相关的技术并培养这方面的专门人才,一批专门刊载远程医疗的学术刊物也应运而生,其中包括美国 1995 年创刊的《远程医疗和远程护理杂志》(*Journal of Telemedicine and Telecare*)、美国电气与电子工程师协会 1997 年创办的新会刊《IEEE 生物医学信息技术江刊》(*IEEE Transactions Information Technology in Biomedicine*)等。

在远程医疗系统应用过程中,美国和西欧国家发展速度最快,通信方式多是通过卫星和综合业务数字网,在远程咨询、远程会诊、医学图像的远距离传输、远程会议和军事医学方面取得了较大进展。1991 年,乔治亚医学院远程医疗中心成立,到 1995 年该州远程医疗系统已包括 2 个三级医学中心、9 个综合性二级医学中心和 41 个远端站点;州内的乡村医院、诊所可与大的医学中心联系,使患者不必远离家乡,只要通过双向交互式声像通道,就可接受专门治疗,该州的教育医学系统也是目前世界上规模最大、覆盖面最广的远程教育和医学网络,可进行有线、无线和卫星通信活动。

1991 年,美军在海湾战争中成功运用了远程医疗技术。1992 年,美军医科大学召开了第七届军事医学大会,会议深入讨论了现代军事医学所面临的问题,特别讨论了远程医疗在现代军事医学中的作用。1993 年 3 月在索马里维和行动中,美军对全球远程医疗活动进行了尝试,初步确定了前线部队远程医疗系统的基本组成,即包括空中卫星、一台高分辨率数字相机、一台便携电脑及附加软件、可移动的全球卫星接收装置。整个维和行动中,美军共向后方传送了 74 份病历、248 份医学图像,其中多数资料具有诊断意义,减少了不必要的伤员后送,提高了卫勤保障能力。美军还在波黑等军事行动中成功实施了远程医疗。多所美军医院参与了远程医疗活动,如华特里德(Walter Reed)陆军研究所,从 1993 年 2 月到 1996 年 2 月的 3 年间,共进行了 240 例海外远程会诊,范围包括索马里、克罗地亚、波黑、德国、海地、科特迪瓦、埃及、巴拿马、科威特、意大利、肯尼亚等。为实现建设信息化军队的目标,1994 年,美国国防部建立了远程医学试验台(DoD Telemedicine Testbed),启动了多种远程医疗项目,其目标是实现数字化技术在医学中的应用,将远程医疗纳入军队医学服务系统,此外根据工作需要,还成立了医学管理技术办公室负责具体实施。远程医疗在欧洲及欧盟组织了 3 个生物医学工程实验室、10 个大公司、20 个病理学实验室和 120 个终端用户参加的大规模远程医疗系统推广实验,推动了远程医疗的普及。1990 年,南美国家仅有 4 个远程医疗工程,利用交互式视频(interactive television, IATV)给患者服务;1994 年即增加到 50 个 IATV 中心。澳大利亚、南非、日本、中国香港等地也相继开展了各种形式的远程医疗活动。

6.1.5 我国远程医疗的开展及现状

随着计算机和现代移动通信技术的快速发展,远程医疗技术在我国已取得了飞速的发展。我国具有现代意义的远程医疗技术活动最早始于 20 世纪 80 年代。1986 年,广州远洋运输有限公司首次对远洋货轮船员急症患者进行了电报跨海会诊,由此开启了我国远程医疗活动发展。1988 年,中国人民解放军总医院通过卫星与德国一家医院进行了远程神经外科病例的讨论。1994 年,上海医科大学附属华山医院与上海交通大学用电话线进行了会诊演示。1995 年上海教育科研网和上海医科大学联合启动了远程会诊项目,并成立了远程医疗会诊研究室。共同开发的医疗信息系统首次在网络上运行,并实现了信息的实时交互传输。1995 年 3 月,山东一位患者因手臂不明原因腐烂,会诊医生首次通过互联网向国际社会求援,很快收到从世界各地传来的 200 余条相关诊疗信息,主治医师据此确定了该病的病因,有效地缩短了病程。同年 4 月 10 日,一封紧急求助的电子邮件从北京大学力学系通过互联网发往全球各大医学网站,希望挽救一位不明病因的重症年轻的北京大学学生的生命。几日后,求助方便收到来自世界各地的近 1 000 封电子邮件,大部分医学专家的意见都认为是铊中毒,随后该诊断被临床检验所证实。上述远程会诊案例在国内引起巨大反响。1996 年 10 月上海医科大学附属华山医院开通了卫星远程会诊。1997 年 11 月上海医科大学附属儿童医院利用 ISDN 与香港大学玛丽医院进行了疑难病的远程讨论。同年,中国医学基金会成立了国际医学中国互联网委员会,该组织计划在未来十年分三个阶段:电话线阶段,数字数据网(digital data network, DDN)、光缆、ISDN 通信联网阶段,卫星通信阶段,并逐步在我国开展医学信息及远程医疗工作。

1997 年 7 月,中国金卫医疗网络全国网络管理中心在北京成立并投入运营。经过验收合格并投入正式运营的网站包括中国医学科学院北京协和医院、北京大学(原北京医科大学)第一医院、复旦大学(原上海医科大学)附属中山医院、广州医学院附属第一医院、哈尔滨医科大学附属第一医院、河北省人民医院、江西省人民医院、福建省立医院、海南省人民医院等全国 20 多家省市的医院。网络开通以来,先后为各地疑、难、急、重症患者开展了多人次的远程、实时、动态的电视直播会诊,成功地举行了多次大型国际会议的全程转播、国内外专题讲座、学术交流和手术观摩,有力地促进了我国远程医疗事业的发展。

随着我国国防建设的发展,中国人民解放军总后卫生部先后提出了军队卫生系统信息化建设"三大工程",建设全军医药卫生信息网络和远程医疗会诊系统便是其中的重要一步。1997 年 8 月,中国人民解放军总医院正式成立了"远程医学中心",经过多年的发展,该中心已建成为集远程影像会诊、远程教学、远程医疗会议、远程学术交流、远程急救、灾后帮带及远程医疗科研等多功能为一体的国内规模最大的远程医疗中心,并多次出色完成国内外重大突发事件和军事演习的卫勤保障工作。目前,中国人民解放军总医院远程医学中心已同国内外数千家医院、医学专家建立了远程网络接入,有力地支持了军内外医院的医疗工作,极大地提高了基层医院的医疗水平。截至 2020 年 10 月,我国已有 900 家互联网医院,同时已经建立了远程医疗协同网络,覆盖了 24 000 多家医疗机构,其中超过 5 500 家医院可提供在线医疗服务。

我国是一个地域辽阔的国家,医疗水平有明显的区域性差别,特别是城乡之间和东西部医疗水平差异大,因此远程医疗在我国的发展十分必要。尽管经过近 20 年的发展,我国的远程医疗已取得了很大的进步,但由于我国的远程医疗起步较晚,距发达国家的医疗水平还有较大的差距,在技术、政策、法规、实际应用等方面仍需要不断完善。

6.2 远程医疗系统的技术基础

远程医疗系统是网络科技与医疗技术结合的产物,它通常包括远程诊断、专家会诊、信息服务、在线检查和远程交流等几个主要部分,实现对医学资料(包括数据、文本、图片和声像资料)和远程视频及音频信息的传输、存储、查询、比较、显示及共享。异地和交互是远程医疗的重要特征。

远程医疗的实现同科学技术的发展和创新是密不可分的,没有各种现代化高新技术的突飞猛进,远程医疗就无从谈起。远程医疗更离不开现代信息技术的支持,异地通信、图像、声音压缩与传播、虚拟现实的展示、信息管理软件的开发与维护都涉及信息技术的应用。

6.2.1　网络通信技术

网络通信系统是远程医疗系统的信息传输平台,是保证远程医疗系统正常运行和远程医疗通信质量与实施效果的关键因素。远程医疗的网络通信传输平台总体上有基于公共电话交换网、卫星通信系统、公共网络的虚拟专用网、4G 和 5G 无线通信等几种形式。

1. 公用电话交换网

公用电话交换网(public switched telephone network,PSTN),即我们日常生活中常用的电话网。PSTN 是一种以模拟技术为基础的电路交换网络。在众多的广域网互联技术中,通过 PSTN 进行互连的通信费用最低,但其数据传输质量及传输速度也最差,同时 PSTN 的网络资源利用率也比较低。通过PSTN 可以实现拨号上 Internet/Intranet/LAN、两个或多个局域网(local area network,LAN)之间的网络互连和其他广域网的互联。尽管 PSTN 在进行数据传输时存在这样或那样的问题,但这是一种仍不可替代的联网介质(技术)。特别是贝尔(Bellcore)发明的建立在 PSTN 基础之上的 x 数字用户线(xDSL)和产品的应用,拓展了 PSTN 的发展和应用空间,使得联网速度可达到 9～52 Mbps。PSTN 提供的是一个模拟的专有通道,通道之间经由若干个电话交换机连接而成。当两个主机或路由器设备需要通过PSTN 连接时,在两端的网络接入侧(即用户回路侧)必须使用调制解调器实现信号的模/数、数/模转换。

PSTN 通信方式进行异地可视会诊。其优点是电话普及率高,费用低,易于推广,传送静态的医学图像可基本满足临床会诊的要求,动态的医学图像传输速率一般较低,经常出现通信中断、信息流通受阻等问题。

2. 卫星通信系统

卫星通信系统一般由通信卫星、地面站、卫星测控系统和卫星监控管理系统组成。通信卫星除了控制系统、电源外,还有多个星载转发器。转发器是卫星上的主要设备,它接收由地面站发来的上行射频信号,经放大并转换为下行射频信号之后,再发回地球。地面站由天线、馈源、发射、接收、信道终端、无线跟踪伺服、电源等设备组成。它将地面通信网的多路信号,经过多路复用和调制,变频为上行频率,功率放大后再发往卫星。对卫星下行的频率,经低噪声放大后,再经变频和解调,多路分解后送往市话通信网、专用通信网、计算机局域网或专用设备。为了保证地面站的天线始终对准卫星,一般大、中型地面站具有自动跟踪与伺服功能,可以进行自动校正。

卫星通信系统以位于太空的通信卫星为中继站,是目前传输范围最广、覆盖面最大的通信方式,其传输速率高,图像质量及实时性、安全性好,有良好的传输管理等优点,尤其是可移动性,特别适合野战部队、边远地区及在战争和抗灾救灾中使用,有效地解决了数据传输中的阻塞、网络中断等瓶颈问题。

3. 基于公共网络的虚拟专用网

虚拟专用网(virtual private network,VPN)是通过一个公用网络(通常是 Internet)建立一个临时的、安全的连接,是一条穿过混乱的公用网络的安全、稳定的隧道。它可以通过特殊的加密通信协议在连接 Internet 上的位于不同地方的两个或多个局域网之间建立一条虚拟的专有通信线路,就好比是架设了一条专线一样,但是它并不需要真正地去铺设光缆之类的物理线路。单位建立 VPN 后,用户可以在异地通过 Internet 或其他局域网安全地访问单位内部资源。VPN 是对单位内部网的扩展,VPN 可以帮助远程用户、单位分支机构、商业伙伴及供应商同本单位的内部网建立可信的安全连接,保证数据的安全传输。利用 VPN 技术,可实现上级医院与下级医院、医院与卫生行政管理机构信息共享、互通,为医保工作、医改工作、远程会诊、移动办公等提供安全的接入条件。

由于 VPN 是在 Internet 上临时建立的安全虚拟网络,节省了租用专线的费用。VPN 采用隧道技术、加解密技术、密钥管理技术和使用者与设备身份认证技术,保证了数据的私有性和安全性。VPN 提供不同等级的服务质量保证,通过流量预测与流量控制策略,可以按照优先级分配带宽资源,实现带宽管理,使得各类数据能够被合理地先后发送,并预防阻塞的发生。VPN 具有较高的可扩充性和灵活性,能够支持通过内部网(Intranet)和外部网(Extranet)的任何类型的数据流,方便增加新的节点,支持多种类型的传输媒介,可以满足同时传输语音、图像和数据等新应用对高质量传输及带宽增加的需求。VPN 具有安全管理、设备管理、配置管理、访问控制列表管理、服务质量管理等功能,从用户角度和运营商角度都可实现方便的管理和维护。因此,基于宽带互联网技术的 VPN 技术逐步成为远程医疗系统的主流通信技术。

4. 4G 和 5G 无线通信

随着移动通信科技的发展,移动通信技术已经由早期的以语音为主的第二代移动通信技术(second generation,2G 技术),以及 TD-SCDMA 等支持数据业务的第三代移动通信技术(third generation mobile system,3G 技术),发展为以高速数据业务为主的第四代移动通信技术(fourth generation mobile system,4G 技术)。在 4G 技术时代,中国的移动通信技术真正实现了与世界同步,中国移动成功推动 TD-LTE 成为全球两大 4G 技术标准之一,逐步建成全球领先的 TD-LTE 网络。网络上,中国移动基本上实现了全国范围的覆盖,至 2017 年,全国移动通信基站总数达 619 万个,其中 4G 技术基站总数达到 328 万个,中国成为全球移动通信网络规模最大的国家。规模上,2017 年,全国移动电话用户总数达 14.2 亿户,移动电话用户普及率达 102.5 部/百人,全国已有 16 个省(直辖市、自治区)的移动电话普及率超过 100 部/百人。

5G 技术能实现三维图像的高质量传输,为高速移动的用户提供高质量的视频服务,还提供通信信息之外的数据采集、实时定位、远程诊疗等融合功能。

在设计理念上,传统的通信系统设计的核心目标是将信息编译码、点对点的物理传输等技术,5G 技术侧重于广泛的多点、多天线、多用户、多小区的相互协作、相互组网,深耕难点要点以大幅度提高通信系统的性能,其核心目标定位于提升室内无线网络的覆盖性能及其业务支撑能力;从物理实现上来说,5G 技术在传统通信技术点对点物理传输的基础上,引入新的无线传输技术,实现包含多用户区域网络构建,极大地提高了通信网络的传输性能。中国 5G 技术专利申请数量位居全球第一。

4G 技术在网络环境下,存在着画面和语言延迟、画面清晰度低等问题,远程医疗难以大规模落地。5G 技术凭借其高速率、宽频谱和低时延等优势,促进了远程医疗服务应用场景多元化发展。设计理念和物理实现上的革命性变更,5G 技术的目标速率比 4G 技术具有更明显的优势,大范围高速移动的用户(通常是交通工具,如飞机、船舶、高铁、汽车等)数据速率相较 4G 技术得到大幅提高。5G 技术很好地应用了传统技术闲置的高频段(如毫米波、厘米波频段)频谱,高频段频谱资源丰富,解决了目前频谱资源紧张的问题,同时实现了短距离、极高速稳定通信、支持传输容量和传输速率等方面的通信需求。高频段毫米波通信在硬件上以小型化的天线和设备为主,该类型设备优势主要在于具有较高的天线增益;同时也存在高频段无线电波穿透和绕射障碍物能力低、信号传输距离短、易受气候环境干扰等缺点。

6.2.2 多媒体视频会议技术

1. 多媒体视频会议技术概述

对于较偏远和医疗事业不是很发达的地区,如何向患者提供快速、便捷的专家级服务,是世界各国的难题。多媒体视频会议正是实现这一服务的最佳手段。利用专业的远程医疗设备,各地的专家通过多媒体视频会议的方式在一起研讨病情、指导治疗成为可能,并已经在欧美等发达地区得到应用。

多媒体视频会议系统是集视频、音频、图像和数据于一体的解决方案,整个环境是可扩充、可开放、可存储的,可以与国际互连协议(internet protocol, IP)网络、PSTN 电话网络、卫星通信系统互通。整个系统包括视频会议、音频会议、网络会议和即时信息会议及相关信息的即时存储和广播。多媒体视频会议系统极大地扩展了传统的会议电视概念,主要融合了以下三种形式:

(1) 会议(conference):采用如电话、媒体等实时通信或是以网络为基础的数据会议应用。会议包含的即时信息,可以是音频、视频或文本形式,以及如远程展示等狭义应用。它是对传统观念上的会议电视功能的兼容和继承。

(2) 广播会议(casting):即点对多点的广播,具有较高的实时性。目前,大部分广播会议是基于网络方式和视音频流技术,如路演、采访、现场会等。广播会议将广播功能纳入会议系统,是对会议电视的扩充。

(3) 可存储会议(caching):它对正在召开会议的内容进行实时存储,可以一边存储一边广播。大部分可存储会议应用基于流媒体,会议被实时记录,音频和视频可以用某种文件格式保存。它将网络服务器和会议电视系统进行互通,将会议电视系统由封闭系统发展成为开放系统。

视频会议系统最初是点对点的方式,近年来,Internet 的发展推动视频会议系统向点对多点及多点对多点方向发展。多点交互式视频会议系统是由多方用户参与,会议过程使用声音、图像、文字、数据等多媒体信息,具有实时性和交互性的特点的系统。作为群组计算的一个重要应用,多点交互式视频会议系统得到了新的群组通信技术的进一步支持。例如,更理想的多播路由算法和协议,能适应复杂网络环境的资源预留和信息过滤技术,能可靠、有序地保障通信等。

2. 多媒体视频会议系统的基本组成

当前,多媒体视频会议系统主要由终端设备(如 PC 终端、手机终端)、多点控制单元和包括传输媒介在内的数字传输网络组成(图 6-1)。

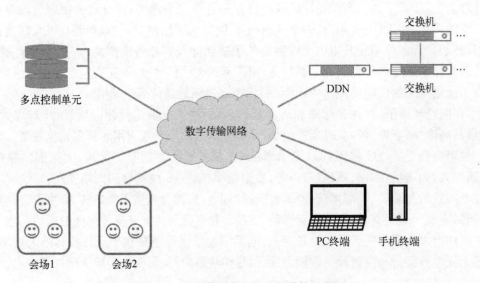

图 6-1　多媒体视频会议系统结构示意图

(1) 终端设备:包括视频输入输出设备、音频输入输出设备、视频编解码器、音频编解码器和复用/分接设备等。它可以是专用的多点交互式视频会议终端,也可以是安装了一定的音频、视频硬件和软件的普通电脑甚至是电话等。目前,有专用会议室的大中型会议系统一般采用专用的会议终端,它能够自动适应网络带宽和流量状况,可以提供良好的服务质量保证机制,提供最佳的视频和音频效果,并且界面直观、操作简单。现在,国际视频厂商和国内厂商都有相应的视频会议终端产品。

(2) 多点控制单元(multipoint control unit, MCU):点对点的视频会议系统不需要 MCU 的介入,而多点会议需要通过 MCU 才能实现。MCU 作为会议控制中心,能够将三个以上的终端连接为一个完整的、由多人参与的会议,同时,它能够将来自多个会议终端的语音、视频和数据合为一个多组交互式会议场景。现在常用的 MCU 产品通常来自国际厂商和国内厂商。MCU 的使用也很简单,既支持工作站管理方式,由系统管理员对 MCU 进行系统的配置和管理;又支持网络管理方式,可由终端用户对 MCU 进行会议的控制和管理。

(3) 数字传输网络:是用以传输视频、音频等信号的通信网络,卫星中继网、地面中继网、DDN 专线、ISDN 网络和 X.25 网都可以成为多点交互式视频会议系统的数字通信网络。宽带网络的普及给远程视频会议带来了更为广阔的空间,基于 H.323 协议的视频会议应用在 ADSL、FTTB+LAN(FTTB 即光纤到大楼)等宽带接入网络上已经达到相当好的效果。为多媒体视频会议系统结构示意图。

6.2.3 虚拟现实技术

1. 虚拟现实技术概述

虚拟现实(virtual reality, VR)又称灵境技术,是以沉浸性、交互性和构想性为基本特征的计算机高级人-机界面。它综合利用了计算机图形学、仿真技术、多媒体技术、人工智能技术、计算机网络技术、并行处理技术和多传感器技术,模拟人的视觉、听觉、触觉等感觉器官功能,使人能够沉浸在计算机生成的虚拟境界中,并能够通过语言、手势等自然的方式与之进行实时交互,创建了一种适人化的多维信息空间。使用者不但能够通过虚拟现实系统感受到在客观物理世界中所经历的身临其境的逼真性,而且能够突破空间、时间及其他客观限制,感受到真实世界中无法亲身经历的体验。

虚拟现实技术具有超越现实的虚拟性。虚拟现实系统的核心设备仍然是计算机,它的一个主要功能是生成虚拟境界的图形。图像显示设备是用于产生立体视觉效果的关键外设,目前常见的产品包括光阀眼镜、三维投影仪和头戴式显示器等。其中,高档的头盔显示器在屏蔽现实世界的同时,提供高分辨率、大视场角的虚拟场景,并带有立体声耳机,可以使人产生强烈的浸没感。其他外设主要用于实现与虚拟现实的交互功能,包括数据手套、三维鼠标、运动跟踪器、力反馈装置、语音识别与合成系统等。

与传统的人-机界面及流行的视窗操作相比,虚拟现实在实现技术上和思想上有了质的飞跃。多感知性、浸没感、交互性、构想性是虚拟现实的基本特征。

(1) 多感知性(multi-sensory):指除了一般计算机所具有的视觉感知外,还有听觉感知、力觉感知、触觉感知、运动感知甚至包括味觉感知、嗅觉感知等。理想的虚拟现实应该具有人类所具有的感知功能。由于相关技术,特别是传感器技术的限制,目前的虚拟现实技术所具有的感知功能仅限于视觉、听觉、力觉、触觉和运动等几种。

(2) 沉浸感(immersion):又称为临场感,指用户感到作为主角存在于模拟环境中的真实程度。理想的模拟环境应该达到用户难以分辨真假的程度,使用户全身心地投入计算机创建的虚拟环境中,该环境中的一切看起来、听起来、动起来是真的,甚至闻起来、尝起来等感觉也是真的,如同在现实世界中的感觉一样。

(3) 交互性(interaction):指用户对模拟环境内物体的可操作程度和从模拟环境中得到反馈的自然程度。例如,用户可以用手去抓虚拟环境中的物体,并能感知物体重量、形状,并随手的移动而移动。使用者不再是被动地接收信息或是旁观,而是能够使用交互输入设备操作虚拟物体,改变虚拟世界。

(4) 构想性(imagination):指使用者利用虚拟现实技术可以从定性和定量综合集成的环境中得到感

性和理性的认识,从而深化概念和萌发新意。

虚拟现实技术在医疗上的应用大致上有两类。一是虚拟人体,也就是数字化人体,这样的人体模型更容易使医生了解人体的构造和功能;二是虚拟手术系统,可用于指导手术的进行。

2. 虚拟现实的关键技术

虚拟现实是多种技术的综合,其关键技术和研究内容包括以下几个方面。

(1) 环境建模技术:即虚拟环境的建立,目的是获取实际三维环境的三维数据,并根据应用的需要,利用获取的三维数据建立相应的虚拟环境模型。

(2) 立体声合成和立体显示技术:在虚拟现实系统中消除声音的方向与用户头部运动的相关性,同时在复杂的场景中实时生成立体图形。

(3) 触觉反馈技术:在虚拟现实系统中让用户能够直接操作虚拟物体并感觉到虚拟物体的反作用力,从而产生身临其境的感觉。

(4) 交互技术:虚拟现实中的人-机交互远远超出了键盘和鼠标的传统模式,利用数字头盔、数字手套等复杂的传感器设备,三维交互技术与语音识别、语音输入技术成为重要的人-机交互手段。

(5) 系统集成技术:虚拟现实系统中包括大量的感知信息和模型,因此系统的集成技术为重中之重,包括信息同步技术、模型标定技术、数据转换技术、识别和合成技术等。

虚拟现实在医学教学和临床应用方面的应用具有十分重要的现实意义。在虚拟环境中,可以建立虚拟的人体和器官模型,借助于跟踪球、头戴式显示器、感觉手套,学生可以很容易了解人体内部各器官结构,这比现有的采用教科书的方式有效得多。皮伯(Pieper)及萨塔拉(Satara)等研究者首先基于两个硅图工作站建立了第一个虚拟外科手术训练器,用于腿部及腹部外科手术模拟。这个虚拟的环境包括虚拟的手术台与手术灯、虚拟的外科工具(如手术刀、注射器、手术钳、止血钳等)、虚拟的人体器官和模型等。借助于头戴式显示器及感觉手套,使用者可以对虚拟的人体和器官模型进行手术。但该系统有待进一步改进,如需要提高环境的真实感,增加网络功能,增强网络的安全性和稳定性,且能同时培训多个使用者,或可在外地专家的指导下进行联合工作等。

6.2.4　电子病历技术

电子病历(electronic medical record,EMR),目前多称为电子健康记录(electronic health record,EHR)。它是利用计算机系统采集、记录、储存、传递、整合患者的全部病程的记录,包括患者主诉、体检结果、实验室检查报告、影像资料、医嘱、护理、会诊、手术、门诊、急诊、住院信息等。电子病历不但是一项政策、一项规定、一种记录、一种技术,而且是一项复杂的系统工程。它关系到政策、学术、技术、安全、保密、法律、社保、经济、商业等各个方面。美国前总统布什曾把建立电子病历的目标概括成"将健康记录计算机化,我们可以避免严重的医疗事故、降低医疗费用的增长、提高医疗水平"。

电子病历具有以下特点:① 传送速度快,医护人员通过计算机网络可以远程存取患者病历,在几分钟甚至几秒内就能把数据传往需要的地方。在急诊时,电子病历中的资料可以被及时地查出并显示在医师的面前。② 共享性好,现在使用的纸质病历有很大的封闭性。医院诊治患者的记录只保存在本医院,如果患者到其他医院就诊则需要重新进行检查,这不仅浪费了宝贵的医疗资源也给患者增加了不必要的痛苦。而采用电子病历后,患者在各个医院的诊治结果可以通过医院之间的计算机网络或患者随身携带的健康卡来传输。病历的共享将给医患双方带来极大的方便。③ 储存容量大,由于计算机储存技术尤其是闪存技术的进步,电子病历系统数据库的储存容量可以是相当巨大的,而且患者随身携带的健康卡(闪存卡或 IC 卡)的容量也是可观的。④ 使用方便,医护人员使用电子病历系统可以方便地储存、检索和浏览、复制病历,可以迅速、准确地开展各种科学研究和统计分析工作,大大减少人工收集和录入数据的工作量,极大地提高临床科研水平。⑤ 成本低,电子病历系统一次性投资建成后,使用中可以降低患者的就医费用和医院的开支。

电子病历能为远程患者信息共享和传递提供有力支持,是远程医疗不可缺少的部分,在远程医疗时,电子病历可以随时将患者的各种信息转入会诊医院,会诊医师就可以根据患者的病情进行诊断。

跨医院电子病历系统可全面共享检查结果,在规章制度的保证下,一个医院的医生可直接查看另一个医院做出的检查结果。这最大限度地避免了重复检查。减少患者负担,增加了大型检查设备的利用效率,减少医疗资源的浪费。而且医院可以减少购买检查、检验设备,节省经费。

大范围的电子病历系统是普及远程医疗的基础。远程医疗可分为应急远程医疗和普通远程医疗。应急远程医疗就是当地的医疗力量薄弱,遇到重大医疗问题而通过远程医疗网络求救于地理上非常遥远的大医院。例如,边远地区的小医院接诊了难以治疗的患者,其可以通过远程医疗网络向中心地区的大医院请求技术支持。在电子病历系统的支持下,病历数据传递实时、快速、全面,对于其中的一部分患者,中心大医院可以做出诊断并替小医院开出诊疗方案,边远小医院可以参考这个远程诊疗方案进行诊疗。整个过程速度快,避免了患者的远程运输,争取了医疗时机。如果某国际救援队携带这套远程电子病历系统,那么它能在必要时得到中心大医院专家群接近身临其境的支援,从而大大增强了医疗救援能力。普通的远程医疗如偏远地区的慢性患者可以使用远程电子病历系统,使得中心大医院的主治医生为其做常规诊疗,避免了患者的长途奔波,而医师也能及时地掌握患者的病情发展。

6.3　远程医疗的应用

随着医疗技术和信息技术的发展,虚拟现实、4G 和 5G 技术、远程手术指导等高新技术的应用,各项法律法规的逐步完善,远程医疗事业将获得前所未有的发展契机。目前,远程医疗技术在远程医疗、远程咨询、远程医疗教育和远程学术交流等方面发挥了重要作用。

6.3.1　远程会诊和远程诊断

远程会诊(teleconsultation)是远程医疗研究中应用最广泛的技术,在提高边远地区医疗水平,对战争、灾难中的受伤者等特殊患者实施急救方面都具有重要作用。

远程会诊是参加会诊的专家对患者的医学图像等检验、检查信息和初步诊断结果进行交互式讨论,其目的是给远地医师提供参考意见,并提出治疗方案。一个远程会诊系统主要由以下三个部分组成:① 医疗服务的提供者,即医疗服务源所在地,一般位于大城市的医疗中心,具有丰富的医学资源和诊疗经验。② 远地寻求医疗服务的需求方,可以是当地不具备足够医疗能力或条件的医疗机构,也可以是家庭患者。③ 联系两者的通信网络和诊疗装置,其中通信网络可以包括普通电话网、无线通信网及通信卫星网等;诊疗装置包括计算机软硬件、诊疗仪器等。

远程会诊系统的一个例子是连接美国的华盛顿、阿拉斯加州、蒙大拿州、爱达荷州的农村远程医疗网。每个州的一个诊所配备一台基于个人计算机的会议系统,包括一个数字扩音器、一台传真机、数字录像机、X 线数字化仪和监视器。远地诊所医师就能与位于华盛顿医疗中心具备相似会议系统的专家进行远程会诊。在这个系统中,具有双向的同步音频和视频信号的视频会议系统,支持专家间语言的和非语言的面对面对话。视频仅用于讨论,因此,对视频图像质量要求不高,而音频信号要求清晰,没有延迟。使用远程会诊系统的会诊专家能在看和交谈的同时向远端传送图像和其他文件,并使用电子白板传送文字信息和图像。远程会诊简要模型如图 6-2 所示。

我国首套医疗卫生会诊系统于 1996 年底运用"亚太号"通信卫星正式开通,并由上海医科大学附属华山医院与安徽巢湖地区人民医院通过卫星实行首次会诊。同年,我国北方首家远程医疗网络会诊中心在辽宁省阜新市建成开通并加入国际计算机网络,可提供国际卫生组织医学情报、学术交流、病历讨论和诊断。1997 年 4 月,北京协和医院与美国医学专家通过电视会议系统为一名中国男孩成功地进行了会

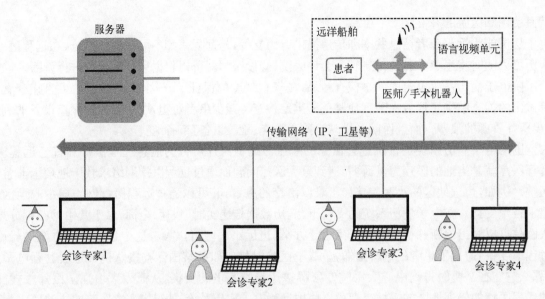

图 6-2　远程会诊模式

诊,揭开了我国远程会诊的实施和应用仪的帷幕。

　　中国人民解放军总医院远程医学中心是国内最早开展远程医疗活动的单位,目前已成为国内规模最大的远程医疗中心。仅 2009 年,中国人民解放军总医院远程会诊达 2 300 多例,多次出色完成国内外重大突发事件和军事演习的卫勤保障任务。在 2008 年 5 月 12 日汶川大地震震后初期,常规通信手段彻底瘫痪,带有卫星通信功能的远程会诊车成为与外界联系唯一可用和可靠的通信平台,远程会诊发挥了重要作用,确保各类重伤员在最短的时间内得到最有效的救治。

　　2008 年 5 月 29 日上午 9 点 40 分,四川擂鼓镇 20 多名武警战士氯气中毒,沈阳军区远程会诊车G7032 紧急联系中国人民解放军总医院远程医学中心,10 点就进行了远程紧急会诊,并给予了救治方案,为抢救 20 余名武警战士的生命赢得了宝贵时间。被中央军委授予"喀喇昆仑钢铁哨卡"荣誉称号的神仙湾哨所,自然气候恶劣,生活条件异常艰苦,战士官兵生活都成问题,更不要说下山看病了,通过远程会诊,神仙湾哨所的官兵若有疑难病症,不下雪山,就能看上专家"门诊"。在紧急救治方面,2008 年 4 月28 日胶济铁路发生重大交通安全事故后,中国人民解放军总医院远程医学中心为受伤旅客争分夺秒架起了跨越千里的生命通道。在新型冠状病毒感染疫情期间、H1N1 流感期间,远程会诊也发挥巨大作用,使疫情能够得到有效控制。

　　2010 年 3 月,中国海军首个海上卫勤保障远程支援中心在海军某医学研究所建成并投入使用。该中心通过卫星和信息系统的远程会诊、咨询、培训等手段,使军队海上卫勤保障模式由被动预案型向实时精确型转变。该中心由设备系统和智库系统组成,设备系统依托卫星通信技术和全军远程医疗信息网建立双向站点,完成远程保障支援信息的传输;智库系统的专家组成依托军地医疗机构,涵盖潜水医学、卫生防护及卫生保健与临床医学等 30 多个领域。通过该中心,智库系统专家在演播室就可以直接为护航编队、医院船等进行技术指导,为海上部队远航、演习、训练等提供实时海上卫勤保障技术咨询,也可以为边海防岛礁部队提供医疗、心理和防疫等技术指导,大大提高军队海上卫勤保障能力。

　　借助 5G 技术高速率的特性,其能够有效支持 4 K/8 K 的远程高清会诊和医学影像数据的高速传输与共享,并让专家能随时随地开展会诊,提升诊断准确率和指导效率,促进优质医疗资源直接无缝对接域内外海域的各类军民船只。

6.3.2　远程外科与远程手术

　　外科手术是医疗服务项目中最常见的一项。能否在最短的时间内汇集外科专家共同攻克疑难手术、在一些微创伤外手术中用更精密的仪器来代替人、使手术给患者带来的创伤更小、在放射性外科手术中对医生的健康加以保护等一系列的问题的提出,都引起人们的极大关注。

远程外科指远程医疗手段用于外科疾病的诊断及治疗,包括远程会诊、手术观察、手术指导、远程手术等。远程外科是随着远程医疗技术的发展而逐步发展起来的。迄今,国外大多数远程医疗用于地域较偏或人员稀少的地区,而美国远程医疗最早的应用是为那些没有可能获得常规医疗服务的人群提供必需的医疗保障,如航天飞机上的宇航员、野战兵等。20 世纪 80 年代以后,随着计算机及通信技术日新月异的发展,越来越多的证据表明用更低档的设备在更广大的范围内开展远程医疗能够成为现实。梅奥诊所是最早实施远程医疗和应用虚拟现实技术的医疗机构之一,开发了虚拟现实辅助外科程序(virtual reality assisted surgery program, VRASP)。外科医生使用该程序可在术前进行手术的规划及预演和模拟,最后医生用语音或交互式虚拟装置及精密传感系统,通过远程网络指挥远端站点内的机器人或精密机械手术来完成在患者身上的手术。

1. 远程手术操作

远程会诊与手术规划是远程手术操作的基础。中心站点与远端站点的医生之间应使用外科信息系统对患者资料做出详细分析和研究,应用虚拟现实技术进行手术规划与预演,只有在得出使用远程手术对患者更为有利的结论后才能决定实施远程手术,并准备主要手术方案的可能替代方案。同时应能保证执刀医师(位于中心站点)在术中能随时调用病例资料,并可与相应的同事、病理学家在线咨询。

远程手术实施时,执刀医生位于中心站点,通过各种技术手段遥控位于远程站点的机器人(或其他智能型机械手)来进行手术。所以,远程手术在位于中心站点的虚拟手术室和远端站点实际手术室同时进行,前者的手术对象是由患者的信息数据再现的虚拟患者。首先应用虚拟现实技术及精密传感技术将远端患者的空间透视图像、患者的状态、姿态信息及重要的生理信息传送至控制中心并精确地将其显示于操作者(外科医生)的一个虚拟图像环境中。外科医生戴上虚拟现实装置并且利用订制的界面对虚拟的患者手术部位进行虚拟手术操作。远端站点实际手术室是受到中心站点精确控制的智能机械系统,包括机器人、操纵杆或精密机械手。这种机械装置可以完全逼真地再现中心站点专家在虚拟现实环境中所进行的手术操作,使之准确地施加在与虚拟现实环境中安全相同的患者身体的部位。

远程手术系统是提高手术精确度和安全性并使外科医生从繁重、费力的手术过程中解放出来的新技术。目前正在测试各种语音操作、触摸屏、头/眼跟踪等的功能。虚拟现实技术中目前要解决的问题是脏器组织性质的模拟及节律性反馈装置。这些研究的成功对推动远程外科发展必将发挥重大作用。

近些年,计算机、机器人、机械电子学、通信等技术的发展为医疗外科机器人和远程出席指导手术的发展提供了必要条件。目前已研制和开发了许多类型的医用外科手术机器人系统,有的系统已应用于临床实践,一些研究成果已显示出巨大的潜在经济和社会效益。

2018 年 12 月 18 日,中国人民解放军总医院第一医学中心肝胆外二科主任刘荣主刀,利用 5G 技术,远程无线操控机器人床旁系统,为 50 km 外福建医科大学孟超肝胆医院动物实验室内一只实验猪进行肝小叶切除手术。手术全程约 60 min,术区无显性失血,这是世界首次 5G 技术远程外科手术测试。2019 年 3 月 16 日,中国人民解放军总医院第一医学中心神经外科与位于三亚的中国人民解放军总医院海南医院神经外科,通过 5G 技术,跨越近 3 000 km,成功实施帕金森病"脑起搏器"植入术,这是全国首例基于 5G 技术的远程人体手术。随着 5G 技术的发展,外科医师的手臂可以延伸至千里之外,有利于优质医疗资源下沉,缩小分级诊疗差距,减轻患者经济负担。

2. 远程手术指导

远程手术指导是远程手术的一个重要方面,它充分体现了远程医疗给医师和患者带来的好处。远程手术指导指外科专家在不同于实施手术医生现场的异地,接受手术现场的各种信息(数据、图像、声音、感觉等信息),修改手术的模式并将信息反馈给手术现场,从而指导机器人或医师来进行手术。实现远程手术指导能够带来许多好处,有利于提高边远地区及城市医疗服务质量,降低医疗成本,同时有利于医护人员的培训和再教育。

目前,许多发达国家都在进行这方面的研究,在美国和欧洲地区,至少有十个研究小组正在开发远程外科系统。其中,加利福尼亚州斯坦福国际研究院(Stanford Research Institute)已经成功开发出一种被称为"格林远程现场外科系统"的装置,外科医生坐在操纵台前,戴上一副三维成像镜,即可观察到手术室全景及放大后清晰的患者图像。手术医生可通过命令语言指挥摄像机拍摄手术过程。另外,手术时所有的声响均可通过音频设备实现传输,哪怕是手术的细微响声也能听得一清二楚。

实现远程手术指导要能够让远离手术台的专家真实地感受到手术现场的状况,因此,这一技术的关键在于实现多媒体交互信息的传输。德国一些大学研制的计算机辅助外科系统利用在手术灯的中心加入照相机成功地实现了手术现场的拍摄,并将信息传输给外科专家,专家在监视器前指导手术的进行。他们利用这一系统已成功医治了 6 位有头盖骨疾病的患者。图 6 - 3 为一位医师正在利用机械辅助进行远程手术操作。

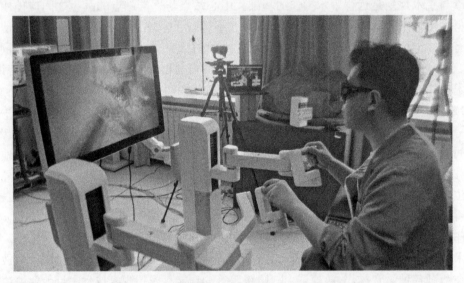

图 6 - 3　医师利用机械辅助进行远程手术操作

近来,随着 5G 技术的商用和普及,真正意义上的远程医疗和手术越来越成为可能。5G 技术能够简化手术室内复杂的有线和无线(Wi‐Fi)网络环境,有效降低网络的接入难度和建设成本。利用 5G 切片技术,可快速建立上下级医院间的专属通信通道,有效保障远程手术的稳定性、实时性和安全性,让专家随时随地掌控手术进程和患者情况,实现跨地域远程精准手术操控和指导。

6.3.3　远程医疗咨询

远程咨询一般是一种离线咨询——即非实时的医疗服务模式。远程咨询多为上级医院向下级医院提供咨询服务,以解决小医院缺乏专家的困难。通常的远程医疗咨询系统是在有固定的服务关系的医院间进行的。只有在特殊情况下,特别是遇到罕见病症和疑难病症时,可采取网络发布方式寻求帮助。这种情况的一个范例就是 1995 年某大学生罕见的铊中毒病案,通过国际联网发布式求助并因此获得了正确诊治。远程咨询系统通常包括远程病理咨询、远程医疗影像咨询、远程超声等。

1.远程病理咨询

远程病理学的发展已有 20 多年的历史,其间,欧、美、日等率先发展了远程病理学技术。最早的动态远程病理学工作站于 1986 年由美国芝加哥的一个研究小组建立,并通过卫星实现了病理图片的远程传输,1989 年法国建立了第一个静态病理图片的远程咨询网络,该网络已逐渐发展成为全国性的网络。利用这一网络,他们选择并收集了数万幅数值化的病理图片,其中包括妇科、肝脏、血细胞等病理学图片。为了进一步利用这些资源,研究者将其做成光盘发行。实践表明,这些图片对于病理学的发展是一个很大的促进因素。20 世纪 90 年代初,日本设计了一种可以实现远程遥控的病理学咨询系统,利用这一系统,位于远地的病理学专家可以控制对方的显微镜的 X、Y 轴的取向及图片的大小和部位。找到所需图片后,远地的电荷耦合器件(charge-coupled device,CCD)摄像机可将选好的显微图片捕捉到计算机中,然后经过 20 倍压缩再传送到远地的病理专家处。该系统传送一幅图片的时间是几分钟。瑞士也设计了一种旨在为边远地区服务的远程病理学咨询系统,该系统不仅可以远程遥控远地的显微镜系统,还采用了电子邮件方式将病理图片及有关的文字信息传送给远地的专家。

目前,远程动态病理图片的应用随着宽带网络与多媒体技术的应用发展,实时远程病理咨询逐步取代传统的异步、静态病理图片的远程咨询。

2. 远程医疗影像咨询

随着科学技术的发展,医疗影像也逐渐成为一种普查手段,大量应用于临床诊疗。然而,异常影像的解释主要依靠医生的经验,为了保证诊断的正确性,中小医院的医生常常将影像片子送给大医院的专家以获取参考意见。传统的做法是通过邮寄的途径传送信息,短则数日,多则数周才能完成咨询。于是,如何应用远程通信技术实现医疗影像的咨询成为影像学关注的问题。随着医学影像的数字化获取、存储和传输的有关技术发展,特别是影像存储与传输系统(picture archiving and communication,PACS)技术的发展,医疗影像咨询的应用质量也得以进一步提高。

医疗影像咨询的成功应用也有很多记载,如瑞士就曾建立远程乳腺炎光片咨询系统。众所周知,乳腺癌是威胁女性生命的高发疾病,若能早期发现可大大提高其存活率和延长存活期,因而,乳腺癌的普查已列入许多国家的日程。由于普查通常是在人们就近的诊所,异常情况的鉴别往往需要征求专家意见。瑞典于斯塔德(Ystad)的乡镇医院与隆德大学医院之间建立了远程乳腺炎光片咨询系统。患者的乳腺 X 线片首先经 PACS 系统归档为 TIFF 格式的图像文件。该图像可由 Macintosh 8500/150 PPC 的 17 英寸显示屏显示。需要咨询时,乡镇医院先打电话通知大学医院,并通过 10Mbps 的以太网将片子传送过去,对方将以同样的显示器显示图片。通过以太网,双方可以采用鼠标箭头引导对方的注意力并指出异常区域。利用这一系统,他们对 93 个案例进行了统计。结果表明,每一案例的平均咨询时间为 5.5 min,其中最长的 10 min,最短的 4 min。实践中还发现,与诊断相比,咨询对分辨率的要求要低一些,但对交互式交流的要求要高一些。

前几年,我国部分医院,如中日友好医院、北京医院、中国人民解放军总医院等也先后开展了面向基层医院的远程医疗影像咨询服务,现在这一方面得到了长足发展。

3. 远程超声

远程超声由远端专家操控机械臂对基层医院的患者开展超声检查,可应用于医联体上下级医院偏远地区对口援助帮扶医院,以及远洋船只域外体检、诊断等提升基层医疗服务能力。5G 技术的毫秒级时延特性,将能够支持上级医生操控机械臂实时开展远程超声检查。

6.3.4 远程监护

远程监护(telemonitoring)和家庭健康护理(home health care,HHC)技术是近年来远程医疗中非常重要的一个研究领域。远程监护即是通过通信网络对远地对象生理功能的监测,将远端的生理和医学信号传送到监护中心并对其进行分析,给出诊断意见,为患者提供适当的护理与医疗服务的一种技术手段。

一般来说,临床监护包括两个含义:一是对危重患者必须时刻进行监测,发现危险情况要立即通知医生进行抢救;二是某些病症现象出现时间短,需要进行较长时间测量才能记录到异常现象。

NASA 于 20 世纪 70 年代就开始运用远程监护技术对太空中的宇航员进行生理参数监测。目前,美国军方正在研究一种供战时使用的人体状态监护仪(personnel status monitor,PSM),这种微型仪器由士兵携带,用于监护佩戴者的呼吸、体温、心率和其他的生理参数,其作用在于估计受伤者是否活着并可确定受伤者的所在地。PSM 的通信方式是采用突发的发射方式以迷惑敌人,并运用传感技术监护血压和其他的血参数、心电图等重要生理参数。现在,远程测量和远程监护技术广泛应用于家庭护理和急救系统中。

远程监护无论是对患者还是对医护人员都具有显而易见的优势。对于患者而言,由于不用出门就可以接受正规的医学观察,省去了路途奔波的麻烦;对于医护提供者而言,远程监护能有效地收集患者生理信息,从而节省了大量的时间和人力。在欧美发达国家,便携式可穿戴监测仪器目前已广泛应用于社区卫生服务中心,指导辖区内家庭成员的医疗保健工作。对于安装心脏起搏器的患者,当电池电量即将耗尽时,起搏器会通过改变自身工作节律发出信号,发出的异常信号可被心电图捕获,并将向相应监护中心发出告警;对于糖尿病患者,血糖的自我监测极为重要。结合 5G 技术和穿戴设备的血糖监测系统,可以为糖尿病患者提供一定程度上的保健支持,对患者的血糖、饮食及药物进行监控;通过 5G 技术,个人可建立预警模块,将身体各项生理参数传送至医疗保健中心,实现即刻诊断与医疗干预。

家庭护理技术是运用远程监护技术对家中患者的重要参数进行监测,并在发生意外时实施紧急救助。家庭监护中运用远程测量或远程监护技术,一般采用便利的、便宜的通信方式,如普通电话、ISDN、交互电视等。目前,家庭护理系统研究的服务对象主要为:① 手术后在家中恢复的患者;② 残疾人和老年人;③ 进行家庭监护的高发患者群;④ 进行家庭监护的健康人。

家庭护理的早期研究对象是做过肺部和心脏手术,特别是心脏或肺移植手术的患者,研究中采用电子仪器记录、存储患者在家中每天的肺活量数据和其他的重要的生理参数,并周期地将数据送往诊所,研究证明测量数据是有效和可信的,这种家庭监护方法对这些患者进行肺功能监护是有效的。这个研究为以后的患者手术后提前出院研究提供了基础,其意义在于减少患者在医院停留时间,提高病床使用效率。图 6-4 为一患者正在接受远程心电监护。

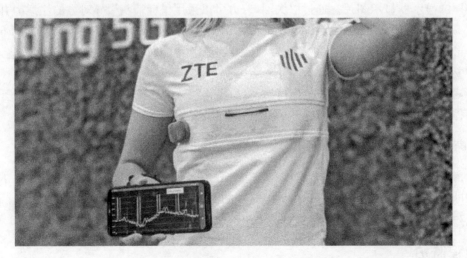

图 6-4 接受远程心电监护的患者

对残疾和老年人进行家庭远程监护,可以提高他们的日常生活的独立性和生活质量,是家庭远程监护的另一个重要内容。英国的一个研究小组研究在家中不同地方放置各种传感器,通过电话远程监护残疾和老年人在家中的穿衣、吃饭、洗澡等日常生活活动来判断其生活情况。德国的一个研究小组则通过宽带视频通信远程监护家中老人的生活情况,采用面对面的方式提供各种医疗服务,包括当老人出现危险时提供急救,在老人感到孤独时提供关怀,在需要时提供专家帮助等。

随着传感技术和远程监护的发展,健康者也会成为家庭监护的监护对象,通过对健康者的生理参数进行监护有助于疾病的早期发现和及时治疗。此外,5G 技术依托低时延和精准定位特点,可以支持可穿戴监护设备在使用过程中持续上报患者位置信息,从而对患者进行生命体征信息的采集、处理和计算,并将其传输到远端监控中心,远端医护人员可实时根据患者当前状态,做出及时的病情判断和处理。

6.3.5 远程医疗教育

远程医疗教育是以卫星通信技术、计算机网络技术、多媒体技术等现代信息技术为依托,整合各类教育资源,对卫生技术人员开展的专业医学教育。远程医疗教育为医护人员提供了继续教育的机会,有利于学习新的理论知识,掌握新的医疗技术。

在国外,远程医疗教育发展已超过远程医疗会诊。美国的疾病预防控制中心(Centers for Disease Control and Prevention, CDC)于 1993 年开始进行远程医疗教育,当初只有 2.8 万学生,1994 年增加 5.8 万人,1995 年增加到 13 万人,1996 年增加到 25 万人,1997 年增加到 30 万人,2000 年增加到 100 万人。

在我国,上海复旦大学附属中山医院从 1997 年起在湖北、四川、江西、安徽、江苏等地医院建立了 30 多个远程教育点,成功地开展了实时双向讲座式远程教育,开办了国家级继续医学教育项目的学习班。军队远程医疗信息网从 1996 年开始探索远程医疗教育,到目前已建立了 160 多个双向卫星地面站点,几乎覆盖了全军所有的医院。自 2001 年以来,我国利用军队远程医疗卫星网所具有的广播加回传通信特征和 View-Station V.35 视频会议系统具有的 PowerPoint 幻灯片传送、观看、存储功能,辅以 PC 技术,组织全军级临床医学研究中心、医学研究所师资力量,采取点对多点的远程医疗教学模式开展了远程教学工作。

远程医疗教育是当前教育发展的重要趋势,在继续医学教育中具有先进性、及时性的优势,它改变了原有的教学模式,突破了传统教育在教育资源和教学环境的限制,跨越时空限制,使教育资源的整合和共享成为可能。远程医疗教育的优势是受训面大、人均培训成本低、无地域和时间限制,特别适合大众培训;远程教学具有双向及时交流、图文并茂、信息含量大等优点;讲课内容一次录像,可反复使用,减轻讲课者的压力;远程教育最大的受益者是广大基层一线医护人员,不影响工作,并节约了大量的时间和经费。近年来,基于增强现实/虚拟现实的虚拟教学平台以增强现实/虚拟现实眼镜等可穿戴式设备为载体,结合 3D 数字化模型进行教学培训,对比传统教学方式,受教者的沉浸感更强,具备更多交互内容,相对使用成本更低。

远程医疗教育除了"虚拟课堂"的形式外,远程医疗学术交流也是远程医疗教育的一项重要内容,远程医疗学术交流是一项融网络技术、视频交互技术、数据共享技术为一体的系统工程。远程医疗学术交流的目的是通过网络以最低的费用、最少的时间和最高的效率进行异地学术交流,提高医护工作者的医疗业务水平。远程医疗学术交流的基本形式有 3 种:以学术研讨为主的远程医疗学术会议、远程手术直播和观摩、远程放射影像读片会。

2009 年 11 月 7 日至 8 日,在中华医学会消化内镜学分会和北京协和医院共同主办的全国性超声内镜学术交流活动上,利用中国教育和科研计算机网 CERNET 和亚太先进网络 APAN 连接的优势,由清华大学网络中心和赛尔网络共同提供高性能的国内外手术视频直播服务。通过北京协和医院、京都第二红十字医院、首尔峨山医学中心同步操作演示的手术现场,大会开启了国内医院首次利用网络进行手术直播到海外的先例,全方位展现了超声内镜在胃癌、胰腺癌和小肠疾病诊断方面的最新成就和发展趋势,让更多的医学成果以更快的速度回馈到民众中去,造福社会。

远程医疗教育还包括对一般居民的医学教育和保健教育。从疾病的一级预防观点看是非常重要的,从疾病的二级预防或三级预防的观点看也非常重要。因此,国外开发了采用多媒体技术的家庭医疗、护理的教育系统。系统具有针对家庭患者、高危疾病患者、老年人的疾病预防和防止疾病恶化的健康生活教育,针对家庭患者进行护理人员的护理教育。

可见,远程医疗教育具有广泛的服务对象,既可以给医护人员提供继续教育的机会,特别是边远地区医护人员,也可以为普通患者和健康人群提供一个学习医学知识的机会,提高全民的健康保健水平和预防疾病的能力。

第7章 潜水医学

潜水医学（diving medicine）是研究人在潜水作业时，由于水下高气压环境暴露而引起的机体一系列医学问题的一门相对独立的学科。潜水医学的研究任务包括：① 在水下或高气压环境作业时，人体的生理反应与代谢变化，以及可能出现的病理生理反应；② 潜水作业过程中的各种卫生学要求；③ 潜水作业时的医学保障；④ 根据水下作业时的生理卫生特点，对潜水设备与装具的设计提出要求，并进行生理学与卫生学鉴定；⑤ 潜水相关疾病的预防与治疗。

潜水医学与航海事业的紧密联系，体现在下述几个方面：① 在海运方面，港口、码头、防波堤的建造、保养与维修；航道的清扫，排除障碍物；水下沉船、沉物的打捞；海上援潜救生；水下勘探；船舶水线以下部位的检修、清理等。② 海洋开发方面，海底石油的勘探、施工、开采后的设施保养维修、清理与故障排除；海底电缆的铺设、保养维修、清理与故障排除；海洋渔业；海上风电设施的安装、维护与维修等。因此，潜水医学成为航海医学中的一个特殊领域，受到广泛的重视。本章重点介绍潜水医学基础与潜水疾病及其防治。

7.1 水下环境对机体的影响

水下环境与陆地环境有很大不同，潜水员在水下进行潜水作业时，将受到水下环境各种因素不同程度的影响。这些因素主要包括水温、水流、静水压、水的浮力、水的阻力、声光在水中的传播特点、水下生物及潮汐、风浪和海洋地质等。了解水下环境对机体的各种影响，对指导潜水实践，做好潜水医学保障工作具有重要的意义。

本节主要介绍与潜水作业直接有关的水下环境因素及其对机体的影响。

7.1.1 水温

1. 水温变化

使海水温度升高的主要热源是太阳，太阳通过辐射热来升高海水温度。由于海水的比热比空气大，太阳的辐射热只能达到一定的深度。这样，在不同水深处，海水温度不同。一般表层（10 m 以浅）水温较高，受日照时间、纬度高低、季节、气候等因素的影响较大。中间层（水深在 10～20 m）水温较表层低。该深度下，水深小幅增加，水温就有较大幅度的下降。底层（中间层以下）水温较为稳定，在 200 m 大陆架深度下，水温终年保持在 3～5℃。

2. 水下低温对机体的影响

海水温度一般都低于体温，因此，在潜水过程中，体温与水温之间形成温度梯度。机体的热量将顺温差梯度向水中散失。因为水的导热系数比空气大 25 倍，所以机体热量在水中散失的主要方式是传导。另外，机体热量也可以通过对流的方式被带走很多。人在水下以辐射的方式散失的热量极少。总之，人在水中的散热量比在空气中多得多。即使在温度不很低的水中作业，如果不采取保暖措施，体温也将很快散失，轻者影响水下作业，重者造成潜水事故甚至危及生命。

机体受寒冷刺激后,主要发生两种生理反应:即增加产热和减少散热(保热),以维持正常体温。产热增加主要是因为机体新陈代谢率升高,物质氧化加速。皮肤温度下降时,刺激了冷感受器,反射性地引起肌紧张增加、肌肉颤抖等。同时,机体还可产生减少失热的反应,主要表现在皮肤血管收缩,使皮肤温度和水温之间的温差缩小,形成一个"隔热层",散热量减少。通过产热和保热反应,机体在一定低温环境中停留一段时间,可保持体温在正常水平。

但是,如果水温过低或水下停留时间过长,上述适应性反应不能弥补机体失去的热量,将造成程度不等的体温降低。一般认为,直肠温度低于35℃时,各种功能由兴奋转为抑制,逐渐出现神经错乱、嗜睡、语言不清、感觉减退和运动功能损害等症状。直肠温度低于32℃时,人可失去知觉,疼痛反应消失,心跳缓慢,甚至出现心律不齐,运动功能严重受损。如果温度进一步降低,中心温度降至30℃以下,将引起昏迷。此时,心跳呼吸微弱,瞳孔反射消失,血压降低。如果体温继续下降将危及生命。

人员潜水不戴手套,则手部受水下低温影响较大。当手部皮肤温度降到15℃时,将产生剧烈疼痛,接着会出现麻木,感觉迟钝,不但严重影响水下工作效率甚至手部受伤出血时也感觉不到疼痛。借呼吸器咬嘴呼吸的潜水员受寒冷刺激而颤抖时,容易发生咬嘴脱落,导致潜水事故。此外,减压过程中受寒,会引起皮肤血管收缩,血流量下降,妨碍惰性气体的脱饱和,促进减压病的发生。

7.1.2 静水压

静水压(hydrostatic pressure)是人在潜入水中遇到的重要问题之一,它对机体的影响不容忽视。

1. 静水压的形成

水施加在水面以下物体单位面积(m²)上的力(重量)即为水的压强,又称静水压。决定压强的条件是液体的高度和密度,静水压不受容器容积和形状的影响。例如:大桶内1 m高的纯水的静水压与玻璃管内1 m高的纯水的静水压相等。根据压强计算原理可知,一定深度处的静水压压强等于该处深度(m)和水的密度(kg/m³)及重力加速度(m/s²)的乘积。用公式表示

$$P = hdg$$

式中,P表示静水压压强(Pa或N/m²),h表示水柱高度即水深(m),d表示水的密度(kg/m³),g表示重力加速度(9.8 m/s²)。

2. 静水压的计量单位和表示方式

(1)静水压的计量单位:帕斯卡(pascal)简称帕(Pa),是国际单位制表示压强的单位,1 Pa等于垂直作用于物体单位面积(m²)上1 N的力。由于它只相当于大气压的十万分之一,单位太小,使用不便,故一般应用时采用kPa或MPa。

kPa与旧制单位的关系:

1)与大气压的关系:大气压(atmosphere pressure, atm)指在纬度45°处的海平面上,当温度为0℃时,单位面积上所承受的大气压力,等于同面积上高度为760 mmHg的重量,所以一般用760 mmHg作为1个"标准大气压"。

1标准大气压(atm) = 101.3 kPa

1 kPa = 760/101.3 = 7.5 mmHg

1 mmHg = 101.3/760 = 0.133 kPa = 133 Pa

2)与米水柱(mH₂O)的关系:1个大气压的海水柱高度应为10 m,即10 m海水等于1个大气压。为了应用和计算方便,可将1个大气压≈100 kPa;10 mH₂O≈100 kPa;并依次进行换算。

3) 与巴(bar)的关系：前些年,常用巴(bar)作为压强单位,它与千帕(kPa)的关系是 1 bar≈ 100 kPa,在计算气体分压时,还常用毫巴(mbar)为单位(1 bar=1 000 mbar,1 mbar=100 Pa)。

(2) 静水压的表示方式：通常有两种,即绝对压和附加压。

1) 绝对压：人在水下实际承受的压力除了静水压外,还应包括空气作用于水面的 1 个大气压(压强为 101.3 kPa)。因此,在水面以下,单位面积上所承受的总压强,应是静水压加上 101.3 kPa(1 个大气压),两者之和称为绝对压(absolute pressure),用公式表示

$$绝对压=静水压+101.3\ kPa\ 大气压$$

用大气压表示绝对压时,称绝对大气压(atmosphere absolute, ATA)。例如,人潜至 20 m 水深处,受到的绝对压是水面空气的 101.3 kPa 大气压加上 20 m 水深的静水压 202.6 kPa,共 303.9 kPa 绝对大气压(或 3 ATA),可略写成 300 kPa。依次类推,潜至 30 m,绝对压为 405.2 kPa(或 4 ATA)。

2) 附加压：指在水面以上 101.3 kPa 大气压基础上附加的压力。由此可知,静水压属于附加压。一般的压力表,都是以正常大气压(常压)为基线(零位),指针所示压力数值不包括正常的大气压力。因此,压力表上的压力称为表压,它所指示的加压舱(或其他耐压容器)内的压力也属于附加压。

3. 静水压对气体体积和压强的影响

人潜入水中,必须呼吸与所在深度压强相等的压缩气体,才能保持体内外压力的平衡,而不致因为呼吸气体的压力低于外界水压时造成胸廓被挤压,发生呼吸困难。但是,在呼吸压缩气体时,由于各组成气体的分压也相应增加,这将给潜水员带来一系列的影响。这里首先简要介绍静水压的改变造成呼吸气体的体积和压强的变化给潜水员带来的影响。

静水压的大小随深度的变化而改变,下潜时,静水压随着水深的增加而升高；上升时,静水压则随水深减小而降低。在不同水深处,尽管深度增加或减小的压强值相等,但绝对压和气体体积增减的百分比不相同。在浅深度处,水深增减时,绝对压和气体体积改变的百分比大；在深深度处,水深增减同样幅度所引起绝对压和气体体积改变的百分比小。这一物理现象将直接影响潜水员在各个深度呼吸气体的体积和压强。例如,潜水员下潜时,在较浅深度,呼吸气体体积被压缩的比例大,一旦供气跟不上下潜速度,就容易造成潜水服内压力低于外界水压,而使潜水员受挤压；反之,潜水员结束潜水作业,在上升到较浅深度时,潜水服内气体体积膨胀比例较大,正浮力猛增,从而会使上升速度加快,易造成放漂；如不注意呼吸,而致气体排出过慢,也会因肺内气体膨胀,造成肺内压过高,引起肺气压伤。

7.1.3　水的阻力和浮力

1. 水的阻力

由于水的密度($1\ 000\ kg/m^3$)比空气($1.3\ kg/m^3$)大得多,其阻力也就比空气大得多。人在水下活动时,身体与水直接接触,相互碰撞,形成阻力。身体与水接触面积越大,所受到的阻力越大。

水的阻力对潜水员的影响有两个方面：① 妨碍潜水员在水下的操作；② 为克服水的阻力,潜水员要额外消耗很多能量。上述影响导致潜水员在湍急的水流中易发生潜水事故。在实际潜水时,水流速度超过 1 m/s 时,通常不进行潜水作业。

2. 水的浮力

通常把浸在水中的物体所受到垂直的上托力称为水的浮力。实验证明,浸在水中的物体所受到的浮力大小等于被它排开的水的重量,这就是阿基米德定律。当浮力大于物体重量时,显正浮力,物体就上浮,直至露出水面,成为浮体；当浮力小于物体的重量时,显负浮力,物体就下沉,一直沉到水底,成为沉

体。当两者刚好相等时,显中性浮力,物体就在水中任何深度下保持平衡,成为悬浮体。另外,液体的浮力与液体本身的比重有关。液体的比重越大浮力就越大。海水的比重略大于淡水,其浮力也就略大于淡水。

潜水员穿潜水衣、戴潜水帽后,体积的增加大于重量的增加,形成正浮力,使潜水员不易下潜。为了克服正浮力,潜水员必须佩戴压铅、潜水鞋等压重物,形成一定的负浮力方能下潜。但是,增加的压重物重量要适当,不宜过重,否则潜水员在水下活动困难,并且容易导致疲劳。有经验的潜水员,能灵活地利用沉浮规律,如排出潜水衣中多余的气体(排气超过供气),可以增加负浮力,加快下潜或防止放漂。或者使潜水衣内适当充气(排气少于供气),则负浮力减少,以助爬高、移动位置或搬重物等,从而减少体力消耗。

潜水员在水中有一定的重量,故有一个重力作用中心,称为重心。重心是使潜水员身体垂直向下沉的作用点。潜水员还受水的浮力作用,其所受浮力的作用中心称作浮心。潜水员在水中的稳定程度取决于重心和浮心的位置关系。正常情况下,浮心在上,重心在下。浮心和重心应在一条垂线上,同时两点间距离要适当,不能太远或太近,否则,潜水员在水中的稳度要受到影响。然而,重心的位置与压重物的佩挂有很大关系。压重物佩挂不适当或失落,重心位置变更,潜水员在水中要维持身体的稳定就会发生困难,对潜水作业及安全非常不利。

影响潜水员水下稳度的常见原因如下:

(1) 当潜水员脱落一只潜水鞋或一侧压铅绳断开时,就会出现重心偏向对侧的情况,这时潜水员取直立体位比较困难,因而身体会向重心所在一侧倾倒。

(2) 当压重物位置挂得过高或两只潜水鞋都脱落的情况下,重心位置就移到浮心上面,潜水员在水中会显得"头重脚轻"而易倾倒。当压铅位置挂得过低,重心位置下移而过时低,潜水员在水下屈身或进行其他活动就比较困难。

(3) 当潜水员排开水的重量和他全身总重量相等时,重心和浮心就会重叠在一点上,这时潜水员在水中将处于"悬浮"状态,也不利于潜水作业。

7.1.4　光和声音在水中的传播特点及其对视觉和听觉的影响

1. 光在水中的传播特点及其对视觉的影响

(1) 光在水中的传播特点:水和空气是两种不同的介质,光在水中的传播特点与空气中相比有很大的不同。

1) 光的反射:光遇到两种介质的分界面时,有一部分返回原来介质中的现象,称光的反射。太阳光通过空气射入水中时,有一部分光在水面折回空气,其反射程度主要取决于光线与水面形成入射角的大小。

2) 光的折射:光从一种介质进入另一种介质时,传播方向突然发生改变的现象称光的折射。通常把空气的折射率定为1,而水的折射率为1.333。

3) 光的散射:直射光在水中行进时,由于溶解、混杂在水中的颗粒使光线分散,形成散射。水的透明度越差,散射现象越严重。散射的结果是使直射光减弱而变成背景光。

4) 光的吸收:指光的能量在通过水的过程中转变为另一种能量——热能。除真空外,光在透明介质中传播都将不同程度地被吸收,水对光的吸收量比空气大4倍以上。而水越混浊,吸收光的能量就越大。在水中光线只要行进1 m即被吸收10%以上。在混浊的水中,光线每行进1 m,被吸收的量可达85%～95%。

(2) 对视觉的影响:人在水中视觉的改变和补救办法包括下述几个方面。

1) 视力减弱:人在水中的视力降到原来的1/200～1/100。潜水时为了补救水下视力的减退,首先要避免眼球直接与水接触,在角膜与水之间隔一层空气,使眼的屈光度得以保持。潜水员的头盔、面罩和潜水帽等都是根据这一原理设计制造的。

2)视野缩小:人在水中的视野约为空气中的 3/4。其原因是屈光度的减小以致视野边缘上的光不能折射到视网膜上而造成视野缩小。潜水作业时转动颈部可弥补这一缺陷。

3)空间视觉改变:空间视觉指感知物体大小、形状、位置和距离等的视觉。人在水中空间视觉的改变主要是位移、放大和失真等。空间视觉的改变对潜水作业无重大影响,可以通过锻炼适应,不需要专门纠正。

4)色觉改变:太阳光射入水中后,随水深的增加逐渐被吸收。不同波长的色光先后在不同深度被过滤,导致人的色觉改变,如伤口流出来的血液在 10 m 水深处看上去不是红色而是蓝绿色。潜水员必须懂得这一点,避免误判。

5)能见度降低:由于水对太阳光的反射和吸收,水下照度低,能见度也就低。若在深水或混水中,漆黑一片,什么也看不见,比较理想的办法是采用水下抗压密封照明灯。

2. 声音在水中的传播特点及水下听觉的改变

(1)声音在水中的传播特点:声音在海水(25℃)中的传播速度为 1 531 m/s,是在空气(25℃)中的传播速度 346 m/s 的 4 倍多。

(2)人在水下听觉的改变:人在水下听觉改变及应采取的对策包括下述两个方面。

1)听力减退:可发生在头部直接与水接触时,此时由于人的感音方式由气导为主变为骨导为主,听觉阈值提高。在戴头盔潜水时,声音由水到头盔,又从头盔经空气入耳,大部分声音在水-金属-空气的界面上被反射,音量变小。

2)听觉辨别能力降低:潜水员在水中判断声源之间的距离,常较实际距离为近,仅为实际距离的 1/4。这是因为声音在水中的传播速度比在空气中快 4 倍的缘故。

人在水中,对辨别音源方向的能力也极度降低,常常判断错误。因为,正常情况下(在空气中)人主要靠两耳气导接收声音的强度和次序不同来判断音源方向。但在水中,人接收声音主要靠骨传导甚至整个身体传导,加之声音在水中的传播速度快,到达两耳的时间差极小,不易分清先后,故辨别音源方向发生困难。

此外,声音在水中传播,水对不同频率声音的吸收有所差异,表现对低频声音的吸收量大于高频的声音,导致音色改变,混合频率的声音在水中的感觉与在陆上空气时的感觉不同,低频的声音损失或听不见。水下音色的改变可能还与水中发音物体振动阻尼改变或声音经骨传导有关。

7.2 高气压及其对机体的影响

在潜水医学上,超过一个标准大气压(>101.3 kPa)即称为高气压。各类潜水作业人员在潜水时,由于静水压的存在,必须呼吸与水下相应深度水压相等的压缩气体,如压缩空气、氦氧混合气等。这样,机体就暴露于高气压环境之下。此外,在加压舱内进行加压治疗、加压锻炼或其他高气压作业时,机体也都处于高气压环境中。本节介绍有关高气压的基本物理知识和高气压对机体可能带来的各种影响。

7.2.1 气体的基本物理知识

1. 混合气体总压与各组成气体分压的关系

由几种互相不起化学作用的气体组成混合气体时,混合气体总压等于各组成气体分压之和,这就是道尔顿定律。以公式表示则为

$$P = P_1 + P_2 + \cdots + P_n$$

式中,P 表示混合气体总压,P_1,P_2,$\cdots$,P_n 表示各组成气体分压。

知道了混合气体的总压和组成气体在混合气中所占的百分比,可以推算出某一组成气体的分压值,其公式为

$$P_x = P \times C$$

式中,P_x 表示某一组成气体的分压,P 为混合气体总压,C 表示该组成气体在混合气体中的百分比(%)。

大气是一种混合气,主要由氧气、氮气、CO_2 等气体组成。通常情况下,氧气在大气中的容积百分比为20.95%,其分压值为 21.22 kPa(101.3×20.95%);氮气占 78%,其分压值为 79.01 kPa(101.3×78%);CO_2 占 0.03%,其分压值为 0.03 kPa(101.3×0.03%)。实验证明,混合气体中某一组成气体对机体的生理影响,不取决于它的百分比,而取决于它的具体分压值。例如,常压下氧气的分压是 21.22 kPa,对机体的生理功能无影响;而在 1 000 kPa 下仍呼吸空气,则氧气的分压值达 209.5 kPa(1 000×20.95%),约相当于单纯氧气(101.3 kPa)的 2.1 倍,单纯氧气的作用就会对机体的生理功能产生明显的影响甚至造成病理损害。

2. 气体的密度

单位体积物质的质量称作物质的密度,用公式表示

$$D = M/V$$

式中,D 表示密度,M 表示质量,V 表示体积。

气体受压时体积会发生明显变化,因此它的密度也会随之发生相应的改变。因此,气体的密度与压强成正比。例如,在 0℃和 101.3 kPa 下(标准状态下),空气的密度为 1.3 kg/m³,在 1 013 kPa(10 ATA)下,因空气的体积缩小到常压时的 1/10,它的密度也随之增至原来的 10 倍,为 13 kg/m³。

在 0℃和 101.3 kPa 下,1 L 干燥的气体的质量称作气体的标准密度。实际应用时,一般以空气密度为 1 为标准,其他气体密度与空气的密度相比,求得比值(在温度和压强相同的情况下),称为相对密度。

在研究水下呼吸生理学问题或设计潜水呼吸器时,必须考虑气体密度的影响。因为,气体的密度影响呼吸的阻力。气体密度增加,明显增加呼吸气体与呼吸道的摩擦阻力,呼吸阻力随之增大,从而增加呼吸肌负荷,影响肺通气功能。深潜水作业时,常使用氦氧混合气,不仅克服了氮麻醉的影响,还因氦气密度明显小于氮气,降低了呼吸阻力,从呼吸生理学角度看,其对潜水员非常有利。

3. 气体在液体中的溶解

气体与液体接触时,借分子运动而扩散进入液体内,气体便溶解于液体中。溶解在液体中的气体以分子的形式存在于液体分子间隙之中,而不再呈游离的气体状态。101.3 kPa(1 ATA)压力下的一种气体,在一定温度下,溶解于 1 mL 某液体中的毫升数,称作该气体在该种液体内的溶解系数。通常情况下,溶解系数大表示该气体在溶液内溶解的量多。

气体在液体中的溶解量随气体及液体的性质不同而有差异,同时也因温度及与液体相接触气体的分压大小而产生相应的改变。具体改变规律或相互关系如下:

(1) 气体的溶解与气体性质的关系:在相同温度条件下,不同气体在同种液体内的溶解系数不同。这由气体的性质所决定。例如,37℃时,氧气在水中的溶解系数为 0.024,氮气为 0.013。

(2) 气体的溶解与液体性质的关系:在温度和气体分压相同的情况下,一种气体在不同液体中的溶解系数也不同。例如,氮气在水中的溶解系数为 0.013,在油中的溶解系数为 0.067。一种物质在不同溶剂中的溶解系数之比,称为溶比。某一种气体在脂类和在水中的溶解系数之比称为该气体的脂水溶比。

各种气体的脂水溶比是不同的,如氮气的脂水溶比为 5.2、氦气的脂水溶比为 1.7。

(3) 气体的溶解量与其分压值的关系:分压越高,溶解量越大;分压越低,溶解量越小;混合气体溶解于某种液体时,每一组成气体成分的溶解量与各自的分压大小成正比,而与混合气体总压无直接关系,这就是亨利定律。在 37℃时,氮气在水中的溶解系数是 0.013,在空气中的分压是 79 kPa。因此,101.3 kPa(1 ATA)的空气在 1 mL 水中所溶解的氮气量是 0.010 14 mL(0.013×79/101.3);在 506.5 kPa(5 ATA)空气中,氮分压增至 5 倍,1 mL 水中所溶解的量也随之增至 5 倍,即 0.050 7 mL(0.010 14×5),100 mL 水中则溶解氮气 5.07 mL。

当暴露的气体撤除后,溶解于液体内的气体会借分子运动而逸出,气体各成分所逸出的力,等于原来溶解达到饱和时,所暴露气体各成分的分压值,可用分压大小来表示,亦可称为张力。例如,液体暴露于高压空气中经过一定时间后,我们降低空气压力,在高压下溶解在液体内的各组成气体则向液体外逸出,回到空气中,直至各组成气体在液体内的张力同液体外的各自的分压平衡为止。液体中某气体成分的张力与气体中该气体成分分压的差值越大,则逸出速度越快,反之则越慢。

(4) 气体的溶解与温度的关系:一般温度越高气体的溶解系数越小。因为温度升高时,气体分子的热运动明显增强,从液体中逸出的能力增大,逸出量增加,在液体中的溶解量就随之减少。

4. 气体的扩散

一种物质分子并不需要任何外力作用而靠自己的运动由高密度或高浓度的空间进入低密度或低浓度的空间直至均匀的现象称为扩散。气体、固体和液体物质均存在扩散现象。物质扩散的实质就是物质的均匀化过程,也是一种物质运输过程。

气体的扩散总是从分压高处向分压低处进行。一种气体和另一种或多种气体接触时,各种气体借扩散作用而在一定空间内均匀混合。气体与液体接触时,其分子也可借扩散作用而溶解于液体中。当所含气体张力不等的两种液体直接或隔着半透膜接触时,气体分子将从张力高的一侧扩散到张力低的一侧。气体的扩散速度主要取决于气体的分压(张力)、分子量及气体在液体中的溶解系数等因素。压差梯度越大,扩散速度越快,两者成正比。在相同的温度下,气体的扩散速度与它的分子量的平方根成反比。气体的扩散速度与气体的溶解系数成正比。

7.2.2　高气压对机体的影响

高气压对机体的影响主要分两个方面,一是压力本身对机体的机械作用;二是高气压对机体各系统的生理影响。

1. 压力本身对机体的机械作用

人生活在正常大气压下,身体表面承受的压力总和可达 15～16 t,但并不会使机体发生损伤,也无受压的感觉。当人下潜到 90 m 水深时(10 ATA),全身承受的压力达到 150～160 t,如此巨大的压力令人吃惊。曾有人臆测,人在这样的深度一定会被压扁、压死,即使不死也将发生严重的功能障碍和损伤。然而,大量的潜水实践证明,人不仅可潜入 90 m 水深,还可利用氦氧潜水装具还可潜入 500 多米深度,而且人也并未因受压而发生损伤。问题的关键在于机体是否均匀受压。当机体均匀受压时,身体内外或不同部位之间不形成压差,因而不会造成损伤。只有机体受压不均匀时,才会在体内外或身体不同部位形成压差,使机体因受压而造成损伤。在正常成年人,人体组成成分中液体含量占体重的 60%,因为液体的不可压缩性,所以,当外环境压力从各个方面作用于机体时,机体就显示出巨大的抗压性。至于人体有些含气的腔室(如肺、中耳鼓室、鼻窦等),因潜水时呼吸与水深压力相当的压缩气体,只要通道无阻塞,其腔内外的压力是相等的,不存在压差,也就不会造成损伤。因此,潜水员选拔与飞行员一样,进行五官科检查,要求十分严格。

2. 高气压对机体各系统的生理影响

一般来说,在目前已知的常规潜水和饱和潜水深度范围内,高气压的作用使机体发生一系列复杂的功能改变,涉及多个系统、多个器官和组织,产生多方面的问题,但都是暂时的、可逆的,不至于对机体产生实质性的损害,离开高压环境后,机体的这些功能会迅速或逐渐恢复。

(1)对血液系统的影响

1)红细胞和血红蛋白减少:高气压下,红细胞和血红蛋白的减少与高压暴露时间和潜水作业次数呈正相关。离开高压环境 2～3 天后红细胞计数首先恢复正常,血红蛋白的恢复慢于红细胞的恢复。

关于高气压下血液红细胞计数和血红蛋白含量的减少,大多数学者认为主要有以下几个方面机制:① 潜水或其他高气压条件下作业时,呼吸高压混合气体,由于氧分压增加,血液中氧含量增加,对红细胞需要量减少,反馈抑制骨髓红细胞的生成与释放;② 高气压下红细胞脆性增加,肝脾对红细胞的破坏增加;③ 肝脾增加了对红细胞的储存量;④ 肝脾中储存的红细胞,由于脆性增加,其被网状内皮吞噬系统所破坏、清除的量增加。

2)血小板减少:减少量为总数的 20%～30%,重复暴露更甚。潜水后血小板减少的原因主要有两个方面:一是加压引起机体的应激反应,使儿茶酚胺等分泌增加,促进血小板的聚集;二是减压使体内产生隐性气泡,血小板则吸附、聚集在其周围,最后均被网状内皮吞噬系统破坏、清除。

3)白细胞增加:一般白细胞总数的变化于离开高气压环境 1～2 天即可恢复正常。关于高压下白细胞增加的机制,目前尚无定论,有学者认为是高气压下骨髓造血功能亢进的结果,也有学者认为是机体应激反应的表现。

4)其他方面变化:在高气压下,血液方面还出现其他一些变化,如血液黏滞性降低,胶体渗透压下降,凝血时间延长,红细胞沉降率加快,血糖增加,乳酸含量减少,物理状态溶解的氧增多等。

(2)对心血管系统的影响

1)心率与血压的变化:表现为心跳减慢,收缩压下降,舒张压上升,脉压缩小,出水后 1～2 h 即可恢复。一般认为,这是高压氧所引起的机体的适应性反应。

2)心输出量的改变:心率减慢,每搏输出量减少,每分钟心输出量也随之减少,从而导致血液循环时间延长和血压下降。

3)其他改变:有人发现,加压时,心电图上可见 PQ 间期延长(心房传导速度减慢)、ST 段抬高(心室肌去极化不全)或窦性心律不齐等现象,偶可出现房性或室性期前收缩,或短阵的室上性心动过速。

(3)对呼吸系统的影响

1)呼吸频率减低、呼吸幅度和呼吸阻力增加:随着压力升高,呼吸逐渐减慢,呼吸幅度变大,呈慢而深的呼吸。呼吸频率可减少至每分钟 10～12 次。多数学者认为,呼吸频率减慢是因为吸入气中氧分压增加,使外周化学感受器所受刺激减少,从而反射性地抑制呼吸中枢的结果。

高压下呼吸阻力增加,呼气阻力大于吸气阻力。呼吸阻力增加主要是由高气压下气体密度增大所致。

2)肺容量的变化:高气压下肺容量的变化表现为潮气量、补吸气量及肺活量皆增加。其原因是高气压下胃肠道中的气体受压缩,膈肌下降,使胸腔上下径扩大,导致肺容积增加的结果。

3)肺通气功能的变化:呼吸压缩空气时,由于呼吸阻力增大,尤其在加压时,最大通气量是降低的,但在减压时,即可恢复到原先的水平。气体密度大,最大通气量的减少就明显。肺泡通气量的变化主要取决于呼吸气体的密度、呼吸阻力、呼吸运动的幅度与潮气量诸因素。在空气潜水和大深度潜水时,呼吸阻力明显增加,肺泡通气量会出现下降,此时易引起肺泡 $PaCO_2$ 和动脉血 $PaCO_2$ 升高,这会限制潜水员的工作能力。

4)呼吸功增加:在潜水中,为了克服静水压对胸廓、肺脏系统弹性阻力的影响和克服由于气体密度增加而升高的气道阻力,呼吸肌要做额外的功,从而使呼吸功增加。因此,潜水作业时,潜水员采取慢而深的呼吸从呼吸功的角度看比较经济节约。

5)屏气能力增强:人处在高气压环境下,屏气能力增强,这是由于高气压下肺泡气中氧分压增加及血氧含量增加的缘故。

(4)对消化系统的影响

1)对消化腺分泌功能的影响:实验证明,在高气压下,动物腮腺的分泌受到抑制。因此,暴露在高气压下的潜水员,往往有口干的感觉。

高气压对胃的分泌功能也有抑制性影响,这是由高气压作用于分泌过程的神经反射机制引起,不是直接作用于消化腺的结果。压力越高,抑制作用越明显。

2)胃肠运动加强:人在高气压条件下往往会出现便意,这可能是肠道中气体受到压缩而引起肠蠕动增加的结果。

(5)对代谢的影响

1)在高气压下作业,机体的氧消耗量有所增加,特别在大深度潜水作业时,机体代谢率明显升高。造成这种改变的因素较多,如克服呼吸阻力增加需要消耗额外体力,热量损失增加尤其在氦氧混合气潜水时,潜水应激引起的内分泌激素的改变,也会影响基础代谢率。

2)潜水员较长时间进行潜水作业,会引起体重下降,可能主要与机体代谢率增加有关。除消耗增加外,食欲减退、消化功能下降、吸收减少等因素可能也增加了机体代谢率。

(6)对泌尿系统的影响:在潜水作业时,潜水员往往尿量有所增加。其原因有多种解释:有人认为是一种应激反应;有人认为是受寒冷刺激所致;也有人认为是通过神经体液机制反射性地抑制了脑垂体后叶分泌抗利尿激素的作用,从而产生利尿效应。

(7)对语音的影响:处于高气压环境下,呼吸气体的密度增大,发音时气流阻力增加,原有的调节功能不能适应这一新情况,于是说话时,语音就发生很大的变化,主要是带有鼻音,发唇音和吹口哨皆有困难。这种变化在氦氧混合气潜水时表现得特别明显,出现所谓的"氦语音",如鸭叫一般,这种语音改变导致水面人员听不懂潜水员的语意,需要使用氦氧潜水电话,进行语音矫正,方能与潜水员进行正常的语言交流。

(8)对神经系统的影响:高气压下呼吸气体组成成分的分压相应增高,各自达到一定程度时,对机体产生不良影响甚至毒性作用,尤其累及中枢神经系统,出现氮麻醉、氧中毒等。有关内容将在后面章节中详细介绍。

此外,高气压本身对神经系统也有明显的影响。当气压高达一定值时,尤其是以较快的速度升压时,可出现一系列的神经系统功能变化,这些变化统称为高压神经综合征。

7.3 惰性气体的饱和、过饱和与脱饱和

潜水医学上,惰性气体指单纯以物理状态溶解于体内,不与体内物质起化学反应,也不参与新陈代谢的一些气体,如氮气、氦气、氖气、氩气、氪气、氙气等。潜水中广泛采用的压缩空气,其主要成分是氮气。根据潜水的实际需要,也常用氦气和(或)氮气与氧气人工配制成一定比例的各种混合气体,如氮氧、氦氧、氦氮氧等混合气体。由于机体不能利用惰性气体,也没有调节体内惰性气体含量的机制,故溶解于体内某一惰性气体的量仅随体内外该气体的压差梯度的大小而变化。这一物理特性带来了潜水医学上的特殊问题,即潜水结束后需要进行合理的减压,保证溶解入体内的惰性气体从体内从容排出,不形成气泡,以免造成病理影响。因此,我们需要深入了解惰性气体在体内的饱和、过饱和与脱饱和过程,这是潜水医学最核心的问题。

20世纪初,英国著名生理学家霍尔丹(Haldane)对氮气在体内的饱和、过饱和及脱饱和的规律进行

了系统研究,并创立了这方面的学说。本节以该学说为基础,以氮气为例,阐明惰性气体在体内的饱和、过饱和与脱饱和的规律。

7.3.1　氮气在体内的饱和

1. 饱和的一般概念

人体正常处在大气压(1 ATA)环境下,外界氮分压与体内氮张力早已处于平衡状态。但是,当机体进入高气压环境时,吸入气中的氮分压便高于体内的氮张力,外界高分压的氮气将不断扩散进入机体,溶解于组织和体液中,溶解量将随着在高气压下停留时间的延长而不断增加,直至体内的氮张力与外界环境中的氮分压达到新的平衡为止。这个过程称作氮气在体内的饱和过程,而这一平衡状态则称作氮气在体内的完全饱和(complete saturation),或称 100％饱和。若饱和过程进行一段时间,氮气在体内尚未达到完全饱和,这种状态则称为部分饱和(partial saturation)。若饱和达到完全饱和的一半量,则称为半饱和(half-saturation)或 50％饱和。

2. 饱和的规律

(1) 饱和过程主要通过呼吸与血液循环来完成:机体进入压缩空气环境,通过呼吸,肺泡内的氮分压相应升高。肺泡内的高分压氮气便大量扩散、溶解入血液。血液中的氮张力很快与肺泡内的氮分压达到平衡。血液继而随着体循环流经组织时,由于组织内的氮张力比较低,氮气将按照血液与组织之间的压差梯度由血液不断向组织扩散,直至达到新的平衡。这样循环往复,使组织内的氮张力随着时间的推移不断升高,饱和度也不断增加,直至组织、血液和肺泡三者之间的氮张力取得平衡,即达到完全饱和。

(2) 血液每循环一周所完成的饱和量,随周次增加而递减:机体刚进入高气压环境,由于流经肺泡的血液的氮张力比肺泡内该气体分压低得多,两者之间有较大分压差,于是大量的氮气从肺泡扩散进入血液。这部分饱和了较高氮张力的血液流经组织时,又与组织之间存在较大分压差,于是,大量的氮气从血液扩散入组织。随着时间的推移,血液和组织中的氮张力水平不断提高,而肺泡内的氮分压仍保持原来的水平,这样,在前后不同周次的血液循环中,血液流经肺泡和组织时,肺泡-血液和血液-组织之间的压差梯度就逐次变小,血液从肺泡接受和传递给组织的氮量也逐次递减,饱和的速度逐次变慢。由此可见,氮气在体内的饱和过程并非以等速进行,而是随着血液循环周次的续后依递减规律进行。

为了具体计算组织的氮饱和量,霍尔丹把达到半饱和所需要的时间称为半饱和时间(half-saturation time),用半饱和时间作为计时的单位称为假定时间单位或半饱和时间单位。例如,机体刚进入高气压环境时,对升高的氮分压而言,体内氮气的饱和度为零,则饱和缺额为 100％。因此,在第一个假定时间单位内所完成的饱和量为 50％,饱和缺额也是 50％。在第二个假定时间单位里,又饱和了第一个假定时间单位结束时饱和缺额的 50％,即(25％),累计饱和度可达 50％＋25％＝75％;这时的饱和缺额为 25％,并依次类推,用公式表示

$$饱和度增长幅度 = (50\%)^n$$

$$饱和度缺额 = (50\%)^n$$

$$累计饱和度 = 100\% - (50\%)^n$$

式中,n 表示假定时间单位数。

由此可见,机体在高气压环境下,若用假定时间单位来计算,随着假定时间单位数的增加,惰性气体在体内饱和度的累计百分数逐渐增加,直至达到完全饱和。饱和度的增长幅度,依假定时间单位的先后

次序,后一次总是前一次饱和缺额的 50%,呈指数关系递减。当高气压暴露经过 6 个假定时间单位后,饱和度缺额仅剩 1.562 5%,累计饱和度达 98.437 5%。

各假定时间单位里完成的氮饱和度,除第一个假定时间单位完成了总量的 50% 以外,其余各假定时间单位均完成饱和缺额的 50%。这样,从理论上讲,要达到 100% 的饱和是不可能的。在常规潜水的实际应用中,为了简便起见,一般把经过 6 个假定时间单位后所达到的 98.437 5% 的饱和度当作完全饱和。

(3) 机体不同组织的饱和速度不同:氮气在机体不同组织的饱和速度主要取决于两个因素,即组织成分和血液灌注量。不同成分组织对氮气的溶解度不同,氮溶解度小的组织,半饱和时间短,则饱和的速度快;氮溶解度大的组织如脂肪组织,半饱和时间长,饱和的速度就慢。每个个体,由于胖瘦不同,组织中脂肪含量不同,从而将导致饱和速度的差异。饱和是通过血液循环来完成的,故血液灌注丰富的组织,饱和速度快;血液灌注差的组织,饱和速度慢。由于各个组织在不同情况下,其血液灌注量受到体内外多种因素的影响,会导致同一组织在不同条件下饱和速度的差异。例如,环境温度的改变会明显影响皮肤的血流量,在冬季进行潜水作业时,皮肤血管收缩使皮肤血流量下降,这样将会减慢惰性气体在皮肤组织的饱和速度。因此,在潜水实践中,潜水医学保障人员制订减压方案时,要充分考虑个体差异与季节变化等多种因素的影响。

机体暴露在高气压环境下,因各组织的成分不同,血液灌注量的差异,所以各类组织的饱和速度也就不一样。霍尔丹按照半饱和时间的长短把全身组织简单地分为五类(称为理论组织)。

Ⅰ类理论组织:半饱和时间为 5 min,主要包括血液、淋巴等。

Ⅱ类理论组织:半饱和时间为 10 min,主要包括腺体、中枢神经系统的灰质等。

Ⅲ类理论组织:半饱和时间为 20 min,主要包括肌肉等。

Ⅳ类理论组织:半饱和时间为 40 min,主要包括脂肪及神经系统的白质等。

Ⅴ类理论组织:半饱和时间为 75 min,主要包括肌腱、韧带等。

这五类组织各自的半饱和时间虽然不同,但在相同的假定时间单位数内所达到的饱和度是相等的。因此,根据这五类组织的半饱和时间,可以计算出它们各自达到完全饱和(98.437 5%)所需的时间,其公式为

$$t_s = t_{1/2} \times 6$$

式中,t_s 为某类组织完全饱和所需时间;$t_{1/2}$ 为某类组织的半饱和时间;6 为基本达到完全饱和所需的假定时间单位数。

根据上式得出各类理论组织完全饱和所需的时间分别是

Ⅰ 类理论组织:$5 \times 6 = 30$(min)

Ⅱ 类理论组织:$10 \times 6 = 60$(min)

Ⅲ 类理论组织:$20 \times 6 = 120$(min)

Ⅳ 类理论组织:$40 \times 6 = 240$(min)

Ⅴ 类理论组织:$75 \times 6 = 450$(min)

按照霍尔丹的理论,在压缩空气中暴露 450 min 后,机体各类理论组织都已经达到完全饱和,但随着潜水实践及进一步的研究,人们发现大深度(60 m 以深)时,该理论的局限性就显现出来了,尤其不适用于饱和潜水。后来出现了多个关于理论组织的分类方法,应用较多的理论组织分类是 1975 年米勒(Miller)等提出的 15 类理论组织分类方法,最长半饱和时间达 1 280 min。目前,在潜水医学领域中,一般认为在饱和深度下暴露 24 h 后即达到完全饱和。

7.3.2　氮气在体内的过饱和与脱饱和

1. 过饱和与脱饱和的一般概念

（1）过饱和：外界气压降低时，机体在高气压下已溶解在体内的氮张力超过减压后外界环境中的氮分压；换言之，减压前已溶解在体内的氮气量，超过减压后在该压力下完全饱和时所能溶解的氮气量，这种状态称为氮气在体内的过饱和(supersaturation)。超过的部分在体内能保持溶解状态并从容地向体外扩散，不致游离而形成气泡，是因为体液含有大量的蛋白质，具有胶体的黏滞性，对氮分子有一定的束缚作用。这种过饱和状态对机体不会造成明显的病理损害，故称为安全过饱和(safe supersaturation)。但是，安全过饱和有一定的限度，即在外界压力降低(即减压)的速度适当、幅度不大的情况下才能保持这一安全过饱和状态。若过饱和部分太大，使机体来不及通过血液循环和呼吸将其从容排出体外，惰性气体就不能在体内继续保持溶解状态，在组织、血液中就地游离出来形成气泡，造成对机体的损害，这就是潜水作业中常见的职业性疾病，即减压病。

（2）脱饱和：任何气体都有从高分压向低分压扩散的能力。当机体在高气压下暴露一定时间之后，再回到较低气压(直至常压)的过程中，高气压下已经溶解在体内的氮张力高于较低气压时的氮分压，从而呈现氮气的过饱和状态。这时，血液携带处于过饱和状态的氮气流经肺泡，氮气将沿着压差梯度扩散到肺泡中，然后随呼吸排出体外，这个过程称为脱饱和(desaturation)。脱饱和过程一直进行到体内的氮张力与外界氮分压相等，即达到完全脱饱和(complete desaturation)或100%脱饱和为止。当体内的氮脱饱和到其张力相当于压差梯度的一半时，称作半脱饱和或50%脱饱和。如果上述过程完全在安全过饱和状态下进行，则不会对机体产生任何损害，故称为安全脱饱和(safe desaturation)。

（3）过饱和安全系数：决定体内的氮气能否安全脱饱和而不致游离出来形成气泡的最大临界值称作过饱和安全系数。

21世纪初，在调查分析了当时空气潜水的大量资料后，霍尔丹等发现，当潜水深度小于12.5 m时，潜水员在水下不管停留多久、上升出水的速度多快，一般都未发生减压病。但是，当潜水深度超过12.5 m，水底停留超过一定时间后，如上升速度过快、幅度过大，往往会引起减压病。这一结果提示，从12.5 m上升到水面(0 m)，即从225 kPa(2.25 ATA)减压至100 kPa(1 ATA)是安全的。经过进一步推理和反复实验证明，从200 kPa(2 ATA)减压至100 kPa(1 ATA)，从400 kPa(4 ATA)减到200 kPa(2 ATA)，或从600 kPa(6 ATA)减至300 kPa(3 ATA)，可依此类推，减压速度无论多快，一般都能安全脱饱和。因此，可以认为在一定范围内绝对压快速减少一半，都是安全的。

要保证氮气能安全脱饱和，以空气潜水为例，必须使原来暴露的高气压与降压后的外界总气压之间的比值控制在小于或等于2这个范围内。由于氧气能被机体不断利用而消耗，在常规减压过程中不会出现超过氧气的过饱和限度，因而可仅以氮气为对象，控制体内已溶解的氮气的总张力与减压后的外界总气压的比值，即：

$$过饱和安全系数 = 高气压下体内氮张力 / 减压后外界总气压$$
$$= 225 \text{ kPa} \times 80\%/100 \text{ kPa} = 1.8$$
$$或 = 200 \text{ kPa} \times 80\%/100 \text{ kPa} = 1.6$$

式中，80%是考虑氮气在空气中的占比约为80%而人为设立的系数。对于氮气来说，其过饱和安全系数定为1.6～1.8。因此，为了潜水作业的安全，减压时各类组织都不能超过其过饱和安全系数。此外，由于气体性质的差异，不同的惰性气体过饱和安全系数不一样。例如，氦气在体内的扩散速度快、溶解度低，其过饱和安全系数要小于氮气，一般取1.4或1.2。

2. 脱饱和的规律

霍尔丹认为,氮气在体内的脱饱和与饱和规律相同,只是方向相反,它由血液携带氮气从组织运送至肺泡,然后随呼吸排出体外,而在其他方面与饱和过程相同。

(1) 脱饱和过程也要由呼吸、循环来完成。在较低气压下停留时间越长,脱饱和就越彻底。

(2) 脱饱和也依假定时间单位的先后次序按指数关系递减。

(3) 各类理论组织的脱饱和速度与饱和速度相同。饱和快的组织,脱饱和也快;反之,饱和慢的组织,脱饱和也慢。

(4) 完成 50% 的脱饱和,需要 1 个假定时间单位,完成 98.437 5% 的脱饱和,即达到完全脱饱和的近似值,理论上需要 6 个假定时间单位。

(5) 正常情况下,影响惰性气体饱和的因素,也会影响其脱饱和,只是方向相反,程度不尽一致而已。这些因素主要有呼吸气体中氧气和 CO_2 的含量;肌肉运动、机体的功能状态及其理化因素(如理疗、药物等)对呼吸与循环的影响;环境温度变化和不同体位对血管舒缩、血液灌注量的影响等。

虽然氮气在体内的脱饱和与饱和的规律相同,但是实际上体内氮气脱饱和需要的时间远远超过饱和所需要的时间,也就是脱饱和明显慢于饱和过程,原因有以下几个方面。

1) 脱饱和时气体是从液相向气相扩散,因而受液体分子对气体分子的束缚作用,特别是人体组织中的液体含有较多蛋白质等,对气体分子的束缚作用更加明显,减慢了气体分子从液体中的逸出。

2) 在常规潜水减压初期,饱和快的组织氮饱和度高或已处于完全饱和状态,从而领先脱饱和,而饱和慢的组织氮饱和度低,可能在减压时还会继续饱和,这必然会使脱饱和时间延长。

3) 受人体组织复杂性的影响,体内可能存在隐性气泡,影响血流动力学过程,也会影响气体的扩散,必然影响氮气的脱饱和过程。

7.4 潜 水 方 式

潜水活动可简单地分为无人潜水和有人潜水两大类,前者通常指采用无人水下航行器(unmanned underwater vehicle, UUV),包括遥控潜水器(remote-operated vehicle, ROV)和自治式潜水器(autonomous underwater vehicle, AUV),通过遥控或自主方式代替或辅助人力完成水下观察和作业任务,包括海洋科学研究、资源开发和维护海洋权益等,操作人员不进入水下。有人潜水包括间接潜水和直接潜水两种类型,前者指作业人员在耐压容器内,不与水直接接触,容器内保持一个大气压,又称大气压潜水或常压潜水,如采用潜水艇、深潜器进行的军事潜水或科考潜水等活动。直接潜水指潜水员进入水下环境,所用的潜水装具需要解决呼吸、承受水下压力和行动等问题,潜水员直接和水接触,暴露在水下高压环境中,潜水结束后要按照不同下潜深度和停留时间进行减压,又称高压潜水。

潜水医学所涉及的潜水活动即是直接潜水,其潜水方式可根据潜水的目的、潜水时间的长短、是否使用潜水装具及装具种类的不同、气体供应方式和潜水结束后减压与否来进行分类。例如,根据潜水的目的可分为商业潜水、运动(休闲或娱乐)潜水、军事潜水、考古潜水等;根据潜水的时间长短可分为常规潜水、饱和潜水;根据是否使用潜水装具及装具种类的不同分为裸潜、轻装潜水、重装潜水;根据气体供应的方式分为自携式潜水、水面供气式潜水等;根据潜水结束后减压与否分为减压潜水、不减压潜水等。

本节重点介绍常规潜水与饱和潜水。

7.4.1 常规潜水

常规潜水指时间不长的潜水,在 60 m 以浅,呼吸压缩空气的潜水称空气常规潜水;60 m 以深,呼吸混合气体(氦氧等混合气)的潜水称混合气常规潜水。潜水完毕,需要严格按规定进行减压。

1. 空气潜水

空气潜水时呼吸压缩空气,国内规定深度不超过 60 m,国外规定限于 50 m 以浅。

潜水过程中,应注意控制下潜速度,一般保持在 15 m/min 左右。医学保障人员应密切注意潜水员水下或高气压环境下的表现,发现不良表现时,应注意区分氮麻醉、缺氧症等情况,及时处理,避免潜水员受到伤害或导致安全事故。水下作业时间应不超过所选减压方案中规定的适宜时间。潜水结束后,严格按选定的减压方案进行减压。

出水后,潜水员不能立即离开作业现场,或不能脱离医学保障人员的观察范围,发现问题可及时处理。潜水深度在 20 m 以浅,出水后开始的 2 h 要注意密切观察潜水员的状态,12 h 内进行一般观察;潜水深度在 20 m 以深,出水后开始的 6~8 h 注意密切观察潜水员的状态,24 h 内进行一般观察,以确保潜水员健康安全。

潜水员在 12 h 内进行 2 次以上的潜水作业时,第一次以后的潜水称为反复潜水。反复潜水时,应遵守潜水间隔时间的规定:下潜深度在 10~20 m,进行反复潜水的间隔时间应>2 h,两次水下作业总时间应<6 h;下潜深度在 20~45 m,12 h 内一般只进行单次潜水;下潜深度在 45~60 m,12 h 内只能进行单次潜水,若水下工作时间超过正常规定的适宜时间,应隔天潜水;下潜深度若超过 60 m,只能隔天潜水一次。减压时,应选择对应的反复潜水减压表所规定的方案进行减压。

较长时间不进行潜水时,应定期组织潜水员进行加压锻炼,使机体反复处于高压环境中,可保持机体的适应性。平时要指导潜水员合理饮食,保证作息规律,并要求或组织潜水员进行适当的体育运动,锻炼体格,保持较好的身体素质,以更好地适应潜水作业。

2. 氦氧混合气潜水

氦氧混合气常规潜水深度控制在 120 m 以浅。

潜水员下潜速度一般控制在 22 m/min 左右,比空气潜水时的速度快。这与氦气的扩散速度快,易于通过狭小孔隙,有利于中耳鼓室、鼻旁窦等含气腔室内外的压力平衡有关。

氦氧混合气潜水时呼吸的是氦氧混合气体,避免了较大深度空气潜水时可能发生的氮麻醉。氦气的密度是氮气的 1/7,因而呼吸氦氧混合气时呼吸阻力降低,减少潜水员的体力消耗,有利于提高作业效率。同时,潜水员呼吸顺畅,也有利于 CO_2 的排出,减少氧中毒和减压病促发因素的影响。但是,呼吸氦氧混合气也有不利的因素,如氦气的比热和导热系数比氮气大,呼吸氦氧混合气潜水时,特别是在寒冷季节、寒冷水域作业时,体内热量容易散失,增加氧耗,也不利于潜水结束后氦气的脱饱和,因此应格外注意充分保暖。此外,呼吸氦氧混合气时,潜水员的语音会发生变化,会出现氦语音,从而影响潜水员与水面人员的交流,这时需要使用氦氧潜水电话进行矫正。

由于氦气过饱和安全系数小,在潜水结束减压时,第一停留站与水底之间的相对距离要比空气潜水时近一些,即第一停留站要深一些,可避免过大的压差梯度,防止体内产生气泡而导致减压病。

减压结束后,应在加压舱旁或其附近,密切观察潜水员状态 2~6 h 或更久一些,发现不良表现时,可及时处理,确保潜水员健康安全。

7.4.2　饱和潜水

饱和潜水(saturation diving)指潜水员在设定的深度或相应的高气压环境中长时间暴露(>24 h),使体内各类理论组织中所溶解的惰性气体都达到完全饱和,这时只要潜水深度保持不变,不论水底或相应压力下停留时间延长多久,其减压(脱饱和)的时间不变。

1. 饱和潜水特点

由于饱和潜水结束后的减压时间不因高压下的停留时间延长而改变，并且可在高压下长时间停留作业，从而大大提高了水下工作效率。特别适合于大深度、长时间、作业任务多而繁重尤其是需要连续不间断作业的潜水工程。

在饱和潜水的饱和深度下，还可进行巡回潜水，向较浅深度或更深的深度进行潜水作业，也可在同一深度进行潜水作业，分别称作向上巡潜、向下巡潜、水平巡潜。一般潜水实践中，通常采用的是向下巡潜。向下巡潜的深度控制在不减压潜水的范围内。

饱和潜水期间，潜水员虽然每天进行潜水作业，但均在同一深度，或者进行巡潜，也在不减压潜水的范围内，因不是像常规潜水那样的反复潜水，没有反复的减压过程。并且，潜水作业结束后的减压过程全程在加压舱内进行，有潜水医学保障人员的密切观察与跟踪，因而减压病的发病率明显降低，安全性明显提高。但是，饱和潜水对设备系统和相关人员的配备及素质要求均比常规潜水高得多。

饱和潜水减压方案的制订比常规潜水简单，减压表的计算只考虑脱饱和最慢的组织。饱和潜水减压时间很长，如果发生减压病，多出现在减压过程中，尤其是在较浅深度处。因此，减压结束后，潜水员还应在舱边或其附近停留观察 12～48 h。总体来讲，饱和潜水减压病的症状轻，较少发生重型或 Ⅱ 型减压病。

饱和潜水时，潜水员长期暴露在高压环境下，一个潜水作业周期为 28 天。因此，环境的控制非常重要，包括压力、舱室气体环境（如氧分压、$PaCO_2$ 和污染物等）、温湿度、风速、照度、噪声、可吸入性颗粒物、微生物控制等。例如，呼吸气体中的氧分压一般控制在 40 kPa 左右，$PaCO_2$ 控制在 ＜0.5 kPa；氦氧饱和潜水温度应控制在 30～32℃，氮氧饱和潜水温度应控制在 20～26℃；相对湿度控制在 50%～70%。潜水员个人和舱室环境应定期进行清洁卫生与消毒。饱和潜水期间，甲板居住舱卫生消毒维持周期最长一般不超过 3 个饱和周期即 84 天。

2. 饱和潜水分类

根据作业深度不同，可采取不同的饱和潜水方式，呼吸不同的混合气体。饱和潜水分为空气饱和潜水、氮氧饱和潜水、氦氧饱和潜水、氦氮氧饱和潜水、氢氧饱和潜水或氢氦氧饱和潜水等。即较浅深度时，因为空气或氮氧混合气廉价，可采用空气饱和潜水与氮氧饱和潜水，深度限制分别为 15～18 m、18～36.5 m；超过 36.5 m 的饱和潜水，应选择氦氧饱和潜水；深度超过 300 m 时，可考虑氦氮氧饱和潜水，利用氮气的麻醉性，在一定程度上能抑制高压神经综合征的发生。大深度饱和潜水虽然可采用氢氧饱和潜水或氢氦氧饱和潜水的方式，氢气价廉，呼吸阻力更小，可抑制高压神经综合征的发生，但截止到目前均限于海上或实验室模拟潜水试验，主要受制于氢气的特殊性质，如易燃易爆、泄漏率高、脱饱和速度要慢于氦气、增加机体散热等。

7.5　减压方法与减压表

一般认为，12 m 以浅的潜水，无论在水下停留多长时间，可以直接出水，不需要考虑减压的问题。深度超过 12 m 的潜水，当潜水作业时间超过一定范围时，应根据减压表的规定，通过适当的方法进行减压。许多研究者与潜水医学保障工作者们发现，潜水职业病即减压病的发生与潜水后的减压不当直接相关。百余年来，很多潜水医学工作者研究制定了各种各样的减压方法，在保证潜水员的安全、防止潜水疾病发生的前提下，最大限度地缩短减压时间，以提高潜水作业的效率。

各种减压方法的实质都是控制潜水员由高气压到较低气压（或回到常压）时，让体内过饱和的氮气能从容地排出体外，不致在体内游离形成气泡而致病，以达到防止减压病发生的目的。常规潜水中使用的减压方法主要有六种,而饱和潜水后的减压则在潜水作业结束后,经潜水钟返回甲板减压舱内进行,在此也做简要介绍。

7.5.1　减压方法

1. 阶段减压法

根据霍尔丹的减压理论,减压过程速度不宜过快,幅度应适当,使体内惰性气体张力与外界总气压的比值不超过过饱和安全系数,防止气泡产生,又要尽量接近过饱和安全系数,以保证惰性气体脱饱和有较大驱动力,尽快脱饱和,缩短减压时间,提高潜水作业效率。因此,潜水员在完成水下作业后,不是从水底直接上升到水面,而是每上升一定距离,停留一定时间,有规律地逐步到达水面,这种减压方法称为阶段减压法。该减压方法的整个减压过程全部在水下完成。潜水作业结束后,潜水员出水前,需要在水下逐一停留的各个深度称为停留站,而距水底最近的一站称为第一停留站。

阶段减压的目的是使组织内的惰性气体张力与下一个较浅深度处总气压的比值接近甚至等于过饱和安全系数值,停留一段时间,待组织内安全过饱和的惰性气体逐渐脱饱和,到惰性气体张力最高组织的惰性气体张力降至与所定其次更浅深度处总气压的比值接近或等于过饱和安全系数时,又上升到更浅的深度,再停留一段时间,等待惰性气体脱饱和,依此类推,重复进行,直至出水。在第一和第二停留站停留时间不宜过久,以免"慢组织"在此期间饱和过多惰性气体。阶段减压法容易掌握,减压病预防效果确实,是现今最常用的减压方法。实际潜水作业时,生命支持人员根据潜水深度,可从减压表上直接查到所需要停留的各个深度和停留时间。

阶段减压法要求潜水员长时间浸泡在水中逐站停留减压,因而在紧急情况或恶劣的水文、气象条件下难以进行。

2. 水面减压法

潜水员水下作业结束后的减压过程,全部或大部分在出水后进入减压舱内完成。因此,应用水面减压法既能较快地出水又能确保潜水员的生命安全。一般来讲,出水后,潜水员在支持母船潜水平台上应尽快卸装进入加压舱,然后立即加压至上升出水前的压力,再按相应的规定减压。从潜水员离开水下最后一个停留站到进舱后加压到规定压力之间的这段时间称为水面间隔时间,该时间应尽量短暂,一般不得超过 6 min。实施水面减压法时,水面间隔时间内组织的惰性气体张力与外界总气压的比值超过了过饱和安全系数,存在风险,但一般不发生减压病。这可能与组织和体液中蛋白质对惰性气体有相当的束缚力有关。

为了确保安全,采用水面减压法时,潜水员应从Ⅳ类组织的氮张力与水面总气压之比不大于 2.6 的深度直接出水。如果潜水作业结束时,组织氮张力未超过规定要求,潜水员可从水底直接上升出水,进行水面减压。如果在水底时,组织氮张力超出了规定的要求,应根据情况在水下设若干停留站,让体内溶解的氮气排出一部分,等到组织内氮张力降至规定要求,再上升出水进行水面减压。对采用水面减压法的潜水,其深度及水下工作时间极限均有严格规定。

水面减压法有较多优点:

(1) 如情况不允许潜水员在水下逐站停留减压时,包括水温过低、风浪过大、水流过急、潜水员放漂、装具破损或潜水员严重受伤等,可采用水面减压法完成减压。

(2) 在加压舱内,条件可控,调整方便,潜水员在舒适、有照料的情况下减压,有利于安全脱饱和,减压病的发病率低,即使发病,也可及时采取加压治疗。

(3) 潜水员能提早出水,所用装具、设备及配套人员可以周转服务于下一批潜水员,以充分利用水文、气象等条件,缩短完成潜水作业的总时间。

水面减压法也有一些缺点：

（1）上升出水快，间隔时间短，若操作稍有耽搁或失误，容易引起减压病。

（2）使用条件严格，应用范围有限制，如对设备、操作程序、潜水员素质和医学保障工作等方面均有相应要求，须严格遵守，不容疏忽。

3. SCC - DCC 减压法

在潜水员下潜及减压过程中，为了减小水下各种不利环境因素的影响，可以用下潜式加压舱（submerged compression chamber，SCC）从潜水工作母船上将潜水员送至水底。在水下作业结束后，或上升至第一停留站深度时，让潜水员进入舱内压与环境水压相等的 SCC。然后，将 SCC 吊至潜水工作母船甲板，与甲板加压舱（deck compression chamber，DCC）对连，潜水员进入 DCC，再完成减压过程。因此，采用 SCC - DCC 减压法，可让潜水员在舒适、躺卧、生活便利且有照应和看护的情况下进行减压，优点明显。虽然本质上与阶段减压法相同，但它克服了水下阶段减压的缺点，也避免了水面减压有水面间隔时间遗留的罹患减压病的风险。不过，SCC - DCC 减压法要求有相应的设备等支持条件，操作复杂，过程也多，容不得半点疏忽。

4. 吸氧减压法

吸氧减压法指潜水员减压至一定压力时吸用纯氧进行减压的方法。吸氧减压法与一般阶段减压法相比大大缩短了减压时间，提高了减压效果，降低了患减压病的风险。吸氧减压法目前在潜水与高气压作业中已被广泛应用。潜水员在减压到一定深度时（如 18 m 或更浅）开始吸纯氧，按规定的停留站逐站吸相应时间的纯氧，直至出水（回到常压）。吸氧减压法有专用的吸氧减压方案，应按此方案完成减压。

前已述及，惰性气体从体内排出的速度，取决于机体组织的惰性气体张力与肺泡惰性气体分压之间的压差梯度。一般采用纯氧代替原来吸入的空气或混合气体可使肺泡惰性气体分压几乎下降到零，这就使组织内惰性气体张力与肺泡内惰性气体分压之间的压差梯度达到最大，使惰性气体的脱饱和达到最大速度，有利于惰性气体的充分脱饱和。

采用吸氧减压法时要严格遵守用氧安全操作规定，严防发生事故。

5. 轮换呼吸多种气体减压法

轮换呼吸多种气体减压法指潜水作业结束，开始减压时，可在较大深度，甚至减压开始前或加压阶段，轮换呼吸含有不同惰性气体成分的混合气，在减压到 18 m 后，再呼吸纯氧的减压方法。

替换的混合气体中含有的惰性气体成分与前一种呼吸气体中所含有的惰性气体成分不同，因而可控制前一种惰性气体在体内的继续饱和，并可使其提前脱饱和。因此，这种减压方法可明显缩短减压时间。该减压方法的缺点是不仅操作复杂，还提高了成本。此外，还有可能发生等压气体逆向扩散综合征，故实际应用较少。

6. "最起码"减压法

潜水或高气压作业时，在一定水深（压力）处停留如不超过限定的时间，水下或高气压作业结束后，可由作业水深（压力）处直接出水或回到常压，而不必在中途停留减压，这种潜水方式称为不减压潜水，一般限定 12 m。如超过 12 m，则在某深度处如 15 m、45 m 深处允许停留最大时间分别为 100 min、10 min，出水时间分别为 2 min、6 min。由于"不减压"一词表达这些情况不很确切，无论是从常压向低气压还是从较大深度向较小深度及至常压移行，都是一个减压的过程。因此，后来有人提出"不停留减压""最起码减压"的名称，后者更为大家所接受，即对应于国外学者提出的"minimal decompression"。

因为潜水员的个体差异，不同个体对过饱和安全限度的耐受性不一样，加上不同因素对惰性气体脱饱和过程的影响,所以"最起码"减压潜水结束后,仍须加强对潜水员的观察,并监督其休息,避免减压病的发生。

目前,各国针对采用"最起码"减压法的潜水均有各自的规定(表7-1)。

表7-1 我国及美、俄关于不减压潜水深度和停留时间的限定

国 别		深度(m)														
		15	18	21	24	27	30	33	36	39	42	45	48	51	54	57	60
中国	各深度停留时间(min)	100	45	35	25	20	15	15	10	10	10	10					
	上升出水所用时间(min′s″)	2′	3′	3′	3′	4′	4′	5′	5′	6′	6′	6′					
美国	各深度停留时间(min)	100	60	50	40	30	25	20	15	10	5	5	5	5	5	5	
	上升出水所用时间(min′s″)	50″	1′	1′10″	1′20″	1′30″	1′40″	1′50″	2′	2′10″	2′20″	2′30″	2′40″	2′50″	3′	3′10″	
俄罗斯	各深度停留时间(min)	105	45	35	25	20	15	15	10	10	10	10	5	5	5	5	5
	上升出水所用时间(min′s″)	2′	3′	3′	3′	4′	4′	5′	5′	6′	6′	6′	7′	7′	8′	9′	9′

资料来源:引自陶恒沂、张辉 2011 年主编的《潜水减压病的防治》。

7. 饱和潜水的减压方法

(1)等速减压法:又称线性减压法,即采用缓慢均匀的方法进行减压。或采用分阶段的等速减压法,即在一定的深度范围内,按一定的速度进行等速减压,越接近水面,减压速度应越慢。例如,我国某次 200 m 饱和潜水模拟试验时,采用了下述方案:在 200~15 m,每 25 min 减压 0.5 m;在 15~0 m,每 40 min 减压 0.5 m。

(2)阶段减压法:由于等速减压法具体实施时,人工控制操作较难,故目前通常采用阶段减压法,实施方便。例如,在我国,有的采用每 1 m 一站,逐步减压的方法。

7.5.2 减压表

潜水(或高气压)作业结束后,潜水员应按照相应的减压方案和程序进行减压,安全出水(或回到常压)。为了方便使用,人们将不同潜水深度-时程的许多潜水减压方案汇编起来,形成潜水减压表(decompression table),便于潜水前制订减压方案时查找利用。减压表的应用大大降低了减压病的发病率和病死率。因此,对于潜水作业人员,应该熟悉和掌握减压表的使用方法。下面简要介绍减压表的基本结构和分类。

1. 减压表的基本结构

减压表包括表头(栏目)和表体(具体内容)两部分。

表头(栏目)从左到右一般包含下述几项:下潜深度、水下工作时间、从水底上升到第一停留站的时间、各停留站深度及停留时间和减压总时间等。有的表在前面有方案编号，后面还有反复潜水分组符号。

表体即具体内容，是各个潜水减压的具体方案和程序。从左到右的内容即表头各栏目指示的具体内容。从上到下为潜水作业的深度由浅至深和各深度下潜水时间由短到长的各个不同方案依次排列。各种类型的表内还有不同标记。例如，我国空气潜水所用水面减压潜水减压表中的"☆"表示可直接从水底上升至水面，然后在加压舱内进行减压；60 m 水下阶段减压潜水减压表中，"＊"表示在某一深度下的最长停留时间；美国海军空气潜水所用标准空气减压表中的大写英文字母表示反复潜水分组符号等。此外，与各减压表配套，表前都列有使用说明，包括表的结构、适用范围、术语解释、方案选择原则、使用方法、注意事项等，部分减压表还列有出现异常情况时的应对措施。

2. 减压表的分类

一般来说，根据潜水（或高气压）作业任务的具体情况如潜水深度（压力）、工作量、水温、流速等，要在潜水作业前制订潜水方案，包括潜水方式、下潜深度、水底停留时间及减压方案等。每次潜水作业结束后，都按照事前选定的减压表中相应的减压方案来进行减压。目前，各种类型的潜水几乎均有相应的减压表，大致分类如下：

（1）根据潜水方式的不同，分为常规潜水减压表、饱和潜水减压表等。

（2）根据呼吸气体的种类，分为空气潜水减压表、氦氧混合气潜水减压表等。

（3）根据使用的减压方法，分为水下阶段减压表、水面减压表、吸氧减压表等。

（4）根据特定的用途，分别制订了反复潜水减压表、应急潜水减压表、高海拔水域潜水减压表、隧道高气压作业减压表、潜艇艇员水下脱险减压表、减压病加压治疗表等。

（5）上述各类减压表还可根据不同情况，进行进一步分类，如饱和潜水减压表可分为空气饱和潜水、氮氧饱和潜水、氦氧饱和潜水及饱和潜水不减压巡回潜水的减压表等。

7.6　潜 水 疾 病

在潜水或高气压作业过程中，若潜水员或潜水医学保障人员不严格遵守规定，违反作业程序，违背潜水医学保障规律，将可能对潜水员造成伤害，引起多种潜水疾病，严重者还可能引发潜水事故，影响人命与财产安全。潜水疾病主要包括氮麻醉、高压神经综合征、减压病、潜水气压伤如肺气压伤和挤压伤、氧中毒、缺氧症、有害气体中毒、海水淹溺、海洋生物伤、低温伤害、水下爆震伤、睡眠障碍、心理障碍等。本节重点介绍减压病、肺气压伤、氮麻醉、氧中毒、缺氧症、高压神经综合征等潜水疾病。

7.6.1　减压病

减压病（decompression sickness）是潜水或高气压作业中较常见的疾病，是机体在高压下暴露一定时间后，回到常压（减压）过程中，由于外界压力降低幅度过大、速度过快，以致在高压下溶解于体内的惰性气体（如氮气）迅速游离出来，以气泡的形式存在于组织和血液中，产生栓塞、压迫及其他影响所引起的一种疾病。因为主要是迅速减压引起的，所以称为减压病。

减压病主要发生在潜水作业、高气压作业（沉箱、隧道作业等）、失事潜艇脱险上浮、高压舱内工作或接受治疗结束后由高气压环境回到常压环境时，或航空作业时从常压环境进入低气压环境，或在高空飞行时密闭舱发生故障造成突然减压，或航天作业时由低气压环境意外暴露于真空环境，或潜水作业、高气压作业结束后，由高气压环境到常压环境后再进入低气压环境等情况下。由于产生的环境和条件不同，减压病可分为潜水减压病和航空减压病等。随着经济建设的迅速发展，如海洋资源的开发利用（包括海底石油、矿物质的开采和海洋渔业资源利用等）、沉船打捞、高压氧治疗的开展及航海和航空事业的迅猛发展，减压病时有发生。随着航天事业发展，载人航天飞行意外时也可发生减压病。

人们对减压病的认识有一个过程。最早于 1667 年,英国物理学家波意耳看到快速减压的蛇,其眼睛玻璃体内出现了一个移动气泡的现象。19 世纪 40 年代,英国在打捞战列舰皇家乔治号时,很多潜水员患上了"风湿",这时人们尚不知是减压病。后来,美国在圣路易斯建造伊兹大桥时,352 名在沉箱中进行高气压作业的工人,其中 30 人因减压病瘫痪、13 人死亡。当时称其为沉箱病、屈肢症。1841 年,法国学者发现,如果让减压病患者回到沉箱中继续工作,症状会缓解或消失。这是减压病加压治疗方法的无意发现。1878 年,法国科学家保罗·伯特(Paul Bert)经过系列实验研究,写出潜水医学划时代的巨著《气压》,《气压》介绍了减压病机制,与氮气气泡形成有关,潜水结束时应缓慢上升以预防减压病,而加压治疗可缓解疼痛。1906 年,英国政府授命生理学家霍尔丹教授研究减压病的防治,1908 年其研究出第一套"潜水减压表",相关理论就是现代潜水减压理论的核心——霍尔丹效应,一直指导着人们的潜水安全减压及减压病防治。

1. 病因、发病机制与影响因素

关于减压病的病因,目前公认的是气泡学说,即机体组织和血液中有气泡形成是引起减压病的主要和直接原因。

(1) 气泡形成的基本原理:体内气泡的形成主要取决于以下两个基本因素。

1) 机体组织和体液内溶解的惰性气体达到了相应的饱和程度,是形成气泡的物质基础。

2) 外界压力迅速、大幅度降低,是形成气泡的环境条件。

呼吸压缩空气潜水时,吸入的氧气被机体代谢消耗,而产生的 CO_2 则依靠机体的调节机制使肺泡内 $PaCO_2$ 始终保持在 5.33 kPa(40 mmHg)左右的水平,多余的部分则被不断排出体外。空气中占大多数的氮气,机体既不能利用它,又缺乏对它的调节功能。氮气进入机体后,以单纯物理状态溶解于组织和体液中,其溶解量随吸入气中氮分压升高及暴露时间的延长而增加,直到机体内各组织的氮张力与肺泡吸入气中氮分压完全平衡为止(这时氮气的吸入量与排出量相等),即达到完全饱和。潜水员在水下作业结束上升出水过程中,随着外界静水压的降低,呼吸气体在肺泡内的分压也随之降低,机体内可溶解的氮气量相应减少,高压下已经达到完全饱和或部分饱和的氮气,在较低压力下即会成为过饱和状态。但是,由于机体组织和体液的胶体特性,只要外界压力降低的幅度在一定范围内,部分多余的氮仍可暂时保持溶解状态(安全过饱和状态),此时氮气可经过血液循环,通过肺顺利排出,不会在体内形成气泡(安全脱饱和状态)。

如果减压过速,外界压力降低的幅度过大,体内氮气张力与外界环境中该气体的压力差太大,氮气就来不及由血液循环通过肺排出体外,当体内氮张力超过减压后外界总气压 1.6~1.8 倍(过饱和安全系数)时,即不能再呈溶解状态存在于体内,于是,在短时间内就可能游离出来,在组织和血液中形成气泡,称为原地生成气泡。此现象与突然打开汽水瓶时气泡在汽水中快速形成相似。

气泡形成的速度、数量和体积主要取决于体内惰性气体张力与外界环境总气压的比值超过过饱和安全系数的程度。超过越多,气泡形成越快、越多、越大。气泡一旦形成,气泡周围组织和体液中所溶解的各种气体,包括氧气和 CO_2 都会向气泡内扩散,使气泡体积进一步增大。

(2) 气泡的致病过程:气泡形成可发生在任何部位,可能在血管内,也可能在血管外(图 7-1)。血管外气泡可在细胞外,也可在细胞内。气泡的栓塞、压迫及继发性影响会导致一系列相应的病理变化。

1) 气泡的物理性影响:血管内的气泡多见于静脉系统。因为静脉血来自组织,组织内形成气泡后气泡进入血循环,可形成空气栓子,造成栓塞,引起局部循环障碍,导

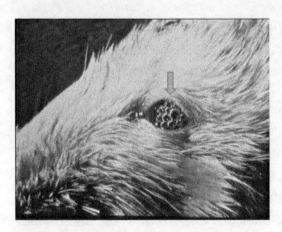

图 7-1　实验大鼠急性减压后眼部出现的气泡

致该处组织缺氧、水肿、营养障碍和坏死。严重者由于气泡数量多,栓塞广泛,血浆大量渗出,可引起低血容量性休克甚至循环衰竭致死。

气泡在血管外形成后,可产生机械压迫作用,挤压周围组织、血管和神经,刺激神经末梢甚至可引起组织损伤。

2) 继发的生物化学变化:血管内气泡在气-液界面上激活凝血因子,形成由纤维蛋白原、γ-球蛋白等组成的厚度约 200 Å 的血浆脂蛋白薄膜层,使血小板聚集并释放出血管活性物质,导致血管收缩和血管内凝血。凝血机制的启动可进一步促进红细胞及血小板的积聚,相互黏集,形成血栓,甚至造成不同程度的弥漫性血管内凝血。此外,这些聚集在气-液界面的血小板,其内部结构出现紊乱,质膜破坏,因而可释放出 5 - HT、组胺、儿茶酚胺、溶酶体酶等活性物质,这些活性物质可造成血管壁损伤,使管壁通透性增加。

3) 引起一系列应激反应:气泡作为一种刺激因素,通过神经或神经-体液途径,可使机体产生一系列全身性的应激反应,可产生缩血管及促凝血效应。

总之,在减压病的发病机制中,气泡对机体的影响有物理性原发因素,也有生物化学性继发因素,这些因素的交叉综合作用,使减压病的临床表现显得较为复杂。

(3) 影响发病的因素:影响发病的因素较多,总体来说,凡是影响惰性气体(如氮气)在机体内饱和及脱饱和过程的各种因素都将影响减压病的发生。概括起来,主要有以下几个方面。

1) 压力大小:在高压环境下工作,压力越大,患减压病的概率就越大。发病率及病情的严重程度与压力的增高成正比。

2) 高压下暴露时间:在高压下暴露的时间越长,减压病发病率越高。由于组织和血液中惰性气体(如氮气)的饱和是一个渐进过程,且机体各组织分别达到完全饱和的时间各不相同,因此,在高压下暴露的时间越长,饱和的组织越多。相反,如果在高压下暴露时间较短暂,一般不会引起减压病。

3) 减压速度:在超过 1.5 个大气压环境下工作,减压速度越快,发病率越高。

4) 劳动(运动)强度:体力活动增加促进血流循环加速,呼吸加快,这虽然有助于脱饱和,但同时组织代谢加强,代谢产物(如 CO_2、乳酸)增加,这些都可引起局部血管扩张,加速惰性气体的饱和过程,即会有更多的惰性气体溶解入体内。

5) 精神状态:精神过度紧张、恐惧或情绪不稳定,不利于惰性气体的脱饱和,而易促发减压病。

6) 健康状况:健康状态不佳,过度疲劳,或患心、肺、肾等疾病,易促发减压病。此外,由于肥胖者体内脂肪量多,会溶解更多的惰性气体,且脂肪组织血供较差,惰性气体的脱饱和较慢,较易发病。

7) 年龄:一般 40 岁以上者,因心血管和呼吸系统功能相对较差,较易发病。

8) 高压适应性:实践证明,人对高气压具有适应性。长期不潜水或新潜水员,对高气压和减压过程的适应性就差,易患减压病。因此,在进行高气压作业前,进行加压锻炼是有益的。

9) 环境因素:潜水员在水下常受到的影响是寒冷,由于机体受寒造成血管收缩,血流缓慢,影响惰性气体脱饱和。此外,潜水作业现场恶劣的水文气象条件,都可增加减压病的发病率。

10) 技术熟练程度:潜水人员在潜水作业时,若技术不熟练,往往因操作失误而失去控制,易发生放漂等事故,从而引起减压病。

2. 症状、体征与临床分型

减压病多数在减至常压后 24 h 内发病(占 95.2%),极少数可在出水后 36 h 出现症状。通常症状出现越早,病情越严重。

(1) 症状和体征:体内任何部位均可因形成气泡而受到侵害。血管内的气泡可随血流转移至其他部位,故减压病的症状和体征复杂多变,其严重程度取决于体内气泡的体积大小、数量多少、聚集部位、累及范围、产生时间及存留时间。病情可能突然缓解,也可能突然恶化。鉴于上述特点,减压病一旦发生,都应看作重症,不能有丝毫大意。

1) 皮肤:皮肤瘙痒是轻型减压病最常见的症状,一般在减压末期或减压结束后首先出现,并有蚁走感、灼热感及出汗等症状。这主要因皮肤、皮下疏松结缔组织和汗腺内有气泡形成,刺激了感觉神经末梢。痒的感觉在皮肤深层,抓挠时犹如"隔靴搔痒"的感觉。瘙痒常见于皮下脂肪较多的部位,如前臂、胸、背、肩、大腿及上腹部等,也可累及全身。

有时皮肤可出现猩红热样斑疹(图7-2A,图7-2B)或荨麻疹样丘疹,这是由皮肤血管扩张所致。如果皮下血管内有气泡栓塞可发生反射性局部血管痉挛、扩张、充血和淤血(图7-2B,图7-2C),皮肤贫血部分呈苍白色,静脉淤血部分呈蓝褐色,相互交错,可形成典型的地图样或大理石样斑纹(图7-2C)。此外,还可出现水肿和皮下气肿等现象(图7-2C)。

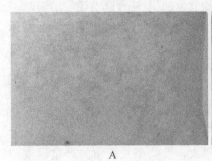  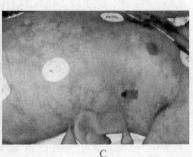

　　　　　　A　　　　　　　　　　　　　　　B　　　　　　　　　　　　　　　C

图7-2　减压病的皮肤表现

2) 肌肉和关节:肌肉和关节疼痛是减压病的常见症状,以关节疼痛最为多见,多见于大关节,如膝、肘和肩关节。这主要是由血管外气泡直接压迫神经,刺激神经末梢所致。也可能是局部血管因气泡栓塞或反射性痉挛而引起的缺血性疼痛。

疼痛往往开始仅局限于一点,逐渐扩展加重,以致发展到难以忍受的剧烈疼痛。疼痛位置多在深层,性质不一,有酸痛、刺痛、跳痛或撕裂痛等,肢体移动时疼痛加剧,明显限制肢体活动,使肢体保持在屈曲体位,以减轻疼痛,故有"屈肢症"之称。检查时,局部无红肿,压痛不明显。这种疼痛非一般止痛药所能解除,但如果局部给予热敷或按摩可使疼痛得到暂时缓解。

3) 心血管系统:大量气泡在血液、心血管系统中形成后可引起一系列严重症状。因为气泡在血管内可移动,所以症状具有时轻时重交替出现的现象。患者通常四肢发凉,皮肤黏膜发绀,脉搏快而弱,心前区压迫感。严重者意识丧失,呼吸停止,脉搏难以触及,血压下降甚至无法测出。叩诊时,心界向右扩大。听诊时,可在心前区听到收缩期杂音。

大量气泡进入微循环可使毛细血管通透性增加,血浆大量渗出,血容量减少,血液浓缩,可导致低血容量性休克。大量气泡栓塞冠状动脉可造成猝死。

4) 呼吸系统:主要表现为气哽。该症状并不常见,出现也较迟,但一旦发生则很严重。这主要由气泡栓塞了肺毛细血管所致。患者可有胸部压迫感,胸骨后突发性灼痛和不可抑制的阵发性咳嗽,在深吸气时加重,呼吸浅而快,以致呼吸困难。听诊时呼吸音减弱,可听到细湿啰音、湿性捻发音。若是边缘部位的大气泡栓塞,则叩诊呈浊音。

5) 神经系统:气泡较易发生在血液灌流较差的腰骶部脊髓,可引起截瘫。表现为感觉障碍、运动障碍、大小便失禁或潴留等。若累及脑部,则引起的症状广泛多样,可出现感觉异常、运动失调、偏瘫、单瘫、颜面麻痹、反射异常、语言障碍、失字症、记忆丧失、痴呆、一过性谵妄,或体温升高,严重时昏迷甚至死亡。造成这些现象的原因是在周围神经的髓鞘内及大脑的白质内形成气泡。

此外,当前庭和内耳迷路被气泡栓塞时,可引起梅尼埃病样症候群,出现头痛、眩晕、恶心、呕吐、出冷汗、面色苍白等症状。听觉系统受累时,有耳鸣、听力减退。气泡累及视觉系统时,可出现复视、视力减退、视野缩小或暂时性偏盲、失明等症状。

神经系统的损伤,如不及时治疗,以致神经组织发生变性、坏死,则不可逆转,将会出现一系列后遗症。

6) 消化系统:大量的气泡累及胃肠道血管可引起恶心、呕吐、上腹部急性绞痛、腹胀、腹泻等症状。

7) 疲劳:潜水员出水后感觉轻度疲劳是常见现象,多数是由水下活动体力消耗较大所致。但是,如果潜水员出水后出现与体力劳动不相称的极度疲劳感并伴有无力、厌食、嗜睡现象,则往往是发生减压病的前驱症状,应引起重视。

上述症状中,以皮肤瘙痒、肌肉和关节疼痛最为多见。单一症状者占多数,多种症状同时出现者较少。

(2) 临床分型:减压病有两种分类法,一种是目前国际通用分类法,分为Ⅰ型和Ⅱ型;第二种是国内常用分类法,分为轻型、中度型和重型。

1) 国际通用分类法

A. Ⅰ型:为轻型,仅有皮肤、关节、肌肉症状等无生命危险的减压病表现。

B. Ⅱ型:为重型,出现中枢神经系统或呼吸、循环系统等重要生命器官功能障碍的症状与体征,有生命危险。

2) 国内常用分类法

A. 轻型:通常仅有皮肤症状与体征,或出现肌肉、骨骼、关节疼痛症状,但程度较轻,未造成患者严重痛苦。

B. 中度型:出现肌肉、骨骼、关节的剧烈疼痛,或出现头痛、眩晕、耳鸣、恶心、呕吐、腹痛等神经系统及消化系统的症状。

C. 重型:出现中枢神经系统或呼吸、循环系统等重要生命器官功能障碍的症状与体征,如瘫痪、昏迷及麻痹,并伴有明显发绀、呼吸困难、心力衰竭等,若不及时处理,有可能危及生命。

以上分型只是相对的,因为减压病的病情会不断发生变化,也许开始为轻型,但很快会转变为重型,这是减压病病理过程中的一个重要特点。

此外,减压病还有急慢性之分:

1) 急性减压病:气泡形成后,在短时间内机体所表现的病症。

2) 慢性减压病:① 急性减压病治疗不及时、不彻底或减压病症状轻,患者不就医,导致病程迁延数月或数年。② 长期在高气压下工作,因减压不当导致中枢神经或身体组织慢性伤害,从而出现注意力不集中、视力减退、记忆力丧失、行动障碍、行为异常等。③ 减压性骨坏死,一种非感染性的缺血性骨坏死,一般发生在长骨头端,尤其股骨、肱骨头。可能由气泡栓塞/压迫引起缺血坏死所致。

3. 诊断与鉴别诊断

(1) 诊断:减压病的诊断主要根据以下几点。

1) 近期(36 h内)有呼吸压缩气体进行潜水作业或有在高气压环境停留的历史。

2) 回到常压后或在减压过程中出现典型的减压病症状和体征,又非其他病因引起者。

3) 应用多普勒(Doppler)超声气泡探测仪技术进行检测,通常可直接在心前区探测到在血流中运动的气泡,有助于确诊。因为 Doppler 超声技术只能测血管内流动的气泡,测不到血管外组织中静止不动的气泡,所以可能会出现症状阳性而检测气泡阴性的情况。

4) 进行鉴别性加压。对可疑患者经鉴别性加压处理,症状和体征可立即减轻或消失。

(2) 鉴别诊断:主要是与其他一些潜水疾病及非潜水疾病相区别。

1) 非潜水疾病

A. 肢体关节疼痛:应考虑与关节、韧带、肌腱的外伤,重体力劳动后肌肉疲劳酸痛,膝关节半月板损伤,柳条状骨折等情况相鉴别。减压病疼痛无明显压痛,也无局部红、肿、热等症状。

B. 腹痛:应考虑与阑尾炎、脾破裂、肠腔胀气相鉴别。

2)潜水疾病：着重与肺气压伤、氮麻醉、缺氧症相鉴别。此外,减压病的症状可能因同时合并其他潜水疾病(如肺气压伤、挤压伤)而被掩盖,须引起警惕。

4. 急救与治疗

(1)加压治疗：可直接消除体内已经形成的气泡,是减压病唯一直接有效的治疗方法。

1)加压治疗的基本原理：加压治疗就是将患者送入加压舱内,迅速提高舱内压力,使压力达到预期的高度,并停留一段时间,待患者症状消失后,再按相应的治疗减压表缓慢减压出舱。因为随着舱压升高,患者血液和组织中的气泡体积就会根据波意耳-马里奥特定律而缩小,气泡内气体随着分压的升高而重新溶解于血液和组织中,这就减轻或消除了气泡造成的阻塞和压迫影响,使症状得以缓解或消失。然后,再按一定的规则进行减压,使体内饱和到一定程度的惰性气体(如氮气),以安全脱饱和的形式,通过血液循环,经肺泡逐渐从容地排出体外。这样,因气泡而产生的症状就不会再出现。此外,舱内压升高使得组织中氧分压也提高,这就有利于缺氧组织逐步得到恢复,从而提高治疗效果。

一般情况下,如果减压病发病后能及时进行加压治疗,很快即可痊愈,治疗越早,效果越好。延误加压治疗时间会明显影响治疗效果。如果治疗不及时或治疗不当,将会遗留永久性的后遗症。

2)加压治疗方法和要求：整个加压治疗过程分为加压、高压下停留和减压三个阶段。

A. 加压：加压速度应尽可能快些,一般是每 $1\sim1.5$ min增加舱压 100 kPa。加压过程中,如果患者耳痛难忍,可减慢加压速度。昏迷者因咽鼓管不能打开从而进行调压,遂需要进行鼓膜穿刺。对于急性患者,原则上应该在症状消失后,再升高一些压力,使其达到加压治疗表中相应的治疗方案中规定的要求。加压治疗最大压力一般为 500 kPa,顽固者可选择 700 kPa。

B. 高压下停留：原则上是待症状消失后,在该压力下停满 30 min,或按治疗表中规定的停留时间停留。不能症状一消失就立即减压,因为气泡缩小再重新溶解于组织内也需要一定的时间。对于症状重、改善慢的患者,可延长到 120 min,特别严重病例可采用空气饱和方案。减压过程中症状复发者,应修正原有方案,将压力重新提高到更高水平进行加压治疗,按新的治疗方案减压。

C. 减压：按照加压治疗表中相应的方案进行减压,可使在加压治疗过程中溶解于体内的多余惰性气体,通过肺泡排出体外。在减压过程中,应严格遵照治疗规定进行操作,无特殊情况不得随意修改。

患者减压出舱后,应注意在舱旁观察 $6\sim12$ h。如症状复发,应及时再次加压治疗。

(2)辅助治疗：可显著提高加压治疗的效果,并可消除加压治疗后一些后遗症状,是减压治疗过程中不可缺少的重要措施。

一般情况下,辅助治疗主要是加强心血管及呼吸功能,改善机体组织缺氧状态,促进体内惰性气体排出及组织水肿消退,有利于损伤组织的恢复,防止继发感染,从而促进加压治疗的效果。若出现低血容量性休克,使用扩容剂是加压治疗得以奏效的先决条件。

1)吸氧：可提高肺泡内的氧分压,使惰性气体分压下降,从而促进体内惰性气体的排出,既可缩短减压时间,又可解除组织缺氧,减轻组织损伤。因此,除在加压治疗过程中给予吸氧外,在加压前和减压出舱后,一般都应给予吸氧。吸氧时,舱内压力不得超过 180 kPa,且需间歇吸氧并控制吸氧总时间,加压舱内氧浓度控制在 23% 以下。

2)药物治疗：根据病情,使用相应的药物进行辅助治疗。

A. 对于有呼吸、循环功能障碍的患者,可给予中枢兴奋剂和血管扩张药。

B. 减压病患者一般都有一定程度的血液浓缩,早期补液(神志清醒者可口服)可使其症状减轻。对于严重患者出现低血容量性休克时,在加压治疗的同时,应尽快给患者输注血浆或低分子右旋糖酐等,补充血容量,这对降低血黏度、防止血小板聚集、改善微循环都具有良好的作用。

C. 对于有脑和脊髓等神经损伤的患者,可给予维生素 B_1、维生素 B_6、维生素 B_{12} 等神经营养药。也可选用 ATP、细胞色素 C 等细胞代谢促进剂。为解除水肿可酌情使用 $10\%\sim20\%$ 甘露醇。

D. 根据患者具体情况,若存在继发感染,可选用适当的抗生素。

E. 止痛药要慎用,以免掩盖症状,影响对加压治疗效果的判断。

3) 理疗、按摩、针灸治疗:理疗的种类较多,如热水浴、红外线、蜡疗、高频电疗等。对于皮肤瘙痒、关节肌肉疼痛等还可采用按摩和针灸疗法,效果也比较好。针灸常用的穴位有足三里、膝眼、血海、合谷、曲池等。采取这些治疗措施在改善血液循环、促进新陈代谢、提高神经肌肉功能的恢复等方面,常可看到显著的效果。

4) 支持疗法:可给予患者高热量、高蛋白和高维生素饮食,主要用于改善患者的营养状况。不宜给予高脂肪、易产气或难消化的食物。此外,还应注意患者的休息和睡眠。

5. 预防

减压病最根本、最直接的原因是体内气泡的形成。因此,在潜水过程中,凡是直接或间接影响机体内气泡形成的因素,都是预防减压病必须注意的问题。主要预防措施有以下几方面。

(1) 认真做好卫生保健工作。平时要关注潜水员的饮食和营养,督促潜水员加强体育锻炼,定期进行加压锻炼,合理安排作息时间,提高潜水员对高气压的适应能力。潜水员下潜前禁止饮酒和吸烟。

(2) 潜水作业前应做好一切准备工作。认真进行必要的体格检查,制订医学保障计划,选择并确定合适的减压方法和减压方案,完善安全保障措施等。

(3) 潜水员在潜水过程中要保持潜水服内良好的通风状况。此外,水面工作人员应随时注意潜水员的排气情况,防止发生放漂等事故。

(4) 水下工作结束前,应根据潜水员水下工作的实际深度、水下工作的时间、劳动强度、水文气象条件及个体因素等情况正确选择减压方案,并严格按照此方案进行减压。

(5) 潜水员在潜水过程中,如发现异常情况或不适,应立即报告,以便水面工作人员能根据实际情况及时采取相应的处理措施,必要时可改变减压方法或修改减压方案,防止减压病的发生。

(6) 潜水员要防止在水下作业过程中过于疲劳或体力消耗过大,同时要穿防寒衣,注意保暖。

(7) 为了加速潜水员体内惰性气体的排出,潜水员出水后,可继续给予吸氧、喝咖啡或茶等热饮料,或进行热水浴等。

(8) 潜水结束后,潜水员若要乘坐飞机,要注意潜水后的飞行限制,参照目前国内已颁布的交通运输行业标准《潜水员潜水后飞行要求》(JT/T 909—2014)执行,避免诱发或加重减压病。

7.6.2 肺气压伤

肺气压伤(pulmonary barotraumas)指在潜水或高气压作业时,某种原因造成肺内压比外界环境压力过高或过低,超过肺组织扩大或收缩的生理允许范围,使肺组织撕裂,以致气体通过破裂口进入肺血管及肺相邻的部位,从而产生的一种急性、危险性的肺气压损伤疾病。

肺气压伤在使用各类潜水装具潜水,快速上升出水屏气时极易发生。在加压舱或高压氧治疗过程中屏气,也可引起肺气压伤。

1. 病因、发病机制与影响因素

肺气压伤与减压病虽然具有同一病因"气泡",但两者在气泡产生的机制上却有着根本的不同。肺气压伤所产生的气泡是由于肺内压过高或过低,引起肺组织撕裂,肺泡内气体进入被撕裂的肺血管和组织所造成。

(1) 肺组织撕裂的原因

1) 肺内压过高:当潜水员从水底快速上升出水时,外界压力迅速降低,如果此时潜水员屏住呼吸或发生喉头痉挛等,从而致使肺泡内膨胀的气体不能及时排出,肺脏就会扩大,一旦肺内压迅速升高超过其弹性极限时,就会导致肺组织撕裂。实验证明,肺内压高于外界压力 10.7～13.3 kPa(80～100 mmHg,1 mmHg=0.133 3 kPa)时,就会造成肺组织撕裂。

必须指出,从较浅深度(如 10 m 以浅)上升与从较深深度上升相比,虽然上升同样距离,但是因为气体体积膨胀的比例前者比后者大得多,所以前者发生肺气压伤的危险性要比后者大得多,极易造成肺组织严重损伤。

2) 肺内压过低:这是由胸腔扩大而无气体进入肺内造成的。如果潜水员潜水时咬嘴脱落,就会出现吸气时胸腔扩大,但无气体进入肺内,而呼气时却又将肺内气体进一步呼出。如此反复,将使肺内气体变得十分稀薄,从而造成肺内压过低。实验证明,肺内压低于外界压力 10.7～12 kPa(80～90 mmHg)时,肺泡壁将承受强大的吸力,一旦超过生理极限,就会造成肺组织撕裂。

(2) 发病机制:肺组织被撕裂后,气体进入破裂的肺血管,形成气泡栓子。气栓经撕裂的肺组织进入肺循环后,将严重影响肺泡的气体交换,从而引起呼吸困难。

进入肺静脉的气栓随血液流至左心,继而进入体循环。气栓可通过左心经主动脉至机体不同部位的动脉,造成动脉栓塞,进而导致相应组织、器官缺血,引起功能障碍。气栓尤其容易发生在脑血管和冠状血管,脑血管栓塞或心血管栓塞一旦发生,将引起极为严重的心、脑功能障碍。

如果脏胸膜被撕裂,肺内气体可直接进入胸腔,形成气胸。如果撕裂发生在肺根部,气体可从支气管和血管周围的结缔组织鞘进入纵隔及其皮下,引起纵隔气肿及颈、胸部皮下气肿。

(3) 影响因素

1) 屏气:潜水员在减压出水或在加压舱减压过程中,屏气是引起发病的最重要因素。有意或无意屏气,都可引起肺内压的急剧升高,造成肺组织撕裂,从而导致肺气压伤。有时潜水员由于惊慌或局部受刺激(如呛水)也可引起喉头痉挛,从而导致肺气压伤。

2) 肺内压过高:当潜水员从水下上升出水时,如果减压速度太快,周围压力迅速降低,使肺内气体体积急剧膨胀,来不及排出,可造成短时间肺内压力突然增高而导致肺组织损伤。这常见于潜水员在水下作业时,压铅失落等原因使正浮力突然增加而快速上浮,或潜水员在水下发生意外后,水面人员提拉潜水员出水速度过快所致。

3) 呼吸袋内压力升高:使用闭合式呼吸器潜水时,装具的控制阀失控、潜水员操作不当或呼吸袋受到猛烈碰撞和挤压,均可使呼吸袋内压力骤然升高,这种短促的压力波突然冲击肺组织,使其来不及适应而造成损伤。

4) 肺内压过低:潜水时,咬嘴脱落或潜水装具使用不当等因素可造成肺内空气过于稀薄,从而导致肺组织损伤。

2. 症状与体征

肺气压伤的特点是发病急,大多数在出水后即刻或 10 min 内发病,甚至在潜水员上升出水过程中发病。病情一般较重,变化也快,有时患者病情可能会突然恶化而致死亡。肺气压伤常见的症状和体征有如下几种。

(1) 肺出血和咯血:是肺气压伤最常见且具有特征性的症状之一。通常在潜水员出水后立即或稍后就会发现患者口鼻流泡沫样血液或有咯血,出血量 100～200 mL。轻者仅有少许血痰,甚至无出血症状。有时随痰咯血时间可持续 2～3 天,其出血程度逐渐减少。

(2) 昏迷:也是最常见的症状。昏迷可发生在出水后即刻,甚至在出水过程中就可能发生。昏迷可由脑血管气泡栓塞引起,也可能是肺部剧烈损伤刺激导致的反射性反应。若同时合并其他潜水疾病,则昏迷的原因就比较复杂。

(3) 胸痛和呼吸困难:胸痛轻重不一,深吸气时加重。呼吸变得浅而快,有时出现呼气性困难,重者甚至呼吸停止。检查时,胸部叩诊可有浊音区和"空匣"音,这表明有出血病灶和局灶性气肿的存在。听诊时,呼吸音减弱,往往可听到散在性粗细湿啰音。

（4）咳嗽：咳嗽时常伴有剧烈的胸痛,这是由于肺出血及分泌物刺激呼吸道而引起的常见症状。咳嗽可造成肺内压增高,又会导致肺组织继续损伤和出血,使气体进入肺血管,这不仅增加患者的痛苦,也促进病情更趋恶化。

（5）循环系统功能障碍：患者常有心前区狭窄感。检查发现,患者皮肤和黏膜发绀,脉搏快而弱,甚至触摸不到。血压下降,有时无法测到。听诊时,心音低钝,心律不齐,如果有气泡在心室内聚积,心尖区可听到"水车样"杂音。这时,患者四肢发凉,皮下静脉怒张,严重者可出现心力衰竭。如果气泡进入冠状动脉,常无任何前驱症状而心脏停搏,造成猝死。心血管系统功能障碍具有周期性变化的特点,时而功能改善,时而病情恶化,这是由空气栓子随血液流动,在血管内发生转移所致。

（6）颈胸部皮下气肿：这是常见体征。如果颈部压迫严重,可引起患者发音改变或吞咽困难。检查时,肿胀处可触及"捻发音"。

（7）纵隔气肿和气胸：由于气体从破裂的脏胸膜进入纵隔和胸膜腔,可分别引起纵隔气肿和气胸。这时患者常表现为十分虚弱,表情痛苦,呼吸困难,皮肤发绀,胸骨下疼痛。如果心脏和大血管直接被压迫,可导致晕厥和休克。

以上是肺气压伤常见的主要临床表现。气泡栓塞的部位不同,还可能出现其他症状,如出现单瘫、偏瘫、语言障碍、运动失调、视觉障碍、耳聋等症状和体征。

3. 诊断与鉴别诊断

肺气压伤的诊断可根据患者从水下快速上升出水后立即或稍后发生昏迷,并出现一些肺气压伤临床症状的病史,同时检查发现患者口鼻流泡沫样血液,即可确诊。对于一些轻症患者,出水后意识尚清楚,无明显咯血症状,这时必须对该次潜水的全过程进行认真调查分析,了解上升出水过程中患者是否屏气,检查装具是否完好等。根据调查结果,综合分析,再结合发病后的症状,诊断并不困难。

由于肺气压伤与减压病有共同的病因——气泡,并且大多数病例均发生在相似的条件下,即快速从高压处转到低压处,故有必要注意鉴别。肺气压伤与减压病的鉴别要点见表7-2。

表 7-2 肺气压伤与减压病的鉴别要点

	肺 气 压 伤	减 压 病
发病原理	气泡是由于肺内压过高或过低,造成肺组织撕裂,使肺内气体经破裂口进入血管及周围的组织而形成的	气泡是由于在高压下溶解于血液和组织中的惰性气体,当快速减压时,从血液和组织中游离出来而形成的
发病条件	1. 快速上升出水过程中,潜水员有意无意屏气时可发生。尤其易发生于10 m以浅深度快速上升出水过程中 2. 发病与高压下暴露时间无关 3. 大部分病例发生在上升出水过程中,或出水后即刻发病	1. 潜水员上升出水速度过快(如放漂)而发生。一般在10 m以浅即使停留时间长,减压速度快也很少发生 2. 一定要在高压下暴露一定时间后才会发生 3. 大多数病例在减压结束后30 min~6 h发病
症状与体征	1. 口鼻有泡沫样血液流出,是肺气压伤的典型表现 2. 必定有呼吸系统和循环系统的表现	1. 一般不会出现口鼻流泡沫样血液现象 2. 不一定有呼吸和循环系统的表现。少数严重病例才有呼吸困难、发绀、心力衰竭等表现
加压治疗效果	经加压治疗后,对消除气泡引起的症状有明显效果,但肺损伤引起的咯血等症状和体征仍可存在	经加压治疗后,对消除气泡引起的症状与体征效果显著。如果及时进行加压治疗,一般可以完全治愈

4. 急救与治疗

（1）急救与对症治疗

1）发现潜水员在水下发生昏迷现象,应立即派人下潜实施援救。潜水员被救出水面后,立即卸掉装具,脱掉潜水衣,使其头部低于躯干并左侧半卧位,以防止气泡进入冠状动脉和脑血管。

2)给患者戴上氧气面罩,吸入纯氧。同时立即将患者抬进加压舱,一边加压治疗,一边采取急救措施。

3)如果患者呼吸停止,应立即进行人工呼吸,但应避免采用压迫胸部的人工呼吸法,以免加重肺部损伤。当患者自然呼吸恢复后,可适当给予中枢兴奋剂,以进一步改善呼吸功能。如出现心力衰竭,可使用强心药物。

4)对于喉头痉挛引起的呼吸困难,可应用阿托品等药物进行治疗,必要时可行气管切开术。

5)咳嗽可使肺内压增高,加重出血并使症状加剧,应给予强效止咳药物,一般常用可待因。最好少用吗啡,因其对呼吸中枢有抑制作用。

6)为了减少肺出血,可应用止血药物。

7)为了防止合并肺部感染,可适当使用抗生素。

(2)加压治疗:肺气压伤和减压病具有同一种致病因素——气泡,故加压治疗是最根本、最有效的治疗方法。在加压治疗时,应充分考虑到肺组织损伤的特点。此外,鉴于动脉气栓的严重性,必须强调一切抢救措施都要迅速、准确。

所有肺气压伤患者都应该尽快进行加压治疗,这对抢救效果将起着决定性的作用。肺气压伤加压治疗的基本原理、治疗方案及使用的治疗表,均与减压病的加压治疗基本相同。不过,在对肺气压伤进行加压治疗过程中,加压速度要快、压力要高,通常尽快将舱内压力一直升到 $500\sim700$ kPa。如果在减压过程中发生气胸或循环及呼吸功能方面的严重障碍,在及时进行急救的同时,必须重新将舱内压力提高到功能障碍消失的压力。如果减压停留的时间较长,可按较长的方案进行减压。

加压治疗结束后,患者要绝对安静地在加压舱附近观察 $1\sim2$ 天,如果病情没有恶化,再送至病房继续观察治疗。

5. 预防

(1)潜水员必须经过专门培训,掌握有关潜水医学方面的必要知识,能熟练操作潜水器材。严禁没有经过培训的人员下潜。

(2)潜水前,应对潜水员认真进行体检,身体不适者应禁止潜水。同时,要仔细检查潜水装具的各个部件,检查完全合格,方可使用。

(3)在潜水过程中,潜水员应沉着、冷静,严格按照安全规则进行操作。遇到危险或发生故障时,切勿惊慌失措,应立即向水面发出信号,及时与水面人员联系,以得到救援。同时,注意防止呼吸袋受到任何撞击,防止咬嘴脱落。

(4)潜水员结束水下工作上升出水过程中,严禁屏气。上升速度不可过快,尤其是从浅水处出水时,要特别慢,以 $7\sim10$ m/min 为宜。

(5)水面工作人员应坚守岗位,及时询问潜水员的情况。遇到紧急情况需要将潜水员立即提拉出水时,用力要均匀,不可过快。必要时,可另派有经验的潜水员下水辅助受伤潜水员出水。

7.6.3 氮麻醉

氮麻醉(nitrogen narcosis)指机体在高分压氮作用下出现的一种以智力、神经肌肉协调性受损和情绪、行为改变为特征的病理生理状态。这种病理生理状态具有可逆性,一般在机体脱离高分压氮暴露之后,即可完全恢复。鉴于这种状态与临床上全身麻醉或醉酒后的状态十分相似,故称为氮麻醉。虽然氮麻醉本身不会对人体的健康和生命造成严重危害,但是在潜水作业过程中潜水员如果发生氮麻醉,引起中枢神经系统功能障碍,需要及时进行处理,否则很容易引起更危险的其他潜水疾病,或影响作业安全,引发潜水事故(如放漂)甚至危及生命。因此,需要特别引起重视。

1. 氮的麻醉作用、产生机制及影响因素

（1）氮的麻醉作用：过去，人们一直认为氮和氦族气体对机体的生理过程没有影响，不参与机体的代谢过程，也不与机体的物质产生化学反应，因此称它们为"惰性气体"。从19世纪前半叶到20世纪初，人们陆续发现在潜水和沉箱作业过程中，当潜水深度超过30 m时，部分潜水员或高气压作业人员会出现欣快、动作不协调、反应迟钝、判断力下降、不能完成精细动作等类似醉酒的表现。当时，人们不清楚发生这种现象的确切原因。直到20世纪30年代，人们才开始认识到是压缩空气中的高分压氮的作用，导致了上述异常表现。通过后来的潜水实践和实验研究，人们进一步证明其他一些惰性气体包括氦气、氖气、氩气、氪气、氙气、氢气等，当其达到一定分压时，都会产生麻醉效应。

氮麻醉的表现最早由法国人朱诺（Junod）于1835年报告，他发现呼吸压缩空气进行潜水作业时，脑功能被激活，某些人可出现醉酒的表现。不久后，格林（Green）于1861年描述了氮麻醉的另外一些表现，如嗜睡、幻觉、判断力下降等。后来，希尔（Hill）和格林伍德（Greenwood）于1906年以及希尔和麦克劳德（Mcleod）于1903年发现，隧道和沉箱作业工人在呼吸压缩空气作业时，也出现类似的氮麻醉症状与体征。在后来的报道中，他们又陆续描述了氮麻醉的其他一些表现，包括过度自信、精神异常、记忆力下降、快速决策困难、意识障碍等。1935年，本克（Behnke）等观察到，人在加压舱内呼吸压缩空气，当舱内压力达到300 kPa左右时，开始出现麻醉现象，且症状随舱压的升高而明显加重。由于此时的氧分压不足以迅速对机体产生毒性作用，呼出的CO_2又被吸收剂吸收，且无其他可致病的有害气体。因此，本克认为在加压舱内使用压缩空气所产生的麻醉作用是由于高分压氮对机体的影响。

上述氮麻醉表现及后来的一系列研究表明，当人体暴露于高分压惰性气体时，会给机体带来明显的影响，从而产生一系列复杂的生物学效应甚至影响机体的代谢过程，并在一定的压力-时程范围内完全可逆，不改变细胞的结构与组成；惰性气体自身不发生化学变化。因此，虽然目前仍继续沿用"惰性气体"这一名称，但其含意已有所更新，我们可以这样来表述惰性气体，即在一般情况下，对机体生理过程无明显影响，但在一定程度的高分压下能发挥生物学效应，而自身不起变化，也不改变其他物质化学结构的一些气体。

（2）产生机制：有关氮麻醉产生机制的学说有很多，但有一点是肯定的，即麻醉作用与惰性气体对神经细胞膜的理化影响有关。比较有说服力的有脂质学说和蛋白质学说。脂质学说是比较传统的学说，目前更被人们所接受的是蛋白质学说。

1）脂质学说：脂质学说的提出是基于迈耶（Meyer，1899年）和奥弗顿（Overton，1901年）的实验观察，他们发现各种麻醉剂的麻醉效力与其在脂质中的溶解度成正比。因此，脂质学说认为，惰性气体的麻醉性与其在脂质中的溶解度有关，即在脂质中溶解度大的物质，容易进入神经细胞膜的脂质双分子层中，改变脂质膜的生理特性，从而容易产生麻醉作用。氮气在脂质中的溶解度较大，所以当其达到一定分压值时，其麻醉作用比较明显。如将氮气的麻醉性定为1，其他气体的麻醉性与氮气的麻醉性相比得出的值即为该气体的相对麻醉性。例如，氙气的麻醉性约为氮气的25倍之多，在各种惰性气体中其麻醉性最强，在人的肺泡达60～70 kPa时即可产生麻醉效应；而氦气的麻醉性不到氮气的1/4，在各种惰性气体中其麻醉性最弱（表7-3）。

表7-3　各种惰性气体的麻醉性

气体名称	相对原子质量	37℃时在脂中的溶解度	水中的溶解度	相对麻醉性
氦（He）	4.0	0.015	0.009	0.23（最低）
氖（Ne）	20.2	0.019	0.009	0.28
氢（H_2）	2.0	0.036	0.013	0.55

续　表

气体名称	相对原子质量	37℃时在脂中的溶解度	水中的溶解度	相对麻醉性
氮(N_2)	28.0	0.067	0.013	1.00
氩(Ar)	39.9	0.140	0.026	2.33
氪(Kr)	83.8	0.430	0.045	7.14
氙(Xe)	131.3	1.700	0.085	25.64(最高)

资料来源：引自徐伟刚 2016 年主编的《潜水医学》。

惰性气体溶解入中枢神经系统后,发生麻醉作用的主要部位可能是突触,溶解在神经细胞膜脂质里的惰性气体分子,影响突触部位的神经信号传递,从而出现相应麻醉效应。人体内突触较多的部位是脑干网状结构,脑电记录结果表明,该部位受高分压氮抑制最显著。随着阻断神经突触传递作用加强和范围扩大,除网状结构上行激动系统受抑制外,大脑皮层神经细胞本身对高分压惰性气体也很敏感,使大脑皮层不能维持正常的觉醒状态,最终导致失去意识,并呈现睡眠状态即麻醉状态。

麻醉气体或其他全身麻醉剂对膜脂质的影响包括使脂质膜体积膨胀、改变膜的外侧面压力、改变膜的流动性与厚度、对膜表面的张力作用等。有学者根据麻醉剂可能改变脂质膜的体积,进一步提出了临界体积学说(critical volume hypothesis)。该学说认为,惰性气体溶入神经细胞膜内,可使细胞膜"增厚",若超过临界体积则可使细胞膜对离子的通透性下降,最终使神经细胞的兴奋性降低。相反,如果在压力作用下,神经细胞膜被压扁(变薄),超过一定程度则会引起神经兴奋,如出现高压神经综合征。一些学者研究发现,麻醉剂包括惰性气体的麻醉效应存在"压力反转"现象,如发生氮麻醉时,用氦气进一步加压,随着压力的升高,氮气的麻醉效应将受到抑制。在过去,这一现象常被用来作为支持脂质学说的证据。

虽然脂质学说曾经是惰性气体麻醉机制研究中备受推崇的理论之一,但它对有些现象无法解释。例如,能使膜脂质特性发生改变的麻醉气体压力或麻醉剂浓度,远远超过麻醉所需剂量,这样的压力或浓度对生物体会有很大的损害作用;此外,由于某些麻醉剂及它们的光学异构体的立体结构特异性,虽然在脂质中它们的溶解度相同,但其麻醉作用相差很大。因此,这些现象明显不支持脂质学说。

但是,惰性气体的麻醉作用与其对细胞膜的作用相关已经得到公认,确切的分子机制有待进一步研究。目前,蛋白质学说对惰性气体麻醉包括氮麻醉机制的认识获得了广泛的认可。

2) 蛋白质学说:蛋白质学说认为,惰性气体(包括氮气)的麻醉作用与其对神经细胞膜上的一些功能蛋白包括受体、离子通道的作用密切相关,而与脂质分子没有直接关系。惰性气体进入蛋白质分子内部特定的疏水腔隙,达一定量后,将引起蛋白质分子构象的改变,类似于蛋白变构调节剂的作用,从而阻碍蛋白质分子功能的发挥,产生麻醉效应。对惰性气体、麻醉气体及其他一些全身麻醉剂作用机制研究的众多结果提示,神经系统突触后部位 N-甲基-D-天冬氨酸(N-methyl-D-aspartate, NMDA)受体和 GABA 受体最有可能首先受到影响,导致谷氨酸能兴奋性突触传递受到抑制,而 GABA 能抑制性突触传递功能增强,引起中枢抑制,产生麻醉表现。在麻醉初期或较轻程度时,中枢神经系统往往呈"脱抑制"状态,这很可能与抑制性突触传递功能受抑制有关,但目前尚不能排除兴奋性突触传递可能有所增强的情况。因为现有研究提示,这些麻醉气体分子可能对多种蛋白质的多个位点有作用,不同的压力状态下(即不同剂量下),麻醉作用的差异与其对不同蛋白质或同一蛋白质不同位点的作用存在差异有关。

蛋白质学说主要是基于许多麻醉剂对萤火虫萤光素酶和细菌荧光蛋白产生抑制作用的实验现象而提出。例如,许多全身麻醉剂包括惰性气体呈剂量依赖性地抑制萤火虫萤光素酶的活性,从而减弱荧光强度。进一步的研究分析提示,麻醉剂分子可结合到萤光素酶蛋白结构中的疏水性口袋部位,抑制其与底物荧光素的结合,从而抑制荧光素的氧化发光。此外,还有一些研究发现,麻醉剂对萤火虫萤光素酶和细菌荧光蛋白产生的抑制作用也存在"压力反转"现象。这样,蛋白质学说可更好地解释"压力反转"

现象。

（3）影响因素：氮分压增高是氮麻醉的决定性因素。空气潜水深度越大，氮分压越高，发生氮麻醉的概率越大，症状也越严重。此外，氮麻醉的发生，还受其他多种因素的影响。

1）$PaCO_2$：空气潜水时，如吸入气中 $PaCO_2$ 升高，氮麻醉出现早且严重。CO_2 为何会加速氮麻醉的发生并加重症状？一般认为，CO_2 有血管扩张作用，脑血管扩张会增加脑血流量，导致进入脑组织的氮气量增多。此外，CO_2 本身也有麻醉作用，势必会加强氮气的麻醉作用。

2）饮酒：多数潜水员喜欢饮酒。平时常饮酒者对氮麻醉的耐受性较强，但潜水前饮酒又会促进或加重氮麻醉的发生，可能是由它们的麻醉作用叠加所致。因此，空气潜水或相应的高气压作业前应禁止饮酒。

3）个体差异：与许多其他具有麻醉作用的药物或气体一样，氮麻醉也存在显著的个体差异。不同个体对高分压氮的耐受性有差异，即使同属初次潜水，不同个体发生氮麻醉的阈限深度也可能相差很大。这种对氮麻醉耐受性的差异，并不与他们的健康状况及他们对其他疾病的抵抗力和免疫力相平行。此外，酒量大的人，对氮麻醉的耐受性也会高。

4）机体的适应性：机体对高分压氮有较大的适应能力。经常进行加压锻炼或深度较深的潜水，使机体反复处于高分压氮的环境中，可提高机体对氮麻醉的适应性。适应性的获得可以大大提高机体耐受氮麻醉的阈值，从而使潜水员可以在相对较深的深度进行水下作业。在同一次潜水中，随着暴露时间的延长，也会出现适应现象。氮麻醉通常发生在潜水下潜或加压过程中、着底时或加压终了、水底逗留或高压下停留数分钟内，而继续暴露在该高分压氮环境下，麻醉程度不再加重；而且可能随着时间的推移，会逐渐减轻。

不过，曾有人发现，在进行空气饱和潜水时，由于存在对高分压氮神经抑制作用的适应，在减压后常出现"反跳现象"，表现为过度兴奋。降低减压速度可能是最好的解决办法。

5）其他因素：由于氮麻醉存在明显的中枢抑制和神经肌肉协调性受损表现，机体在疲劳状态下，或有紧张、焦虑、恐惧等情绪，或存在低温及镇静剂的使用等因素，均可加快氮麻醉的发生或加重氮麻醉的表现，甚至会由于紧张、动作不协调而造成严重事故。相反，如果潜水员能够充分调动主观能动性，意志坚强，也在一定程度上能克服氮麻醉的影响，顺利完成水下工作任务。

因此，空气潜水或相应的高气压作业前应避免这些因素对潜水员及高气压作业人员所带来的影响，以保证潜水及其他高气压作业的顺利进行。

2. 症状与体征

氮麻醉症状与体征的具体表现及轻重程度，因个体及环境的差异而有较大的差别。主要表现为情绪变化、智力减退、运动协调障碍、感觉异常及意识障碍等方面。

（1）情绪变化：潜水员或高气压作业人员可表现为欣快及过度自信，或者埋怨和拒绝别人的有益指点而轻举妄动；也有人出现一些相反的表现，如忧虑、惊慌和恐惧等。情绪变化的表现形式虽不尽相同，甚至完全相反，但就中枢神经系统活动变化的本质来看，都是皮层下脱抑制的结果，大脑皮层控制能力下降，情绪变得很不稳定。

（2）智力减退：可表现为判断力的降低，对简单事物不能很快进行判断和鉴别；记忆力下降，特别是短期记忆，可以暂时丧失。例如，自己亲自完成的操作或作业任务，做完后随即忘却；也有表现为思维能力减退，不能完成水下的简单劳动和操作工作；计算能力下降，对正常情况下能正确而迅速完成的简单算术都不能顺利完成，不但计算时的差错较多，而且计算速度明显变慢。此时，作业能力下降，容易出错，作业安全不能保证。

（3）运动协调障碍：运动控制能力下降，协调障碍，表现为精细动作难以完成，尤其是复杂而快速的或不熟练的精细动作受影响较大；粗大动作则表现为举止过度，如举手时臂伸得过高；定位也欠准确，不能保持正常的姿势和体态。严重时神经-肌肉协调性完全丧失，连简单的动作也不能完成。此时，几乎不能进行水下作业，容易引发作业事故。

（4）感觉异常：潜水员或其他高气压作业人员常会出现嘴唇发麻、感觉迟钝甚至失去痛觉、听觉和嗅觉反应减退、口腔内有金属异味等异常感觉。有时还会出现眩晕、幻觉等异常感觉。

（5）意识障碍：空气潜水深度过深，或在气压过高的压缩空气舱室环境中，潜水员或其他高气压作业人员会出现意识障碍，如注意力不易集中、对信号和刺激反应迟钝，或更甚者意识模糊、神志不清，严重者可出现意识丧失，进入麻醉昏睡状态。这种状态若在水下出现，则非常危险。

综合一些研究者所报告的空气潜水时出现的症状和体征，可大体说明氮分压与氮麻醉症状和体征之间的关系（表7-4）。

表7-4　空气潜水深度与氮麻醉症状和体征之间的关系

深度（m）	氮分压（kPa）	症 状 和 体 征
30	320	头脑轻松，有欣快感，精细分析困难，即时记忆受损，对视听信号反应迟钝
40	400	大笑、多语，但能自我控制；思维固定，自信心增强，感知力下降；计算能力降低；记忆力受损
50	480	嗜睡，幻想，判断力下降
60	560	失去控制地大笑，喋喋不休，头晕目眩，恐惧惊慌
70	640	智力明显受损，注意力集中困难，易忽视自身安全，记忆力和作业能力明显降低，简单的思维也常出错，有外周性的麻木或刺痛感
80	720	对刺激反应明显迟钝，思维紊乱，明显的运动协调障碍，定向能力和自制能力降低，已不能执行作业任务
90	800	麻木，意识模糊，判断力严重受损，丧失有效的神经-肌肉协调性运动，不能进行正常操作
100	880	麻醉性昏迷，昏迷前可有短暂的强烈兴奋，神志丧失

3. 诊断与救治

（1）诊断

1）空气潜水深度超过30 m，尤其是在水深超过60 m时，容易发生氮麻醉。

2）出现氮麻醉典型的症状和体征，主要有嘴唇发麻，欣快多语，过度自信，记忆力和判断力降低，肌肉活动不协调等。随着氮分压的升高，症状越加严重，甚至可导致意识丧失，处于麻醉性昏睡状态。

根据上述情况，综合分析，不难做出正确诊断。

（2）救治

1）一旦出现氮麻醉症状，应立即采取措施，使潜水员或其他高气压作业人员离开高压环境，如上升至第一停留站。在脱离高分压氮环境后，氮麻醉的症状和体征会很快消失。在减压开始阶段，可能存在疲劳、嗜睡等感觉；严重者有一时性健忘，但均可完全恢复。一般无须特殊治疗，只需要适当休息。如果患者曾发生意识丧失，应医疗观察24 h。如症状较重可适当给予吸氧。

2）氮麻醉一般发生在下潜过程中或着底后，如果氮麻醉程度较轻，可减缓下潜速度，或在着底时稍作停留。若已适应，症状消失，即可继续作业。如症状得不到缓解，则可根据情况升至第一停留站或回到水面。

3）氮麻醉时，潜水员可能会发生多种事故，造成严重后果。此时水面人员要做好援救和加压舱等方面的准备工作。

4. 预防

氮麻醉一般不会对潜水员或其他高气压作业人员的生命和健康造成严重危害。但是，出现氮麻醉，智力、神经-肌肉活动等有不同程度的障碍,这对高气压作业人员,特别是在水下进行潜水作业的潜水员十分危险。此时,潜水员往往不能正确使用装具和严格遵守安全操作规程,并可能做出一些意想不到的事情。这时,不但不能完成作业任务,而且可能导致比氮麻醉更危险的潜水疾病或安全事故。例如,发生放漂,进而引起减压病、肺气压伤,或跌入深处而造成挤压伤等。自携式潜水的潜水员,如果在水下发生氮麻醉,因没有水面供气式潜水那样有水面人员严密守护,危险性更大。因此,预防氮麻醉的意义,不仅是为了避免其发生,更在于防止其他潜水疾病或事故的发生。

(1) 提高对氮麻醉的认识:潜水员或相关高气压作业人员及生命支持人员应学习并提高对氮麻醉的认识,掌握氮麻醉的表现,作业时明确所处的潜水深度,当到达可能发生氮麻醉的危险深度时,留心有无异常表现,一旦出现氮麻醉表现,潜水员或其他高气压作业人员应暂停潜水或其他相关作业。如果潜水员不清楚,生命支持人员亦应立即通知潜水员或其他高气压作业人员,暂停潜水或其他相关作业。如果能逐渐适应,可继续作业。必要时应立即上升至第一停留站,按规定逐站减压出水。

(2) 限制潜水深度:限制空气潜水的深度是预防氮麻醉的重要措施之一。缺乏训练的潜水员,潜水深度应限制在 20 m 以浅;自携式空气潜水,除有经验的潜水员使用合适的潜水装具可达空气潜水的极限深度外,一般应限制在 40 m 以浅。水面供空气的潜水,国内规定不超过 60 m,国外规定限于 50 m 以浅。对经验丰富、技术高超、氮麻醉耐力好的潜水员来说,针对特定的情况,在各项医学保障切实到位时,在严密观察监控下,可试潜至 60 m 以深,以完成特定的作业任务。在加压舱内,由于各种条件易于控制,观察和监护等较水下环境方便有效,因此在压力限度的掌握方面,可更灵活些。特别是在加压舱内进行加压锻炼或治疗危重潜水疾病时,可适当地放宽限制。

(3) 提高对高分压氮的耐受性:潜水作业前,特别是从事较大深度的空气潜水,组织进行加压锻炼,一方面可提高对高分压氮的耐受性,另一方面可使潜水员体验和熟悉自己对高分压氮的反应特点。在加压锻炼的适当阶段,允许有控制地造成潜水员产生一定程度的氮麻醉表现,尤其对自携式空气潜水的潜水员,获得感性认识,万一在水下发生氮麻醉,可及时察觉、从容应对。

(4) 控制影响因素:潜水员应适当掌握下潜速度,以控制在 15 m/min 之内为宜。因为下潜速度过快可能引起潜水服内 $PaCO_2$ 增加过快,并妨碍体内 CO_2 的扩散和排出。到达水底时,立即进行彻底通风,避免 CO_2 潴留。潜水作业前 24 h 内严禁饮酒。潜水前禁服镇静剂或抗运动病药物等中枢抑制药物。确保潜水员良好的身体和精神状态。

(5) 用麻醉作用弱的惰性气体代替氮气:因为氦气和氢气等气体的麻醉作用远小于氮气,在进行大深度潜水时用氦气或氢气代替空气中的氮气,即配制成特定浓度的氦氧混合气、氦氮氧混合气、氢氧混合气或氢氦氧混合气来等作为潜水员呼吸气体,可以从根本上防止氮麻醉,潜水深度也大为增加。

7.6.4　氧中毒

氧气是维持机体新陈代谢和生命活动不可缺少的物质。通常情况下,空气在一个大气压下,氧分压约为 21.2 kPa,呼吸这种氧分压气体对机体是毫无毒性作用的。如果吸入气中氧气浓度升高或环境压力增高,皆可使氧分压增高。当呼吸气体中氧分压 >50 kPa,机体会出现毒性反应,使机体的组织结构受到损伤,功能受到影响,这种现象称为氧中毒(oxygen poisoning)。氧中毒引起的机体损害涉及多个系统、多个器官和组织。

1878 年,法国生理学家保罗·伯特经过系列实验研究写出的潜水医学巨著《气压》中介绍,包括鸟类和昆虫等许多物种,在 500 kPa 以上高压氧中暴露时,可发生惊厥,称作保罗·伯特效应。1899 年,英国病理学家洛林·史密斯(Lorraine Smith)首先发现,大鼠常压下 73 kPa 富氧暴露,可发生致命性肺炎。进一步实验用 100 kPa,确认了肺部的病理改变,提出了氧气的毒性作用,称作洛林·史密斯效应。1910 年,博恩斯坦(Bornstein)首次在人体观察到,呼吸 280 kPa 的氧气 30 min 后,出现了肺毒性表现。

目前,一般认为,连续吸入氧分压为 60~200 kPa 的气体 3 h 以上时,可引起慢性氧中毒,因其病变主要表现在肺部,故又称肺型氧中毒。吸入氧分压为 200~300 kPa 的气体时,可引起中枢神经系统的惊厥症状,氧分压越高,出现症状的潜伏期越短,甚至数分钟内即可发病,故称为急性氧中毒,又称惊厥型、脑型或中枢神经型氧中毒。氧分压越高,出现氧中毒的症状越快、越严重。

氧中毒多见于潜水、饱和潜水、高气压作业和高压氧治疗中用氧不当。随着航海、航空和航天事业的迅速发展,以及高压氧在临床上的广泛应用,氧中毒问题正逐渐受到人们重视。

1. 氧中毒的发病机制

氧中毒的发病机制非常复杂,目前尚未完全阐明。近些年来,许多学者就这一问题进行了大量人体和动物的实验研究,对于氧中毒的发病机制有了进一步的认识,提出了一些假说,现将比较公认的观点做一简单介绍。

(1) 氧化应激:氧分压高或高压氧暴露使进入细胞内的氧量增加,引起线粒体呼吸链氧化还原氧量的下降,活性氧包括 $\cdot O_2^-$、H_2O_2 在内生成增多,通过次生代谢生成 $\cdot OH$、$^1O_2$、$NO\cdot$、$\cdot ONOO^-$ 等,超过了组织抗氧化系统(主要由超氧化物歧化酶、过氧化氢酶、谷胱甘肽过氧化酶等一些酶和一些抗氧化剂如还原性谷胱甘肽、维生素 C、维生素 E、胡萝卜素和硒等组成)的清除能力,攻击细胞膜、线粒体、胞核等结构,使膜蛋白结构变化、功能异常,导致细胞损害、功能障碍。

(2) 膜蛋白功能障碍:影响包括巯基酶、膜转运蛋白等膜蛋白的功能。

1) 巯基酶:如参与有氧氧化、呼吸链电子传递的关键酶如磷酸甘油醛脱氢酶、黄素蛋白酶等失活,糖代谢受到抑制,ATP 生成减少,引起膜离子转运功能下降,神经元膜电位下降,兴奋性升高,引起局部异常放电,并进一步广泛扩散,形成痫样放电,最终导致惊厥发作。

2) 膜转运蛋白:如钠-钾 ATP 酶失活,将使膜的离子转运功能下降,导致神经元兴奋性升高与异常放电。膜离子转运功能下降,还会引起细胞水钠潴留,导致细胞水肿、变性。

(3) 生物膜受损:氧化应激进一步加重,将损伤细胞膜,导致膜蛋白、脂质结构损害、功能障碍,使细胞膜的通透性增加,引起肺泡壁通透性增加,肺泡表面活性物质合成减少。肺泡表面活性物质是由肺泡 II 型上皮细胞分泌的一种脂蛋白,其主要成分为二棕榈酰卵磷脂,具有对抗肺泡表面张力的作用,使肺泡不致因表面张力增加而过度收缩,造成肺不张。此外,肺泡表面活性物质能调节大小肺泡内的表面张力,维持肺泡直径的稳定;同时,还能维持肺泡与毛细血管之间的正常流体静压力,防止肺水肿。肺泡表面活性物质减少或活性降低时,其对抗肺泡表面张力的作用减弱,加上肺组织毛细血管内皮损害,血管通透性增加,将引起肺不张、肺水肿、肺毛细血管充血和出血,并产生肺部炎症变化,进一步加重损害,导致肺功能障碍。

(4) 其他改变:由于参与三羧酸循环和 GABA 支路的神经递质合成酶(谷氨酸脱羧酶)的合成及功能受到严重干扰和破坏,脑内抑制性神经递质 GABA 的合成减少,从而使神经元之间的抑制性信号传递障碍,导致中枢神经系统出现异常的生物电活动,终因神经元过度兴奋而引起惊厥发作。由于机体的痉挛、抽搐又增加了能量的消耗,从而形成恶性循环。此外,高分压氧的其他效应还包括其作用于内感受器、大脑皮层、下丘脑等不同部位时可刺激神经内分泌系统异常活动,导致儿茶酚胺、促肾上腺皮质激素、促甲状腺激素等大量分泌,从而引起严重的应激反应。有研究表明,儿茶酚胺、甲状腺素、肾上腺皮质激素均可促进肺部氧中毒的病理变化,进一步加重肺部的损伤。

2. 病因及影响发病的因素

(1) 病因:氧分压高和在高压氧条件下的停留时间超限是发生氧中毒的主要原因,如氧气轻潜水时呼吸纯氧,限深 10 m,超过此限易引起氧中毒;闭式或半闭式潜水时,如果呼吸纯氧,深度超限,或呼吸混合气中的氧浓度过高,也会引起氧中毒;混合气潜水时,往往因较大深度时,误吸了较浅深度的混合气,因而氧浓度偏高,氧分压超限;饱和潜水时,因高压下停留时间长,氧分压控制不当易发生氧中毒;加压舱内呼吸高压氧,见于吸氧减压或高压氧治疗疾病过程中,若不注意控制氧分压与吸氧持续时间、暴露剂量总限额,也易发生氧中毒。

(2) 影响因素:氧中毒的发生还受下述多个因素的影响。

1) 个体因素:氧中毒的个体差异较大,机体对高压氧的耐受性因个体不同而不同,即使同一个体,氧分压相同,但在不同时间其反应也有可能不同。身体状态不佳、存在基础疾病时促进氧中毒的发生。此外,精神紧张、情绪波动、睡眠不足和疲劳等因素,也都能降低机体对高压氧的耐受性。

2) CO_2 的影响:体内 CO_2 浓度增加,或吸入气中 $PaCO_2$ 高,可增强并加速氧气的毒性作用。

3) 环境温度的影响:一般来说,低温可延长机体对氧中毒的耐受时限,而高温则可降低机体对氧中毒的耐受性,可能与温度的变化直接影响了机体的代谢率有关。

4) 劳动强度的影响:潜水作业时,劳动强度高或运动量大容易促发氧中毒,这与劳动强度大、体温增高多、代谢率明显增加、CO_2 产生增多有关。

5) 药物的影响:提高机体兴奋性、增强代谢率的药物,如甲状腺素、肾上腺素、肾上腺皮质激素和拟交感神经药物等,均可加剧氧气的毒性作用。反之,降低兴奋性、抑制代谢的药物,如具有镇静、安眠作用的药物,均可降低氧气的毒性作用。

6) 其他因素:连续超限的反复高压氧或高分压氧暴露肯定有害无益。对机体的各种应激刺激均可促进氧中毒的发生。此外,脑型氧中毒的发生也会促进肺型氧中毒的发生。

3. 症状与体征

(1) 慢性(肺型)氧中毒:机体长时间吸入氧分压为 $60\sim200$ kPa 的氧气后,即可出现慢性氧中毒。其肺部病变导致的临床表现主要有胸骨后不适或烧灼感,鼻及喉部刺激反应,连续咳嗽,吸气时胸部剧痛,并有进行性呼吸困难。严重者将出现肺水肿、肺出血和肺不张,最后可因呼吸极度困难而窒息死亡。

体检时,可发现患者肺活量降低,胸部听诊有湿啰音、干啰音及支气管呼吸音。出现实变时,叩诊浊音,语颤增强。X 线检查,肺纹理增加,有小片状渗出,类似支气管肺炎的病理改变。

(2) 急性(神经型)氧中毒:当机体吸入氧分压为 $200\sim300$ kPa 以上的氧气时,将会出现以惊厥为主的神经系统症状。临床表现分为三期,即前驱期、惊厥期和昏迷期。这三期是一个连续变化的过程,发展较快,彼此之间无明显分界。

1) 前驱期:多数患者最初无明显异常,继而开始出现口唇或面部肌肉颤动,并伴有面色苍白、前额出汗、眩晕、恶心甚至呕吐及瞳孔扩大等自主神经系统功能紊乱的症状。也可出现视野缩小、幻视或幻听。有些患者还有心悸、指(趾)发麻、情绪反常、烦躁不安等表现。前驱期很短,一般不超过 10 min,有时甚至无任何前驱期表现就突然发生惊厥。

2) 惊厥期:发作前患者可突然发出短促尖叫,接着出现癫痫大发作样全身强直性或阵发性痉挛。惊厥发作时,患者牙关紧闭、口吐白沫、神志丧失,也可有大小便失禁。每次发作可持续 30 s~2 min。此类发作,开始可能较轻,间歇时间较长,随着中毒时间的推移,发作持续时间延长,症状逐渐加重,间歇时间缩短。如果此时患者立即脱离高压氧环境后,通常还会发作 $1\sim2$ 次。

3) 昏迷期:如果患者在惊厥发作后没有立即离开高压氧环境,则可能很快出现昏迷,这时可因呼吸极度困难而死亡。如果患者惊厥后立即离开高压氧环境,则惊厥可停止,但仍可能鼾睡不醒;病情严重者,即使醒后仍会出现意识模糊或神志错乱、记忆力丧失,并有头痛、恶心、呕吐及动作不协调等症状。一般 $1\sim2$ h 可逐渐恢复。

4. 急救与治疗

(1) 急性氧中毒的急救处理:急性氧中毒病情急、发展快。救治的基本原则是及时发现前驱症状,迅速离开高压氧环境,防止发生惊厥。具体救治措施如下:

1) 当潜水员在水下作业出现氧中毒的早期症状时,应立即上升出水面,为防止肺气压伤的发生,上升速度一般控制在 10 m/min 以内,必要时派救护潜水员下潜协助出水。

2) 患者出水后,立即卸掉装备,保持安静,避免不良刺激,并注意保暖、通风。轻症患者可很快自行恢复。需要加压处理的患者,应立即送入加压舱内进行治疗。通常可采用空气减压的延长方案,即各站减压停留时间宜适当延长。

3) 如果潜水员在加压舱内进行吸氧减压而发生氧中毒,应立即中断吸氧,改吸舱内空气。然后,采用一般空气减压方案,并按延长减压原则进行减压。

4) 在氧舱内进行治疗时,一旦发生氧中毒的早期症状,应迅速摘除面罩,中断吸氧,改吸空气。

5) 如果患者昏睡不醒,应派专人护理,以防突然发生惊厥。

6) 对于出现惊厥的重症患者,可参考癫痫大发作进行治疗。

7) 其他给予对症救治,如对于心力衰竭者,可使用强心剂等治疗。

(2) 慢性氧中毒的治疗

1) 发现肺部症状后,应及时中止高压氧暴露。

2) 采取对症治疗措施,包括止咳、化痰、平喘等。

3) 进行抗炎、抗氧化、细胞保护治疗。

4) 合并感染时,适当使用抗生素。

5. 预防

(1) 加强对预防氧中毒重要性的宣传和教育,提高潜水作业人员对氧中毒的认识,使其充分了解氧中毒的前驱症状,以便下潜作业时,及时发现早期症状,迅速采取有效措施,防止惊厥的发生。

(2) 选拔潜水员时,必须进行氧敏感试验,即 180 kPa 纯氧呼吸 30 min,出现惊厥前期症状即为敏感者,敏感者不宜选拔作为潜水与高气压作业人员,而且应慎用高压氧。

(3) 下潜作业前必须严格检查潜水装具、供气设备及加压舱压力表的性能。

(4) 限定吸氧的压力-时程: 低于 50 kPa 氧分压,时间不限;舱内吸纯氧,控制在 18 m 以浅;氧气潜水时,下潜深度控制在 10 m 内,压力-停留时间控制在 3 m - 240 min、4.5 m - 150 min、6 m - 110 min、7.5 m - 75 min、10 m - 30 min。停留时间只能缩短,不能延长。

(5) 用超过 50 kPa 氧分压的氧气时均应注意氧中毒的可能,密切观察,出现前驱症状应立即采取措施,脱离高压氧环境。

(6) 如需要长时间吸氧,一般采用间歇吸氧法为宜,即吸氧 20 min,再吸空气 5 min,如此反复进行。

(7) 控制 UPTD 值: UPTD 即氧的肺毒性剂量单位(unit of pulmonary toxicity dosage of oxygen),长时间连续高压氧暴露时,氧的肺毒性剂量单位应注意控制在 1 425 UPTD 以下,具体按下式计算:

$$UPTD = t \times [(P - 50)/50]^{0.83}$$

式中,t 为用氧时间(min),P 为氧分压(kPa)。

(8) 控制 $PaCO_2$: 常规潜水时 $PaCO_2 < 1.5$ kPa,饱和潜水时 $PaCO_2 < 0.5$ kPa。正常空气中的 $PaCO_2$ 为 0.03~0.04 kPa。

(9) 其他措施: 潜水员平时应按规定作息,注意营养,加强锻炼,并控制影响身体健康的不利因素,并使潜水员保持良好的身心状态,以提高机体对高压氧的耐受性。避免不良影响药物的使用,发热期间尽量不潜水、不用高压氧。控制劳动强度,避免劳累。

7.6.5　缺氧症

氧气是人类维持正常生命活动不可缺少的物质。如果机体不能获得足够的氧气,或因某种原因使得组织不能有效地利用氧气,皆可造成缺氧。机体由于缺氧而出现的病症称为缺氧症。事实上,机体内并不储存氧气,而是依靠从空气中源源不断地补充。机体在较长一段时间不摄食饮水不会很快致死。但若停止氧气的供给,则很快危及生命。

缺氧的本质是细胞供氧不足或氧气的利用障碍,以致不能满足细胞代谢对氧气的需要量。在临床上根据缺氧原因及其临床征象的病理过程不同,常将缺氧症分为供氧不足性缺氧(它包括乏氧性缺氧,即血液性缺氧和循环性缺氧),以及用氧障碍性缺氧即组织性(中毒性)缺氧。另外,还可根据缺氧发生发展过程的快慢,分为急性缺氧和慢性缺氧。在潜水过程中潜水员发生的缺氧症,主要是由供给潜水员的呼吸气中氧分压低于 16 kPa 而引起的,故属于供氧不足性缺氧。下文主要讨论潜水中因吸入气中氧分压过低而引起的缺氧。

1. 病因与发病机制

(1) 潜水时缺氧的原因

1) 装具和设备故障造成的供气供氧不足或中断:① 如氧气瓶阀或供氧装置漏气;② 供氧装置失灵,造成氧气额定流量太小或根本不能供气;③ 呼吸调节器发生故障;④ 水面供气压力不足;⑤ 氧分析仪故障;⑥ 供气设备如压缩机故障或供气管漏气、破裂或阻塞等,造成供气或供氧减少或中断。

2) 未遵守操作规则:无论是使用闭合式呼吸器还是使用开放式呼吸器进行潜水,超过规定的潜水深度-时程,亦可使装具内和肺内的氧气耗尽而导致机体缺氧。使用闭合式氧气轻潜水装具呼吸纯氧进行潜水时,随着在水下工作时间的延长,氧气被机体所消耗,体内不断排出的氮气在呼吸袋内逐渐增多,占据了袋内有限的空间。如不按时清洗换气,以排出多余的氮气,就可能发生缺氧。此外,闭合式呼吸器的氧气瓶内充氧不足、已使用过的氧气瓶未经测压又重复使用或未装填或装填失效的产氧剂,皆可造成潜水中供氧不足,从而导致缺氧。

3) 混合气配置错误:在进行饱和潜水或常规氦氧潜水时,供潜水员呼吸的人工混合气(如氮氧、氦氧或氮氦氧等)配置错误,如将氧浓度计算少了或误将氮气作为氧气充入瓶内,导致缺氧。

4) 其他原因:屏气潜水深度-时程超过个人极限;水下突发状况引起的窒息、溺水;突发呼吸系统与心血管系统疾病等意外情况导致缺氧缺血。

(2) 发病机制:缺氧对机体生命活动的影响并不取决于呼吸气体中氧含量所占的百分比,而是取决于吸入气中氧分压的大小。例如,在水面即常压下,当潜水员吸入气中氧含量较低(氧气在吸入气中占比 16%～12%)时,潜水员可能会出现轻度缺氧的症状,但随着下潜深度的增加,周围环境的压力增高,氧分压也随之增高,此时,潜水员发生缺氧的危险反而减小。相反,从深处出水时,随着周围环境压力降低,氧分压亦降低,从而增加了潜水员发生缺氧的危险性。因此,在同样条件下,潜水员发生缺氧的最大可能性是在接近水面的时候。

机体对缺氧具有较强的代偿能力。血液中氧分压降低可刺激颈动脉体和主动脉体的化学感受器,该化学感受器发生冲动传导至延髓的心血管中枢和呼吸中枢,引起迷走神经抑制,交感神经兴奋,肾上腺髓质分泌增加等反应,从而导致心率加快、心搏增强、呼吸加快加深、脑血管和冠状血管扩张、身体其他部位血管收缩、储藏在脾脏等部位的红细胞进入血流循环、循环血量增加、血压升高等代偿性反应。于是机体重要器官——心、脑的血流量及供氧增加,以维持基本的生命活动。

机体对缺氧代偿能力的大小主要取决于缺氧的程度。缺氧严重超过机体代偿能力时,由于缺氧可直接作用于中枢神经系统,延髓活动受到明显的抑制,当心血管中枢和呼吸中枢受抑制后,反应明显迟钝,不能接受化学感受器的冲动,呼吸和循环功能失调,两者相互影响,形成恶性循环。最后,一般先发生呼吸停止,随之心脏停搏而死亡。

机体各器官、组织对缺氧的敏感性不同,因此其受损伤的程度及对缺氧的反应都不一致。通常情况下,各组织器官因缺氧而发生物质代谢障碍时,只要细胞受损状况尚未达到很严重而不可逆的程度,除去病因后,一般可以恢复到正常状态。

2. 症状与体征

缺氧症的严重程度与吸入气中氧分压降低的程度、速度和持续时间有关。一般来说,呼吸气中氧分压下降越多,症状出现得越快、越严重,常常在没有任何明显先兆症状的情况下突然发生昏迷。

(1) 神经系统表现:中枢神经系统尤其是大脑皮层对缺氧最敏感。在缺氧早期或缺氧程度较轻时,氧分压下降至 12~16 kPa,即 90~120 mmHg,相当于常压下含氧 12%~16%,潜水员可出现疲劳、头痛、反应迟钝、注意力减退、精细动作失调、焦虑不安、异常兴奋、过于自信、嗜睡等现象。如果氧分压继续下降至 9 kPa 以下,即 70 mmHg,相当于常压下含氧 9% 以下时,潜水员出现头晕目眩、恶心呕吐、思维紊乱,不能做剧烈的肌肉运动,甚至完全不能行动,并迅速发生昏迷、意识丧失。在意识丧失之前,还可能有头痛、全身发热感、眼花、耳鸣等症状。但是,由于这些先兆症状往往出现较迟,加上潜水员在水下专心工作而未注意,以致突然发生昏迷。若此时将患者抢救过来,意识恢复后,患者常有近事遗忘的现象。如果氧分压降低至 6 kPa 以下,即 45 mmHg,相当于常压下含氧 6% 以下时,潜水员将很快陷入深度昏迷状态。

(2) 呼吸系统表现:早期或轻度缺氧时,潜水员可出现呼吸加深加快、通气量增大,这是机体的代偿性反应。当缺氧加重,一般认为氧分压降至 9 kPa 或更低时,呼吸变得慢而弱,且不规则,并出现病理性呼吸,表明机体对严重缺氧的代偿能力已出现失调。如缺氧继续加重,氧分压降至 6 kPa 以下时,呼吸中枢深度抑制甚至麻痹,导致呼吸停止。

(3) 循环系统表现:缺氧早期会出现代偿性心率加快,心收缩力加强,血压升高。随着氧分压继续下降至 9 kPa 以下时,机体代偿能力逐渐丧失,心跳变得慢而弱,脉搏细而无力,血压下降。当氧分压降至 6 kPa 以下时,随即出现循环功能失调以至衰竭,继呼吸停止后数分钟(一般为 5~8 min)后,心脏可出现纤维性颤动,最后心脏停搏,导致死亡。

(4) 其他表现:由于吸入气中氧分压降低,红细胞的还原血红蛋白不能转变成氧合血红蛋白,使患者的皮肤和黏膜发绀。

缺氧早期的心电图表现为心肌缺氧的改变,即 T 波低平或倒置、ST 段压低、QRS 波降低、PR 间期缩短等。

3. 急救与治疗

缺氧症发病急,发展迅速,病情严重。因此,救治须迅速、正确,这对患者预后有决定性的意义。

(1) 潜水员发生缺氧,通常没有明显先兆。因此,水面人员应注意观察并按时询问潜水员情况,一旦发现有异常情况或潜水员在水下已失去知觉,应立即将潜水员提拉出水,或派专人下水援救。为防止肺气压伤的发生,出水速度不宜过快,一般以 10 m/min 为宜。由于缺氧的发生非常迅速,所以应尽快将潜水员抢救出水进行急救处理,稍有迟延就可能导致潜水员死亡。

(2) 患者被抢救出水后,应迅速卸下呼吸器,使其呼吸新鲜空气或氧气,轻症患者经过上述处理后就会自行恢复。

(3) 对意识丧失、呼吸骤停、心脏停搏的患者,应立即行心肺复苏术。

(4) 脑组织严重缺氧时极易发生脑水肿,危及生命,因此要特别注意对脑水肿的防治。脑水肿的特征是患者经抢救后,呼吸心跳得以恢复,但仍处于昏迷不醒状态,呼吸心跳慢而不规则,眼底检查发现视盘水肿、渗血等。一旦出现上述表现,要及时有效地阻断脑水肿的恶性循环,降低脑代谢,可采用吸氧、脱水疗法、头部降温、给予能量合剂等治疗,从而有利于恢复脑血流,保护脑细胞,控制脑水肿。

(5) 高压氧能提高血氧含量,并使血氧分压和氧弥散率提高,对全身各器官,特别是对脑、心、肾缺氧状态的改善具有良好的作用,因此,条件许可时应积极采用高压氧治疗,其可明显提高疗效。

(6) 急救过程中,应注意保暖、安静,以免增加患者的体力消耗。如合并发生其他潜水疾病,如减压病、肺气压伤等,应分清主次,在加压治疗的同时,采取相应的急救措施。

一般急救及时,轻症患者可很快恢复,往往休息 1～2 天即可潜水。病情严重者,可能留有头痛、恶心、呕吐、身体虚弱等后遗症,需要较长时间的治疗和休养。

4. 预防

(1) 对潜水员进行预防缺氧症的常识教育,要求潜水员严格遵守各项潜水作业规程,提高潜水员对预防缺氧症发生的重要性认识。

(2) 认真检查潜水装具和设备,及时发现并排除供气供氧不足的一切可能问题。使用通风式潜水装具时,应认真检查供气装置是否良好、气源储备是否充足。使用密闭式氧气呼吸器时,应认真检查供氧装置性能和氧流量,检查呼吸器的气密性。使用开放式呼吸器时,应认真检定氧气瓶内压力,检查呼吸调节器性能是否良好。使用测氧仪的应进行校定,氧电极失效应及时更换。

(3) 无论是使用闭合式呼吸器还是使用开放式呼吸器或屏气潜水,都应计算和规定潜水深度-时程,不准超过允许停留时间的极限。

(4) 严格遵守着装规定和水下操作规程,尤其是使用闭合式氧气呼吸器潜水时,应遵守定期清洗换气的规定。使用开放式呼吸器潜水时,气瓶已指示最低压力时应迅速上升出水。

(5) 使用通风式潜水装具潜水时,如空气软管被缠绕而无法解除,必要情况下,可将软管切断,迅速出水。此时不必恐慌,因潜水服及头盔内的空气仍可短时间供给使用。

(6) 进行氦氧混合气潜水时,要熟知操作规程,正确换气通风,避免误操作;进行通风式供气潜水时,还要防止导致供气不足或中断的误操作。

(7) 加强现场医学保障工作。水面人员应严守岗位,与潜水员保持通信联系,了解潜水员的情况,及时发现任何异常表现,以便正确应对。

7.6.6 高压神经综合征

进行氦氧混合气潜水时,当达到一定深度(压力),机体受高气压作用,会出现中枢神经系统功能障碍,出现一系列的症状和体征,包括运动障碍(如震颤和肌肉抽搐)、脑电图变化(出现慢波等)、嗜睡、眩晕、恶心和视觉障碍等,统称高压神经综合征(high-pressure nervous syndrome, HPNS)。高压神经综合征的严重程度与潜水深度/压力、加压速度密切相关,水深 100 m 以上即可诱发,通常在 150～250 m 开始出现,随着深度加深,逐渐加重。在某一深度下出现高压神经综合征的表现后,如不继续加压,则随着停留时间的延长,各种症状和体征有逐步减轻的倾向。

1. 症状和体征

高压神经综合征的表现主要有以下四个方面。

(1) 运动障碍:潜水员往往先出现震颤,手最明显,可累及臂、股、躯干、颈项,有一定节律,轻者可克服,重者影响作业甚至出现肌肉抽搐,直至惊厥。

(2) 嗜睡与脑电图变化:潜水员出现嗜睡,脑电图上 α 波、β 波均会减少,并出现 θ 波,甚至 γ 波,说明大脑皮层受到抑制。惊厥发生时,脑电图上出现痫样放电。

(3) 认知损害:潜水员会出现认知能力与记忆力减退、辨距障碍等表现。

(4) 其他表现:某些潜水员还会出现多汗、疲劳、眼睛运动调节能力下降、头痛、眩晕、恶心、呕吐等症状和体征。

2. 发病机制

一般认为,高压神经综合征是高压力对潜水员的作用,使潜水员机体出现中枢神经系统功能障碍。

但是,详细的发病机制仍不十分清楚,相关研究不多。从高压神经综合征的表现来看,是中枢神经系统受到了影响,可能表现在下述三个方面。

(1)组织水平改变:主要表现为大脑皮层的广泛抑制,与麻醉的表现相同,但部分皮质下中枢出现脱抑制而过度兴奋,特别是黑质-纹状体通路异常活动,引起运动障碍。

(2)细胞水平改变:在细胞水平上,出现神经元抑制,动作电位幅度下降,神经传导速度减慢,突触传递明显受到抑制,伴有局部的神经元高兴奋性,这可能是抑制性中间神经元活动受到抑制的结果,在纹状体、海马部位均有报道。

(3)分子水平改变:部分兴奋表现可能与局部 NMDA 受体功能增强及 GABA 受体活动减弱有关。黑质-纹状体多巴胺系统功能增强也涉及其中。

3. 预防与处置原则

针对高压神经综合征,主要的预防与处置对策如下:

(1)潜水或高气压作业开始后,降低加压速度,压力越高时,加压速度越慢。在较高压力,分阶段设置停留时间,如在 100 m 停留 60 min,在 120 m 停留 120 min。到夜间休息时不进行加压,可设置更多的停留时间。

(2)氦氧混合气中加入氮气配置成氮氦氧混合气,利用氮气的抑制(麻醉)作用来对抗高压神经综合征部分异常的兴奋作用;或氦氧混合气中加入氢气配置成氢氦氧混合气,利用氢气的抑制(麻醉)作用。

(3)药物应用:GABA 受体激动剂等中枢抑制类药物有效,但异常兴奋的潜水员应谨慎使用。

(4)避免采用敏感个体进行深潜水作业。

(5)对于特别严重而无法耐受的潜水员,只能终止潜水与高气压作业。

7.7　潜水心理学

潜水作业在水下这一特殊环境中进行,潜水员是作业的主体。潜水作业时,潜水员要呼吸压缩气体并在水下或减压舱中停留较长时间,受高气压、潜水装具、舱内环境和水文气象等因素的影响,潜水作业人群在生理与心理上将出现许多变化。例如,人在水下作业,因水环境物理特性不同于空气,人的视觉与听觉均不同于陆地,加上静水压、寒冷、浮力、阻力等环境因素的作用,可能影响到潜水作业的正常进行,严重者可能引发潜水事故,危及潜水员的人身安全。实践表明,潜水作业效率的高低,潜水事故的发生与否,除与潜水装具、装备的性能、作业环境和潜水技术有关之外,还与潜水员的心理素质密切相关。因此,潜水员不仅要有健康的体格,还须具备较强的心理适应能力。在潜水作业过程中,作为潜水监督、生命支持与医学保障人员及其他相关潜水作业人员,也应了解潜水作业环境的特点,对人的生理与心理的影响,按照现代生物-心理-社会医学模式的要求,确保潜水员的身心健康,以保证潜水作业高效安全地进行。

7.7.1　潜水环境对潜水员心理健康的影响

潜水职业与许多其他职业活动明显不同,潜水作业主要在水下、高气压条件下进行,水下及高气压环境对潜水活动影响较大,使得潜水职业有其独特的职业特点。正是潜水职业的特殊性,对潜水员的心理素质有着较高的要求,也对潜水员心理健康有着重要的影响。

1. 作业环境的特殊性

水下、高气压环境与陆地上的环境存在巨大差异,这种差异必然影响潜水员的生理与心理活动,导致其情绪、认知和操作能力降低,这不但影响潜水作业效率,而且可能使作业中的小差错演变成致命性事故。受水底地形、水流、海洋生物等影响,水下环境变幻无常且偶然因素多,作业时极有可能身处低温、水质污染、能见度低的恶劣环境。潜水员在操作过程中还必须保持适当的注意力以应付可能发生的意外事件。此外,饱和潜水时,一天的水下作业结束后,回到居住舱中休息,居住舱密闭、狭小的高气压环境,对潜水员生理心理均有明显的影响。因此,复杂、多变的潜水环境要求潜水员应具备良好的生理与心理适应能力。

2. 作业场所流动性大

潜水作业是水下施工、救援、打捞、考察、探险过程的一部分,随着工程的结束,潜水员的使命也告一段落,并准备前往新的地点、接受新的任务。因此,潜水员工作的时间、地点要服从任务的需要,作业场所流动性很大。

3. 作业过程兼具计划性与灵活性

每次潜水都应制订切实可行的作业方案。潜水医师根据潜水的深度、预计水底逗留时间、作业内容、劳动强度、水文情况、使用的潜水装具,以及潜水员的潜水经历、技术水平、健康状况和作业过程中可能出现的情况,制订详细的医学保障计划。入水之前,潜水员要根据潜水计划做好准备工作。潜水过程中,潜水员要按计划、依照潜水监督和潜水医师的指令逐步操作,不能存在遗漏和疏忽。同时,由于水下环境的不确定性,作业对象可能与入水前的估计有偏差,这就要求潜水员应具有一定的灵活性,根据作业当时的特定情况,做出准确的分析、判断,合理应对,妥善处理,及时正确地完成作业任务。

4. 单独潜水、集体作业

从入水到出水的潜水和水下操作过程,一般由潜水员独立完成。然而,潜水作业又是一项集体工作,潜水员只有在水面人员的密切配合下,才能顺利、安全地完成潜水作业任务。对于结伴潜水和某些复杂的水下作业任务,可能需要 2 名以上的潜水员合作完成。配合失误,极有可能导致潜水事故,轻则影响工作进度,重则引起人员伤亡。因此,潜水员不但要有很强的独立工作能力,还要具备良好的团队协作精神。

5. 潜水类别与水下操作种类多

潜水包括常规空气潜水、混合气潜水、饱和潜水等多种类别。水底停留期间,潜水员还须完成各种水下作业任务,如水下探摸,寻找沉物,水下电焊、切割,接供排气管,修复漏油管道,铺设线缆,援潜救生等。潜水员在学习各种潜水技能的同时,还要掌握多种水下操作技能,熟悉各种潜水装具、装备、设备及操作工具的结构、原理、性能及其使用方法。

6. 潜水作业对潜水员的体能与智力要求高

由于潜水作业环境的特殊性,为克服水流阻力、保持体温等,潜水员要额外消耗很多能量,故潜水作业对潜水员的体能要求较高。此外,由于潜水作业也是一项技术工作,既要懂潜水技术,又要懂水下操作技能,还要应对水下可能发生的各种特殊情况,故潜水作业对潜水员的智力要求也比较高。

7.7.2 潜水职业对潜水员心理素质的要求

潜水职业是一项风险较大的职业,若发生潜水事故,往往后果严重,要付出生命的代价。随着科学技术的发展,潜水装具、装备和设备的性能日趋成熟,医学保障措施日趋完善,此时心理因素成为潜水事故的主要影响因素。另外,从心理学的角度研究潜水员的职业适宜性成为提高潜水作业效率、保障作业安全的重要手段。

从国内外对潜水员心理素质的研究结果来看,由于测验内容、方法及测验对象的差异,各项调查研究所得出的结论不尽一致,但可总结出一些职业潜水员应具备的素质要求,除了要求身体健康,具备良好的体力和耐力,必备的知识基础和机械操作能力外,应具备一定的心理素质。

1. 潜水员应具备的心理素质

潜水员应具备以下心理素质:① 对水下环境具有良好的适应能力;② 良好的动机和愿望;③ 勤勉与吃苦耐劳的精神;④ 在气质和个性上,具备客观性、低神经质水平、自立、自信;⑤ 良好的空间记忆和知觉能力;⑥ 良好的动作稳定性与反应性;⑦ 良好的注意集中与注意分配能力。

不同类别的潜水作业,对潜水员心理素质的要求又有所侧重。例如,常规空气潜水员更需要独立工作和应变能力;对于饱和潜水,多名潜水员须在狭小、密闭的空间共同生活与工作,协作精神和自我调节能力显得特别重要;执行水下爆破和解除爆破物的潜水员则必须具备精确的机械操作能力。

2. 不能从事潜水职业的心理与精神状况

具有以下心理和行为障碍的人员,则不能从事潜水职业:① 明确的心理障碍;② 自杀倾向;③ 精神疾病;④ 容易受潜水环境诱发的恐怖性神经症,如幽闭恐怖症、海洋恐怖症、恐水症、恐鱼症、黑夜恐怖症、挤压恐怖症、窒息恐怖症、深渊恐怖症、死亡恐怖症、生食恐怖症等;⑤ 酗酒、吸毒。

7.7.3　潜水员心理危机与干预

1. 潜水员的心理危机

潜水已由单一的空气潜水,发展成为混合气潜水、饱和潜水、载人和遥控潜水器等综合潜水技术,并得到广泛应用。潜水员在水下、高气压、低温、能见度差的环境下作业,因为水下环境复杂、工作艰险潜水员要反复经历压力环境转变的过程,所以潜水属于高风险职业,而且潜水活动直接关系到作业人员的健康和人身安全。潜水职业的特殊性使其容易处于一些危机中,若准备不足、应对失常则会造成潜水员心理危机,从而将导致潜水事故的发生,严重时造成人员伤亡。

危机发生后要尽快进行心理干预工作,包括对受害者及其家属、目击者等暴露人群进行现场心理评估,筛查出发生心理问题和有潜在问题倾向的高危人群,并对其进行心理辅导,应特别注意避免发生创伤后应激障碍。

2. 潜水员心理危机的应对策略

(1) 制订预防危机的计划:应对危机是一项重要工作,应考虑在潜水计划中,内容包括危机发生前的监测预警,及时发现危机信息,对出现危机的可能性做出准确判断,以引起有关人员警惕;制订应对各种危机事件的防范预案。科学的危机预警机制是应对危机,战胜危机的重要前提。但是,由于危机具有突发性,危机的先兆不易察觉,容易被忽略。因此,危机预警工作难度很大。

(2) 做好应对危机的准备:日常要做好应对危机的人力、物力等项准备工作。危机并不可怕,可怕的是对危机的麻木和无知,不做任何应对的准备。潜水员对突发事件的反应方式,既与个性特征有关,又与平时潜水训练有关。因此,潜水员平时要自觉加强对突发事件应付能力的训练。

潜水工作中容易发生事故,如放漂、供气中断、绞缠、溺水、水下冲击伤、水下触电、水下生物伤、水中援救遇险潜水员等,作业时必须严格遵守潜水法规和相关规章制度,以确保安全作业。潜水员通过训练及经验积累,通常能够处理可能遇到的各种实际发生或潜在的潜水事故。绝大多数潜水事故,只要处置得当均可转危为安。

经过长期的实践和大量的潜水技术科研工作,人们已经掌握了先进的潜水技术和安全潜水方法,基本掌握了各种潜水疾病的病因、症状、救治及预防方法,为人类安全潜水提供了可靠的技术基础。潜水员只要贯彻"预防为主"的原则,平时加强卫生保健工作,遵守潜水规章制度和医务保障制度,作业前认真研究并制订安全措施和医务保障计划,潜水过程中做好预防潜水疾病的各个环节的工作,完全可以有效地防止潜水疾病的发生。例如,为了防止减压病与其他高气压疾病,潜水员必须严格遵守下潜和上升规则。在作业时,如果不准确地计量潜水深度、时间及上升时的水深和停留时间等,那么将会发生一些意想不到的恶果。即使发生了潜水疾病,只要诊断正确,救治及时,病情便可迅速好转或缓解。

(3)加强心理学培训:目前,对潜水员进行心理学培训尚处于探索阶段。一般认为,潜水作业人员应在心理层面上加强以下三方面的工作:一是对潜水员进行心理学选拔,确保潜水员的人格类型与潜水员的职业类型相匹配。二是对潜水员进行心理学培训;三是对潜水员进行危机干预的培训,包括危机的定义、产生及根源,以及危机的表现形式及种类、危机产生的后果、危机处理的方法与技巧等相关知识。

在心理学培训方面,对潜水员进行心理学知识扫盲的同时,也要让他们学会一定的心理调节方法,还可进行一些素质拓展训练,确保其有良好的心理素质应对危机。此外,模拟情境训练非常重要。通过创设近似于实际、具有一定危险的复杂的模拟风险环境进行训练,潜水员受到一定程度的刺激,掌握一定的应对方法,当其实际作业遇到险情时,可减少恐惧感,不会过度紧张,不至于心理失衡。因此,适当的模拟训练可调节潜水员的心理活动强度,改变心理状态对潜水员心理和行为的作用性质,不断增强其心理适应能力。

(4)危机发生后积极应对:危机发生后的应急处理是关键,也是把危机带来的损失降到最低程度的前提。发生危机时,潜水员往往会面临几方面的问题:饮用水、食物、药品供应有无问题,流行病会不会发生,人的生命安全能不能得到保证,会不会发生海洋污染等。因此,在遭遇危机时,潜水员首先要沉着冷静,控制自己的情绪,保持理智和清醒,对危险的来源、性质和应对方式,能迅速做出正确判断,处理时果断勇敢。若不能当机立断,犹豫不决或等待观望,可能会使危机变得更大,更难处理。若胆小怕事,灾难来临时茫然不知所措,只想赶快逃离,反而将招致危险。在面对危机时,心理上有高度生存期望,常能使人忍受巨大的伤痛和极其困难的处境,奇迹般地存活下来。要坚信自己能自救或获救,动员全身的巨大储备能力,有效地应付当前的困境。

危机发生后,作为岸上人员,应做好以下几方面工作:① 帮助潜水员确定危机的实质,想办法化解危机或减少危机带来的损害;② 保证遭遇危机潜水员的安全;③ 提供一切可能的支持,帮助潜水员渡过危机;④ 找到替代的办法,解决相关问题。

(5)危机消除后调整潜水员心理状态:消除危机后,认真分析危机事件产生的原因,及时总结经验,吸取教训,让潜水员紧张的心理得到放松。必要时调整现存的管理机制,以避免今后发生类似事件。危机结束后,特别是对于产生严重后果的危机,还应及时对相关涉事人员进行心理疏导,避免在潜水员心理上留下不良影响。必要时,把心理危机严重的潜水员转到陆上专门心理机构进行治疗。

7.7.4 潜水员心理健康保障

潜水员在水下、高气压环境下作业,受到多种因素影响,有一定的危险性,为了保证潜水员具备良好的心理素质并保持健康的心理状态,我们从潜水员选拔时就应注意,除了要求身体条件符合潜水员选拔标准外,应选拔具有良好心理素质的潜水员。由于工作性质及工作环境的特殊性,潜水员需要有一些突出的心理品质,如良好的动作技能、敏捷的反应、坚强的意志、清晰的思维、稳定的情绪等,只有具备良好的心理素质才能保障潜水这一项特殊任务得以很好地完成;同时,对在职潜水员进行必要的心理培训与教育,提高心理素质;对有心理问题或潜在问题的潜水员,进行心理咨询与适当的心理治疗,消除心理障碍,以免影响潜水作业。

1. 心理选拔与测量

选拔潜水员时,要对潜水员进行职业适宜性(occupational fitness)检测,包括从文化程度、体格、健康、职业能力、心理素质与心理健康等多方面进行综合评价。潜水员心理选拔(psychological selection)是职业适宜性检测的重要部分,根据潜水职业的需要,运用心理学原理和方法,对候选潜水员心理素质进行检测与评定,录取心理素质适宜于潜水职业者,淘汰心理素质不适宜者。

(1) 系统了解求职者的背景:了解每一个求职和在职人员的家庭、社会状况、个人生活和职业生活,以对他们的心理卫生做出正确、全面的评估。

(2) 对求职和在职人员进行心理测验:主要包含智力测验、能力测验、人格测验、职业兴趣测验和心理健康状态测验,详见本书 3.5.1。

2. 心理培训与教育

心理培训与教育的主要目的是使潜水员的心理状态更能适应潜水作业的需要,充分发挥他们知识、经验、技能的潜力,更有效地克服水下作业中的各种困难。培训与教育内容主要包括下述几个方面。

(1) 潜水职业动机培养:为促进潜水员的心理卫生,使他们以积极有效的心理活动、平稳的心态去主动适应水下自然环境和社会环境,首先要帮助潜水员确立正确的职业动机,使他们热爱潜水,乐于当潜水员。在提高收入、主动关心潜水员生活、营造良好的职业环境与工作氛围的基础上,注意培养潜水员的乐观向上、愉快工作、满意与自信等职业态度,这对潜水员的工作与生活有重要的促进作用,有助于潜水员适应特殊情况,克服困难,发挥积极性与个人潜能,提高工作效率,促进坚强意志的培养,并有助于身心健康。

(2) 潜水心理学知识普及:对潜水员进行心理学知识的普及教育,可采取讲课与自学相结合的方式。在潜水作业淡季,邀请专职心理学工作者,开设教育课程,进行集中授课。同时,联合潜水工作者和心理学专家的力量,共同编写《潜水员心理健康指导手册》,供潜水员自学。手册内容涉及常见的心理问题及应对方法,心理减压及心理放松技巧,自我心理诊断和调适方法等,以增加潜水员的心理知识,加强潜水员的自我心理保健能力,鼓励潜水员在遇到心理困扰问题时积极寻求帮助,增强对心理问题的抵抗力。

(3) 潜水员心理健康素质培养:潜水员是正常、健康的人,应具备和常人一样的情感,能正确地认识和对待自己、社会、自己与社会的关系,情感的反应强度适当,波动适度,能调节自己的情绪,保持平稳良好的心境与良好的精神状态。但是,潜水员又是特殊环境作业人员,遇紧急情况时,需要具备平静应对意外状况的情绪状态,这需要我们对潜水员进行自我调节情绪能力的培养,尤其是心理素质不够或心理健康状态不佳者。因为,潜水作业在水下进行,有一定危险,意外事件也会发生,对潜水员的应急能力要求较高。要保持精力旺盛,思维清晰,反应快速、准确,动作机敏有力,遭遇紧急情况能化险为夷,转危为安。但是,如果情绪低落,萎靡不振,精力不集中,遭遇紧急情况时过度紧张甚至言语不规则,语言不连贯,行为动作慌乱,应对不当,容易引发潜水事故。因此,潜水员工作时要保持积极的心态,努力避免和调节消极状态。知识经验、系统训练和经受锻炼对减少消极的应急表现起着重要的作用。此外,高度的思想觉悟、事业心、义务感、责任心、献身精神,都是在紧张条件下,防止情绪失控、行为混乱的重要因素。

(4) 安全教育和事故预防的心理训练:加强安全教育,强化安全意识,养成人人均是安全管理员的良好习惯与氛围。适当组织案例分析,使潜水员了解自己所从事的作业中存在哪些危险,曾经发生过什么事故,产生了怎样的严重后果,如何及时地发现异常现象和事故隐患,应采取什么对策。通过案例分析,提高潜水员的安全分析和预知危险的能力。告知潜水员,在作业过程中要与水面工作人员保持联络,特别是年轻潜水员,在每个作业阶段都要报告自己的行动和所处环境的状况,以提高和保持注意水平,有经验的指挥者随时给予指导,及时纠正错误。提醒所有潜水作业人员,特别是领导者,应高度重视潜水医学保障工作,在充分了解潜水作业内容、现场水文气象条件、潜水员健康状况、既往经历和技术水平的基础上,制订切实可行的医学保障计划,现场指挥和医学保障人员分工明确,团结协作,保证潜水作业安全有序地进行,采取必要的防范措施,防止潜水疾病的发生。合理安排作业,避免在潜水员疲劳、生病、情绪波动的时候实施潜水作业。这些内容均应在平时的安全教育中贯彻,使其做好充分的心理准备。

注意潜水员心理素质训练,帮助其克服潜水过程中的焦虑、恐慌等不良情绪。恐慌中的潜水员往往做出非理性的行为,直接影响解决问题的能力,甚至导致致命的危险。对付恐慌的办法,首先做到拥有足够的知识、不断的练习和充分的准备(如充足的睡眠、性能良好的装具)。同时也要认识到,焦虑是一种保护性反应,有利于引导人们消除或避开引起焦虑的危险情况。潜水过程中,焦虑是一种早期的危险征兆,只要潜水员能够保持清醒的头脑,正视问题的存在,对意外事件做出准确的判断和反应,解决问题和获得生存的机会就大大增加。

3. 心理咨询与心理治疗

对潜水员进行心理素质训练与心理健康教育的同时,应进行一些心理健康测验,发现问题,及时进行心理咨询或治疗,消除心理不健康状态或心理障碍。

(1) 潜水员心理问题的等级分类:心理问题等级划分从健康状态到心理疾病状态一般可分为下述三个等级,详见本书 3.5.3。

1) 心理健康状态:潜水员适应潜水工作,心理活动与周围环境协调,同事间彼此谦让,社会功能良好,胜任家庭和社会角色,能充分发挥自身能力,实现自我价值,有幸福感。

2) 心理不健康状态:即亚健康状态,包括一般心理问题、严重心理问题、神经症倾向。

3) 心理障碍:个人及外界因素引起个体强烈的心理反应,伴有明显躯体不适感,不能按常人标准完成某项或某几项社会功能,此状态一般不能通过自身调整和非心理科专业医生的治疗而康复,为心理疾病状态。

(2) 心理咨询与心理治疗:心理咨询是咨询师协助求助者解决各类心理问题的过程。心理咨询的对象不是心理障碍的患者,一般是精神状态基本健康,而心理上存在一些冲突的亚健康状态者。心理咨询的目的主要是帮助求助者发现存在的心理问题,通过挖掘求助者自身能力来解除求助者的心理困扰。

心理治疗(psychotherapy)是以临床心理学理论为指导,以良好医患关系为桥梁,运用临床心理学技术与方法治疗心理疾病的过程。心理治疗时,运用语言、表情、动作、态度和行为向患者施加心理上的影响,如通过解释、说明、理解、同情、支持等方法影响患者的心理状态,改变患者的感受、认识、信念、情感、态度和行为等,解决其心理上的矛盾,从而减轻或消除患者痛苦的各种情绪、行为及躯体症状,达到治疗疾病、恢复健康的目的。

在各职业潜水单位,应考虑配备专职与兼职心理学工作者,若外出进行潜水作业,特别是饱和潜水,最好配备一名懂心理学知识的潜水作业保障人员,针对潜水员可能出现的各种心理健康问题进行初步的处理,将各种可能发展为心理疾病的问题消除在萌芽状态。一旦出现严重的心理疾病,即使有丰富治疗经验的心理医生,大部分心理治疗方法在潜水作业现场难以实现,这时应中止潜水作业,送到专业治疗机构去进行治疗。

几种常用的心理治疗方法:① 心理倾诉;② 认知疏导;③ 放松疗法;④ 厌恶疗法。具体操作方法参见本书 3.5.3。

此外,为了帮助人们摆脱心理矛盾,保持心理健康,美国心理卫生协会提出了 10 个要诀,可以向潜水员推荐:① 不苛求自己;② 对他人的期望不要过高;③ 疏导自己的愤怒情绪;④ 偶尔也可屈服、让步;⑤ 暂时避开;⑥ 找人倾吐烦恼;⑦ 为别人做些事;⑧ 在一段时间内只做一件事;⑨ 对人要表示善意;⑩ 适当娱乐。

综上所述,心理素质与心理健康状况影响潜水员对职业环境的适应性,影响潜水作业效率与作业安全。因此,针对潜水员进行科学训练,提高潜水技术虽然十分重要,但也要积极开展心理健康教育,进行心理素质训练,潜水员选拔时注意进行心理选拔,保障潜水员的身心健康,以提高作业效率,保证潜水安全,杜绝潜水事故,预防潜水疾病的发生。

主要参考文献

白玲,张世红,2020.国外远程医疗发展状况及启示.医学信息学杂志,41(9):17-19.

北大科技园创新研究院,2019.5G产业发展现状及趋势浅析.科技中国,4:56-64.

陈伯华,龚国川,2008.海上救生技术与装备研究动态(上).人民军医,51(4):200-201.

陈伯华,龚国川,2008.海上救生技术与装备研究动态(下).人民军医,51(5):273-274.

陈思锋,2015.病理生理学.上海:复旦大学出版社.

陈孝平,汪建平,赵继宗,2018.外科学.9版.北京:人民卫生出版社.

陈星,薛冬,苏秦,2020.某部长航船员泌尿系统结石患病情况调查.人民军医,62(11):1059-1062.

戴家隽,施利承,2021.海员心理健康自助.长春:吉林人民出版社.

戴家隽,王群,2018.我国海运业船舶技术人员状况调查报告.北京:科学出版社.

丁运良,王见遐,郭家林,2021.病理学与病理生理学.4版.北京:科学出版社.

段义农,王中全,方强,等,2015.现代寄生虫病学.2版.北京:人民军医出版社.

樊明文,2010.牙体牙髓病学.4版.北京:人民卫生出版.

傅征,连平,2005.远程医疗.北京:人民军医出版社.

葛均波,徐永健,王辰,2018.内科学.9版.北京:人民卫生出版社.

龚锦涵,1996.航海医学.北京:人民军医出版社.

顾晓松,2006.人体解剖学.北京:科学出版社.

顾永健,1990.航海心理学.北京:人民交通出版社.

胡列伦,2018.基于远程医疗下分级诊疗体系建设的思考.数字通信世界,2:167.

姜安丽,钱晓路,2018.新编护理学基础.3版.北京:人民卫生出版社.

姜正林,2012.航海医学.北京:科学出版社.

蒋雅丽,2018.5G如何赋能医疗?通信世界,28:22.

景华,2012.海上求生中的危险及应对.科技信息,30:483-485.

柯文棋,2005.现代舰船卫生学.北京:人民军医出版社.

李国诚,2020.新型海上救援救生装备在舰船上的应用.船舶物资与市场,6:126-128.

李兰娟,任红,2018.传染病学.9版.北京:人民卫生出版社.

李敏,2009.海军卫生学.上海:第二军医大学出版社.

李品芳,王有权,郑琳娜,2009.不同阶段船员的心理特征及调试.航海教育研究,4:103-105.

丽睿客,2017.移动互联网时代的健康医疗模式转型与创新.北京:人民邮电出版社.

刘力生,2018.中国高血压防治指南(2018年修订版).中国心血管杂志,24(1):24-26.

龙清洋,李四桥,李辉明,等,2000.中国远洋海员性调查.中国男科学杂志,2:126-127.

马才顺,孙海花,杨佳,等,2012.325名航海官兵口腔健康状况调查分析.中国疗养医学,21(9):832-833.

裴林,李东,2018.旋翼无人机在水上救援中的应用研究.黑龙江科学,9(1):28-29.

钱义明,2018.实用急救医学.北京:科学出版社.

乔学权,张洪元,王卫东,等,2009.海港口岸出入境人员传染病监测结果分析.现代预防医学,36(15):2931-2933.

施利承,戴家隽,李娜,等,2017.中国海员心理健康量表编制.中国职业医学,44(6):695-700.

唐忠辉,2016.病理学与病理生理学.2版.武汉:华中科技大学出版社.

陶恒沂,孙学军,2010.潜水医学.上海:上海科学技术出版社.

陶恒沂,张辉,2011.潜水减压病的防治.上海:第二军医大学出版社.

王斌,2010.病理学与病理生理学.6版.北京:人民卫生出版社.

王得坤,2007.院前急救.北京:人民卫生出版社.

王劲,王冰,何洪涛,等,2018.广东口岸远洋船员营养与健康状况调查.中国国境卫生检验杂志,41(4):269-272,276.

王有权,2007.航海心理学.2版.大连:大连海事大学出版社.

王宇喆,2018.智慧医疗的发展与实践探究.通讯世界,25(12):221-222.

魏常存,2012.海上求生三要素及其科学运用.科技与企业,8:300.

吴兵祥,刘佳,洪森,等,2021.人机工程学在海上固定平台救生系统中的应用.石油和化工设备,24(4):88-90.

邬堂春,2017.职业卫生与职业医学.8版.北京:人民卫生出版社.

邬远和,张蓓,2005.海员职业心理适应能力的培养.航海教育研究,2:96-99.

徐伟刚,2016.潜水医学.北京：科学出版社.

叶雪梅,周德宏,曹国模,等,1987.远洋近航船员营养调查.南通大学学报(医学版),7(3)：18-21.

张利娟,徐志敏,杨帆,等,2020.全国血吸虫病疫情通报.中国血吸虫病防治杂志,33(3)：225-233.

张连东,2009.常用急救技术.上海：上海科学技术出版社.

张慧利,余为治,康秀文,2012.危急重症急救技术.南昌：江西科学技术出版社.

张霞,2008.远洋船员的膳食营养探讨.现代商贸工业,12：379-380.

中共中央国务院,2020."健康中国2030"规划纲要.北京：中国盲文出版社.

中华中医药学会,2006.亚健康中医临床指南ZYYXH/T2-2006.北京：中国中医药出版社.

钟进义,孙丰运,张燕滨,等,1996.中国远洋船员航海期营养调查.青岛医学院学报,32(2)：109-111.

赵波,王涛,2018.海上求生技能应用与训练研究.军事体育学报,37(3)：29-31.

赵成海,2016.病理生理学.上海：上海科学技术出版社.

赵明军,2013.改善海上作业人员口腔健康现状的对策.中国中医药现代远程教育,11(1)：89.

赵有生,吴俊生,薛茂宽,1999.航海人员口腔健康现状及其改善对策.中华航海医学杂志,6(4)：251-252.

周燮生,沈光宇,顾永健,等,1989.航海心理学.南京：东南大学出版社.

周寅宝,2006.谈海上救助.航海技术,1：18-21.

朱国锋,2001.海船驾驶员职业适宜性及其心理测评系统研究.中国航海,1：40-46.

朱国锋,2001.我国航海心理学研究的现状与展望.中国航海,2：88-91.

CHEN W W, GAO R L, LIU L S, et al., 2017. China cardiovascular diseases report 2015: a summary. J Geriatr Cardiol, 14(1)：1-10.

CHEN M M, XU L H, CHANG L, et al., 2018. Reduction of motion sickness through targeting histamine N-methyltransferase in the dorsal vagal complex of the brain. J Pharmacol Exp Ther, 364(3)：367-376.

COHEN B, DAI M, YAKUSHIN S B, et al., 2019. The neural basis of motion sickness. J Neurophysiol, 121(3)：973-982.

DESHETTY U M, TAMATAM A, BHATTACHARJEE M, et al., 2020. Ameliorative effect of hesperidin against motion sickness by modulating histamine and histamine H1 receptor expression. Neurochem Res, 45(2)：371-384.

DONG Y, TAYLOR J R, WOLF M E, et al., 2017. Circuit and synaptic plasticity mechanisms of drug relapse. J Neurosci, 37(45)：10867-10876.

DRAKE M, BERNARD A, HESSEL E, 2017. Brain death. Surg Clin Nor Am, 97(6)：1255-1273.

ESCMID SORE THROAT GUIDELINE GROUP (PELUCCHI C, GRIGORYAN L, GALEONE C, et al.), 2012. Guideline for the management of acute sore throat. Clin Microbiol Infect, 18 (Suppl 1)：1-28.

FONTALIS A, PROUSALI E, KULKARNI K, 2018. Euthanasia and assisted dying: what is the current position and what are the key arguments informing the debate? J Royal Soc Med, 111(11)：407-413.

GOLDING J F, 2006. Motion sickness susceptibility. Auton Neurosci, 129(1-2)：67-76.

HENRY M, ARNOLD T, HARVEY J, et al., 2003. BTS guidelines for the management of spontaneous pneumothorax. Thorax, 58 (Suppl 2)：ii39-ii52.

HUPPERT D, BENSON J, BRANDT T, 2017. A historical view of motion sickness - a plague at sea and on land, also with military impact. Front Neurol, 8：114.

JACKSON M, MARKS L, MAY G H W, et al., 2018. The genetic basis of disease. Essay Biochem, 62(5)：643-723.

KOOB G F, 2021. Drug addiction: hyperkatifeia/negative reinforcement as a framework for medications development. Pharmacol Rev, 73(1)：163-201.

LEUNG A K C, HON K L, 2019. Motion sickness: an overview. Drugs in Context, 8(2019-9-4)：1-11.

LOVINGER D M, GREMEL C M, 2021. A circuit-based information approach to substance abuse research. Trends in Neurosci, 44(2)：122-135.

LU L, HOPE B T, DEMPSEY J, et al., 2005. Central amygdala ERK signaling pathway is critical to incubation of cocaine craving. Nat Neurosci, 8(2)：212-219.

NESTLER E J, LÜSCHER C, 2019. The molecular basis of drug addiction: linking epigenetic to synaptic and circuit mechanisms. Neuron, 102(1)：48-59.

NESTLER E J, MALENKA R C, 2004. The addicted brain. Sci Am, 290(3)：78-85.

NEUENSCHWANDER M, BARBARESKO J, PISCHKE C R, et al., 2020. Intake of dietary fats and fatty acids and the incidence of type 2 diabetes: a systematic review and dose-response meta-analysis of prospective observational studies. PLoS Med, 17(12)：e1003347.

PALLOTTA G, DI CANIO M, SCURI S, et al., 2019. First surveillance of malaria among seafarers: evaluation of incidence and identification of risk areas. Acta Biomed, 90(3)：378-384.

Peter B S, PETER W L, 2021. Reciprocal translation between pathophysiology and practice in health and disease. Amsterdam: Elsevier Inc.

RABINSTEIN A A, 2018. Coma and brain death. Continuum (Minneapolis, Minn.), 24(6): 1708 - 1731.

REN Z, SUN W L, JIAO H, et al., 2010. Dopamine D_1 and N-methyl-D-aspartate receptors and extracellular signal-regulated kinase mediate neuronal morphological changes induced by repeated cocaine administration. Neuroscience, 168(1): 48 - 60.

ROSENFELD R M, PICCIRILLO J F, CHANDRASEKHAR S S, et al., 2015. Clinical practice guideline (update): adult sinusitis. Otolaryngol Head Neck Surg, 152(Suppl 2): S1 - S39.

ROSENFELD R M, SCHWARTZ S R, CANNON C R, et al., 2014. Clinical practice guideline: acute otitis externa. Otolaryngol Head Neck Surg, 150(Suppl 1): S1 - S24.

ROSENFELD R M, SHIN J J, SCHWARTZ S R, et al., 2016. Clinical practice guideline: otitis media with effusion (update). Otolaryngol Head Neck Surg, 154(Suppl 1): S1 - S41.

SEIDMAN M D, GURGEL R K, LIN S Y, et al., 2015. Clinical practice guideline: allergic rhinitis. Otolaryngol Head Neck Surg, 152 (Suppl 1): S1 - S43.

SMITH A C W, KENNY P J, 2018. MicroRNAs regulate synaptic plasticity underlying drug addiction. Genes Brain Behav, 17 (3): e12424.

STACHLER R J, FRANCIS D O, SCHWARTZ S R, et al., 2018. Clinical practice guideline: hoarseness (dysphonia) (update). Otolaryngol Head Neck Surg, 158(Suppl 1): S1 - S42.

VOLKOW N D, MICHAELIDES M, BALER R, 2019. The neuroscience of drug reward and addiction. Physiol Rev, 99(4): 2115 - 2140.

WANG L, GAO P, ZHANG M, et al., 2017. Prevalence and ethnic pattern of diabetes and prediabetes in China in 2013. JAMA, 317(24): 2515 - 2523.

WOLF M E, 2003. LTP may trigger addiction. Mol Interv, 3(5): 248 - 252.

XU L H, YANG Y, LIU H X, et al., 2020. Inner ear arginine vasopressin-vasopressin receptor 2-aquaporin 2 signaling pathway is involved in the induction of motion sickness. J Pharmacol Exp Ther, 373(2): 248 - 260.

YANG W, LU J, WENG J, et al., 2010. Prevalence of diabetes among men and women in China. N Engl J Med, 362(25): 2425 - 2426.